Roter Teil: Operationslehre

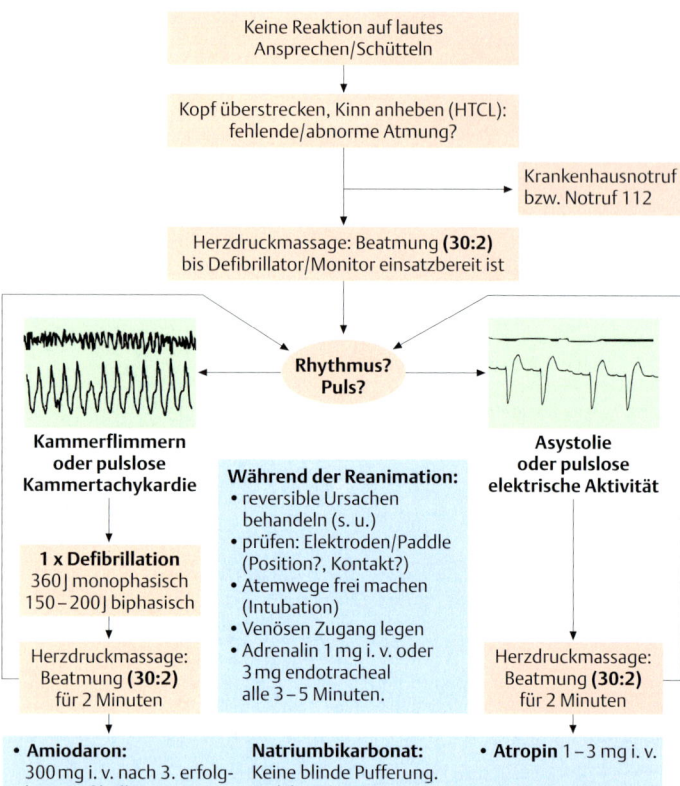

Keine Reaktion auf lautes
Ansprechen/Schütteln

Kopf überstrecken, Kinn anheben (HTCL):
fehlende/abnorme Atmung?

Krankenhausnotruf
bzw. Notruf 112

Herzdruckmassage: Beatmung **(30:2)**
bis Defibrillator/Monitor einsatzbereit ist

**Rhythmus?
Puls?**

**Kammerflimmern
oder pulslose
Kammertachykardie**

1 x Defibrillation
360 J monophasisch
150 – 200 J biphasisch

Herzdruckmassage:
Beatmung **(30:2)**
für 2 Minuten

Während der Reanimation:
• reversible Ursachen
  behandeln (s. u.)
• prüfen: Elektroden/Paddle
  (Position?, Kontakt?)
• Atemwege frei machen
  (Intubation)
• Venösen Zugang legen
• Adrenalin 1 mg i. v. oder
  3 mg endotracheal
  alle 3 – 5 Minuten.

**Asystolie
oder pulslose
elektrische Aktivität**

Herzdruckmassage:
Beatmung **(30:2)**
für 2 Minuten

• **Amiodaron:**
  300 mg i. v. nach 3. erfolgloser Defibrillation
• (Evtl. **Magnesiumsulfat**
  1 – 2 g i. v.)

Natriumbikarbonat:
Keine blinde Pufferung.
Evtl. bei pH < 7,1

• **Atropin** 1 – 3 mg i. v.

• Evtl. Schrittmacher
  transkutan

Potenziell reversible Ursachen:
– Hypoxie
– Hypovolämie
– Hyperkaliämie, Hypokaliämie
– Metabolische Störungen
– Hypothermie
– Spannungspneumothorax
– Perikardtamponade
– Intoxikation
– Lungenembolie

Checklisten der aktuellen Medizin

Begründet von F. Largiadèr, A. Sturm, O. Wicki

🌳 Thieme

Checkliste
Chirurgie

....

F. Largiadèr, H. D. Saeger, O. Trentz

unter Mitarbeit von
F. Aigner, P. Buchmann, D. Candinas, A. Denz, J.-M. Hahn, S. Hanke,
K. Schilli, M. Keel, H. Lochbühler, U. Mehlig, U. Metzger, M. Röthlin,
P. M. Schlag, S. Seifert, R. Sterling

9., vollständig überarbeitete und erweiterte Auflage

426 Abbildungen
198 Tabellen

Georg Thieme Verlag
Stuttgart · New York

Bibliografische Information der Deutschen Nationalbibliothek

Die Deutsche Nationalbibliothek verzeichnet diese Publikation in der Deutschen Nationalbibliografie; detaillierte bibliografische Daten sind im Internet über http://dnb.d-nb.de abrufbar.

Zeichnungen: Karin Baum, Paphos, Zypern
Umschlaggestaltung: Thieme Verlagsgruppe
Umschlagfoto: Studio Nordbahnhof, Stuttgart

1. Auflage 1975
1. spanische Auflage 1978
2. Auflage 1979
3. Auflage 1983
4. Auflage 1986
5. Auflage 1990
6. Auflage 1993
7. Auflage 1998
8. Auflage 2001

Die 1. – 6. Auflage erschien unter dem Titel
Checkliste Viszerale Chirurgie

Wichtiger Hinweis:

Wie jede Wissenschaft ist die Medizin ständigen Entwicklungen unterworfen. Forschung und klinische Erfahrung erweitern unsere Erkenntnisse, insbesondere was Behandlung und medikamentöse Therapie anbelangt. Soweit in diesem Werk eine Dosierung oder eine Applikation erwähnt wird, darf der Leser zwar darauf vertrauen, dass Autoren, Herausgeber und Verlag große Sorgfalt darauf verwandt haben, dass diese Angabe dem **Wissensstand bei Fertigstellung des Werkes** entspricht.

Für Angaben über Dosierungsanweisungen und Applikationsformen kann vom Verlag jedoch keine Gewähr übernommen werden. **Jeder Benutzer ist angehalten,** durch sorgfältige Prüfung der Beipackzettel der verwendeten Präparate und gegebenenfalls nach Konsultation eines Spezialisten festzustellen, ob die dort gegebene Empfehlung für Dosierungen oder die Beachtung von Kontraindikationen gegenüber der Angabe in diesem Buch abweicht. Eine solche Prüfung ist besonders wichtig bei selten verwendeten Präparaten oder solchen, die neu auf den Markt gebracht worden sind. **Jede Dosierung oder Applikation erfolgt auf eigene Gefahr des Benutzers.** Autoren und Verlag appellieren an jeden Benutzer, ihm etwa auffallende Ungenauigkeiten dem Verlag mitzuteilen.

© 1975, 2008 Georg Thieme Verlag KG, Rüdigerstraße 14, D-70469 Stuttgart

Printed in Germany

Unsere Homepage: http://www.thieme.de

Satz und Druck: Druckhaus Götz GmbH, Ludwigsburg,
   gesetzt in 3B2

ISBN 978-3-13-522509-8   1 2 3 4 5 6

Vorwort

Die 9. Auflage der Checkliste Chirurgie soll wie ihre Vorgänger sowohl für die Studierenden der Medizin und die Chirurginnen und Chirurgen in Weiterbildung als auch für Interessierte aus anderen klinischen Fächern ein kompetenter und zuverlässiger Ratgeber in der Kitteltasche sein. Obwohl die Spezialisierung unseres faszinierenden Fachs Chirurgie seit der Erstauflage dieser Checkliste vor mehr als 30 Jahren weiter fortgeschritten ist, wird hier bewusst und auf die Zielgruppen fokussiert die Chirurgie in ihrer ganzen Breite besprochen. Inhaltliche Schwerpunkte bilden dabei die Viszeralchirurgie und die (für diese Neuauflage stark erweiterte) Unfallchirurgie, einbezogen sind aber auch die für den Allgemeinchirurgen wichtigen Aspekte der Chirurgie des Urogenitaltrakts, des Gefäßsystems sowie der Kinderchirurgie.

Die vorliegende Auflage ist das Resultat einer kompletten Überarbeitung; viele Kapitel sind neu verfasst worden. Fachlich spiegelt die Checkliste den heutigen Stand des Wissens wider. Weil sie auch den weniger Erfahrenen helfen soll, sich im Klinikalltag besser zu recht zu finden, ist der Praxisbezug deutlich verstärkt worden, und dies nicht nur im laufenden Text, sondern auch mit separaten, grafisch hervorgehobenen Praxistipps, Anleitungen, Hinweisen und Warnungen. Im grauen Teil wird zudem den Arbeitstechniken viel Platz eingeräumt, und die Operationsanleitungen des roten Teils sind den Bedürfnissen der Zielgruppe angepasst worden.

Es ist uns ein ganz besonderes Anliegen, unseren vielen Mitautoren für ihre sachkundige Mitarbeit zu danken. Der Dank geht auch an das gesamte Thieme-Team für die Unterstützung im Laufe der Arbeit an dieser Neuauflage. Insbesondere Frau Dr. Andrea von Figura danken wir für ihre so engagierte fachredaktionelle Arbeit sehr herzlich.

Zürich und Dresden,
im November 2007

Felix Largiadèr
Hans Detlev Saeger
Otmar Trentz

Anschriften

Ass. Prof. Dr. med. Franz Aigner
Abteilung für Allgemeine und
Transplantationschirurgie
Universitätsklinik für Chirurgie
Anichstraße 35
A-6020 Innsbruck

Prof. Dr. med. Peter Buchmann
Chirurgische Klinik, Stadtspital Waid
Tièchestrasse 99
CH-8037 Zürich

Prof. Dr. med. Daniel Candinas
Klinik für Viszerale und
Transplantationschirurgie
Universitätsspital Bern
Inselspital
CH-3010 Bern

Dr. med Axel Denz
Klinik und Poliklinik für Viszeral-,
Thorax- und Gefäßchirurgie
Universitätsklinikum Carl Gustav Carus
Fetscherstraße 74
01309 Dresden

Dr. med. Johannes-Martin Hahn
Tropenklinik, Paul-Lechler-Krankenhaus
Paul-Lechler-Str. 24
72076 Tübingen

Dr. med. Sigurd Hanke
Chirurgische Klinik
Kreiskrankenhaus Delitzsch/Eilenburg
Dübener Straße 3 – 6
04509 Delitzsch

PD Dr. med. Marius Keel
Klinik für Unfallchirurgie
Universitätsspital
Rämistrasse 100
CH-8091 Zürich

Prof. Dr. med. Felix Largiadèr
Em. o. Prof. für Chirurgie, MS in Surg.
Berglistrasse 17
CH-8703 Erlenbach

Prof. Dr. med. Helmut Lochbühler
Kinderchirurgische Klinik
Olgahospital
Bismarckstraße 8
70176 Stuttgart

Dr. med. Ulrike Mehlig
Kinderchirurgische Klinik
Olgahospital
Bismarckstraße 8
70176 Stuttgart

Prof. Dr. med. Dr. h.c. Urs Metzger
Chirurgische Klinik, Stadtspital Triemli
Birmensdorferstrasse 497
CH-8063 Zürich

Prof. Dr. med. Markus Röthlin
Chirurgische Klinik
Kantonsspital Münsterlingen
Postfach
CH-8596 Münsterlingen

Prof. Dr. med. Hans Detlev Saeger
Klinik und Poliklinik für Viszeral-,
Thorax- und Gefäßchirurgie
Universitätsklinikum Carl Gustav Carus
Fetscherstraße 74
01307 Dresden

Dr. med. Karin Schilli
Urologische Praxis U3
Bertoldstr. 45
79098 Freiburg i. Breisgau

Prof. Dr. med. Dr. h. c. Peter M. Schlag
Klinik für Chirurgie
und Chirurgische Onkologie
Universitätsklinikum Charité
Robert-Rössle-Klinik
Lindenberger Weg 80
13125 Berlin

Dr. med. Sven Seifert
Klinik für Viszeral-, Thorax- und
Gefäßchirurgie
Universitätsklinikum Carl Gustav Carus
Fetscherstraße 74
01309 Dresden

Dr. med. Romana Sterling
Klinik für Chirurgie
Klinikum Chemnitz gGmbH
Flemmingstr. 2
09116 Chemnitz

Prof. Dr. med. Otmar Trentz
Klinik für Unfallchirurgie
Universitätsspital
Rämistrasse 100
CH-8091 Zürich

Inhaltsverzeichnis

Grauer Teil: Grundlagen

Grüner Teil: Notfallmanagement

Blauer Teil: Chirurgische Krankheitsbilder

Roter Teil: Operationslehre

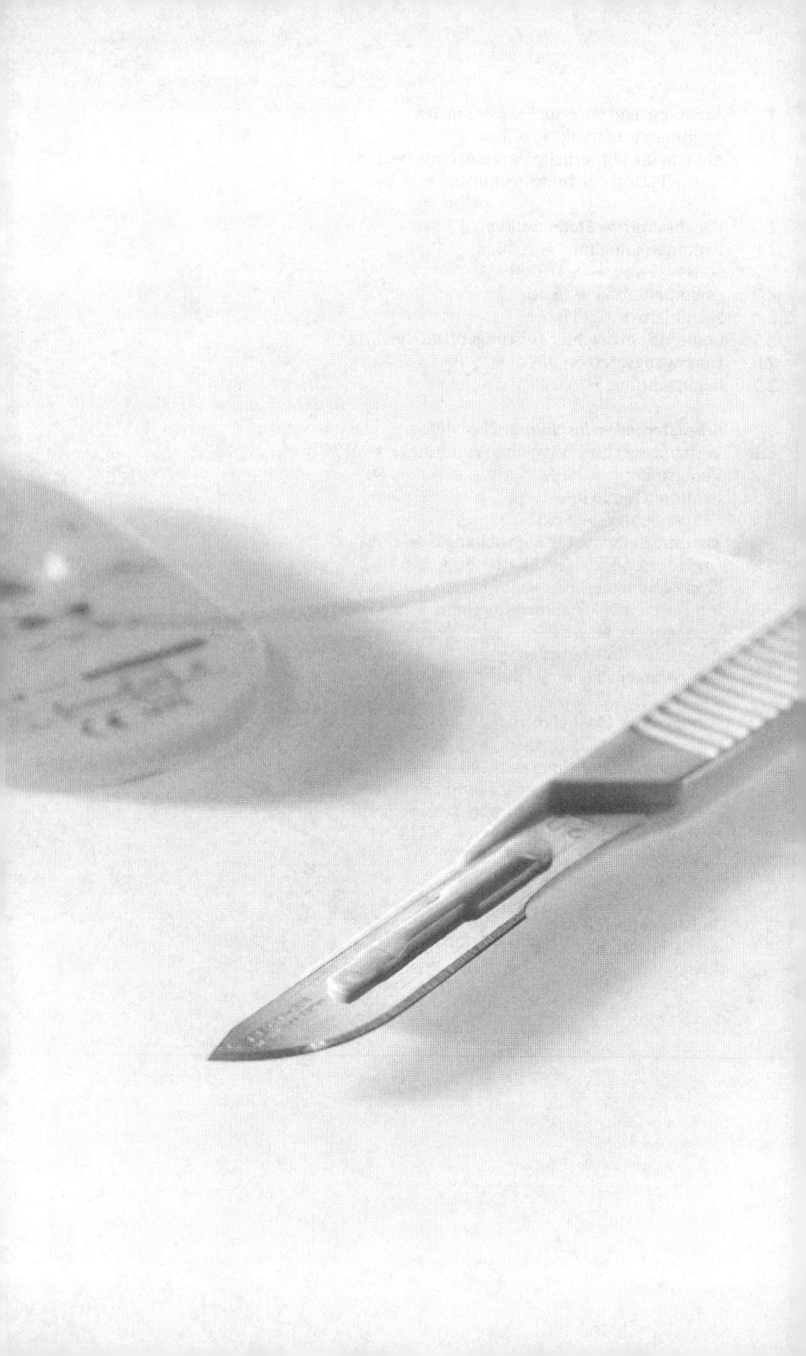

1 Anamnese und Untersuchungstechniken

1.1 Anamneseerhebung

Allgemeines

▶ *Tipp:* Eine Orientierung an mitgebrachten Arztbriefen und Befunden vermittelt dem Patienten das gute Gefühl, dass Sie vorbereitet sind und seinen „Fall" kennen. Übernehmen Sie jedoch die Informationen nicht blind, fragen Sie Wesentliches nach, bis Sie sein Problem wirklich verstanden haben.

▶ **Gesprächsführung:**
- *Alleine* und bei *geschlossener Tür* mit dem Patienten sprechen. Eine Bezugsperson sollte auf Wunsch des Patienten oder bei Bedarf hinzugezogen werden (z. B. Untersuchung von Frauen im Intimbereich durch einen männlichen Arzt).
- Das Gespräch *aktiv führen*, suggestive Fragen vermeiden.
- *Bei Gespräch mit Dolmetscher*: Jeweils eine Frage übersetzen und beantworten lassen.

▶ **Dokumentation:**
- *Datum und Uhrzeit* der Befragung notieren!
- Muss für jeden Kollegen *lesbar und verständlich* sein.
- Sollte alle Angaben beinhalten, die für die *Patientenbetreuung,* das *Schreiben eines Arztbriefs* oder eine etwaige *Begutachtung* nötig sind.
- Vor Gericht ist die Akte im Zweifelsfall der wichtigste Zeuge. Es gilt: „Was nicht dokumentiert wurde, wurde nicht gemacht."
- *Bei Arbeitsunfällen*: Eine Kopie des D-Arzt-Berichts kann in den meisten Kliniken an den Aufnahmebogen geheftet werden, sodass man sich doppelte Schreibarbeit spart.

▶ **Persönliche Daten notieren:**
- Name, Vorname, Geburtsdatum (und Alter), Geschlecht, Adresse.
- Krankenversicherungsstatus, ggf. Name der Berufsgenossenschaft.
- Name und Telefonnummer von wichtigen Bezugspersonen, insbesondere Hausarzt, Ehepartner, Kinder.

Jetzige Erkrankung

▶ **Aktuelle Beschwerden:** Detaillierte Gründe für die Arztkonsultation (was seit wann?). Kausalität aus der Sicht des Patienten? Ggf. genauer Unfallzeitpunkt und -hergang, Unfallort. Was wurde seit Beginn der Erkrankung/Unfall unternommen? Wie haben sich die Beschwerden entwickelt? Handelt es sich um ein Erstereignis?

▶ **Schmerzen:** Beginn, Lokalisation und Ausstrahlung (zeigen lassen), Schmerzcharakter (z. B. dumpf, stechend, ziehend, bohrend, brennend), Schmerzintensität (z. B. anhand einer nummerischen Analogskala [NAS] von 1 – 10 mit 10 als heftigstem vorstellbarem Schmerz, S. 86), zeitliches Auftreten, auslösende und mildernde Faktoren, Begleitsymptome.

▶ **Spezielle Vorkommnisse** (z. B. Todesfall in der Familie, drohende Arbeitslosigkeit).

▶ **Seit wann nüchtern?** Inkl. letztem Getränk und Rauchen. Falls innerhalb der 6-Stunden-Grenze: Was und wie viel?

▶ *Hinweis:* Klare Getränke (Wasser/Tee) sind bis 2 Stunden präoperativ erlaubt.

▶ **Ggf. Tetanusimpfstatus** (bei vorangegangenem Trauma).

Persönliche Anamnese

▶ **Frühere, abgeschlossene Ereignisse:** Relevante Erkrankungen, Unfälle, Operationen (Art, perioperative Komplikationen, abnorme Blutungstendenz, Anästhesiezwischenfälle, wo operiert?), Geburten, Aborte, Klinikaufenthalte.

▶ **Chronische Erkrankungen:** Allergien, Stoffwechselkrankheiten, z. B. Diabetes mellitus (Typ I, II), Herz-/Kreislauferkrankungen, chronische Lungenerkrankungen, (z. B. COPD). Orientierung an der Medikamentenliste sinnvoll.

▶ **Gewicht und Größe:** „Ist-Zustand" und evtl. Veränderungen (v. a. des Körpergewichts).

▶ **Medikamente:** Insulin, orale Antidiabetika, Antikoagulanzien, Thrombozytenaggregationshemmer (ASS), Steroide, Immunsuppressiva, Antibiotika, Kontrazeptiva erfordern meist eine Anpassung bei chirurgischen Eingriffen (präoperative Vorbereitung, S. 101). Möglichst Liste vom Hausarzt mitbringen lassen.

▶ **Noxen:**
  - *Alkohol:* Genaue Angabe, z. B. 1/4 l Schnaps und 2 l Bier pro Tag.
  - *Nikotin:* Zigaretten, Zigarren, Pfeife? „pack years" notieren.
  - ◰ **Hinweis:** „pack years"= Anzahl der Raucherjahre×Anzahl der täglich gerauchten Zigarettenpackungen.
  - Andere *Drogen:* Z. B. wichtig für etwaige geplante Narkose: Z. B. brauchen Patienten mit Heroinabusus mehr Schmerzmittel.
  - Nach Aufgabe einer Noxe eruieren, bis wann diese konsumiert wurde. Bei ehemaliger i. v. Drogensucht nach durchgemachten Erkrankungen und bekannten Infektionen fragen.

Sozialanamnese

▶ **Relevanz für Indikation und etwaige Gutachten:** Beruf (bei Rentnern früheren Beruf erfragen), Händigkeit, besondere Hobbys oder Anforderungen an sich selbst (Bsp.: Pianist in der Handchirurgie, Tennis spielender Rentner in der Orthopädie).

▶ **Relevanz für post-stationäre Situation:** Familienstand, Ausmaß der Selbstständigkeit, Wohnungssituation, Pflegestufe. Ggf. mit Angehörigen besprechen, ob der Senior wirklich noch alleine leben kann. Im Zweifel am Aufnahmetag (!) Meldung an den Sozialdienst der Klinik.

Systemanamnese

▶ **Herz-Kreislauf-System:** Zustand nach Myokardinfarkt oder zerebrovaskulärem Insult, Anstrengungsdyspnoe (Wie viele Treppenstufen sind möglich?), Orthopnoe (Schlafen Sie mit vielen Kissen?), Angina pectoris, Palpitationen, Nykturie, venöse oder arterielle Thrombose in der Vergangenheit, Claudicatio intermittens (Gehstrecke)?

▶ **Lunge:** Atemnot, Husten, Auswurf, Hämoptoe, Asthma?

▶ **Gastrointestinaltrakt:** Appetit, Sodbrennen, Schluckstörungen, Übelkeit/Erbrechen, Hämatemesis, letzter Stuhlgang (Qualität?), Obstipation, Diarrhö, Stuhlunregelmäßigkeiten, Stuhlinkontinenz, Blutabgang ab ano, Ikterus?

▶ **Harnwege:** Letzte Miktion (Qualität?), Dysurie, Hämaturie, Miktionsfrequenz, Urininkontinenz?

▶ **Gynäkologisch:** Menses/letzte Periodenblutung/Menopause, Schwangerschaften/Geburten, Neigung zu Zysten/Adnexitiden, wann letzte Kontrolle beim Facharzt?

▶ **Nervensystem:** Momentane Grundstimmung, psychische Veränderungen, Kopfschmerzen, Sensibilitäts- oder Bewegungsstörungen, Bewusstseinsausfälle, Schwindel, Krampfanfälle, Apoplexie?

▶ **Bewegungsapparat:** Bandscheibenleiden, Arthrose, rheumatische Beschwerden, Fehlbildung, Folgeschaden nach Unfall?

Familienanamnese

▶ Relevante Erkrankungen und ggf. Todesursachen von Großeltern, Eltern, Geschwistern, Kindern (Stoffwechselkrankheiten, Malignome).
▶ Vererbbare Krankheiten.

Fremdanamnese

▶ Bei primär intubierten, desorientierten oder bewusstseinsgestörten Patienten: Angehörige, Hausarzt, Pflegepersonal des Altenheims, andere Zeugen, Notarzt.
▶ Bei Kindern immer zusätzlich (!) die Eltern befragen.
▶ Hinweise für Aggravation, Simulation, Dissimulation?

Vorangegangene Untersuchungen

▶ Welcher Arzt hat wann welche Untersuchungen durchgeführt?
▶ Welche Dokumente bringt der Patient mit? Welche können z. B. durch Angehörige in einer adäquaten Zeit besorgt werden (Post nicht zu empfehlen)? Ggf. sich Befunde faxen oder mailen lassen.
▶ Was wurde dem Patienten über die Resultate dieser Untersuchungen gesagt?

1.2 Allgemeine körperliche Untersuchung

Vorbemerkung

▶ Die Untersuchung bezieht sich auf den ganzen Menschen und nicht nur auf eine einzelne Körperregion.
▶ Sprechen Sie mit dem Patienten. Die Beurteilung seiner psychischen und sozialen Lage gehören zur Untersuchung.
▶ Der Patient sollte bis auf Unterhose und Kliniknachthemd entkleidet sein (Vorbereitung durch Krankenschwester empfohlen; im Idealfall hat diese bereits die Vitalparameter, Größe und Gewicht des Patienten notiert, Blut abgenommen und ein EKG geschrieben).
▶ Es müsste eine Selbstverständlichkeit sein, dass während der Untersuchung niemand in das Zimmer kommt (auch kein Pflegepersonal). Schützen Sie die Privatsphäre Ihres Patienten.
▶ Für die intime Untersuchung einer Patientin eine Krankenschwester als Zeugin dazubitten.
▶ Alles mitnehmen, was Sie für die Untersuchung brauchen, damit der Ablauf nicht gestört wird (Stethoskop, Handschuhe, Fingerlinge, Formulare, eventuell: Blutdruckmanschette, Blutentnahmeset, Maßband, Winkelmesser, kleine Taschenlampe, Mundspatel, Taschendoppler mit Gel, Reflexhammer, Vaseline, Papiertücher, Verbandsmaterial, Abstrichröhrchen, Kamera).

Chirurgische Basisuntersuchung

▶ **Allgemein:**
  • *Allgemein-, Ernährungszustand.*
  • *Besonderheiten bei der Aufnahme,* z. B. Desorientiertheit, Vigilanzstörung, Trunkenheit, Aggressivität, Sprachprobleme, Intubation, Polytraumatisierung, u. a. dokumentieren.

◘ *Hinweis:* Bei alkoholisierten Patienten sollten neben dem Vermerk immer auch objektivierbare Befunde (z. B. Foetor alkoholicus, unsicherer Strichgang, Blutalkoholspiegel, Alkoholatemwert) aufgeführt werden, damit bei späteren Klagen nicht das Wort des Arztes gegen das des Patienten steht!

▶ **Körpertemperatur:** Mit Ort der Messung notieren (z. B. 37,5 °C ax.). Aurikulär ≙ rektal. In der Viszeralchirurgie grundsätzlich rektal (bei V. a. Appendizitis kombiniert mit axillär) messen.

▶ **Blutdruck und Puls:** Pulsfrequenz, -füllung (kräftig/fadenförmig?), rhythmisch, arrhythmisch? Blutdruck (Seitendifferenz?).

◘ *Hinweise:*
  • Das Verhältnis von Manschettenbreite zu Oberarmumfang sollte 0,4:1 betragen. Bei zu kleiner Manschettenbreite wird ein zu hoher Blutdruck gemessen und umgekehrt.
  • Bei Dialysepatienten, Hemiplegikern und Patientinnen nach Mastektomie: Niemals am Shuntarm, am gelähmten Arm bzw. auf Seite der OP messen!

▶ **Haut:** Farbe (blass, gerötet, zyanotisch), Schwitzen, Temperatur, Turgor, Intertrigo, Exanthem oder andere Hautkrankheit? Narben (Überprüfung der Angaben zu vorangegangenen Operationen), frische Wunden, chronische Ulzera, Dekubitus, Hauttumoren, Hämatome, Ödeme, Einstichstellen?

◘ *Hinweis:* Hautqualität im potenziellen OP-Gebiet ansehen, insbesondere unter Gipsverbänden (bei Infektion müssen die meisten Elektiveingriffe abgesagt werden)!

▶ **Kopf/Hals:**
  • Ggf. Glasgow Coma Scale (GCS, S. 163), Vigilanz.
  • Meningismus (Nackensteifigkeit)?
  • Nervenaustrittspunkte schmerzhaft?
  • Halsvenenstauung (bei 45 ° Oberkörperneigung)?
  • *Augen:* Pupillen seitengleich, auf Licht reagierend, Konjunktiven blass/eingeblutet, Skleren ikterisch/gefäßinjiziert, Exophthalmus, Ptosis, Lidödem?
    ◘ *Hinweis:* Bei Analgosedierung oder Intubation ist die GCS-Prüfung und Pupillenbeurteilung medikamentös verfälscht. Fragen Sie den Notarzt, wie der primäre Neurostatus am Einsatzort war.
  • *Mund:* Zunge (feucht, trocken, belegt), Zahnstatus/Prothese, Tonsillen, Foetor?
  • *HWS:* Kopf frei beweglich, axialer Stauchungsschmerz, Parästhesien der Finger, Schluckstörung?
    ◘ *Hinweis:* Bei Polytrauma oder HWS-Verletztem mit deutlicher Klinik Stiffneck (= steifer Halskragen) bis nach Röntgendiagnostik belassen (S. 132)!
  • *Schilddrüse:* Größe, Konsistenz, Knoten, Schluckverschieblichkeit? Pathologische Gefäße (auskultatorisches Schwirren)? Spezielle Untersuchungstechniken S. 208.
  • *Lymphknoten:* Präaurikulär, submandibulär, nuchal, zervikal (Vergrößerung, Verschieblichkeit, Druckdolenz?).
  • *Gefäße:* A. carotis bds. palpieren und auskultieren (Seitendifferenz, Geräusch?).

▶ **Thorax:**
  • *Herz:* Herzgeräusch, Luftnot bei Flachlagerung, Ruhedyspnoe, Knöchelödeme?
  • *Lunge:* Atemfrequenz/-tiefe, Beweglichkeit bei Atemexkursionen (seitengleich, Nachhängen?), Auskultation (Nebengeräusche (feucht/trocken), lokale Abschwächung des Atemgeräusches, z. B. bei Erguss, Pneumothorax, zu tiefe /Fehlintubation, Schwarte)? Ggf. Perkussion (sonor, hypersonor, gedämpft, Lungengrenzen). Krepitation bei Rippenfraktur?
  • *Mamma:* Konsistenz, Knoten, Ausfluss aus Mamille, Hautveränderungen, Lymphknotenschwellung (axillär, infra-/supraklavikulär)?

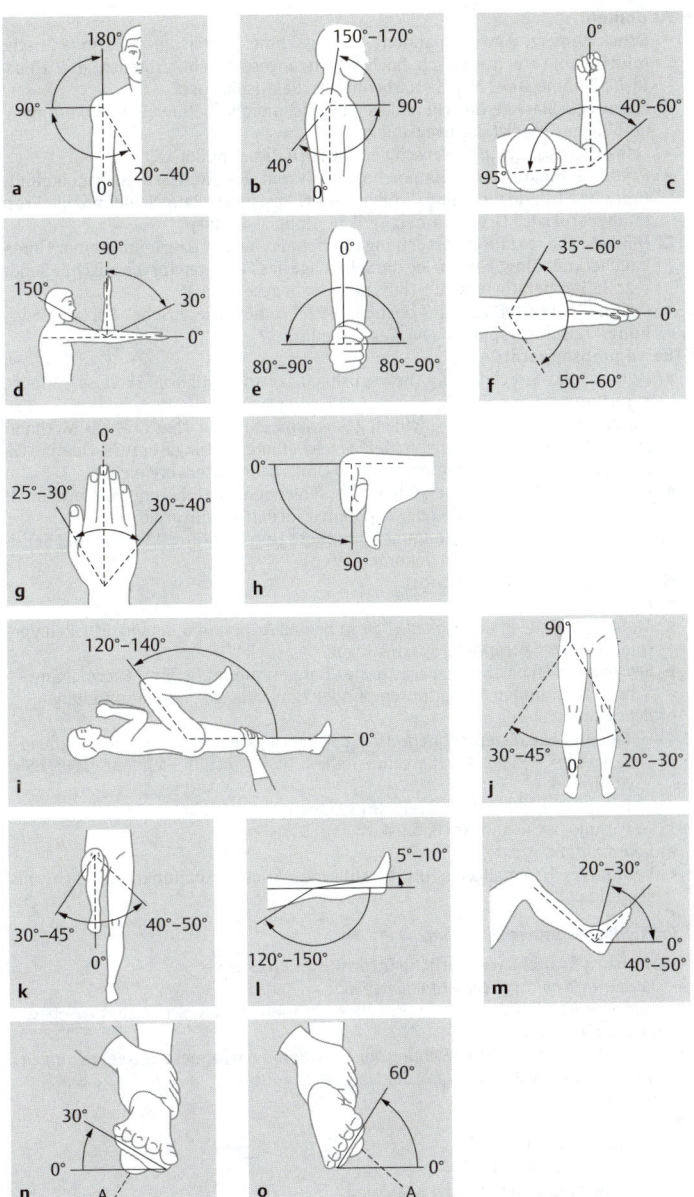

Abb. 1.1 · Gelenkmessung (Neutral-Null-Methode)

► **Abdomen:**
- Druckschmerz, Abwehrspannung, Loslassschmerz, Resistenz? Darmgeräusche (glucksend, rege, metallisch, hochgestellt, abgeschwächt, „Totenstille")? Hepato-/Splenomegalie? Nabel-/Narbenhernie, Rektusdiastase?
- *Harnwege:* Blase gefüllt, Nierenlager klopfschmerzhaft, Hinweis auf Inkontinenz, auffälliger Geruch (Harnwegsinfekt)?
- *Leiste:* Hernie? Lymphkotenschwellung (DD: Rosenmüller-LK).
- *Rektal:* Sphinktertonus, Hämorrhoiden, Ekzem, Fisteln, Fissuren, stuhlgefüllte Ampulle, Stuhlqualität, Blut, Schleim, Eiter? Resistenz, glatte Schleimhaut? Prostatahyperplasie? Druckschmerz (z.B. im Douglas-Raum)?
- 🔲 *Hinweis:* Die rektale Untersuchung ist ein Muss bei der Beurteilung einer Unterbaucherkrankung! Nutzen Sie die Seitenlage des Patienten für die anschließende rektale Temperaturmessung (falls noch nicht geschehen).
- *Gefäße:* Aortenstoß tastbar? Leistenpulse? Strömungsgeräusche? Portale Umgehungskreisläufe (Spider naevi, Caput medusae)?

► **Bewegungsapparat:**
- *Wirbelsäule:* Streckhaltung, Beweglichkeit, Form (Kyphose, Skoliose), Klopf-/Stauchungsschmerz?
- *Extremitäten:* Freie Beweglichkeit (Gelenkmessung in Neutral-Null-Methode, siehe Abb. 1.1), Fehlstellungen, Gelenkschwellung, -rötung, -erguss, Ödeme, Ulzera, Narben, Tremor? Temperatur und Umfang im Seitenvergleich.
- *Gefäße:* A.-radialis-/Fußpulse bds. (bei fehlendem peripherem Puls proximale Arterien, z.B. A. brachialis oder A. poplitea suchen)? Beinvarikosis?
- 🔲 *Beachte:* Bei Verletzungen immer periphere Durchblutung, Motorik und Sensibilität (pDMS) prüfen und dokumentieren!

► **Neurologische Untersuchung:**
- Hirnnerven.
- *Motorik:* Vergleich der groben Kraft in beiden Armen und Beinen. Muskelhypotonie, Paresen, Atrophien, Spastik, Rigor?
- *Sensibilität:* Hypästhesie, Parästhesie, Temperaturempfinden (Thermästhesie), Schmerzempfinden, Vibrationsempfinden (Pallästhesie), Lageempfindung.
- *Reflexstatus:*
  - Eigenreflexe: Bizepssehnenreflex (BSR), Trizepssehnenreflex (TSR), Radiusperiostreflex (RPR), Patellarsehnenreflex (PSR), Achillessehnenreflex (ASR), Analreflex.
  - Fremdreflexe: Bauchhautreflexe (3 Etagen: Th 8/10/12).
  - Pathologische Reflexe: Babinski.
- *Koordination:* Ataxie, Tremor?
- *Vegetatives System:* Blasen- und Mastdarmfunktion, Sexualfunktionen, Schweißsekretion?

✔️ *Praxistipp Anamneseerhebung:*

Der Chirurg braucht wesentliche Informationen über:
► Das *aktuelle chirurgische Krankheitsbild.*
► *Relevante Nebenerkrankungen,* in Bezug auf Indikationsstellung und OP- bzw. Narkosefähigkeit.
► *Beispiel:* Die rektale Untersuchung oder die Familienanamnese bei einem jungen Mann mit einem Arbeitsunfall der Hand ist überflüssig.

Eselsbrücke:
► *A* = Allergien?
► *M* = Medikamente?
► *P* = Patientengeschichte?
► *E* = Ereignis/Entwicklung der Krankheit?
► *L* = Letzte Mahlzeit?

Technik:
- ► Entwickeln Sie ein *persönliches Anamnese- und Untersuchungsschema*.
- ► Passen Sie dieses dem *aktuellen* Patienten und seiner Erkrankung an.
- ► Üben Sie, die Befragung mit der jeweiligen Untersuchung zu kombinieren (*Multi-Tasking*).
- ► Überlassen Sie bei ambulanten Patienten detaillierte Ganzkörperchecks und Abklärungen *ohne akute Dringlichkeit* dem Hausarzt.
- ► Seien Sie trotzdem immer *hellhörig und aufmerksam*!
- ► *Zufallsbefunde* (z.B. eine verdächtige Hautveränderung) sollten sie sichtbar in der Akte notieren, sodass sie dem Hausarzt im Entlassungsbrief mitgeteilt wird (bedenken Sie dabei, dass Sie den Brief ggf. nicht selber schreiben!). Weisen Sie den Patienten auf den Befund hin, ohne ihn zu verunsichern. Er soll den neuen Aspekt im Rahmen der poststationären Nachsorge mit seinem Hausarzt besprechen.

1.3 Spezielle Untersuchungstechniken

- ► Zu den speziellen Untersuchungstechniken siehe bei den einzelnen Organsystemen.

2 Der chirurgische Stationsalltag

2.1 Patientenaufnahme

Optimale Vorbereitung des stationären Aufenthaltes

► Sichtung aller bereits vorliegenden Befunde (Arztbriefe, Krankenakten, Untersuchungsergebnisse, Röntgenbilder etc.); ggf. Nachforderung (Überspielen von Originaldaten in PACS etc.)
► Koordinierung der vor der stationären Aufnahme ambulant durchzuführenden Diagnostik.
► Vorstellung des Patienten in der anästhesiologischen Prämedikationsambulanz.
► Zuweisung eines festen OP-Termines.
► Vorbereitung der poststationären Betreuung (ggf. als integrierte Versorgung).

Elektive Patientenaufnahme

► Im Vorfeld optimale Organisation und Planung der ambulanten Vordiagnostik und Vorbereitung des Patienten (s. o.).
► Begrüßung, Anamnese (S. 3) und körperliche Untersuchung des Patienten (S. 5).
► Aufklärung des Patienten über seine Erkrankung, die anvisierte Therapie und mögliche Therapiealternativen. Steht die OP-Indikation und das operative Verfahren bereits fest → OP-Aufklärung und Einwilligung (S. 97).
◘ *Tipp:* Nehmen Sie sich für dieses erste Aufklärungsgespräch Zeit. Der Patient wird es Ihnen danken, indem er sie zu späteren Zeitpunkten nicht ständig um weitere Gespräche bittet.
► Anordnungen treffen und dokumentieren (!).
◘ *Hinweis:* Nach der Aufnahme eines Patienten müssen erste wichtige Entscheidungen getroffen werden (Tab. 2.1). Besondere Umstände sollten (Blindheit/Taubheit) unbedingt dem Personal mitgeteilt werden!

Tabelle 2.1 · Wichtige Entscheidungen nach der Aufnahme

Nahrungskarenz	z. B. präoperativ, V. a. Ileus
spezielle Ernährungsvorschriften	z. B. Diabetiker, parenterale Ernährung (S. 77)
Bettruhe	z. B. Lungenembolie (S. 116)
OP-Vorbereitung	z. B. Abführmaßnahmen (S. 100), Bereitstellung von Blutkonserven
sofort zu beginnende Therapiemaßnahmen	Thromboseprophylaxe (S. 103), Schmerztherapie (S. 86), Infusionstherapie (S. 75)

Notfallaufnahme

◘ *Beachte:* Eine schnelle und effektive Diagnostik und Therapieentscheidung stehen im Vordergrund, da häufig dringlicher Handlungsbedarf, (ggf. OP → Patient nüchtern lassen!) ggf. sogar akute Lebensgefahr besteht.
► **Notfallmanagement:**
  ● *Venösen Zugang legen* und *Notfall-Labor* abnehmen (Tab. 7.2, S. 138).
  ● *Notfalldiagnostik:* Sonographie, Röntgen, ggf. CT, ggf. EKG.
  ● Oberarzt und Station informieren.

- *Konsiliarische Mitbetreuung organisieren* (Gynäkologie, Urologie): Ausschluss relevanter Differenzialdiagnosen.
- *Therapieentscheidung:* OP-Indikation festlegen (vital, absolut, relativ, siehe S. 96), ggf. Blutkonserven bestellen, Aufklärung und Einverständnis (S. 97).

▶ **Hinweis:** In der Abteilung erstellte *Clinical Pathways* (CP) erleichtern das Notfallmanagement enorm und geben dem Patienten und dem weniger erfahrenen Kollegen Sicherheit.

2.2 Stationsvisite

Grundlagen

▶ **Ziel:** In der kurzen Zeit müssen bei jedem Patienten relevante Probleme erkannt und die wichtigsten diagnostischen und therapeutischen Schritte für den betreffenden Tag eingeleitet werden.

▶ **Vorbereitung:**
  - Sichtung der Befunde vom Vorabend.
  - Erkundigungen nach Besonderheiten aus dem Dienst (diensthabender Arzt/Pflegepersonal).
  - Problematische Wunden ggf. vom Pflegepersonal für die Visite exponieren lassen (während der Wartezeit mit feuchten Kompressen und sterilem Tuch abdecken), sodass das weitere Prozedere im Team diskutiert werden kann.

▶ **Zeitplan:** In der Chirurgie finden die Stationsvisiten i. d. R. *früh und kurz* vor der morgendlichen Abteilungsbesprechung und den geplanten Operationen statt. Ausführlichere Erläuterungen und Aufklärungen sollten im Rahmen eines Einzelgesprächs ohne Zeitdruck, ggf. gemeinsam mit den Angehörigen, am Nachmittag erfolgen.

Prozedere

▶ Die Visite immer *gemeinsam mit dem Pflegepersonal* gestalten (meist Stationsleitung und Bereichspflege). Wenn möglich sollten evtl. vorhandene *Verbands- bzw. Stomaschwestern, Physiotherapeuten* und/oder Mitarbeiter des *Sozialdienstes* für einen schnellen Informationsfluss und kompetente Entscheidungen miteinbezogen werden.

▶ Die Häufigkeit einer *Oberarztvisite* richtet sich nach den Erfordernissen der Abteilung, sollte aber mindestens zwei Mal pro Woche die Regel sein. Ein kurzer täglicher Informationsaustausch mit dem zuständigen Oberarzt, insbesondere zu Problemfällen und bei Unsicherheiten sollte fester Bestandteil der „Stationskultur" sein.

▶ Eine *2. Visite am Nachmittag* ist zwar in vielen Kliniken üblich, aber häufig reicht es aus, sich auf die „Problemfälle" der Station, die Neuaufnahmen und die zur OP am Folgetag vorgesehenen Patienten zu konzentrieren. Bei den anderen Patienten reicht eine „Kurvenvisite" (=Durchgehen der Verlaufskurven und Neubefunde). Diese sollte immer gemeinsam mit dem für den Bereich verantwortlichen Pflegepersonal erfolgen. Viele Fragen (z. B. zur Medikation) können gut an der Akte geklärt werden. Der Stationsarzt entscheidet dann, welche Patienten er doch persönlich sehen sollte. Im Zweifelsfall und gerade zu Beginn der chirurgischen Laufbahn ist eine zweite Visite unbedingt zu empfehlen.

▶ **Tipp:** Um sich später das Schreiben des Arztbriefes zu erleichtern, ist es ratsam, jeden Tag kurz einige Angaben zum Krankheitsverlauf in der Akte zu dokumentieren.

2.3 Dokumentation

Bedeutung

▶ **Über 30 Prozent der täglichen Arbeitszeit** verbringen Ärzte mittlerweile mit administrativen Tätigkeiten. Der chirurgisch tätige Arzt steht seinen Patienten deswegen durchschnittlich 2,6 Stunden pro Arbeitstag weniger zur Verfügung (1990 < 1,5 h).

▶ Der zeitliche Aufwand für **Dokumentation** beträgt im Mittel ca. 120 min für patientenbezogene und 40 min für administrative Daten.

Patientenakte

▶ **Jeder Arzt hat die Pflicht, die Behandlung seiner Patienten zu dokumentieren.**

▶ Die Patientenakte kann in Papierform oder als elektronische Patientenakte (→ Sammlung und Verwaltung aller Befunde eines Patienten [aktuelle und frühere Erkrankungen/Therapien] an einer Stelle) geführt werden.

▶ **Eintragungen** (in Stichworten) erfolgen durch den behandelnden Arzt oder das Pflegepersonal. Während der Visite kann die Notiz an das begleitende Pflegepersonal delegiert werden, der Arzt muss sie später kontrollieren und gegenzeichnen.

▣ *Hinweis:* Bei problematischen Krankheitsverläufen ist es aus forensischen Gründen empfehlenswert, nachvollziehbare Aufzeichnungen zu Entscheidungsabläufen und Gründen anzufertigen. Die genaue Dokumentation von Uhrzeit und Datum ist dabei essenziell.

▶ **Inhalt:** Anamnese, klinische Untersuchungsergebnisse, Laborwerte und sonstige Befunde, Diagnose(n), Daten/Zeiten der Behandlung(en), Medikamenten- und Rezeptverordnungen, Anweisungen an die Pflege, Aufklärung und Einwilligung (S. 97), Narkoseprotokoll und Operationsbericht (S. 12), Arztbrief (S. 25), besondere Zwischenfälle und therapeutische Besonderheiten.

▶ Bei einem **ärztlichen Behandlungsfehler** steht der Patient in der Darlegungs- und Beweispflicht. Eine fehlerhafte oder unvollständige Dokumentation ist zwar an sich kein Behandlungsfehler, stellt für den Patienten aber eine *Beweiserleichterung* dar: Ein Behandlungsfehler kann als bewiesen angesehen werden, wenn die Behandlung nicht nachvollziehbar dokumentiert wurde. Zumindest zieht eine fehlende Dokumentation aber eine *Beweislastumkehr* nach sich, d. h. die Beweislast liegt nun beim Arzt: Er muss nun trotz fehlender Dokumentation beweisen, dass er die Behandlung korrekt durchgeführt hat.

▣ *Merke:* Was nicht dokumentiert ist, ist offiziell nicht passiert bzw. wurde nicht gemacht!

Operationsbericht

▶ Jeder Eingriff muss von dem verantwortlichen Operateur wahrheitsgemäß in einem OP-Bericht dokumentiert werden.

▶ Der OP-Bericht muss so verfasst werden, dass ein nicht an der OP beteiligter Kollege Indikation und Ablauf der OP nachvollziehen kann.

▣ *Tipp:* Zu Beginn der chirurgischen Laufbahn ist das Lesen von OP-Berichten erfahrener Kolleginnen und Kollegen im Vorfeld sinnvoll!

▶ Es empfiehlt sich, den OP-Bericht im Anschluss an den Eingriff zu verfassen (gleicher Tag!).

▶ **Inhalt:**
  • OP-Indikation.
  • Detaillierter OP-Ablauf: Einige Operationen zeichnen sich durch besonders sensible Abläufe aus, die exakt und ausführlich beschrieben werden müssen (z. B. die

Darstellung des N. laryngeus recurrens und dessen Lokalisation mittels Neuromonitoring auf den operierten Seiten bei der Schilddrüsenoperation).

- Hilfreich sind Operationsskizzen, die den Situs im Falle einer späteren Revision häufig am besten wiedergeben und dem folgenden Operateur seine Planung deutlich erleichtern.

◻ *Hinweis:* Besondere Bedeutung hat der OP-Bericht im Rahmen einer gutachterlichen Beurteilung einer Behandlung.

Arztbrief

▶ Jeder Patient sollte am Tag seiner Entlassung aus dem Krankenhaus einen Arztbrief ausgehändigt bekommen. Dieser sollte an den einweisenden bzw. weiterbehandelnden Kollegen adressiert sein und die Unterschriften des Stationsarztes, des jeweiligen Oberarztes oder Chefarztes tragen.

▶ Ist aus organisatorischen Gründen ein kurzfristiges Korrekturlesen aller Unterschreibenden nicht möglich oder liegen entscheidende Befunde zum Zeitpunkt der Entlassung noch nicht vor (z. B. Histologie), kann dem Patienten auch ein „vorläufiger" Arztbrief ausgehändigt werden. Die ausstehenden Befunde müssen hier aber erwähnt werden und der Brief eindeutig als „vorläufig" gekennzeichnet sein.

▶ **Aufbau eines Arztbriefes:**
- Diagnosenliste (Diagnosen und Verdachtsdiagnosen): Gliederung nach der Bedeutung für den aktuellen stationären Aufenthalt.
- Anamnese und Aufnahmebefund.
- Durchgeführte Diagnostik, Konsiliaruntersuchungen.
- Durchgeführte Operationen.
- Histologische Befunde.
- Therapie und Verlauf.
- Empfehlung zur weiteren Behandlung/Therapie (z. B. Angaben zum Fädenziehen, Laborkontrollen, Thromboseprophylaxe).
- Entlassungsmedikation.

2.4 Formulare

Rezept (gültige Regelung für Deutschland)

▶ Kassenrezepte dürfen nur von Ärzten und Abteilungen ausgestellt werden, die eine dafür vorgesehene Abrechnungsnummer (KV-Nummer) besitzen. Privatrezepte können von jedem approbierten Arzt ausgestellt werden.

▶ I.d.R. sollten Rezepte innerhalb eines Monats eingelöst werden. Einzelne Krankenkassen haben dafür jedoch abweichende Regelungen. Privatrezepte sind prinzipiell 3 Monate gültig.

▶ **Inhalt eines Rezepts:**
- Vollständig ausgefüllter Rezeptkopf mit Daten, Krankenversicherung des Patienten und Ausstellungsdatum.
- Name des Arzneimittels, Arzneiform (Tbl., Supp. etc.), Menge und Packungsgröße (N1 – N3).

◻ *Hinweis:* Möglichst den Freinamen (aut-idem = oder das Gleiche) benutzen (*Ausnahmen:* s. u.).
- Einnahmeverordnung für den Patienten (1×täglich o.Ä.).
- Adresse und Berufsbezeichnung des Arztes, eigenhändige Unterschrift.

◻ *Hinweis:* Bei Ausfüllen per Hand: Es ist nur ein Stift respektive eine Handschrift zulässig.

▶ **Aut-idem-Regelung:** Der Arzt verschreibt auf seinem Rezept nicht mehr ein bestimmtes Medikament, sondern den Wirkstoff, die Dosierung und die Arzneiform. Aufgabe des Apothekers ist es, aus einer Gruppe entsprechend gleichwertiger Medikamente das preisgünstigste Arzneimittel auszuwählen.

- *Grundsätzlich gilt:* Die Rezeptierung mit der Angabe aut-idem kann und sollte immer erfolgen.
- *Ausnahmen* (Ankreuzen!): Chronische Erkrankungen und Dauermedikation, gleichzeitige Einnahme vieler verschiedener Medikamente, Gefahr der Fehleinnahme durch wechselnde Herstellerpräparate.

▣ *Beachte:* Nie zu große Mengen verordnen! Rücksprache mit dem weiterbehandelnden Hausarzt!

Betäubungsmittelrezept (BtM-Rezept) (gültige Regelung für Deutschland)

▣ *Hinweis:* Medikamente, die unter das Betäubungsmittelgesetz fallen, bedürfen gesonderter Rezepte. Ob ein Medikament unter das BtM-Gesetz fällt, ist in der Roten Liste (violette Seiten) nachzulesen. Hier finden sich auch die verschreibbaren Höchstmengen.

▶ In der Praxis werden **BtM-Rezepte**, in der Klinik **BtM-Anforderungsscheine** verwendet.

▶ **BtM-Anforderungsscheine** dürfen nur von **leitenden Ärzten** einer Abteilung oder eines Krankenhauses ausgefüllt werden. Die Dokumentation der Anforderungen, die Weitergabe an die Station (Stationsarzt) und die Abgabe an den Patienten muss lückenlos sein. Eine monatliche Kontrolle (z. B. durch den BtM-Verantwortlichen der Klinik) ist vorgeschrieben.

▶ Ein BtM-Rezept wie auch ein BtM-Anforderungsschein sind 3-teilige Formulare: Teil I und II gehen an die Apotheke, Teil III bleibt beim Arzt und muss 3 Jahre lang aufbewahrt werden (auch fehlerhaft ausgefüllte und nicht verbrauchte BtM-Formulare). Der Verlust eines BtM-Rezepts muss sofort an die Bundesopiumstelle gemeldet werden.

▶ Auf einem BtM-Rezept dürfen 2 verschiedene BtM verschrieben werden (in Einzelfällen darf der Arzt bei Patienten in Dauerbehandlung mehr als 2 BtM auf einem Rezept verschreiben; das Rezept ist mit dem Buchstaben „A" zu kennzeichnen).

▶ **Inhalt eines BtM-Rezepts:**
- Daten und Krankenkasse des Patienten.
- Ausstellungsdatum: Nach dem Tag der Ausstellung ist das Rezept maximal 7 Tage gültig.
- Arzneimittelbezeichnung, Arzneiform und Menge (in Gramm, Milliliter oder Stückzahl).
  ▣ *Hinweis:* Der Arzt muss bei der Verschreibung in der Regel die vorgegebene *Höchstmenge* (Gesamtmenge eines BtM, die einem Patienten innerhalb von 30 Tagen verschrieben werden darf) beachten. In Ausnahmefällen (Patienten in Dauerbehandlung) kann er hiervon abweichen, das BtM-Rezept muss mit dem Buchstaben „A" gekennzeichnet werden.
- Gebrauchsanweisungen für den Patienten.
- Name, Anschrift, Berufsbezeichnung und Telefonnummer des Arztes.
- Eigenhändige Unterschrift!

▣ *BtM-Verordnung im Notfall:* Im Notfall kann ein BtM auch auf einem „normalen Rezept" verschrieben werden, dieses muss dann mit dem Wort „Notfallverschreibung" gekennzeichnet werden. Ein mit dem Buchstaben „N" gekennzeichnetes BtM-Rezept muss am selben Tag in der Apotheke nachgereicht werden.

Verschreibung von Hilfsmitteln

- ▣ **Merke:** Jeder gesetzlich Krankenversicherte hat Anspruch auf die Versorgung mit **Hilfsmitteln** (§ 33 SGB V). Hierzu gehören u. a. Prothesen, Orthesen, Seh- und Hörhilfen, Rollstühle.
- ► **Voraussetzungen für die Kostenerstattung durch die gesetzlichen Krankenkasse:** Hilfsmittel sind notwendig, um den Erfolg einer medizinischen Behandlung zu sichern, sie helfen einer Behinderung vorzubeugen oder sie auszugleichen.
- ► **Hinweise zur Verschreibung von Hilfsmitteln:**
  - Eintragen der Ziffer „7" im Hilfsmittelfeld des Kassenrezepts.
  - Angabe von Diagnose, Anzahl, Bezeichnung und Art der Herstellung des Hilfsmittels.
  - Sie sollen nicht zusammen mit einem Arzneimittel auf dem gleichen Rezept verordnet werden.
  - Angabe der Zeitdauer, für die das entsprechende Hilfsmittel benötigt wird,.
- ▣ **Hinweis:** Hilfsmittel sind nicht budgetiert.

Arbeitsunfähigkeitsbescheinigung (Regelung gilt nur für Deutschland)

- ► Gesetzlich krankenversicherte Patienten, die nach ihrer stationären Behandlung vom Hausarzt weiterbetreut werden, erhalten zur Entlassung *keine* AU-Bescheinigung! Diese wird vom weiterbehandelnden Arzt ausgestellt. Für die Zeit des Krankenhausaufenthaltes erfolgt automatisch eine Meldung an die Krankenkasse. Sollte ein Arbeitgeber auf einer Bescheinigung bestehen, so reicht eine formlose Mitteilung, dass sich der betreffende Patient in stationärer Behandlung befindet.
- ► AU-Bescheinigungen bestehen immer aus 3 Seiten:
  - *Seite 1:* Für Arbeitgeber (ohne Diagnose!).
  - *Seite 2:* Für die Krankenkasse.
  - *Seite 3:* Für Krankenakte (verbleibt in der Klinik).
- ► **Angaben auf der AU-Bescheinigung:**
  - Patientenangaben mit Kostenträger.
  - Diagnose (*Ausnahme:* Seite 1, s.o.).
  - Beginn und voraussichtliche Dauer der Arbeitsunfähigkeit.
  - Bei (Arbeits-)Unfall: Angaben zum Unfallhergang und den Folgen.
- ► Beim Ausfüllen immer darauf achten, ob es sich um eine Erst – oder Folgebescheinigung handelt. Für Privatpatienten kann das gleiche Formular benutzt werden.

Ablehnung einer Behandlung/Entlassung auf Wunsch (in der Schweiz z. T. anders geregelt)

- ► Patienten aufklären (möglichst in Anwesenheit der Angehörigen) und schriftlich dokumentieren (→ vorgefertigte Erklärungsbögen).
- ▣ **Beachte:** Die Unterzeichnung der Erklärung durch den Patienten ist obligat. Verweigert er die Unterschrift, sollten Zeugen des Gespräches benannt werden und diese mitunterzeichnen.

✓ **Zwangsunterbringung:**

Regelung in den einzelnen Bundesländern nach dem **PsychKG**.

Voraussetzungen:
- ▶ Uneinsichtigkeit des Patienten in die Notwendigkeit der Behandlung.
- ▶ Der Patient stellt für sich selbst oder andere eine erhebliche Gefahr dar, die nicht durch andere Maßnahmen (z. B. ambulante Behandlung) abgewendet werden kann.

Die **Abschätzung der Selbst- oder Fremdgefährdung** obliegt dem Arzt. Hierfür muss der Arzt den Patienten gründlich untersuchen, um anschließend ein ärztliches Zeugnis auszustellen. Wenn verfügbar, sollte hierzu ein *Facharzt für Psychiatrie* hinzugezogen werden.

Die **Beantragung der Zwangsunterbringung** erfolgt über eine Ordnungsbehörde (abhängig vom Bundesland: Polizei oder Gesundheitsamt) beim Amtsgericht. Die erforderlichen Telefonnummern sollten in jeder Klinik griffbereit sein.

▶ *Beachte:* Im Ausnahmefall kann ein Patient auch **ohne richterliche Entscheidung** sofort zwangseingewiesen werden. In diesem Fall muss die richterliche Entscheidung jedoch unverzüglich, spätestens aber bis zum Ablauf des folgenden Tages, eingeholt werden.

Antrag zur Anschlussheilbehandlung (AHB)

- ▶ **Voraussetzungen:**
  - • Der Patient ist rehabilitationsfähig bzw. rehabilitationsbedürftig.
  - • Er leidet an einer Erkrankung aus dem AHB-Indikationskatalog.
- ▶ Die AHB beginnt entweder sofort im Anschluss an den stationären Krankenhausaufenthalt (Direktverlegung), spätestens jedoch 14 Tage nach Entlassung. Die Behandlung muss aber abgeschlossen sein! Bei geplanter Chemo- oder Radiotherapie kann eine AHB erst nach deren Abschluss angetreten werden.
- ▶ *Hinweis:* In der Regel übernimmt der Sozialdienst des Krankenhauses die Formalitäten. Der behandelnde Arzt muss einen Befundbericht (meist Vordrucke) erstellen, der gemeinsam mit dem Antrag des Patienten zum Rentenversicherungsträger (Kostenträger!) gesandt wird.

Transportschein (in der Schweiz z. T. anders geregelt)

- ▶ Ohne Transportschein keine Kostenübernahme der Krankenkasse! Der Transportschein muss vollständig ausgefüllt (aktuelle Diagnose!) und vom behandelnden Arzt unterzeichnet sein! Die medizinische Indikation für einen Transport muss gegeben sein (Prüfung durch den Unterzeichnenden), da die gesetzliche Krankenkasse die Kosten ansonsten nicht übernimmt.
- ▶ **Medizinische Indikationen:**
  - • Für Fahrten zur ambulanten Behandlung: Hier muss vorher das Einverständnis der Krankenkasse eingeholt werden (*Ausnahmen:* BG [S. 19] und gesetzliche Unfallversicherung). Bezahlt werden z. B. Fahrten, die in einem Zusammenhang mit einer bestimmten, häufig durchzuführenden und für den Patienten notwenigen Behandlung stehen (z. B. Dialysetherapie). Patienten mit Schwerbehindertenausweis (aG, BI oder H) bzw. Pflegestufe 2 und 3 haben ebenfalls Anspruch auf einen Krankentransport.
  - • Immer übernommen werden Rettungsfahrten zum Krankenhaus (auch ohne stationäre Behandlung), Krankentransportfahrten, bei denen aus medizinischen Gründen eine fachliche Betreuung notwenig ist, Fahrten zu einer vor- bzw. nachstationären Behandlung bzw. Fahrten zu einer ambulanten Operation anstelle einer sonst notwendigen Krankenhausbehandlung.

Todesbescheinigung (Leichenschauschein)

► Siehe S.123.

Anforderung von Röntgenuntersuchungen
(gilt nicht für die Schweiz)

► Um eine Untersuchung mit Röntgenstrahlen für einen Patienten anordnen zu dürfen, muss der jeweilige Arzt die Fachkunde im Strahlenschutz besitzen! Wer diese nicht besitzt, darf auch eine einfache Röntgenuntersuchung nicht anordnen oder eine entsprechende Anforderung unterschreiben! (§ 24 Abs. 3 RöV). Dies ist im klinischen Alltag oft organisatorisch schwierig umzusetzen, daran geht aber kein Weg vorbei.

◨ *Konsequenz:* Schnellstmöglich die erforderlichen Kurse zum Erwerb der Sach- und Fachkunde für das jeweilige Fachgebiet ablegen und solange die Anforderungen von berechtigten Kolleginnen oder Kollegen unterzeichnen lassen! Alles andere ist vom Gesetzgeber nicht erlaubt.

► **Angaben, die der Röntgenschein enthalten muss:**
  • Patientendaten (inkl. Station und Angaben zu evtl. vorhandenen Voraufnahmen).
  • Anamnese und Diagnose/Verdachtsdiagnose.
  • Bei Frauen Angaben über eine evtl. Schwangerschaft.
  • Hinweis auf Kontrastmittelallergien.
  • Eindeutige Fragestellung: Klare Angaben, welche Informationen man sich von der geforderten Röntgenaufnahme erwartet und was genau untersucht werden soll (z.B. Röntgen-Thorax a.p. bei fieberhaften Temperaturen und V.a. Aspiration bei Z.n. abdominothorakaler Ösophagusresektion bei Ösophaguskarzinom).

2.5 Codierung erbrachter Leistungen/DRG

Allgemeines

► Die Kodierung erfolgt in der Regel über eine von der Klinik zur Verfügung gestellte Software (SAP, ORBIS etc.). Wichtig ist, dass der Stationsarzt versteht, dass seine Leistung und die seiner Klinik ausschließlich in diesen DRG abgebildet werden. Was nicht oder nur unzureichend dokumentiert und kodiert wurde, wird von den Krankenkassen nicht vergütet. Er hat damit eine Schlüsselfunktion und die damit verbundene Erlösverantwortung. Im Idealfall werden die Kodierungen klinikintern von professionellen Mitarbeitern des medizinischen Controllings oder DRG-Beauftragten kontrolliert und nach Rücksprache eventuell optimiert.

Hauptdiagnose

► Jeder Patient erhält eine Hauptdiagnose. Sie wird am Ende des Klinikaufenthaltes festgelegt und entspricht derjenigen Diagnose, die hauptsächlich für den stationären Aufenthalt verantwortlich war.

► Damit muss diese Diagnose nicht der *Einweisungsdiagnose* (z.B. durch den Hausarzt) oder der *Aufnahmediagnose* (zum Zeitpunkt der Aufnahme und Ersteinschätzung) entsprechen. Bei zwei oder mehr Diagnosen, die diese Definition pauschal erfüllen, muss durch den behandelnden Arzt entschieden werden, welche am ehesten der Definition entspricht und für den größten Ressourcenverbrauch verantwortlich war.

► Die Hauptdiagnosen werden in verschiedene Hauptbehandlungsgruppen (sog. major diagnostic Categories, MDCs) unterteilt. Diese Hauptbehandlungsgruppen werden entsprechend der jeweils durchgeführten Behandlung (operativ, medizinisch oder sonstige) in Unterbehandlungsgruppen unterteilt (Basis-DRGs).

Nebendiagnosen

► Nebendiagnosen sind definiert als eine Krankheit oder Beschwerde, die entweder gleichzeitig mit der Hauptdiagnose besteht oder sich während des Krankenhausaufenthaltes entwickelt. Sie muss entweder zu einer therapeutischen oder diagnostischen Maßnahme geführt haben oder es muss aus ihr ein erhöhter Betreuungs-, Pflege- und/oder Überwachungsaufwand resultieren.

► Nebendiagnosen werden entsprechend ihrem Schweregrad (CCL – Complication and Comorbidity Level, CCL 0 – 4) eingeteilt.

► *Beachte:* Für ein und dieselbe Nebendiagnose können in unterschiedlichen Basis-DRGs unterschiedliche CCL-Werte vergeben werden.

► Die kodierten Nebendiagnosen führen unter Umständen zu einer Steigerung der Schwere des behandelten Falles (PCCL – Patient clinical Complexity Level = patientenbezogener Gesamtschweregrad, PCCL 0 – 4). Dieser PCCL fasst die einzelnen Schweregrade (CCL, s. o.) der Nebendiagnosen zusammen und kann damit zu einem Mehrerlös führen. Daher muss deren Kodierung begründbar und sie selbst im Krankheitsverlauf respektive Arztbrief dokumentiert sein.

Praktisches Vorgehen

► DRGs werden als 4-stellige Kombination aus Buchstaben und Ziffern angegeben: Siehe Tab. 2.2.
  • Einstufung des Patienten in die Hauptbehandlungsgruppe.
  • Zuordnung zu einer Basis-DRG innerhalb der Hauptbehandlungsgruppe.
  • Angabe des Ressourcenverbrauches (zusammengesetzt aus den Schweregradwerten der Nebendiagnosen), mit der die DRGs innerhalb einer Basis-DRG unterschieden werden (= Kennzeichnung: A – E, wobei A den höchsten Ressourcenverbrauch beschreibt, Z = keine Unterteilung).

Tabelle 2.2 · DRGs

	Angabe	Hinweise
Hauptbehandlungsgruppe (MDC)	1. Stelle	Enthält die Hauptdiagnose; geordnet nach Organsystemen oder Ursachen (*Ausnahmen:* „A" = Sonderfälle, z. B. Transplantation und die Ziffer „9" = Fehler-DRGs)
Unterbehandlungsgruppe („Basis-DRG")	2. und 3. Stelle	Bezeichnet die Art der Behandlung (operativ, medizinisch, sonstige)
Schweregrad der DRG	4. Stelle	Gibt den Ressourcenverbrauch an. Kennzeichnung mit den Buchstaben A – E, Z = keine Unterteilung

► **Internet-Adressen:** www.g-drg.de, www.dkgev.de, www.mydrg.de

2.6 Durchgangsarztverfahren

Grundlagen
....

- ▶ **Berufsgenossenschaften** (BG): Träger der gesetzlichen Unfallversicherung):
  - *Versicherte Risiken:* Arbeits- und Wegeunfälle, Berufskrankheiten.
  - *Versicherter Personenkreis:* Angestellte Arbeitnehmer (auch geringfügig Beschäftigte), Schüler, Studenten, Kindergartenkinder, Behinderte in anerkannten Werkstätten, ehrenamtlich Tätige, Blutspender, Personen im Zivil- und Katastrophenschutz bzw. Leute, die die Arbeit der Feuerwehr und Polizei im Einsatzfall unterstützen, Ersthelfer bei Unfällen, geladene Zeugen und Personen im Rahmen der Pflege eines Bedürftigen, Rehabilitanden bei medizinischen- bzw. Reha-Maßnahmen.
  - *Nicht BG-versichert sind:* Beamte und Selbstständige (diese können sich freiwillig versichern), Schwarzarbeiter.
  - 🔼 *Hinweis:* Beamte sind über die beamtenrechtliche Unfallfürsorge versichert.
- ▶ **Arbeitsunfall:** Plötzliche, von außen bei einer versicherten Tätigkeit einwirkende Schädigung auf einen Versicherten während seiner Arbeitszeit. Stürze aus internistischer Ursache (z. B. im Rahmen einer Epilepsie oder orthostatischen Dysregulation) oder Sehnenrisse auf dem Boden vorbestehender degenerativer Veränderungen nach Bagatelltraumen gelten nicht als Arbeitsunfall. Bei Unfällen unter Alkoholeinfluss sollte man primär einen D-Arzt-Bericht (DAB, S. 21) ausfüllen und der BG die Entscheidung überlassen, ob sie den Fall anerkennt oder nicht (Blutalkoholgehalt bestimmen und zusammen mit der klinischen Einschätzung der Trunkenheit auf dem DAB dokumentieren, S. 29).
- ▶ **Wegeunfall:** Unfall auf dem (direkten) Arbeitsweg, der an der Außenhaustür (auch bei Mehrfamilienhäusern) beginnt bzw. endet. Manche Umwege sind BG-versichert, z. B. das Abliefern des eigenen Kindes bei der Tagesmutter, andere nicht (z. B. der Abstecher in ein Einkaufszentrum nach der Arbeit). Im Zweifelsfall bei der BG nachfragen.
- ▶ **Berufskrankheit:** Krankheiten, die durch besondere Einwirkungen verursacht werden, denen bestimmte Personengruppen aufgrund ihrer Arbeit in deutlich höherem Maße ausgesetzt sind als andere Menschen. Z. B. eine Bursitis praepatellaris (S. 197) bei Fliesenlegern oder Lungenerkrankungen nach jahrelanger Asbestexposition im Baugewerbe. Die Berufskrankheit kann dabei Jahre später oder schleichend auftreten. Jeder Verdacht muss umgehend der zuständigen BG zur Prüfung gemeldet werden.
- ▶ **Durchgangsarzt (D-Arzt):** Von den Landesverbänden der gewerblichen Berufsgenossenschaften vertraglich gebundene Fachärzte für Chirurgie mit dem Schwerpunkt Unfallchirurgie.
- ▶ **H-Arzt:** Von der BG zur Durchführung einer besonderen Heilbehandlung (s. u.) ermächtigte Ärzte.
- ▶ **Allgemeine Heilbehandlung:** Durchführung vom Hausarzt, z. B. bei Bagatellverletzungen ohne Komplikationen.
- ▶ **Besondere Heilbehandlung:** Fachärztliche Betreuung durch einen D-Arzt oder H-Arzt. 🔼 *Merke:* Eine stationäre Behandlung gilt immer als besondere Heilbehandlung.
- ▶ **Verletzungsartenverfahren:** Stationäre Betreuung bei Schwerverletzten in einem dafür ausgewählten und von den Landesverbänden der gewerblichen Berufsgenossenschaften zugelassenen Krankenhaus.

Prozedere

▶ Nach einem Arbeitsunfall ist unter folgenden Bedingungen die **Vorstellung beim D-Arzt** Pflicht:
  - Die *Arbeitsunfähigkeit* besteht über den Unfalltag hinaus.
  - Der Verletzte muss voraussichtlich *länger als eine Woche* behandelt werden.
  - Es ist eine Verordnung von *Heilmitteln* erforderlich.
  - Es besteht eine *unfallbedingte Wiedererkrankung*.

▶ **Keine Vorstellungspflicht** beim D-Arzt:
  - *Schwerverletzte:* Siehe Verletzungsartenverfahren (S.19).
  - Patienten mit *isolierten Augen- bzw. HNO-Verletzungen*: Vorstellung beim Augen- bzw. HNO-Arzt.
  - Verletzte, die bei einem *H-Arzt* in Behandlung sind.
  - Verletzte mit begründetem V.a. eine *Berufskrankheit*: Erstattung einer „Ärztlichen Berufskrankheitenanzeige" (Formular im Internet).
  - *Keine Arbeitsunfähigkeit:* Hausarzt.
  - Voraussichtliche *Behandlungsbedürftigkeit* < *1 Woche*: Hausarzt.

▶ **Aufgaben des D-Arztes:**
  - *Untersuchung und fachärztliche Erstversorgung* (ggf. unter Hinzuziehen weiterer Fachärzte).
  - ▣ *Hinweis:* Assistenzärzte arbeiten immer unter Aufsicht eines D-Arztes. Der D-Arzt kann Tätigkeiten delegieren, haftet aber für alles. Jeder D-Arzt-Bericht muss vom D-Arzt des Hauses unterschrieben werden.
  - *Sofortige Berichterstattung* an die BG mittels eines D-Arzt-Berichts (Formular „F 1000" zur Dokumentation von Unfalltag/-zeitpunkt, Unfallhergang, Untersuchungsbefund, Diagnostik, Diagnosen, Therapie). Siehe Praxistipp, S.21.
  - ▣ *Hinweis:* Bei Verletzungen von Kopf, Hand und Knie oder bei einem elektrischen Stromunfall bzw. einer schweren Verbrennung muss ein Ergänzungsbericht (spezielle Formulare) ausgefüllt werden.
  - *Steuerung des Heilverfahrens:* Entscheidung aufgrund der Art und Schwere der Verletzung, ob ein *allgemeines Heilverfahren* (S.20) oder ein *besonderes Heilverfahren* (S.20) erforderlich ist.
  - ▣ *Merke:* Eine allgemeine Heilbehandlung wird vom Hausarzt durchgeführt. Der Patient kann aber vom zuständigen D-Arzt im Rahmen einer *Nachschau* jederzeit in ein besonderes Heilverfahren übernommen werden. Letzteres erfolgt immer durch den D-Arzt und endet mit Rückerlangen der Arbeitsfähigkeit. Eine Übernahme in eine allgemeine Heilbehandlung ist nicht möglich.
  - Durchführen der *besonderen Heilbehandlung* und fortlaufende *Berichterstattung* an die BG (zu Behandlungsverlauf, Komplikationen, Behandlungsende) in Form von „Zwischenberichten".
  - Ausstellen der *Arbeitsunfähigkeitsbescheinigung* (S.15).
  - *Verordnen von:* Arzneimitteln, Krankenbeförderung, Heilmitteln (z.B. Krankengymnastik/physikalische Therapie, erweiterte ambulante Physiotherapie, berufsgenossenschaftliche stationäre Weiterbehandlung, arbeitsplatzbezogene Therapie zum Training von Fertigkeiten, die am Arbeitsplatz gefordert sind zur Reintegrierung in den Beruf, z.B. Heben schwerer Gegenstände, Bohren, Leiter steigen), Hilfsmitteln (S.15), häuslicher Krankenpflege, privater Haushaltshilfe, Betriebshilfe.
  - Zur Wiedereingliederung in das Berufsleben bei länger andauernder Arbeitsunfähigkeit → ABE (= Arbeits- und Belastungserprobung = stufenweise, sich steigernde Beschäftigung im Unfallbetrieb über 3–6 Wochen mit möglicher Verlängerung bei entsprechender Begründung).
  - Falls absehbar ist, dass ein Einsatz im alten Beruf verletzungsbedingt nicht mehr möglich sein wird → Einschaltung eines Berufshelfers.

Der chirurgische Stationsalltag

- Nach Behandlungsabschluss *Einschätzung der verbleibenden MdE* (= Minderung der Erwerbsfähigkeit).
- Ausfüllen des *KD-10-Formulars*. Bei Behandlungsabschluss bzw. zum Zeitpunkt der letzten ambulanten Vorstellung. Hier wird die Einschätzung der MdE eingetragen.
- Bei verbleibender MdE *Begutachtung* (S. 22) im Hinblick auf eine Rente.

✔ *Praxistipp Ausfüllen des D-Arzt-Berichts (DAB):*

Bei jedem Verletzten sollte man an einen potenziellen Arbeits- oder Wegeunfall (Verkehrsunfälle!) denken. Da es später extrem mühsam sein kann, fehlende Informationen zu sammeln, ist es ratsam, im Zweifelsfall immer einen DAB auszufüllen. Das Formular kann kopiert und ergänzt durch allgemeine Anamnese (S. 3) und Ganzkörperuntersuchung (S. 5) als Aufnahmeblatt für die Stationsakte (S. 12) zweitverwendet werden. Oft wissen Patienten gar nicht, dass sie BG-versichert sind, da sie die Versicherung i. d. R. nicht selber bezahlen. Den Namen der BG kann man (ggf. am nächsten Arbeitstag) beim Arbeitgeber erfahren oder über die Berufsbezeichnung und den Ort des Firmensitzes ableiten (→ delegieren an Sekretärin). Extrem wichtig ist es, alle Zeiten, Orte, Geschehnisse, Befunde (→ ggf. Fotos) und Beobachtungen genau und lückenlos aufzuschreiben, um die sonst garantiert kommenden Nachfragen der BG zu vermeiden. Sehr viel Wert wird auf die exakte Angabe des Unfallorts gelegt. Beispiel: Die Beschreibung „Im Kaufhaus XY" reicht nicht, statt dessen sollte dort z. B. angegeben werden: „Im Kaufhaus XY im 3. Stock in der Herrenabteilung unmittelbar vor den Umkleidekabinen an der Kasse 3." In Bezug auf den Unfallvorgang ist es essenziell, detailliert zu dokumentieren, bei welcher Handlung der Schaden eingetreten ist. Lassen Sie sich ggf. Ihnen unbekannte Arbeitsmaschinen vom Verletzten beschreiben. Berichtet wird grundsätzlich im Konjunktiv („Der Patient sei ..."). Falls der Patient erstversorgt wurde (durch Kollegen, Hausarzt, Notarzt oder in einem Krankenhaus, das nicht für das Verletzungsartenverfahren zugelassen ist), notiert man in Zeile 4 die wesentlichen Schritte der bereits durchgeführten Maßnahmen. Stellen Sie an dem Patienten eine klinische Beeinträchtigung durch Alkohol, Drogen o. Ä. fest, nehmen Sie auf jeden Fall Blut (und ggf. Urin) ab. Ohne diese Absicherung sollten Sie keinen Verdacht darauf äußern. Bei der ohnehin penibel auszuführenden Dokumentation des Verletzungbefundes vermerken Sie explizit, ob die Hautkontinuität durchbrochen ist und ob periphere Durchblutung, Motorik und Sensibilität (z. B. „pDMS i. O.") intakt sind. Konzentrieren Sie sich beim Röntgenbefund auf das wesentliche und stellen Sie unter Zeile 7 eine ordentliche Liste Ihrer Diagnosen bzw. Ihres Verdachts (siehe Arztbrief, S. 13) zusammen. Jede ärztliche Tätigkeit (Untersuchung, Tetanusimpfung, Infusion, Verband, etc.), die Sie am und mit dem Patienten machen, gehört stichpunktartig in die Zeile 8. Seien Sie vorsichtig mit voreiligen Äußerungen bei den Angaben, die gegen einen BG-Unfall sprechen. Ein Epileptiker kann natürlich auch ohne akuten Anfall mit der Hand in eine Kreissäge geraten. Die BG prüft teilweise extrem kritisch, um Ansprüche abzuwehren. Die Ablehnung eines Arbeitsunfalls mit gesundheitlichen Folgen kann für den Patienten das finanzielle Aus bedeuten. Kreuzen Sie in Zeile 10 nur „ja" an, wenn Sie sich 100%ig sicher sind. Bei einem Verdacht schreiben Sie die betreffende Erkrankung wahrheitsgemäß in Zeile 9 und lassen Sie die Versicherung darüber entscheiden. Ambulante BG-Patienten kontrolliert man häufiger als „normale" Patienten (→ Nachschautermin).

▶ **Anhang: Verletzungsartenverzeichnis** (Stand 2005): Siehe Tab. 2.3.

Tabelle 2.3 · Verletzungsartenverzeichnis (Stand 2005)

1	Ausgedehnte oder tiefgehende Verletzungen der Haut und der Weichteile, Amputationsverletzungen, Muskelkompressionssyndrome (S. 565), thermische und chemische Schädigungen (S. 682)
2	Verletzungen der großen Gefäße
3	Verletzungen der großen Nervenbahnen inkl. Wirbelsäulenverletzungen mit neurologischer Symptomatik
4	Offene oder gedeckte Schädel-Hirn-Verletzungen (ab SHT 2°, S. 570)
5	Brustkorbverletzungen mit Organbeteiligung
6	Bauchverletzungen mit operationsbedürftiger Organbeteiligung inkl. Nieren und Harnwege
7	Operativ rekonstruktionsbedürftige Verletzungen großer Gelenke (mit Ausnahme isolierter Bandverletzung des oberen Sprunggelenks [S. 630], isoliertem Riss des vorderen Kreuzbands [S. 612] und unkomplizierter vorderer Schulterinstabilität [S. 643])
8	Schwere Verletzungen der Hand
9	Komplexe Knochenbrüche, insbesondere mehrfache, offene und verschobene Frakturen
10	Alle Verletzungen und Verletzungsfolgen mit Komplikationen, fehlendem Heilungsfortschritt und/oder Korrekturbedürftigkeit

2.7 Begutachtung

Grundlagen (in der Schweiz z. T. anders geregelt)

▶ **Auftraggeber:** Private Unfallversicherung (PUV), private Rentenversicherungen, private Krankenversicherungen, gesetzliche Unfallversicherung (GUV)/BG (S. 19), gesetzliche Rentenversicherungen, gesetzliche Krankenversicherung (MDK), Schlichtungsstelle der Ärztekammer, Gerichte (Sozial-, Straf-, Zivilgericht), Anwälte.

▣ *Hinweis:* Auch Unternehmen können über den MDK ein Gutachten in Auftrag geben, wenn z. B. der Verdacht besteht, dass der Arbeitnehmer seine Arbeitsunfähigkeit vortäuscht.

▶ **Gutachter:**
- Jeder approbierte Arzt kann Gutachten erstellen.
- Bei Assistenzärzten liest der Chefarzt oder ein Facharzt Korrektur.
- BG-Gutachten: Muss immer von einem D-Arzt Korrektur gelesen und unterschrieben werden.

▶ **Ziel:**
- *PUV:*
  - Einschätzung der dauernden Beeinträchtigung der körperlichen und geistigen Leistungsfähigkeit unter ausschließlicher Berücksichtigung medizinisch-funktioneller Gesichtspunkte *(Invaliditätssgrad)* → Angabe in %.
  - Einschätzung der dauernden objektiven Funktionsbeeinträchtigung der betroffenen *Gliedmaße* im Vergleich zu einer gesunden Gliedmaße → Angabe in Bruchteilen.
- *GUV:* Einschätzung der *Minderung der Erwerbsfähigkeit* (MdE) → Angabe in %.
  - ▣ *Hinweis:* Ab einer MdE von 20% besteht Rentenanspruch. Trotz Zahlung einer Rente kann der Verletzte aber weiterhin arbeiten gehen.

▶ **Form:** Formulargutachten oder freies Gutachten (S. 23).

► **Zeitpunkt:**
- *PUV:* Frühestens nach Behandlungsabschluss bzw. 1,5 – 2 Jahre nach dem Unfall.
- *GUV:*
  - Nach Behandlungsabschluss erstmalige Renteneinschätzung.
  - Bei zu erwartender Veränderung Gutachten zur Rentennachprüfung.
  - Spätestens nach 3 Jahren erstmalige Renteneinschätzung für unbestimmte Zeit.

► **Günstige Voraussetzung** (nicht zwingend erforderlich): Vorliegende ambulante bzw. stationäre Behandlungsunterlagen, Röntgenbilder, Befunde mitbehandelnder Ärzte, ggf. OP-Berichte, Epikrisen.

► **Ausrüstung:** Maßband und Winkelmesser. Praktisch sind Messblätter für obere bzw. untere Extremitäten, Wirbelsäule und Hand.

► **Vor jeder Begutachtung** empfiehlt sich ein gezieltes Aktenstudium unter den Gesichtspunkten:
- *Art und Ausmaß* der Verletzungsfolgen.
- *Therapie* der Verletzungsfolgen.
- *Behandlungsverlauf, Komplikationen* und *Folgeeingriffe.*

◾ *Hinweis:* Leider bekommt der Gutachter selten die vollständigen Unterlagen von den Versicherungen bzw. Patienten zur Verfügung gestellt und das eigenständige Zusammensuchen ist sehr zeitaufwendig. Entscheidend ist letztendlich immer der aktuelle Untersuchungsbefund.

Prozedere

◾ *Hinweis:* Die Untersuchung des Patienten und das Schreiben des Gutachtens findet außerhalb der Arbeitszeit statt. Gutachten für die BG müssen innerhalb von 3 Wochen fertig sein, ansonsten gilt: So schnell wie möglich. Die Erstellung eines Gutachtens wird grundsätzlich vergütet. Die Höhe der Vergütung richtet sich nach dem Auftraggeber und den daraus abzuleitenden Vergütungsrichtlinien (EBM, Gerichtsgutachten etc.).

► **Einstieg je nach Gutachtenart:**
- *Formulargutachten:* Befragung des Versicherten zu Unfall und Verletzungsfolgen anhand der in der Gutachtenvorlage vorformulierten Fragen.
- *Freie Gutachten:* Erfragen von Anamnese, bisherigem Behandlungsverlauf, Vorerkrankungen, Berufsanamnese, sozialer Anamnese und jetzigen Beschwerden.

► **Detaillierte Befragung zur Beschwerdesymptomatik:**
- *Ort der Beschwerden*: Wo sind sie lokalisiert/ausstrahlend?
- *Zeitpunkt:* Unter Belastung, in Ruhe, bei bestimmten Bewegungen/Tätigkeiten?
- *Schmerzcharakter?*
- *Lokale Veränderungen* wie Hitze, Rötung, Schwellung, Gefühlsstörungen?
- *Beeinträchtigung* im beruflichen und privaten Leben?

► **Allgemeine klinische Untersuchung:**
- Größe, Gewicht, Körperbau, kardiopulmonale Situation.
- Beurteilung der Psyche und Kooperativität, Aggravation?
- Allgemeine Beobachtungen: Gangbild, Schonhaltung, Ausweichbewegungen, Benutzung von Hilfsmitteln, Prothesen, Einlagen.

► **Erhebung des Lokalbefunds:**
- *Inspektion:* Stand, Gang, Haltung und Bewegungsabläufe, Hautkolorit, Durchblutungssituation, Narben, Wunden, Ulzerationen, Hautausschlag, Hämatom, Schwellung bzw. Umfangsdifferenz, Varizen, Ödem, pathologische Verschwielung als Zeichen der Mehr- bzw. Fehlbelastung?
- *Palpation:* Hautfeuchtigkeit/-turgor, Ödem, lokale Temperaturerhöhung, Verschieblichkeit der Narben (Verklebung darunterliegender Strukturen?), Narbenhernie, Faszienlücken?

- *Funktionsbeurteilung:*
  - Ausmessen der Bewegungsumfänge (Neutral-Null-Methode, S. 7) sowie von Längen- und Umfangsdifferenzen entsprechend des standardisierten Messprotokolls bei Extremitätenverletzungen bzw. Verletzungen der Wirbelsäule.
  - Prüfen von Bandinstabilitäten (Beurteilung immer im Seitenvergleich).
- *Allgemeine Funktionstests:*
  - Obere Extremitäten: Faustschluss, Nacken-, Schürzen-, Spitz- und Feingriff.
  - Untere Extremitäten: Einbeinstand, Zehenstand/-gang, Hackenstand/-gang, Hocken, Knien.
- *Spezielle Funktionstests* in Abhängigkeit vom verletzten Gelenk. Beispiele:
  - Meniskuszeichen bei Knieverletzungen: Steinmann, Apley, Pivot-Shift (S. 613).
  - Prüfung der Bandinstabilität bei Knieverletzungen: Vordere und hintere Schublade (S. 613).

► **Zusatzuntersuchungen bei Verletzungen des Skelettsystems:**
- *Röntgen* (in der Regel gefordert):
  - Lokalisation der Fraktur.
  - Ausheilungsergebnis: Stellung in beiden Ebenen, Konsolidierung bzw. fehlende Frakturheilung (S. 564)?
  - Osteosynthesematerial: Art des Implantats, Lage, Lockerungszeichen, Bruch des Materials?
  - Entzündungszeichen, Weichteilveränderungen/-verkalkungen.
  - Kalksalzgehalt des Knochens, degenerative Veränderungen im Gelenkbereich?

  ▣ **Wichtig:** Sind etwaige degenerative Veränderungen nach dem Unfall im Verlauf progredient? Wenn möglich Voraufnahmen ansehen oder Röntgenuntersuchung der Gegenseite veranlassen.
- *Sonographie/CT/MRT* (z. B. bei begleitenden Weichteilverletzungen oder Knochennekrosen): Nur auf spezielle Anforderung oder nach vorheriger Rücksprache mit der Versicherung (Kostenübernahme?) veranlassen.

► **Zusatzuntersuchung bei Abdominalverletzungen** und fortbestehender Beschwerdesymptomatik: Sonographie des Abdomens.

► **Zusatzgutachten:**
- *Erforderlich, wenn* Organverletzungen oder Folgezustände (auch von aufgetretenen Komplikationen) vorliegen, die durch andere Fachabteilungen zu beurteilen sind, z. B. durch Neurologie, Psychiatrie, Innere Medizin (Angiologie, Pulmologie), Augenheilkunde, HNO, Mund-, Kiefer- und Gesichtschirurgie.
- *PUV:* Entsprechend der objektivierbaren Defizite schätzt jede Fachabteilung die verbliebenen Schäden auf ihrem Gebiet ein, die dann einzeln im Gutachten aufgeführt werden müssen.
- *GUV:* Festlegen der Gesamt-MdE.

  ▣ **Cave:** Summation bei Überschneidungen in den Unfallverletzungsfolgen: 20% MdE vom Chirurgen bei Unterschenkelfraktur und 10% MdE vom Internisten wegen der Folge einer Unterschenkelthrombose, ergibt aufgrund einer Überschneidung der Unfallverletzungsfolgen höchstens eine Gesamt-MdE von 25%.

► **Beurteilung:** Bei freien Gutachten abschließende Zusammenfassung der verbliebenen Unfallfolgen (dabei nur pathologische Veränderungen aufführen) und Bewertung (Bezifferung anhand von Tabellen) derselben.

3 Arbeitstechniken im chirurgischen Alltag

3.1 Verbandswechsel (VW) und Wundpflege

Grundlagen

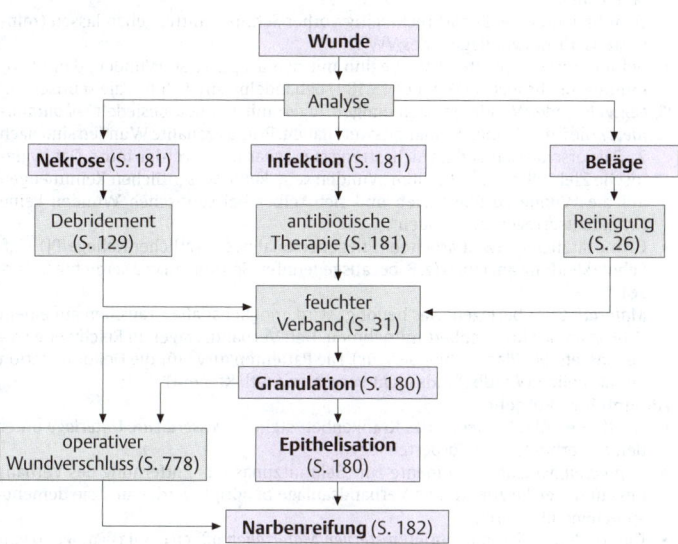

Abb. 3.1 · Wundmanagement: Übersicht der prinzipiellen Schritte

▶ **Internettipp:** Deutsche bzw. Schweizer Gesellschaft für Wundbehandlung: www.dgfw.de oder www.safw.ch. Gute Standards liefert www.wundzentrum-hamburg.de.
▶ **Indikationen zum VW:**
   • *Frische OP-Wunde:*
      – Primär genähte Wunden das erste Mal am 3. postop. Tag verbinden (*Ausnahme:* Risikoreiche Nähte, z. B. nach offenen Verletzungen).
      – Bei offener Wundbehandlung (z. B. nach Abszessinzision) am 1. postop Tag (S. 552).
      – Erster VW der Empfängerregion bei Hauttransplantationen (S. 205) nach frühestens 3 Tagen (vorsichtig!).
   • *Verschmutzter bzw. durchgebluteter Verband:* Sofort wechseln. Bei frischen Wunden (= 0.–2. Tag) streng auf Sterilität achten, danach in „No-touch"-Technik (S. 26) vorgehen.
   • *Chronische Wunde:* Bei feuchtem Verbandsregime (S. 31) täglich wechseln, i.d.R. 2- bis 3-mal pro Tag. Bei Okklusionsverbänden (S. 32) oder Vakuumversiegelung (S. 33) je nach Bedarf (∅ alle 3–4 Tage). ▶ *Hinweis:* Bei chronischen Wunden

sollte eine Fotodokumentation erfolgen, da aufgrund des Schichtdienstmodells nicht immer dieselben Ärzte die Station betreuen!

▶ **Merke:** Neben der Wundpflege ist die Förderung von Allgemein- und Ernährungszustand (AZ/EZ) des Patienten essenziell für seine Wundheilung (siehe S. 179).

► **Planung:**
- Der für den Bereich zuständigen Pflegekraft den VW rechtzeitig ankündigen und um Bereitstellung spezieller Materialien bitten (z. B. Vakuumpumpenmaterial oder Gips).
- Dem Patienten bei Bedarf rechtzeitig vorher Schmerzmittel geben lassen (mindestens 30 min vor Beginn des VW).
- Bei mehreren geplanten VW: Beginn mit den aseptischen Wunden, dann kontaminierte/chronische Wunden (S. 184) behandeln, zum Schluss die septischen.

  ▶ **Hinweis:** Jede Wunde ist nach einigen Tagen mit Keimen besiedelt (=*kontaminiert*), die i. d. R. keinen Krankheitswert haben. Primär genähte Wunden sind nach 2–3 d verschlossen, sodass nicht streng steril gearbeitet werden muss. Das hygienische Ziel sollte bei > 3 d alten Wunden sein, keine wesentlichen Keimmengen auf die Wunde zu übertragen und sich selber bei septischen Wunden keine Krankheitserreger „aufzuladen".

- Grundsätzlich *zu zweit* arbeiten (Pflegepersonal oder ärztlicher Kollege/PJ). Ggf. Schutzkleidung anziehen (z. B. bei ausgedehnten Spülungen wasserdichte Schürze).
- *Material:* Gut überlegen, was benötigt wird, möglichst alle Utensilien auf einem Tablett an das Krankenbett mitnehmen. Den Verbandswagen in Reichweite stehen lassen (bei Platznot vor der Tür). Die Patientenkurve für die Dokumentation des aktuellen Wundbefunds nicht vergessen (evtl. Kamera).

► **Allgemeines Vorgehen:**
- Geöffneten *Abfalleimer* an das Krankenbett stellen, *wasserdichte Unterlage* unter den zu verbindenden Körperteil legen.
- *Definieren*, welche Instrumente zur „Schmutzphase" (= Entfernung des Verbandes) und welche zur sterilen Verbandsanlage benötigt werden und sie dementsprechend platzieren.
- Die für den Verband benötigten *sterilen Materialien öffnen* (→ das Papier so von dem Kompressenpaket abziehen, dass die Kompresse im Plastikteil der Verpackung liegt „wie in einer Schale"). Ggf. mit steriler Ringer-Lösung übergießen. Instrumente z. B. in einer sterilen Nierenschale ablegen.
- *Hände desinfizieren* und *unsterile Handschuhe* anziehen. Den Verband wundfern vorsichtig aufschneiden, bis auf die inneren Schichten entfernen und gleich in den Abfalleimer werfen. Mit einer *sterilen Pinzette* die letzte Wundauflage abnehmen. Ggf. an der Wunde klebende Kompressen mit Ringer-Lösung einweichen und dann vorsichtig Schicht für Schicht abziehen. *Alternative:* Wer nicht mit einer Pinzette arbeiten möchte, kann *sterile Handschuhe* anziehen.

  ▶ **No-touch-Technik:** Die Wunde soll prinzipiell nicht berührt werden. Die Verpackungsinnenseite der sterilen Handschuhe ist ausgebreitet eine praktische Ablage.

Wundreinigung
....

► **Wunde beurteilen:** Vor und nach dem Reinigen. Prüfen Sie folgende Aspekte (die ganze oder nur Teile der Wunde betreffend):
- *Nekrose?*
- *Infektion?*
- *Beläge?*
- *Granulation?* (▶ **Hinweis:** Meilenstein der Wundheilung!)
- *Epithelisation?*

▶ *Beachte:* Auch das Sekret, das im alten Verband klebt, muss registriert und beurteilt werden (Menge, Beschaffenheit, Geruch, altes Blut, seröse Flüssigkeit, Fibrin, Eiter?). So können z.B. Infektionen früh erkannt werden. Erfahrene Ärzte können aus den Sekreten die Dynamik der Wunde ablesen und variieren danach ihre Verbandkonzepte. Abstrich, siehe S.63.

▶ **Ziel** ist es, einen frischen, lebenden (= rosig bzw. rötlich, feucht und auf Provokation blutend) Wundgrund freizulegen, ohne etwaige Granulationen oder Epithelinseln zu zerstören. D.h. man soll je nach Hartnäckigkeit der Beläge bzw. Festhaften von Nekrosen das schonendste Verfahren wählen, ohne inkonsequent zu sein. Borkiger Schorf und Hyperkeratosen müssen ebenfalls abgetragen werden, da sich darunter eine Infektion verbergen kann. Die Schmerzempfindung des Patienten muss selbstverständlich bei allen Manipulationen berücksichtigt werden.

▶ *Beachte:* Antiseptische Mittel sollten mit Bedacht eingesetzt werden, da sie aufgrund ihrer Zytotoxizität die Granulation verzögern und die Haut reizen können; i.d.R. sind sie nicht indiziert.

▶ **Übersicht über die Methoden der Wundreinigung:** Siehe Abb. 3.2.

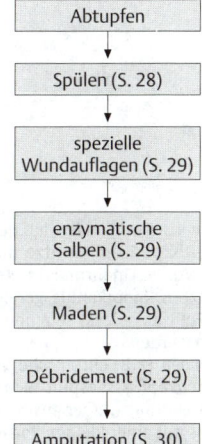

Abb. 3.2 · Übersicht der Methoden zur Wundreinigung

▶ **Abtupfen/leichtes Wischen** (Abb. 3.3): Mit einem sterilen, ringergetränkten Stieltupfer säubert man z.B. eine leicht blutverkrustete OP-Naht beim ersten VW oder eine kaum fibrinbelegte granulierende Wunde. Nach jeder „Runde" wird ein neuer steriler Tupfer genommen. Die in einigen Kliniken standardisierte Reinigung mit Desinfektionsmitteln ist nicht sinnvoll bzw. sogar schädlich. Überschüssige Flüssigkeit tupft man steril ab.

▶ *Hinweis:* Die Desinfektion einer offenen Wunde mit Ethanol o.Ä. ohne Lokalanästhesie ist sehr schmerzhaft und sollte vermieden werden.

Arbeitstechniken im chirurgischen Alltag

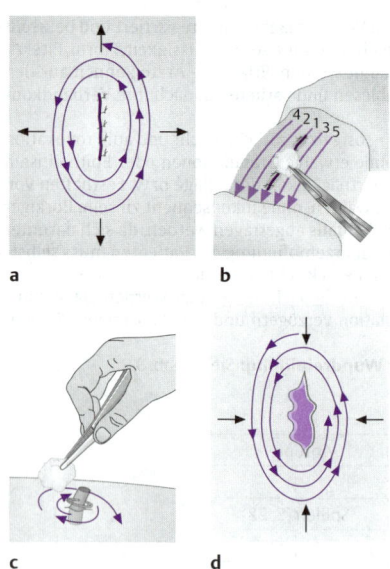

a

b

c

d

Abb. 3.3 · Wundreinigung. a–c: Aseptische Wunden werden von innen nach außen gereinigt, um die (Haut-)Keime der Umgebung möglichst lange von ihnen fernzuhalten. d: Septische Wunden werden von außen nach innen gereinigt, um die konzentrierte Keimlast der Wundflora nicht auf die Umgebung zu übertragen

▶ **Spülung:**
- Für die Spülung *aseptischer Wunden,* auf denen z. B. Fibrinschlieren kleben, füllt man steril eine 20- bzw. 50-ml-Spritze mit körperwarmer Ringer-Lösung und spritzt damit die Wunde (mehrmals) unter Druck aus. Wundtaschen können mit einer aufgesetzten Knopfkanüle gereinigt werden. Der Arbeitsplatz sollte mit einer sterilen Folie abgedeckt sein und die Spülflüssigkeit mit einer Nierenschale aufgefangen werden.
- *Kontaminierte Wunden* (z. B. chronische Wunden) können mit Ringer-Lösung oder mit dem Duschkopf ausgespült werden (→ vorher beim Haushygieniker erkundigen, ob das Leitungswasser ausreichend gefiltert ist). Idealerweise spült man zum Abschluss mit einer kleinen Portion steriler Ringer-Lösung nach.
- *Septische Wunden* werden mit antiseptischen Mitteln (z. B. Lavasept) gespült.
- ▣ *Hinweis:* Bäder sind i. d. R. einfacher als Spülungen durchzuführen, bergen aber die Gefahr, dass die Wunden in ihrem eigenen Keimspektrum schwimmen und die Haut aufweicht. Zum Lösen fest anhaftender Verbände oder starker Verkrustungen sind sie oft ideal.
- Zum *Entfernen von geronnenem Blut oder Herausspülen kleiner Schmutzpartikeln* eignet sich Wasserstoffperoxid, da es in der Wunde „sprudelt" (*cave:* unangenehme Wärmeentwicklung). Unbedingt mit Ringer-Lösung nachspülen.
- *Pflasterreste* entfernt man mit Wundbenzin (→ danach Haut mit Ringer-Lösung abwischen).
- *Teer,* z. B. nach Unfällen im Straßenbau, löst sich mit Babyöl.

✔ **Praxistipp Handbad:**

In einigen Handchirurgischen Kliniken hat sich bei komplexen Verletzungen bewährt, die betroffene Hand sofort nach Aufnahme in einem leicht verdünnten Betaisodonabad 15 min einzuweichen und darin von Schmutz und geronnenem Blut zu reinigen (*Cave:* Iodhaltig!). Die Läsionen können danach besser analysiert werden. Die Hand in sterile Tücher eingeschlagen, wartet der Patient dann auf die anstehende Operation. Sicherheitshalber kann man größere Defekte vorher noch mit sterilen Kompressen umwickeln.

▶ **Spezielle Wundauflagen:** Auch Hydrogele und einige Okklusivverbände (z. B. Hydrokolloide) haben einen reinigenden Einfluss, indem sie Beläge lösen. Nach ihrem Entfernen muss die Wunde mit Ringer-Lösung ausgespült werden (s. o.).

◻ *Hinweis:* Der oft stechende und faulige Geruch unter den meisten Okklusivverbänden ist normal und kein Hinweis auf eine Infektion. Auch bei der gelben dicklichen Flüssigkeit handelt es sich nicht um Eiter, sondern um das wirksame Gel des Verbands, das sich regelhaft nach einiger Zeit entwickelt.

▶ **Enzymatische Salben:** Falls ein chirurgisches Débridement nicht durchgeführt werden kann, sind Proteasen eine traditionelle (allerdings weniger effektive) Alternative für die Entfernung fester Beläge und kleinerer Nekrosen; Bsp. Iruxol-N-Salbe (Clostridium-histolyticum-Kultur). Den Patienten darüber informieren, dass während der Behandlung moderate Schmerzen auftreten können (→ Analgesie). Beim Auftragen mit dem Spatel darauf achten, dass die Salbe keinen Kontakt zur umgebenden Haut hat. Beim VW (mindestens 1 ×/d) alte Salbenreste ausspülen.

▶ **Madentherapie:** Gewöhnungsbedürftig, aber sehr effizient ist das biochirurgische Débridement durch speziell gezüchtete Maden (→ über die Krankenhausapotheke bestellen). Befürchtungen, dass diese Gänge in das gesunde Gewebe fressen, sich einnisten o. Ä. sind unbegründet. Sie verbleiben i. d. R. 2 Tage auf der Wunde unter einem geschlossenen Verband, die Patienten merken meistens nur, „dass irgendetwas passiert".

▶ **Débridement:**
  • Die scharfe Abtragung von Nekrosen und festen Belägen intraoperativ ist die gründlichste Art, eine Wunde zu reinigen. Wegen der Schmerzhaftigkeit ist meistens eine Anästhesie (S. 83) erforderlich. Dieser Umstand (und die Belegung eines OP-Saals) ist vermutlich der Grund, warum oft darauf verzichtet wird, und sich die Phase der Wundreinigung in der Praxis häufig über Monate hinzieht und inkonsequent bleibt. Eine Wunde kann eigentlich erst dann richtig beurteilt und behandelt werden, wenn alles „Tote" entfernt ist. Das gilt für akute Verletzungen wie für chronische Wunden.
  • Das sog. *„Bedside-Débridement"* meint eine Nekrosenabtragung außerhalb des OP-Saals und ohne Anästhesisten: Trotzdem sollte der Patient vorher eine gute *Analgesie* bekommen (z. B. 30 – 45 min vorher 7,5 mg Dipidolor i. m. und 30 Trpf. Novalgin p. o.) plus evtl. eine leichte Sedierung (z. B. Dormicum 7,5 mg p. o.). Diabetiker brauchen wegen der Polyneuropathie oft keine oder weniger Schmerzmittel.

  ◻ *Hinweis:* Chronische Wunden können mit EMLA-Salbe (= Lokalanästhetikum) bestrichen und dann mit Selbstklebefolie abgedeckt werden. Nach ca. 45 min ist die Wunde lokal betäubt.
  • *Technik:* Auskratzen mit dem scharfen Löffel. Idealerweise sollte man gezielt Gewebe greifen und mit dem Skalpell abschneiden (bei der Benutzung einer Schere gibt es Quetschränder, die nekrotisch werden können). Die richtige Tiefe ist erreicht, wenn das verbleibende Gewebe blutet.

  ◻ *Hinweis:* Wo Blut ist, ist Leben (= alte Chirurgenregel).

▶ **Amputation** (S. 553): Ausgedehntes Débridement einer Extremität, für das klare Indikationen bestehen. Es ist kontraproduktiv, avitalen, infizierten Knochen und/ oder nekrotische Muskulatur zu belassen, nur um den Patienten eine Amputation „zu ersparen".

Auswahl des Verbandmaterials (Produktübersicht, siehe Tab. 3.1)

Tabelle 3.1 · Produktübersicht (Auswahl)

Wundreinigung	**Nicht antiseptisch:** • Ringer-Lösung • NaCl-Lösung 0,9% • Hydrogele (z. B. Askina, Varihesive, Hydrosorb) • Tender Wet **Antiseptisch:** • Octenisept • Lavasept • Silberverbindungen (z. B. Actisorb), Sorbact
Wundauflagen	**Trockene Wundversorgung:** • Steristrips • Mullkompressen • Vorgefertigte Pflasterverbände (z. B. Mepore, Cutiplast steril) • Kompressen plus Pflasterstreifen (z. B. Fixomull) **Feuchte Wundversorgung:** • Feuchte Mullkompressen (z. B. mit Ringer-Lösung) • Silikonauflagen (z. B. Mepithel) • Schaumverbände (z. B. Mepilex) • Okklusivverbände: z. B. Hydrogele (z. B. Askina, Varihesive, Hydrosorb), Hydrokolloiden (z. B. Comfeel®), Alginate (z. B. Kaltostat) • Vakuumversiegelung *(VAC)* **Epithelialisierte Wunde:** • Silikonauflagen (z. B. Mepithel) • Fettgazen (z. B. Jelonet) • Dexpanthenol®

▶ **Wunde abdecken bzw. verbinden:** Ziel ist es, die Wunde vor schädlichen (klimatischen, mikrobiologischen etc.) Einflüssen zu schützen und ihr außerdem das bestmögliche Milieu zur Heilung zu bieten.

◼ *Hinweis:* Mittlerweile gelten folgende Behandlungsdogmen der Vergangenheit als **obsolet:** Offene Wunden austrocknen lassen oder gerben, die lokale Verwendung von Pasten, Salben, Tinkturen, Pudern, o.Ä. sowie das „Anfrischen" von heilenden Wunden durch Abreißen oder Abkratzen der Granulationen.

▶ **Der richtige Verband** führt zu:
  • *Fernbleiben bzw. Abklingen von Infektionszeichen.*
  • Allmählicher *Reinigung* offener belegter Wunden.
  • *Granulationen.*
  • Zunehmender *Epithelialisierung.*

◼ *Hinweis:* Insbesondere bei chronischen Wunden (S. 184) sollte man nach jedem Verbandswechselregime ein paar Tage bis zu einer Woche warten, um den Fortschritt adäquat beurteilen zu können.

▶ **Wegweiser zur Auswahl des Verbandmaterials:** Siehe Abb. 3.4.

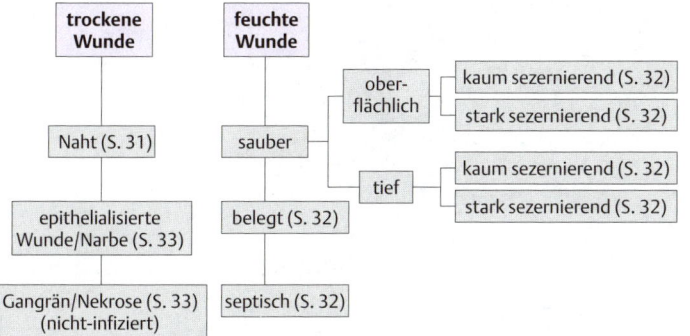

Abb. 3.4 · Wegweiser zur Auswahl des Verbandmaterials

▶ **Alte Chirurgenregel:** Trockene Wunden werden trocken, feuchte Wunden feucht gehalten. Wenn offene (= feuchte) Wunden trocknen, klagen die Patienten häufig über starke Schmerzen. Freiliegende Knochen oder Sehnen sind extrem empfindlich und dürfen auf keinen Fall austrocknen!

▶ **Genähte Wunde** (= „trocken"):
- *Sterile Steristrips* in querer Richtung über die Naht kleben (→ unterstützt die Naht) für 7–14 d. Man kann sie auch nach der Fadenentfernung noch einige Zeit anbringen, um die Narbenästhetik zu verbessern. Lücken zwischen den Streifen lassen und nur wechseln, wenn sie verschmutzt sind.
- ▶ **Cave:** Steristrips nicht unter Spannung anbringen, sonst kann es Blasen geben.
- Mit sterilem Pflaster für 2–3 d schützen, dann offen lassen.
- *Bei Reibung im Wundgebiet* (z. B. unter der Kleidung) oder austretendem Sekret: Trockene sterile Kompresse. Diese kann auseinandergezogen und wie eine „Wolke" aufgebracht werden. Darüber Pflaster. *Alternativ:* Kompresse plus integrierter Pflasterstreifen (z. B. Fixomull).
- *Bei leichter Entzündung* die Naht mit einer mit antiseptischer Lösung befeuchteten sterilen Kompresse bedecken und zusätzlich kühlen. Möglichst 2×/d VW.
- ▶ **Hinweis:** Manche Chirurgen schwören auf das „Lüften" frischer trockener OP-Nähte. Dagegen ist ab dem 1./2. Tag postop. i.d.R. nichts einzuwenden. Die Patienten sollten sich jedoch verlässlich daran halten, dass die Wunde nicht berührt werden darf (auch nicht von der Bettdecke o. Ä.). Offene Wunden dagegen sind primär „feucht" und sollten nicht austrocknen.

▶ **Saubere Wunden im Exsudationsstadium** (S. 179) bzw. frisch **granulierende Wunden:** Prototypen der „feuchten" Wunden sind z. B. Spalthautentnahmestellen, Verbrennungen Grad IIa (S. 683) und gesäuberte chronische Wunden (S. 184). Bei ihnen sind **granulationsfördernde Verbände** angezeigt:
- *Klassischer feuchter Verband:* Sterile Kompressen, die mit lauwarmer *Ringer-Lösung* durchtränkt werden, und über die man dann größere trockene Saugkompressen mit Wattekern legt. Anspruchsvolle Methode, aber richtig ausgeführt sehr effektiv. *Nachteile:* Der Verband muss mehrmals täglich erneuert bzw. frisch befeuchtet werden (→ alternativ durch einen klug platzierten Katheter). Es kann u. U. zu einem Auskühlen der Wunde und einer Mazeration des umgebenden Gewebes kommen (→ evtl. Hautschutzcreme).

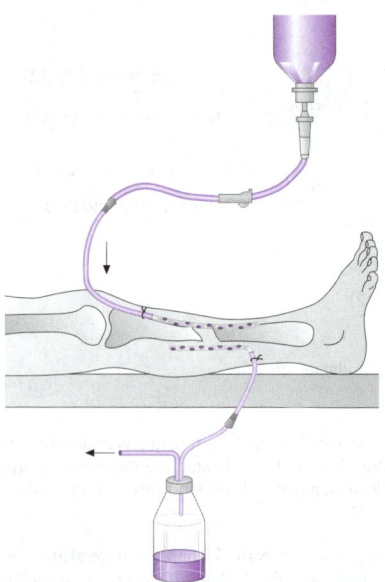

Abb. 3.5 · Saug-Spül-Drainage in situ

▶ *Hinweis:* Auf konsequent feucht verbundenen Wunden kann nach einiger Zeit ein Pseudomonasrasen (= hellgrün) auftreten. Dieser wird analog zu normalen Fibrinbelägen gereinigt und hat keinen Krankheitswert.

- *Oberflächliche, kaum sezernierende Wunden:* Silikonauflage (z. B. Mepithel), darüber evtl. feuchte Ringerkompressen (= analgetisch, z. B. bei Verbrennungen).
- *Oberflächliche, stark sezernierende Wunden:* Schaumverband (z. B. Mepilex), Ränder mit Pflaster fixieren.
- *Tiefere, kaum sezernierende Wunden*: Okklusivverband (= Anlage einer feuchtwarmen Kammer mittels eines aufklebbaren Folienverbands mit Hydrogel, Hydrokolloid). Dieser wird erst dann gewechselt, wenn die Gelblase den Rand der Folie erreicht hat. Ggf. zusätzlich mit Pflasterstreifen fixieren. *Alternativ:* Vakuumpumpe (VAC, S. 33) anlegen. Darunter kommt es schnell zu Granulationen.
- *Tiefere, stark sezernierende Wunden:* VAC-Systeme (S. 33) oder Alginate.

▶ **Tendenziell stark belegte Wunde:** Hier steht die Reinigung (Methoden, S. 27) im Vordergrund. Man sollte täglich kritisch prüfen, ob ausreichend débridiert wurde. Hydrogele leisten als Wundauflage gute Dienste und fördern gleichzeitig die Granulation. VAC-Systeme (S. 33) sind bei starker Exsudation und lockeren Belägen empfehlenswert. Über Nekrosen (→ Débridement!) dürfen sie nicht angebracht werden.

▶ **Septische Wunde:** Der Schwerpunkt liegt auf Reinigung (S. 26) und ggf. antibiotischer Therapie. Je nach Pusentwicklung muss mehrmals täglich kontrolliert mit antiseptischen Flüssigkeiten gespült, evtl. débridiert und danach feucht mit Kompressen verbunden werden. Spül-Saug-Systeme sind eine Alternative, wenn entsprechend häufige VW nicht möglich sind, z. B. bei Osteomyelitis (S. 716). Die Drainagen müssen dafür im Rahmen eines operativen Débridements wohlüberlegt eingebracht werden. Nur so ist ein konstanter Zu- und Abfluss gewährleistet, der alle Wundnischen ausspült (bei Verhalt → Abszessgefahr, S.193). Das Pflegepersonal muss stündlich prüfen, ob die Spülinfusion tropft und der Sog des Absaugsystems erhalten ist.

- ◧ *Hinweis:* VAC-Systeme (S. 33) allein drainieren septische Wunden nicht ausreichend und sollten nicht benutzt werden.
- ► **Epithelialisierende Wunden:** Ziel ist es, die Hautbildung weiter zu fördern. Je nach Anteil der epithelialisierten Areale wechselt man von einem feuchten Verbandsregime (S.31) zu lipophilen, pflegenden Wundauflagen (z.B. Jelonetgaze oder Bepanthenkompressen). Narbenpflege, S.118.
- ► **Trockene Gangrän** (z.B. mumifizierte Zehe nach arteriellem Verschluss, S.519): Locker mit aufgeschüttelten trockenen Kompressen umhüllen (ggf. interdigital ausgezogene Kompressen einlegen) und mit einem Verband fixieren (Binde oder Strumpf). Bei pAVK sind wärmende Wattebandagen eine sinnvolle Ergänzung. *Cave:* Bei Infektion → sofortige Nekrektomie (S.29).

✔ **Praxistipp Anlage einer Vakuumversiegelung (VAC):**
- ► Oberflächennahe Wunden werden débridiert (vorher Abstrichabnahme [S.63]), gesäubert und mit einem Wundschwamm aufgefüllt. Die Drainage (Redon-Drainage, S.789) wird ausgeleitet (i.d.R. durch einen subkutanen Kanal mit gesonderter Stichinzision) und die Wundhöhle unter einen konstanten Sog gesetzt. Anschließend wird das Wundgebiet durch eine geeignete Folie (z.B. OP-Folie) luftdicht verschlossen. Durch das Vakuum wird das Wundsekret ständig abgesaugt. Hierdurch verbessert sich die Mikrozirkulation und die Wundheilung wird gefördert. Bei intaktem Vakuum kann der Verband für 2 – 7 Tage verbleiben (*cave:* Schwamm- und Drainageverstopfung).
- ► **Indikationen:** Haut- und Weichteildefekte ohne primäre Verschlussmöglichkeiten (z.B. Kompartmentsyndrom nach operativer Faszienspaltung zur Erleichterung der Sekundärnaht), II°/III°-Verbrennungen, Ulcus cruris, Dekubitus oder die diabetische Gangrän.
- ► **Kontraindikationen:** Offen liegende Gefäße und Nerven, Gerinnungsstörungen mit erhöhter Blutungsneigung.
- ◧ *Hinweis:* Die VAC darf nicht direkt auf Viszeralorgane aufgelegt werden!

Ärztliche Nachbereitung des VW

- ► Aktuelles **Datum** auf den Verband schreiben.
- ► Den Wundbefund und die durchgeführten Maßnahmen in der Akte **dokumentieren.**
- ► **Verordnungen** schriftlich festlegen: Nächster VW, ggf. Operation planen, ggf. weitere Diagnostik, Nahrungsergänzungen, Antibiotikum, Ruhigstellung oder andere Lagerung anordnen.

Umgang mit Kathetern und Drainagen beim VW

- ► **Drainagen** (S.64) und **Katheter** (S.64) verbinden die „keimreiche Außenwelt" mit dem zumeist sterilen Inneren des Patienten. Aufgrund ihrer Materialeigenschaften sind sie häufig mit Bakterien kolonisiert.
- ► **Verbinden:** Grundsätzlich *steriles Vorgehen.* Die Reinigung mit Desinfektionsmittel ist sinnvoll (Abb. 3.3, S.28), dabei sollte nach der Eintrittspforte auch der Schlauch gesäubert werden (*Wischrichtung:* von der Wunde weg). *Trockene sterile Kompresse* ausziehen und um die Drainage legen (Fixation z.B. mit Fixomull) bzw. bei kleineren Schläuchen spezielles eingeschnittenes Pflaster verwenden. VW ⌀ alle 2 – 3 d (bei Verschmutzungen früher, Datum auf den Verband schreiben). Die Schläuche sollten

wundfern mit einem hautfreundlichen Pflasterstreifen an der Haut fixiert werden, damit kein Zug auf ihnen lastet.

► **Drainagen kontrollieren:** Jeden Tag muss mindestens einmal geprüft werden, ob die Drainagen noch fördern und ob – falls gewünscht – noch Sog im System ist. Dabei wird gleichzeitig die Menge des Sekrets und die Beschaffenheit kontrolliert und dokumentiert.

✔ **Praxistipp Drainagenkontrolle:**

Versuchen Sie sich bei der Kontrolle immer – insbesondere bei mehreren Drains – zu vergegenwärtigen, wo die Drainage im Körper endet und welche Art von Flüssigkeit zu erwarten ist. Insbesondere nach Abdominaleingriffen kann der Drainageninhalt einen wichtigen Aussagewert haben (z.B. ist galliges Sekret aus einem T-Drain im Choledochus normal, bei einem subhepatischen Zieldrain nach Cholezystektomie jedoch Hinweis auf eine Gallenwegsverletzung). Angaben zur Lage der Drains finden Sie im OP-Bericht oder Sie fragen den Operateur. Im Zweifelsfall → Sonographie. Wenn Sie eine Flüssigkeit nicht zuordnen können, hilft Ihnen u.U. das Labor weiter (telefonisch den Fall besprechen und das Sekret einschicken). Bei reichlich blutigen Sekreten immer an die Möglichkeit einer Nachblutung mit Schock (S.144) denken und schnell handeln: Sog der Drainagen auflösen, Infusion geben, engmaschig Vitalparameter kontrollieren, Blutkonserven bereitstellen lassen und die Indikation zur sofortigen operativen Revision prüfen.

► **Drainagebehälter wechseln:**
- Bei *Flaschen* (S.789) indiziert, wenn der Sog aufgehoben und nicht wiederherzustellen ist, oder wenn die Flasche (fast) voll ist. Streng steril vorgehen, das Schlauchende nicht berühren. Die gefüllte Flasche muss wie infektiöser Müll entsorgt werden. Kleine Ziehharmonikadrainageflaschen kann man ausleeren und durch Zusammenpressen des Balgs nochmals unter Sog bringen und wieder benutzen. Das Drainageende vor dem Einschieben in die Flasche reichlich mit Desinfektionsspray besprühen. Das Datum auf der Flasche notieren.
- *Drainagebeutel* (z.B. über Easy Flow, S.789) können meist durch einen Verschluss an der Beutelspitze entleert werden. Nur wenn die Eintrittspforte verschmutzt oder der Beutel undicht ist, muss man ihn wechseln. Falls kaum noch Fluss vorhanden ist, aber das Drain noch belassen werden soll (kritisch Indikation prüfen!), kann es mit mehreren aufgeschüttelten sterilen Kompressen verbunden werden (1×/d wechseln).

► **Drainagen kürzen:** Insbesondere Abszess- und peritoneale Drainagen werden „gekürzt", d.h. schrittweise herausgezogen, damit sich der Drainagekanal sicher verschließt. Dafür zieht man das Drain unter sterilen Kautelen täglich 1 – 2 cm weiter heraus und sichert das Ende mit einer sterilen Sicherheitsnadel, damit es nicht zurückrutscht (oder knotet die Annaht neu).

► **Katheter/Drainagen entfernen:** Wegen der Infektionsgefahr müssen alle Fremdkörper so schnell wie möglich wieder entfernt werden. *Zeitpunkt:* Siehe Tab. 3.2.
- ▷ *Tipp:* Viele Patienten fürchten das Entfernen der Schläuche mehr als die OP. Gehen Sie beruhigend, aber entschlossen vor. Bewährt hat sich, laut bis drei zu zählen, aber dann wider Erwarten schon „bei zwei" zu ziehen. Bei intraabdominellen Drains hilft es, wenn der Patient kurz vor dem Ziehen tief einatmet.
- Unsterile Handschuhe anziehen, Verband entfernen, Eintrittspforte mit Desinfektionsspray einsprühen.
- Evtl. Befestigung (z.B. einen Luftknoten an der Haut) durchtrennen, den Katheter/die Drainage zügig (ohne Ruck) herausziehen und eine sterile Kompresse auf die Wunde drücken. Bei Drainagen mit Sog löst man vor dem Zug das Vakuum

auf, indem man die Flasche diskonnektiert (es sei denn, man möchte gezielt beim Herausziehen ein Hämatom absaugen → *cave:* Schmerzhaft!).

- Ziehen einer Thoraxdrainage: Siehe S. 66.

Tabelle 3.2 · Richtwerte für die Entfernung von Kathetern und Drainagen

Art	Funktionsabhängige Indikation
Periphere Venenverweilkanüle (S. 55)	Solange Infusionen, i.v. Medikamente oder Transfusionen nötig sind bzw. schnell nötig werden könnten
Arterielle Verweilkanüle (S. 56)	Solange invasive RR- und Blutgaskontrollen nötig sind
ZVK (S. 56)	Solange parenteral ernährt (S. 77) werden muss und/oder die o.g. Indikationen für eine periphere Kanüle bestehen, die Venen jedoch von schlechter Qualität sind
Thoraxdrainage (S. 64)	Solange die Lunge noch nicht komplett entfaltet ist und bleibt und/oder mehr als 150 ml Erguss/24 h drainiert werden. Ggf. bei Rippenserienfrakturen (S. 285) mit Beatmung (Gefahr des Spannungspneumothorax)
Subkutane Redondrainage (S. 789)	Solange eine Nachblutung (S. 113) auftreten könnte und die seröse Sekretion >20–50 ml beträgt (je nach Lokalisation 24–72 h)
Peritoneale Drainagen (S. 789)	*Generell:* Solange eine Nachblutung auftreten könnte und die seröse Sekretion >50 ml beträgt (ca. 3 Tage belassen → Absprache mit Operateur). *Abszessdrainage* (S. 824): Solange trübes Sekret (>20 ml/24 h) kommt (*cave:* bei Sistieren Verhalt ausschließen → Sonographie), ggf. vorsichtiges Anspülen mit NaCl 0,9%
Saug-Spül-Drainage (S. 789)	Solange die Infektion besteht (*cave:* Verstopft das System, stellt es selber eine Infektionsquelle dar!)
Gummilaschen-Drainage (S. 789)	Nach 1–2 Tagen kürzen, spätestens nach 5–6 Tagen ziehen
T-Drainage Gallenwege (S. 790)	Absprache mit Operateur. I.d.R. 6.–9. postop. Tag (bis sie nicht mehr fördert → <100 ml und stundenweises Abklemmen ohne Probleme). Vorher Röntgenkontrolle mit KM → freier Abfluss. (*Cave:* begleitende intraabd. Zieldrainage einen Tag länger liegen lassen)
Suprapubischer Urinkatheter	Siehe Urinkatheter, S. 69
Periduralkatheter (PDK, S. 93)	Je nach Indikation (Schmerztherapie oder Sympathikolyse), in Absprache mit der Anästhesie

- *Bakteriologische Untersuchung:* Katheterspitzen (z.B. vom ZVK) schickt man nur dann in die Mikrobiologie, wenn ein klinischer Grund vorliegt (z.B. eine Sepsis). Man hält dafür die Spitze, ohne sie zu berühren, in das Proberöhrchen und schneidet sie mit einer sterilen Schere ab.
- ▶ *Beachte:* Versehentlich partiell herausgerutschte Katheter oder Drainagen dürfen nicht wieder zurückgeschoben werden.

Umgang mit Nahtmaterial beim VW

▶ **Entfernung von Nahtmaterial:**

- Man sollte nicht nur *nicht-resorbierbares Material* (S. 779) entfernen, sondern auch herausragende Knoten oder Reste *resorbierbarer Fäden* (S. 779) kurz abschneiden, da diese sonst mechanisch stören und Entzündungen provozieren können.
- *Zeitpunkt:* Siehe Tab. 3.3.
- *Technik:* Unsterile Handschuhe anziehen, Desinfektion mittels Spray und mit sterilen Instrumenten die Nähte (Abb. 3.6) bzw. Klammern (Abb. 3.8) entfernen. Danach die Narbe evtl. mit Steristrips (S. 31) sichern und für einen Tag wegen der offenen Stichkanäle ein Pflaster aufkleben. Baden ist ab dem Folgetag erlaubt. Narbenpflege (siehe S. 118).

Tabelle 3.3 · Richtwerte für das Entfernen von Nahtmaterial

Lokalisation	postop. Tag
Gesicht (Oberlid < Stirn)	3 – 5
Kopfhaut	5 – 7
Stamm (Abdomen < Rücken)	7 – 12
Arme (beugeseitig < streckseitig)	7 – 12
Beine (beugeseitig < streckseitig)	10 – 18

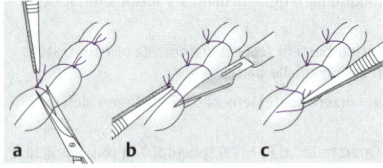

Abb. 3.6 · Fadenentfernung bei Einzelknopfnähten. (a/b) Der Faden wird mit einer anatomischen Pinzette senkrecht hochgezogen und dann hautnah auf einer Seite durchtrennt (mit Schere oder Klinge). (c) Die Zugrichtung ist quer über die Naht, um diese nicht aufzureißen

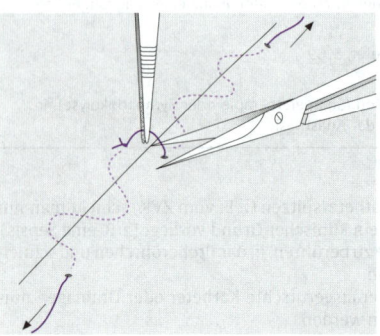

Abb. 3.7 · Fadenentfernung bei fortlaufender Naht: Bei kürzeren Strecken kann der Faden auf einer Seite herausgezogen werden, wenn er richtig eingebracht wurde. Hilfreich sind überwendliche Ausstiche (ca. alle 5 cm), an denen man den Faden „portionieren" kann

Abb. 3.8 · Entfernung von Hautklammern: Die eingeschlagenen
Ecken (a) werden durch den mittigen
Druck der Zange umgebogen (b),
sodass die Klammer senkrecht herausgezogen werden kann

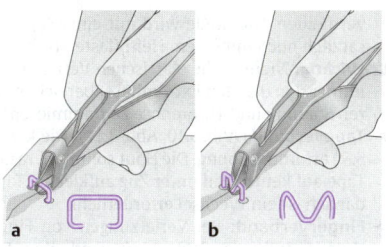

3.2 Ruhigstellung

Übersicht

▶ *Literaturtipp:* Härter R et al. Checkliste Gipstechnik, Fixationsverbände, 3. Aufl.
Stuttgart: Thieme; 1998.
▶ **Indikation:**
- Unterstützung der *Wundheilung* (S. 179).
- Retention in der *Frakturbehandlung* (S. 557).
- Stabilisation bei *Sehnen- und Bandverletzungen.*
- *Entzündungshemmung* z. B. bei aktivierten Arthrosen oder gelenknahen Infektio-
nen.
- *Schmerztherapie.*
▶ **Komplikationen:**
- *Am Gelenk:* Einsteifung durch Verklebung der Kapsel oder Bandverkürzung.
- *An der Muskulatur:* Atrophie, Kontraktur.
- *An Gefäßen und Nerven:* Ödem, venöse Thrombose (S. 116), Nervendruckschaden/
Parese, Kompartmentsyndrom (S. 565), Ischämie.
- *An der Haut:* Druckstellen, Mazeration, Infektion. Umwandlung von einer ge-
schlossenen in eine sekundär offene Fraktur.
- *Allgemein:* Allergie, Dekubitus durch Immobilisation, Pneumonie, Harnwegs-
infektion, etc.
▶ **Methoden** (in Abstufung ihrer Effektivität bzw. Invasivität):
- *Verband mit elastischen Binden.*
- *Tapeverband* (S. 38).
- *Orthesen.*
- *Gipsschienen und -verbände* (S. 41).
- *Extension* (S. 48).
- *Fixateur externe* (S. 563).
- *Osteosynthese* (S. 559).
- *Arthrodese* (= operative Gelenkversteifung, z. B. bei Arthrose).

Ruhig stellende Verbände

▶ **Verband mit elastischen Binden** (Abb. 3.9): Anwendung im Extremitätenbereich.
Anlage in Neutral-Null-Stellung (S. 7). Von ganz distal nach proximal in Kornähren-
technik wickeln. Die elastische Binde dabei nur sehr leicht unter Spannung bringen,
um Haut und Perfusion nicht zu beeinträchtigen. Die Bindengänge sollen sich etwa
zur Hälfte bis zwei Drittel überlappen. Gelenke werden durch einwärts und auswärts gewickelte Achtertouren überwunden (= Schildkrötenverband), um Falten zu

vermeiden. Die Binde wird mit einer sog. „Schwiegermutter" fixiert, die man zusätzlich noch mit einem Heftpflasterstreifen sichern kann.

▶ *Wichtig:* Niemals die elastischen Verbände nur isoliert proximal anlegen, sondern immer den distalen Extremitätenbereich mitwickeln, um die Gefahr einer peripheren Stauung und Thrombose zu minimieren!

► **Tapeverband** (Abb. 3.10, Abb. 3.11): Die korrekte Anlage (in Neutral-Null-Stellung, S. 7) erfordert Übung. Die Haut sollte ggf. rasiert und entfettet werden. Man darf das Tape auf keinen Fall unter Zug aufkleben. Tapeverband maximal 10 – 14 d belassen, danach ist ein Wechsel erforderlich.

► **Fingerverband:** Bei Verletzungen von Fingern und Nägeln. Mullkompresse auf Wunde auflegen. Schlauchverband über Finger und Kompresse schieben, den Schlauchverband durch eine Drehung vor der Fingerspitze verschließen, Schlauchverband zur Fingerbasis zurückführen und diesen Vorgang wiederholen, bis 3 Schlauchlagen erreicht sind. Den Schlauchverband an der palmaren Seite mit einer Schere längs einschneiden und über dem Handgelenk verknoten.

► **Schienenverbände:** Gepolsterte Aluminiumschienen zur Ruhigstellung von Fingern und Hand (z. B. Fingerschiene nach Böhler). Finger bei Verletzungen in Funktionsstellung (*Intrinsinc-Plus-Stellung*, S. 46) fixieren und mit elastischer Binde umwickeln.

► **Gilchrist-Verband** (Abb. 3.12):
  ● *Indikationen:* Ruhigstellung von Schulter, Ellenbogen und Oberarm, z. B. nach Schulterluxation (S. 642), Humeruskopffraktur (S. 650).
  ● *Durchführung:* Schlauchmull in doppelter Armlänge (von der Axilla bis zur Fingerspitze) nach $^2/_3$ bis zur Hälfte einschneiden und den verletzten Arm in das längere Ende einführen. Der Einschnitt sollte knapp unter der Axilla liegen. Achselpolster einlegen. Das kürzere Ende des Schlauchmulls wird um den Nacken geführt, anschließend um das Handgelenk gelegt und dort mit einer Sicherheitsnadel befestigt. Den Schlauch über dem Handgelenk einschneiden und die Hand herausführen. Dann das Schlauchende um den Rücken herum zum distalen Oberarm führen und dort mit einer Sicherheitsnadel befestigen.
  ▶ *Hinweis:* Es gibt auch bereits fertige Gilchrist-Verbände in verschiedenen Größen!

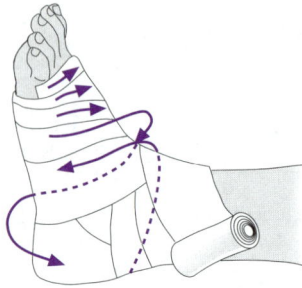

Abb. 3.9 · Elastischer Verband: Sprunggelenk (▶ *Beachte:* Die Ferse wird in den Verband einbezogen, um ein Fensterödem zu vermeiden)

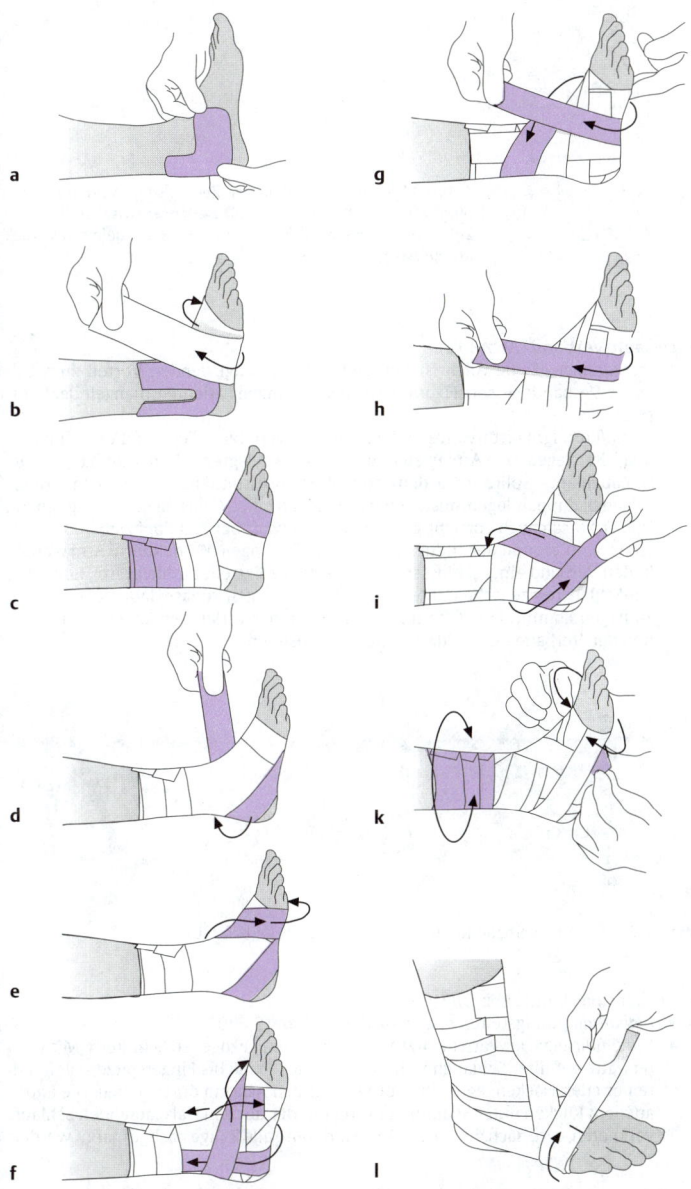

Abb. 3.10 · Anlage eines Tapeverbands für das obere Sprunggelenk

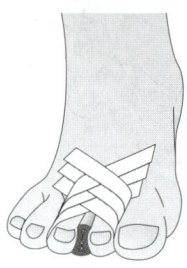

Abb. 3.11 · Tapeverband an den Zehen, sog. „Neighbour Taping" mit Heftpflasterstreifen (▶ **Beachte:** Zwischen die Zehen legt man ein trockenes Polster, z. B. ein gefaltetes Stück Kompresse)

▶ **Desault-Verband** (Abb. 3.12):
- *Indikationen:* Siehe Gilchrist-Verband. Seltener angewendet. Vorteil zum Gilchrist-Verband: Bessere Fixation, z. B. bei unruhigen Patienten, mangelnder Compliance.
- *Durchführung:* Polsterwatte in die Axilla der verletzten Seite und die Submammarfalten legen. Den Arm in einer um den Hals gelegten Schlinge aufhängen. Die Schlauchlänge sollte etwa dem doppeltem Brustumfang entsprechen. Trikotschlauch doppelt legen, ausdehnen und überstreifen (Umschlagfalte liegt oben). Den Trikotschlauch vorsichtig wie einen Pullover über den Kopf ziehen: Die verletzte Schulter und der adduzierte und im Ellenbogen 90° flektierte Arm werden in den Verband eingeschlossen, die unverletzte Extremität bleibt frei. Einen Teil des Schlauches zwischen Unterarm und Thorax legen, sodass Haut nicht auf Haut zu liegen kommt. Eine Öffnung für die Hand der verletzten Seite einschneiden und den Verband durch Pflasterzügel stabilisieren.

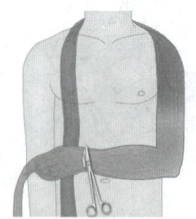 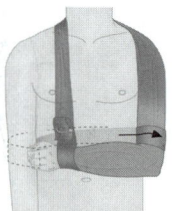 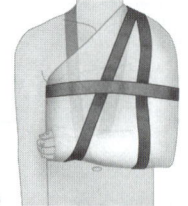

a   b

Abb. 3.12 · Gilchrist-Verband (a); modifizierter Desault-Verband (b)

▶ **Rucksackverband** (Abb. 3.13):
- *Indikation:* Ruhigstellung nach Klavikulafaktur (S. 639).
- *Durchführung:* Der Patient sitzt mit nach hinten gezogenen Schultern. Mit Polsterwatte gefüllter Schlauchmull in Armlänge (Axilla bis Fingerspitzen) von hinten um den Nacken legen und vorne unter den Achseln durchziehen. Die Enden auf dem Rücken unter Spannung mittig mit der um den Hals laufenden Schlaufe verknoten, evtl. nachziehen. Der Verband sollte alle 2 Tage nachgespannt werden.

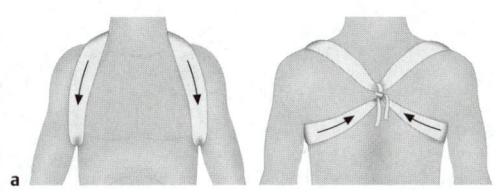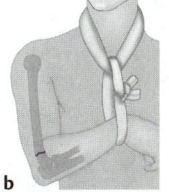

Abb. 3.13 · Rucksackverband (a); Halsschlinge nach Blount (b)

▶ **Halsschlinge nach Blount** (Abb. 3.13): *Synonym:* Cuff-and-Collar-Verband.
- *Indikation:* Ruhigstellung des Ellenbogengelenkes im spitzen Winkel bei undislozierter suprakondylärer Humerusfraktur im Kindesalter (S. 759).
- *Durchführung:* Gepolsterten Schlauchmull um das Handgelenk legen und mit Doppelknoten sichern. Eine Polsterung für den Hals in den Schlauchmull einlegen. Die Axilla polstern und den Arm vorsichtig anheben (Hand liegt auf Thorax). Den gepolsterten Schlauchmull um den Hals legen und die beiden Enden verknoten.

▶ **Schanz-Krawatten:**
- *Indikation für die weiche Schanz-Krawatte:* Ruhigstellung nach HWS-Distorsion (S. 586).
- *Indikation für die starre Schanz-Krawatte:* Undislozierte und dislozierte HWS-Frakturen (S. 583).

Kompressionsverbände
....

▶ **Indikationen:** Thromboseprophylaxe (S. 103), Blutungsprophylaxe nach Operationen oder Traumata.
▶ **Durchführung:** Grundlagen zur Anlage eines Bindenverbandes, S. 37. Zur Anlage eines Venenkompressionsverbands, siehe Abb. 3.14.
◨ *Cave:* Unbedingt Stauungen (Blauwerden), Schnürfurchen (Zirkulationsstörungen), Nervenschädigung und Fensterbildung (Fensterödem!) vermeiden!

Gipsanlage
....

▶ Obwohl die meisten Gipsarbeiten von Pflegekräften durchgeführt werden, ist der behandelnde Arzt verantwortlich für die Art der Ruhigstellung und etwaige Komplikationen.
◨ *Tipp:* Arbeiten Sie eng mit den speziell ausgebildeten „Gipspflegern" zusammen und lassen Sie sich von ihnen die Technik und Tipps zeigen!
▶ Bei Verletzungen der oberen Extremität müssen unbedingt sofort alle Fingerringe entfernt werden, da es sonst bei zunehmender Schwellung zu einer Ischämie kommen kann. I.d.R. gelingt dies mit Seife (◨ *Hinweis:* Ansonsten kann versucht werden, den Ring mithilfe eines Fadens abzuziehen bzw. die Fingerschwellung durch einen straff nach distal gewickelten Faden zu reduzieren).

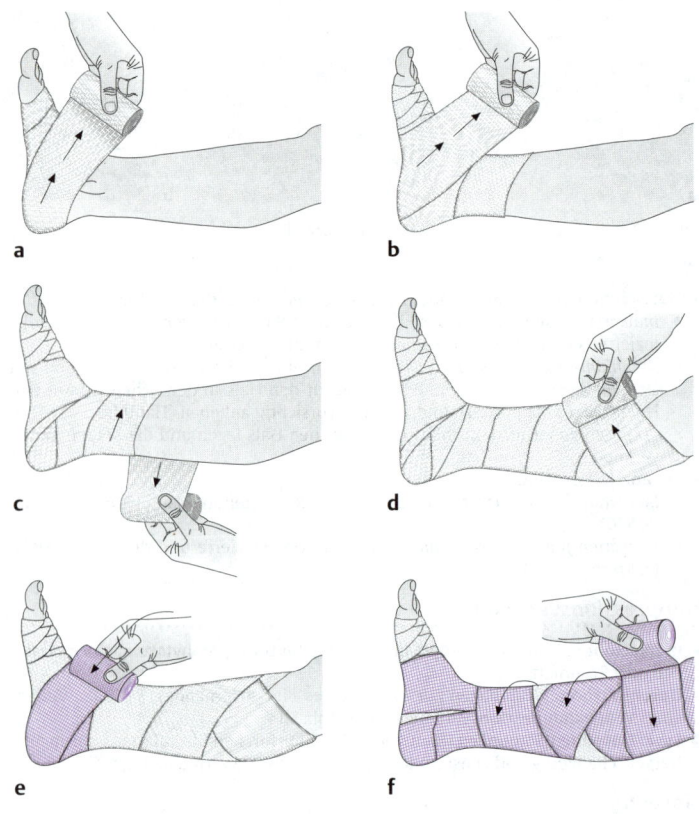

Abb. 3.14 · Anlage eines Venenkompressionsverbands: (a) Der Verband wird an den Zehen-grundgelenken begonnen. Mit ca. 2–3 Touren wird von innen nach außen der Mittelfuß und dann die Ferse umwickelt. (b) Der Fersengang wird mit einer auswärts gewickelten Achtertour festgehalten. (c und d) Die Binde wird unter anhaltendem Zug über die Wade abgerollt und dann entsprechend der Beinform in Achtertouren so um den Unterschenkel geführt, dass keine Hautstellen mehr sichtbar sind. (e) Mit einer zweiten Binde wird am Knöchel angefan-gen, jetzt gegenüber vorher von außen nach innen über die Ferse zum Fußrücken gewickelt, wobei die Fersentour wieder mit einem auswärts gewickelten Achtergang fixiert wird. (f) Die Fertigstellung des Verbands erfolgt unter Einbeziehung des Oberschenkels wie beschrieben.

▶ **Material für die Anlage einer Standardgipsschiene:**
  ● Unsterile Handschuhe, wasserfeste Unterlage, ggf. Schürze.
  ● Wassereimer, Schere.
  ● Feiner Trikotschlauch aus Baumwolle, Wattebinden, Krepppapierstreifen, Gips-longuette und/oder -binden, Mullbinden, Heftpflaster, evtl. Netzschlauch.
  ▣ *Hinweis:* Je kälter das Wasser ist, desto länger dauert das Abbinden des Gipses →
    ideal für Anfänger.

► **Basistechnik für die Anlage einer Gipsschiene:**

▣ *Hinweis:* Bei der Erstanlage eines Gipsverbands bei frischen Verletzungen empfiehlt sich eine Gipsschiene anstatt eines zirkulären Gipses, um Schäden durch die zu erwartende Schwellung zu verhindern. Ist ein zirkulärer Gips unbedingt erforderlich, muss er sofort nach Anlage gespalten (aufgesägt) und dann mit Binden umwickelt werden.

- Kleidung des Patienten schützen, selber Handschuhe, evtl. Schürze anziehen.
- Lagerung der verletzten Extremität (S. 46), dabei den Patienten und eine evtl. Hilfsperson miteinbeziehen.
- Überziehen des Trikotschlauches (faltenfrei) mit überhängenden Lefzen (3–10 cm) nach distal und proximal.
- Einschichtiges Umwickeln mit Watte, nur an besonders gefährdeten Stellen (Abb. 3.16) dicker abpolstern.
- Einlagige Umwicklung der Watte mit Krepppapier (→ saugt überschüssiges Wasser auf). Nicht mit Pflaster fixieren.
- Länge der Gipslonguette trocken an der Extremität ausprobieren (i. d. R. braucht man 3–5 Lagen der ohnehin mehrschichtigen Longuette → umschlagen), Aussparungen (z. B. bei UA-Longuette im Bereich des Daumengrundgelenks) mit einer Gipsschere zurechtschneiden.
- Nochmals die Lagerung der Extremität kontrollieren und den Patienten erneut instruieren.
- Den Gips ins Wasser tauchen, bis seine äußeren Schichten komplett benetzt sind (nicht völlig verwässern lassen). Ausdrücken und sanft (!) ausstreichen.
- Gipslonguette auf die Extremität legen und faltenfrei anmodellieren. Der Patient soll dabei nicht mithelfen, sondern sich weiterhin auf die Lagerung konzentrieren.
- Die überstehenden Enden des Trikotschlauches umschlagen. Mit 1–2 Mullbinden kornährenförmig (S. 37) die Extremität umwickeln. Soweit sie nicht ebenfalls verletzt sind, bleiben prinzipiell alle Finger und Zehen frei (Ausnahme: z. B. Navikularfraktur, S. 665). Fixation mit Pflaster. Den Patienten dabei darauf hinweisen, dass der Gips noch weich ist, und er sich nicht bewegen darf.
- Mit den Händen am Gips bleiben, solange er aushärtet. Während dieser Wartezeit kann man gut die Verhaltensregeln für Gipsträger (S. 45) besprechen.
- Ggf. einen groben weißen Netzschlauch über den Gipsverband ziehen, um die Mullbinden zu schützen.

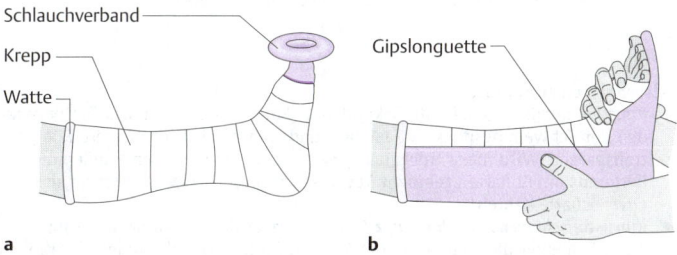

Schlauchverband

Krepp

Watte

Gipslonguette

a   b

Abb. 3.15 · Basistechnik Gipsen

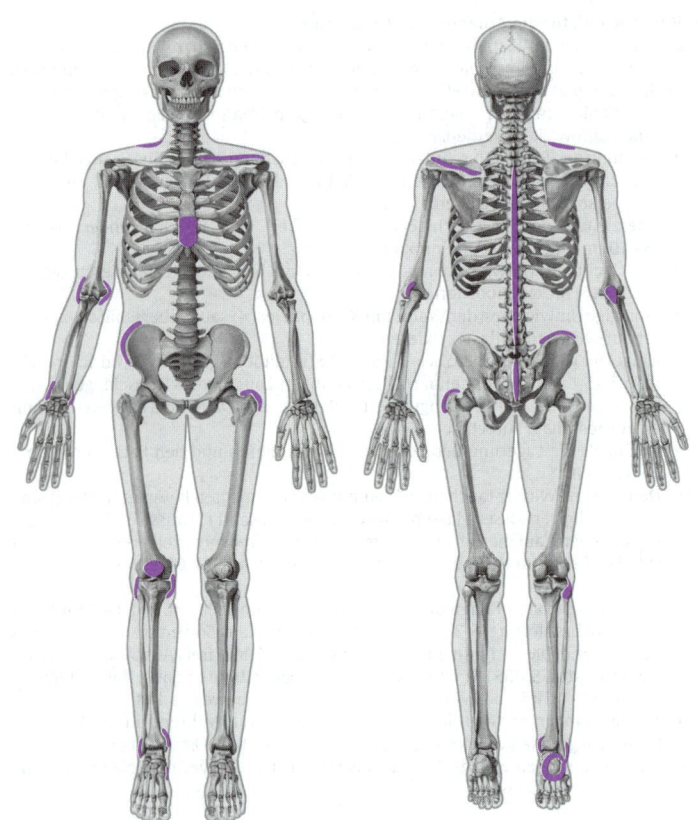

Abb. 3.16 · Gefährdete Areale für Druckstellen unter Gipsverbänden

▶ **Alternativen zum Gips:**
- *Kunstharzbinden:* Ideal für die sekundäre zirkuläre Ruhigstellung nach Überwinden der Schwellungsphase, da leichter und stabiler als Gips, bessere Röntgentransparenz. Wird meist trocken angewickelt, dann mit nassen Händen modelliert und zum Abhärten gebracht. Technisch anspruchsvoller und teurer als Gips. *Cave:* Scharfe Kanten!
- *Kunststoffschienen oder -binden,* z.B. aus Fiberglas oder Polypropylen: Gibt es als starre Schienen, die man in einem Wärmebad formt oder als Binden, die ähnlich wie die aus Kunstharz verwendet werden. Teilweise farbig.
- *Industriell gefertigte Schienen,* z.B. gepolsterte Aluminiumschienen, sind individuell angepassten Gipsschienen i.d.R. unterlegen.

Nach Gipsanlage

✔ **Praxistipp Gipskontrolle:**

Direkt nach Gipsanlage:
- ► *Kritische Kontrolle* und Befragung des Patienten, ob der Gips wirklich komfortabel ist. Falls der Verband zu eng ist, kann evtl. die Schiene belassen und die Mullbinde neu gewickelt werden (alte Mullbinden abschneiden). Enge Stellen am Gips kann man manchmal mit dem Rabenschnabel aufbiegen. Im Zweifelsfall (insbesondere bei zirkulären Fixationsverbänden) → Neuanlage.
- ► *Sofortige Röntgenkontrolle* in 2 Ebenen (*Ausnahme:* Fissuren o. Ä.), um die Frakturstellung zu kontrolieren.

Am Folgetag: Vorstellung bei einem Arzt zur Gipskontrolle. Kontrolle von *peripherer Durchblutung, Motorik und Sensibilität* (DMS).

- ► **Aufklärung über Verhaltensregeln:**
  - • *Allgemein:* Praktisch ist die Mitgabe eines Merkblatts. Der Patient soll sich notfallmäßig bei einem Arzt vorstellen, falls starke Schmerzen auftreten, der Gips scheuert, Finger/Zehen taub, heiß, livide oder blass werden bzw. stark anschwellen. Die betroffene Extremität soll hochgelagert und nicht stark abgewinkelt werden („höher als das Herz"), damit ein guter venöser Abfluss erfolgt. Alle nicht im Gips fixierten Gelenke sollten mehrmals täglich bewegt werden (v. a. Finger und Zehen). Die Verletzung sollte gekühlt werden (Coldpack). Schmerzmittel (S. 87) mitgeben und/oder verschreiben
  - • *Bei Ruhigstellung der oberen Extremität:* Die beliebten Armtragetücher können durch Verklebungen der Gelenkkapsel zu einer Einsteifung der Schulter führen, worüber man die Patienten explizit aufklären sollte. Der verletzte Arm sollte aktiv hochgehalten, ggf. mit der anderen Hand unterstützt werden. Sobald der Patient sitzt, kann er den Arm auf einem Kissen lagern.
  - • *Bei Ruhigstellung der unteren Extremität:* Thromboseprophylaxe (S. 103). Gehstützen anpassen. Den Patienten darauf hinweisen, dass er nicht auf den Gips treten darf. An kalten Tagen große Socke über die freiliegenden Zehen stülpen. Plastiktüte nur bei Aufenthalt im Nassen überziehen (der Gips soll „atmen"). Anlage eines Gehgipses (mit spezieller Sohle) planen. So oft wie möglich das Bein hochlegen (höher als die Hüfte, ohne sie zu stark abzuknicken), spezielle Lagerungsschienen.
- ► **Bei Wunden unter dem Gips** kann bei Schienen der Verbandswechsel aus dieser heraus erfolgen (*cave:* Schmerzen!). Sollte die Fraktur so instabil sein, dass ein vorsichtiger VW zu einer Dislokation führen würde, ist die Indikation zur operativen Versorgung meist ohnehin gegeben. Bei zirkulären Gipsverbänden kann ein Fenster ausgesägt werden, das zwischen den VWs mit dem Deckel verschlossen wird.
- ► **Gipsabnahme:**
  - • Bei *Schienen* schneidet man den weichen Verbandanteil bis auf die Haut durch und nimmt sie dann ab. Falls sie neu angewickelt werden sollen, muss man alle alten Schichten bis auf den nackten Gips entfernen (ggf. abschneiden).
  - • *Zirkuläre Gipsverbände* werden mit einer speziellen oszillierenden Säge geöffnet (ungefährlich!) und dann vorsichtig aufgebogen. Das Wiederanwickeln geschieht am besten mit elastischen Binden (*cave:* Nicht zu sehr unter Spannung bringen).
- ► **Gipskeilung:** Zur nichtoperativen Achsenkorrektur unter Bildwandlerkontrolle. Setzt Erfahrung voraus und ist selten indiziert → Osteosynthese.
- ► **Antirotationsgips:** Bei luxationsgefährdeten Hüftendoprothesen bzw. bei Z. n. mehrfachen Hüftluxationen. An einen gut gepolsterten Unterschenkelliegegips (S. 48) wird in leichter Innenrotation ein Holzstab montiert, der nach lateral weiter als nach medial herausragt.

Standardgipsverbände

▪ **Hinweis:** Alle hier gezeigten Schienen können prinzipiell bei richtiger Indikation auch zirkulär angelegt werden. Gipsverbände sollten immer in Funktionsstellung der Gelenke angelegt werden, da es so durch die Ruhigstellung zu der geringsten Beeinträchtigung kommt (Tab. 3.4).

Tabelle 3.4 · Funktionsstellungen der Gelenke

Ellenbogengelenk	90° Flexion
Unterarm	Mittlere Stellung zwischen Pro- und Supination, Daumen zeigt nach oben
Hand	MCP: 80° Flexion PIP und DIP: 10° Flexion Handgelenk: 20–30° Dorsalextension =„Intrinsic-plus-Stellung" (Abb. 3.17)
Daumengelenk	Leichte Flexion und Opposition (Flaschengriff)
Kniegelenk	10–15° Flexion (Oberschenkelgehgips), 25–30° Flexion (Oberschenkelliegegips)
Oberes Sprunggelenk	90° Flexion (Ausnahme: Achillessehnenverletzung → Spitzfußstellung)

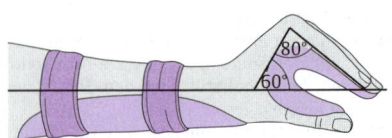

Abb. 3.17 · Intrinsic-plus-Stellung

- *Unterarmgips* (Abb. 3.18 b): Für die dorsale Anpassung wird der Unterarm auf einem Tischchen abgelegt, die Hand umfasst eine mitteldicke (Verbands-)Rolle (Abb. 3.18 a). Wichtig ist, dass das Handgelenk auf die Ebene gedrückt wird, also relativ stark extendiert ist (→ *Funktionsstellung*). Palmare Schienen sind empfehlenswert, wenn eine ventrale Abstützung gewünscht ist, z. B. bei tendenziell instabilen Radiusfrakturen (S. 661). Die Schiene reicht so weit an die Ellenbeuge heran, bis sie gerade nicht mehr bei einer Beugung stören würde.
- *Unterarmgips mit Ruhigstellung der Finger* (einzelne oder mehrere): Die Finger müssen in der sog. *Intrinsicp-Plus*-Stellung fixiert werden (Abb. 3.17). Das verhindert eine Verkürzung der Kollateralbänder in diesem Bereich. Mit palmaren Schienen wird diese Position oft nur unzureichend erlangt. Der Länge des Unterarmanteils der Schiene entspricht der eines regulären Unterarmgipses (s. o.).
- *Skaphoid-(Kahnbein-)gips* (Abb. 3.18 c/d): Der Daumen wird mithilfe eines aus der eingeschnittenen Longuette ausgeklappten Streifens umschlossen. Die richtige Daumenstellung entspricht der, als würde man mit der gesamten Hand eine Orange umgreifen (auch hier sollte das Handgelenk relativ stark extendiert werden).
- *Oberarmgips:* Für die Anlage hält der Patient den um 90° angewinkelten Arm vor den Körper und formt die Hand zu einer Schale, in die er „hineinspucken könnte" (Handgelenk extendieren, siehe Abb. 3.18 e).

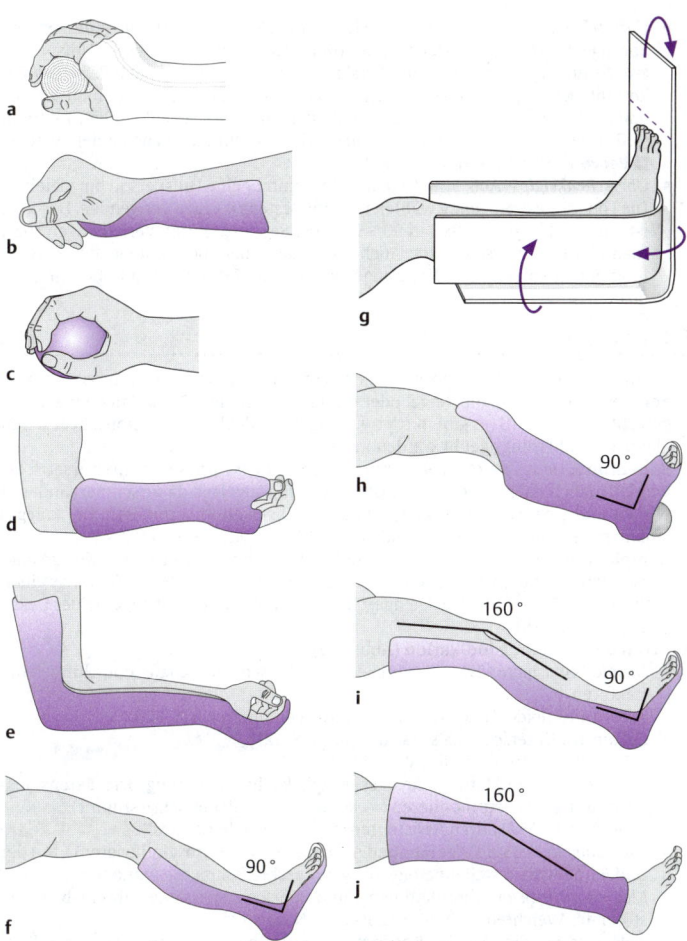

Abb. 3.18 · Standardgipsverbände: Unterarmgipsschiene: (a) Bei der Anlage einer Unter-
armgipsschiene kann die nötige Handgelenksextension mithilfe einer Rolle während des
Gipsens fixiert werden. (b) Palmare Unterarmschiene (▶ *Beachte:* Das Daumengrundgelenk
muss frei bleiben)
Skaphoidgips: (c) Stellung der Hand zur Anlage. (d) Zirkulärer Gips.
(e) Oberarmgipsschiene
Unterschenkelgips: (f) L-Schiene; (g) U- und L-Schiene; (h) Sarmientogips
Oberschenkelgips: (i) L-Schiene; (j) Tutor

- *Unterschenkelgips* (Abb. 3.18 f–h): Um eine strenge 90°-Stellung des oberen Sprunggelenks zu gewährleisten, kann der Patient, falls keine weitere Hilfsperson zur Verfügung steht, selber am distalen Ende der überhängenden Lefze des Trikotschlauchs ziehen. Neben ausschließlich dorsalen Schienen kann man sog. „U- und L"-Schienen anlegen, diese sind stabiler. Unterschenkelschaftfrakturen (S. 621) können mit einem sog. *Sarmientogips* frühfunktionell behandelt werden. ▶ *Beachte:* Thromboseprophylaxe!
- *Oberschenkelgips* (Abb. 3.18 i/j): Zur Anlage immer eine Hilfsperson hinzuziehen. Die Longuette breit genug wählen und mindestens 4 Lagen verwenden. Das Knie ist leicht gebeugt, das OSG in 90°-Stellung. Bei bestimmten Verletzungen spart man den Fuß aus, sog. *Tutor*. Auch dieser kann bei noch bestehender Schwellungsgefahr vorerst als Schiene angelegt werden. ▶ *Beachte:* Thromboseprophylaxe!

Extensionen

- ▶ **Definition:** Dauerhafte Reposition einer Fraktur mithilfe eines transossär eingebrachten Pins (Steinmann-Nagel oder dünnerer Kirschner-Draht), an dem achsengerecht gezogen wird (es gibt mittlerweile auch aufklebbare Extensionszügel, deren Platzierung allerdings geübt werden muss).
- ▶ **Bedeutung:** Heute weitgehend durch zeitnahe Osteosyntheseverfahren ersetzt. Sie werden manchmal präoperativ zur Überbrückung angelegt, da sie schmerzlindernd wirken und eine weitere muskelzugbedingte Dislokation verhindern. Die kniegelenkübergreifenden dürfen nicht länger als 48 h genutzt werden.
- ▶ **Komplikation:** Verletzung von Nerven, Gefäßen, Epiphysenfuge oder Kniegelenkkapsel. Pininfektion, Osteomyelitis (S. 716). Lokale Druckstellen z.B. durch einen aufliegenden Extensionsbügel, eingeschränkte Mobilisation mit allgemeiner Dekubitusgefahr (S. 188).
- ▶ **Arten und jeweilige Indikation** (Abb. 3.19):
  - *Distale Femurmetaphyse:* Proximale bzw. Oberschenkelschaft- und Hüftgelenkfrakturen.
  - *Tuberositas tibiae:* Frakturen im gesamten Femurbereich (S. 605).
  - *Kalkaneus:* Unterschenkelschaftfrakturen (S. 621).
- ▶ **Durchführung** (streng steriles Vorgehen!):
  - *Vorbereitung:* Aufklärung, Analgesie, ggf. leichte Sedierung. Die Extensionszugrichtung am Bett montieren (→ kontrollieren, ob die Achse stimmt).
  - *Reposition* (S. 557) durch Assistenten (ggf. Bildwandlerkontrolle).
  - *Lokalanästhesie* (S. 83) der Ein- und Austrittstelle (→ Periost infiltrieren!). Mit der Nadel im Austrittsstellenbereich die gewünschte Bohrachse markieren.
  - *Kleine Hautinzision* über dem geplanten Bohrloch, sparsames Abschieben evtl. störender Weichteile mit der Draht- bzw. Nagelspitze.
  - Aufsetzen des Pins auf den Knochen und kritische Prüfung der Achse (ggf. Bildwandlerkontrolle).
  - ▶ *Hinweis:* Keine Pinanlage im zukünftigen OP-Gebiet!
  - *Einbringen des Pins:*
    - Mit Bohrmaschine: Anfänglich mit hohem Druck bohren, bis der Draht in den spongiösen Teil des Knochens „fällt". Vorsichtig weiter, bis die gegenüberliegende Kortikalis das Bohren erschwert. Mit hohem Druck, aber sehr aufmerksam diese durchdringen, ohne die dahinterliegenden Weichteile/Haut zu verletzen.
    - Manuell: Steinmann-Nagel mit dem Hammer in die Kortikalis eingeschlagen und dann per Hand weiterdrehen.
  - *Hautstichinzision* über der vermeintlichen Austrittsstelle und Ausleiten des Pins. Steriler Pflasterverband der Hautdurchtrittsstellen.

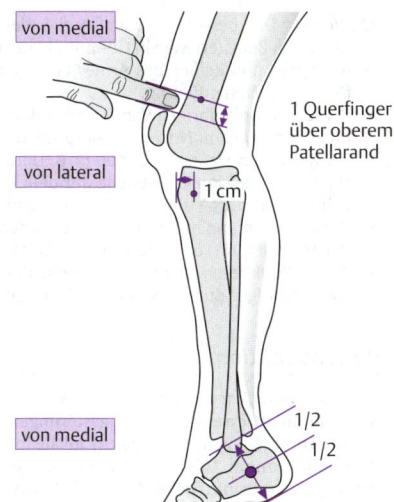

von medial

1 Querfinger über oberem Patellarand

von lateral

1 cm

von medial

1/2
1/2

Abb. 3.19 · Extensionen. Übersicht der richtigen Platzierung (Suprakondyläres Femur, Tibiakopf oder Kalkaneus) und jeweiliger Zugangsweg (→ von potenziell gefährdeten Strukturen weg bohren)

- *Fixation des Pins am Tragebügel und straffes Spannen des Bügels* mit einem Schraubenschlüssel. Die Drahtenden umbiegen und mit Kunststoffhütchen oder Pflaster verdecken.
- *Umlagern des Patienten ins Extensionsbett und Anbringen der Gewichte über den Flaschenzug*:
  - Achten Sie auf die korrekte Achse bei funktioneller Lagerung der Extremität (→ analog zu den Gipsverbänden, S. 46).
  - Gewicht: Unterschenkel ca. 5 % des Körpergewichts (z. B. 4 kg), Oberschenkel ca. 10 % (z. B. 8 kg bei einem normalgewichtigen Mann). Variiert mit der individuellen Muskelstärke.

3.3 Punktionen und Injektionen

Punktion peripherer Venen

▶ **Indikation:** Blutabnahme, i. v. Injektionen, Anlage von Verweilkanülen (z. B. Braunülen).
▶ **Punktionsorte:** Ellenbeuge, Unterarm, Handrücken, V. jugularis externa (oft einziger peripherer Zugangsweg im kardiogenen Schock), Fußrücken (wegen hoher Thrombophlebitisgefahr nur als Ultima ratio), V. femoralis (wenn andere Entnahmestellen nicht möglich sind).
◼ *Beachte:* Keine Punktion der V. femoralis bei Patienten mit Antikoagulanzientherapie, Lungenembolie, V.a. tiefe Beinvenenthrombose oder Gerinnungsstörungen!
▶ **Durchführung:**
- Arm so weit wie möglich senken.
- Anlage der Staumanschette proximal des Punktionsortes so fest, dass die peripheren Pulse gerade noch gut tastbar sind.

Arbeitstechniken im chirurgischen Alltag

▣ *Hinweis:* Die „beste" Vene ist nicht die, die man am besten sieht, sondern die, die sich beim Betasten wie ein Gummischlauch anfühlt.
● Beklopfen und Reiben des Armes und wiederholter Faustschluss des Patienten fördern die Venenfüllung.
● Bei sehr dünnkalibrigen Venen vorher den Arm mit warmen Tüchern einwickeln und/oder Vene mit Nitrospray besprühen.
● Bei Rollvenen Haut anspannen (z. B. Unterarm von dorsal fest umgreifen oder Haut distal der Punktionsstelle mit dem Daumen unter Zug fixieren) und möglichst umgekehrt-Y-förmigen Venenzusammenfluss wählen.
● Desinfizieren und mindestens 30 Sekunden warten.
● Bei der Punktion sollte die Kanülenöffnung nach oben zeigen.
● Steiles Punktieren ist zwar weniger schmerzhaft, jedoch wird die Venenhinterwand häufiger durchstochen (die Vene „platzt"). Ideal ist ein Punktionswinkel von 30°.

Arterienpunktion

▶ **Indikationen:** Arterielle Blutgasanalyse.
▶ **Kontraindikationen:** Gerinnungsstörungen (INR >1,5 bzw. Quick <50%, PTT >50 s, Thrombozyten < 50000/ul), lokale Infektionen, negativer Allen-Test (s. u.).
▶ **Komplikationen:** Hämatome, Infektion, Durchblutungsstörungen, Nachblutung, Aneurysma spurium (bei A.-femoralis-Punktion).
▶ **Punktionsorte:** A. radialis (möglichst nichtdominante Seite), A. femoralis.
▶ **Allen-Test:** Prüft die Funktionsfähigkeit des Kollateralkreislaufs A. radialis – A. ulnaris vor einer A.-radialis-Punktion. *Durchführung:* Manuelle Kompression der A. radialis und ulnaris am Handgelenk bis zum Abblassen der Hand; bleibt die Hand nach Lösen der ulnaren Kompression > 15 s blass: Negativer Allen-Test (→ Kontraindikation für A.-radialis-Punktion).
▶ **Material:** Heparinisierte 2-ml-Spritze mit Kanüle oder spezielle BGA-Spritze, sterile Tücher; Tupfer, Desinfektionsmittel, Handschuhe und Mundschutz, evtl. Lokalanästhetikum (z. B. Lidocain 1 %).
▶ **Durchführung:** *Allgemein:* Allen-Test (A. radialis), evtl. Rasur, Hautdesinfektion, steril arbeiten, evtl. Lokalanästhesie.
● *A. radialis* (Abb. 3.20):
– Handgelenk des Patienten überstrecken (Unterlage unter das Handgelenk oder Lagerung am Bettrand).
– Palpation der Arterie mit der nicht punktierenden Hand.
– Punktionsstelle: proximal des Lig. carpale.

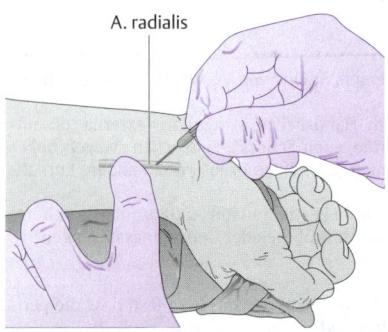

A. radialis

Abb. 3.20 · Punktion der A. radialis

- Punktion in Richtung der palpierten Arterie im Winkel von ca. 30° zur Hautoberfläche, hellrotes oder pulsierendes Blut zeigt korrekte Kanülenlage an.
- Nach der Punktion: Manuelle Kompression für mindestens 5 Minuten. Danach Anlage eines Kompressionsverbandes.
- *A. femoralis:*
  - Kissen unter das Gesäß legen, Bein leicht abduzieren!
  - Palpation der Arterie mit der nicht punktierenden Hand: Arterie sollte zwischen Mittel- und Zeigefinger liegen, dabei die Haut etwas anspannen;
  - ▶ *Merke:* IVAN-Regel: **I**nnen – **V**ene – **A**rterie – **N**erv.
  - Punktion in Richtung der palpierten Arterie im Winkel von ca. 45° zur Hautoberfläche, hellrotes oder pulsierendes Blut zeigt korrekte Kanülenlage an.
  - Nach der Punktion: Manuelle Kompression für mindestens 5 Minuten. Danach Anlage eines Kompressionsverbandes (*cave:* Gefahr der Einblutung mit Druckschmerzen, Nervenläsionen → Plexus lumbalis oder der Entwicklung eines hypovolämischen Schocks!)

Pleurapunktion

▶ **Indikationen:**
  - *Therapeutisch:* Dyspnoe bei Pleuraerguss/-empyem, traumatischer Hämatothorax (S. 286), Pneumothorax (S. 286), infizierter Pleuraerguss (S. 238), Pleurodese, Zytostatika-Instillation.
  - *Diagnostisch:* Erguss unklarer Genese, infizierter Erguss.
▶ **Kontraindikation:** Gerinnungsstörungen (INR > 1,5 bzw. Quick < 50 %, PTT > 50 s, Thrombozyten < 50000/µl).
▶ **Komplikationen:** Pneumothorax, Hämatothorax, Infektion, Leber- oder Milzverletzung, Lungenödem bei zu schneller oder ausgedehnter Abpunktion (> 1 Liter) durch intrathorakalen Druckabfall.
▶ **Material:**
  - *Allgemein:* Punktionsset oder Punktionskanülen (z.B. graue oder gelbe Braunülen) mit Dreiwegehahn, sterile Verbindungsschläuche und 50-ml-Spritze, Auffangbehälter, sterile Tupfer, sterile Handschuhe und Abdecktücher, Desinfektionslösung, 5 – 10 ml 1 %iges Lidocain, Kanülen, Spritzen, Verbandmaterial, Sekretflasche unter Sog (bei großem Erguss).
  - *Diagnostische Punktion:* Zusätzlich Blutkulturflaschen, Röhrchen für Zytologie, Tbc-Diagnostik, klinische Chemie.
  - ▶ *Hinweis:* Im Pleura- oder Aszitespunktat werden in der klinischen Chemie bestimmt: Eiweiß, spezifisches Gewicht, pH, Glukose, Cholesterin, Triglyceride, LDH, Zellzahl und -differenzierung, Laktat, Lipase, Hämatokrit.
▶ **Konventionelles Vorgehen:**
  - ▶ *Tipp:* Pleurapunktion am besten zu zweit durchführen (ein „Steriler" und ein „Unsteriler").
  - Evtl. Gabe eines Antitussivums (z.B. 20 – 40 Trpf. Paracodin) vor der Punktion.
  - *Lagerung:* Sitzend mit Abstützen nach vorne, z.B. durch Kissen oder Stuhllehne (Abb. 3.21).
  - *Markieren der Punktionsstelle* in der hintere Axillar- oder Skapularlinie am entsprechenden Rippenoberrand (Interkostalgefäße und -nerven verlaufen am Rippenunterrand!) *unter sonographischer Kontrolle.*
  - Hautdesinfektion, sterile Handschuhe anziehen, Abdecken der Punktionsstelle (Infektionsprophylaxe!).
  - *Lokalanästhesie:* Wechsel zwischen Injektion und Aspiration, bis zur Aspiration von Ergussflüssigkeit. Ungefähre Punktionstiefe merken. *Cave:* Gefahr einer Luftembolie durch Lungengefäßverletzung!

- *Punktion:* Senkrecht zur Hautoberfläche unter Aspiration mit aufgesetzter Spritze punktieren. Sobald sich Pleuraflüssigkeit aspirieren lässt, Stahlkanüle zurückziehen und Plastikkanüle vorschieben.
- Während der Exspiration die Stahlkanüle schnell entfernen und Dreiwegehahn befestigen.
- ◪ *Beachte:* Immer auf Stellung des Dreiwegehahns achten, damit das System geschlossen bleibt (→ Pneumothoraxgefahr).
- 20-ml-Spritze auf Dreiwegehahn aufsetzen und sterile Abnahme des Materials für die Diagnostik (Mikrobiologie, Zytologie etc.).
- Anschließend Erguss durch das Ableitungssystem (z. B. Infusionssystem mit abgeschnittener Tropfkammer) in den Auffangbehälter ablassen. Bei großem Erguss wegen Gefahr des Lungenödems (s. o.) ggf. mehrmals punktieren.
- Husten des Patienten weist auf vollständige Drainage hin. In Exspiration Punktionskanüle zurückziehen, die Punktionsstelle komprimieren und anschließend verbinden.
- Röntgenthorax-Kontrolle in Exspiration nach 1 – 2 h (Pneumothorax?). Sonographie zur Beurteilung von Resterguss.

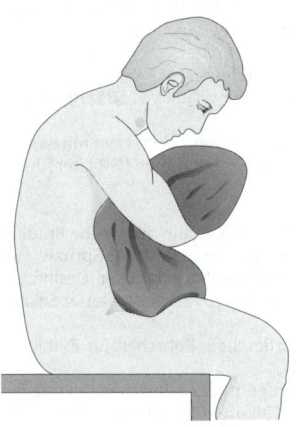
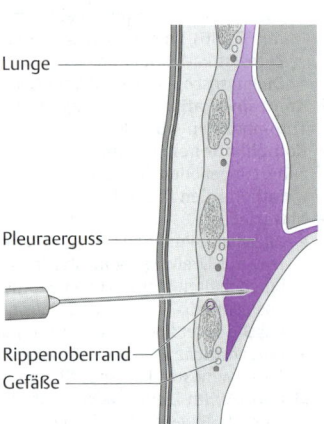

Lunge

Pleuraerguss

Rippenoberrand

Gefäße

Abb. 3.21 · Pleurapunktion

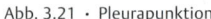

Aszitespunktion

▶ **Indikation:**
- *Therapeutisch:* Entlastungspunktion bei aszitesbedingten Beschwerden.
- *Diagnostisch:* Aszitesdiagnostik (S. 390).

▶ **Kontraindikation:** Gerinnungsstörungen (INR > 1,5 bzw. Quick < 50 %, PTT > 50 s, Thrombozyten < 50000/µl).

▶ **Komplikationen:** Infektionen, Gefäßverletzungen, Verletzung intraabdomineller Organe.

▶ **Material:** Siehe Pleurapunktion (S. 51.).

► **Durchführung:**
- Rückenlagerung.
- *Markierung der Punktionsstelle* im rechten oder linken Unterbauch lateral der epigastrischen Gefäße unter sonographischer Kontrolle (Abb. 3.22).
- Hautdesinfektion, sterile Handschuhe, sterile Abdeckung.
- *Lokalanästhesie:* Wechsel zwischen Injektion und Aspiration; nach Aspiration von Aszites Punktionstiefe merken!
- *Punktion:* Senkrecht zur Hautoberfläche unter Aspiration Punktionskanüle mit aufgesetzter Spritze vorschieben; lässt sich Aszites aspirieren, Stahlkanüle etwas zurückziehen und Plastikkanüle vorschieben.
- Stahlkanüle entfernen und Ableitungssystem befestigen (siehe Pleurapunktion S. 51).
- Aufsetzen einer 20-ml-Spritze auf Dreiwegehahn und sterile Abnahme des Materials für die Diagnostik.
- Anschließend Erguss durch den Ableitungsschlauch in den Auffangbehälter ablassen.
- Bei Punktion größerer Aszitesmengen: Substitution von Humanalbumin (6–8 g) pro Liter punktiertem Aszites (z. B. Humanalbumin 20%, 10 g/50 ml).

▶ *Hinweise:*
- – Bei der therapeutischen Punktion kann die gesamte Aszitesmenge unter kontinuierlicher Puls- und Blutdruckkontrolle langsam auf einmal abgelassen werden.
- – Evtl. Mobilisierung von kontralateral gelegenem Aszites durch Lagerung des Patienten auf die Punktionsseite.

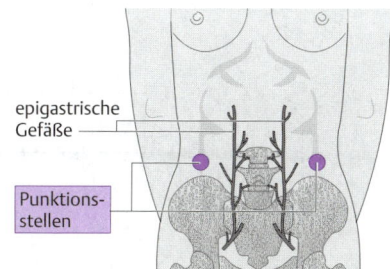

epigastrische Gefäße

Punktions-
stellen

Abb. 3.22 · Aszitespunktion

Injektionen

► **Intrakutan:**
- *Indikation:* Impfungen, Tuberkulintest, Allergietestung, Quaddelung mit Lokalanästhetika (lokale Schmerztherapie).
- *Durchführung:* Hautdesinfektion. Anspannen der Haut. Punktion mit feiner Kanüle fast parallel zur Haut. Aspiration. Bei korrekter Injektion bildet sich eine Quaddel und die Haut wird heller.

► **Subkutan:**
- *Indikation:* Z. B. Injektion von Heparin, Insulin.
- *Durchführung:* Applikationsorte: Subkutanes Fettgewebe der Bauchdecke (schnelle Resorption) und des Oberschenkels (langsame Resorption). Hautdesinfektion. Hautfalte anheben und im 45°-Winkel einstechen. Aspirieren. Injektion.

▶ **Intravenös:**
- *Indikation:* Kontrollierte Applikation von Medikamenten.
- *Durchführung:* Punktion siehe S. 49. Stauschlauch nach Venenpunktion öffnen. Aspirieren, um die korrekte Lage der Kanülen zu überprüfen (→ paravasale Injektion vermeiden). Injektion (sofern nicht anders vermerkt) langsam: 1 – 3 ml/min.

▶ **Intramuskulär:**
- *Indikation:* Z. B. Applikation von Schmerzmitteln, Impfungen.
- *Durchführung: Applikationsorte:* M. glutaeus max. (am häufigsten), M. deltoideus, M. quadriceps. *Punktion* senkrecht zur Haut unter Aspiration.
- *Gluteale Injektion:* Aufsuchen der Spina iliaca ant. sup. mit dem Zeigefinger. Abspreizen des gleichseitigen Mittelfingers bis zum Erreichen des Beckenkamms. Die Einstichstelle liegt zwischen den gespreizten Fingern (Abb. 3.23). Punktionstiefe: 2 – 5 cm (abhängig vom Fettpolster).

▶ *Hinweise:*
- Bei i. m. Injektionen besteht ein hohes Risiko für Infektionen, Nekrosen, Hämatombildungen (*cave:* Bei antikoagulierten Patienten kontraindiziert) und Nervenschädigungen.
- Eine i. m. Injektion beeinträchtigt die Enzymdiagnostik (für 1 Woche) beim Herzinfarkt und ist eine Kontraindikation für eine Thrombolysetherapie (für 2 Wochen). Allerdings ist diese Einschränkung seit Einführung des Troponin-Tests und Primär-PTCA beim Herzinfarkt nicht mehr so wichtig wie früher.

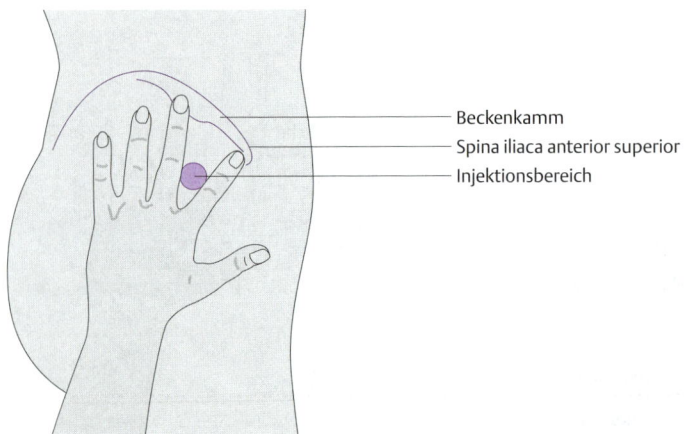

Beckenkamm
Spina iliaca anterior superior
Injektionsbereich

Abb. 3.23 · I.m. Injektion (M. glutaeus maximus)

3.4 Gefäßzugänge

Periphere Gefäßzugänge

▶ **Prinzip „Seldinger-Technik":** Bei der Katheterisierung von Venen und Arterien benutztes Verfahren, das durch Verwendung dünnerer Punktionskanülen eine geringere Traumatisierung bewirkt und damit komplikationsärmer als die konventionelle Technik ist (Abb. 3.24).

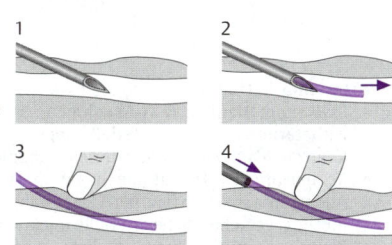

Abb. 3.24 · Seldinger-Technik: 1) Gefäßpunktion mit Punktionskanüle. 2) Führungsdraht über die liegende Punktionskanüle in das Gefäß einführen. 3) Entfernen der Punktionskanüle, Belassen des Führungsdrahtes. 4) Gefäßkatheter über den liegenden Führungsdraht in das Gefäß einführen, vorherige Erweiterung der Einstichstelle mit dem Skalpell und Drehbewegungen des Katheters erleichtern die Passage. Dann Führungsdraht entfernen, dabei den Gefäßkatheter fixieren

▶ **Periphere Venen:** Punktion mit Venenverweilkanülen (VK), z. B. Braunüle:
- *Indikationen und Punktionsorte:* Siehe unter Punktion peripherer Venen, S. 49. Keine Punktion der V. femoralis bei Patienten mit Antikoagulanzientherapie, Lungenembolie, V. a. tiefe Beinvenenthrombose oder Gerinnungsstörungen!
- ▣ *Beachte:* Beim Verwenden einer VK „einhändiges" Arbeiten angewöhnen, damit die andere Hand den Arm bis zur korrekten Lage fixieren kann, um eine Dislokation nach erfolgreicher Punktion zu verhindern.
- Bei zu erwartenden wiederholten VK-Anlagen Punktionsorte möglichst distal, also zunächst am Handrücken wählen. Dies erhöht bei einer Venenthrombosierung die Anzahl der verbleibenden Punktionsorte.
- Zur feineren Steuerung der Punktion befindet sich der Daumen dorsal auf dem transparenten Blutfängerstopfen und der Zeigefinger gegenüber vor dem farbigen Injektionsventil (Abb. 3.25).
- Mit der anderen Hand die Haut anspannen und diese zunächst entweder tangential über der Vene oder neben der Vene durchstechen (verhindert „Platzen" der Vene bei harter Haut).
- Danach Vene punktieren – nach erfolgreicher Venenpunktion (Blut fließt in den Blutfängerstopfen) Kanülenspitze leicht anheben und die Braunüle ca. 5 mm parallel zum Venenverlauf vorschieben.
- Dann einhändiges (!) Zurückziehen der Stahlkanüle: Der Nagel des Zeigefingers fixiert den Plastikteil am Injektionsventil von distal, Daumen und Mittelfinger seitlich links und rechts der Griffplatte ziehen die Stahlkanüle ca. 2 mm zurück.
- Grifftechnik beibehalten und Braunüle, soweit möglich, parallel zum Venenverlauf vorschieben, dann (nach Lösen der Staumanschette) mit Pflaster auf der Haut fixieren.
- ▣ *Hinweis:* Unter die Plastikflügel der Braunüle einen Tupfer (bei vorgefertigten Braunülenpflaster mitgeliefert) legen, um Druckstellen zu vermeiden.
- Unter Kompression der Vene im vermuteten Bereich der Kanülenspitze Stahlkanüle entfernen und Infusionssystem anschließen.

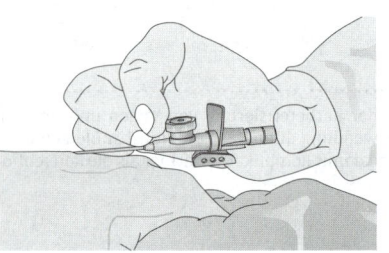

Abb. 3.25 · Punktion mit einer Venenverweilkanüle

▶ **Arterieller Katheter:**
- *Indikation:* Häufige BGA-Abnahmen, arterielle Blutdruckmessung, Linksherzkatheteruntersuchung, arterielle Angiographie.
- *Kontraindikationen:* Siehe arterielle Punktion (S. 50).
- *Komplikationen:* Hämatome, Infektion, Durchblutungsstörungen, Nachblutung, Aneurysma spurium (v. a. bei A.-femoralis-Punktion), Katheterdiskonnektion mit Blutung, versehentliche arterielle Injektion.
- *Punktionsorte:* A. radialis (möglichst nichtdominante Seite), A. femoralis.
- *Material:* Katheterset, evtl. Lokalanästhetikum (z. B. 1 % Lidocain oder EMLA-Pflaster), sterile Tücher, Tupfer, Desinfektionsmittel, Handschuhe und Mundschutz, Nahtmaterial. Assistenz.
- *Durchführung:*
  - Allen-Test (A. radialis, S. 50), evtl. Rasur, Hautdesinfektion, sterile Handschuhe anziehen, steril abdecken, Lokalanästhesie.
  - Gefäßpunktion in Seldinger-Technik.
  - Katheterfixation mit Naht.
- ▶ *Beachte:* Markieren Sie den Katheter eindeutig, um eine akzidentelle arterielle Injektion zu vermeiden! Der Katheter sollte regelmäßig mit NaCl-Heparin gespült werden!

Zentralvenöse Katheter (ZVK) – Allgemeines/Grundlagen

▶ **Indikationen:**
- Notwendigkeit der *ZVD-Messung* unter intensivmedizinischer Überwachung des Kreislaufs und des Flüssigkeitshaushalts.
- Zufuhr *venenwandreizender Substanzen* (z. B. hoch konzentrierte Glukoselösungen, Kalium).
- *Fehlender peripherer Venenzugang.*

▶ **Kontraindikationen:**
- *Gerinnungsstörungen* (INR > 1,5 bzw. Quick < 50%, PTT > 50 s, Thrombozyten < 50000/µl). *Ausnahme:* Zugang über V. basilica.
- *Infektionen* im Bereich der Punktionsstelle.
- *Für V.-jugularis-int.-Zugang:* Punktionsversuch der Gegenseite mit versehentlicher Punktion der A. carotis und Hämatombildung. Kopftieflagerung des Patienten nicht möglich.
- *Für V.-subclavia-Zugang:* Punktionsversuch der Gegenseite ohne sicheren Pneumothoraxausschluss. Starkes Lungenemphysem.

▶ **Akute Komplikationen:**
- *Blutungen bzw. Hämatome,* insbesondere bei arterieller Fehlpunktion und Gerinnungsstörungen (s.o.). Sofortige manuelle Kompression für mindestens 5 min oder Druckverband bei peripheren Zugangswegen.

- *Luftembolie:* Immer in Kopftieflage punktieren.
- *Herzrhythmusstörungen* (Katheterspitze zu weit im rechten Ventrikel → Irritation des Erregungsleitungssystems): Katheter etwas zurückziehen.
- *Perforation* von Herzklappen, Vorhof, zentraler Vene, Myokard, Perikard.
- *Pneumothorax* (bei Punktion der V. subclavia, seltener V. jugularis interna): deshalb keine beidseitigen Punktionsversuche.
- *Embolisation* abgescherter Katheterstücke oder Kunststoffkanülenanteile: → Stahlkanüle nie in die liegende Kunststoffkanüle zurückstecken.

▶ **Komplikationen bei liegendem Katheter:** Thrombophlebitis, Thrombose, Sepsis (bei unklarem Fieber ZVK entfernen und Katheterspitze zur mikrobiologischen Untersuchung einschicken).

▶ **Zugangswege** (s. u.):
- *Peripher:* V. basilica, (V. cephalica), V. femoralis (im Notfall!).
- *Zentral:* V. subclavia, V. jugularis interna (und externa).

▶ **Material:** Einmalpunktionsset, sterile Tücher/Tupfer/Handschuhe/Mundschutz, Nahtmaterial, 10-ml-Spritze mit NaCl 0,9 %, 5 – 10 ml Lokalanästhetikum (z. B. Lidocain 1 %), evtl. EKG-Monitor, Assistenz.

▶ **Durchführung** (Seldinger-Technik, Abb. 3.24):
- Bei der Punktion zentraler Venen *Oberkörpertieflagerung* (Bett um ca. 20 % kippen): Venendruck ↑ → Luftemboliegefahr ↓/Venenfüllung ↑ → Punktierbarkeit ↑. *Ausnahme:* Dekompensierte Herzinsuffizienz.
- Hautdesinfektion, sterile Handschuhe anziehen, steriles Abdecken.
- Lokalanästhesie im Bereich der geplanten Punktionsrichtung.
- Weiteres Vorgehen s. u. bei den einzelnen Zugangswegen.

▶ **Nach Katheteranlage** Katheter fixieren, ggf. mit Naht, und steril verbinden. Korrekte Position überprüfen (Röntgen-Thorax), die Katheterspitze sollte unmittelbar vor der Einmündung der oberen Hohlvene im rechten Vorhof liegen. Bei Punktion der V. subclavia oder V. jugularis interna 1 – 2 h danach Röntgen-Thorax in Exspiration zum Ausschluss eines Pneumothorax.

Zugang über V. basilica

▶ **Vorteil:** Geringe Komplikationsgefahr. Auch bei schlechter Gerinnung möglich (Kompressionsmöglichkeit).

▶ **Nachteil:** Häufige Dislokationen des Katheters beim Vorschieben erfordern zeitaufwendige Korrekturmaßnahmen und erhöhen die Gefahr von Herzklappen- oder Vorhofperforation. Hohe Thrombophlebitisrate → daher nicht bei zu erwartender langer ZVK-Verweildauer.

▣ *Hinweis:* Bei komplikationslosem Verlauf darf ein ZVK mit Zugang über die V. basilica prinzipiell genauso lange liegen wie bei anderen Zugängen (etwa 2 Wochen). Oft kommt es aber früher zu Infektionen, sodass diese ZVKs i. d. R. eher entfernt werden müssen.

▶ **Material:** S. o., z. B. Cavafix.

▶ **Durchführung** (siehe auch: periphere Venenpunktion, S. 49):
- Arm leicht abduzieren, Ellenbogen strecken.
- Staumanschette so fest anlegen, dass die peripheren Pulse gerade noch gut tastbar sind, Venenfüllung (geduldig) abwarten.
- Punktion der V. basilica bzw. der zuführenden Äste an der Ellenbeuge medial.
- Stauung lösen (!).
- Stahlkanüle zurückziehen, Kunststoffkanüle belassen.
- Katheteransatzstück aufsetzen und den Katheter vorschieben; bei spürbarem Widerstand wieder leicht zurückziehen, erneuter Versuch mit z. B. weiter abduziertem Arm (80 – 90°) oder leichtem Zug am Arm durch Assistenzperson, ggf. Korrektur unter Röntgendurchleuchtung.

- Vorschieben des Katheters, bis sich das distale Ende etwa in Höhe des Handgelenkes befindet (bei durchschnittlicher Patientengröße).
- Entfernung von Schutzhülle und Mandrin erst nach Röntgenkontrolle.

Zugang über V. jugularis interna

▶ Komplikationsarme Methode, im Gegensatz zur Punktion der V. subclavia aber bei hypovolämischen, nicht herzinsuffizienten Patienten erschwert. Rechte Seite bevorzugt, da links Mündung des Dct. thoracicus.
▶ **Material:** S. Seite 57.
▶ **Durchführung bei transmuskulärem Zugang:**
- Positionierung am Kopfende des Patienten, Bett in „Arbeitshöhe" bringen.
- Oberkörpertieflagerung, Kopf des Patienten leicht zur Gegenseite drehen.
- Bei Problemen sonographische Markierung des Gefäßverlaufs.
- *A. carotis communis* medial des M. sternocleidomastoideus aufsuchen (lateral der Arterie liegt die V. jugularis interna) und während der Punktion mit der nicht punktierenden Hand ständig palpieren.
- *Einstichstelle* (Abb. 3.26, Lage der V. jugularis interna kann bei der Lokalanästhesie durch wiederholte Aspirationsmanöver bestimmt werden): Knapp unterhalb der Kreuzungsstelle der V. jugularis externa mit dem M. sternocleidomastoideus 1 – 2 cm lateral der getasteten A. carotis communis. Bei nicht sichtbarer V. jugularis externa etwa in der Mitte der Verbindungslinie zwischen Processus mastoideus und dem medialen Ansatz des Caput claviculare des M. sternocleidomastoideus 1 – 2 cm lateral der getasteten A. carotis communis.
- *Stichrichtung:* Caput claviculare des M. sternocleidomastoideus, Punktionsnadel in einem Winkel von 30 – 45° zur Hautebene.

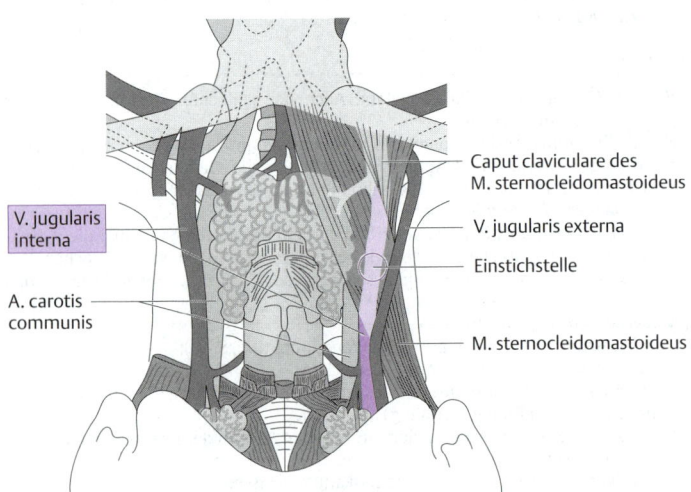

Abb. 3.26 · Punktion der V. jugularis interna (vom Kopfende aus)

- *Punktion* mit aufgesetzter Spritze (enthält 5 – 10 ml NaCl 0,9%); nach Durchstechen der Haut Hautzylinder in der Kanüle ausspritzen (ca. 0,5 ml), im weiteren Verlauf Aspirationsversuche (venöses Blut zeigt korrekte Kanülenlage an), V. jugularis interna normal ab ca. 3 cm Tiefe zu erwarten.
- Nach erfolgreicher Punktion Katheter etwa 18 – 20 cm (bei „normaler" Patientengröße) tief einführen (Lagekorrektur nach Röntgenkontrolle).

Zugang über V. subclavia

◼ *Beachte:* Im hypovolämischen Schock ist die V. subclavia oft der einzige Zugangsweg, da die bindegewebige Fixierung einen Gefäßkollaps verhindert. Die Gefahr eines Pneumothorax ist aber deutlich größer als bei Punktion der V. jugularis int., daher immer nur auf einer Seite Punktionsversuch.

▶ **Material:** S. Seite 57.

▶ **Durchführung bei infraklavikulärem Zugang:**
- Positionierung seitlich am Patienten, Bett in „Arbeitshöhe" bringen.
- Oberkörpertieflagerung, Kopf des Patienten zur Gegenseite drehen.
- *Einstichstelle:* In der Medioklavikularlinie unmittelbar am Unterrand der Klavikula (Abb. 3.27).
- *Stichrichtung:* Sternoklavikulargelenk, ca. 30° zur Hautoberfläche; bei der Punktion ständigen Kontakt zur Klavikula halten.
- *Punktion* mit aufgesetzter Spritze (enthält 5 – 10 ml NaCl 0,9%); nach Durchstechen der Haut Hautzylinder in der Kanüle ausspritzen (ca. 0,5 ml), im weiteren Verlauf Aspirationsversuche (venöses Blut zeigt korrekte Kanülenlage an), V. subclavia normalerweise ab ca. 4 cm Tiefe zu erwarten.
- Nach erfolgreicher Punktion Katheter rechts etwa 12 – 15 cm, links etwa 15 – 18 cm (bei „normaler" Patientengröße) tief einführen (Lagekorrektur nach Röntgenkontrolle).

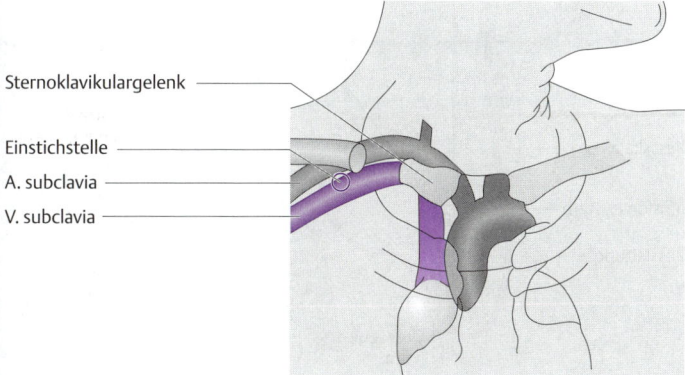

Sternoklavikulargelenk

Einstichstelle

A. subclavia

V. subclavia

Abb. 3.27 · Punktion der V. subclavia

Zentralvenöser Druck (ZVD)

▶ Der ZVD ermöglicht zusätzlich zur Beurteilung von Hautturgor, Schleimhäuten, Röntgen-Thorax, Hämatokrit etc. eine Entscheidung darüber, wie viel Flüssigkeitsvolumen dem Patienten zugeführt werden soll bzw. darf.

▶ Die Höhe des ZVD hängt außer vom Blutvolumen auch von der Funktion des rechten Herzens, vom intrathorakalen Druck (bei PEEP-Beatmung PEEP vom ZVD abziehen) und vom Venentonus ab.

▶ **Normbereich:** 2 – 12 cm H_2O.

▶ **Material:** Infusion (NaCl 0,9%), Messskala mit Thoraxlineal, Infusionssystem mit Dreiwegehahn und Messleitung.

▶ **Durchführung** (Abb. 3.28):

• Einstellen des Nullpunktes am flach liegenden Patienten: Thoraxlineal in Höhe des 4. ICR am Übergang von den oberen $^2/_5$ zu den unteren $^3/_5$ des anterior-posterioren Thoraxdurchmessers ausrichten.

• Infusionssystem und Messleitung mit NaCl 0,9% füllen.

• Infusionssystem mit Dreiwegehahn an den Venenkatheter anschließen.

• Öffnung des Dreiwegehahns zum Patienten ($\rightarrow$ Verbindung Messleitung – Venenkatheter) und Messung des ZVD. Dabei so lange warten (max. 3 Minuten), bis der Flüssigkeitsspiegel in der Messleitung atemabhängig nicht mehr wesentlich absinkt.

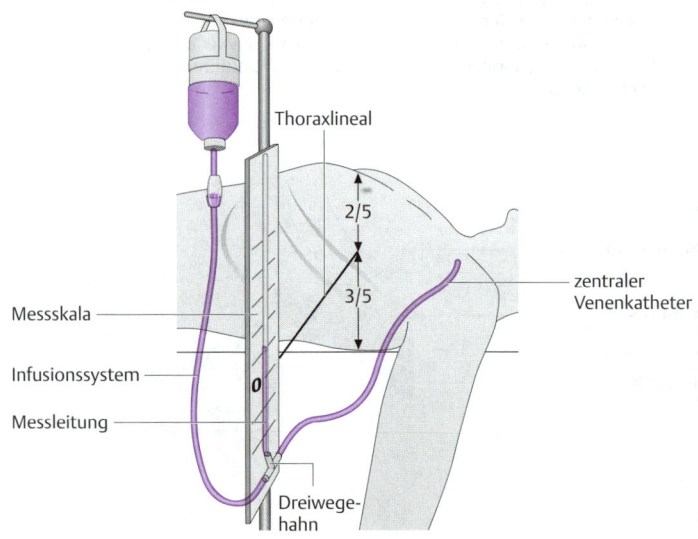

Abb. 3.28 · ZVD-Messung

Zentralvenöser Port

▶ Zentralvenöser Subklaviakatheter, der mit einem subkutan auf der Pektoralisfaszie liegenden Reservoir für die Punktion versehen ist.

▶ **Indikationen:**
- Häufige i.v. Injektionen, Infusionen, Blutentnahmen bei schlechten peripheren Venenverhältnissen.
- Wiederholte Infusionen oder Injektionen von gefäßschädigenden Medikamenten (z.B. Zytostatika).
- Längerfristig (monate- bis jahrelang) notwendiger, zentralnervöser Zugang für Blutentnahmen, Transfusionen, parenterale Ernährung.

▶ **Kontraindikationen:** Gerinnungsstörungen (INR >1,5 bzw. Quick < 50%, PTT >50 s, Thrombozyten < 50000/μl). *Relative KI:* Adipositas permagna.

▶ **Komplikationen:** Katheter- oder Subklaviathrombose, Katheter-Leckage, Infektionen des Katheters bzw. des Reservoirs. *Postoperativ:* Nachblutungen.

▶ **Portpunktion:**
- *Material:*
  - *Allgemein:* Huber-Nadel, Desinfektionslösung, sterile Tupfer und Handschuhe, Verbandsmaterial.
  - *Blutentnahme:* Zusätzlich 0,9% NaCl-Lösung, Spritzen.
  - *Injektion und Infusion:* 0,9% NaCl-Lösung, zusätzlich heparinisierte 0,9% NaCl-Lösung für den Heparinblock (z.B. 100 IE Heparin/ml NaCl 0,9%, auch als Fertiglösung erhältlich = Canusal).
- Hautdesinfektion über Port. Abdeckung des Ports mit sterilem Lochtuch.
- Haut oberhalb des Ports spannen.
- *Punktion:* Patienten die Luft anhalten lassen. Huber-Nadel vorsichtig senkrecht durch die Haut und Membran einführen, bis der Boden der Portkammer erreicht ist. Patient weiteratmen lassen und aspirieren, um richtige Lage zu kontrollieren. Verlängerung der Huber-Nadel abklemmen.
- *Blutentnahme:* 5 ml Blut aspirieren, Spitze verwerfen, Verlängerung abklemmen, 20-ml-Spritze aufsetzen, Klemme lösen und Blut entnehmen (später umfüllen in entsprechende Röhrchen). Nach der Blutabnahme System mit 20 ml NaCl 0,9% spülen, mit heparinisierter NaCl-Lösung (s.o.) blockieren und verbinden.
- ▣ *Beachte:* Grundsätzlich sollte die Blutentnahme aus peripheren Venen erfolgen! Nur wenn dies nicht möglich ist, darf man auf den Port zurückgreifen.
- *Injektionen:* Vor der Injektion Portsystem mit 0,9% NaCl spülen. Zuleitung abklemmen, Spritze mit Medikament aufsetzen, Klemme öffnen und Medikament injizieren. Nach der Injektion wird der Port mit heparinisierter NaCl-Lösung geblockt, die Kanüle (vorsichtig!) gezogen und der Port verbunden.
- ▣ *Hinweis:* Werden mehrere Medikamente hintereinander injiziert, muss der Port nach jeder Injektion mit 0,9% NaCl-Lösung gespült werden!
- *Infusionen:* Vor der Infusion spülen (s.o.). Punktionsnadel fixieren und steril verbinden. Der Luer-Lock-Anschluss wird mit dem Infusionssystem verbunden. Nach der Infusion wird das Infusionssystem von der Verlängerung getrennt und der Port mit 0,9% NaCl-Lösung gespült. Anschließend Blockung des Systems mit heparinisierter 0,9% NaCl-Lösung (s.o.). Die Huber-Nadel kann ca. 1 Woche belassen werden.

3.5 Materialabnahme für Mikrobiologie

Blutkulturen

▶ **Zeitpunkt der Blutentnahme:** Möglichst im frühen Stadium des Fieberanstiegs *vor* Beginn einer Antibiotikatherapie. Mehrmalige Entnahmen erhöhen die diagnostische Sicherheit!

▶ **Material:** 2 Blutkulturflaschen (aerob/anaerob), Desinfektionsmittel, sterile Tupfer, 20-ml-Einmalspritze, 2 sterile Kanülen.

▶ **Durchführung:**
  - Blutkulturflaschen auf 20–36 °C anwärmen. Bei V.a. Endokarditis, Meningitis oder Pneumonie Warmhaltung (ca. 36 °C) bis zur mikrobiologischen Aufbereitung.
  - Punktionsstelle mit Desinfektionsmittel und sterilem Tupfer vorreinigen. Desinfektionsmittel erneut auftragen, mindestens 30 Sekunden (besser 2 Minuten) einwirken lassen, anschließend Haut mit sterilem Tupfer abwischen.
  - 15–20 ml Blut abnehmen (periphere Venenpunktion; S. 49).
  - Frische Kanüle aufsetzen und jeweils die Hälfte des entnommenen Blutes in die Blutkulturflaschen injizieren; dabei die Flaschen mit dem Stopfen nach unten halten. Gummipfropfen vorher desinfizieren.
  - Aerobe Blutkulturflasche *nicht* belüften.

▶ **Laboranforderung:** Z. B. Erreger und Resistenz, wichtige klinische Daten und ggf. vorausgegangene Antibiotikatherapie angeben.

Katheter- und Drainagespitzen

▶ **Indikation:** V.a. Infektion durch ZVK, arterielle Kanüle, Redon-Drain.

▶ **Material:** Desinfektionsmittel, sterile Tupfer, steriles Röhrchen, sterile Pinzette, sterile Schere.

▶ **Durchführung:**
  - Haut im Bereich der Kathetereintrittsstelle mit Desinfektionsmittel reinigen.
  - Entfernung des fraglich infizierten Katheters bzw. Drains.
  - Abschneiden der Katheterspitze (2–3 cm) mit steriler Schere und Einbringen in ein steriles Röhrchen.

▶ **Laboranforderungen:** s. o.

Sputum, Tracheal – und Bronchialsekret

◼ *Hinweis:* Tracheal- und Bronchialsekret ist physiologischerweise weitgehend steril. Je geringer das zu untersuchende Material mit der Flora des Mund-Nasen-Rachen-Raumes kontaminiert ist, desto höher ist die Spezifität.

▶ **Entnahmetechnik:**
  - *Sputum:* Patient soll morgens Zähne putzen, dann Mund mit Wasser ausspülen und schließlich großzügig in einen sterilen Becher abhusten (nicht Speichel spucken). Bei ungenügender Expektoration: Vorher Inhalation von hypertoner NaCl-Lösung (z. B. NaCl 10 %).
  - *Tracheal- und Bronchialsekret:* Gewinnung bronchoskopisch (für Zytologie als BAL, S. 235) oder mittels sterilem Absaugkatheter bei intubiertem Patienten oder Tracheostoma.
  - *Versand* in sterilem Gefäß, bei geringer Materialmenge in Transportmedium.

▶ **Laboranforderung:** s. o.

◼ *Hinweis:* Bei V.a. Tbc: Sputum an 3 aufeinanderfolgenden Tagen abnehmen und *nativ* einsenden. *Laboranforderung:* Mikroskopie, Kultur, Resistenz.

Urin

▶ **Zeitpunkt der Urinentnahme:** Um ausreichend hohe Keimzahlen zu erreichen, Urinentnahme frühestens 3 Stunden nach der letzten Miktion (z. B. Morgenurin).
▶ **Entnahmetechniken:**
  - *Mittelstrahlurin:* Genitalbereich mit milder Seifenlösung waschen und mit sauberer Kompresse oder Einmalhandtuch abtrocknen. Die erste Urinportion ablaufen lassen, anschließend, ohne den Harnstrahl zu unterbrechen, mindestens 10 ml in einem sterilen Gefäß auffangen.
  - *Katheterurin:* Reinigung wie bei Entnahme von Mittelstrahlurin (s. o.). Katheterisierung mittels Einmalkatheter (S. 68) und Entnahme von mindestens 10 ml Urin. Bei liegendem Dauerkatheter keine Urinentnahme aus dem Beutel, sondern aus dem zuvor desinfizierten Katheter.
  - *Blasenpunktionsurin:* Höchste diagnostische Aussagekraft, da der Urin ohne Kontamination gewonnen wird. Durchführung siehe suprapubische Blasenpunktion (S. 69).
▶ **Laboranforderung:** Siehe S. 62.

Abstriche

🔲 *Beachte:* Mit Sekret benetzte Abstrichtupfer unverzüglich in Transportmedium einbringen (Schutz vor Austrocknung)!
▶ **Entnahmetechniken:**
  - *Wundabstrich:* Mit dem Abstrichtupfer Sekret vom Wundgrund und den Randbezirken entnehmen.
  - *Urethralabstrich:* Entnahme vor der ersten Miktion. Keine Desinfektion! Harnröhre manuell von proximal nach distal ausstreichen (bei Frauen von vaginal) und austretendes Sekret mit Abstrichtupfer aufnehmen. Erscheint kein Sekret, Wattetupfer ca. 2 cm in die Urethra vorschieben und drehen. Bei Gonorrhö und Trichomonadendiagnostik zusätzlich 2 luftgetrocknete Objektträgerausstriche anfertigen.
  - *Tonsillarabstrich:* Zunge mit Spatel herunterdrücken. Mit Abstrichtupfer Material von entzündeten oder eitrigen Bereichen entnehmen. Dabei Kontamination mit anderen Schleimhautbezirken oder Speichel vermeiden.
▶ **Laboranforderung:** Siehe S. 62.

Punktate

▶ **Entnahmetechnik:** Materialgewinnung durch Punktion, z. B. Pleurapunktion (S. 51) oder Aszitespunktion (S. 52). 5 – 10 ml des Punktats in eine Blutkulturflasche injizieren (nicht belüften!); weitere 5 – 10 ml in ein steriles Gefäß füllen. Zur *Tbc-Diagnostik* nur natives Material ohne Zusätze verwenden.
▶ **Laboranforderung:** S. o. Bei Tbc: Mikroskopie, Kultur, Resistenz.

Stuhl

🔲 *Hinweis:* Erhöhung der Nachweisquote durch mehrmalige Stuhlentnahmen. Rascher Transport der Proben ins Labor!
▶ **Entnahmetechniken:**
  - *Stuhlprobe:* Stuhl in eine saubere Bettpfanne absetzen lassen. Mit dem Löffelchen des Probenbehälters möglichst schleimige, eitrige oder blutige Bestandteile aufnehmen. Bei flüssigem Stuhl: 3 – 5 ml entnehmen.
  - *Rektalabstrich:* Kann kein Stuhl gewonnen werden, vorsichtig einen Stieltupfer anal bis hinter den Schließmuskel einführen, Tupfer mehrmalig drehen und sofort in das Transportmedium einbringen.

► **Laboranforderung:** Z. B. Salmonellen, Shigellen, Yersinien und Campylobacter. Sonst gezielte Anforderung entsprechend klinischem Verdacht. Wichtige klinische Daten (z. B. Auslandsreise) angeben.

3.6 Drainagen, Sonden und Katheter

Thoraxdrainage

► **Indikationen:** Pneumothorax (Breite > 1 QF), Pneumothoraxrezidiv, Hämato- und Chylothorax, Pleuraempyem, postoperativ nach Thorakoskopie/-tomie.

► **Kontraindikation:** Gerinnungsstörungen (INR $> 1,5$ bzw. Quick $< 50\%$, PTT > 50 s, Thrombozyten $< 50000/\mu l$). KI je nach Dringlichkeit.

► **Komplikationen:** Verletzung der Interkostalgefäße, der A. thoracica int. (anteriorer Zugang), Pneumothorax, Lungenverletzung, Verletzung des Herzens, der Oberbauchorgane (lateraler Zugang), Fehllagen der Drainage (v. a. subkutan), Infektionen.

► **Material:** Thoraxdrainageschlauch (28 – 32 Ch), Motorsaugsystem (Sog: 10 – 20 cmH$_2$O), 20 – 40 ml 1 % Lidocain, Einmalskalpell, steriles Instrumentenset (chir. Pinzette, gebogene spitz-stumpfe Schere, Kornzange, Klemme, Nadelhalter, Auffangschale, Abdecktücher, Tupfer, Kompressen), sterile Handschuhe, Desinfektionslösung, Nahtmaterial.

► **Zugangswege:**
- *Anteriorer Zugangsweg* („Monaldi-Zugang"): 2. – 3. ICR, Medioklavikularlinie. Bei Pneumothorax.

  ▣ *Beachte:* Nicht bei Frauen, da kosmetisch störend.
- *Lateraler Zugangsweg* („Bülau-Zugang"): 4. – 6. ICR, vordere Axillarlinie. Zugang der Wahl bei Pleuraerguss (im Liegen), Hämatothorax, Pneumothorax der Frau. Pleuraerguss beim sitzenden Patienten: Besser hintere Axillarlinie.

► **Durchführung** (Abb. 3.29):
- *Vorbereitung:* Gabe eines Antitussivums, ggf. sonographische Markierung der Punktionsstelle, Hautdesinfektion, sterile Handschuhe anziehen, Abdecken (siehe Pleurapunktion S. 51).
- Setzen der Lokalanästhesie über zwei Interkostalräume.
- Quere Hautinzision mit Skalpell 1 ICR unter- oder oberhalb des vorgesehenen ICR.
- Kulissenförmige stumpfe Präparation im benachbarten ICR, stumpfe Penetration der Pleura, Austasten des (richtigen) Zugangs mit dem Finger.

  ▣ *Hinweis:* Die getunnelte Anlage beugt Infektionen vor und verhindert beim Ziehen der Drainage die Entstehung eines Pneumothorax.
- Drainageschlauch (ggf. mithilfe einer Kornzange) in die gewünschte Richtung bis zur Markierung vorschieben.
- Sichere (!) Nahtfixation (schlauchnaher Donati-Stich, S. 781) und Schlauch an die Saugung (geschlossenes System, 10 – 20 cm Wassersäule Sog) anschließen (Abb. 3.30). Steril verbinden.
- Röntgenkontrolle zur Lagekontrolle der Drainage und Ausschluss eines Pneumothorax.

  ▣ *Beachte:* Die Platzierung der Thoraxdrainage mithilfe eines Trokars führt häufig zu Komplikationen (Organperforation) und ist daher nur in Ausnahmesituationen indiziert.

▣ *Hinweise:*
- Zur *Vermeidung von Infektionen steril arbeiten*!
- Zur *Vermeidung von Lungenverletzungen*: Patienten ausatmen und während der Punktion nicht einatmen lassen. Bei beatmeten Patienten während der Punktion

Überdruck unterbrechen, um die Ausdehnung der Lunge und damit das Risiko einer Lungenverletzung zu verringern.
- Zur *Vermeidung von Gefäßverletzungen bzw. Verletzungen der Thoraxorgane*: Immer am Rippenoberrand präparieren. Präparation bei anteriorem Zugang nie medial der Medioklavikularlinie (A. thoracica interna). Präparation bei lateralem Zugang nie oberhalb der Mamillenebene (große Armgefäße/Plexus brachialis).

▶ **Dauer der Drainage:** Der Sog wird bis zur vollständigen Lungenentfaltung und Sistieren von Luftfistelung bzw. Sekretion belassen. Anschließend Abklemmen des Schlauches; Belassen für weitere 12 h; Röntgenkontrolle. Bei vollständiger Lungenentfaltung Drainage ziehen (s. u.). 24 h nach Ziehen erneute Röntgenkontrolle.

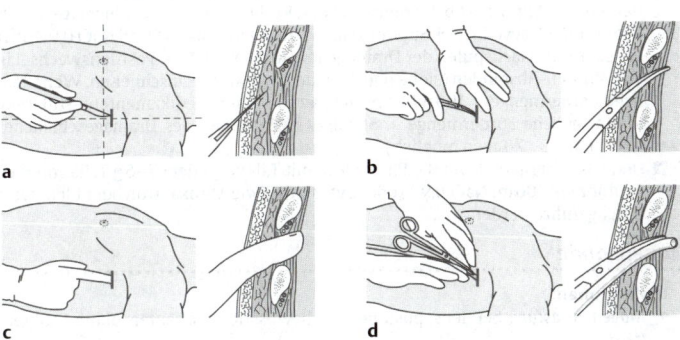

Abb. 3.29 · Einlage der Thoraxdrainage: (a) Inzision der Haut. (b) Stumpfe Präparation durch Interkostalmuskulatur und parietale Pleura. (c) Digitales Austasten des Pleuraraums. (d) Einlage der Drainage

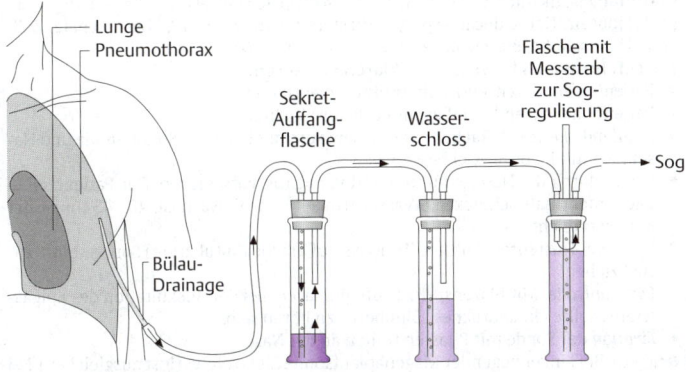

Abb. 3.30 · Saugableitungssystem (Bülau-Drainage)

Arbeitstechniken im chirurgischen Alltag

▶ **Ziehen der Thoraxdrainage:** Fixationsnaht entfernen und den Drainageschlauch zügig herausziehen. Kurz vor und während des Ziehens den Patienten bei zugehaltener Nase und verschlossenem Mund kräftig pressen lassen (Valsalva-Manöver). Anschließend Röntgenkontrolle.

▶ **Pleurodese:**
- *Indikation:* Palliative Therapie rezidivierender maligner Pleuraergüsse, rezidivierender Pneumothorax (wenn OP/Thorakoskopie nicht möglich ist oder abgelehnt wird).
- *Durchführung:* Anlage einer Thoraxdrainage (S. 64) oder eines Pleurakatheters mit Dauersog (Druck ca. 20 cmH$_2$O), bis Erguss komplett entleert ist. Abklemmen der Drainage. Evtl. Gabe eines *Analgetikums* (z. B. $^1/_2$ bis 1 Amp. Dolantin i. v.). *Lokalanästhetikum:* Instillieren von 150 mg Lidocain (z. B. 7,5 ml Xylocain 2%), verdünnt mit 50 ml NaCl 0,9% über die Drainage. Lagewechsel des Patienten in 5-Minuten-Abständen: Rücken-, Rechts-, Links- und Bauchlage. Instillieren von Tetracyclin (z. B. Supramycin) 500 mg verdünnt in 50 ml NaCl 0,9% über die Drainage. Nachspülen der Drainage mit 10 ml NaCl 0,9%. Positionswechsel in 30-Minuten-Abständen (siehe oben). Dauersogdrainage anschließen. Wenn tägliche Fördermenge > 100 ml/24 h: Wiederholen der Medikamenteninstillation. Wenn tägliche Fördermenge < 50 ml/24 h: Entfernen des Drainageschlauches (i. d. R. nach 5 – 7 Tagen möglich).
- ▶ *Hinweis:* Alternativ kann die Pleurodese mit Talkumpuder (3 – 5 g Talkumpuder, verdünnt in 100 ml NaCl 0,9%) oder Zytostatika wie Mitoxantron oder Bleomycin durchgeführt werden.

Magensonde

▶ **Indikationen:**
- *Magenentlastung* bei Ileus, postoperativ, bewusstlose Patienten, akute Pankreatitis.
- *Enterale Ernährung.*
- *Spülung/Verlaufskontrolle* bei gastrointestinaler Blutung.
- *Tbc-Diagnostik.*

▶ **Komplikationen:** Auslösen von Erbrechen, Blutungen, Gewebeverletzungen, vagale Reaktionen, Bradykardie, Via falsa (tracheal), Abknicken/Verstopfen/Dislokation der Sonde.

▶ **Material:** Plastik- oder Silikonsonde (10 – 14 Ch), Gleitmittel mit Lokalanästhetikum (z. B. Lidocain-Gel, Lidocain-Spray), Pflasterstreifen (5 – 6 cm), Nierenschale, Zellstoff, Handschuhe, Blasenspritze, Stethoskop, Glas Wasser.

▶ **Durchführung bei bewusstseinsklaren Patienten:**
- Patienten aufklären, evtl. Zahnprothesen entfernen.
- Patient halb sitzend, Kopf leicht nach vorn inkliniert.
- *Lokalanästhesie* von Rachen- und Nasenraum mit Lidocain-Spray, Sonde und Nasenloch mit Lidocain-Gel bestreichen.
- Sonde durch die Nase einführen und vorsichtig vorschieben. Der Patient sollte dabei mehrmals schlucken (Wasser trinken lassen). Nach ca. 40 – 45 cm ist der Magen erreicht.
- ▶ *Cave:* Bei Hustenreiz/Luftnot (Hinweis auf Trachealintubation) Sonde sofort zurückziehen!
- *Lagekontrolle:* Mit Blasenspritze Luft einblasen. Bei der Auskultation des Epigastriums sollte ein deutliches „Blubbern" zu hören sein.
- *Fixation* der Sonde mit Pflasterstreifen an der Nase.
- ▶ *Beachte:* Bei länger liegender Magenablaufsonde Elektrolytverlust ausgleichen! Bei Ernährung kein Verlust!

► **Durchführung bei bewusstlosen, intubierten Patienten:**
- Patient in Rückenlage.
- Sonde mit Gel bestreichen, durch die Nase einführen und vorsichtig vorschieben.
- Bei Widerstand im Mund Sonde zurückziehen, etwas drehen und erneut vorschieben. Ggf. Sonde vor der Rachhinterwand mit behandschuhtem Finger in Richtung Ösophagus lenken. Ggf. Vorschieben der Sonde unter laryngoskopischer Sicht mit Magill-Zange.
- Lagekontrolle/Fixation.

Perkutane endoskopische Gastrostomie (PEG)

► **Indikationen:** Enterale Sondenernährung bei chronischen Schluckstörungen. Strenge Indikationsstellung und Aufklärung bei terminal Erkrankten.
► **Kontraindikationen:** Gerinnungsstörungen, lokale Infekte im Bereich der Punktionsstelle, Peritonitis, Peritonealkarzinose, massiver Aszites, florides Ulcus ventriculi, Morbus Crohn ($\rightarrow$ Fistelbildung), negative Diaphanoskopie (s. u.).
► **Vorteile:**
- *Gegenüber nasaler Sonde:* Geringere Belastung für Patienten, geringere Dislokationsgefahr, lange Liegezeiten möglich.
- *Gegenüber operativer Gastrostomie:* Weniger invasiv, keine Narkose nötig.
► **Nachteile:**
- *Gegenüber nasaler Sonde:* Invasives Verfahren.
- *Gegenüber operativer Gastrostomie:* Bei Stenosen im Bereich des Pharynx/Ösophagus nicht möglich, häufiger Komplikationen, Entfernung komplizierter.
► **Komplikationen:** Verletzung intraabdomineller Organe, Wundinfektion, Peritonitis, gastrokolische Fistel, Aspiration von Sondenkost, Insuffizienz des Sondenkanals mit Austritt von Mageninhalt, Druckulkus unter der zu fest angezogenen Halteplatte der Sonde.
► **Material:** PEG-Set mit Punktionskanüle, Zugfaden und Sonde, sterile Spritzen, Tupfer, Kanülen, Abdeckung und Handschuhe, Mundschutz, Skalpell, 5 – 10 ml Lokalanästhetikum (z. B. Lidocain 1 %), Gastroskop mit Zubehör.
► **Vorbereitung:** Gerinnungsstatus (INR < 1,5, PTT < 50 s, Thrombozyten > 50000/μl), Protonenpumpenhemmer und H_2-Blocker 3 Tage vorher absetzen (Säurehemmung erhöht das Infektionsrisiko).
► **Durchführung** Am häufigsten *Fadendurchzugsmethode* (Abb. 3.31).
- Einführen des Gastroskops (Patient in Linksseitenlage).
- Umlagerung des Patienten in Rückenlage.
- Darstellung einer Diaphanoskopie mit Gastroskop als Lichtquelle (meist Korpusvorderwand). Magen mit Luft füllen.
- Durch 2. Person: Markierung der Punktionsstelle dort, wo sich die Diaphanoskopie am besten darstellt.
- Desinfektion, Abdecken, Lokalanästhesie bis zur Magenwand.
- Hautinzision mit Skalpell und die Punktionskanüle einführen. Nach Erreichen des Magenlumens die Stahlkanüle zurückziehen.
- Zugfaden durch die Kunststoffkanüle einfädeln.
- Zugfaden im Magen mit der Biopsiezange fassen, dann Gastroskop inkl. Biopsiezange und Faden herausziehen.
- Zugfaden am oralen Ende mit der Sonde verknoten. Faden und Sonde durch die Bauchdecke herausziehen, bis die Halteplatte der Sonde der Magenwand anliegt.
- Montage der übrigen Sondenbestandteile, steriler Verband.
► **Sondenbedienung:** Ab 2 Stunden nach Sondenanlage möglich. Magenentleerung durch Aspirationsversuche überprüfen. Bei gestörter Magenentleerung: Prokinetika oder Duodenalsondenanlage.

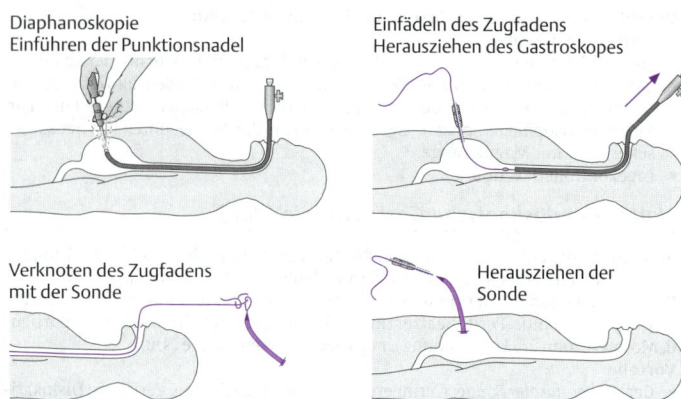

Diaphanoskopie
Einführen der Punktionsnadel

Einfädeln des Zugfadens
Herausziehen des Gastroskopes

Verknoten des Zugfadens
mit der Sonde

Herausziehen der
Sonde

Abb. 3.31 · Anlage einer perkutanen endoskopischen Gastrostomie (Fadenzugmethode)

▶ **Sondenentfernung:** Sonde nahe der äußeren Bauchwand abschneiden. Gastroskopisch Halteplatte fassen, z. B. mit Dormia-Körbchen. Danach Gastroskop einschließlich des Sondenanteils entfernen.

Darmrohr

▶ **Indikationen:**
- Stimulation der Defäkation (postoperativ, Obstipation).
- Peranale Gasableitung bei starkem Kolonmeteorsimus.
- Kolonkontrasteinlauf.
▶ **Komplikationen:** Bei längerfristigem Belassen Druckläsionen, Darmperforation.
▶ **Kontraindikationen:** Frische Anastomose im Rektum bzw. unteren Kolon.
▶ **Material:** Darmrohr (20 – 30 Ch), Handschuhe, Gleitmittel ohne (z. B. Vaseline) oder mit Lokalanästetikum (z. B. Lidocain-Gel).
▢ *Beachte:* Ist nach einem Einlauf eine endoskopische Untersuchung geplant, sollte keine Vaseline verwendet werden, da diese die Optik verschmieren kann.
▶ **Durchführung:**
- Seitenlage, rektale digitale Untersuchung (Stenose?).
- Darmrohr und After mit Gleitgel bestreichen.
- Vorsichtiges Einführen des Darmrohrs bis (höchstens) zum rektosigmoidalen Übergang.

Transurethraler Harnblasenkatheter

▶ **Indikationen:**
- *Therapeutisch:* Harnentleerungsstörungen (z. B. bei Prostataadenom, Inkontinenz, postoperativ), Blasenentlastung (z. B. Blasenfistel, Blasennaht), unmögliche Spontanmiktion bei bewusstlosen oder sedierten Patienten.
- *Diagnostisch:* Bilanzierung, Ausscheidungskontrolle bei operativen Eingriffen, mikrobiologische Harnuntersuchung (s. 63).
▶ **Komplikationen:** Verletzungen der Harnwege, Via falsa, aufsteigende Harnwegsinfekte.

- ▶ **Material:** Steriler Katheter (Innendurchmesser meist 14–18 Ch), Gleitmittel mit Lokalanästhetikum (z. B. Instillagel), Urinbeutel, sterile Handschuhe, Tupfer, Desinfektionsmittel, Lochtuch, Nierenschale, Spritze, Kochsalzlösung.
- ▶ **Vorgehen bei der Frau:**
  - Vorhaben mit Patientin besprechen.
  - Rückenlage, Beine aufstellen und bei zusammengestellten Fersen spreizen. Kissen unter Gesäß legen.
  - Steril abdecken (Lochtuch), sterile Handschuhe. Spreizen der Schamlippen mit der linken (bzw. rechten) Hand.
  - Desinfektion mit desinfektionsmittelgetränkten Tupfern (von ventral nach dorsal): Vulva, große und kleine Labien, Urethraöffnung und Vaginaeingang. Letzten Tupfer in Vaginaeingang legen.
  - Katheter mit der anderen Hand ca. 5 cm einführen.
  - Blocken des Katheters: 5–10 ml Wasser in den Blockballon füllen und Katheter vorsichtig bis zu einem spürbaren federnden Widerstand zurückziehen.
  - Sterilen Urinbeutel anschließen und Vaginaltupfer entfernen.
- ▶ **Vorgehen beim Mann:**
  - Vorhaben mit Patienten besprechen.
  - Rückenlage, Beine zusammen, Kissen unter Gesäß legen.
  - Sterile Handschuhe (beim Rechtshänder bleibt die rechte Hand steril).
  - Mit der linken Hand Penis fassen, Vorhaut zurückstreifen und mit desinfektionsmittelgetränkten Tupfern desinfizieren.
  - Steriles Abdecken (Lochtuch über Penis) und Penis noch einmal desinfizieren.
  - Instillation von anästhesierendem Gleitmittel in die Urethraöffnung, 1 min warten, dabei Urethraöffnung leicht komprimieren.
  - Katheter 5 cm prox. der Spitze mit rechter Hand anfassen und in den mit der linken Hand gestreckten Penis einführen (bei Tiemann-K.: Spitze nach oben richten), wiederholtes Nachfassen und Weiterschieben des Katheters. Nach 15–20 cm wird der Sphincter externus erreicht (leichter Widerstand), Penis absenken. Wenige cm weiter fließt Urin ab. Katheter bis zu einem erneuten Widerstand weiterschieben. Dann Katheter blocken (s. o.) und bis zu einem federnden Widerstand zurückziehen.
  - Sterilen Urinbeutel anschließen.
  - ◰ *Beachte:* Präputium unbedingt reponieren, da ansonsten Gefahr für die Entwicklung einer Paraphimose besteht (S. 750).
- ▶ **Blasenkatheterentfernung:**
  - Ballon entblocken.
  - Entfernung in einem Zug; sog. „Blasentraining" ist wirkungslos.
- ▶ **Dauerkatheterwechsel:** Transurethrale Katheter müssen je nach Verkeimung alle 2–4 Wochen gewechselt werden.
- ◰ *Hinweis:* Bei trübem Urin, Inkrustierung oder Hinweisen auf eine Infektion muss der Katheter sofort gewechselt werden!
- ▶ **Antibiotische Abschirmung** (S. 110).

Suprapubische Harnblasenpunktion und -katheterisierung

- ▶ **Indikation:**
  - *Therapeutisch:* Anlage eines transurethralen Zugangs (z. B. Urethrastenose o. Ä.) ist nicht möglich, länger dauernde Katheteranlage.
  - *Diagnostisch:* Mikrobiologische Harnuntersuchung.
- ▶ **Kontraindikationen:** Gerinnungsstörungen (INR >1,5 bzw. Quick < 50%, PTT >50 s, Thrombozyten < 50000/µl), Harnblasenkarzinom.
- ▶ **Komplikationen:** Verletzung intraabdomineller Organe, Peritonitis.
- ▶ **Material:** Katheterset (z. B. Cystofix), Lokalanästhetikum (z. B. Lidocain 0,5–1 %), Skalpell, Urinbeutel, sterile Handschuhe, Tupfer, sterile Abdecktücher, Desinfekti-

onslösung, Nierenschale, Kanülen, Einmalrasierer, Verbandsmaterial, Spritzen, Aqua dest., Lochtuch.

► **Durchführung** (Abb. 3.32):
- *Voraussetzung:* Gefüllte Harnblase.
- ☐ *Tipp:* Bei liegendem Katheter kann die Harnblase auch retrograd mit NaCl 0,9 % gefüllt werden.
- *Aufsuchen der Punktionsstelle:* Sonographische Ermittlung des Harnblasenstandes. Optimale Punktionsstelle: 2 – 3 cm oberhalb der Symphyse in der Medianlinie.
- Rasur und gründliche Desinfektion der Einstichstelle.
- Steril abdecken (Lochtuch), sterile Handschuhe.
- *Punktion:* Mit aufgesetzter Spritze unter Aspiration senkrecht zur Haut bis Urin zurückfließt.
- *Bei Katheterisierung:*
  - Lokalanästhesie bis zur Blasenwand. Dabei wiederholt Aspirieren. Nach Aspiration von Urin Einstichtiefe merken.
  - Stichinzision der Haut mit dem Skalpell.
  - Punktion mit Stahlkanüle, in der sich der Katheter befindet, senkrecht zur Haut.
  - Sobald Urin abfließt, Katheter weiterschieben und Kanüle entfernen (teilen an der Perforationsstelle).
  - Bei Ballonkathetern Blockballon mit 5 ml Aqua dest. füllen und Katheter bis zu einem federnden Widerstand zurückziehen. Andere Katheter bis zur Markierung zurückziehen und mit Naht oder spez. Halterung fixieren.
  - Sterilen Urinbeutel anschließen, Katheter fixieren, steril verbinden.

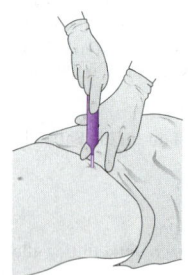
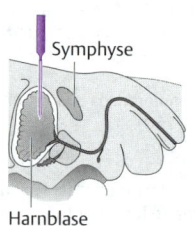

Symphyse

Harnblase

Abb. 3.32 · Suprapubische Blasenpunktion/Katheterisierung: (a) Punktion mit Kanüle 2 – 3 cm oberhalb der Symphyse. (b) Ablaufenlassen des Urins oder Einführen eines Katheters.

► **Dauerkatheterwechsel:** Suprapubische Dauerkatheter müssen mindestens alle 8 Wochen ausgewechselt werden (spezielle Wechselsets sind erhältlich).

☐ *Hinweis:* Bei trübem Urin, Inkrustierung oder Hinweisen auf eine Infektion muss der Katheter sofort gewechselt werden!

► **Antibiotische Abschirmung:** Jede Manipulation an den unteren Harnwegen ist infektionsgefährdet. Die häufigsten Erreger sind E. coli, Enterokokken, Staphylococcus spp., Pseudomonas. Transurethrale Katheter und Blasenkatheter stellen laut Leitlinie **keine Indikation für eine Antibiotikaprophylaxe** dar. *Steriles Arbeiten* mit sterilen Instrumenten ist die beste Prophylaxe.

3.7 Transfusionstherapie

Rechtliche Voraussetzungen

▶ **Aufklärung des Patienten:** Komplikationen, Notwendigkeit, Risiken bei Unterlassung, Alternativen (z. B. präoperative Eigenblutspende).

▶ **Einverständnis des Patienten:**
- Keine Transfusion ohne Einverständniserklärung des bewusstseinsklaren, urteilsfähigen Patienten.
- Bei *Minderjährigen* ggf. Einschaltung des Vormundschaftsgerichts (z. B. wenn Eltern Mitglieder der Zeugen Jehovas sind, die eine Behandlung mit Blut oder -komponenten grundsätzlich ablehnen).
- Bei *nicht bewusstseinsklaren Patienten* und vitaler Indikation zur Transfusionsbehandlung muss der mutmaßliche oder vorher schriftlich geäußerte Wille des Patienten (Patientenverfügung, S. 122) berücksichtigt werden. Angehörige haben *kein* Bestimmungsrecht (*Ausnahme:* Erziehungsberechtigte bei Minderjährigen)!
- Bei *nicht urteilsfähigen Patienten* muss das Einverständnis des gesetzlichen Betreuers oder Bevollmächtigten eingeholt werden. Gibt es keinen Betreuer/Bevollmächtigten, gilt der mutmaßliche oder vorher schriftlich geäußerte Wille des Patienten (Patientenverfügung, S. 122). Im Zweifel Einschaltung des Vormundschaftsgerichts.

▣ *Beachte:* Aufklärung und Einverständnis unbedingt dokumentieren!

▶ **Einhaltung der gesetzlichen Richtlinien zur Bluttransfusion:** Blutgruppenbestimmung, Verträglichkeitsprüfung, Bedside-Test.

Erythrozytentransfusion

▣ *Beachte:* Erythrozytentransfusionen sind ärztliche Maßnahmen. Das Patientenblut rechtzeitig vor geplanter Transfusion abnehmen, da serologische Untersuchungen und Bereitstellung der Konserven Zeit braucht.

▶ **Präparate:**
- *Erythrozytenkonzentrat (EK):*
  - Gewinnung aus 500 ml Vollblut; durch Zentrifugation geringer Plasma- und hoher Erythrozytenanteil (Hämatokrit 70–80%). Nur geringer Leukozyten- und Thrombozytenanteil. Lagerung bei +4 °C je nach Stabilisator 3–5 Wochen.
  - *Indikationen:* Akute und chronische Anämien (siehe Tab. 3.5).
  - ▣ *Faustregel:* Ein EK erhöht den Hb um ca. 1 g/dl.

Tabelle 3.5 · Indikationen für EK-Transfusion

Hb-Wert	Transfusion ja/nein
Hb-Wert < 7 g/dl	Transfusion notwendig
Hb-Wert 7–9 g/dl	Transfusionsindikation abhängig von der (sorgfältigen) klinischen Einschätzung des Patienten (Volumenstatus, Kreislaufstabilität, kardialer und pulmonaler Status)
Hb > 9 g/dl	Bei normaler kardiopulmonaler Funktion keine Transfusion notwendig

- *Leukozytendepletierte EK:* Durch *Filterung* werden Thrombozyten und Leukozyten um 99 % reduziert. Hierdurch deutliche Verringerung des Risikos einer Immunisierung oder CMV-Übertragung. Einsatz bei geplanter Organtransplantation, Immunsuppression, hämatologischen Patienten mit regelmäßiger Erythrozytensubstitution, CMV-negativen Schwangeren.
- *Gewaschene EK:* Restplasma ist weitgehend entfernt; nach Aufbereitung sofort Transfusion. Eingesetzt bei Plasmaunverträglichkeit, selektivem IgA-Mangel.
- *Frischblut:* Konservenalter < 72 h (Zusammensetzung entspricht Vollblut, enthält aber mehr funktionsfähige Blutbestandteile). Als Austauschtransfusionen, z. B. bei schweren Hämolysen.
- *Vollblut:* Enthält zelluläre Bestandteile und Plasma in physiologischem Verhältnis. Wird heute kaum noch verwendet! Statt Vollblut sollten besser EKs oder FFP transfundiert werden.

► **Durchführung:**
- Bei allen Maßnahmen sorgfältige *Identitätssicherung* (Name, Vorname, Geburtsdatum) aller Blutproben, Konserven und Begleitpapieren.
- *Abnahme von Patientenblut für serologische Untersuchungen:* Blutgruppe, Rhesusfaktor, Kreuzprobe (Tab. 3.6), Antikörpersuchtest zum Nachweis irregulärer Antikörper. Finden sich irreguläre Antikörper, müssen diese differenziert werden.
- ▶ *Beachte:* Bei einer weiteren Bluttransfusion muss die Kreuzprobe wegen einer möglichen Boosterung vorher nicht nachweisbarer Antikörper nach 3 Tagen wiederholt werden. Auch der Antikörpersuchtest ist nur 3 Tage gültig.
- Im *Notfall* kann bei vitaler Indikation „ungekreuztes" Blut transfundiert werden; ist nicht ausreichend blutgruppenidentisches Blut vorhanden, sind *notfalls* folgende Alternativen möglich: Siehe (Tab. 3.7).

Tabelle 3.6 · Kompatible ABO-ungleiche Blutgruppen

Blutgruppe Empfänger	Blutgruppe Spender	
	EK	FFP
A	A, 0	A, (AB)[1]
B	B, 0	B, (AB)[1]
AB	A, B, AB, 0	AB
0	0	0, (A, B, AB)[1]

[1] Notfalls möglich, wenn kein blutgruppenidentisches FFP vorhanden.

Tabelle 3.7 · Notfalltransfusion „ungekreuzten" Blutes

unbekannte Blutgruppe	EK 0, rh-negativ
Blutgruppe A	EK 0
Blutgruppe B	EK 0
Blutgruppe AB	EK A, B oder 0
Blutgruppe 0	Keine Alternativen
Rh-positiv	Auch rh-negative EKs
rh-negativ	nur rh-negative EKs

- *Unmittelbar vor Transfusion:* Überprüfung der Daten auf Konservenbegleitschein und Konserve. Blutkonserven auf Raumtemperatur erwärmen. Überprüfung der Identität des Empfängers. Durchführung des Bedside-Tests (= AB0-Identitätstest mit Testkärtchen und Testseren).

✔ **Praxistipp Bedside-Test:**
- ▶ Der Bedside-Test wird vom transfundierenden Arzt selbst oder unter seiner Aufsicht durchgeführt.
- ▶ Seinen Namen verdankt dieser Test dem Umstand, dass er direkt am Ort der Transfusion, also am Bett des Patienten durchgeführt wird.
- ▶ Dem Patienten wird unmittelbar vor der Transfusion Blut abgenommen.
- ▶ Die Testkärtchen werden mit 1 – 2 Tropfen Anti-A (blau)- und Anti-B (gelb)-Testseren beimpft (die Testseren werden im Kühlschrank auf Station aufbewahrt; vor der Verwendung unbedingt auf das Haltbarkeitsdatum achten!).
- ▶ Danach einen Bluttropfen des Patienten zugeben und abwarten, ob es zu einer Agglutination kommt.
- ▶ **Auswertung:** Eine Agglutination entspricht der Blutgruppe des Patienten. Das Ergebnis des Bedside-Tests unbedingt dokumentieren!
- ◪ *Beachte:* Eine Unterlassung des Bedside-Tests, seiner Dokumentation oder seiner Aufbewahrung ist ein Kunstfehler!

- *Transfusion:* Beobachtung des Patienten während der ersten Minuten nach Beginn. Engmaschige Kreislaufüberwachung (z. B. Kontrolle von Blutdruck, Puls und klinische Beobachtung alle 10 Minuten in der ersten halben Stunde). Dauer der Transfusion (außer im Notfall) ca. 1 – 2 h.
- ◪ *Hinweis:* Leere Blutbeutel und Transfusionsbestecke müssen zur Klärung evtl. Transfusionsreaktionen für 24 h unter sterilen Bedingungen im Kühlschrank aufbewahrt werden.
- ▶ **Komplikationen:**
  - *Nicht hämolytische Transfusionsreaktion:* Am häufigsten.
    – *Ursache:* Häufig durch anti-leukozytäre Antikörper.
    – *Symptome:* Fieber, Schüttelfrost, Übelkeit, Kopfschmerzen, Blutdruckabfall.
    – *Therapie:* Transfusion abbrechen, venösen Zugang belassen Überwachung, symptomatische Behandlung (z. B. bei Schüttelfrost $1/2$ – 1 Amp. Dolantin i. v.).
  - *Hämolytische Transfusionsreaktion:*
    – *Ursache:* Antierythrozytäre Antikörper, z. B. bei AB0-Unverträglichkeit.
    – *Symptome:* Schwerste Schocksymptomatik mit Störungen der Mikrozirkulation, Gerinnungsstörungen, Kreislauf- und Organversagen.
    – *Therapie und weiteres Vorgehen:* Transfusion sofort stoppen, venösen Zugang belassen, die verabreichte Konserve (abklemmen und kontaminationssicher verpacken), gemeinsam mit einer Blutprobe des Patienten, Transfusionsbesteck und Transfusionsprotokoll ins Labor schicken, Schockbehandlung (S.145).
  - *Transfusionsreaktion durch bakterielle Kontamination:* Meist endotoxinbildende gramnegative Keime.
    – *Symptome:* Fieber, Schüttelfrost, Schocksymptomatik (foudroyanter Verlauf!).
    – *Therapie:* Transfusion abbrechen, Schockbehandlung, antibiotische Therapie.
  - *Infektion* (durch Spender-Screening seltener): Hepatitis C (ca. 1:20000), seltener Hepatitis B (ca. 1:50000), sehr selten HIV (ca. 1:500000).
  - *Volumenüberlastung:* Akute Linksherzinsuffizienz und Lungenödem bei zu rascher oder übermäßiger Transfusion bei Patienten mit Herz- oder Niereninsuffizienz.

- *Bei Massivtransfusionen* (= Ersatz von mehr als dem 1,5-Fachen des Gesamtkörperblutvolumens innerhalb von 24 Stunden):
  - Abfall der Körpertemperatur: Konserven auf max. 37 °C erwärmen.
  - Gerinnungsstörungen: Gabe von FFP (S. 74).
  - Hypokalzämie (Zitratintoxikation): Kalziumsubstitution (z. B. Calcium-Sandoz forte 500 mg/Tbl., 1 – 3 g/d oder Calciumgluconat 10 % [z. B. Calcium-Sandoz 10 %] 10 – 30 ml/d unter engmaschiger Kontrolle des Ca^{++}-Spiegels).
  - Hyperkaliämie: Maßnahmen, S. 103.
  - Metabolische Azidose: Gabe von $NaHCO_3$, S. 103.
  - ARDS, Schocklunge.
  - ▶ *Hinweis:* Nach einer Massivtransfusion intensivmedizinische Betreuung mit engmaschigen Kontrollen von Blutbild, Gerinnungsstatus, Elektrolyten, BGA, Säure-Basen-Haushalt!

Thrombozytentransfusion

▶ *Beachte:* Konzentrate rechtzeitig bestellen!
▶ **Indikationen:**
  - Thrombozytopenie bei Bildungsstörung (< 10000/µl bzw. < 20000/µl und Blutungszeichen).
  - Thrombozytopenie bei akuten Blutverlusten (< 30000/µl).
  - Als präoperative Prophylaxe/vor diagnostischen Punktionen (< 50000/µl).
▶ **Präparate (Thrombozytenkonzentrate = TK):**
  - *Einfach-TK:* Ca. $0,5 \times 10^{11}$ Thrombozyten/50 ml Plasma.
  - *Zellseparator-TK:* Gewinnung durch Zentrifugation und Anreicherung, ca. $2 - 4 \times 10^{11}$ Thrombozyten/20 – 300 ml Plasma.
  - *Pool-TK:* TK aus 4 – 6 ABO-gleichen Einzelspendern (*cave:* Erhöhtes Infektions- und Immunisierungsrisiko).
  - ▶ *Beachte:* Thrombozytenkonzentrate sind bei Raumtemperatur unter ständiger maschineller Bewegung maximal 5 Tage haltbar. Bei der Transfusion werden spezielle Transfusionsbestecke verwendet: Filter zur leukozytenarmen Transfusion → führt zu einer Reduktion der transfundierten Thrombozytenanzahl von bis zu 20 %.
  - ▶ *Faustregel:* Die Transfusion von 1×10^{11} Thrombozyten führt beim Erwachsenen zu einem Anstieg von ca. 10000/µl Blut.
▶ **Komplikationen:** Infektionen, allergische Reaktionen, bei wiederholten Thrombozytentransfusionen Alloimmunisierung durch Leukozytenkontamination.
▶ *Hinweise:* Bei Patienten, die voraussichtlich wiederholt Thrombozytenkonzentrate erhalten, sollte eine HLA-Typisierung zur HLA-kompatiblen Transfusion erfolgen.

Substitution von Fresh frozen Plasma (FFP)

▶ **Indikationen:** Massivtransfusion (*Faustregel:* Ab dem 5. EK ca. 1 FFP-Einheit auf 2 EKs), Verbrauchskoagulopathie, Blutungsneigung bei Gerinnungsstörungen (z. B. Marcumarüberdosierung, Leberinsuffizienz).
▶ **Präparat:** Frischplasma (ca. 200 ml) mit Gerinnungsfaktoren und Plasmaproteinen in physiologischer Konzentration.
▶ **Komplikationen:** Infektionen, Transfusionsreaktion (S. 73).
▶ **Durchführung:**
  - ABO-Kompatibilität erforderlich. Ist nicht ausreichend blutgruppenidentisches FFP vorhanden, sind notfalls Alternativen möglich (Tab. 3.6).
  - Auftauen (spezielle Blutwärmer) und sofortige Transfusion.

Substitution spezieller Gerinnungspräparate
....

► **PPSB** (Prothrombin-Komplex, z. B. Beriplex): Ersetzt Gerinnungsfaktoren II, VII, IX und X v. a. bei Blutungen im Zusammenhang mit Leberfunktionsstörungen oder Kumarintherapie. *Dosierung:* 1 IE/kg KG pro erwünschtem %-Anstieg des Quick-Werts (Ziel: INR < 1,5 bzw. Quick > 50 %).
► **Antithrombin III** (= AT III, z. B. Kybernin): Bei AT-III-Mangel, (z. B. bei Verbrauchs-koagulopathie, angeborenem Mangel, Lebersynthesestörung, Sepsis, Verbrennung) Dosierung: 1 IE/kgKG pro erwünschtem %-Anstieg (Ziel: AT-III-Spiegel ca. 80 %).
▣ *Hinweis:* Heparin in niedriger Dosierung benötigt AT III zur Wirkungsentfaltung (Kofaktor von AT III).
► **Einzelfaktorenkonzentrate:** Substitution bei angeborenen Gerinnungsstörungen oder speziellen Indikationen.

Humanalbumin
....

► **Indikationen:** Volumenersatz insbesondere bei Plasmaverlusten (z. B. schwere Blu-tungen, Verbrennungen, S. 682), Hypalbuminämie.
► **Präparate:** Enthalten meist 5 % oder 20 % Humanalbumin.
► **Kontraindikationen:** Vorsicht bei Herzinsuffizienz.
► **Komplikationen:** Allergische Reaktionen (selten), Volumenüberlastung bei Herz-oder Niereninsuffizienz.

3.8 Infusions- und Ernährungstherapie

Volumenersatz
....

► **Postaggressionsstoffwechsel:** Nach einem Trauma, einer Operation oder Akut-erkrankung ablaufende Stoffwechselveränderungen. Phasen des Postaggressions-stoffwechsels nach Cubbertson:
  • *Phase I* (= *Akutphase*, Dauer: 1 Stunde bis 1 Tag): *Katabole Stoffwechsellage* mit verminderter Insulinwirkung, überwiegen antiinsulinerger Faktoren (Adrenalin, Glukokorikoide, ADH, Glukagon), Hyperaldosteronismus. Die *Folgen* sind eine Hyperglykämie, Lipolyse, Eiweißkatabolie („Autokannibalismus": Vermehrter Stickstoffverlust und Harnstoffanfall, negative Stickstoffbilanz), vermehrte Kaliumausscheidung und Natriumretention. Die Therapie besteht im H_2O- und Elektrolytausgleich. Keine enterale bzw. parenterale Ernährung.
  • *Phase II* (= *Übergangsphase*, Dauer: Bis wenige Wochen): *Therapie:* Aufbau einer parenteralen Ernährung.
  • *Phase III:* (= *Reparationsphase*, Dauer: Wochen): Anabole Stoffwechsellage. The-rapie: Enterale bzw. orale Ernährung.
  ▣ *Beachte:* In der ersten Phase des Postaggressionsstoffwechsels ist eine Zufuhr von hochkalorischen Infusionen nicht sinnvoll, da der Körper diese nicht verstoff-wechseln kann.
► **Flüssigkeitsbedarf pro Tag:**
  • *Basaler Bedarf:* 30 ml/kg KG.
  • *Mittlerer Bedarf:* 50 ml/kg KG.
  • *Hoher Bedarf:* 100 – 150 ml/kg KG.
► **Flüssigkeitsbilanzierung:**
  • ZVD (Normbereich 2 – 12 cm H_2O). Genauester Parameter.
  • Körpergewicht.
  • Urinausscheidung.
  • Einfuhrmessung.
  • Körpertemperatur (500 ml pro 1 °C Temperaturerhöhung).

- *Kreislaufparameter:* Blutdruck, Herzfrequenz, differenzierte Steuerung der Volumengabe im Schock durch Pulmonaliskatheter und Messung von HZV und PCWP (pulmonary capillary wedge pressure).
- *Laborparameter:* Hb, Hkt, Elektrolyte, Kreatinin, Serum- und Urinosmolar, Blutgase.

▣ *Hinweise:*
- *Faustregel* für die Berechnung des individuellen Tagesbedarfes (bei normaler Nierenfunktion): Diurese des Vortages + Perspiratio insensibilis (400 ml über Atemwege, 400 ml über Haut) + Verluste über Sonden und Drainagen + 500 ml/°C > 37 °C.
- Weiterhin zu berücksichtigen: Ergüsse, Ödeme und Flüssigkeitssequestration in das Operationsgebiet und/oder in den Darm.

▶ **Indikationen:**
- *Präoperativ:* Bestehendes Volumendefizit bei älteren Patienten, Tumoren des Magen-Darm-Traktes, Ileus u. a.
- *Intraoperativ:* Ersatz von Verlusten entsprechend Art und Größe des operativen Eingriffs. Ersatz erfolgt durch Anästhesisten.
- *Postoperativ:* Ersatz von Verlusten (Perspiratio, Diurese, Sonden, Drainagen, Fieber, s. o.); Substitution des Erhaltungsbedarfs.

▶ **Infusionslösungen:** Kristalloide und kolloidale Lösungen (s. u.).

Kristalloide Infusionslösungen

▣ *Beachte:* Durch den geringen Volumeneffekt muss bei Volumenersatz mit kristalloiden Lösungen die drei- bis vierfache Menge des bestehenden Volumendefizites ersetzt werden.

▶ **Vollelektrolytlösungen:** Natriumgehalt etwa wie im Plasma (130–154 mmol/l).
- Beispiele:
  - *Ringer-Lösung* und ihre Derivate wie Ringer-Laktat und Ringer-Acetat.
  - *Physiologische Kochsalzlösung* (NaCl 0,9 %) (leicht hyperosmolar).
- *Verteilungsraum:* Gesamter EZR (4 × so groß wie Intravasalraum), dadurch relativ geringer Volumeneffekt.
- *Indikationen:* Volumenersatztherapie, Medikamenteninfusion, Offenhalten eines venösen Zugangs, Beschleunigung der intravenösen Medikamentenwirkung durch Einschwemmen ins Gefäßsystem.

▶ **Halb- oder Drittelelektrolytlösungen:** Natriumgehalt entspricht etwa der Hälfte bzw. einem Drittel des Plasmas (70 bzw. 50 mmol/l).
- *Beispiele:* Sterofundin HEG-5/NaCl 0,45 % + Glucose 5 % (Halbelektrolytlösungen), Sterofundin BG-5 (Drittelelektrolytlösung).
- *Indikationen:* Infusions-/Ernährungstherapie.

▶ **Glukoselösung 5 %:** Kein Natrium enthalten.
- *Verteilungsraum:* IZR und EZR, dadurch sehr geringer Volumeneffekt und Verstärkung intrazellulärer Ödeme.
- *Indikationen:* Trägerlösung für Medikamente, die mit NaCl inkompatibel sind, parenterale Ernährung (S. 77).

▶ **Glukosehaltige Elektrolytlösungen:** Mischungen. *Indikationen:* Kurzfristige Kaloriengabe, Volumengabe trotz Hypernatriämie/Hyperkaliämie.

Kolloidale Infusionslösungen

▶ **Grundlagen:**
- *Isoonkotische Lösungen* (= Plasmaersatzmittel, z. B. HAES 6 %): Vorwiegend Intravasalraum (Voraussetzung: kein großes Kapillarleck). Volumeneffekt entspricht etwa der infundierten Menge.

- *Hyperonkotische Lösungen* (= Plasmaexpander, z. B. HAES 10 %): Ziehen Flüssigkeit aus Interstitium in den Intravasalraum. Volumeneffekt größer als infundierte Menge.
▶ **Hydroxyethylstärke** (HAES 200000 10 % oder 6 %, HAES 70000 6 %): Künstliches Kolloid auf Stärkebasis.
  - *Konzentration* (z. B. 6 % oder 10 %) beeinflusst vor allem den initialen Volumeneffekt: Je höher konzentriert, desto stärker.
  - *Mittleres Molekulargewicht* (z. B. 450000 oder 200000) beeinflusst vor allem die Verweildauer im Gefäßsystem: Je höher molekular, desto länger.
  - *Wirkungen:* Blutgerinnungshemmung, Verbesserung der Fließeigenschaften des Blutes (Mikrozirkulationsverbesserung), Speicherung in körpereigenen Makrophagen möglich.
  - *Indikationen:* Volumenmangel, Hämodilution.
  - *Nebenwirkungen:* Anaphylaktoide Reaktionen, nephrotoxische Wirkung möglich, insb. bei eingeschränkter Nierenfunktion.
  - *Höchstdosis:* 2 g/kg KG/Tag (ca. 1500 – 2000 ml).
▶ **Humanalbumin** (z. B. Humanalbumin 5 % und 20 %). Natürliches Kolloid.
  - Sehr teuer, begrenzt lagerbar.
  - Als Volumenersatzmittel keine entscheidenden Vorteile gegenüber künstlichen Kolloiden.
▷ *Hinweis:* **Dextrane** und **Gelatine** werden heute kaum noch verwendet. Bei *Dextranen* wurden Störungen der Nierenfunktion bis hin zum akuten Nierenversagen (dehydrierte Patienten und hohe Infusionsgeschwindigkeit) beschrieben. Außerdem kann Dextran anaphylaktische Reaktionen auslösen (vorherige Injektion mit Dextran-Hapten [Promit] notwendig → in Notfallsituationen schwer zu verwirklichen) und Gerinnungsstörungen verursachen (Hemmung der Blutgerinnung). Bei *Gelatine* besteht theoretisch das Risiko der Übertragung von BSE-Erregern (Gewinnung aus Rinderkollagen). Gelatine führt häufiger zu Überempfindlichkeitsreaktionen (weniger gravierenden als bei Dextranen) und es gibt Hinweise auf eine Hemmung der Blutgerinnung.

Tabelle 3.8 · Vergleich verschiedener kolloidaler Lösungen

Präparat	initialer Volumeneffekt (%)	Dauer des Volumeneffektes (h)	hämorheologische Effekte
HAES 450 6 %	++ (100)	+++ (8)	+
HAES 200 6 %	++ (120)	++ (5)	++
HAES 200 10 %	+++ (130)	++ (5)	++
HAES 70 6 %	++ (100)	+ (4)	++
Humanalbumin 5 %	++ (100)	+++ (8)	+

Parenterale Ernährung

▶ **Indikationen:**
  - Sofortiger und/oder erhöhter postoperativer Nahrungsbedarf (schlechter präoperativer Allgemein- und Ernährungszustand, großer Eingriff) bei Unmöglichkeit der peroralen oder enteralen Ernährung.
  - Entlastung von Organen oder Anastomosen: Postoperativ, Magen-, Darm- oder Pankreasfisteln, akute Pankreatitis.

- Unmöglichkeit der enteralen Ernährung < 3 (– 5) Tage.
- Entzündliche Darmerkrankungen Morbus Crohn, Colitis ulcerosa).
- Unzureichende Absorptionsfähigkeit des Darms (z. B. Malabsorptionssyndrom, Kurzdarmsyndrom).
- Chylaskos, Chylothorax.
- Sepsis.
- ▣ *Beachte:* Immer überprüfen, ob die Möglichkeit für eine enterale Sondenernährung besteht, da diese physiologischer und preiswerter ist!

► **Kontraindikationen:**
- Schwere metabolische Entgleisung, Schockzustände, dekompensiertes Multiorganversagen.
- 24 Stunden postoperativ (Phase 1 des Postaggressionsstoffwechsels, S. 75): Keine hochkalorische parenterale Ernährung!

► **Komplikationen:**
- *Venenkatheterbedingte Komplikationen* (S. 56).
- *Zu hohe Glukosezufuhr:* Hyperglykämie, Glukosurie und osmotische Diurese mit Gefahr der Dehydratation.
- *Leberverfettung* bei zu hoher Glukosezufuhr (bei > 400 g/d beinahe obligat). *Progredientes Leberversagen* durch Fettinfusionen bei Patienten mit vorbestehenden Leberfunktionsstörungen.
- *Cholestase, Gallenstein, Cholezystitis* durch Fehlen gastrointestinaler Entleerungsreize bei langfristiger Ernährung.
- Atrophie der Darmschleimhaut.
- *Zerebrale Funktionsstörungen* (Apathie, Verwirrtheit) durch Aminosäureninfusionen bei Überdosierung, Leberinsuffizienz und Patienten mit vorbestehender Zerebralsklerose.
- *Hypophosphatämie* bei abrupt einsetzender hochkalorischer Ernährung, insb. bei Patienten mit vorbestehendem Phosphatmangel.
- *Hyperurikämie,* insb. bei Verwendung von Zuckeraustauschstoffen (Xylit, Fruktose, Sorbit).

► **Energiebedarf:** *Faustregel:* 25 – 30 kcal/kg KG/d, Normalbedarf 1600 – 2400 kcal/d. Bei *schweren Infektionen und Polytrauma* um 30 % erhöht. Bei *Sepsis oder schweren Verbrennungen* um 40 – 60 % erhöht.

► **Zusammensetzung der parenteralen Ernährung:**
- 50 % Kohlenhydrate.
- 25 – 30 % Fett.
- 20 – 25 % Aminosäuren.
- Vitamine, Elektrolyte, Spurenelemente, Wasser (S. 75).

► **Kohlenhydrate (3 – 4 g/kg KG/d, 1 g = 4 kcal):**
- *Glukose:* Erythrozyten, ZNS, periphere Nerven, Netzhaut und Nierenmark decken ihren Energiebedarf fast ausschließlich aus Glukose. Daher muss auch im Stressstoffwechsel Glukose bereitgestellt werden. *Präparate:* z. B. Glukoselösung 5, 10, 20, 40, 50 %.
- *Glukoseersatzstoffe* (Fruktose, Sorbit, Xylit): Insulinunabhängige Aufnahme in die Zelle, daher günstig im Stressstoffwechsel.
- ▣ *Hinweis:* Aufgrund schwerwiegender Nebenwirkungen (Hyperurikämie, Oxalose, Laktatazidose, fulminantes Leber- und Nierenversagen bei Fruktoseintoleranz) ist die Gabe von Glukoseersatzstoffen umstritten. *Präparate:* z. B. GX 20 % (Kombination Glukose/Xylit).

► **Aminosäuren (1 g/kg KG/d, 1 g = 4kcal):** Wichtig für Proteinsynthese. Um eine energetische Verwertung der Aminosäuren zu vermeiden, müssen stets gleichzeitig Kalorien in Form von Kohlenhydraten und Fetten angeboten werden (25 kcal/1 g AS)! *Präparate:* Z. B. Intrafusin, Aminosteril KE.

- *Bei Leberinsuffizienz:* Gestörte Verstoffwechselung kurzer, zyklischer AS. Gabe leberadaptierter Lösungen, z. B. Aminoplasmal HEPA.
- *Bei Niereninsuffizienz:* Gestörte Ausscheidung von Stickstoff (Endprodukt des AS-Stoffwechsels; 6 g AS ergeben 1 g Stickstoff). Gabe von AS-Lösungen, die überwiegend essenzielle AS enthalten, z. B. Nephrosteril.

▶ **Fette (1 g/kg KG/d, 1 g = 9kcal):** Notwendig für den Energiestoffwechsel, Strukturelemente (z. B. Membranen).
  - *LCT-Lösungen (langkettige Triglyzeride):* Enthalten essenzielle Linolsäure (50%) und Linolensäure (50%). *Präparat:* Z. B. Intralipid 10 und 20%.
  - *MCT/LCT-Lösungen (mittel- und langkettige Triglyzeride):* Enthalten das energetisch leichter zu verstoffwechselnde MCT (50%) und Linol- bzw. Linolensäure (jeweils 25%). *Präparat:* z. B. Lipofundin MCT 10 und 20%.

▶ **Elektrolyte:** Die Substitution erfolgt in der Regel nach dem Blutspiegel. Insbesondere der Kaliumbedarf ist postoperativ meist stark erhöht. *Präparate:* Natriumchlorid (NaCl), Kaliumchlorid (KCl), Kaliumphosphat, Magnesiumsulfat, Kalziumchlorid (CaCl).

▶ **Vitamine:** Bei einer parenteralen Langzeiternährung (> 5 Tage) muss 2–3×pro Woche je 1 fettlösliches Vitaminpräparat (z. B. Vitintra als Zusatz zur Fettlösung) und ein wasserlösliches Vitaminpräparat (z. B. Multibionta in 250 ml Elomel als Kurzinfusion) verabreicht werden.

▶ **Spurenelemente:** Wirken als Enzymkatalysatoren. Zink ist für die Wundheilung (S. 179) besonders wichtig! Bei parenteraler Langzeiternährung wird täglich 1 Ampulle Inzolen HK (20 ml, enthält Kalium, Magnesium, Kupfer, Zink, Mangan, Kobalt) den Infusionen zugesetzt.

▶ **Durchführung:** Verwendung von Infusionspumpen zur gleichmäßigen Infusion (kontinuierlich über 24 Stunden) der Nährstoffe.
  - *Periphervenös* über separaten Schenkel eines Mehrlumenkatheters.
  - *Zentralvenös:* Hochosmolare Lösungen (> 800 mosmol/l) über ZVK applizieren.

▶ Das **Ernährungskonzept** (Menge/Zusammensetzung der parenteralen Ernährung) für den individuellen Patienten ist abhängig von:
  - Grad der Katabolie (Postaggressionsstoffwechsel, S. 75).
  - Ernährungszustand des Patienten.
  - Voraussichtliche Dauer der parenteralen Ernährung.
  - Kalorienbedarf im Rahmen der Erkrankung.
  - Aktuelle Blutwerte (Kontrolluntersuchungen, s. u.).

▶ **Kontrolluntersuchungen:**
  - *Röntgen-Thorax* zur Lagekontrolle des zentralvenösen Katheters.
  - *Mehrmals täglich:* Puls, Blutdruck, Körpertemperatur, ZVD.
  - *Täglich:* Gewichts- und Flüssigkeitsbilanz, Blutzuckertagesprofil, Blutbild, BGA, Elektrolyte, Harnstoff, Kreatinin, Laktat, Triglyzeride (nach Stabilisierung 2-tägig).
  - *Wöchentlich:* GOT, GPT, γ-GT, Transferrin, Albumin, Präalbumin, Harnstoffausscheidung im 24-h-Sammelurin.

Enterale Sondenernährung

▶ **Vorteile gegenüber parenteraler Ernährung:** Geringere Kosten, geringere Komplikationsrate, physiologische Ernährungsform.

▶ **Indikationen:**
  - Chronische Schluckstörungen unterschiedlicher Genese.
  - Unzureichende orale Nahrungsaufnahme.
  - Mechanische Passagestörung im Ösophagus.
  - Bewusstseinsstörungen.
  - Darmanastomose kranial der Sondenspitze.

▶ **Kontraindikationen:** Ileus, therapieresistentes Erbrechen, akute gastrointestinale Blutung, stark reduzierte Resorptionsfläche (z. B. Kurzdarmsyndrom), deutlich eingeschränkte Lebenserwartung.

▶ **Komplikationen:** Siehe Tab. 3.9

Tabelle 3.9 · Häufige Komplikationen bei Sondenernährung (modifiziert nach Hahn J.-M., CL Innere Medizin, 5. Auflage, Georg Thieme Verlag, Stuttgart, New York, 2006)

Komplikation	Ursache	Maßnahmen
Erbrechen, Aspiration	Sonde umgeschlagen/zu hoch, Motilitätsstörungen (z. B. bei Diabetikern)	Röntgenkontrolle, ggf. Korrektur, statt gastraler jejunale Sonde wählen
Diarrhö	Bolusapplikation bei Duodenal-/Jejunalsonden oder gastrale Sonde zu tief	kontinuierliche Ernährung statt Bolusapplikation
	zu schnelle Applikation	Flussmenge/Bolusmenge erniedrigen
	zu hohe Konzentration	Nährstofflösung mit geringerer Osmolarität (max. 400 mosm/kg KG)
	zu niedrige Temperatur	Nährstofflösung auf Zimmertemperatur anwärmen
	Laktoseintoleranz	laktosefreie Nährstofflösung wählen
	bakterielle Kontamination	Überleitungssystem täglich wechseln
Sondenobstruktion	Obstruktion durch Nährstofflösung	regelmäßiges Nachspülen bei Bolusapplikation
Druckulzera	Druck auf Ösophagusschleimhaut	gastrale Sonde entfernen, ggf. PEG-Anlage[1] (S. 67)

[1] PEG-spezifische Komplikationen (S. 67)

▶ **Nährstofflösungen:**

   ▣ *Hinweis: Normalkalorische Lösungen* enthalten 1 kcal/ml, hochkalorische Lösungen enthalten 1,5 kcal/ml.

   • *Nährstoffdefinierte hochmolekulare Diät* (z. B. Biosorb, Salviplus): Enthält Kohlenhydrate, Eiweiß, Fett, Elektrolyte, Vitamine und Spurenelemente in ursprünglicher Form. Anwendung bei normaler Digestion und Absorption.

   • *Chemisch definierte niedermolekulare Diät* (z. B. Peptisorb, Survimed OPD, Nutricomp Peptid F): Enthält Oligosaccharide, Oligopeptide, mittelkettige Triglyzeride, Elektrolyte, Vitamine und Spurenelemente; *keine* Ballaststoffe/Laktose. Anwendung bei eingeschränkter Digestion und Absorption (z. B. chronische Pankreatitis, Malassimilation, Kurzdarmsyndrom, Z.n. langfristiger parenteraler Ernährung).

   • *Immunmodulierende Substanzen:* Enthalten Glutamin, Arginin, kurzkettige Fettsäuren, Omega-3-Fettsäuren, Nukleotide, Selen. Ziel ist eine Verbesserung der immunologischen Funktion bei kritisch Kranken, teilweise auch günstige Wirkung auf die Darmdurchblutung und das Zellwachstum.

▶ **Zugangswege:**
- Magensonde (S. 66).
- Duodenal- bzw. Jejunalsonde. *Vorteil:* Geringeres Aspirationsrisiko, *Nachteil:* Endoskopische oder intraoperative Platzierung der Sonde im distalen Duodenum bzw. distal des Treitz-Bandes notwendig. Bei der *Feinnadel-Katheter-Jejunostomie* (FKJ) wird die Sonde per Minilaparotomie bzw. am Ende einer OP 15 – 30 cm distal des Treitz-Bandes bzw. distal der Anastomose angelegt. Sie ist bei allen Oberbaucheingriffen mit relativ langer postoperativer Nahrungskarenz oder reduzierter Nahrungszufuhr indiziert.
- Perkutane endoskopische Gastrostomie (PEG, S. 67) als Alternative bei langfristiger enteraler Sondenernährung (> 2 – 3 Wochen).

▶ **Applikation:**
- *Bolusapplikation:* Verabreichung von wiederholten Einzelportionen, z. B. am 1. Tag 6 × 50 ml, 2. Tag 6 × 100 ml, 3. und 4. Tag 6 × 150 ml, 5. und 6. Tag 6 × 200 ml Sondenkost usw. (maximal 300 ml/Portion). Nach jeder Bolusgabe Spülen mit Wasser. Überprüfung der regelrechten Magenentleerung durch Aspiration vor der Bolusgabe.
- *Kontinuierliche Applikation:* Verabreichung von Sondennahrung über Schwerkraftüberleitungssysteme oder Ernährungspumpen unter langsamer Steigerung des Volumens pro Zeiteinheit.

▶ **Kontrolluntersuchungen:** Wie bei parenteraler Ernährung (S. 77), jedoch in größeren Zeitabständen.

3.9 Stomapflege

Grundsätzliche Aspekte der Stomapflege

▣ *Hinweise:*
- Bei der Stomapflege und der individuellen Betreuung des Patienten ist die enge Zusammenarbeit von Arzt, Stomatherapeutin und Pflegepersonal notwendig.
- Die präoperative Anzeichnung der Stomalokalisation (richtige Stelle ohne Bauchfalten) erleichtert später die Pflege erheblich.

▶ **Erstversorgung:** Unmittelbar postoperativ im Operationssaal erfolgt die Applikation eines ein- oder zweiteiligen Versorgungssystems mit Hautschutz und Ausstreifbeutel auf die sauber gereinigte Haut.

▶ **Postoperative Veränderungen:** Während der ersten 8 Tage muss das Stoma täglich kontrolliert werden! *Mögliche Veränderungen:* Ödematöse Schwellung, Blutung, Retraktion, livide Verfärbung der Schleimhaut, Nekrose (venöse Durchblutung, mangelnde Durchblutung), Prolaps, Allergie auf Pflegematerialien.

▣ *Hinweis:* Regelmäßiges Entleeren der Ausstreifbeutel und häufige Kontrolle der Versorgung sind am Anfang sehr wichtig. Beim Wechseln des Versorgungssystems Nahtstellen reinigen!

Stomaversorgung mit Beutel

▶ **Indikation:** Enterostoma.

▶ **Material:** Dem Stomapatienten steht eine ganze Palette von Versorgungsprodukten zur Verfügung. Für die Wahl des optimalen Versorgungssystems ist er auf die fachgerechte Unterstützung der Stomatherapeuten und des Pflegepersonals angewiesen.
- Handwarmes Wasser, pH-neutrale Seife (z. B. Escenta-Kernseife), Vliesstoffkompressen, Ablöser (z. B. Dermasol), Abfallbeutel.
- *Versorgungssystem:* Einteilig oder zweiteilig (Basisplatte und Beutel, der auf Platte befestigt werden kann) mit integriertem Hautschutz.

- – Offenes System nach Ileostomie: Ausstreifbeutel bei häufiger und dünnflüssiger Stuhlentleerung (z.B. Coloplast ileo 30 spezial, Hollister, Loopostomy-System).
- – Geschlossenes System nach Kolostomie: Kolostomiebeutel mit integriertem Gasfilter bei gefestigteren Stuhlentleerungen (z.B. Biotrol-Platte und -Beutel, Coloplast).
- *Zusatzprodukte bei Bedarf:* Pflegemittel (z.B. Hamameliswasser, Hautlotion) Hautschutzplatten (z.B. konvexe oder plane Andruckplatte je nach Stomakonfiguration [z.B. Assura, Hollister]), Adhäsivring, Hautschutzpaste, Gürtel zur Fixation, Beutelüberzug.

► **Durchführung:**
- Versorgungssystem vorsichtig von oben nach unten ablösen.
- ▣ *Beachte:* Lösungsmittel (z.B. Dermasol) zum Entfernen des alten Beutels trocknen die Haut aus und sollten – wenn möglich – vermieden werden.
- Gründliches Abwaschen der Haut rund um das Stoma mit lauwarmem Wasser. Dabei immer zum Stoma hin reinigen, um die umgebende Haut vor Verschmutzung zu schützen.
- ▣ *Beachte:* Keine Cremes oder Öle zur Hautreinigung verwenden, da die Platte ansonsten nicht klebt.
- Stomarand mit Kompressen reinigen.
- Parastomale Haare sollten mit einem Einmalrasierer entfernt werden, Stoma dabei mit Kompresse abdecken.
- Haut bei Bedarf mit Hautlotion oder Hamameliswasser pflegen.
- Haut an der Luft trocknen lassen.
- Hautschutzplatte exakt der Stomaform und -größe anpassen, sodass die peristomale Haut nicht mit Stuhl in Berührung kommt. Hautschutz bei Bedarf leicht anwärmen (Körperwärme) und ggf. am inneren Rand mit Hautschutzpaste bestreichen.
- Beutel applizieren, dabei mit dem Kleben am unteren Stomarand beginnen und den Beutel unter Vermeidung einer Faltenbildung nach oben ziehen.
- Fixation mittels hautfreundlichem Pflaster und Gürtel (bei Bedarf).

Irrigationsmethode (= Darmspülung)

► **Voraussetzung:** Lage des endständigen Stomas im absteigenden Dickdarm (= linksseitige Kolostomie).

► **Kontraindikationen:** Peristomale Hernie/Prolaps/Stenose, Syphonbildung im distalen Bereich, spastischer/nervöser Darm, Bestrahlungs- und Chemotherapie, Diarrhö, schlechter Allgemeinzustand, infauste Prognose, Herz- und Kreislaufstörungen, mangelnde Compliance.

► **Vorteile:** Kontinenz über ca. 24 Stunden, geringerer Gasabgang, diskrete Versorgung.

► **Material:** Irrigations-Set (Wasserbehälter mit Schlauch und Konus), Entleerungsbeutel, Klammern, 1 Liter körperwarmes Wassers, neue Stomaversorgungsprodukte (s.o.).

► **Durchführung:** Instruktion durch eine Stomatherapeutin ab 2 – 3 Monate nach der Operation.
- Schlauch entlüften, Wasserbehälter in Schulterhöhe des Patienten aufhängen (verschiedene Fertigsysteme).
- Entleerungsbeutel auf Andruckplatte fixieren und mit einem Gürtel auf dem Stoma befestigen. Unteres Ende in die Toilette hängen.
- Konus mit Vaseline einfetten und am Schlauch des Wasserbehälters befestigen.
- Konus durch die obere Öffnung des Entleerungsbeutels in das Stoma einführen.

- Mit 150–200 ml Wasser anspülen, Konus entfernen und Stuhl kurz auslaufen lassen.
- Konus wieder aufsetzen und restliches Wasser einlaufen lassen (je nach Körpergröße 600–800 ml).
- Konus entfernen. Darm ca. 20 Minuten entleeren lassen.
- Entleerungsbeutel hochklappen und mithilfe von Klammern befestigen, sodass ein geschlossenes System entsteht. Der Patient kann sich nun frei bewegen.
- Ist die Ausscheidung beendet, wird der Beutel abgenommen, das Stoma und die Haut gepflegt und gereinigt (s. o.) und anschließend mit einem Stomacap oder Minibeutel abgedeckt.
- Bis zur erneuten Füllung des Kolons vergehen etwa 24 Stunden.

▶ *Hinweis:* Ein Wechsel von der Irrigationsmethode zur Beutelversorgung ist jederzeit möglich.

3.10 Anästhesie für Chirurgen

Regionalanästhesie

▶ **Lokalanästhetika** (LA): Siehe Tab. 3.10.
- *Indikationen:* Oberflächenanästhesie, Infiltrationsanästhesie, Nervenblockaden, Peridural- und Spinalanästhesie.
- *Kontraindikationen:* Allergien gegen Lokalanästhetika, Gerinnungsstörungen, Infektionen im Infiltrationsgebiet (→ vermindert die Wirksamkeit der LA), Sepsis. *Relative KI:* Lokale Nervenschädigung.
- *Kontraindikationen für Vasokonstriktorenzusatz:* Injektionen im Endstromgebiet (Finger, Zehen, Ohrmuschel, Penis), kardiovaskuläre Erkrankungen (schlecht eingestellte Hypertonie, KHK, TAA bei Vorhofflimmern, paroxysmale Tachykardien, Mitral- und Aortenstenose), Hyperthyreose, Diabetes mellitus, Glaukom, i. v. Regionalanästhesie (S. 84).
- *Nebenwirkungen:* Zentralnervöse NW (z. B. Unruhe, Schwindel, Muskelzittern, Benommenheit, Krampfanfälle), kardiovaskuläre NW (z. B. Blutdruck ↑/↓, Herzrhythmusstörungen bis Kammerflattern oder Asystolie), allergische Reaktionen (z. B. Hautreaktionen, Luftnot, anaphylaktischer Schock), Taubheit der Zunge und perioral, Metallgeschmack, Sehstörungen, Methämoglobinbildung bei Prilocain (Xylonest).
- *Vasokonstriktoren:* Der Zusatz von Vasokonstriktoren verringert die systemischen toxischen Nebenwirkungen der Lokalanästhetika (2- bis 2,5-faches der LA-Dosis möglich) und verlängert ihre Wirkdauer (etwa Verdopplung), z. B. Adrenalin (Suprarenin) (Verdünnungen von 1:80000 bis 1:200000; *max. Gesamtdosis:* 0,25 mg).

▶ *Beachte:* Kontraindikationen gegen Vasokonstriktionenzusatz (S. 83)!

▶ *Hinweis:* Für die Venenpunktion bei Kindern kann man die Punktionsstelle mithilfe von EMLA-Creme oder fertigen EMLA-Pflastern (EMLA = eutetic mixture of local anesthetics) ca. 1 h vor Punktion anästhesieren, um das Erlebnis so atraumatisch wie möglich zu gestalten.

Tabelle 3.10 · Lokalanästhetika

Substanz	Wirkbeginn/-dauer	analgetische Potenz/ relative Toxizität	Maximaldosis ohne/mit Adrenalin (mg)
Lidocain (z. B. Xylocain)	schnell/60–120 min	2/1	200/500
Mepivacain (z. B. Scandicain)	relativ schnell/ 90–180 min	2/1	300/500
Prilocain (z. B. Xylonest)	relativ schnell/ 90–180 min	2/0,5	400/600
Bupivacain (z. B. Bucain)	langsam/ 4–12 h (in niedriger Konzentration kürzere Wirkdauer)	8/4	150
Ropivacain (Naropin)	langsam/3–6 h	6–8/3	250/675 über 24 h

Verfahren der Regionalanästhesie

► **Oberflächenanästhesie:**
  ● *Schleimhautanästhesie:* z. B. mit Xylocain-Spray, Xylocain-Gel. Indikationen sind z. B. endoskopische Eingriffe und Schleimhautnähte (Minderung des Würgereizes und Schmerzempfindens)
  ● *Kryoanästhesie:* Z. B. mit Chlorethylspray bei Stichinzisionen zur Abszessspaltung.
  ◘ *Cave:* Nicht im Gesicht und anogenital anwenden!
► **Infiltrationsanästhesie:** Direkte Infiltration der Haut, des Subkutangewebes oder der Muskulatur vor kleinen chirurgischen oder diagnostischen Eingriffen. Sind mehrere Injektionen nötig, sollte der folgende Stich immer in das zuvor anästhesierte Gebiet gesetzt werden, um die Schmerzen durch das Stechen möglichst gering zu halten, z. B. mit Lidocain 1 % (Xylocain). *Sonderformen:*
  ● *Feldblock:* Ringförmige Umspritzung des Operationsgebietes, insb. bei kontaminierten Wunden.
  ● *Bruchspaltanästhesie:* Das Lokalanästhetikum wird direkt in den Bruchspalt der Fraktur gespritzt (häufig bei Radiusfrakturen). Vorher durch Aspiration eines eventuellen Frakturhämatoms korrekte Lage der Kanüle überprüfen.
► **Intravenöse Regionalanästhesie (nach Bier):** Injektion eines Lokalanästhetikums in „Blutleere" verhindert Übertritt in Blutbahn.
  ● *Indikation:* Kurze Operationen (< 40 min) an Extremitäten.
  ● *Komplikationen:* Postoperativer Tourniquet-Schmerz, LA-Intoxikation nach vorzeitiger Öffnung der Blutsperre.
  ● *Durchführung:* I. v. Zugang legen. Auswickeln der Extremität (von distal nach proximal), Anlage einer doppelkammerigen Blutdruckmanschette. Aufblasen der proximalen Kammer (300 mm Hg am Oberarm, bis 600 mm Hg am Oberschenkel), Injektion des LAs (z. B. 40–50 ml Xylonest 0,5 % für Oberarm-OP, 50–60 ml Xylonest 0,5 % für Bein-OP), Aufblasen der distalen Kammer (liegt im Anästhesiegebiet) und Entblocken der proximalen Kammer (→ vermindert Tourniquet-Schmerz). Distale Manschette am Ende der OP langsam öffnen (frühestens nach 30 min) wegen der Gefahr systemisch toxischer NW der LA.
  ◘ *Beachte:* Kein Zusatz von Vasokonstriktoren!

▶ **Periphere Nervenblockaden** (=Leitungsanästhesie): Injektion des LAs in die Nähe eines peripheren Nerven bzw. Plexus (*cave:* intraneurale Injektion führt zu Schädigung des Nerven!). *Indikationen:* Eingriffe im sensiblen Ausbreitungsgebiet der jeweiligen Nerven, Schmerzreduktion, Differenzierung schmerzverursachender Strukturen.

- *Oberst-Leitungsanästhesie* (siehe Abb. 3.33): Bei Eingriffen an Fingern und Zehen (z. B. Nagelbettoperationen, Panaritien) → Blockade der Nervi digitales palmaris und dorsalis. Injektion dorsal auf beiden Fingerseiten in Höhe der Fingerbasis (18er Kanüle). Hautquaddel setzen. Dann Vorschieben der Kanüle leicht schräg zur Palmarseite und Injektion des LAs (ca. 1 ml/Seite, z. B. Lidocain 1%) beim Zurückziehen.
- ▶ *Beachte:* Kein Zusatz von Vasokonstriktoren!
- *Handblock* (siehe Abb. 3.33): Blockierung des N. medianus, N. radialis und N. ulnaris im Bereich des Handgelenks für sämtliche Operationen an der Hand.
- *Fußblock:* Blockierung des N. tibialis, N. peronaeus profundus, N. peronaeus superficialis, N. suralis und N. saphenus im Bereich des Sprunggelenks. Indiziert für sämtliche Operationen im Fuß- und Zehenbereich.
- ▶ *Beachte:* Bei der Blockade des N. tibialis und N. peronaeus profundus muss vor Gabe des Lokalanästhetikums unbedingt aspiriert werden, um eine intravasale Injektion zu vermeiden!
- *Peniswurzelblock:* Blockade der Nn. dorsales penis, des N. ilioinguinalis und des N. genitofemoralis unterhalb der Symphyse. Hauptindikation ist die Zirkumzision.
- ▶ *Beachte:* Die Verwendung von Vasokonstriktoren ist wegen der Gefahr einer ischämischen Schädigung des Penis kontraindiziert!

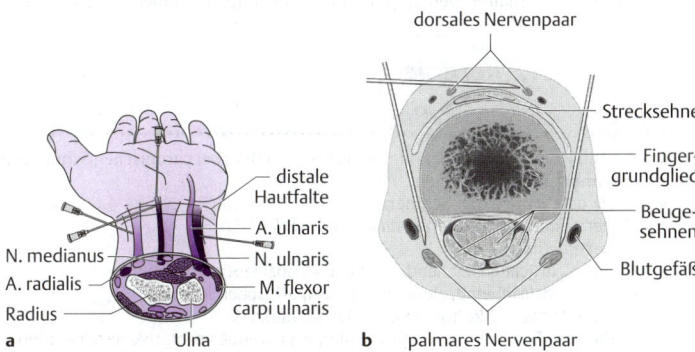

Abb. 3.33 · (a) Blockierung des N. medianus, N. radialis und N. ulnaris im Bereich des Handgelenks („Handblock"); (b) Oberst-Leitungsanästhesie

- *Plexus-brachialis-Blockade:* Bei Operationen an der oberen Extremität.
  - *Axillärer Zugang* bei OP an Ellenbogen, Unterarm und Hand: Rückenlagerung, 90°-Abduktion des Oberarms, Axilla rasieren, desinfizieren und steril abdecken. Tasten der A. axillaris und Hautinfiltration über der Arterie z. B. mit 2–3 ml 1% Scandicain (im flachen Winkel zur Haut einstechen, damit keine Plexusanteile getroffen werden). Punktion mit Kanüle knapp oberhalb der A. axillaris (*cave:* intravasale Injektion!). Das Erreichen der Gefäßnervenscheide

ist an einem Widerstandsverlust zu spüren. Langsam vorschieben. Kanüle darf die Gefäßnervenscheide aber nicht nach dorsal verlassen! Nach Aspiration LA-Injektion (z. B. 40 ml 1 % Xylonest). Während der Injektion die Gefäßnervenscheide distal der Kanüle komprimieren, um einen Abfluss des LAs zu verhindern.

– *Interskalenärer Zugang* bei OP an Klavikula, Schulter und Oberarm. LA-Injektion zwischen M. scalenus ant. und med. in Höhe von C6.

– *Infraklavikulärer Zugang* bei OP an Ober-, Unterarm und Hand. LA-Injektion im Bereich der Fossa supraclavicularis major.

- *3-in-1-Block:* Kombinierte Blockade des N. obturatorius, N. femoralis und N. cutaneus femoralis lat. durch LA-Injektion in die Nervengefäßscheide des N. femoralis.

– Rückenlage, Extension des Beins (Kissen unter Gesäß), 15 ° abduzierter Oberschenkel.

– *Punktionsstelle:* 2 cm distal des Leistenbandes und ca. 1,5 cm lateral der A. femoralis. Haut desinfizieren und steril abdecken, danach Hautinfiltration.

– *Punktion:* Kanüle in einem 45 °-Winkel zur Haut parallel zur Arterie einführen. Pulssynchrone Bewegungen der Kanüle zeigen die richtige Lage an. Nach Aspiration Injektion des LAs (z. B. 30 – 50 ml 1 % Xylonest). Während der Injektion das Gebiet distal der Kanüle manuell komprimieren, um Abfluss des LAs zu verhindern.

▶ *Tipp:* Die Verwendung eines Nervenstimulators erleichtert das Aufsuchen der korrekten Kanülenlage deutlich und ist heute Standard bei der Nervenblockade (z. B. deutet ein „Tanzen der Patella" durch Kontraktion des M. rectus femoris auf die korrekte Lage der Kanüle in Nähe des N. femoralis hin).

▶ *Hinweis:* Die Nervenblockaden können durch Kathetertechniken über mehrere Tage aufrechterhalten werden (z. B. zur postoperativen Schmerztherapie, S. 94).

3.11 Schmerztherapie

Grundlagen der Schmerztherapie
....

▶ Vor Beginn jeder Schmerztherapie sollte, insbesondere bei chronischen Schmerzen, eine **Schmerzanalyse** erfolgen:

- *Akuter* oder *chronischer* Schmerz?
- *Schmerzlokalisation, -beginn, -dauer* und *-verlauf.*
- *Schmerzqualität:*

– Dumpf, drückend, ziehend, stechend → nozizeptiver Schmerz.

– Brennend, kribbelnd, ziehend → neuropathischer Schmerz.

– Krampfartig, kolikartig → viszeraler Schmerz.

– Affektive Beschreibung, multilokulär, begleitende vegetative Beschwerden → somatoformer Schmerz.

- *Ermittlung der Schmerzstärke:* Z. B. anhand der nummerischen Rangskala (NRS) oder der visuellen Analogskala (VAS).
- *Begleitsymptome.*
- *Einflussfaktoren.*

▶ *Merke:* Akute Schmerzen werden „bei Bedarf" therapiert. Patienten mit chronischen Schmerzen erhalten ein individuell festgelegtes Dosis- und Zeitschema für ihre Medikamenteneinnahme.

Nichtopioidanalgetika

▶ **Antiphlogistische und antipyretische saure Analgetika (nichtsteroidale Antirheumatika [NSAR]):**
  ● *Wirkmechanismus:* Periphere und/oder zentrale Hemmung der Prostaglandinsynthese durch Hemmung der Zyklooxygenase.
    – Unselektive COX-1- und COX-2-Inhibitoren.
    – Selektive COX-2-Inhibitoren.
  ● *Wirkungen:* Analgetisch, antiphlogistisch, antipyretisch, Hemmung der Thrombozytenaggregation.
  ● *Nebenwirkungen:*
    – *Gastrointestinal:* Gastritis, Ulzera.
    ▷ *Hinweis:* Deshalb Vorsicht bei gleichzeitiger Einnahme von Kumarinen und Steroiden! *Prävention:* Omeprazol 20 mg/d (Omeprazol) oder Misoprostol 3 – 4 × 200 µg/d (Cytotec).
    – *Renal:* Reduktion der Nierendurchblutung mit Gefahr der terminalen Niereninsuffizienz; insb. bei Hypovolämie und vorgeschädigter Niere. Natrium- und Wasserretention → evtl. Verschlechterung einer Herzinsuffizienz, Ödeme.
    – *Allergie:* Blutdruckabfall, Schwindel, Bronchokonstriktion. Selten Agranulozytose.
    – *Analgetika-Asthma.*
    – *Zentralnervöse Störungen:* Kopfschmerzen, Schwindel, Verwirrtheit, Hörstörungen.
    – *COX-2-Inhibitoren:* Bei längerfristiger Einnahme (> 3 Monate) erhöhte kardiovaskuläre Mortalität und Morbidität bei Risikopatienten (KHK, Z.n. Herzinfarkt, Z.n. Schlaganfall).
    ▷ *Hinweis:* Das Risiko für gastrointestinale Komplikationen ist bei COX-2-Inhibitoren im Vergleich zu unselektiven NSAR mit hohem Potenzial für gastrointestinale NW (z.B. Naproxen) deutlich geringer ausgeprägt. Im Vergleich zu NSAR wie z.B. Diclofenac und Ibuprofen ist das Risiko nur geringfügig niedriger und das Risiko für schwere gastrointestinale Komplikationen wie Ulkusblutung und Perforationen ist vergleichbar.
  ● *Indikationen:* Leichtere Schmerzen. Bei stärkeren Schmerzen in Kombination mit Opioiden (siehe WHO-Stufenschema S. 95).
  ● *Kontraindikationen:*
    – *Absolut:* Floride Magen-Darm-Ulzera, höhergradige Nierenschädigung, erhöhte Blutungsneigung, V.a. intrazerebrale Blutung, bekannte Allergien, Analgetika-Asthma.
    – *Relativ:* Ulkusanamnese (→ Magenschutz!), zerebrale Funktionsstörungen.
    – *Zusätzlich bei COX-2-Inhibitoren:* Absolute KI → KHK, zerebrovaskuläre Erkrankungen, Herzinsuffizienz NYHA II – IV. Relative KI → bei bestehenden Risikofaktoren für kardiovaskuläre Ereignisse (Hypertonie, Nikotinabusus, Hyperlipidämie, Diabetes mellitus).
  ● *Präparate:* Siehe Tab. 3.11.
▶ **Nichtsaure antipyretische Analgetika (Paracetamol, Metamizol):**
  ● *Wirkmechanismus:*
    – *Paracetamol:* Hemmung der Prostaglandinfreisetzung im ZNS; Beeinflussung der zentralen Analgesie.
    – *Metamizol:* Hemmung der Aktivität von C-Fasern und spinalen Neuronen, Aktivierung schmerzhemmender Bahnen.
  ● *Wirkungen:* Analgetisch, antipyretisch. Metamizol: Zusätzlich Spasmolyse.

Tabelle 3.11 · Antiphlogistische und antipyretische saure Analgetika

Wirkstoff (Handelsname)	Standarddosis mg/d p.o. (Erwachsene)	max. Tagesdosis (mg)
Acetylsalicylsäure[1] (z.B. Aspirin)	4–6 × 500 p.o.	4000
Indometacin[1] (z.B. Amuno)	4 × 25–50 p.o.	200
Ibuprofen[1] (z.B. Imbun)	2–3 × 400 p.o.	2400
Diclofenac[1] (z.B. Voltaren)	2–3 × –100 p.o.	200
Celecoxib[2] (Celebrex)	1 × 100–400 p.o.	400
Etoricoxib[2] (Arcoxia)	1 × 60–120 p.o.	120

[1] unselektive COX-1- und -2-Inhibitoren
[2] selektive COX-2-Inhibitoren

- *Nebenwirkungen:*
  - *Paracetamol:* Lebertoxizität, Agranulozytose (selten!), bei chronischer Einnahme Nierenschädigung.
  - *Metamizol:* Allergische Reaktionen bis hin zum anaphylaktischen Schock (selten), Agranulozytose (Einzelfälle).
  - ▣ *Cave:* Bei zu schneller i.v. Gabe: Blutdruckabfall bis zum Schock möglich.
- *Indikationen:* Leichte bis mittelstarke Schmerzen, Fieber, Kontraindikationen für NSAR. Metamizol zusätzlich Koliken.
- *Kontraindikationen:*
  - *Paracetamol:* Schwerer Leberschaden, Glucose-6-Phosphatdehygrogenase-Mangel.
  - *Metamizol:* Blutbildungsstörungen, hepatische Porphyrie, Glucose-6-Phosphatdehygrogenase-Mangel, fortgeschrittene Nierenfunktionsstörungen, Pyrazolonallergie.
- *Präparate:* Siehe Tab. 3.12

Tabelle 3.12 · Nichtsaure antipyretische Analgetika

Wirkstoffname (Handelsname)	Standarddosis mg/d p.o. (Erwachsene)	max. Tagesdosis (mg)
Paracetamol (z.B. Ben-u-ron)	4–6 × 500 p.o.	6000
Metamizol (z.B. Novalgin)	5–6 × 500–1000 p.o.	6000

► **Flupirtin (z. B. Katadolon):**
- *Wirkungsmechanismus:* Zentrale Schmerzhemmung durch Verstärkung des schmerzhemmenden Systems, Muskelrelaxation.
- *Wirkungen:* Analgetisch, muskelrelaxierend.
- *Nebenwirkungen:* Übelkeit, Kopfschmerzen, Müdigkeit, Schwitzen, Unruhe, Benommenheit, Leberfunktionsstörungen.
- *Indikationen:* Schmerzen mit erhöhtem Muskeltonus (Rückenschmerz, Spannungskopfschmerz).
- *Kontraindikationen:* Myasthenia gravis, Leberschaden.
- *Dosierung* (Standarddosis für Erwachsene): 3×100–200 mg p.o., *Tageshöchstdosis:* 600 mg.

Opioidanalgetika – Allgemeines/Grundlagen

► **Wirkmechanismus:** Stimulation zentraler und peripherer Opioidrezeptoren.
► **Wirkungen/Nebenwirkungen:**
- *Zentral dämpfend:* Analgesie, Atemdepression, Sedierung, Anxiolyse, orthostatische Dysfunktion, Dysphorie, Hemmung des Husten- und Brechreizes (Späteffekt), Senkung der Krampfschwelle.
- *Zentral aktivierend:* Euphorie, Übelkeit/Erbrechen (Früheffekt), Miosis, Rigidität der Skelettmuskulatur.
- *Peripher:* Verzögerte Magenentleerung, spasmogene Wirkung auf glatte Muskulatur (spastische Obstipation, Harn- und Gallenverhalt), Steigerung der Bronchosekretion, Bronchokonstriktion und Blutdruckabfall (Histaminfreisetzung).

▣ *Merke:*
- Der Schmerz ist ein starker Atemantrieb und antagonisiert eine opioidbedingte *Atemdepression.* Zur Atemdepression kommt es in der Regel erst, wenn die Opioide deutlich überdosiert oder mit anderen atemdepressiven Medikamenten kombiniert werden.
- An einer *Obstipation* leiden fast alle Patienten unter regelmäßiger Opioidtherapie (keine Toleranzentwicklung!). *Therapie:* Prophylaktische und dauerhafte Gabe von Laxanzien: Z.B. Laktulose (Bifiteral), initial 20–40 ml oder Bisacodyl (Laxoberal), initial 10–15 Trpf. Dosissteigerung und Kombination nach Wirkung.
- *Übelkeit und Erbrechen* treten i.d.R. nur zur Beginn der Opioidbehandlung auf (Toleranzentwicklung!). Therapie: Z.B. Metoclopramid 3×10 mg (Paspertin).

► **Entzugssymptome:** Treten nach akutem Absetzten einer Opioiddauertherapie auf und spielen bei der Schmerztherapie eine untergeordnete Rolle. Z.B. Angst, Unruhe, Schlaflosigkeit, Gähnzwang, Schwitzen, Tränenfluss, Nasenlaufen, Mydriasis, Zittern, Krämpfe, Schmerzen, Blutdruck- und Pulsanstieg, Übelkeit.
► **Toleranzentwicklung:** Abnahme der Opioidwirkung nach einigen Tagen/Wochen im Rahmen einer Dauertherapie möglich.
- Nur die zentralen Wirkungen unterliegen einer Toleranzentwicklung!
- Eine Toleranzentwicklung tritt v.a. nach Einnahme kurz wirksamer Opioide oder parenteraler Verabreichung auf, vermutlich durch eine Hemmung der eigenen Opioidproduktion. Das Wiederauftreten der Schmerzen am Ende eines Dosisintervalls ist ein wichtiger Faktor für die Toleranzentwicklung.
- Bei regelmäßiger Zufuhr von Retardpräparaten kommt es zu einer Veränderung der Rezeptorenempfindlichkeit und/oder -zahl.
  - ▣ *Hinweis:* Opioide bei chronischen Schmerzen nie „nach Bedarf", sondern immer nach einem festgelegten Schema verschreiben, sodass die Schmerzen nicht „durchbrechen" können. Opioide müssen zur Schmerztherapie ausreichend hoch dosiert werden (dabei auf NW achten!). Bei einer Opioidtherapie gemäß dem WHO-Stufenschema ist die Entwicklung einer Sucht sehr unwahrscheinlich.
► **Indikationen:** Starke Schmerzzustände.

► **Kontraindikationen** (z. T. relativ): Kinder < 1 Jahr, Schwangerschaft und Stillzeit, respiratorische Insuffizienz und Störung des Atemantriebs, Harnwegsstenosen, Prostatahyperplasie mit Restharnbildung, obstruktive und entzündliche Darmerkrankungen (Ileus!), Schock, Suchtgefährdung.

► **Antidot:** *Naloxon* (Narcanti 0,4 mg/ml Inj.-Lsg.): Bei Opioidüberdosierung im Notfall initial 0,4 – 2 mg i. v., ggf. Wiederholung alle 3 – 5 min (*cave:* Wirkt nicht bei Buprenorphin s. u.).

◧ *Hinweis zur Dosierung von Opioiden:* Die Dosis ist abhängig vom Zustand des Patienten (erhöhter Opioidbedarf möglich bei starken Schmerzen und stabilem Kreislauf, verminderter Opioidbedarf möglich im Schock und bei Somnolenz). Daher sind die nachfolgend genannten Dosierungen nur Anhaltswerte.

Niederpotente Opioide

► Besitzen eine **geringere analgetische Potenz** als Morphin.
► Sind nicht BtM-pflichtig.
► **Tramadol** (Tramal 50 mg/Kps./Tbl., long 100/150/200 mg/Ret.Tbl., 50 mg/20 Tr., 100 mg/Supp., 50/100 mg/Amp.):
   • *Einzeldosis:* 50 – 200 mg, Wiederholung alle 4 h (-long alle 12 h).
   • *Tageshöchstdosis:* 600 mg/d.
   • *Besonderheit:* Häufig Übelkeit und Erbrechen, kaum Obstipation, Atemdepression.
► **Tilidin'Naloxon** (Valoron N 50'4 mg/20 Tr., 50'4/Kps., 50'4/100'8/150'12 mg/Ret.Tbl.).
   • *Einzeldosis:* 50'4 – 150'12 mg, Wiederholung alle 4 – 6 h, Ret.Tbl. alle 12 h.
   • *Tageshöchstdosis:* 600'48 mg/d.
   • *Besonderheiten:* Kaum Übelkeit, Erbrechen und Obstipation. Der zugesetzte Antagonist (Naloxon) wird nach enteraler Gabe nicht resorbiert!
► **Dihydrocodein** (z. B. DHC 60/90/120 Mundipharma Rtd.Tbl.):
   • *Einzeldosis:* 60 – 120 mg, Wiederholung alle 12 h.
   • *Tageshöchstdosis:* 240 mg.

Hochpotente Opioide zur Therapie chronischer Schmerzen

► **Morphin:**
   • *Morphinsulfat* (MST 10/30/60/100/200 mg Mundipharma Ret.Tbl., MST Continus 30/60/100/200 mg Ret.Kps., MST 20/30/60/100/200 mg Ret. Granulat, MSR 10/20/30 mg Mundipharma Supp.).
      Einzeldosis 10 – 200 mg; Wiederholung alle 8 h (MST Continus alle 12 – 24 h).
      Keine Tageshöchstdosis. Limitierung durch auftretende Nebenwirkungen.
   • *Morphin-HCl* (Morphin Merck 10/20 mg/Amp.).
      – *Einzeldosis:* 5 – 20 mg (ggf. mehr) s.c., i. m. oder i. v. (langsam bzw. als Perfusor). Wiederholung alle 4 h.
      – *Keine Tageshöchstdosis.* Limitierung durch auftretende Nebenwirkungen.
► **Levomethadon** (L-Polamidon 2,5 mg/Amp., 5 mg/20 Tr.): *Einzeldosis:* 2,5 mg i. v. bzw. bis 15 mg i. m., s.c. oder p. o., Wiederholung alle 6 – 12 h. *Keine Tageshöchstdosis* (Limitierung durch auftretenden Nebenwirkungen).
► **Buprenorphin** (Temgesic 0,2/0,4 mg/Tbl., 0,3 mg/Amp.):
   • *Einzeldosis:* 1 – 2 Tbl. sublingual oder 1 Amp. i. m. oder (langsam) i. v. (ggf. mehr); Wiederholung alle 8 h.
   • *Tageshöchstdosis:* 15 mg.
◧ *Hinweis:* Keine Antagonisierung durch Naloxon möglich! Bei Atemdepression: Doxapram (Dopram 20 mg/Amp.) 4 Ampullen in 250 ml NaCl 0,9% über 1 h i. v.

► **Hydromorphon** (Palladon 4/8/16/24 mg Ret.Kps., Dilaudid 2 mg/Amp.) *Einzeldosis:* p.o. → 4–24 mg p.o., Wiederholung alle 12 h (2×1 Ret.Kps./d); parenteral → 1–1,5 mg i.v., 1–2 mg i.m. oder s.c.

► **Fentanyl:**
- *Transdermal* (Durogesic 25/50/75/100 µg/h Membranpflaster. Wirkdauer (48–) 72 h. Beginn mit 25 µg/h, Steigerung nach Bedarf.
- *Oral-transmukosal:* Actiq 200/400/600/800/1200/1600 µg/Dosierungseinheit. Anwendung zusätzlich zur Dauertherapie bei Durchbruchschmerzen mittels Applikator durch den Pat. selbst (S. 93). Wirkeintritt meist < 5 Minuten.

Hochpotente Opioide zur Therapie akuter Schmerzen

► Buprenorphin, Levomethadon, Morphin s.o.

► **Pentazocin** (Fortral 30 mg/Amp., 50 mg/Kps., 50 mg/Supp.):
- *Einzeldosis:* 1 Amp. i.m. oder (langsam) i.v.; Wiederholung alle 3–4 h.
- *Tageshöchstdosis:* 360 mg.
- *Besonderheit:* Führt zu Blutdruckanstieg, keine spasmogene Wirkung.

► **Pethidin** (Dolantin 50/100 mg/Amp., 50 mg/20 Tr., 100 mg/Supp.):
- *Einzeldosis:* 1 Amp. s.c., i.m., oder (langsam) i.v., Wiederholung alle 2–3 h.
- *Tageshöchstdosis:* 500 mg.
- *Besonderheit:* Keine spasmogene Wirkung!

► **Piritramid** (Dipidolor 15 mg/Amp.):
- *Einzeldosis:* 1 Amp. i.m. oder (langsam) i.v., Wiederholung alle 4–6 h.
- *Tageshöchstdosis:* 300 mg.
- *Besonderheit:* Keine Histaminfreisetzung.

► **Äquianalgetische Dosen:** Siehe Tab. 3.13

Tabelle 3.13 · **Äquianalgetische Dosen einiger Opioide (aus Hahn, J.-M., CL Innere Medizin, 5. Auflage, Georg Thieme Verlag, Stuttgart, New York, 2006)**

Tramadol p.o. mg/d (z.B. Tramal)[1]	200	300	400	600				
Tilidin/Naloxon p.o. mg/d (z.B. Valoron)[1]	200	300	400	600				
Buprenorphin s.l. mg/d (z.B. Temgesic)[1]		0,4		0,8	1,2	1,6	3,2	
Buprenorphin t.d. µg/h (z.B. Transtec)[1]		17,5		35,0	52,5	70	140	
Morphin p.o. mg/d (z.B. MST)		30	40	60	90	120	240	480
Morphin s.c. mg/d		15	20	30	45	60	120	240
Fentanyl t.d. µg/h (z.B. Durogesic)		12		25	37	50	100	200
Oxycodon p.o. mg/d (z.B. Oxygesic)			20	30	45	60	120	240
Hydromorphon p.o. mg/d (z.B. pallodon)				8	12	16	32	64
Levomethadon p.o. mg/d (z.B. L-Polamidon)	3	4	6	9	13	17	34	69

[1] Ceiling-Effekt (= trotz weiterer Dosissteigerung kommt es zu keiner Zunahme der Wirkung). Bei den übrigen Medikamenten auch deutlich höhere Dosen/d möglich, Maximaldosis orientiert sich am Bedarf (z.B. 2400 mg/d Morphin)

Arbeitstechniken im chirurgischen Alltag

Koanalgetika

▶ **Trizyklische Antidepressiva** (z. B. Amitriptylin [z. B. Saroten] 25 – 75 mg/d zur Nacht): Analgetische Wirkung bei niedriger Dosierung.
  - *Indikation:* Chronische Schmerzen.
  - *Kontraindikationen:*
    – *Absolut:* AV-Block III°, Engwinkelglaukom, Prostataadenom mit Restharnbildung, akute Intoxikationen, Delirien, paralytischer Ileus, Kombination mit MAO-Hemmern.
    – *Relativ:* AV-Block I°/II°, Prostataadenom ohne Restharnbildung, erhöhte Krampfbereitschaft, schwere Leber- und Nierenschädigung, Schwangerschaft/Stillzeit.
  - *Nebenwirkungen:* Müdigkeit, Mundtrockenheit, Obstipation, Miktions- und Akkomodationsstörungen, Tremor, Herzrhythmus- und Leitungsstörungen, Leukopenie, Agranulozytose, Gewichtszunahme.
▶ **Neuroleptika** (→ niederpotent z. B. Levomepromazin [z. B. Neurocil] 50 – 300 mg/d, → hochpotent z. B. Haloperidol [z. B. Haldol] 1 – 50 mg/d, Olanzapin [Zyprexa] 15 mg/d = atypisches Neuroleptikum mit weniger extrapyramidalen NW).
  - *Indikation:* Chronische Schmerzen.
  - *Kontraindikationen:*
    – *Absolut:* Akute Intoxikation mit zentral wirksamen Substanzen, Koma.
    – *Relativ:* Schwere Leber- und Nierenschädigung, kardiale Vorschädigung, schwere Hypotonie, prolaktinabhängige Tumore. *Haloperidol zusätzlich:* Morbus Parkinson, Depression, hämatopoetische Störungen, organische Hirnerkrankung, Hyperthyreose, Schwangerschaft/Stillzeit.
  - *Nebenwirkungen:* Extrapyramidalmotorische Störungen (z. B. Parkinson-Syndrom, Akathisie, Früh- und Spätdyskinesien), Mundtrockenheit, Miktionsstörungen, Obstipation, zerebrale Symptome, kardiovaskuläre NW, BB-Veränderungen, Senkung der Krampfschwelle.
▶ **Antikonvulsiva** (z. B. Carbamazepin [z. B. Tegretal] 600 – 1200 mg/d, Gabapentin [z. B. Neurontin] 600 – 1800 mg/d).
  - *Indikation:* Neuropathische Schmerzen.
  - *Kontraindikationen:*
    – *Carbamazepin: Absolut:* AV-Block, Kombination mit MAO-Hemmern/Lithium, Knochenmarkdepression. *Relativ:* Schwere Leber- und Nierenschädigung, Schwangerschaft/Stillzeit, Kinder < 6 J.
    – *Gabapentin: Absolut:* Kinder < 12 J., akute Pankreatitis, Stillzeit. *Relativ:* Schwangerschaft.
  - *Nebenwirkungen:*
    – *Carbamazepin:* Allergische Hautreaktionen, Benommenheit, Leuko- und Thrombopenie, Leberenzymerhöhung, Übelkeit, Erbrechen, Doppelbilder.
    – *Gabapentin:* Müdigkeit, Schwindel, Ataxie, Tremor, Ödeme, Gewichtszunahme, Leukopenie.
▶ **Muskelrelaxanzien** (z. B. Tetrazepam [z. B. Musaril] 50 – 200 mg/d).
  - *Indikation:* Rückenschmerzen (Muskelhypertonus).
  - *Kontraindikation:*
    – *Absolut:* Dekompensierte respiratorische Insuffizienz, Schwangerschaft.
    – *Relativ:* Myasthenia gravis, Intoxikation mit zentral wirksamen Substanzen, schwere Leberschädigung, Schlafapnoe, Medikamentenabhängigkeit.
  - *Nebenwirkungen:* Müdigkeit, Hautreaktionen, Verwirrtheit. paradoxe Wirkungen bei älteren Patienten!
  - ◪ *Beachte:* Keine Langzeittherapie, da Abhängigkeitspotenzial!
▶ **Kortikosteroide** (z. B. Dexamethason [z. B. Fortecortin] 3 – 4 × 2 – 4 mg/d über den Tag verteilt). Wirken über ihre antiphlogistische Eigenschaft indirekt analgetisch.

- *Indikation:* V.a. Tumorschmerzen, Nervenkompressionsschmerz, Kapselschmerzen.
- *Kontraindikationen* bei längerer Anwendung:
  - *Absolut:* Magen-Darm-Ulzera, Infekte, Glaukom.
  - *Relativ:* Ulkusanamnese, Diabetes mellitus, gleichzeitige Therapie mit NSAR, Hypertonie, Osteoporose, bekannte Psychose, Schwangerschaft/Stillzeit, Kinder.
- *Nebenwirkungen:* Suppression der Nebennierenrinde, Cushing-Syndrom, BZ-Erhöhung, Osteoporose, erhöhte Infektanfälligkeit, Blutdruckanstieg, Thromboseneigung, Depression, Eu- und Dysphorie, Leuko-, Erythro- und Thrombozytose, Lymphopenie.
  - ▶ *Beachte:* Langsam ausschleichen!
▶ **Kalzitonin** (z.B. Karil 100IE/d):
- *Indikation:* Osteoporose, Phantomschmerz (zu Beginn!).
- *Kontraindikation:* Hypokalzämie, Allergie, Kinder, Stillzeit.
- *Nebenwirkungen:* Übelkeit, Erbrechen, Flush, Blutdruckabfall, Kopf- und Gelenkschmerzen.
▶ **Bisphosphonate** (z.B. Aldendronat [z.B. Fosamax] 70mg/d, 1 Woche, 30min vor dem Essen):
- *Indikation:* Osteoporose Stadium III, osteolytische Metastasen, Morbus Paget.
- *Kontraindikation:*
  - *Absolut:* Ösophaguspassagestörungen, akute Entzündungen des GIT, Schwangerschaft/Stillzeit.
  - *Relativ:* Schwere Niereninsuffizienz, Kinder.
- *Nebenwirkungen:* Ösophagitis, Ösophagus- und Magen-Darm-Ulzera, Bauchschmerzen, Übelkeit, Erbrechen.
▶ **Clonidin** (z.B. Catapresan 75 – 150µg/d intrathekal bzw. 150 – 300µg/d epidural):
- *Indikation:* Neuropathische Schmerzen.
- *Kontraindikation:*
  - *Absolut:* Sick-Sinus-Syndrom, AV-Block II°/III°, Bradykardie < 50/min, Depression, Stillzeit.
  - *Relativ:* Niereninsuffizienz, pAVK, Raynaud-Syndrom, zerebrovaskuläre Insuffizienz, PNP, Obstipation.
- *Nebenwirkungen:* Bradykardie, Übelkeit, Erbrechen, Blutdrucksenkung, Sedierung, Mund- und Augentrockenheit.

Besondere Schmerzmittel-Applikationsformen

▶ **Patientenkontrollierte Analgesie (PCA):**
- *Prinzip:* Der Patient kann die nächste Schmerzmitteldosis selber abrufen. Die Dosishöhe kann limitiert und das Minimalintervall eingestellt werden.
- *Indikationen:* Starke Schmerzen (z.B. Polytrauma), Laparotomie, Thorakotomie.
- *Technik:* Anschluss einer PCA-Pumpe mit dem Schmerzmittel an den Katheter (z.B. peripher/peridural). *Voraussetzung:* Geschultes Personal mit 24-Stunden-Dienst.
▶ **Katheterverfahren:**
- *Rückenmarknahe Analgesie* (*Katheter-Periduralanästhesie*): Zufuhr über einen auf Höhe der betroffenen Segmente angelegten Periduralkatheter. Schmerzmittelzufuhr als Bolus oder kontinuierlich oder über PCA (s.o.).
  - *Indikationen:* Postoperative Schmerztherapie nach Thorakotomie, Laparotomie, Zweihöhleneingriff, großen Eingriffen an den unteren Extremitäten, Amputationen der unteren Extremität, posttraumatische Schmerztherapie.
  - ▶ *Beachte:* Der Periduralanalgesie zur Schmerzbekämpfung kommt eine wichtige Stellung im „Fast-Track-Konzept" (S.120) zu!

- – *Komplikationen:* Peridurales/spinales Hämatom, Dislokation, Infektion, Rückenmarkschädigung, Duraperforation mit postpunktionellem Kopfschmerz, Juckreiz durch Opioidzusatz.
- ▣ *Hinweis:* Bei Auftreten von Lähmungen (epidurales Hämatom!) besonders auch nach Katheterentfernung → Rücksprache mit Anästhesisten!
- – *Voraussetzungen:* Regelmäßige Kontrolle auf Infektionen, Sensibilitätsstörungen, Höhe des Analgesieniveaus (i.d.R. 1×/d), bei Anspritzen des Katheters oder Beschwerden Kontrolle des Blutdrucks. Geschultes Personal, 24-Stunden-Dienst.
- **Plexuskatheter:** (z.B. Plexus brachialis, „3-in-1-Block"): Zufuhr des Lokalanästhetikums über eine liegenden Plexuskatheter.
  - – *Indikationen:* Postoperative Schmerztherapie, sympathische Reflexdystrophie, nach Amputation zur Prophylaxe von Phantomschmerzen.
  - – *Komplikationen:* Perforation nach intravasal mit Intoxikationserscheinungen, Luxation des Katheters aus der Gefäß-Nerven-Scheide mit Wirkungsverlust.
- **Intrapleurale Analgesie:** Lokalanästhetikagabe über Pleurakatheter zur Interkostalnervenblockade nach Thorakotomien, Thoraxtrauma.

Postoperative Schmerztherapie

- ▶ **Postoperativer Schmerz:** Dauer und Intensität sind abhängig von der Art bzw. Schwere des Eingriffs.
- ▶ **Postoperative Schmerztherapie:** Immer indiziert.
  - • *Mögliche Folgen einer unzureichenden Schmerztherapie:* Pulmonale Komplikationen (z.B. Atelektasenbildung durch Schonatmung mit nachfolgender respiratorischer Insuffizienz), Hypertonie und Stoffwechselentgleisungen (gesteigerter Sympathikotonus).
  - • *Formen:* Neben der systemischen Applikation geeigneter Analgetika (s.o.) kommen verschiedene Verfahren der Regionalanästhesie, z.B. die Katheter-Periduralanästhesie (KPDA) (S.93) bei abdominalen Eingriffen oder die multisegmentale Interkostalblockade (z.B. durch einen intrapleuralen Katheter) nach Thorakotomien zum Einsatz. Hierüber kann eine Nervenblockaden über mehrere Tage aufrechterhalten werden.
- ▶ **Richtlinien für die Schmerzmittelverordnung:** Siehe Abb. 3.34.

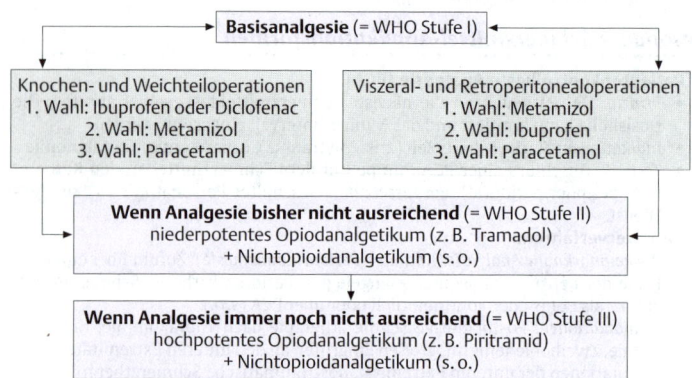

Abb. 3.34 · Richtlinien zur postoperativen Schmerzmittelverordnung (Dosierungen, siehe Kapitel „Schmerztherapie", S. 86 ff.)

Schmerztherapie bei chronischen (Tumor-)Schmerzen

▶ **Stufenschema der WHO:** Siehe Tab. 3.14.

Tabelle 3.14 · WHO-Stufenschema

Stufe I	Nichtopioidanalgetika[1]
Stufe II	Niederpotente Opioide[2] + Nichtopioidanalgetika[1]
Stufe III	Hochpotente Opioide[3] + Nichtopioidanalgetika[1]

[1] Beispiele siehe S.87
[2] Beispiele siehe S.90
[3] Beispiele siehe S.90

▶ **Allgemeine Richtlinien:**
  • Gabe der Analgetika nach Zeitschema, nicht erst auf Verlangen!
  • Orale Applikation vorziehen (Unabhängigkeit des Patienten).
  • Bevorzugung lang wirksamer Präparate, ausreichende Dosierung.
▶ **Adjuvantien** (S.92): Antidepressiva, Antikonvulsiva, Neuroleptika, Bisphosphonate, Kortikosteroide. Können abhängig vom vorherrschenden Schmerz und dessen Ursachen auf allen Stufen gegeben werden.

Arbeitstechniken im chirurgischen Alltag

4 Perioperative Maßnahmen

4.1 Präoperatives Management

Indikationsstellung

▶ Die Indikation beinhaltet die Begründung, die Art und den Zeitpunkt der Operation.
▶ Man unterscheidet folgende **Indikationsarten:**
- *Vitale Indikation* (= sofort, z. B. rupturiertes Aortenaneurysma).
- *Absolute Indikation* (= meist rasch, keine Alternative, z. B. Appendizitis).
- *Relative Indikation* (= meist für einige Zeit aufschiebbar, konservatives Vorgehen möglich, muss gut abgewogen werden, z. B. Varizen-OP).
- *Palliative Indikation* (= kein kurativer Ansatz, OP soll Leiden lindern, z. B. Anlage einer biliodigestiven Anastomose bei Choledochusstenose).
- *Kontraindikation* (= Operation verbietet sich, z. B. wegen schwerer Gerinnungsstörung).
- *Sonderfall:* Ästhetische Chirurgie ist oft ein „Dienstleistungsauftrag".
▶ Die **Indikationsstellung** wird beeinflusst von:
- Dem üblichen Vorgehen bei dem betreffenden Krankheitsbild.
- Der Operationsfähigkeit des Patienten.
- Dem Willen des Patienten.
- Den lokalen Begebenheiten des Krankenhauses, falls eine Verlegung nicht möglich ist (z. B. gibt es eine Intensivstation?).
- Den aktuellen Begebenheiten beim Eintreffen des Patienten, falls eine Verlegung nicht möglich ist (z. B. sind die Operationssäle alle besetzt?).
- Der möglichen Nachbetreuung.
- Wirtschaftlichen Überlegungen.

Narkose- und OP-Fähigkeit

▶ **Narkosefähigkeit:** Wird vom Anästhesisten festgelegt. Orientierung am ASA-Score (Tab. 4.1). Prinzipiell ist jeder Patient bei maximaler Ausstattung der Klinik narkosefähig, die Entscheidung sollte trotzdem nach dem „Kosten-Nutzen-Verhältnis" für den Patienten individuell getroffen werden. Ein wichtiger Faktor ist z. B. die Wahrscheinlichkeit einer problemlosen Extubation.

Tabelle 4.1 · ASA (= American Society of Anesthesiologists)

ASA	Definition	Letalität[1]
I	gesunder Patient	0,06 %
II	leichte Allgemeinerkrankung ohne Leistungseinschränkung	0,47 %
III	leichte Allgemeinerkrankung mit Leistungseinschränkung	4,39 %
IV	lebensbedrohliche Allgemeinerkrankung	23,48 %
V	moribunder Patient, der vermutlich die nächsten 24 Stunden nicht überleben wird	50,77 %

[1] Letalität nach Marx, perioperativ bis zum 7. postop. Tag

► **Operationsfähigkeit:** Der Chirurg muss entscheiden, ob die üblichen Folgen und möglichen Komplikationen in Relation zum Nutzen des Eingriffs stehen. Er sollte dabei auch die allgemeinen Narkoserisiken bedenken. Wichtige Einflussfaktoren sind das biologische Alter des Patienten, seine Nebenerkrankungen, seine Prognose und seine Compliance.

Einwilligung und Aufklärung

► **Gesetzliche Grundlagen:**
- Jeder „ärztlich indizierte Heileingriff" ist eine *Verletzung der körperlichen Integrität des Patienten.* Daher muss vor *jedem diagnostischen oder therapeutischen Eingriff* die Einwilligung des Patienten eingeholt werden, anderenfalls ist er rechtswidrig (→ *„Körperverletzung"*).
- ▣ **Beachte:** Der Patient muss seine Einwilligung nicht nur zu Operationen geben, sondern auch zu Eingriffen wie z.B. Injektionen, Transfusionen, Blut- und Gewebeentnahmen, Bestrahlungen, Spiegelungen und Medikamenteneinnahmen.
- Nicht jede ärztliche Behandlung erfordert eine ausdrückliche Aufklärung und Einwilligung. Bei einfachen Maßnahmen der täglichen Praxis, z.B. der Verabreichung von Medikamenten ohne gravierende Nebenwirkungen, die der Patient erkennt und ohne Widerspruch hinnimmt, gilt sie als stillschweigend erteilt.

► **Rahmen der Aufklärung:**
- Damit eine Einwilligung rechtwirksam ist, muss der Patient über den Eingriff und mögliche Alternativen aufgeklärt sein.
- ▣ **Hinweis:** Voraussetzung hierfür ist, dass der Patient einwilligungsfähig ist (S. 98).
- Laut Bundesgerichtshof (BGH) sollte die Aufklärung des Patienten idealerweise zum Zeitpunkt der Terminvergabe für den Eingriff erfolgen.
- Eine spätere Aufklärung ist aber nicht in jedem Fall zu spät: Die Wirksamkeit einer Einwilligung hängt davon ab, ob der Patient sich unter den gegebenen Umständen ausreichend frei entscheiden kann.
  - *Bei kleineren ambulanten und diagnostischen Eingriffen* (z.B. endoskopische Untersuchung, Exzision eines Hauttumors in Lokalanästhesie) reicht es nach der Rechtsprechung grundsätzlich aus, wenn die Aufklärung am Tag des Eingriffs erfolgt. Selbstverständlich muss dem Patienten auch hier die Entscheidung überlassen werden, den Eingriff vornehmen zu lassen bzw. abzulehnen.
  - *Bei größeren (auch ambulanten) Eingriffen mit beträchtlichen Risiken* ist eine Aufklärung erst am Tag des Eingriffs laut BGH zu spät. Hier sollte die Aufklärung spätestens am Vortag des Eingriffes erfolgen, damit der Patient genügend Bedenkzeit hat.
- ▣ **Hinweis:** Die Aufklärung muss in einem persönlichen Gespräch zwischen Arzt und Patient erfolgen. Fachausdrücke sollten – soweit möglich – vermieden werden. Die Aufklärung und Einwilligung (Zeitpunkt, Inhalt) müssen unbedingt dokumentiert werden! Hierzu eignen sich die für die einzelnen Eingriffe vorliegenden Standardformulare. *Aber:* Das Aufklärungsgespräch kann nicht durch Formulare ersetzt werden! Verzichtet ein Patient auf ein Aufklärungsgespräch, sollte dies ebenfalls dokumentiert werden!

► **Inhalt der Aufklärung:** Aufzuklären ist über:
- *Den Anlass, die Dringlichkeit, die Art und den Umfang des Eingriffs.*
- ▣ **Beachte:** Ist vor einem Eingriff nicht absehbar, ob dieser evtl. weiter ausgedehnt werden muss, sollte der Patient über diese Möglichkeit unbedingt *vor* der Operation aufgeklärt werden. Anderenfalls steht der Arzt während der Operation vor der schwierigen Frage, ob er die Operation abbricht, um die Einwilligung des Patienten einzuholen oder ob er die OP nach dem mutmaßlichen Willen des Patienten fortsetzt.

- *Die Chancen auf Heilung und Besserung durch den Eingriff.*
- *Die Risiken des Eingriffs:* Immer aufgeklärt werden muss über *häufige und für den geplanten Eingriff typische Risiken.* Außerdem sollte immer über solche Risiken aufgeklärt werden, die für den individuellen Patienten wesentlich sind, auch wenn diese selten sind, z. B. die Möglichkeit einer HIV-Übertragung bei Blutkonservengabe (=*patientenbezogene Aufklärung!*).
- *Folgen und mögliche Nebenwirkungen des geplanten Eingriffs,* z. B. postoperative Schmerzen, Narbenbildung, Aufenthalt auf einer Intensivstation.
- *Die Folgen einer Nichtbehandlung.*
- *Über mögliche Behandlungsalternativen.*
- ▶ *Hinweis:* Der Umfang der Aufklärung richtet sich nach der Dringlichkeit des Eingriffs: Vor Notfalleingriffen beschränkt sich der Inhalt auf das Notwendigste (Anlass, Dringlichkeit, Art und Umfang des Eingriffs, typische Risiken).

▶ **Aufklärung bei minderjährigen und nichteinwilligungsfähigen Patienten:**
- *Minderjährige:* Siehe S. 724.
- Bei *einwilligungsunfähigen Patienten* ist vor der Durchführung eines Eingriffes die Einwilligung eines Betreuers bzw. eines Bevollmächtigten einzuholen.
- ▶ *Hinweis Einwilligungsunfähigkeit:* Ein Patient gilt dann als nicht einwilligungsfähig, wenn er die Art, Bedeutung und die Risiken einer ärztlichen Behandlungsmaßnahme nicht erfassen kann. Dieser Begriff ist nicht gleichzusetzen mit der Geschäftsfähigkeit im Sinne des Bürgerlichen Gesetzbuches! Liegt die Einwilligungsfähigkeit des Patienten wieder vor, muss selbstverständlich zur Fortsetzung der Behandlung seine Einwilligung eingeholt werden.
- *Bei bewusstlosen Patienten* darf der Arzt medizinische Maßnahmen durchführen, für die eine vitale oder absolute Indikation besteht (S. 96). In diesen Fällen wird von der *mutmaßlichen Einwilligung* des Patienten ausgegangen. Um den mutmaßlichen Willen eines Patienten zu erfassen, helfen Gespräche mit Angehörigen oder anderen nahestehenden Personen bzw. Patientenverfügungen (S. 122).
- ▶ *Merke:* Lässt sich aus Gesprächen bzw. schriftlichen Aufzeichnungen des Patienten nichts Gegenteiliges ableiten, darf davon ausgegangen werden, dass der mutmaßliche Wille des Patienten mit dem übereinstimmt, was im Allgemeinen als normal und vernünftig angesehen wird.

▶ *Hinweis:* Aus organisatorischen Gründen werden die offiziellen Aufklärungen in Krankenhäusern oft nicht vom Operateur durchgeführt; in diesem Fall sollten Sie den unterschriebenen Bogen unbedingt kontrollieren, bevor Sie mit der Operation beginnen.

Präoperative Untersuchungen

▶ **Labor:**
- Kleines Blutbild, Elektrolyte (v. a. Na^+, K^+, Ca^{2+}, Cl^-), Kreatinin, Harnstoff, GOT, GPT, Gerinnungsparameter, Blutzucker. γ-GT, Bilirubin, AP bei Bauchoperationen.
- *Zusätzliche Laborparameter abhängig von Begleiterkrankungen bzw. vor speziellen Eingriffen*: Z. B. CRP bei Entzündungen, Schilddrüsenhormone bei Hyperthyreose, Amylase und Lipase vor Eingriffen am Pankreas, Urinstatus bei Harnwegsinfektionen, HIV- und Hepatitis-Serologie.
- Untersuchung der Blutgruppe und Kreuzprobe vor OPs mit größerem Blutverlust.

▶ **EKG:**
- Bei entsprechender Klinik, Einnahme von Antiarrhythmika bzw. routinemäßig bei Männern und Frauen ab dem 40. Lebensjahr.
- Bei kardialen Erkrankungen evtl. zusätzlich: *Belastungs-EKG* (KHK), *Echokardiographie* (Klappenfehler, Perikarderguss), *Langzeit-EKG* (Herzrhythmusstörungen).

▶ **Röntgen-Thorax:** Bei entsprechender Klinik, vor thorakalen Eingriffen, routinemäßig bei Männern und Frauen ab dem 60. Lebensjahr.

▶ **CT-Abdomen:** Vor Eingriffen wegen Malignom, evtl. bei entzündlichen Darmerkrankungen (z. B. Divertikulitis).

▶ **Lungenfunktion:** Bei entsprechender Klinik (z. B. Asthma, COPD) vor thorakalen Eingriffen. Vorgehen siehe Abb. 4.1.

- Wichtigster Parameter zur Beurteilung der funktionellen Operabilität ist die *absolute Einsekunden-Kapazität* (FEV_1).
  - FEV_1 >2,5 l: Alle Eingriffe inkl. Pneumektomie.
  - FEV_1 >1,75 l: Lobektomie.
  - FEV_1 >1,5 l: Segmentresektion.
- Bei einer FEV_1 <1,5 l wird zusätzlich ein *Perfusionsszintigramm* (Bestimmung des Parenchymverlusts) zur annähernden Bestimmung des postoperativen FEV_1-Wertes angefertigt.
- *Präoperative O_2-Sättigung* in Ruhe bei entsprechender Klinik (z. B. Asthma und COPD).
- Ggf. *BGA* (bei grenzwertiger Lungenfunktion).

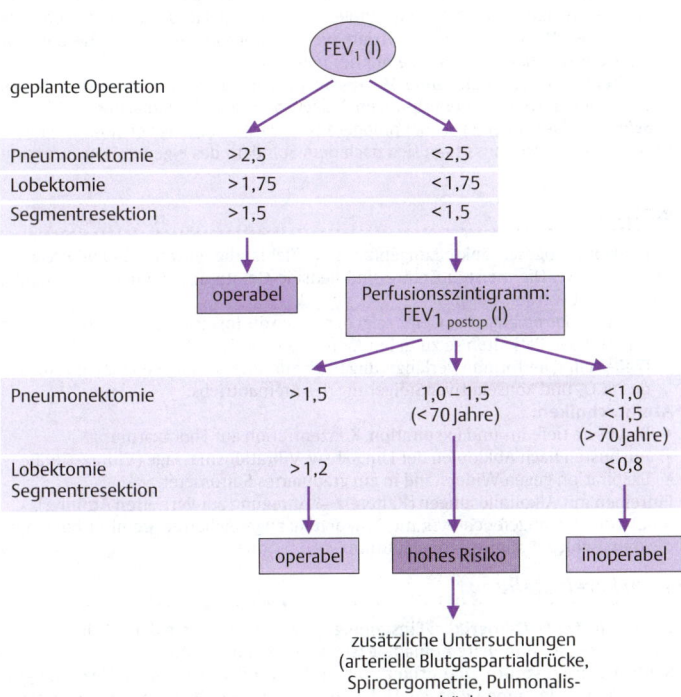

Abb. 4.1 · Präoperative pulmonale Funktionsdiagnostik (Zahlenangaben entsprechen FEV_1-Werten in l)

4.2 Patientenvorbereitung

Darmreinigung

- ► Die generelle Indikation zur Darmreinigung mithilfe der orthograden oder retrograden Darmspülung vor Eingriffen am Kolon ist in vielen Kliniken mit Einführen des „Fast-track-Konzeptes" (S. 120) in den letzten Jahren verlassen worden. Es hat sich gezeigt, dass durch das Abführen das Immunsystem des Patienten belastet wird und ein Verzicht auf die Darmreinigung nicht zu einer erhöhten Rate an postoperativen Komplikationen (z. B. Infektionen und Anastomoseninfektionen) führt.
- ☐ *Generell gilt:* Vor der OP sollte ab Mitternacht *totale Nahrungskarenz* eingehalten werden (inkl. Kaugummi und Zigaretten!). Klare Getränke (Wasser/Tee) sind bis 2 Stunden präoperativ erlaubt. Die orale Prämedikation und Medikamente (S. 101) dürfen eingenommen werden.
- ► **Elektive Koloneingriffe:** Darmreinigung mit Klysma.
- ► **Koloneingriffe mit geplanter protektiver Stomaanlage** (z. B. tiefe anteriore Rektumresektion): Orthograde Darmspülung. *Durchführung:* Spülung des Gastrointestinaltrakts mit 3 – 5 Liter einer osmotisch aktiven Lösung (z. B. Polyethylenglykol, Golitely) bis der Patient klares Wasser ausscheidet (*cave:* Übelkeit). Kann der Patient die großen Trinkmengen nicht oral aufnehmen, kann die Flüssigkeit auch über eine Magen- oder Duodenalsonde appliziert werden. *Kontraindikationen:* Herzinsuffizienz, stenosierende Prozesse (Gefahr des Ileus).
- ► **Notfalleingriffe/stenosierende Prozesse:** Intraoperative Eröffnung des Darms, Spülung (ggf. retrograd) und Absaugen. Magensonde als Überlaufschutz.
- ☐ *Beachte:* Da das Vorgehen bei der präoperativen Darmreinigung von Klinik zu Klinik unterschiedlich ist, muss man sich nach dem Standard des eigenen Hauses erkundigen!

Atemtraining

- ► **Indikation:** Eingeschränkte Lungenfunktion. Ziel ist die *Pneumonie- und Atelektasenprophylaxe*. Die meisten Geräte sind Bedside-Geräte und können daher häufig angewendet werden. *Beispiele:*
  - • *Incentive Spirometry:* Das Gerät zeigt den durch die Inspiration erzeugten Fluss an und soll den Patienten so zu tiefen Atemzügen motivieren.
  - • *Giebelrohr:* Die Totraumverlängerung führt zur Rückatmung von CO_2 mit Anstieg des pCO_2 und konsekutiver Steigerung des Atemantriebs.
- ► **Atemtechniken:**
  - • Bewusste tiefe In- und Exspiration, Konzentration auf Thoraxatmung.
  - • Aushusten nach Abklopfen der Lunge bzw. Vibrationsmassage (Vibrax-Gerät).
  - • Exspiration gegen Widerstand in ein graduiertes Spirometer.
- ► Einreiben mit Alkohollösungen (Kältereiz → Anregung zur vertieften Atmung).
- ► Inhalation von angefeuchteter, mit Mukolytika angereicherter Atemluft bei eingedicktem, schlecht abhustbarem Sputum.

Blutzuckereinstellung

- ► **Gut eingestellte Diabetiker:** Einstellung wird bis zum Vortag der OP eingehalten. Eine frühzeitige stationäre Aufnahme ist daher nicht notwendig.
- ► **Schlecht eingestellte Diabetiker** sollten 48 Stunden vor einem Elektiveingriff stationär aufgenommen werden. Unbedingt auf diabetische Komplikationen (Nierenfunktion, Mikro- und Makroangiopathie) achten.
- ► **Akzeptabler BZ-Bereich:** 80 – 250 mg/dl.

► **BZ-Messung:** Präoperativ morgens, bei verzögertem OP-Termin anschließend mindestens 4-stündlich. Intraoperativ 1- bis 2-stündlich (abhängig von OP-Länge) gemeinsam mit Elektrolyten. Postoperativ bis zur Stabilisierung 2-stündlich.

► **Perioperativ Umstellung auf Normalinsulin:** Bei diätetisch bzw. oral eingestellten Diabetikern Insulingabe nur bei Entgleisung. Absetzen oraler Antidiabetika am Tag der OP (*cave:* Einige Sulfonylharnstoffe haben eine lange HWZ, sodass sie schon am Vorabend der OP abgesetzt werden sollten, z. B. Glibenclamid). Biguanide sollten möglichst 48 h präoperativ abgesetzt werden (Gefahr der Laktatazidose!). Bei insulinpflichtigen Diabetikern am Tag der Operation keine morgendliche Insulingabe. Intraoperativ keine s.c. Gabe, da das Insulin aufgrund der verminderten Hautdurchblutung schlecht resorbiert wird.

▣ *Hinweis:* Diabetiker möglichst früh morgens operieren (Vermeidung langer Nüchternzeiten).

► **Insulinsubstitution:** Perioperativ getrennte Infusionen von Glukose 5%/10% und Normalinsulin (bessere Steuerung als bei fixen Mischinfusionen). Bei Insulingabe strenge Kontrolle des Säure-Basen- und Kaliumhaushalts. Insulinsubstitution entsprechend dem BZ-Spiegel: Z. B. < 300 mg/dl → 4 IE i. v./300–400 IE mg/dl → 8 IE i. v./> 400 mg/dl → 12 IE i. v.

▣ *Insulinbedarf:* 0,4 IE/kg KG/24 h + 0,2 IE pro g infundierte Glukose.

► **Postoperativ:** Postoperativ abhängig von der Geschwindigkeit des Kostaufbaus zunächst 4-stündlich BZ messen und ggf. Normalinsulin weitergeben. Bei normaler Kost am Folgetag bisherige Therapie wieder ansetzen.

► **Vorgehen bei Hypoglykämie** (BZ < 50 mg/dl): Insulinzufuhr stoppen! Sofortige Gabe hochprozentiger Glukoselösung (z. B. 20 ml 40% Glukose). Anschließend Glukoseinfusion unter engmaschiger BZ-Kontrolle.

Perioperative Einstellung von Medikamenten

► **Insulin, orale Antidiabetika:** Siehe S. 100.
► **Orale Antikoagulanzien, Thrombozytenaggregationshemmer:** S 109.
► **Steroide:** Steroiddosis – wenn möglich – präoperativ reduzieren, da Steroide die Immunabwehr und Wundheilung beeinträchtigen → erhöhte Rate postoperativer Komplikationen (z. B. Anastomoseninsuffizienz [S.118], Infektionen, Wundheilungsstörungen, [S.180]).
► **Östrogenhaltige Ovulationshemmer** sollten 4 Wochen vor größeren Eingriffen wegen der erhöhten Gefahr postoperativer Thromboembolien abgesetzt werden.
► **Bis zum OP-Zeitpunkt weitergenommen werden können:** Antihypertensiva, Digitalispräparate, Nitropräparate, antiobstruktive Medikamente, Schilddrüsenpräparate (s. u.).

Besondere Maßnahmen bei Vorerkrankungen

► **Z.n. Herzinfarkt:** Innerhalb der ersten 3–6 Monate nach einem Herzinfarkt sind elektive Eingriffe kontraindiziert! 3 Jahre nach einem Infarkt ist das Risiko für einen Re-Infarkt nicht mehr erhöht.
► **Dekompensierte Herzinsuffizienz:** Kontraindikation für elektiven Eingriff. Vorher für Rekompensation sorgen (→ Absprache mit Internisten).
► **Hypertonie:** Blutdruck präoperativ einstellen. Bei elektiven Eingriffen sollte der Blutdruck nicht > 180/90 mm Hg liegen. Antihypertensive Medikamente nicht absetzen (s.o.).
► **Hyperthyreose:** Präoperativ Euthyreose herstellen → Gefahr der thyreotoxischen Krise (S. 218).
► **Dialysepatienten** am Vortag der OP dialysieren, um eine unmittelbare postoperative Dialyse wegen des erhöhten Blutungsrisikos zu vermeiden.

▶ **Obstruktive Ventilationsstörung:** Atemtraining (S. 100), antiobstruktive Medikamente nicht absetzten (s.o.)! Präoperative Ventilationsparameter (S. 235). Präoperative Sanierung von Atemwegsinfektionen! Eine manifeste Infektion der Atemwege ist eine Kontraindikation für eine OP.

▶ **Leberfunktionsstörungen:** Korrektur von Gerinnungsstörungen (Vitamin K, FFPs, S. 74, PPSB, S. 75), Ernährungsaufbau (s. u.), Aszitespunktion (S. 52).

▶ **Katabolie:** Patienten mit konsumierenden Erkrankungen oder Störungen, bei denen die Nahrungsaufnahme betroffen ist, weisen im fortgeschrittenen Zustand einen reduzierten Ernährungszustand auf. Folgen sind eine *Schwächung der Immunabwehr, vermehrte postoperative Wundheilungsstörungen und Anastomoseninsuffizienzen*. Daher sollten Patienten mit einer katabolen Stoffwechsellage präoperativ unbedingt eine Ernährungsbehandlung erhalten (→ OP evtl. verschieben). Verwendung von *hochmolekularen Standardnahrungen* bzw. *immunmodulierenden Nahrungen* (enthalten Zusätze von Arginin, Ω-3-Fettsäuren, Nukleotide). Die Nahrung sollte – wenn möglich – oral oder per enteraler Sonde (S. 66) zugeführt werden. *Indikationen:* Serumalbumin < 30 g/l, BMI $< 18,5$ kg/m^2, Gewichtsverlust $> 10 - 15\%$ in den letzten 6 Monaten. Die Dosierung richtet sich dabei nach dem Normalgewicht des Patienten, eine Hyperalimentation sollte vermieden werden.

Präoperativer Flüssigkeits- und Elektrolytausgleich (Tab. 4.2)

Tabelle 4.2 · Präoperativer Flüssigkeits- und Elektrolytausgleich

Elektrolyt	Maßnahmen
Hyponatriämie (Na$^+$ < 135 mmol/l)	
Hypovolämisch	Volumensubstitution (0,9% NaCl-Lsg.)
Isovolämisch (ab Na$^+$ < 120 mmol/l klinischen Symptomen)	z. B. 60 ml NaCl 5,58% in 500 ml 0,9% NaCl-Lsg. über 6 – 12 h (Na$^+$-Ausgleich max. 0,5 mmol/l/h); Volumenzufuhr einschränken, Furosemid (z. B. Lasix) ◩ *Beachte:* Bei zu schneller Substitution besteht die Gefahr der zentralen pontinen Myelinolyse (leichte Lähmungen bis zum Locked-in-Syndrom)!
Hypervolämisch	Volumenzufuhr beschränken
Hypernatriämie (Na$^+$ > 145 mmol/l); ◩ *Wichtigste Maßnahme:* Natriumzufuhr reduzieren!	
Hypovolämisch	Volumensubstitution mit 5%-Glukoselösung und $^1/_3$ des Volumendefizits mit isoionischer Elektrolytlösung
Hypervolämisch (ab Na$^+$ > 160 mmol/l)	5%-Glukoselösung + Furosemid (z. B. Lasix)
Hypokaliämie (K$^+$ $< 3,5$ mmol/l): Präoperativ unbedingt ausgleichen, da ansonsten Herzrhythmusstörungen (S. 114), Adynamie, Nierenschädigung und Darmatonie (S. 113) drohen ◩ *Beachte:* Bei gleichzeitiger Azidose immer zuerst das Kaliumdefizit ausgleichen, ansonsten Verschlimmerung der Hypokaliämie!	
Parenteral	Nicht ≥ 20 mmol K$^+$/h i. v. geben. EKG- Kontrolle! Höchstdosis: 3 mmol/kg KG/d
Oral	Kalinor-Brausetabletten (40 mmol K$^+$/Tbl.) bis zu 3×1/d oder Kalinor-Retard-Kapseln 3×2/d

Fortsetzung ▶

Tabelle 4.2 · Fortsetzung	
Elektrolyt	**Maßnahmen**

Hyperkaliämie (K⁺ > 5,5 mmol/l): Es drohen Herzrhythmusstörungen (bis hin zum Kammerflattern/-flimmern oder Asystolie). Hiervon sind v. a. Patienten mit normalerweise normalen K⁺-Werten betroffen

Ausgleich:	Dialyse oder Glukose-Insulin-Infusionen, Kationenaustauscherharze bzw. Lasix-NaCl-Infusionen

Ausgleich des Säure-Base-Haushaltes

▶ **Azidose- bzw. Alkaloseausgleich:**
   - *Normwert pH = 7,36 – 7,44; BE -2 bis +2mval/l.*
   - *Ausgleich:* Zuzuführende Säure (Argininchloridlösung) bzw. Base (Bikarbonat)=0,3×BE×kgKG. Bikarbonat wegen Gefahr der Hypokaliämie langsam infundieren (s.o.).

Präoperative Maßnahmen in Bezug auf die Gerinnung

▣ *Hinweis:* Vor jeder OP muss die Gerinnung des Patienten überprüft werden.
▶ **Die wichtigsten Fragen sind:**
   - Nimmt der Patient *gerinnungshemmende Medikamente* (z. B. Thrombozytenaggregationshemmer, S.109 oder Kumarine, S.107)?
   - Ist bei dem Patienten oder in seiner Familie *eine erhöhte Blutungsneigung* bekannt (angeborene oder erworbene hämorrhagische Diathese, z. B. Hämophilie, Leberfunktionsstörungen, Thrombozytopenien oder -pathien, Vaskulopathien)?
   - Besteht eine *erhöhte Gerinnungsneigung*? Risikofaktoren, S.104, Thromboseprophylaxe, S.103.
▶ **Präoperativ zu bestimmende Gerinnungsparameter:**
   - *Thrombozyten:* Bei < 50 000/μl sollte präoperativ auftransfundiert werden (S.74).
   - *Quick/INR:* Bei einem Quick- (< 50%) bzw. INR-Wert (> 1,5) sollte je nach Ursache therapiert werden: Substitution von Gerinnungsfaktoren (FFPs, S. 74, PPSB, S. 75), Vitamin K (*Dosierung:* 20 Trpf. Konakion oral bzw. 2 Amp. [à 10 mg] Konakion i. v. Ziel: Quick > 50%).
   - *PTT:* Bei einer PTT > 50 s überprüfen einer evtl. Heparintherapie, Ersatz von Gerinnungsfaktoren bei spezifischen Gerinnungsstörungen (z. B. Hämophilie, siehe Lehrbücher der Inneren Medizin).
▶ **Thromboembolieprophylaxe:** Siehe S.103.
▶ **Perioperative Antibiotikaprophylaxe:** Siehe S.110.

4.3 Perioperative Thromboembolieprophylaxe

Thromboembolieprophylaxe – Grundlagen

▣ *Merke:* Jeder operative Eingriff führt zu einer Aktivierung des Gerinnungssystems mit Hyperkoagulabilität.
▶ **Operationsrisiko:** Abhängig von der Art des Eingriffs und Risikofaktoren des Patienten.
   - *Geringes Risiko:* Kurze Eingriffe (< 45 Minuten) mit geringer Traumatisierung, geringem Weichteilschaden, keine zusätzlichen Risikofaktoren (s. u.).

- *Mittleres Risiko:* Allgemein-chirurgische Eingriffe > 45 Minuten, Operationen mit niedrigem Thromboembolierisiko bei Patienten mit zusätzlichen Risikofaktoren, Immobilisation der unteren Extremität.
- *Hohes Risiko:* Polytrauma, Becken-, Knie-, Hüft-, Wirbelsäulenoperationen. Größere Thorax-, Bauch- oder Beckenoperationen bei Malignomen und entzündlichen Erkrankungen, Operationen mit mittlerem Thromboembolierisiko bei Patienten mit zusätzlichen Risikofaktoren, Z.n. Thrombose oder Lungenembolie.
- ◪ *Risikofaktoren:* Faktor-V-Leiden, Prothrombin-Mutation, AT-III-Mangel, Protein-C-/-S-Mangel, Antiphospholipidsyndrom, Dehydratation, Östrogentherapie, Rauchen, Malignome (insb. abdominal), Thrombose in der Anamnese, Herzinsuffizienz (NYHA III/IV), schwere systemisch wirksame Infektionen/SIRS (S.127), Schwangerschaft und Postpartalperiode, chronisch venöse Insuffizienz, nephrotisches Syndrom, Adipositas, Alter > 50 Jahre.

Tabelle 4.3 · Häufigkeit von Thromboembolien ohne Prophylaxe (International Consensus 2001)

Risikogruppe	dist. Beinvenenthrombose	prox. Beinvenenthrombose	tödl. Lungenembolie
niedrig	< 10 %	< 1 %	< 0,1 %
mittel	10–40 %	1–10 %	0,1–1 %
hoch	40–80 %	10–30 %	> 1 %

- ▶ **Kurzzeittherapie:** Sofort wirksame Therapie mit Heparin (S.105) bei *jeder Indikation.*
- ▶ **Dauertherapie:** Bei *venöser Indikation* mit Kumarinderivat (S.107), bei *arterieller Indikation* auch mit Thrombozytenaggregationshemmern (S.109) möglich.
- ▶ **Adjuvante Maßnahmen:** Zur Vermeidung einer *venösen Thrombose* ist die aktive Bewegung und Frühmobilisation mit angepassten Kompressionsstrümpfen, zur Vermeidung einer *arteriellen Thrombose* die Aufrechterhaltung eines normalen Blutdrucks die wichtigste Begleitmaßnahme.
- ◪ *Hinweis:* Die Kompressionsstrümpfe müssen bereits vor der OP angelegt werden, da bereits intraoperativ Mikrothrombosierungen entstehen können. Passen dem Patienten die industriell vorgefertigten Kompressionstrümpfe nicht, müssen Venenkompressionsverbände angelegt werden.

Allgemeine Indikationen zur Thromboembolieprophylaxe

- ▶ Alle hospitalisierten Patienten sowie bei ambulanten Operationen, die mit einer längeren Liegezeit verbunden sind. *Ausnahmen:* Kleinere Eingriffe an den Extremitäten und oberflächliche Operationen am Rumpf.
- ▶ Immobilisation, nach Traumen, kardiovaskuläre Erkrankungen.
- ▶ Rezidivprophylaxe nach Lungenembolie/Beinvenenthrombose.
- ▶ Thrombose- und Rezidivprophylaxe nach Eingriffen am Venensystem, insbesondere nach venöser Thrombektomie.
- ▶ Prophylaxe der arteriellen Thrombose (und damit des arteriellen Verschlusses) nach Eingriffen und Anastomosen an kleinen Arterien, nach Arterienersatz mit Kunststoff, nach künstlichen Herzklappen, nach Stent und PTA.
- ▶ Rezidivprophylaxe nach arterieller Embolektomie.

Heparin

▣ *Hinweis:* Heparin wirkt über eine Aktivierung von Antithrombin-III. *Konsequenz:* Bei AT-III-Mangel (<70%) ist seine Wirksamkeit vermindert. *Vorgehen:* AT-III substituieren oder Heparin höher dosieren, bis PTT/TZ im Wunschbereich (S. 107) liegt.

▶ **Indikationen:**
- *Prophylaktische Heparinisierung (low-dose):* Immobilisation, nach Operationen oder Traumen, kardiovaskuläre Erkrankungen.
- *Therapeutische Heparinisierung (high-dose):* Thromboembolische Erkrankungen, extrakorporale Blutzirkulation (z. B. Dialyse), akutes Koronarsyndrom, nach Herzklappenersatz, DIC (S. 720).

▶ **Kontraindikationen:**
- *Prophylaktische Heparinisierung:* Heparinallergie, HIT II (s. u.).
- Zusätzlich bei *therapeutischer Heparinisierung*: Hämorrhagische Diathese, manifeste Blutung, Gerinnungsfaktormangel, schwere Thrombozytopenie, floride GIT-Ulzera, Ösophagusvarizen, Bronchiektasen, Malignome, arterielle Hypertonie ($RR_{diast.}$ >105 mm Hg), schwere Arteriosklerose, schwere Leber-, Nieren- und Pankreasinsuffizienz, bakterielle Endokarditis, schwere Orbito-/Retinopathien, chirurgische Eingriffe und Traumata am ZNS, Hirnarterienaneurysma, Spinal- und Periduralanästhesie, Lumbalpunktionen, vor Arterien- oder Organpunktionen, Abortus imminens. *Cave* bei V.a. Malignom mit hohem Blutungspotenzial, Nieren- und Uretersteinen und chronischem Alkoholismus (=*relative KI*).

▣ *Hinweis:* Bei Niereninsuffizienz darf kein NMH (s. u.) gegeben werden, da die Gefahr der Akkumulation mit Blutung besteht. Niereninsuffiziente Patienten werden mit unfraktioniertem Heparin behandelt!

▶ **Nebenwirkungen:**
- *Heparininduzierte Thrombozytopenie I (HIT I):* Nichtimmunologische Frühform, 1–2 Tage nach Heparingabe. Leichte Thrombozytopenie (100 000–150 000/μl bzw. Abfall <30% des Ausgangwertes). Spontan reversibel, Heparintherapie kann weitergeführt werden. Risiko bei unfraktioniertem Heparin (UFH) ca. 25%.
- *Heparininduzierte Thrombozytopenie II (HIT II):* Immunologisch (=Antikörper-) bedingte Spätform, 5–14 Tage nach Heparingabe. Thrombozyten (<80000/μl bzw. Abfall >50% des Ausgangswertes). Risiko bei UFH: Ca 3%, bei NMH ca. 0,3%.
  - *Diagnostik:* Nachweis von Antikörpern im HIPA-Test (Heparininduzierter Plättchenaktivierungs-Test).
  - *Klinik:* „White clot syndrom" mit lebensbedrohlichen thromboembolischen Komplikationen (in 50–75%, Mortalität ca. 6%), Blutungen selten.
  - *Vorgehen:* Heparin sofort absetzen (Thrombozyten normalisieren sich etwa nach 7 d). Evtl. Plasmapherese. Alternative Thromboseprophylaxe z. B. mit Lepirudin (Refludan).

▣ *Merke:* Um eine HIT II rechtzeitig zu bemerken, müssen bei Patienten mit Heparintherapie regelmäßig (ca. alle 5 Tage, klinikabhängig!) die Thrombozyten kontrolliert werden! *Ausgangswert:* Thrombozytenzahl am Tag 4 der Heparintherapie. Nach Auftreten einer HIT II muss der Patient unbedingt einen Patientenausweis erhalten.

- *Blutungen* (v. a. High-dose-Heparinisierung), Risiko bei NMH < UFH. *Therapie:* Bei leichter Blutung → Heparingabe stoppen; bei starker Blutung → zusätzlich Protamin (S. 107).
- *Weitere NW:* Allergische Reaktionen (Pruritus, Urtikaria, Bronchospasmus), Transaminasen-, Lipase- und LDH-Erhöhung, reversible Alopezie, Kopf- und Gliederschmerzen, Hautnekrosen, Osteoporose (bei längerer Anwendung).

Perioperative Maßnahmen

▶ **Präparate:**
- *Unfraktioniertes Heparin* = UFH (z. B. Calciparin, Liquemin):
- *Fraktioniertes (=niedermolekulares) Heparin* = NMH (z. B. Dalteparin = Fragmin, Nadroparin-Calcium = Fraxiparin, Certoparin-Natrium = Mono Embolex NM, Enoxaparin = Clexane): Aufgrund längerer Halbwertszeit einmalige Tagesgabe ausreichend. Weniger unerwünschte Wirkungen (s.o.), jedoch höhere Kosten gegenüber unfraktioniertem Heparin.
  - ▣ *Merke:* Nur UFH kann i. v. gegeben werden!

▶ **Dosierung:**
- *Prophylaktische Heparinisierung (low-dose):* Tab. 4.4.
  - ▣ *Beachte:* Eine prophylaktische Heparinisierung senkt das Risiko einer tiefen Beinvenenthrombose etwa auf $1/3$ und das einer Lungenembolie etwa auf die Hälfte!

Tabelle 4.4 · Prophylaktische Heparinisierung

Substanz	niedriges/mittleres Thromboserisiko	hohes Thromboserisiko
UFH		
Heparin (Liquemin)	2×7500 IE/d s.c.	3×5000–7500 IE/d s.c. 10 000 IE/24h i. v. (Perfusor)
NMH[1]		
Dalteparin (Fragmin)	1×2500 IE/d s.c.	1×5000 IE/d s.c.
Nadroparin (Fraxiparin)	2850 IE/d s.c.	0,3 ml/d s.c.
Enoxaparin (Clexane)	1×2000 IE/d s.c.	1×4000 IE/d s.c.

[1] Bei deutlich übergewichtigen Patienten gewichtsadaptierte Dosis geben (→ höheres Thromboserisiko bei Adipositas)

- *Therapeutische Heparinisierung (high-dose):* Tab. 4.5.

Tabelle 4.5 · Therapeutische Heparinisierung[1]

Substanz	Dosis
UFH	
Heparin (Liquemin)	initial 5000 IE als Bolus, dann z. B. 25 000 IE/50 ml (500 IE/ml) mit zunächst 2–2,5 ml/h (=1000–1250 IE/h) über Perfusor
NMH	
Enoxaparin (Clexane)	2×1 mg/kgKG/d s.c. (max. 100 mg)
Nadroparin (Fraxiparin)	2×0,1 ml/10 kg KG/d s.c.
Tinzaparin (innohep)	1×175 IE/kg KG s.c

[1] Überlappende Therapie mit Kumarinen (S. 107), Absetzen von Heparin, wenn INR an 2 aufeinanderfolgenden Tagen >2,0 bzw. Quick <40 %

▶ **Therapieüberwachung, Dosissteuerung:** Mithilfe der *PTT (partielle Thromboplastinzeit)* und/oder der *TZ (Thrombinzeit)*. Bestimmung 6 h nach Beginn der therapeutischen Heparinisierung, dann 1 – 2 × täglich (*Ausnahme:* Im Rahmen einer prophylaktischen Heparintherapie mit einer Dosis von 15 000 IE/d ist eine einmalige PTT- bzw. TZ-Kontrolle nach 6 Stunden ausreichend).
- *Normbereiche:*
  - *PTT:* 17 – 24 Sekunden.
  - *TZ:* 16 – 20 Sekunden.
- *Therapeutischer Bereich:*
  - *PTT:* 1,5- bis 2,5-fache Verlängerung.
  - *TZ_1:* > 60 Sekunden/TZ_2: 8 – 12 Sekunden.

☐ *Hinweis:* PTT- bzw. TZ-Bestimmungen sind zur Überwachung einer Therapie mit NMH nicht geeignet. Eine aussagefähige Kontrolle ist nur durch die Bestimmung der Anti-Faktor-Xa-Menge im Plasma möglich. I.d.R. kann auf diese Bestimmung verzichtet werden (*Ausnahmen:* Patienten mit Niereninsuffizienz oder Schwangere).

▶ **Antagonisierung bei Blutung:**
- *Substanzen:*
  - Protamin-HCl (z. B. Protamin 1000/5000 IE/Amp. à 1/5 ml).
  - Protaminsulfat (z. B. Protamin Leo 10 mg/Amp. à 1 ml).
- *Dosierung:* 1 ml Protamin inaktiviert 1000 IE unfraktioniertes Heparin. Beginn mit 5 ml Protamin und anschließende PTT-Kontrolle.
- *Nebenwirkungen:* Allergische Reaktionen, Hypotonie, Dyspnoe, selten pulmonale Hypertonie mit Lungenödem.

Kumarinderivate

▶ **Wirkungsmechanismus:** Kompetitiver Vitamin-K-Antagonismus, dadurch verminderte Synthese der Vitamin K-abhängigen Gerinnungsfaktoren II, VII, IX und X (sowie Protein C und S) in der Leber.

▶ **Indikation:** *Langzeitantikoagulation nach thromboembolischen Ereignissen* (tiefe Beinvenenthrombose, Lungenembolie, Schlaganfall), *erhöhtes Risiko für thromboembolische Komplikationen* (z. B. Vorhofflimmern, Herzklappenersatz, Nachweis linksventrikulärer Thromben, längere Immobilisation).

☐ *Hinweis:* Die *perioperative Thromboseprophylaxe* wird wegen des höheren Blutungsrisikos bei Kumarintherapie i.d.R. mit Heparin durchgeführt (s.o.).

▶ **Kontraindikationen:** Siehe therapeutische Heparinisierung (S. 106). Zusätzlich Schwangerschaft (teratogen!), Stillzeit, Epilepsie, mangelnde Compliance.

▶ **Nebenwirkungen:** Blutungen, Appetitlosigkeit, Übelkeit, Diarrhö, Hautnekrosen, Urtikaria, Dermatitis, reversible Alopezie, Transaminasenerhöhung.

☐ *Wichtige Hinweise:*
- Wechselwirkungen mit einer Vielzahl anderer Substanzen und Pharmaka möglich! Deswegen bei Gabe eines anderen Medikamentes vorher unbedingt informieren!
- Vor Beginn einer oralen Antikoagulanzientherapie muss der Patient über Risiken und mögliche unerwünschte Wirkungen detailliert aufgeklärt werden. Ausstellen eines Patientenpasses!

▶ **Präparate:** Z. B. Phenprocoumon (D: Marcumar; CH: Marcoumar) 3 mg/Tbl., HWZ 6,2 Tage.

▶ **Dosierung:** Richtet sich nach der Grunderkrankung und orientiert sich am INR-/Quick-Wert (S. 108). Beginn der Behandlung überlappend zu der meistens vorangehenden Heparintherapie (S. 105). Diese wird fortgeführt, bis der INR-Wert an 2 aufeinanderfolgenden Tagen > 2 bzw. der Quick-Wert < 40% liegt. Initialdosis von Phenprocoumon (Marcumar) bei normalem Ausgangs-INR:

- *1. Tag:* 3 Tbl. = 9 mg, *2. Tag:* 2 Tbl. = 6 mg, *3. Tag:* 1 Tbl. = 3 mg.
- *Ab 4. Tag:* Dosierung nach INR-/Quick-Wert; Erhaltungsdosis meist $1/2 - 1^1/2$ Tbl. täglich (Einnahme abends). Verlängerung der INR-/Quick-Kontrollintervalle nach Erreichen des therapeutischen Wertes (z.B. 14-täglich). Dosis in Patientenausweis eintragen!

◪ *Hinweis:* Bei Alter > 60 Jahre oder Niereninsuffizienz mit 2 Tbl. beginnen!

▶ **Therapieüberwachung, Dosissteuerung:**
  - *INR (International normalized Ratio):* Internationaler WHO-Standard, der einen Vergleich therapeutischer Bereiche und Messergebnisse ermöglicht. Entspricht die Empfindlichkeit des Thromboplastins (z. B. Thromborel S) bei der Quick-Bestimmung in etwa der des Referenzthromboplastins, können die Werte entsprechend Tab. 4.6 einander zugeordnet werden. I.d.R. wird ein *INR von 2,0 – 3,0* angestrebt. *Ausnahmen* sind die Thromboembolieprophylaxe bei mechanischen Herzklappen (*INR 3,25*) und Myokardinfarkt (*INR 3,0*).
  - *Quick-Wert (Thromboplastinzeit, TPZ):* Maß für das „extrinsic system" der Gerinnung.
    - *Normbereich:* 70 – 100 %.
    - *Therapeutischer Bereich:* 35 – 23 % (◪ *Beachte:* Unterschiedliche therapeutische Bereiche durch unterschiedliche Quick-Reagenzien).

▶ **Dauer der Kumarintherapie:** Siehe Tab. 4.7.

Tabelle 4.6 · INR- und Quick-Werte im Vergleich (Quick-Reagenz = Thromborel S)

INR	Quick (%)	INR	Quick (%)	INR	Quick (%)	INR	Quick (%)	INR	Quick (%)
1,5	50	2,5	28	3,5	20	4,5	15	>6	<10
2,0	35	3,0	23	4,0	17	5	12		

Tabelle 4.7 · Dauer der Kumarintherapie

Erkrankung/Zustand	Dauer
Reversible Risikofaktoren (z.B. längere Immobilisation), Alter > 75 J.	3 Monate
Tiefe Beinvenenthrombose und/oder Lungenembolie	• Reversible Risikofaktoren, Alter < 60 Jahre: 3 – 6 Monate • Reversible Risikofaktoren, Alter > 60 Jahre 6 – 12 Monate • Bei irreversiblen Risikofaktoren: 12 Monate bis lebenslang • Rezidivierende Thromboembolie: Lebenslang
Vorhofflimmern	• 4 Wochen vor bis 4 Wochen nach dem Regularisierungsversuch durch Kardioversion • Bei Persistenz, Herzkrankheit oder Alter > 75 J.: Lebenslang
Dilatative Kardiomyopathie, Z.n. Schlaganfall, linksventrikuläre Thromben	Lebenslang
Bei Herzklappenersatz	• Biologische Klappen: 3 Monate • Kunstklappen: lebenslang

▶ **Vorgehen bei Überdosierung:** Therapiepause und tägliche Quick-Kontrollen bis zum Erreichen des therapeutischen Bereiches. Bei Quick < 12 % (INR > 5) Gabe von Vitamin K (z. B. Konakion MM) 5 – 10 mg (= 5 – 10 Tropfen). Wirkungseintritt nach 8 – 12 Stunden.

◪ *Hinweis:* Maximaldosis Vitamin K: Einzeldosis = 20 mg, Gesamtdosis = 40 mg.

▶ **Vorgehen bei bedrohlicher Blutung:** Gabe von PPSB (S. 75) oder 1 – 2 Einheiten FFP (S. 74); zusätzlich Vitamin K (z. B. Konakion MM) 10 mg (= 1 Amp.) langsam i. v.

Thrombozytenaggregationshemmer

▶ **Indikationen:** KHK, Z. n. Myokardinfarkt, akutes Koronarsyndrom, Z. n. ischämischem zerebralem Insult, pAVK, Z. n. gefäßchirurgischen Eingriffen.

▶ **Acetylsalicylsäure** (Aspirin): 100 – 300 mg/d p. o. Mittel der 1. Wahl. Kontraindikationen und Nebenwirkungen: Siehe NSAR, S. 87.

▶ **Thienopyridine:** Anwendung bei ASS-Unverträglichkeit (100-fach höhere Kosten).

  ● *Clopidogrel* (Plavix, Iscover): 1 × 75 mg/d p. o.

    – *Kontraindikationen:* Gerinnungsstörungen, SHT, Allergie, GIT-Ulzera, Schwangerschaft, Stillzeit.

    – *Nebenwirkungen:* Blutungen, gastrointestinale Störungen, Hautausschlag, Leberfunktionsstörungen.

  ● *Ticlopidin* (Tiklyd): 2 × 250 mg/d p. o. Seit Zulassung von Clopidogrel für Therapieneubeginn keine Indikation mehr (*cave:* Neutropenie!). Bisher gut behandelte Patienten aber nicht umstellen.

▶ **GPII/IIIa-Antagonisten:**

  ● *Präparate:*

    – Abciximab (ReoPro): Initial 0,25 mg/kg KG als i. v. Bolusinjektion, dann 0,125 µg/kg KG/min i. v. über 12 h nach dem Eingriff.

    – Tirofiban (Aggrastat): Initial 0,4 µg/kg KG/min über 30 min, dann 0,1 µg/kg KG/min i. v. über 12 bis max. 24 h nach dem Eingriff.

  ● *Indikationen:* Hochrisiko-PTCA, akutes Koronarsyndrom. Zusätzlich zu Heparin und ASS.

  ● *Kontraindikationen:* Aktive innere Blutungen, Überempfindlichkeit gegen Inhaltsstoffe oder murine monoklonale Antikörper, größere OPs oder Traumata in den letzten 2 Monaten, intrakranielle Tumore, zerebrovaskuläre Komplikationen in den letzten 2 Jahren, AV-Missbildungen, Aneurysmata, hämorrhagische Diathese, Thrombozytopenie, schwere Leber- oder Nierenfunktionsstörungen, Störung der Blutgerinnung (z. B. Marcumarisierung), Vaskulitis, nicht einstellbare Hypertonie, Retinopathie.

  ● *Nebenwirkungen:* Blutungen, Hypotonie, Übelkeit, Bradykardie, Fieber, Thrombopenien.

Pragmatisches Vorgehen in der perioperativen Thromboembolieprophylaxe

▶ **Routineprophylaxe bei den meisten Patienten:** NMH (Dosierung, siehe Tab. 4.4). Erste Dosis am Vorabend der Operation, zweite Dosis nach der Operation, dann täglich eine Dosis bis zur vollständigen Mobilisation.

▶ **Nach großen Operationen und/oder bei Intensivpatienten:** I.v. Applikation von Heparin, vorzugsweise als Dauerinfusion mit Perfusor wegen der Möglichkeit der raschen Dosisanpassung (Dosierung, siehe Tab. 4.4, UFH, hohes Thromboserisiko, S. 106).

▶ **Patienten unter Kumarintherapie:**

  ● Wenn verantwortbar, Kumarin präoperativ absetzen (ca. 10 d präoperativ!), Quick auf > 50 % steigen lassen (INR < 1,5), Umstellung auf perioperative Gabe von fraktioniertem Heparin (Dosierung, siehe Tab. 4.4, NMH, hohes Thromboserisiko, S.106).

- Wenn die Antikoagulation nicht unterbrochen werden darf: Ersatz der Kumarintherapie durch eine i. v. Heparintherapie (Dosierung, siehe Tab. 4.5, UFH, S.106), Anheben des Quick-Wertes durch Konakion-Gabe (S.103), im Notfall FFP und PPSB geben, bis die Drainagen kein Blut mehr fördern, dann wieder Übergang auf Kumaringabe.

► **Patienten unter Therapie mit Thrombozytenaggregationshemmern:** Keine zusätzliche perioperative Heparingabe. Absetzen von ASS bzw. Clopidogrel 7 – 10 Tage vor der Operation. Einsetzen des fraktionierten Heparins 1 – 2 Tage postoperativ, wenn die Drainagen nicht vermehrt Blut fördern und erneuter Beginn der ASS- bzw. Clopiogrel-Gabe frühestens 1 Woche postoperativ (*Ausnahme:* Gefäßeingriffe).

4.4 Perioperative Antibiotikaprophylaxe

Grundlagen

- ► **Definition:** Kurzfristige Antibiotika-Abschirmung bei chirurgischen Eingriffen mit hohem Infektionsrisiko. Ziel ist es, postoperative Komplikationen wie z. B. oberflächliche und tiefe Wundinfektionen, Pneumonien, Sepsis oder Harnwegsinfektionen zu verhindern bzw. zu reduzieren.
- ► **Indikationen:** Das Infektionsrisiko bei einem Eingriff ist abhängig vom Kontaminationsgrad der Wunde und bestimmten Risikofaktoren (s. u.):
  - *Aseptische Wunden:* Intakte Schleimhaut. Wundinfektionsrate $<2\%$ → perioperative Antibiotikaprophylaxe nicht indiziert. *Ausnahme:* Implantation von Fremdmaterial, Eingriffe an Gelenken und Knochen.
  - *Kontaminierte Wunden:* Die Schleimhaut ist verletzt. Generelle Indikation zur Antibiotikaprophylaxe.
  - *Septische Wunden:* Starke bakterielle Kontamination oder offenen Traumata mit starker Verschmutzung. Die Wundinfektionsrate von 25 % kann durch systemische Antibiotikagabe auf 5 % reduziert werden. Hier wird allerdings per definitionem von Antibiotika*therapie* gesprochen.
- ► **Risikofaktoren mit erhöhtem Infektionsrisiko:** Bei ihnen sollte generell eine Antibiotikaprophylaxe durchgeführt werden.
  - Patienten > 70 Jahre.
  - Diabetes mellitus.
  - Immunsuppression (z. B. Cortisontherapie, Chemotherapie).
  - Mangel- und Unterernährung/Adipositas.
  - Konsumierende Erkrankungen.
  - Chronische Bronchitis/Lungenemphysem.
  - Starke Raucher.
  - Endokarditis.
  - Fremdkörperimplantate.
  - Palliativ- und Rezidivoperationen.
  - ▸ *Merke:* Katheter und Drainagen stellen keine Indikation zur Antibiotikaprophylaxe dar.
- ► Zu den **häufigsten Erregern in der Chirurgie** zählen:
  - *Im Respirationstrakt:* Staphylokokken und Streptokokken
  - *Im Gastrointestinal- und Urogenitaltrakt:* Enterokokken und Darmbakterien (E. coli, Klebsiellen, Proteus, Anaerobier).

Prinzip und praktisches Vorgehen in der Antibiotikaprophylaxe

► Verabreichung eines Antibiotikums, dessen Serum- und/oder Gewebespiegel während der ganzen Operationsdauer das Wachstum der im Operationsgebiet häufigen Erreger stoppt bzw. bestehende Keime abtötet.

► Generell wird heute eine einmalige Antibiotika-Applikation bei der Narkoseeinleitung oder zu Beginn der Operation angestrebt (**single-shot-Prophylaxe**). *Cave:* Wird das Antibiotikum später als 1 h nach Hautschnitt bzw. länger als 1 h vor OP-Beginn oder nach Beginn der Blutsperre gegeben, steigt die Rate an postoperativen Komplikationen signifikant an. Bei langer Operationsdauer (> 3 h) und kurzer Halbwertszeit bzw. bei hohem Blutverlust (> 1 Liter) kann eine zweite Applikation (Repetitionsdosis) notwendig sein.

▣ *Hinweis:* Vorteile der „single-shot-Prophylaxe" sind geringere Resistenzentwicklung, weniger Nebenwirkungen und geringere Kosten.

► In einigen Fällen sollte die perioperative Antibiotikaprophylaxe über den eigentlichen Zeitrahmen des „Prophylaxefensters" (Hautschnitt bis OP-Ende) fortgeführt werden. *Beispiele:* Offene Frakturen (> 12 h alt), Darmresektion bei ischämischer Nekrose ohne freie Perforation, Appendektomie bei gangränöser Appendizitis, Darmläsionen nach Trauma, gastroduodenale Perforation (ohne gesicherte abdominelle Infektion), Liquor-Shunt-Operationen, nach Transplantationen.

► In der Regel werden **Cephalosporine der ersten und zweiten Generation** und/ oder **Amoxicillin/Clavulansäure** eingesetzt. In der gastrointestinalen Chirurgie erfolgt häufig noch die zusätzliche Gabe eines anaerob wirkenden Antibiotikums (z. B. Metronidazol). „Reserve-Antibiotika" wie Vancomycin sollten nicht verwendet werden (*Ausnahme:* MRSA-Infektion).

Indikationen zur perioperativen Antibiotikaprophylaxe und Antibiotika-Auswahl (Tab. 4.8)

Tabelle 4.8 · **Indikationen zur perioperativen Antibiotikaprophylaxe und Antibiotika-Auswahl**

Operationsgebiet	Indikationen und Antibiotika-Auswahl
Chirurgie im Halsbereich	• *Indikationen:* Eröffnung von Pharynx, Trachea oder Ösophagus, Risikofaktoren • *Antibiotika:* Amoxicillin/Clavulansäure 1×1,2 g i. v. (z. B. Augmentan) *oder* Cefazolin 1×2 g i. v. (z. B. Basozef) *oder* Cefuroxim 1×1,5 g i. v. (z. B. Zinacef)
Mammachirurgie	• *Indikationen:* Risikofaktoren, Thoraxeröffnung • *Antibiotika:* Siehe Chirurgie im Halsbereich
Lungenchirurgie	• *Indikationen:* Generell indiziert, v. a. bei Vorliegen von Risikofaktoren • *Antibiotika:* Siehe Chirurgie im Halsbereich
Ösophaguschirurgie	• *Indikationen:* Generell indiziert, v. a. bei Patienten mit Risikofaktoren • *Antibiotika:* Siehe Chirurgie im Halsbereich
Gastroduodenale Chirurgie (inklusive Laparoskopie)	• *Indikationen:* Resektion bei Malignom, Alter > 70 J., Pylorusstenose, chronische Zufuhr von H_2- oder Protonenpumpen-Blockern, massive Blutung, Perforation • *Antibiotika:* Cefazolin 1×1 g i. v. (z. B. Basozef) *oder* Amoxicillin/Clavulansäure 1×1,2 g i.v (z. B. Augmentan) + Metronidazol 1×500 mg i. v. (z. B. Clont)

Tabelle 4.8 · Fortsetzung

Operationsgebiet	Indikationen und Antibiotika-Auswahl
Gallenwegschirurgie (inklusive Laparoskopie)	• *Indikationen*: Akute Cholezystitis, Empyem, Stauungsikterus, Choledocholithiasis, Malignom • *Antibiotika*: Amoxicillin/Clavulansäure 1×1,2 g i.v (z. B. Augmentan) *oder* Cefotiam 1×1,5 g i.v (Spizef) *oder* Ceftazidim 1×2 g i.v. (Fortum) ▶ *Hinweis:* Gallengängige Cephalosporine
Hernienoperationen (inklusive Laparoskopie)	• *Indikationen:* Implantation von Fremdmaterial (Netz) • *Antibiotika:* Cefazolin 1×2 g i.v. (z. B. Basocef) *oder* Cefuroxim 1×1,5 g i.v. (z. B. Zinacef)
Kolorektale Chirurgie, Appendektomie (inklusive Laparoskopie)	• *Indikationen:* Generell bei allen Koloneingriffen. ▶ *Hinweis:* Bei Appendizitis ohne Perforation wird eine perioperative Antibiotikagabe kontrovers beurteilt. Bei klinischen Zeichen einer lokalen Peritonitis (S. 346) sollte eine single-shot-Antibiose gegeben werden. • *Antibiotika:* 1×1,5 g i.v. Cefuroxim (z.B. Zinacef) *oder* 1×2 g i.v. Cefazolin (z.B. Basocef) + Metronidazol 1×500 mg i.v. (z. B. Clont); bei Patienten mit Risikofaktoren Ceftriaxon 1×2 g i.v. (z.B. Rocephin) + Metronidazol 1×500 mg i.v. (z. B. Clont)
Transplantationen	• *Indikationen:* Generell für 4 – 5 d aufgrund der Immunsuppression • Antibiotika: Amoxicillin/Clavulansäure 3 – 4×1,2 g i.v. (z. B. Augmentan); bei Lebertransplantation gallengängiges Antibiotikum: Ceftazidim 2 – 3×1 – 2 g i.v (Fortum)
Gefäßchirurgie	• *Indikationen:* Gefäßprothesen, Mehrfacheingriffe, Eingriffe an peripheren Gefäßen • *Antibiotika:* Cefazolin 1×2 g i.v. (z. B. Basocef) *oder* Cefuroxim 1×1,5 g i.v. (z. B. Zinacef); bei hohen Infektionsraten: Vancomycin 4×500 mg i.v. oder 2×1 g i.v.
Unfallchirurgie	• *Osteosynthese bei geschlossenen Frakturen:* Cefazolin 1×2 g i.v. (z.B. Basocef) *oder* Cefurozim 1×1,5 g i.v. (z. B. Zinacef) *oder* Ceftriaxon 1×2 g i.v. (z. B. Rocephin) • *Osteosynthese bei offenen Frakturen:* Ceftriaxon 1×2 g i.v. (z.B. Rocephin) oder Cefazolin 3×1 g (z.B. Basocef) *oder* Cefurozim 3×1,5 g (z.B. Zinacef) + Clindamycin 3×600 mg (z. B. Sobelin) ▶ *Beachte:* Die Antibiotikatherapie sollte für 3 – 7 d weitergeführt werden • *Arthroskopie:* Cefazolin 1×1 g i.v. (z. B. Basocef) • *Offene Wunden:* Cefazolin 1×1 g i.v. (z. B. Basocef) *oder* Ceftriaxon 1×2 g i.v. (z. B. Rocephin) ▶ *Beachte:* Bei stark verschmutzen Wunden mit Gefahr der Clostridien-Besiedlung (Gasbrand!) Gabe von Penicillin G oder Penicillin V (3×10 Mega i.v./d)
Endokarditisprophylaxe	• *Indikationen:* Erworbene und angeborene Herzklappenfehler, angeborene Herzfehler (*Ausnahme:* Vorhofseptumdefekt II), hypertrophe Kardiomyopathie, Mitralklappenprolaps mit Insuffizienz, operierte Herzfehler mit Residualbefund • *Antibiotika:* Ampicillin 2 g + Gentamicin 1,5 mg/kg KG i.v. (z. B. Refobacin) 30 Minuten präoperativ und Gentamicin 1,5 mg/kg KG i.v. 6 h postoperativ ▶ *Bei Penicillinallergie:* Statt Ampicillin Vancomycin 1 g i.v.

4.5 Postoperative Komplikationen

Nachblutung

▶ **Ätiologie:** Meistens in den ersten Stunden postoperativ durch Nahtinsuffizienz, unzureichende intraoperative Blutstillung oder Gerinnungsstörungen.

▶ **Klinik:** Tachykardie, Blutdruckabfall, Hb ↓, Hkt ↓, ZVD ↓. Einblutung in Verbänden, starke Blutung in Drainagen.

▶ **Therapie:** Kompressionsverband, evtl. Volumensubstitution (S. 75) und Bluttransfusion (*im Notfall* EK 0, rh-negativ) und FFP (S. 74), evtl. Schockbehandlung (S. 146) und operative Revision.

Wundinfektion und Wunddehiszenz (S. 181, S. 181)

Übelkeit und Erbrechen

▶ **Ätiologie:** In den ersten Stunden postoperativ durch Nachwirkungen der Narkose, Schmerzen oder NW der verabreichten Analgetika. Späteres Erbrechen (einige Tage postoperativ) kann durch die Magen-Darm-Atonie (s. u.) oder einen Ileus (S. 353) ausgelöst werden.

▶ **Therapie:**
- *Bei Übelkeit:* Metoclopramid 10 mg i. v. (Paspertin).
- *Bei Erbrechen:* Magensonde belassen, langsamer Kostaufbau (S. 119).
- ▣ *Hinweis:* I.d.R. kann die Magensonde bei einem Reflux von < 300 ml/24 h gezogen werden. Bei Patienten mit Übelkeit Magensonde besser prophylaktisch abklemmen und bei erneuter Übelkeit wieder öffnen. Bei Stuhl- und Windabgang ist eine Magensonde i.d.R. nicht mehr nötig.

Anurie

▶ **Ätiologie:** Am häufigsten nach Spinal- oder Periduralanästhesie (S. 93) oder aufgrund eines verstopften Harnblasenkatheters.

▶ **Therapie:**
- Wenn der Patient nach 6–8 Stunden nicht spontan Wasser gelassen hat, Gabe von 0,5 mg Distigminbromid i. m. (Ubretid). Ggf. 0,1 mg/kg KG jeden 3. d für max. 27 d.
- *Bei Wirkungslosigkeit:* Einmalkatheterisierung.
- ▣ *Tipp:* Immer zunächst den DK auf Durchgängigkeit überprüfen, ggf. anspülen und wechseln!
- ▣ *Cave:* Nach Spinal- oder Periduralanästhesie haben Patienten kein Gefühl für den Füllungszustand ihrer Blase. Daher besteht die Gefahr einer Harnblasenruptur, wenn keine postoperative Flüssigkeitsbilanzierung erfolgt!

Postoperatives akutes Nierenversagen

▶ **Ätiologie:** Fast immer durch Volumenmangel.

▶ **Therapie:**
- Volumensubstitution (S. 75) und Kontrolle von Kreislauf und Volumen.
- Bei manifester Überwässerung (Lungenödem): Furosemid (Lasix).

Postoperative Darmatonie

▶ **Ätiologie:** Normale Reaktion auf einen operativen Eingriff, die nicht in jedem Fall einer Behandlung bedarf. Bettruhe, verschiedene Medikamente (z. B. Opiate, Narkotika, Sedativa), Hypokaliämie und eine Dehydratation verstärken die Darmatonie.

► **Therapie:**

- Normalerweise erholt sich der Darm von alleine. Hat der Patient am 3. postoperativen Tag immer noch keinen Stuhlgang, sollte ein *hoher Einlauf* (vorher Darmrohr legen [S. 68]) oder *X-Prep* verabreicht werden (*cave:* Nicht nach Anastomosen im Rektum bzw. unteren Kolon).
- Alternativ kann *Bisacodyl* (z. B. Dulcolax) rektal oder 5 mg p. o, *Metoclopramid* 10 mg i. v./p. o. (Paspertin) oder *Prostigmin* 4 Amp. à 5 mg als Infusion über 4 h gegeben werden.

► **Prophylaxe:** Präoperative Darmreinigung (S. 100), Frühmobilisierung, ausreichend Flüssigkeit zuführen.

Postoperatives Fieber (siehe Abb. 4.2)

► **Ätiologie:** Die häufigsten Ursachen sind Pneumonie, katheterbedingte Infektionen (z. B. HWI), Sepsis, Wundhämatome und -infektionen, Anastomoseninsuffizienzen und Phlebitiden.

► **Therapie:** Symptomatisch mit Wadenwickel, Paracetamol (Ben-u-ron) oder Metamizol (Novalgin). Dosierungen, siehe S. 88.

Harnwegsinfektion

► **Ätiologie:** Ca. 2 – 5 d nach Katheterisierung. Diabetes mellitus, unzureichende Flüssigkeitszufuhr und Harnabflussstörungen erhöhen das Risiko.

► **Klinik:** Pollakisurie, Dysurie, Schmerzen beim Wasserlassen, Fieber.

► **Therapie:** Antibiotika nach Antibiogramm.

► **Prophylaxe:** Katheter so schnell wie möglich entfernen, regelmäßig wechseln, Verwendung von Kathetern aus Silikon oder mit Silberionen beschichteten Kathetern. Bei absehbarer längerer Verweildauer suprapubischen Blasenkatheter legen (S. 69).

Herzrhythmusstörungen

► **Tachykardien:**

- *Sinustachykardie* (häufig): Ausgelöst durch Schmerzen, Volumenmangel, Fieber, Anämie.
- *Supraventrikuläre* (z. B. Vorhofflattern, -flimmern) und *ventrikuläre Tachykardie* (z. B. Kammerflattern/-flimmern): Hypokaliämie, Hypoxie, Hyperkapnie, Azidose, KHK, Mitralvitien.

► **Bradykardien** (seltener): Sinusbradykardie z. B. durch intraoperative Hypothermie, Sick-Sinus-Syndrom, AV-Block I – III°.

► **Therapie:**

- *Sinustachykardie:* Ursache beseitigen!
- *Supraventrikuläre und ventrikuläre Tachykardien:* Vorgehen, siehe S. 158.
- *Bradykardien:* Atropin 1 – 2 Amp. (0,5 – 1 mg) i. v. Bei Versagen der Therapie muss ein passagerer Schrittmacher implantiert werden. ◪ *Hinweis:* Der AV-Block III° ist eine absolute Schrittmacherindikation.

Pneumonie

► **Ätiologie:** Erhöhtes Risiko durch Intubation und Beatmung, schmerzbedingte Hypoventilation, Oberkörperflachlagerung und ineffektiven Hustenreiz mit Sekretverhalt.

► **Klinik:** Fieber, Husten, Dyspnoe, Thoraxschmerzen bei Begleitpleuritis, Hypoxämie.

► **Therapie:** Antibiotika nach Antibiogramm.

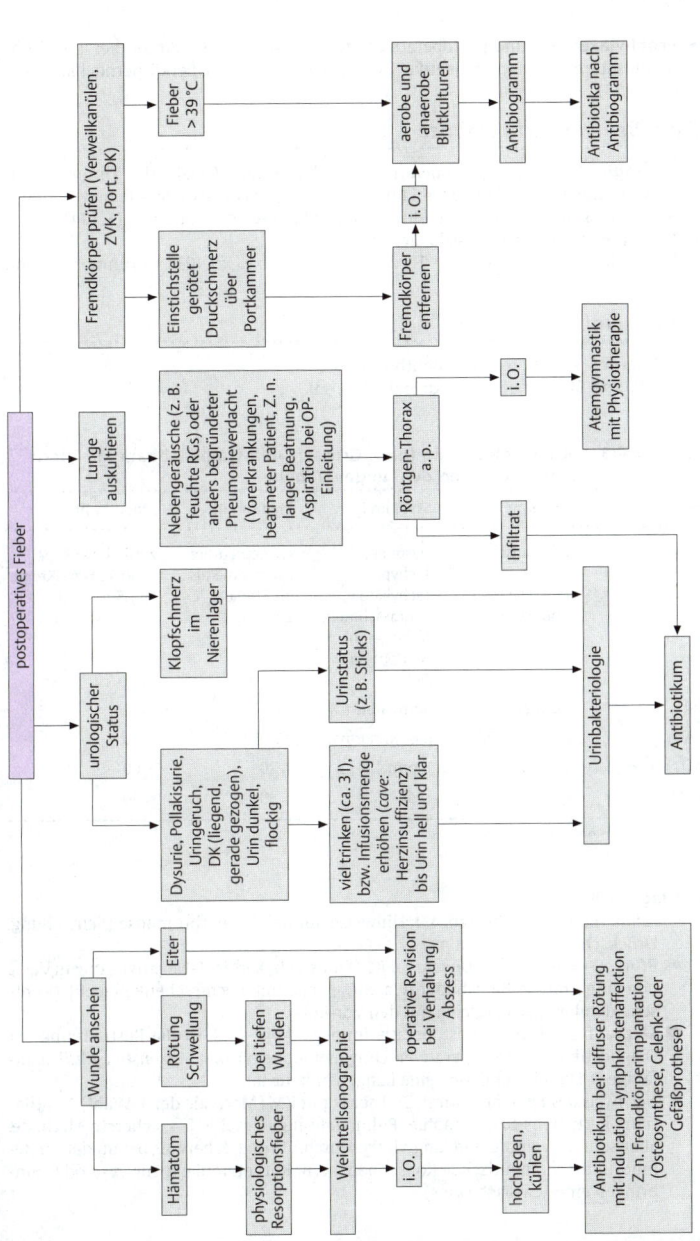

Abb. 4.2 · Postoperatives Fieber

Perioperative Maßnahmen

► **Prophylaxe:** Prä- und postoperatives Atemtraining (S.100), Physiotherapie, Frühmobilisation (S.119), Analgetika (S.87), Sekretolytika, Oberkörperhochlagerung (40–45°).

Tiefe Beinvenenthrombose

► **Ätiologie:** Intra- und postoperative Immobilisierung. Gefahr der Thrombuseinschwemmung in die Lunge (→ Lungenembolie!). Das Risiko ist abhängig von der Art des Eingriffs und den individuellen Risikofaktoren des Patienten (S.104).
► **Therapie, Klinik, Diagnostik:** Siehe S.544.
► **Prophylaxe:** Perioperative Thromboseprophylaxe (S.103), Frühmobilisation (S.119).

Lungenembolie

► **Ätiologie:** Siehe tiefe Beinvenenthrombose.
► **Klinik und Stadieneinteilung:** Siehe Tab. 4.9.

Tabelle 4.9 · Stadieneinteilung (nach Grosser) und stadienabhängige Therapiemaßnahmen der Lungenembolie

Befunde	Stadium I	Stadium II	Stadium III	Stadium IV
Klinik	oft klinisch stumm, evtl. Dyspnoe, Thoraxschmerz	Dyspnoe, Tachypnoe, Tachykardie, Thoraxschmerz, Angstgefühl, Hämoptysen, Fieber	ausgeprägtere Symptome als im Stadium II, Zyanose	zusätzl. Synkope, Schock, Herz-Kreislauf-Stillstand
RR	normal	normal bis ($\downarrow$)	$\downarrow$	$\downarrow\downarrow$
PA[1]	normal < 20	i. d. R. normal	25–30	> 30
pO_2 mm Hg	normal	normal bis $\downarrow$	< 70	< 60
pCO_2 mm Hg	normal	< 40	< 30	< 30

[1] mittlerer Pulmonalarteriendruck

► **Diagnostik:**
- *Klinik:* Befunde siehe Tab. 4.9, Hinweise auf Beinvenenthrombose (Schwellung, Druckschmerz, Blaufärbung).
- *BGA* ($pO_2 \downarrow$, $pCO_2 \downarrow$), *D-Dimere* $\uparrow$, *EKG* (Sinustachykardie, T-Negativierung in $V_{1,2,3}$, neu aufgetretene Blockbilder [v. a. S_1Q_{III}, inkompl. Rechtsschenkelblock] → entscheidend ist der Vergleich mit den Vor-EKG).
- ▫ *Merke:* Da D-Dimere postoperativ immer erhöht sind, ist die Bestimmung zur Diagnostik einer postoperativen Lungenembolie obsolet. *Ansonsten gilt:* Unauffällige D-Dimere schließen eine Lungenembolie aus!
- *Nachweis des Embolus:* Spiral-CT-Thorax mit KM (Methode der 1. Wahl), Ventilations-Perfusions-Szintigraphie, Pulmonalisangiographie (→ sicherste Methode, aber sehr aufwendig und langwierig, Durchführung daher nur bei unklarem Befund und therapeutischer Konsequenz, z. B. Katheteranlage zur Lyse oder Einbringen eines Cavaschirmes).

!
Sofortmaßnahmen bei Lungenembolie:

◻ *Cave:* Keine i.m. Injektionen wegen Thrombolyse! Verlegung auf Intensivstation!

● *Allgemeinmaßnahmen:* Bettruhe, venösen Zugang legen; ZVK-Anlage (S.56) und ZVD-Messung.

◻ *Hinweis:* Eine Messung des Pulmonalisdrucks ist nur selten indiziert, z.B. zur Therapiekontrolle/-anpassung bei Langzeitverläufen.

● O_2-*Gabe* nach BGA, evtl. *Sedierung* mit Diazepam 5mg i.v. (Valium), ggf. *Schmerzbekämpfung* z.B. Pethidin 25–50mg i.v. (Dolantin) (langsam).

● *Therapeutische Heparinisierung:* Siehe Tab. 4.5.

● *Schocksymptomatik:* Dobutamin-Perfusor (250mg auf 50ml G5%; 2–12ml/h) oder Dopamin-Perfusor (200mg auf 45ml NaCl 0,9%; 2–12ml/h).

● *Herz-Kreislauf-Stillstand:* CPR, S.168.

▶ **Stadienabhängige Therapie:** Siehe Tab. 4.10.
  ● *Therapeutisches Heparin:* Siehe Tab. 4.5.
  ● *Thrombolyse:*
    – Therapieschemata, siehe Tab. 4.11.
    – Kontraindikationen: Siehe „therapeutische Heparinisierung" (S.106).
  ● *Kathetermethoden:* Zerkleinerung des Thrombus mithilfe eines Rechtsherzkatheters, lokale Thrombolyse.
  ● *Notfallembolektomie:* Bei Versagen der konservativen Therapie und Lebensgefahr (nach Angiographie).

Tabelle 4.10 · Stadienabhängige Therapie der Lungenembolie (aus Hahn, J. M.: CL Innere Medizin, 5. Aufl.,Thieme, Stuttgart, 2006)

Therapiemaßnahme	Stadium I	Stadium II	Stadium III	Stadium IV
Heparin	+	+	+	+
Thrombolyse		(+)	+	+
Kathetermethoden			(+)	+
Embolektomie				+

Tabelle 4.11 · Thrombolyse bei Lungenembolie

Substanz	Durchführung
rt-PA (Actilyse)	100mg über 2h, dabei Weiterführen der Heparintherapie (Tab. 4.5)
Streptokinase (Streptase)	1,5 Mio. IE. über 30min. i.v., dann 1,5 Mio. IE. über 2h, danach Heparinperfusor (Tab. 4.5)

▶ **Sekundärprophylaxe:** Einstellung auf orale Antikoagulanzien (überlappend zur Heparintherapie Durchführung und Dauer, S.107, S.106).

Perioperative Maßnahmen

Stressulkus

▶ **Ätiologie:** Stressfaktor „Operation" (Postaggressionsstoffwechsel, Schmerzen, Angst, Nahrungskarenz).

▶ **Akute Komplikationen:** Obere GI-Blutung (S. 148), Perforation mit Entwicklung eines akuten Abdomens (S. 137).

▶ **Klinik und Therapie:** Siehe S. 327.

▶ **Prophylaxe:** Protonenpumpenhemmer, z. B. Pantoprazol (Pantozol) 40 mg/d i. v., später p. o.

Dekubitus (S. 188)

Anastomoseninsuffizienz

▶ **Ätiologie:** Nahtinsuffizienz im Anastomosenbereich bei nicht spannungsfreier Anastomosierung, ungenügender Naht oder mangelnder Durchblutung des Anastomosenbereichs. Tritt meistens bis zum 7. postoperativen Tag auf.

▶ **Klinik:** Auffälliger Drainageninhalt, Druckschmerz, evtl. Zeichen einer Peritonitis (S. 346).

▶ **Diagnostik:** Temperatur ↑, Leukos ↑, CRP ↑, Sonographie, CT mit Einlauf, ggf. Endoskopie (v. a. bei tiefen Anastomosen), ggf. Gastrografinschluck (bei Magen-OP).

▶ **Therapie:** Nahrungskarenz, bei regelhafter Peristaltik, Stuhlgang und guter Drainage Abwarten unter Antibiotikaschutz (z. B. Metronidazol, Cefepim), ggf. Anlage einer CT-gesteuerten Zieldrainage und Spülung. Bei Peritonitis operative Revision mit Anlage eines vorgeschalteten Anus praeter (bei dehiszenter Dickdarmanastomose).

4.6 Postoperative Nachsorge

Verbleib des Patienten nach der Operation

▶ **Aufwachraum:** Direkt nach der OP wird der Patient zur Überwachung von Herz, Kreislauf, Atmung und Bewusstsein in den Aufwachraum verlegt. Die Betreuung erfolgt durch den Anästhesisten.

▶ **Intensivstation:** Nach größeren Eingriffen (z. B. Leberteilresektionen) oder bei Risikopatienten (z. B. Z. n. Herzinfarkt) mit einem erhöhten Risiko für postoperative Komplikationen werden die Patienten zur Überwachung von Herz, Kreislauf, Atmung und Bewusstsein im Anschluss an die Operation auf die Intensivstation verlegt.

▶ **Normalstation:** Voraussetzungen für die Verlegung vom Aufwachraum auf die Normalstation sind eine stabile Herz-Kreislauf-Funktion, eine gute Spontanatmung und ein klares Bewusstsein.

▶ **Entlassung:** Nach kleinen Eingriffen (z. B. Abszessspaltung, Karpaltunnelspaltung, Metallentfernung) kann der Patient direkt nach Hause entlassen werden. Voraussetzung ist, dass eine häusliche Versorgung (z. B. durch Angehörige) gewährleistet und der Patient ausreichend compliant ist.

Postoperative Versorgung

▶ **Verbandswechsel:** Vorgehen siehe S. 26.

▶ **Narbenpflege/Narbenhernienprophylaxe:** Wunde möglichst trocken halten. Nach Fadenzug sollte die Narbe mit Fettcreme einmassiert werden. Beim Husten mit 2 Händen den Bauch festhalten, kein schweres Heben und Tragen für 6 Wochen postoperativ.

▶ **Fadenzug:** *Richtwerte für das Entfernen von Nahtmaterial* und *Technik:* S. 36.

◼ *Hinweis:* **Duschen** ist ab dem 5. postoperativen Tag bei unkomplizierten, primär genähten Wunden erlaubt, da diese dann bereits fibrinverklebt sind. Bei der Verwendung von Duschpflastern (sofern diese wirklich dicht halten) ist das Duschen schon früher möglich (*Alternative:* Abkleben der Wunde mit einer Folie)! **Baden** dürfen die Patienten allerdings erst am Folgetag nach Fadenentfernung.

▶ **Drainagezug und Katheterentfernung:** *Richtwerte für die Entfernung von Drainagen und Kathetern* und *Technik:* S. 34, S. 35.

▶ **Postoperative Infusionstherapie:**
- *Postaggressionsstoffwechsel:* S. 75.
- *Dauer der postoperativen Infusionstherapie:* Bis zum oralen Nahrungsaufbau. *Allgemein gilt:* Patienten, die vermutlich ab dem 3. postoperativen Tag wieder oral Nahrung zu sich nehmen können, erhalten v. a. Flüssigkeit und Elektrolyte (Elektrolytlösungen oder Glukoseelektrolytlösungen [S. 102]). Patienten mit > dreitägiger oraler Nahrungskarenz sollten ab dem 3. postoperativen Tag parenteral ernährt werden (S. 77). Ergänzend oder alternativ können die Patienten auch mit enteraler Sondenernährung ernährt werden.

▶ **Oraler Kostaufbau:** ◼ *Hinweis:* Nach jeder Vollnarkose sollte eine 6-stündige Nahrungskarenz eingehalten werden, da so lange mit einer Aspiration gerechnet werden muss.
- *Extraabdominelle Eingriffe:* Bei intakter Darmtätigkeit kann sofort mit leicht verdaulicher Kost gestartet werden.
- *Intraabdominelle Eingriffe:* Jede Eröffnung der Bauchhöhle führt zu einer vorübergehenden Darmparalyse. Trinken schluckweise sofort postoperativ. Mit dem Kostaufbau sollte begonnen werden, wenn sich die Darmfunktion normalisiert hat (intakte Peristaltik, kein Brechreiz, kaum Verlust über Magensonde). *Ausnahmen:* Operationen an Magen und Ösophagus mit Anastomosen: 5-tägige Nahrungskarenz. Anschließend Gastrografinschluck. Ist die Anastomose dicht, kann mit dem Kostaufbau begonnen werden.

▶ **Mobilisation:** Entscheidend ist die *Frühmobilisation*, um verschiedenen Komplikationen (z. B. Thrombose, Pneumonie, Dekubitus) vorzubeugen. Das Motto lautet: *So früh und so häufig wie möglich aufstehen!* Nach kleineren Eingriffen soll bereits am OP-Tag mit der Mobilisation begonnen werden, bei größeren OPs (viszeralchirurgische OPs) spätestens am ersten postoperativen Tag. Um orthostatischen Dysregulationen vorzubeugen, wird dabei folgendes Vorgehen empfohlen:
- *1. Sitzen auf der Bettkante.*
- *2. Hinstellen vor das Bett.*
- *3. Gehen einer kurzen Strecke* (eine Person zum Festhalten sollte am Anfang immer in der Nähe sein).
- *4. Spaziergänge auf dem Korridor.*

◼ *Hinweis:* Kann eine Frühmobilisation nicht durchgeführt werden (z. B. bei immobilisierten Patienten), muss darauf geachtet werden, dass der Patient unter Anleitung eines Physiotherapeuten aktive und passive Bewegungsübungen (insb. der Gelenke) und Atemgymnastik (S. 100) ausführt!

▶ **Planung der poststationären Betreuung:**
- *Wo soll die weitere Betreuung stattfinden?* Verlegung in ein anderes Krankenhaus, z. B. zur weiterführenden Diagnostik/Therapie; ambulante Weiterbetreuung beim Hausarzt, in der eigenen Ambulanz oder beim Facharzt, Verlegung in eine Rehabilitationseinrichtung oder in ein Heim?
- *Termine* für Nachkontrollen im Haus bzw. evtl. 2. Operation mitgeben.
- *Mitgabe eines Arztbriefes* (S. 13)/*eines Verlegungsberichts*, der genaue Angaben über die Diagnose, Therapie, Verlauf, Entlassungsmedikation sowie Angaben zu evtl. durchzuführenden Laborkontrollen (z. B. Thrombozytenbestimmung bei

Heparintherapie, S. 105), Kontrolluntersuchungen, Angaben zum Fädenziehen (S. 36) etc. enthält.

- *Mitgabe wichtiger Unterlagen* wie z. B. Röntgen- oder CT-Aufnahmen, Laborbefunde. Befunde werden in Kopie mitgegeben, Bilder verbleiben im Archiv und können angefordert werden.
- ▶ *Hinweis:* Medikamente dürfen dem Patienten nur für den Entlassungstag mitgegeben werden, da das Krankenhaus i. d. R. keine Kassenzulassung hat und keine Rezepte ausstellen darf!
- *Einweisung in die Handhabung von Hilfsmitteln,* z. B. Stomaversorgung (S. 81), Umgang mit Morphinpumpen oder Prothesen.
- ▶ *Tipp:* Hier helfen häufig Angestellte von Sanitätshäusern, in denen diese Hilfsmittel verkauft werden. Sie kommen auf Station und weisen die Patienten (und die Ärzte) in die Handhabung ihrer Produkte ein.
- *Planung einer evtl. nötigen ambulanten Pflege:* Sobald der Arzt sieht, dass ein Patient nach der stationären Therapie zu Hause vermutlich nicht alleine zurechtkommt, sollte er sich mit dem Sozialdienst des Krankenhauses in Verbindung setzen, um die poststationäre Betreuung zu planen. Der Sozialdienst macht dann einen Termin mit dem medizinischen Dienst der Krankenkasse (MDK) aus, der den Patienten möglichst entlassungsnahe sehen möchte und die Pflegestufe festlegt. Allerdings sollte der Arzt das Rezept für die nötigen Pflegehilfsmittel (z. B. Toilettenstuhl) möglichst schon vor dem Termin mit dem MDK ausstellen, da die Patienten ansonsten nach ihrer Entlassung oft wochenlang auf ihre Hilfsmittel warten müssen (abh. von der Krankenkasse). Wichtig ist, dass man sich dabei immer sicher ist, dass diese Hilfsmittel auch wirklich vom MDK genehmigt werden, da der Patient ansonsten selbst für die Kosten aufkommen muss.
- ▶ *Merke:* Die Entlassung eines Patienten wird am Tag seiner Aufnahme geplant!

4.7 Fast-track-Konzept

✓ **„Fast-track-Konzept":**

Das Konzept **Fast-track** ist eine spezielle Form der Vor- und Nachbehandlung bei Operationen, insb. im Abdominalbereich. Gefördert wurde das neue Konzept durch *multimodale Schmerzkonzepte* und die neuen Methoden der *minimalinvasiven Chirurgie*, durch die das operative Trauma deutlich reduziert wurde. Das Fast-track-Konzept geht davon aus, dass viele der pathophysiologischen Veränderungen in der postoperativen Phase (z.B die Darmatonie) iatrogen bedingt sind und deshalb beeinflusst werden können. Das Ziel ist die Ermöglichung von Operationen mit stationärem Kurzaufenthalt, z. B. 2 – 5 Tage für die kolorektale Chirurgie inkl. Operation.

Folgende **Prinzipien** werden befolgt:
- Keine präoperative Darmreinigung (*Ausnahme:* Operationen an Sigma und Rektum: Klysma).
- Keine präoperative Nüchternheit (Trinken bis 2 Stunden präoperativ).
- Keine Prämedikation.
- Thorakale Periduralanästhesie zur Schmerzbekämpfung (→ die peritoneale Innervation von Th4/5 bis L1 reicht aus; Vorteil der thorakalen PDA ist die voll erhaltene Mobilität).
- Laparoskopie *oder Querlaparotomie* als Zugangsweg.
- Restriktive Infusionstherapie.
- Verzicht auf Drainagen und Magensonde.

- Analgesie:
  - Wundinfiltration mit Lokalanästhetika.
  - Regionale Blockade (Kathetertechniken).
  - NSAR und Opioide sind nach wie vor Goldstandard, sollten aber wenn möglich vermieden werden (→ postoperative Darmatonie).
- Frühmobilisation.
- Physiotherapie.
- Trinken und enteraler Kostaufbau ab OP-Tag.
- Mobilisation noch am OP-Tag.

5 Tod des Patienten

5.1 Ärztliches Verhalten bei sterbenden Patienten

Grundlagen

▶ Liegt ein Patient im Sterben, sollten medizinische Maßnahmen auf das notwendige Minimum beschränkt bleiben. Auf keinen Fall sollte versucht werden, das sichere Sterben durch lebensverlängernde oder -erhaltende Maßnahmen künstlich hinauszuzögern. Aufgabe des Arztes und Pflegepersonales ist es, das Leiden des Patienten möglichst zu lindern und die Lebensqualität vor dem Tod zu optimieren (*Palliativmedizin*). Hierzu gehören:

- Gewährung einer Unterbringung, in der der Patient in Ruhe und Würde sterben kann (Einzelzimmer).
- ▶ *Hinweis:* Es sollte immer geklärt werden, ob der Patient den Wunsch hat, zu Hause zu sterben. Dabei muss auch unbedingt mit der Familie gesprochen werden, ob diese die Pflege übernehmen kann.
- Menschliche Zuwendung.
- Körperpflege (z. B. Körperwäsche, Lippenpflege, Dekubitusprophylaxe, S. 189).
- Suffiziente Therapie von Schmerzen (S. 86), Atemnot, Übelkeit.
- ▶ *Hinweis zur Schmerztherapie:* Keine Scheu vor hohen Opioiddosen! Die Gefahr einer Suchtentwicklung ist bei sterbenden Patienten irrelevant. „Bei Sterbenden kann die Linderung des Leidens so im Vordergrund stehen, dass eine möglicherweise dadurch bedingte unvermeidbare Lebensverkürzung hingenommen werden darf" (Zitat: Grundsätze der Bundesärztekammer zur ärztlichen Sterbebegleitung). Eine Atemdepression durch hohe Morphindosen darf also in Kauf genommen werden.
- Stillen von Hunger und Durst.
- ▶ *Beachte:* Eine parenterale Ernährung oder Infusionstherapie kann für den Patienten u. U. sehr belastend sein und sollte daher nicht in jedem Fall durchgeführt werden.

▶ Sollen keine Reanimationsmaßnahmen mehr erfolgen, sind Kollegen und Pflegepersonal zu informieren, evtl. entsprechender Eintrag in die Krankenakte.

▶ Die Aufklärung des Patienten richtet sich in dieser Situation nach dessen eigenen Wünschen. Alle Fragen sollten geduldig, einfühlsam und ehrlich beantwortet werden. Die Aussichtslosigkeit seiner Lage und die Möglichkeit des nahen Todes sollten dem Patienten jedoch nicht „aufgedrängt" werden.

▶ Auch die Angehörigen des sterbenden Patienten benötigen in dieser Phase die Zeit des behandelnden Arztes. Eine rechtzeitige Aufklärung über die Schwere der Erkrankung und die Situation des Patienten erspart oft Unannehmlichkeiten nach einem „überraschenden Tod".

▶ *Hinweis:* Jede Information der Angehörigen bezüglich der ärztlichen Behandlung erfordert prinzipiell das Einverständnis des Patienten!

▶ Frühzeitig sollte erfragt werden, ob der Patient ein Testament oder eine Patientenverfügung (falls noch nicht geschehen und der Patient in einem einwilligungsfähigen Zustand ist) verfassen möchte oder seelsorgerischen Beistand wünscht. Auch über die Bereitschaft zur Organspende (S. 690) sollte frühzeitig mit dem Patienten gesprochen werden (Organspendeausweis?), wenn er als Spender in Frage kommt (Kriterien, S. 691).

▶ *Hinweis Patientenverfügung/Patientenwille:* Mit einer Patientenverfügung legt der Patient in einem einwilligungsfähigen Zustand fest, wie im Falle einer unheilbaren Erkrankung und fehlender Einwilligungsfähigkeit (Demenz, Bewusstseinsstörung) von ärztlicher Seite mit ihm umgegangen werden soll. Dies betrifft den Einsatz oder die Unterlassung medizinischer lebenserhaltender und -verlängernder Maßnahmen (z. B. künstliche Ernährung oder Beatmung, Gabe lebenserhaltender Medikamente). Patientenverfügungen sind für den Arzt verbindlich. Ist der Patient einwilligungsunfähig und liegt keine Patientenverfügung vor, muss der Arzt nach dem mutmaßlichen Willen des Patienten handeln (hier sind Gespräche mit Angehörigen über Lebenseinstellung, religiöse Überzeugung etc. hilfreich). Bei Kindern bzw. betreuten Personen entscheidet der Erziehungsberechtigte bzw. der gesetzliche Betreuer. Lehnt dieser die lebenserhaltenden Maßnahmen ab, kann der Arzt sich an das Vormundschaftsgericht wenden.

► Nach dem Tod des Patienten ist der einweisende Arzt sofort zu informieren.

5.2 Feststellung des Todes und Todesbescheinigung

Todeszeichen

► **Unsichere Todeszeichen:** Bewusstlosigkeit, Pulslosigkeit, Atemstillstand, weite reaktionslose Pupillen (*=klinischer Tod*).
► **Erste sichere Todeszeichen:**
  • *Totenflecken:* Rotviolette Flecken durch Absinken des Blutes in die abhängigen Körperpartien. Auftreten ca. 30 – 60 Minuten nach Eintritt des Todes; Wegdrückbarkeit für 12 – 36 Stunden, länger bei Kälte, kürzer bei Wärme.
  • *Totenstarre:* Auftreten einige Stunden nach Todeseintritt, meist am Kiefergelenk beginnend. Volle Ausprägung nach 6 – 12 Stunden (Variationsbereich 2 – 20 Stunden); Rückbildung nach 2 – 6 Tagen.
► *Hinweis:* Die erwähnten Todeszeichen setzen einen Herzstillstand voraus (Herztod). Bei einem **Hirntod** infolge Zerstörung des Gehirns durch Krankheit oder Unfall mit künstlicher Beatmung und dadurch fortgesetzter Herzaktion treten die erwähnten Todeszeichen nicht auf. Die Feststellung des Hirntodes verlangt eine spezialärztliche Untersuchung (Neurologie oder Neurochirurgie) nach einem Protokoll (Hirntoddiagnostik, S. 692), das den vollständigen und definitiven Ausfall der Hirnfunktion diagnostizieren lässt.

Leichenschau und Todesbescheinigung

► Die Leichenschau erfordert den Nachweis mindestens eines sicheren Todeszeichens. Im Krankenhaus wird üblicherweise beim Eintritt eines erwarteten Todes der Kreislaufstillstand festgestellt. Der Tote verbleibt für weitere 2 Stunden auf Station (Einzelzimmer!), anschließend erfolgt die Leichenschau mit dem Nachweis der sicheren Todeszeichen.
► *Hinweis:* Die Leichenschau ist immer an der unbekleideten Leiche durchzuführen!
► **Übliches Schema:** Personalien, Todesfeststellung, Todeszeitpunkt, Todesart/Todesursache (*Beispiel:*→ Kardiogener Schock *als Folge* eines Myokardinfarktes, *ursächliche Grunderkrankung:* Koronare Herzerkrankung).
► **Bei unklarer Todesursache** ist eine Autopsie wünschenswert. Hierfür wird die Einwilligung der Angehörigen benötigt. ☐ *Cave:* In einigen Religionen, v. a. bei Strenggläubigen, sind Autopsien verboten.
► Bei **Verdacht auf eine unnatürliche Todesursache** (z. B. durch Suizid, externe Gewaltanwendung, Unfall, Vergiftung, Alkoholeinwirkung, Vernachlässigung oder unmittelbar nach einer OP oder Anästhesie) müssen Kriminalpolizei und Staatsanwaltschaft (in der Schweiz die Bezirksanwaltschaft) informiert werden. Die Leiche muss nach der Spurensicherung dem gerichtsmedizinischen Institut zur Autopsie zugeführt werden. Eine Verweigerung der Autopsie ist in dieser Situation ausgeschlossen, Angehörige müssen lediglich informiert werden.

► Bei Verdacht auf eine übertragbare Krankheit nach dem Bundesseuchengesetz muss der Amtsarzt informiert werden.

◪ *Tipp:* Bei Fragen oder Unklarheiten sollte immer ein erfahrener Kollege hinzugezogen werden! Eine Nachfrage beim Rechtsmediziner ist ohne Vorentscheid hilfreich, um die Notwendigkeit einer Anzeige zu klären. So kann man mögliche Falschangaben vermeiden und eine evtl. unnötige Aktivierung des Behördenapparates umgehen (v. a. bei einem Todesfall nach einer erfolgten OP bzw. Anästhesie).

6 Management schwer verletzter Patienten

6.1 Grundlagen

Definitionen

▶ **Trauma:** Ein durch äußere Einwirkung (mechanisch, thermisch, chemisch, aktinisch) akut entstandener körperlicher Schaden mit Gewebezerstörung und entsprechender Funktionsstörung.

▶ **Schweres Trauma:** Gewebezerstörung lebenswichtiger Organe und/oder zu erwartende gravierende Defektheilung mit schweren Funktionseinbußen.

▶ **Polytrauma:** Syndrom von mehrfachen Verletzungen von definiertem Schweregrad („Injury Severity Score" ≥ 17, siehe S.127) mit konsekutiver systemischer Traumareaktion, die zur Dysfunktion oder zum Versagen von entfernten, primär nicht verletzten Organen oder Organsystemen mit vitaler Bedrohung des Patienten führen können.

▶ **Systemische Traumareaktion:** Beim Polytrauma werden chirurgisch meist gut beherrschbare Verletzungskomponenten durch ihre kumulative Systembelastung lebensgefährlich. Das Ziel der körpereigenen Abwehrmechanismen ist die Schadensbegrenzung der primären Traumafolgen („first hit"). Folge ist eine generalisierte Entzündungsreaktion („Systemic Inflammatory Response Syndrome" [SIRS]), die anhand klinischer Kriterien definiert wird (≤ zwei Kriterien müssen erfüllt sein, siehe Tab. 6.1). Durch Überforderung der körpereigenen Abwehrmechanismen bzw. unsachgemäße Primärversorgung („interventional load" oder „second-hit"-Phänomen) kann die physiologische Traumareaktion (=„host defense response") in eine autodestruktive, irreversible „host defense failure disease" umschlagen. Dies kann zum Zusammenbruch der Immunabwehr mit nachfolgender Sepsis und progressivem, sequentiellem Multiorganversagen (MOV) führen.

▶ **Schock:** Siehe S.144.

Tabelle 6.1 · SIRS (Systemic Inflammatory Response Syndrome)
▶ *Hinweis:* ≥ 2 Kriterien müssen erfüllt sein

Tachypnoe (Atemfrequenz > 20/min)

Störung der Temperaturregelung (Temperatur > 38 °C *oder* < 36 °C)

Herzfrequenz > 90/min

Leukozytenzahl > 12 000/μl oder < 4000/μl oder > 10 % unreife Formen

$pCO_2 < 32$ mm Hg

Schweregradklassifikation – Scoring

▶ *Hinweis:* Um frühzeitig das Ausmaß der Gefährdung eines Patienten zu erkennen und so die richtigen Entscheidungen in Bezug auf die initiale Therapie, die Terminierung erforderlicher Verfahrenswechsel und Sekundäroperationen sowie den Extremitätenerhalt bei kritischem lokalem oder allgemeinem Allgemeinzustand stellen zu können, wurden mehrere Scoring-Systeme eingeführt:

▶ **Anatomische Scores:** Erfassen klinisch erkennbar verletzte anatomische Strukturen. Am häufigsten wird der „Injury Severity Score" (ISS) verwendet (basierend auf dem „Abbreviated Injury Scale" [AIS-90]). Der Verletzungsschweregrad jeder Einzelverletzung wird mit einer Punktzahl von 1 – 6 (leicht – nicht überlebbar) für 6 Körperregionen (Schädel und Hals inkl. HWS, Gesicht, Thorax inkl. BWS, Abdomen inkl. LWS, Extremitäten inkl. Becken und Weichteile) bestimmt. Die Punktzahlen der drei am schwersten betroffenen Regionen werden quadriert und zum ISS addiert. Der Maximalwert beträgt 75 (3 × 25). Ein AIS von 6 in einer Region bedeutet per se einen ISS von 75.

▶ **Physiologische Scores:** *GCS* („Glasgow Coma Scale", S. 163) *RTS* („Revised Trauma Score", basiert auf GCS, RR_{syst} und Atemfrequenz) und der *APACHE III* („Acute Physiology and Chronic Health Evaluation", basiert auf physiologischen Parametern, Vorerkrankungen und Patientenalter).

▶ **Überlebenswahrscheinlichkeit:** Z. B. TRISS-Methode („Trauma and Injury Severity Score"), wobei RTS, ISS, Lebensalter und Verletzungsmechanismus verrechnet werden.

6.2 Dringliche Erstmaßnahmen

Abklärungs- und Versorgungsalgorithmus
....

▶ **Stufenplan:** Strukturierung nach Prioritäten und Phasen, wobei Diagnostik und Therapien Hand in Hand laufen (siehe Abb. 6.1)!

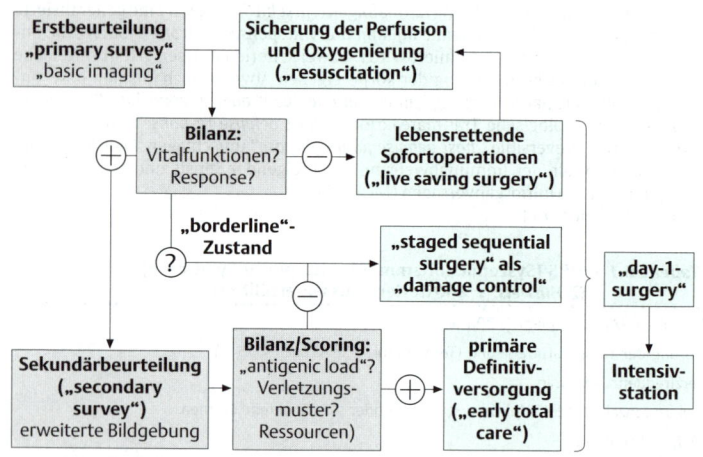

Abb. 6.1 · Abklärungs- und Versorgungsalgorithmus am Tag 1 („day-1-surgery")

Grundlagen
....

❏ *Zeitrahmen:* 20–30 Minuten (Stoppuhr mitlaufen lassen)!

▶ **Ziele:** Stabile Hämodynamik, keine Hypoxämie, keine Hyperkapnie, Laktat im Serum < 2 mmol/l, normale Gerinnung, Normothermie, Ausscheidung > 1 ml/kg KG/h.

Erstbeurteilung („primary survey") und Sicherung der Vitalfunktionen („resuscitation")

▶ Rasche Beurteilung der Vitalfunktionen nach einem definierten Algorithmus, entsprechend dem ATLS-Protokoll (Tab. 6.2).

Tabelle 6.2 · „Primary survey" zur Beurteilung und Sicherung der Vitalfunktionen (entsprechend ATLS®-Protokoll)

Klinische Beurteilung	Therapie/Noteingriff	▣ Merke:
A – Airway maintenance with cervical spine protection		
• *Inspektion der oberen Atemwege:* Fremdkörper, Gesichtsfrakturen, Verletzung von Larynx, Trachea? • *Bei verbaler Antwort des Patienten:* Obere Atemwege frei • *Zeichen der Obstruktion:* Stridor, Heiserkeit, Dyspnoe, Tachypnoe; bei Larynx-Fraktur: Subkutanes Emphysem, Palpation der Fraktur	• Entfernung von Fremdkörpern • Erbrochenes absaugen • „chin-lift"- oder „jaw-thrust"-Manöver (Kinn nach ventral führen und gleichzeitig anheben; anschließend oro- oder nasopharyngealen Tubus platzieren) • Oro-/nasopharyngealer Tubus • *Definitiver Atemwegszugang:* Oro-/nasotracheale Intubation oder Not-Koniotomie (bei Bewusstlosigkeit, Gesichtsfrakturen, Gefahr der Atemwegsobstruktion, Aspiration, mechanische Ventilation [Apnoe, insuffiziente Atmung, schweres SHT])	• Alle Manipulationen zur Sicherung der Atemwege müssen unter *Protektion der HWS* erfolgen (S. 573)! • Dringender V.a. HWS-Verletzung bei allen Mehrfachverletzten, bei GCS ≤ 8, peripheren neurologischen Ausfällen und bei stumpfem Trauma kranial der Klavikula
B – Breathing and ventilation		
• *Inspektion*: Tachypnoe, Zyanose, paradoxe Atmung (instabile Thoraxwand bei Rippenserienfraktur); gestaute Halsvenen (Spannungspneumothorax) • *Auskultation:* Unilateral abgeschwächtes/fehlendes Atemgeräusch (Pneumothorax)	• *O$_2$-Maske*, 4–10 l/min (O$_2$-Bedarf nach Trauma ca. 1000 ml/min; Ruhezustand: 250 ml/min) • *Spannungspneumothorax* (S. 287): Punktion des 2. ICR medioklavikulär mit großkalibriger Braunüle zur akuten Druckentlastung, anschließend Thoraxdrainage	• Spannungspneumothorax = klinische Diagnose! • *DD-Spannungspneumothorax:* Verlegte Atemwege (Tachypnoe/Dyspnoe), Herztamponade (zentralvenöse Stauung, kardiogener Schock), hämorrhagischer Schock • Rippenserienfraktur/instabile Thoraxwand: Indiz für massive Gewalteinwirkung (Lungenkontusion)

Fortsetzung ▶

Tabelle 6.2 · Fortsetzung

Klinische Beurteilung	Therapie/Noteingriff	▶ Merke:

B – Breathing and ventilation

- *Perkussion:* Hyposonorer Klopfschall (Hämato-/Pneumothorax)
- *Palpation:* Hautemphysem (Spannungspneumothorax), Kompressionsschmerz (Rippenfraktur)
- *Pulsoxymeter*

- *Offener Pneumothorax* (S. 286): Abdichtung mit steriler Kompresse an drei Seiten fixiert (Luft entweicht in Exspiration, abgedichtet in Inspiration), anschließend Thoraxdrainage
- *Hämatothorax* (S. 286): Thoraxdrainage
- *Instabiler Thorax* („flail chest") mit Lungenkontusionen: Endotracheale Intubation
- *Perikardtamponade* (S. 293): Perkardpunktion, evtl. Thorakotomie/Sternotomie

- Bei Kindern Lungenkontusion auch ohne begleitende Rippenfrakturen möglich

---

C – Circulation with hemorrhage control

- *Schocksymptomatik* (S. 144): Zeichen der inadäquaten Organperfusion wie blasse, kaltschweißige Haut, Verwirrtheit, Somnolenz; reduzierte Ausscheidung bis zur Anurie; Puls: Oberflächlich, tachykard (>100/min). Blutdruckabfall erst bei schwerem Schock (Blutverlust 30–40%). Labor: Metabolische Azidose.
- *Inspektion:* Externe Blutungen.
- *Innere Blutungen:* Untersuchung von Thorax, Abdomen (klinisch, Sonographie) und Becken (klinisch: Stabilität, Kompressionsschmerz). Röntgen: Beckenübersicht

- Zwei großlumige periphere Zugänge und initiale Volumensubstitution mit 2000 ml Ringer-Laktat (aufgewärmt!); bei Kindern 20 ml/kg KG i. v.
- *Volumensubstitution:* „3:1-Regel" (d. h. 300 ml Volumen pro 100 ml Blutverlust); ▶ *Hinweis:* „pump-up"-Konzept umstritten, da Verdünnungseffekt mit Hypoxämie und erhöhter Blutungsgefahr → „tune-down"-Konzept
- *Volumenersatz nach Schock-Schweregrad:* Siehe S. 147
- *Äußere Blutung:* Direkte Kompression, Druckverband (keine Tourniquets!), chirurgische Blutstillung
- *Innere Blutung:* Thorax → Thoraxdrainage; Abdomen → Laparotomie; Schädel → Kraniotomie; Becken → Grobreposition und Volumenreduktion durch Innenrotation der Hüften, evtl. Beckenzwinge und Laparotomie mit Tamponade (S. 595)

- Schock = klinische Diagnose!
- Blutungsausmaß bei Frakturen abhängig von Lokalisation, Frakturtyp und Zeitintervall seit Unfall
- β-Blocker und Pacemaker maskieren eine Hypovolämie (fehlender Anstieg der Herzfrequenz)
- Junge Patienten/Sportler: Infolge guter kardiovaskulärer Kompensationsmechanismen Dekompensation erst bei großem Blutverlust
- Schwangerschaft: Physiologische Hypervolämie

Fortsetzung ▶

Management schwer verletzter Patienten

Tabelle 6.2 · Fortsetzung

Klinische Beurteilung	Therapie/Noteingriff	▶ *Merke:*
D – Disability: neurologic status		
• GCS 3–15 (S. 163) oder AVPU (Tab. 6.3) • Pupillen (Größe, Form, Symmetrie, Lichtreaktion) • Periphere Motorik und Sensibilität, perianale Sensibilität und Sphinktertonus	• GCS ≤ 8 endotracheale Intubation	• An Bewusstseinstrübung durch Alkohol und Drogen denken!
E – Exposure/environmental control		
• *Komplettes Entkleiden des Patienten unter Kontrolle der Hypothermie:* Kursorische Orientierung über Zusatzverletzungen, Stichwunden, Weichteilverletzungen, Décollements, Hämatome • Inspektion des Rückens durch Drehen „en bloc" (4 Personen)	• Vermeidung von Hypothermie: Wärmematte, warme Tücher, aufgewärmte Infusionslösungen (39 °C)	• Die Inspektion des Rückens wird häufig vernachlässigt

Tabelle 6.3 · AVPU („vereinfachter GCS")

A	Aufmerksam, wach (alert)
V	Ansprechen (Reaktion auf verbale Stimuli)
P	Reaktion auf Schmerz-(painful)Reize
U	keine Reaktion/Koma (unresponsive)

Basis-Monitoring

► **Kontinuierliches Monitoring von Hämodynamik und Oxygenierung:**
  - 3-Kanal-EKG.
  - Pulsoxymeterie.
  - Manuelle oder invasive Blutdruckmessung.
  - Kapnometrie (bei beatmeten Patienten) oder Atemfrequenz.
  - Wiederholte arterielle BGA (pO_2, pCO_2, O_2-Sättigung, Hb, Hkt, Laktat, Basendefizit, pH): Ein initial hoher Laktatwert bzw. eine fehlende Normalisierung innerhalb 24 h ist ein Prädiktor für ein schlechtes Outcome!

► **Transurethraler Blasenkatheter:** Kontrolle der Ausscheidung; bei V.a. Urethraverletzung kontraindiziert.

◻ *Hinweise auf Urethralverletzung:* Blutung aus Harnröhre, perineale Ekchymose, Skrotalhämatom, nicht palpable oder hoch stehende Prostata, Beckenfraktur → retrograde Urethrographie.

▶ **Magensonde:** Dekompression des Magens und Reduktion des Aspirationsrisikos.

Bildgebende Verfahren in der Basisdiagnostik („basic imaging")

◻ *Hinweis:* Bildgebende Verfahren im Rahmen der „primary survey" müssen gezielt eingesetzt werden und dürfen die klinische Beurteilung und Sicherstellung der Vitalfunktionen zeitlich nicht behindern oder verzögern und die Verlegung des Unfallverletzten in ein Traumazentrum nicht verzögern!

▶ **Sonographie des Abdomens:** Screening-Verfahren zum Nachweis von intraperitonealer freier Flüssigkeit. *Wichtige Untersuchungsregionen:*
  • 1. Leber/rechte Niere (Recessus hepatorenalis = Morrison pouch).
  • 2. Milz/linke Niere (Recessus splenorenalis).
  • 3. Harnblase/Douglas-Raum.
  ◻ *Vorteile:* Nicht invasiv, zeitsparend, hohe Sensitivität bei intraperitonealer Blutung und Läsion parenchymatöser Organe.
  ◻ *Nachteile:* Niedrige Sensitivität für retroperitoneale Verletzungen (z.B. Pankreas) und Hohlorganläsionen (z.B. Dünndarmruptur); Zuverlässigkeit untersucherabhängig.

▶ **Diagnostische Peritoneallavage** (DPL) (alternativ zur Sonographie):
  • *Durchführung:* Nach Blasenentleerung (transpubischer Katheter, S.69) 3 cm unterhalb des Nabels unter Hochziehen der Bauchdecke punktieren und Instillation von 1 l Ringer-Lösung (Kinder 20 ml/kg KG) über Katheter in die Bauchhöhle.
  • *„Positiv-Kriterien" (= Indikation zur Laparotomie):* Siehe Tab. 6.4.
  ◻ *Vorteile:* Hohe Sensitivität für Blutungen und Hohlorganverletzungen.
  ◻ *Nachteile:* Invasiv, falsch positiv bei iatrogenen Läsionen von Gefäßen und Hohlorganen, falsch negativ falls Läsion retroperitoneal.

Tabelle 6.4 · „Positiv-Kriterien" in der Peritoneallavage

  • Blutige, trübe oder gallige Spülflüssigkeit
  • Abfluss der Spülflüssigkeit über Thoraxdrainage oder Blasenkatheter
  • Objektive Kriterien in Spülflüssigkeit (Erythrozyten > 100 000/µl, Leukozyten > 500/µl, α-Amylase > 200 mU/µl, positive Gramfärbung)

▶ **Konventionelles Röntgen:** Als Screening-Aufnahmen bei Mehrfachverletzten und Patienten mit Bewusstseinstrübung:
  • Thorax a.-p.
  • Beckenübersicht.
  • HWS seitlich.
  • Weitere konventionelle Aufnahmen gezielt im Rahmen des „secondary survey" (S.133) entsprechend der erhobenen klinischen Befunde.

▶ **Spiral-CT:** In einem einzigen Untersuchungsgang (Zeitbedarf < 5 min!) können alle relevanten Verletzungen von Schädel, Wirbelsäule, Körperhöhlen, Becken und Extremitäten dargestellt werden („Ganzkörper-CT"). Unter KM-Gabe sind auch Gefäßverletzungen präzise erfassbar. *Voraussetzungen:* Spiral-CT ist in unmittelbarer Nähe zum Schockraum vorhanden, Vitalfunktionen sind stabil.

◻ *Hinweis:* Unter diesen Vorraussetzungen kann auf eine konventionelle röntgenologische Basisdiagnostik (s.o) verzichtet werden. Die weiterführende Diagnostik im Rahmen der Sekundärbeurteilung (S.133) beschränkt sich in diesem Fall dann auf eine Bildgebung der distalen Extremitätenabschnitte.

Laborstatus (Tab. 6.5)

Tabelle 6.5 · Laborstatus beim schwer verletzten Patienten

Testblut	▶ *Hinweis:* Vollständige Kreuzprobe dauert etwa 1 h
Hämatologie	Hb, Hkt, Leukozyten, Thrombozyten
Gerinnung	INR/ Quick, PTT, D-Dimere, Fibrinogen; ▶ *Hinweis:* Ein initial tiefer INR-/Quick-Wert beim Polytrauma ist ein Prädiktor für ein schlechtes Outcome
Elektrolyte	Na^+, K^+, Ca^{2+}, Mg^{2+}, Cl^-
Nierenfunktion	Harnstoff, Kreatinin
Leber/Galle	Transaminasen (bei Erhöhung V.a. Leberkontusion → CT); Cholestaseparameter (Bilirubin, γ-GT, AP)
Herzenzyme	Myoglobin, CK (bei Erhöhung V.a. auf Crush-Niere); CKMB, Troponin I (bei Erhöhung V.a. Myokardkontusion → EKG, Monitoring, Verlaufskontrolle)
Urinstatus	Mikrohämaturie (Hinweis auf Nierenkontusion oder Verletzung der ableitenden Harnwege); Drogen-Screening, Ethanol; β-HCG (bei Frauen im gestationsfähigen Alter)
Toxikologisches Screening	V.a. Ethanol

6.3 Sekundärbeurteilung („secondary survey")

▶ **Zeitpunkt:** Nach Sicherstellung der Vitalfunktionen und Durchführung des kompletten „Check-ups" im Rahmen des „primary survey" (S. 129).

▶ *Hinweis:* In folgenden Situation muss zunächst auf ein „secondary survey" verzichtet werden:

- Persistierende Instabilität der Vitalfunktionen → unverzüglich lebensrettende Sofortoperationen einleiten (S. 135).
- Schwer verletzte Patienten, die sich auch nach der initialen Versorgung („primary survey") und lebensrettenden Sofortoperationen noch in einem labilen Zustand befinden → hier zunächst „damage control" (S. 135) und frühzeitige Verlegung auf Intensivstation (*Ziele:* Siehe Ziele der dringlichen Erstmaßnahmen, S. 129).

Anamnese und klinische Untersuchung

▶ **Erweiterte Anamnese:**
- AMPLE-Schema nach ATLS (Tab. 6.6).
- Anamnese-Erhebung durch Aussagen von Drittpersonen (Unfallzeugen, Begleitpersonen, Rettungsdienst, Notarzt).

Tabelle 6.6 · AMPLE-Schema

A	Allergies
M	Medications currently taken
P	past illnesses/Pregnancy (persönliche Anamnese)
L	Last meal
E	Events/Environment related to the injury (Unfallmechanismus)

▶ **Körperliche Untersuchung:** Untersuchung des Patienten von „Kopf bis Fuß", um alle Zusatzverletzungen zu erfassen. Zusätzlich kontinuierliche Re-Evaluation der Vitalfunktionen!

▶ *Merksatz:* „Tubes and fingers in every orifice!"

Erweiterte Diagnostik

▶ *Hinweis:* Falls im Rahmen der Basisdiagnostik bereits ein Ganzkörper-Spiral-CT durchgeführt wurde, beschränkt sich die Bildgebung der erweiterten Diagnostik auf eine Darstellung der distalen Extremitätenabschnitte.

▶ **Konventionelles Röntgen:** Wirbelsäule und Extremitäten (bei pathologischen Befunden in der klinischen Untersuchung).

▶ **CT-Schädel:**
 • *Weichteilfenster* zum Nachweis intrakranieller Verletzungen: Traumatische Blutung, zerebrale Kontusionen, Pneumokranium (bei offenem SHT).
 • *Knochenfenster:* Frakturen von Kalotte und Schädelbasis.

▶ **CT-Thorax:** Massiver Hämatothorax (Blutungsquelle?), instabile Thoraxwand (Lungenkontusionen?), V.a. Aortenruptur.

▶ **CT-Abdomen.**

▶ **CT-Wirbelsäule/Becken:** Bei konventionell-radiologischem Frakturnachweis zur exakten Bilanzierung. „Scout Topogramm" (= aus CT-Daten rekonstruiertes Übersichtspanorama) als Screening bei Indikation zum CT anderer Lokalisation.

▶ **Transösophageale Echokardiographie (TEE):** Methode erster Wahl bei V.a. traumatische Aortenruptur. *Alternativen:* CT, Aortographie. Weitere Indikationen für TEE: Herzkontusion mit V.a. Perikardtamponade oder Abriss von Herzklappen oder Papillarmuskeln.

▶ **Angiographie:** V.a. Aortenruptur, „proximity injury" (= Durchspießung in der Nähe von Hauptstammgefäßen), „mangled extremity" (= schweres Quetschtrauma oder Kettenfrakturen mit kritischen Weichteilen), pulslose Extremität, selektive Gefäßembolisation (z.B. bei Beckenfraktur). *Problem:* Zeitaufwendig! Nur bei hämodynamisch stabilen Patienten!

▶ **Urethrographie**/Zystographie: Bei Beckenverletzungen, klinischer V.a. Urethra-/Blasenruptur (S.510).
 • *Durchführung der Urethrographie:* Vorsichtiges Einführen eines Blasenkatheters (12 Ch) in den Meatus urethrae, Blockieren des Ballons (3 ml), langsames Einspritzen von unverdünntem Kontrastmittel (unter Bildwandler- oder anschließender Röntgenuntersuchung).
 • *Durchführung der Zystographie:* Vorsichtiges Einspritzen von 250–300 ml wasserlöslichem Kontrastmittel; anschließend Röntgen-Becken a.-p. (Füllungsaufnahme) und nach Drainage (Ablaufaufnahme) zum Ausschluss eines Extravasates bei hinteren Harnblasenruptur.

Definitives Scoring

▶ Umfassende Dokumentation aller bis dato gestellten Diagnosen mit Übertragung in intern verwendeten Scoring-Systemen (S.127) zur Festlegung des Verletzungsschweregrades (S.127).

6.4 Operationsphasen

Übersicht (Abb. 6.2)

physiologischer Status	operative Eingriffe	timing
Bilanz: Vitalfunktionen? Response? $\ominus$ → "life saving surgery" $?$ → "damage control" $\oplus$ → "early total care"		Tag 1 "day-1-surgery"
"Hyperinflammation" (SIRS)	zwingende Folgeeingriffe als "second look"!	Tag 2 – 4
"window of opportunity"	geplante Folgeeingriffe definitive Osteosynthesen plastische Deckungen	Tag 5 – 10
Immunsuppression	**keine Wahleingriffe!**	Tag 11 – 21
Erholungsphase	sekundäre rekonstruktive Eingriffe	≥ 4. Woche

Abb. 6.2 · Übersicht über Operationsphasen

Operationen am Tag 1 ("day-1-surgery")

► **Lebensrettende Sofortoperationen** ("life saving surgery"):
- *Zeitpunkt:* Sie müssen dann ohne Verzögerung begonnen werden, wenn die Vitalfunktionen mit konservativen Mitteln nicht zu stabilisieren sind. Das Ziel sind die Sicherung der Perfusion und Oxygenierung.
- *Chirurgischer Zugang zu dem Atemwegen,* falls eine Intubation nicht möglich ist und Ersticken droht.
- *Entlasten pathologischer Druckverhältnisse im Thorax:*
  - Spannungspneumothorax, Hämatothorax: Thoraxpunktion/-drainage, evtl. Thorakotomie.
  - Perikardtamponade: Perikardpunktion/-drainage, evtl. Thorakotomie/Sternotomie.
- *Kontrolle von Massenblutungen:*
  - Innere Blutungen: Leber-/Milzruptur, große thorakale/abdominelle Gefäße, geschlossene Beckenverletzungen.
  - Äußere Blutungen: Offene Beckenverletzungen, offene Verletzungen großer Stammgefäße, offene Sinusblutungen.
- *Entlasten pathologischer intrakranieller Druckverhältnisse,* z. B. Trepanation oder Kraniotomie bei perakutem Epiduralhämatom.
► **"Staged sequential surgery" als Schadensbegrenzung ("damage control"):**
- *Zeitpunkt:* Befindet sich der Patient in einem "Borderline"-Zustand müssen chirurgische Eingriffe zur Schadensbegrenzung durchgeführt werden.
- ▷ *Definition Borderline-Zustand:* Vitalfunktionen nicht dauerhaft stabilisierbar, schweres Thoraxtrauma (v. a. Lungenkontusionen), Gerinnungsstörung (Koagulopathie), Hypothermie, Azidose, ISS > 40 (S. 127).
- *Maßnahmen:* Chirurgische Blutungskontrolle, Kontaminationskontrolle, Schmerz- und Stresslinderung, Eingriffe, die zum Organ-, Extremitäten- und Funktionserhalt dienen und den Patienten "intensivpflegefähig" machen.

▣ *Cave:* Eine weitere massive systemische Belastung durch zeitraubende, gewebetraumatisierende und mit erheblichen Blutverlusten verbundene Eingriffe („*second hit*") muss jedoch vermieden werden.

► **Definitive Primärversorgung („early total care"):**
- *Zeitpunkt:* Bei stabilen Vitalfunktionen und einer geringen systemischen Belastung (tiefes „Scoring"), ISS < 40.
- *Spezielle Indikationen:*
  - Operationspflichtige thorakale, abdominale und retroperitoneale (v.a. Beckenfrakturen) Blutungen oder stark blutende Wunden (z.B. Gesichtsschädel).
  - Verletzungen großer Stammgefäße.
  - Hohlorganverletzungen.
  - Débridement von nekrotischem Gewebe und evtl. temporäre Weichteildeckung (Epigard, Vakuumversiegelung [S.33]) bei offenen Frakturen oder Gelenken und Wunden mit freiliegenden Sehnen, Nerven oder Gefäßen.
  - Grobe Skelettinstabilitäten: Frakturen der langen Röhrenknochen (v.a. Femurschaft- und Unterschenkelfrakturen), Luxationsfrakturen, instabile Becken- und Wirbelsäulenverletzung.
  - Kompartmentsyndrome (S.565).
  - Implantation von Hirndrucksonden (S.575) bei schwerem SHT bei intubierten, sedierten Patienten; Evakuierung akuter intrakranieller Hämatome, offene Hirnläsionen.
  - Manifeste und progrediente Rückenmarkkompression mit neurologischen Defiziten oder deren Verdacht.

Operationen im weiteren Verlauf

► **Operationen am Tag 2–4 (zwingende Folgeeingriffe):**

▣ *Merke:* Der Zeitraum zwischen dem 2.–4. Tag nach einem Trauma stellt eine sehr vulnerable Phase für die körpereigenen Defensivsysteme dar (Phase des SIRS, siehe S.127). Da ausgedehnte Operationen während dieser Zeit im Sinne eines „second-hit"-Phänomens weiteren Schaden mit sich bringen können, sollten nur zwingende Folgeeingriffe als „second look"-Operationen durchgeführt werden:
- Tamponadenwechsel (z.B. Abdomen, Becken).
- Darmanastomosen oder definitiver Bauchdeckenverschluss nach „damage control"-Maßnahmen.
- Redislokation und Re-Débridement nach offenen Frakturen oder Luxationen.
- Verbandswechsel, Wechsel von Epigard oder V.A.C.

► **Operationen am Tag 5–10:** Der 5.–12. Tag nach Trauma stellt für geplante Folgeeingriffe bei Mehrfachverletzten ein geeignetes Zeitfenster dar, da aus immunologischer Sicht („recruitment" immunkompetenter Zellen, Neusynthese von Akutphaseproteinen) zumeist günstige Voraussetzungen für zeitraubende systemlastige Operationen bestehen („*window of opportunity*"):
- Verzögerter Wundverschluss (sog. Sekundärnaht), plastische Deckungen (z.B. Mesh grafts, Muskellappenplastiken), frühe operative Verfahrenswechsel (Fixateur externe → Marknagel/Plattenosteosynthese), Gelenkrekonstruktionen, periphere Osteosynthesen.
- Versorgung von Gesichtsschädelfrakturen.

► **Operationen am Tag 11–21:** Während dieser posttraumatischen Phase mit der höchsten Morbidiät (Sepsis, MOV) infolge Immunsuppression sollten nur zwingende Folgeeingriffe als „second look"-Operationen (s.o.) und keine Wahleingriffe durchgeführt werden.

► **Operationen ≥ 4. Woche:** Nach dieser Zeitspanne sollte sich der schwer verletzte Patient immunologisch erholt haben, sodass sekundäre rekonstruktive Eingriffe wie z.B. Nervenrekonstruktionen möglich sind.

7 Management akuter Notfälle

7.1 Akutes Abdomen

Grundlagen

► **Definition:** Schwere abdominelle Symptomatik, die zur sofortigen Diagnostik und Therapie (meistens chirurgisch) zwingt.

▪ *Leitsymptome:* Stärkster Bauchschmerz, Abwehrspannung und AZ-Reduktion.

► **Diagnose:** Die Ursache steht in vielen Fällen nach der gezielten Anamnese und der körperlichen Untersuchung fest! Labor und Bildgebung ergänzen lediglich die klinischen Befunde.

► **Einteilung** (nach dem Schweregrad und der für die Diagnostik verbleibenden Zeit): Siehe Tab. 7.1.

Tabelle 7.1 · Einteilung (nach Schweregrad und der für die Diagnostik verbleibenden Zeit)

	Klinik	Diagnostik	Beispiele
Perakutes Abdomen	Vernichtungsschmerz, bretthartes Abdomen, Schock	Anamnese, körperliche Untersuchung, Labor (Standard), Abdomensonographie	rupturiertes Aortenaneurysma, Leber- oder Milzruptur
Akutes Abdomen	Heftige Bauchschmerzen, Peritonismus, labiler Kreislauf	Zusätzlich: EKG, Röntgen (Abdomenübersicht, Thorax); weitere Diagnostik abh. vom Verdacht	akute Appendizitis, Hohlorganperforation, mechanischer Ileus, Mesenterialinfarkt, akute nekrotisierende Pankreatitis
Subakutes Abdomen	Persistierende oder abklingende Bauchschmerzen, geringe peritoneale Mitbeteiligung, stabiler Kreislauf	Zusätzliche Diagnostik abh. vom Verdacht	Ulcus ventriculi/duodeni, Divertikulitis, akute ödematöse Pankreatitis

► **Differenzialdiagnose:** Extraabdominelle (internistische) Erkrankungen, die mit dem Bild des akuten Abdomens einhergehen.

► **Wesentlich:** Erkennen, ob notfallmäßig operiert werden muss (perakutes Abdomen) oder Zeit für eine weiterführende Diagnostik bleibt.

Sofortmaßnahmen

► Patienten nüchtern lassen (auch Trinken oder Rauchen sind verboten).

► RR, Puls, Temperatur (axillär oder im Ohr [geht schneller!]) messen.

► Ggf. O_2-Gabe.

► Vorgehen bei Schock (S. 145).

► Venösen Zugang legen, Blut abnehmen (Tab. 7.2) (*Vermerk:* Notfall, Transfusionsschein unterschreiben).

Tabelle 7.2 · Notfall-Labor

Indikation	Werte
Standard[1]	Kleines Blutbild, K^+, Na^+, Ca^{2+}, Kreatinin, Harnstoff, Quick/INR, Glukose, GPT, GOT, γ-GT, Bilirubin, Lipase, Amylase, CRP, Urinstatus, Blutgruppe; bei älteren Patienten: Laktat
Herz	CK, CK-MB, LDH, Troponin I/T
Optional	Differenzialblutbild, Harnsäure, BSG, LDH, AP, großer Gerinnungsstatus, AT III, Albumin, Kreuzblut, Urinsediment, BGA, Schwangerschaftstest
Sonderfall	Schilddrüsenwerte (S. 208), Digitoxin o.a. Medikamentenspiegel (S. 693)

[1] oft klinikintern festgelegt, ggf. korrigieren

► Urin ins Labor schicken (*falls unbedingt nötig:* Dauerkatheter legen, S. 68).
► Infusion starten (z. B. 1000 ml Ringer-Lösung).
► Bei **Übelkeit:** Z. B. Metoclopramid (Paspertin) 1 Amp. (10 mg) direkt i. v. und 1 Amp. in die Infusion geben (Flasche beschriften). *Alternativ:* Ondansetron (Zofran) 1 Amp. (4 mg) langsam i. v.
► Bei **starkem Erbrechen** und/oder **vollem Magen** (z. B. im Röntgenbild): Magensonde legen (S. 66).
◘ *Beachte:* Bei V.a. Ileus ist das Legen einer Magensonde und eines Dauerkatheters obligat.
► **EKG** schreiben! Bei V.a. Hinterwandinfarkt (→ DD bei Oberbauchschmerz) oder anderen Ischämiezeichen Labor anrufen, Herzenzyme nachbestellen und Internisten hinzuziehen.
► Mitgebrachte Arztbriefe und Befunde kurz (!) ansehen und parallel mit der Anamnese beginnen (s. u.).

Diagnosefindung

► **Anamnese:** ◘ *Leitsatz:* „Seit wann, was und wo?"
  • *Schmerzanamnese:* Schmerzlokalisation, -ausstrahlung, -charakter und -verlauf. Die Schmerzanamnese ist wesentlich für das weitere diagnostische Vorgehen. Anhand der Hauptlokalisation des Schmerzes lassen sich Rückschlüsse auf das erkrankte Organ ziehen (Abb. 7.1). Auch der Schmerzcharakter und -verlauf geben erste Hinweise, die für die weitere Planung der Diagnostik wichtig sind (Abb. 7.2).
  • *Vorausgehende Ereignisse:* Z. B. Alkoholkonsum (→ akute Pankreatitis), fettreiches Essen (→ Gallenkolik), postprandiale Schmerzen (→ Mesenterialinfarkt).
  • *Allgemein:* Letzter Stuhlgang, Miktionsbeschwerden, Vorerkrankungen (z. B. Gallensteine, bekanntes Karzinom), Alkoholkonsum, Medikamente (z. B. NSAR → Magen/Duodenalulkus), Voroperationen (→ Bridenileus), letzte Untersuchungen?
◘ *Hinweis:* Bei Frauen immer nach der letzten Menstruation und möglicher Schwangerschaft fragen!
► **Klinische Untersuchung** (S. 5): Besondere Beachtung auf die Untersuchung des Abdomens legen (S. 8 und Tab. 7.3), inklusive rektaler Palpation und Temperaturmessung.
◘ *Beachte:* Patienten mit einer schweren intraabdominellen Erkrankung haben häufig eine bräunliche trockene, sogar rissige Zunge.

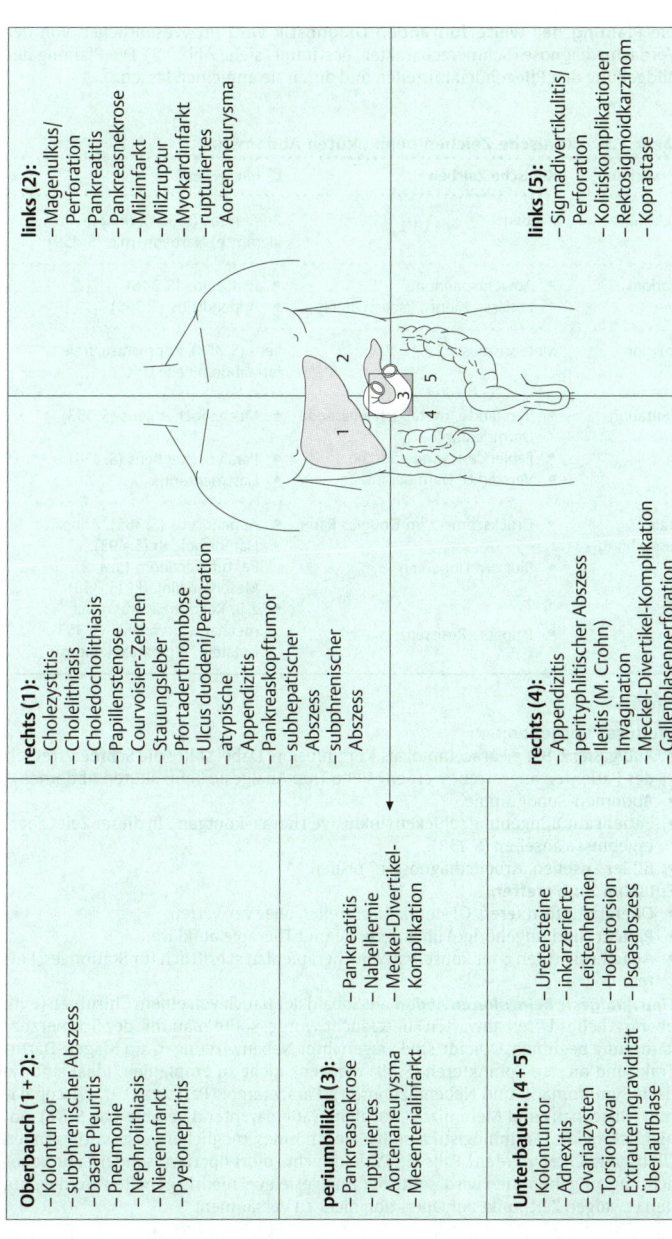

Oberbauch (1 + 2):
– Kolontumor
– subphrenischer Abszess
– basale Pleuritis
– Pneumonie
– Nephrolithiasis
– Niereninfarkt
– Pyelonephritis

rechts (1):
– Cholezystitis
– Cholelithiasis
– Choledocholithiasis
– Papillenstenose
– Courvoisier-Zeichen
– Stauungsleber
– Pfortaderthrombose
– Ulcus duodeni/Perforation
– atypische
  Appendizitis
– Pankreaskopftumor
– subhepatischer
  Abszess
– subphrenischer
  Abszess

links (2):
– Magenulkus/
  Perforation
– Pankreatitis
– Pankreasnekrose
– Milzinfarkt
– Milzruptur
– Myokardinfarkt
– rupturiertes
  Aortenaneurysma

periumbilikal (3):
– Pankreatitis
– Nabelhernie
– Meckel-Divertikel-
  Komplikation

– Pankreasnekrose
– rupturiertes
  Aortenaneurysma
– Mesenterialinfarkt

rechts (4):
– Appendizitis
– perityphlitischer Abszess
– Ileitis (M. Crohn)
– Invagination
– Meckel-Divertikel-Komplikation
– Gallenblasenperforation

links (5):
– Sigmadivertikulitis/
  Perforation
– Kolitiskomplikationen
– Rektosigmoidkarzinom
– Koprastase

Unterbauch: (4 + 5)
– Kolontumor
– Adnexitis
– Ovarialzysten
– Torsionsovar
– Extrauteringravidität
– Überlaufblase

– Uretersteine
– inkarzerierte
  Leistenhernien
– Hodentorsion
– Psoasabszess

Abb. 7.1 · Die Schmerzlokalisation weist beim akuten Abdomen auf das erkrankte Organ hin

► Die **Planung der weiterführenden Diagnostik** wird im Wesentlichen von der Verdachtsdiagnose (Schmerzcharakter) bestimmt (siehe Abb. 7.2). Die Planung der Bildgebung den Pflegenden mitteilen und durch sie anmelden lassen.

Tabelle 7.3 · Klinische Zeichen beim akuten Abdomen

Untersuchung	Klinische Zeichen	► *Hinweis auf*
Inspektion	Narben	Brideileus (S. 354), (einge-klemmte) Narbenhernie (S. 459)
Palpation	• Abwehrspannung • Loslass-, Klopf-, Psoasschmerz	• Peritonitis (S. 346) • Appendizitis (S. 365)
Perkussion	Meteorismus	Ileus (S. 353), Koprostase, freie intraabdominelle Luft
Auskultation	• Verstärkte, metallisch klingende Darmgeräusche • Fehlende Darmgeräusche • Verstärkte Darmgeräusche	• Mechanischer Ileus (S. 353) • Paralytischer Ileus (S. 354) • Gastroenteritis
Rektale Untersuchung	• Druckschmerz im Douglas-Raum • Blut am Fingerling • Palpable Resistenz	• Appendizitis (S. 365), Adnexitis • Hämorrhoiden (S. 493), Rektumkarzinom (S. 379), Mesenterialinfarkt (S. 358) • z. B. Rektumkarzinom mit mechanischem Ileus (S. 353), Kotstein, Prostatakarzinom

► **Weiteres Vorgehen:**
  • *Analgesie:* Z. B. 1 g Paracetamol als Kurzinfusion. Dabei sollte die Schmerzfreiheit des Patienten angestrebt werden (siehe Tipp Analgesie beim akuten Abdomen)!
  • Abdomen-Sonographie.
  • Patient zur Bildgebung schicken (inklusive Thorax-Röntgen). In dieser Zeit Laborergebnisse ansehen (S. 138).
  • Bilder ansehen. Arbeitsdiagnose(n) prüfen.
► **Entscheidung treffen:**
  • Oberarzt informieren, OP-Indikation stellen oder verwerfen.
  • Patient (und Angehörige) über Befunde und Therapie aufklären.
  • Anästhesie rufen oder konservativen Therapieplan schriftlich für Station festhalten.
► *Tipp Analgesie beim akuten Abdomen:* Sobald der Bauch von einem Chirurgen (evtl. oberärztliches Urteil abwarten) untersucht wurde, sollte man mit der Schmerzbekämpfung beginnen. Opioide sind wegen ihrer Nebenwirkungen am Magen-Darm-Trakt und an den Sphinkteren (S. 89) meistens nicht zu empfehlen. Ideal sind (je nach Symptomatik und Nebendiagnosen): Paracetamol (Perfalgan), Butylscopolamin (Buscopan) und Metamizol (Novalgin) (alle parenteral verabreicht, S. 87). Auf nichtsteroidale Antiphlogistika sollte wegen eines möglicherweise vorliegenden Ulkus verzichtet werden! Falls ein Patient nicht sofort operiert, sondern zur Beobachtung aufgenommen wird, sollte der Analgesielevel niedrig gehalten werden, um den etwaigen Zeitpunkt zur Operation nicht zu versäumen.

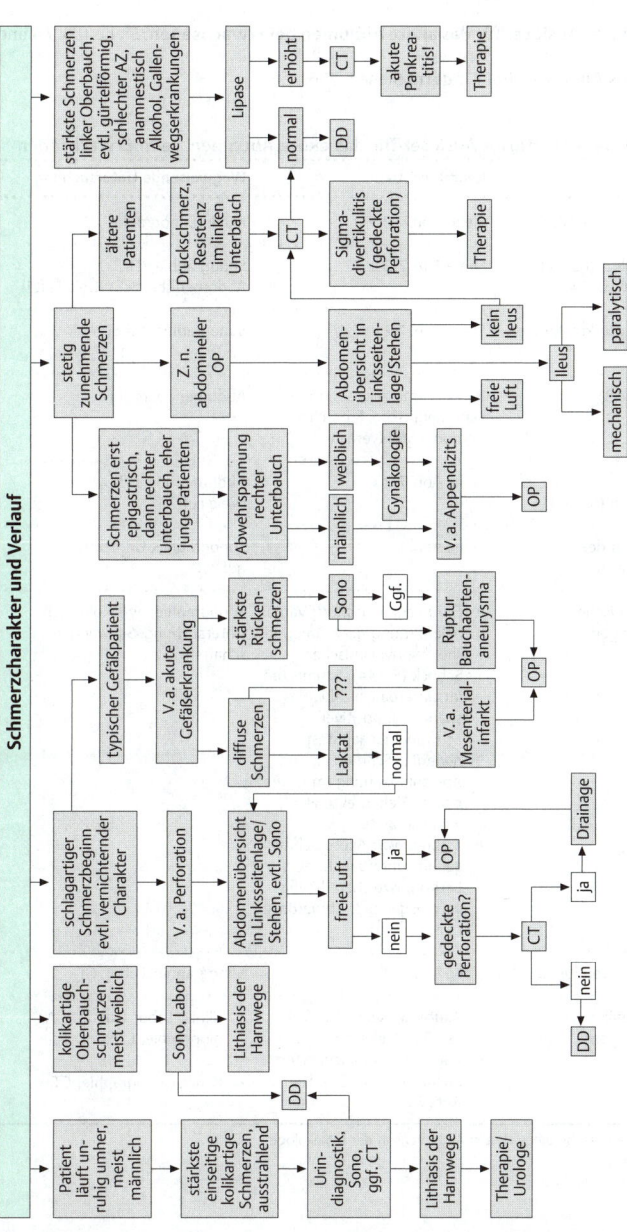

Abb. 7.2 · Der Schmerzcharakter gibt erste Hinweise auf die Ursache des akuten Abdomens und Anhalt für die weitere Diagnostik

► **Häufigste Auslöser für das akute Abdomen bei Erwachsenen:** Siehe Tab. 7.4 und Abb. 7.2.
► **Akutes Abdomen bei Kindern:** Siehe S. 736.

Tabelle 7.4 · Häufigste Auslöser für das akute Abdomen beim Erwachsenen

Auslöser	Charakteristika	Wegweisende Untersuchung
Appendizitis (S. 365)	Siehe Abb. 7.2	Klinik, Sonographie
Divertikulitis (gedeckt) perforiert (S. 374)	Siehe Abb. 7.2	Sonographie, CT Abdomenübersicht (freie Luft?)
Gallenwegserkrankungen (S. 412)	Siehe Abb. 7.2	Sonographie, Labor
Ileus (S. 353)	Bauchschmerzen, abnorme Darmgeräusche, Erbrechen und/oder Stuhlverhalt	Abdomenübersicht
Ulkusperforation Magen/ Duodenum (S. 331)	Siehe Abb. 7.2	Abdomenübersicht (freie Luft?)
Steinleiden der Harnwege (S. 502)	Siehe Abb. 7.2	Sonographie, Urinstatus, ggf. CT
Gynäkologische Erkrankungen	• *Extrauteringravidität*[1]: Vaginale Blutung nach Amenorrhö, hypovolämischer Schock (S. 144), Schmerzen im Unterbauch, Abwehrspannung, positiver Schwangerschaftstest • *Adnexitis:* Schmerzen und Abwehrspannung im Unterbauch, Fieber, evtl. Fluor, vaginale Blutung • *Torsionsovar:* Akute Schmerzen im Unterbauch, evtl. Peritonitiszeichen, häufig vorrausgehend: Körperdrehung	Sonographie, gynäkologische Untersuchung, Schwangerschaftstest
Akute Pankreatitis (S. 427)	Siehe Abb. 7.2	Sonographie, Labor, CT
Akute Gefäßerkrankungen	• Akuter Mesenterialinfarkt (S. 358): Siehe Abb. 7.2 • Rupturiertes Bauchaortenaneurysma (S. 536): Siehe Abb. 7.2	• Klinik, Labor (Laktat!), Angiographie, Laparoskopie • Klinik, Sonographie, CT

[1] Häufigste Ursache eines akuten Abdomens in der Gynäkologie

Operative Therapie

▶ *Hinweis:* Über 90% der akuten Abdomen müssen (akut) operiert werden. Der Zeitpunkt der OP ist abhängig von der Symptomatik des Patienten:
- Patienten mit *perakutem Abdomen und Schocksymptomatik* müssen nach einer kurzen Notfalldiagnostik (Abdomensonographie!) ohne Zeitverzögerung sofort notfallmäßig laparotomiert werden (z.B. rupturiertes Bauchaortenaneurysma).
- Bei Patienten mit *akutem Abdomen und labilem Kreislauf*, aber ohne Schocksymptomatik, kann zunächst eine Primärdiagnostik (v.a. Röntgen-Abdomen/-Thorax bzw. Diagnostik nach Verdacht) zur Diagnoseeingrenzung erfolgen.
- Bei anhaltender bzw. sich verschlechternder klinischer Symptomatik oder wegweisenden Befunden (z.B. Nachweis von *freier Luft, V.a. Mesenterialinfarkt, Ileus*) sollte der Patient sofort laparotomiert werden (evtl. als *diagnostische Laparotomie*).

DD: Primär internistisch zu behandelnde Erkrankungen mit akuten Bauchschmerzen (Tab. 7.5)

Tabelle 7.5 · Primär internistisch zu behandelnde Erkrankungen unter dem „Bild des akuten Abdomens"

Organ	Erkrankung
Gastrointestinal	• Gastroenteritis (*Lymphadenitis mesenterica*): häufig übersehene Diagnose bei vermeintlicher Appendizitis • Ulkuskrankheit (S. 326) • Spontan bakterielle Peritonitis bei Leberzirrhose (S. 346) • Obstipation
Kardiopulmonal	• Myokardinfarkt (S. 159) • Basale Pleuritis bzw. Pneumonie • Lungenembolie (S. 116) • Stauungsleber (z.B. bei Rechtsherzinsuffizienz)
Andere	• Akute intermittierende Porphyrie • Hämolytische Krisen • Diabetische Ketoazidose („Pseudoperitonitis") • Urämie • Intoxikation (Blei, Thallium, Methylalkohol) • Drogenentzug • Morbus Addison (S. 468) • Herpes zoster • Schwangerschaft • Menstruation/Mittelschmerz[1] • Psychosomatische Schmerzen

[1] Mittelschmerz: Schmerzen zum Zeitpunkt der Ovulation

7.2 Schock

Grundlagen

- ▶ **Definition:** Blutdruckabfall unterschiedlicher Ätiologie mit Sauerstoffunterversorgung des Gewebes und Entgleisung des Stoffwechsels (eigendynamische Verstärkung).
- ▶ **Merkmale:** Hypotonie mit Zentralisierung des Kreislaufs, metabolische Azidose und Verbrauchskoagulopathie unterschiedlichen Grades.
- ▶ **Ätiologie der Schockformen:** Siehe Tab. 7.6.

Tabelle 7.6 · Ätiologische Einteilungen der Schockformen

Hypovolämischer Schock	• *Hämorrhagischer Schock:* Äußere oder innere Blutung • *Nichthämorrhagischer Schock:* Plasmaverluste (Verbrennung, Peritonitis, Pankreatitis, Wasserverluste [Erbrechen, Diarrhö, renal])
Septischer Schock	Bakterielle Toxine, Pilze, Viren, Superantigene (= septisch-toxischer Schock)
Anaphylaktischer Schock	• Anaphylaktische Reaktion (Typ-I-Allergie): Antibiotika, Insektengifte, Nahrungsmittel, Seren • Anaphylaktoide Reaktion: Anästhetika, Opioide, Kontrastmittel
Kardiogener Schock	*Kardial:* • Myogen: Myokardkontusion oder – infarkt • Mechanisch: Herzklappenabriss oder -erkrankung • Rhythmogen: Brady-/Tachykardie *Extrakardial:* • Obstruktiv: Lungenembolie • Kompressiv: Perikardtamponade, Spannungspneumothorax • Verteilungsschock: Myokarddepression bei Sepsis
Neurogener Schock	Hirnstamm- oder Rückenmarkstrauma, totale Spinal- oder Periduralanästhesie
Endokriner, metabolischer Schock	Thyreotoxische Krise, hyperkalzämische Krise, akute Nebenniereninsuffizienz (Morbus Addison), Coma diabeticum
Toxischer Schock	Intoxikation, z. B. mit Arzneimitteln

- ▶ *Hinweis:* Pathogenetisch können alle Schockformen auf das Versagen mindestens einer der drei Regelgrößen der Hämodynamik (Makrozirkulationsstörung) zurückgeführt werden.
  - *Verminderung des zirkulierenden Blutvolumens* (z. B. hypovolämischer Schock).
  - *Akutes Versagen der Pumpleistung des Herzens* (z. B. kardiogener Schock).
  - *Veränderung des Gefäßtonus* (z. B. neurogener Schock).
- ▶ **Differenzialdiagnosen:** Arterielle Hypotonie, orthostatische Hypotonie (RR_{syst} < 100 mm Hg; relevant nur bei Patienten mit beeinträchtigender Klinik).
- ▶ **Wesentlich:** Blutdruck stabilisieren.

Sofortmaßnahmen bei Schock unklarer Ursache

▶ **Schocklagerung:** Beine hoch-, wenn möglich Kopf tieflagern (*Ausnahme:* Kardiogener Schock: Flachlagerung, siehe S. 147).

▶ **Zugang/Monitoring:** Venösen Zugang legen, Puls, O_2-Sättigung, RR alle 3 – 5 min.

▶ **Parallel:** (Fremd-)Anamnese (S. 145) erheben und klinische Zeichen (S. 145) beobachten. Hierdurch ist die Zuordnung zu einer Schockart meistens möglich → spezifische Therapie (S. 146).

◪ *Beachte:* Ein kardiogener Schock muss unbedingt ausgeschlossen werden, da sich die Therapie von den anderen Schockformen unterscheidet (*klinische Zeichen:* Gestaute Halsvenen und sublinguale Venen, feuchte Rasselgeräusche).

▶ **Infusion:** Initial kolloidale Infusionslösungen (z. B. HAES 6/10 % 500 – 1000 ml), bei Bedarf zusätzlich kristalloide Infusionslösungen (z. B. NaCl 0,9 % 1 – 2 l); Infusion rasch laufen lassen (*Ausnahme:* Kardiogener Schock: Vorerst keine Infusion, siehe S. 147).

▶ **O_2-Gabe** über Sonde/Maske (initial 4 – 8 l/min), bei Bewusstseinsverlust oder Ateminsuffizienz Intubation (S. 169).

▶ **BGA** (pH, pO_2, pCO_2, SO_2, Standardbikarbonat, Basenüberschuss): O_2-Gabe ggf. anpassen.

▶ **Blutabnahme:** Blutbild, Quick/INR, PTT, Fibrinogen, AT III, FSP, Kreatinin, Na^+, K^+, Laktat, CK(MB), Troponin T, GOT, Lipase, Kreuzblut (bei V. a. hämorrhagischen Schock 4 EKs anfordern, abh. von der Blutungsintensität ggf. mehr!).

▶ **Bei Kreislaufzusammenbruch** (= deutliche AZ-Verschlechterung mit kontinuierlich abfallendem RR):

• Kolloidale Infusionslösungen (z. B. HAES-steril) *und* kristalloidale Infusionslösungen (z. B. Ringer-Lösung). ◪ *Tipp:* Flaschen ggf. mit der Hand oder Druckmanschette zusammendrücken, damit die Infusion schneller läuft.

◪ *Hinweis:* Mehr als 1 – 1,5 Liter HAES zu geben macht keinen Sinn.

• *Katecholamine:*
  – Dopamin-Perfusor: 200 mg auf 45 ml NaCl 0,9 % → 2 – 12 ml/h.
  – Dobutamin-Perfusor: 250 mg auf 50 ml G5 % → 2 – 12 ml/h.
  – Noradrenalin-Perfusor: 1 mg auf 45 ml NaCl 0,9 % → 3 – 12 ml/h, insb. bei V. a. septischen Schock (S. 144).

Evaluation der Schockform

▶ **Anamnese:**

• Unfall, frisch operiert, Hinweis auf gastrointestinale Blutung (S. 148), schwere Verbrennung (S. 682), akutes Abdomen (S. 137), Peritonitis (S. 346), akute Pankreatitis (S. 427) → *hypovolämischer Schock.*

• Hinweis auf Infektion, Fieber, implantierte Fremdkörper, Gefäßzugänge, Zusammenhang mit Transfusion (S. 71), i. v. Drogensucht → *septischer Schock.*

• Zusammenhang mit Medikamenteneinnahme/-gabe (z. B. Lokalanästhesie), Kontrastmitteluntersuchung, Insektenstich, bekannte Lebensmittelallergie → *anaphylaktischer Schock.*

• Bekannte Herzerkrankung, akuter Thoraxschmerz (S. 154), Lungenödem, Hinweis auf Herzkontusion (S. 293) → *kardiogener Schock* (→ sofort Internist informieren!).

▶ **Klinische Zeichen:**

• *Bei allen Schockformen:* Angst, Unruhe, Tachypnoe, Dyspnoe, Tachykardie > 100/min, Blutdruckabfall < 100 mm Hg, Bewusstseinstrübung, verminderte Urinausscheidung bis Anurie.

◪ *Schockindex:* Pulsfrequenz/RR_{syst}; ab einem Wert > 1 besteht Schockgefahr.

• *Typische klinische Zeichen spezifischer Schockformen:* Siehe Tab. 7.7.

Tabelle 7.7 · Typische klinische Zeichen spezifischer Schockformen

Hypovolämischer Schock	Patient ist auffällig still und in sich gekehrt, hat eine blasse kalte Haut und eine flache, schnelle Atmung. Die Halsvenen sind kollabiert (→ DD: Kardiogener Schock)
Septischer Schock	Zeichen des „SIRS" (siehe S. 127) plus schwere Hypotonie, Hautsymptome (z. B. Einblutungen, Nekrosen). ⬛ *Beachte:* Im Anfangsstadium ist die Haut der Patienten trocken und warm, später kalt und zyanotisch
Anaphylaktischer Schock	Unterschiedliche Hautsymptome (z. B. Erythem, Urtikaria), Juckreiz, Atemnot und unspezifische Zeichen wie Übelkeit, Kopfschmerzen
Kardiogener Schock	Patient sitzt, ist kaltschweißig, zyanotisch und blass; gestaute Halsvenen und Zungengrundvenen; Rasselgeräusche über der Lunge, evtl. Herzrhythmusstörungen

► **Diagnostische Maßnahmen:**
- *ZVD-Messung* (S. 60): Kardiogener Schock ↑ (> 12 cm H_2O), übrige Schockformen ↓ (< 2 cm H_2O).
- *EKG:* Z. B. Nachweis von Herzrhythmusstörungen, Herzinfarkt, Lungenembolie (→ kardiogener Schock).
- *Echokardiographie:* Herzbeuteltamponade (→ kardiogener Schock), Aortendissektion (→ hypovolämischer Schock).
- *Röntgen-Thorax:* Z. B. Nachweis eines Pneumothorax, Lungenödems (→ kardiogener Schock).
- *Abdomensonographie:* Z. B. Nachweis von freier Flüssigkeit (→ hypovolämischer Schock), eines Harnaufstaus (→ septischer Schock), einer Aortendissektion (→ hypovolämischer Schock).

Therapie bei eindeutig diagnostizierter Schockursache

► **Intensivmedizinische Betreuung bei allen Schockformen:**
- *Maximale Überwachung:* EKG-Monitor mit kontinuierlicher RR-Messung, O_2-Sättigung, ZVD, Temperatur, Diurese, ggf. Atemfrequenz.
- *Labor:* Standardlabor (S. 313) mit BGA (S. 232) und Gerinnungsanalyse, bis zu 4-mal täglich.
- *O_2-Gabe:* Kontinuierlich über Nasensonde/Maske; initial 4 – 8 l/min; ggf. an BGA adaptieren. Bei Ateminsuffizienz Intubation und Beatmung (S. 169).
- Evtl. *Azidoseausgleich*: Siehe S. 103.
- *Stressulkusprophylaxe:* Siehe S. 118.
- *Therapie einer Verbrauchskoagulopathie.*
- *Bei Kreislaufstillstand:* CPR (S. 168).
- ⬛ *Tipp:* Bei Patienten mit einem voraussichtlich protrahierten Schockzustand > 48 h kann (enterale) hochkalorische Ernährung einen positiven Einfluss ausüben (wurde in ausgewählten Schwerstverbranntenzentren mit sehr guten Ergebnissen am Unfalltag initiiert).

► **Zusätzliche Therapiemaßnahmen beim hypovolämischen Schock:**
- *Volumensubstitution:* Initial kolloidale Infusionslösungen (z. B. HAES 6/10% 500 – 1000 ml); kristalloidale Lösungen (z. B. NaCl 0,9% 1 – 2 l) je nach Bedarf.
- *Bei hämorrhagischem Schock:* Therapiekonzept abhängig von der Abschätzung des Blutverlustes (intravasales Blutvolumen bei Erwachsenen ca. 7% vom KG oder 70 ml/kg KG): Siehe Tab. 7.8.

- *Substitution mit FFPs* (S. 74): Bei Quick < 40 % (INR > 2,0), PTT > 60 s., oder Fibrinogen < 75 mg/dl. Initial Gabe von mindestens 2 Einheiten FFPs.
- *Blutungsquelle eruieren* → ggf. chirurgische Blutstillung.

Tabelle 7.8 · **Therapie des hämorrhagischen Schocks (abhängig von der Abschätzung des Blutverlustes)**

Grad	Klinik	Therapie
I° (< 15 % bzw. < 750 ml)	I.d.R. klinisch nicht fassbar	keine Therapie
II° (< 15 – 30 % bzw. 750 ml – 1,5 l)	Tachykardie (> 100/min), Tachypnoe (20 – 30/min), verzögerte Kapillarfüllung, blasse Haut, erregter Patient	1 – 2 l Ringer-Laktat
III° (30 – 40 % bzw. 2,0 l)	Tachykardie (> 120/min, flach), Tachypnoe (30 – 40/min), Blutdruckabfall, verzögerte Kapillarfüllung, blasse Haut, verminderte Urinausscheidung, verwirrter Patient	1 – 2 l Ringer-Laktat + getestete EKs (Testung dauert etwa 10 min)
VI° (> 40 % bzw. > 2 l)	Tachykardie (> 140/min, sehr flach), massive Hypotonie, blasse und kalte Haut, Kapillarfüllung nicht sichtbar, Anurie, Patient lethargisch	1 – 2 l Ringer-Laktat + ungekreuzte EKs (0, rh-) + chirurgische Blutstillung

► **Zusätzliche Therapiemaßnahmen beim septischen Schock:**
- *Volumensubstitution:* Siehe hypovolämischer Schock (S. 146).
- *Katecholamine bei RR_{syst} < 80 mm Hg* (Dosierung bei ca. 70 kg KG):
  - Dopamin-Perfusor: 200 mg auf 45 ml NaCl 0,9 % → 2 – 12 ml/h.
  - Dobutamin-Perfusor: 250 mg auf 50 ml G5 % → 2 – 12 ml/h.
  - Noradrenalin-Perfusor: 1 mg auf 45 ml NaCl 0,9 % → 3 – 12 ml/h. Frühzeitiger Einsatz bei konstant niedrigem ZVD trotz Volumentherapie.
- *Herdsanierung:* Verursachende Fremdkörper entfernen (z. B. Blasenkatheter, ZVK), ggf. chirurgische Herdsanierung.
- ◪ *Hinweis:* Entfernte *Katheterspitzen* zur mikrobiologischen Untersuchung einschicken!
- *Antibiotische Therapie* je nach Fokus. Beginn innerhalb 1 h nach Diagnosestellung der Sepsis!
- ◪ *Beachte:* Vor Beginn der Antibiotikatherapie Blutkulturen abnehmen!
► **Zusätzliche Therapiemaßnahmen beim anaphylaktischen Schock:**
- Allergenzufuhr stoppen!
- *Adrenalin* (1 Amp. Suprarenin = 1 ml = 1 mg verdünnt auf 9 ml NaCl 0,9 %) 0,1 – 1 mg i. v., Wiederholung nach 2 – 3 Minuten.
- *Volumensubstitution:* Siehe hypovolämischer Schock (S. 146).
- *Hochdosierte Glukosteroide:* Z. B. 1000 mg Dexamethason i. v. (Fortecortin).
- *Antihistaminika:* Z. B. 1 – 2 Amp. Tavegil i. v.
- *Bei Bronchospastik:* Theophyllin (z. B. Euphyllin 0,24 g in 250 ml NaCl 0,9 % als Kurzinfusion i. v.).
- *Bei Glottis-/Larynxödem:* Bei Hyperventilation 5 – 10 mg Diazepam i. v. (z. B. Valium). Ggf. Intubation (S. 169) oder Notfallkoniotomie (S. 170).
► **Zusätzliche Therapiemaßnahmen beim kardiogenen Schock:** Sofort Internisten hinzuziehen!
- *Lagerung:* Flachlagerung des Patienten wegen der Gefahr zerebraler Minderperfusion; erst nach Blutdruckstabilisierung Oberkörperhochlagerung.

- *Sedierung:* Z. B. Diazepam 5 mg (z. B. Valium).
- Bei *Linksherzinsuffizienz* (laute, feuchte Rasselgeräusche) und RR > 100 mm Hg: 2 Hübe Nitroglycerin (z. B. Nitrolingual) und 40 mg Furosemid i. v. (Lasix 20 mg/ Amp.).
- *Dauerkatheter* zur besseren Bilanzierung legen (S. 75).
- *Katecholamine bei RR < 80 mm Hg* (Dosierung bei ca. 70 kg KG):
  - Dopamin-Perfusor: 200 mg auf 45 ml NaCl 0,9 % → 2 – 12 ml/h.
  - Dobutamin-Perfusor: 250 mg auf 50 ml G5 % → 2 – 12 ml/h.
- ▶ *Beachte:* Altersabhängige Grenzwerte des Blutdrucks variieren → am Ausgangswert und AZ orientieren, < RR_{syst} 80 mm Hg ist meistens keine ausreichende Sauerstoffbereitstellung mehr gewährleistet.
- Die weitere kardiologische Therapie je nach Ursache (→ Internisten).

Prognose

▶ Je nach Schockform und Therapiebeginn Letalität > 50 %.

7.3 Gastrointestinalblutung

Grundlagen

▶ **Definition:** Blutung aus dem Gastrointestinaltrakt mit Melaena und/oder Hämatemesis mit hypovolämischem Schockzustand (S. 144) und/oder chronischer Blutungsanämie.

▶ **Leitsymptome:**
- *Obere GI-Blutung* (oberhalb der Flexura duodenojejunalis): In Abhängigkeit von der Stärke → Teerstühle mit/ohne Bluterbrechen, Anämie, hämorrhagischer Schock (S. 144).
- *Untere GI-Blutung:* Blut mit Stuhl vermischt oder Blutauflagerung auf dem Stuhl, chronische Anämie.

▶ **Differenzialdiagnose:**
- *Bei chronischer GI-Blutung:* Anämien anderer Genese (S. 151).
- *Bei Bluterbrechen:* Bluthusten (Hämoptoe, S. 152), Blutung aus Nasen-Rachen-Raum.

▶ **Formen:** Siehe Tab. 7.9.

▶ *Merke:* 9 von 10 GI-Blutungen stammen aus dem oberen GI-Trakt!

Tabelle 7.9 · Gastrointestinalblutung

Parameter	Obere GI-Blutung	Untere GI-Blutung
Merkmale	Postoperativ, nach Intensivstation, „empfindlicher Magen", NSAR-Einnahme	Oft Zufallsbefund mit chronischem Charakter
Klinik	Epigastrische Schmerzen, Übelkeit, Bluterbrechen (bei Säurekontakt = kaffeesatzartig), Teerstuhl, bei massiver Blutung ggf. hämorrhagischer Schock	Stuhlunregelmäßigkeiten, verfärbter Stuhl, Blutauflagerungen, evtl. B-Symptomatik, bei massiver Blutung ggf. hämorrhagischer Schock

Fortsetzung ▶

Tabelle 7.9 · Fortsetzung

Parameter	Obere GI-Blutung	Untere GI-Blutung
Diagnostik/ Ursachen	Gastroduodenoskopie → Ulkuskrankheit (S. 326); *Seltenere Ursachen:* Varizenblutung (S. 406), Mallory-Weiss-Syndrom (S. 149), Magenkarzinom (S. 334)	Rektale Untersuchung/Proktoskopie → ▶ *Cave:* Hämorrhoiden (S. 493) sind, auch wenn sie bluten, oft nur Zweitbefund! Rekto-/Koloskopie → Angiodysplasie, kolorektaler Tumor (S. 379), Divertikulose (S. 373), bei Jüngeren: Colitis ulcerosa/Morbus Crohn (S. 368)

► **Wesentlich:**
  - Kreislauf stabilisieren!
  - Blutungsquelle finden!

Sofortmaßnahmen im Notfall

► **Intensivmedizinische Überwachung** (auch bei scheinbarer klinischer Stabilität: Engmaschige Kontrolle von RR, Puls, O_2-Sättigung, Blutbild und Bilanzierung), Patienten *nüchtern* lassen, mindestens 2 *großlumige venöse Zugänge* legen.
► **Blutabnahme:** Siehe Schock (S. 145). ▶ *Hinweis:* 4 gekreuzte EKs anfordern, je nach Blutungsintensivität ggf. mehr!
► **Vorgehen bei Schocksymptomatik:** Siehe S. 145.
► **Volumensubstitution und Bluttransfusion in Abhängigkeit vom Blutverlust:** Siehe Tab. 7.8, S. 147.
► **Substitution mit FFPs** (S. 74): Bei Quick < 40 % (INR > 2,0), PTT > 60 s, oder Fibrinogen < 75 mg/dl. Initial Gabe von mindestens 2 Einheiten FFPs.
► **Säurehemmung:** Protonenpumpenhemmer i. v., z. B. Omeprazol (Antra 40 mg/Inf.-Flasche) 2 × 1 Inf.-Flasche/Tag als Kurzinfusion.
► **Magensonde** legen (S. 66); *cave:* Perforationsgefahr bei Ulkus!
► **Notfall-Gastroduodenoskopie:**
  - *Indikation:* Begründeter V.a. obere GI-Blutung (Bluterbrechen!).
  - *Ziele:* Unter begleitender Kreislaufstabilisierung Lokalisierung der Blutungsquelle und Versuch der endoskopischen Blutstillung (S. 409).
  - ▶ *Hinweis:* Endoskopische Einteilung der Ulkusblutung nach Forrest, siehe Tab. 20.3, S. 330.
► **Bei endoskopisch nicht stillbarer Blutung** → Sofort-OP (S. 151).

Diagnosefindung

► **Anamnese:**
  - ▶ *Hinweis:* Bei chronischem Blutverlust ist die Anamnese häufig stumm oder die Patienten klagen über die Symptome der chronischen Blutungsanämie (S. 152).
  - Postoperativ, NSAR-/Steroideinnahme, Magen-/Duodenalulkus in der Vorgeschichte → *Ulkusblutung.*
  - Alkoholanamnese, bekannte Leberzirrhose → *Varizenblutung.*
  - Übelkeit, starkes Erbrechen, evtl. starker Alkoholkonsum vorausgehend → *Mallory-Weiss-Syndrom.*
  - Gewichtsabnahme, B-Symptomatik, Stuhlunregelmäßigkeiten, Blutbeimengungen zum Stuhl, chronische Anämie → *kolorektales Karzinom.*

- Bekannter Morbus Crohn, Colitis ulcerosa, Divertikulose, Hämorrhoiden → *Blutung auf dem Boden der Grunderkrankung.*
▶ **Klinische Untersuchung:** Besondere Beachtung finden die Untersuchung des Abdomens und die rektale Palpation (auf palpable Resistenzen und Blut am Fingerling achten).
▶ **Klinische Zeichen:**
  - *Hypovolämischer Schock*: Siehe S. 146.
  - *Bluterbrechen (Hämatemesis)*: Bei Säurekontakt bekommt das Blut den typischen „kaffeesatzartigen" Charakter (→ Blutung aus Magen, Duodenum bzw. sekundär in den Magen gelangtes Blut aus Ösophagus oder dem Nasen-Rachen-Raum). Bei frischer und starker Blutung bzw. Blut aus Ösophagusvarizen Erbrechen von hell-

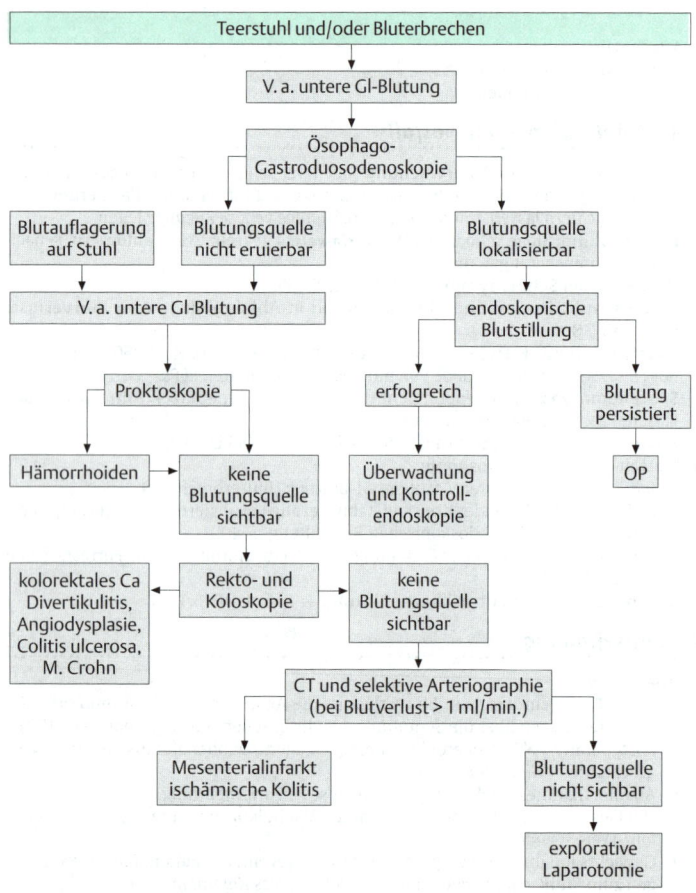

Abb. 7.3 · Diagnostisches Vorgehen bei gastrointestinaler Blutung (nach Hirner et al.: Chirurgie Schnitt für Schnitt, Stuttgart; Georg Thieme Verlag: 2004)

bis dunkelrotem Blut. ▣ *Merke:* Bluterbrechen ist typisch, aber nicht obligat für die obere GI-Blutung.
- *Teerstuhl* (*Melaena*): Schwarzer, glänzender, zäher Stuhl (→ bakterielle Zersetzung des Blutes). Teerstuhl wird i.d.R. 6–10 h nach der Blutung abgesetzt. Bei kurzer Passagezeit bzw. massiver Blutung ist auch rotes Blut im Stuhl möglich (*DD:* Einnahme von Eisen- und Wismutpräparaten). ▣ *Merke:* Teerstuhl ist ein typisches Zeichen einer oberen GI-Blutung, bei verlangsamter Darmpassage können auch Blutungen aus unteren Darmabschnitten zu Teerstühlen führen.
- *Blutauflagerung auf dem Stuhl* (*Hämatochezie*): Hellrotes Blut, dem Stuhl aufgelagertes Blut. Typisch für die untere GI-Blutung.
- ▣ *Okkulte Blutung:* Mit dem Auge nicht sichtbare Blutung. Häufig bei Magen-/Duodenalulkus oder kolorektalen Karzinomen. Spätsymptom ist die chronische Blutungsanämie. Diagnose mit dem Hämoccult-Test (S. 314).
- *Chronische Anämiezeichen*: Blasse Haut, Schwäche, Kopfschmerzen, Schwindel, Belastungsdyspnoe.
► **Diagnostisches Vorgehen:** Siehe Algorithmus Abb. 7.3.

Endoskopische und operative Blutstillung

▣ *Merke:* Vorgehen bei oberer GI-Blutung nach dem **EURO**-Konzept:
- **E**ndoskopieren.
- **U**nterspritzen/Klippen/Laserkoagulation.
- **R**ezidivgefahr abschätzen.
- **O**perieren.

► **Endoskopische Blutstillung:**
- *Ulkusblutung:* Klipptechnik, Unterspritzung mit NaCl 0,9 % und/oder Adrenalin, Fibrinkleber, Laserkoagulation.
- *Varizenblutung* (siehe auch S. 408): Varizensklerosierung mit Polidocanol (Aethoxysklerol); alternativ Gummibandligatur.

► **Operative Blutstillung:**
- *Indikationen:* Mesenterialinfarkt (S. 358), Tumorblutung, Ulkusblutung (Indikationen, siehe S. 330), Divertikelblutung.
  - Erfolglose endoskopische Blutstillung.
  - Hoher EK-Verbrauch (> 6/24 h).
  - Hohe Rezidivgefahr (Forrest Ia/IIa [Tab. 20.3, S. 330], Alter > 60 Jahre, Begleiterkrankungen: Früh-OP innerhalb von 48 h nach endoskopischer Blutstillung.
  - Rezidivblutung.
  - Bei nicht lokalisierbarer Blutungsquelle als explorative Laparotomie.

DD: Anämie

► **Definition:** Verminderung der Hämoglobinkonzentration und/oder der Erythrozytenzahl unter den Normbereich.
- Männer: Hb < 14 g/dl, Erys < 4,5 Mio./µl, Hkt < 41 %.
- Frauen: Hb < 12 g/dl, Erys < 4,0 Mio./µl, Hkt < 37 %.
► **Anämieursachen und Diagnostik:** Siehe Tab. 7.10.

Tabelle 7.10 · Anämie auf der chirurgischen Station: Ursachen und Diagnostik

Ursache	Merkmale	Erste Diagnostik	Konsequenz
Akute Nachblutung	Frisch operierter Patient mit Zeichen der akuten Blutung (i.d.R. kreislaufwirksam) *Achtung:* Nach Struma-OP (S. 796) Erstickungsgefahr!	OP-Gebiet und Drainagen ansehen, ggf. Sonographie (*Achtung:* Drainagen können verstopfen → okkulte Nachblutung z.B. nach Laparotomie)	*Schockgefahr!* (S. 144) Kompression, Hochlagerung der blutenden Extremität, Eisblase, Hämostyptika (S. 786), ggf. Umstechung der Blutung (S. 826), operative Revision (Notfall!)
Intra-operativer Blutverlust, subakute/chronische Nachblutung	Stattgehabte Operation, Patient hat konstanten (evtl. erniedrigten) RR, Hb-Wert kann über mehrere Tage schwanken	Anästhesieprotokoll prüfen, OP-Gebiet und Drainagen ansehen, ggf. Sonographie	Große Hämatome fördern Infektionen → OP-Indikation prüfen, Gerinnungsstörung?
Mangelernährung	Alte (evtl. verwahrloste) oder anorektische Patienten, Alkoholiker	Labor (Nutrigramm), S. 187	Ernährungstherapie, S. 187
Vitamin-B_{12}-Mangel	Z.n. Gastrektomie, chronische Gastritis, Mangelernährung	Bestimmung von Vitamin B_{12} & Folsäure, Blutausstrich → Internist	Substitution, S. 187, ggf. Gastroskopie
Chronische Erkrankungen	Tumorerkrankung, chronische Entzündung (z. B. Osteomyelitis), Niereninsuffizienz	Falls noch nicht geschehen: Abklärung der Grunderkrankung (meist ambulant möglich)	Gabe von Erythropoetin erwägen, Eisengabe i.d.R. sinnlos
Andere (internistische) Ursachen	Anämien, die durch o.g. Maßnahmen nicht erklärt werden können		→ Internist, Hämatologe

7.4 Bluthusten (Hämoptoe)

Grundlagen

▶ **Definitionen:**
- *Hämoptoe* (= Lungenblutung): Aushusten von reinem (schaumigem) Blut, ohne Berücksichtigung der Blutmenge.
- *Hämoptyse:* Aushusten von blutig tingiertem Sputum (häufig bei akuter Bronchitis und bei Lungenkarzinom [S. 247]).

▶ **Häufigste Ursachen:** Akute und chronische Bronchitis, Lungenkarzinom (S. 247), Tuberkulose, Bronchiektasen (S. 242), Karzinoid (S. 252).

Diagnosefindung

▶ **Anamnese:** Grunderkrankungen, Traumata, Nikotinabusus (→ pack years, S.4), Begleitsymptome (Fieber, Dyspnoe, Thoraxschmerzen, Gewichtsverlust), Leistungsknick?

▶ **Inspektion von Mund, Nase und Rachen:** Blutungsquelle lokalisierbar?

▶ **Inspektion des ausgehusteten Blutes:** Frisch, koaguliert, schaumig (z.B. bei Mitralstenose, Linksherzinsuffizienz), andere Beimengungen (Schleim, Speisereste)?

▶ **Klinische Zeichen:** Zyanose, Dyspnoe (→ akute Hypoxie), Trommelschlegelfinger, Uhrglasnägel (→ chronische Hypoxie), Husten, Kachexie (→ Lungenkarzinom), feuchte RG, exspiratorisches Giemen (→ chronische Bronchitis, Bronchiektasen).

▶ **Basisdiagnostik:** Labor (Blutbild, Quick/INR, PTT, Blutungszeit, BGA, Kreatinin, Urinstatus), Sputumdiagnostik (Tbc, Mikroskopie, Kultur), Röntgen-Thorax in 2 Ebenen (Tumor, Atelektase, Kaverne?), EKG, Bronchoskopie (Lokalisation der Blutung, Ursache?). ◪ *Hinweis:* Bronchoskopie möglichst während der Blutung durchführen (starres offenes Bronchoskop!).

▶ **Weiterführende Untersuchung:** Je nach Verdachtsdiagnose (z.B. Angio-CT/Pulmonalisangiographie bei V.a. Lungeninfarkt nach Lungenembolie oder HRCT bei V.a. Bronchiektasen).

Sofortmaßnahmen bei massiver Blutung

▶ Seitenlagerung (auf die befallene Seite!) und Kopftieflagerung, damit die Aspiration von Blut in die gesunde Seite verhindert wird.

▶ Volumentherapie (S.75), ggf. Substitution von Blut (S.71) und FFPs (S.74).

▶ Sedierung, z.B. Diazepam 5–10 mg i.v. (z.B. Valium).

▶ Evtl. hustendämpfende Medikation (Codein [z.B. 20–60 mg Paracodin]): Der Patient soll das Blut vorsichtig herausräuspern. Heftiges Husten muss vermieden werden!

▶ Bronchoskopie mit starrem Bronchoskop: Blut absaugen, Blutung lokalisieren und Ursache suchen, evtl. den betroffenen Bronchus blockieren.

▶ Anschließend evtl. in gleicher Narkose notfallmäßige Operation (s. u.).

Konservative Therapie

▶ **Indikationen:** Frische Einschmelzung, Antikoagulation, Mitralstenose.

▶ **Maßnahmen:** Bettruhe, hustendämpfende Medikation, Korrektur der Blutgerinnung, gezielte tuberkulostatische bzw. antibiotische Therapie.

Operative Therapie

▶ **Indikationen:** Jede Lungenblutung (*Ausnahmen:* Einmalige Blutung aus einer frischen Einschmelzung [tuberkulös oder unspezifisch], Blutung infolge eines extrapulmonalen Grundleidens).

▶ **Operationsprinzipien:** Abhängig vom Grundleiden!
  • I.d.R. Resektion nach den Richtlinien der kurativen Operation der betroffenen Erkrankung.
  • Bei ungesichertem Grundleiden, aber lokalisierbarer Blutungsquelle: Lobektomie.

7.5 Akuter Thoraxschmerz

Grundlagen

▶ **Definition:** Neu aufgetretener Schmerz ohne äußerliche Ursache (Unfall) unterschiedlicher Schwere im oder am Brustkorb mit verschiedenen Begleitsymptomen. Differenzialdiagnostische Herausforderung, da er sowohl lebensbedrohliche als auch banale Ursachen haben kann.
▶ **Wesentlich:** Ausschluss einer akut lebensbedrohlichen Erkrankung.

Ausschluss akut lebensbedrohlicher Erkrankungen

▶ Wichtig ist der Ausschluss akut lebensbedrohlicher Erkrankungen (blau markiert in Tab. 7.13).
  • Myokardinfarkt.
  • Spannungspneumothorax.
  • Lungenembolie.
  • Aortendissektion.
  • Spontane Ösophagusruptur.
▶ Die weitere Abklärung kann im Rahmen der nächsten Stunde erfolgen. Dabei sollte der Patient grundsätzlich gut überwacht werden und Sie in Alarmbereitschaft sein (Pflegepersonal über Dringlichkeit informieren, Sauerstoff und Notfallkoffer im Stationszimmer in Reichweite haben).

Sofortmaßnahmen

▶ Bettruhe, Oberkörper hochlagern.
▶ **Venösen Zugang** legen (S. 49) und **Blut abnehmen** (Blutbild, CK, CK-MB, GOT, Troponin, D-Dimere, Lipase; Wiederholung nach 6 und 24 h; Laborwerte beim Herzinfarkt, siehe Tab. 7.11).
▶ **Blutdruck und Puls messen:** Vorgehen bei Schock, siehe S. 144.
▶ **Vorgehen bei Dyspnoe:** Siehe S. 159.
▶ **Ruhe-EKG schreiben:** ◘ *Cave:* Das EKG kann bei einem Myokardinfarkt in den ersten 24 h unauffällig sein. *Konsequenz:* EKG nach 6 h wiederholen! Myokardinfarktzeichen im EKG, siehe Abb. 7.4.
▶ **Erstmaßnahmen bei retrosternalen, linksthorakalen Schmerzen:** Siehe Tab. 7.12.
▶ **Starke Angst und Unruhe:** Sedierung, z. B. Diazepam 5 – 10 mg i. v. (z. B. Valium).

Tabelle 7.11 · **Labordiagnostik beim Myokardinfarkt (aus Hahn: CL Innere Medizin; Stuttgart, Thieme Verlag: 2006)**

Enzym	Anstieg	Maximum	Normalisierung
Troponin I oder T[1]	3 – 6 h	24 – 48 h	7 – 14 Tage
CK-MB[2]	4 – 8 h	12 – 18 h	2 – 3 Tage
Gesamt-CK	4 – 8 h	16 – 36 h	3 – 6 Tage
GOT	4 – 8 h	16 – 48 h	3 – 6 Tage
LDH	6 – 12 h	24 – 60 h	7 – 14 Tage
Myoglobolin[3]	2 – 6 h	8 – 12 h	2 Tage

[1] Troponin I/T sind herzmuskelspezifisch und steigen als erste Enzyme an (*cave:* Falsch positive bei Niereninsuffizienz und Lungenembolie)
[2] Spezifisch, wenn > 6% der Gesamt-CK
[3] Nicht spezifisch, aber sehr sensitiv (Normbereich: < 10 µmol/l)!

Tabelle 7.12 · Erstmaßnahmen bei retrosternalen Schmerzen (nach Hahn: CL Innere Medizin; Stuttgart, Thieme Verlag: 2006)

- O_2-Gabe über Nasensonde (2 – 4 l/min)
- Gabe von 2 Hüben Nitroglycerin (z.B. Nitrolingual); ▣ *Hinweis:* Besserung der Thoraxschmerzen nach Nitrogabe spricht für Angina pectoris
- Nitro-Perfusor unter RR-Kontrolle: Z.B. Nitrolingual 50 mg/50 ml mit 2 – 3 ml/h beginnen, max. 6 – 9 mg/h (*cave:* KI bei hypertropher Kardiomyopathie → Nitrate verstärken die Schmerzen)
- Therapeutische Heparinisierung (S. 103) bei fehlenden KI (z.B. Aortendissektion) und Gabe von ASS (initial 500 mg, dann ggf. 100 mg/d)

Stadium	Zeit nach Infarktbeginn	Kennzeichen	typisches Bild
Initialstadium	Minuten bis wenige Stunden	T-Überhöhung („Erstickungs-T")	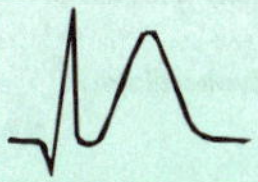
Stadium I	Stunden bis ca. 5 Tage	ST-Hebung	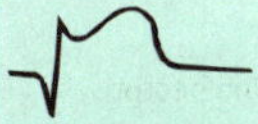
Zwischenstadium	1 – 7 Tage	R klein ST-Hebung abnehmend T spitz negativ	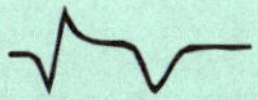
Stadium II	1 Woche – 6 Monate	Q pathologisch R klein keine ST-Hebung* T spitz negativ	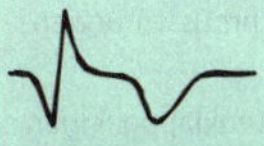
Stadium III (Endstadium)	>6 Monate	Q pathologisch R klein** keine ST-Hebung* T positiv	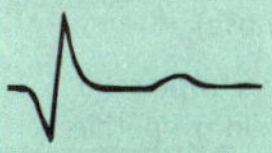

* bleibt die ST-Hebung länger als 6 Wochen bestehen, muss an die Ausbildung eines Ventrikelaneurysmas gedacht werden
** auch kompletter R-Verlust

Abb. 7.4 · EKG-Stadien beim Myokardinfarkt (typisch: ST-Streckenhebung)

Diagnosefindung

▶ **Anamnese:**
- *Schmerzlokalisation, -ausstrahlung, -qualität* (vernichtend, dumpf, ziehen, brennend).
- *Vorangegangenes Ereignis* (Beispiele):
  - Stress/körperliche Belastung → Angina pectoris/Myokardinfarkt, Pneumothorax.
  - Erkältung/lange Beatmungszeit/Bettruhe → Pneumonie.
  - Erstes Aufstehen nach Bettruhe → Lungenembolie.

Management akuter Notfälle

- – Starkes Erbrechen → Ösophagusruptur.
- – Thoraxtrauma → Pneumothorax, Rippenfraktur.
- *Atemabhängigkeit:* Z. B. Pleuritis, Lungenembolie, Perikarditis, Rippenfraktur.
- *Beziehung zur Nahrungsaufnahme:* Z. B. akute Pankreatitis, Gallenkolik, Refluxösophagitis.
- *Begleitsymptome:* Dyspnoe, Husten, Übelkeit, Erbrechen?
- *Risikofaktoren/Vorerkrankungen?*
- ▶ **Weiterführende Untersuchungen:** Siehe Tab. 7.13.

Tabelle 7.13 · Differenzialdiagnose des akuten Thoraxschmerzes

Verdachtsdiagnose	Anamnese/Klinik	Weiterführende Untersuchungen
Kardiale Ursachen		
▶ **Myokardinfarkt**	Lang andauernde, starke Schmerzen retrosternal, linksthorakal; *Ausstrahlung:* Linke Schulter und Arm, Oberkiefer, Oberbauch; *Begleitsymptome:* Übelkeit, Erbrechen, Dyspnoe, Schwitzen, Angst	EKG (siehe Abb. 7.4), Labor (siehe Tab. 7.11)
Angina pectoris	Retrosternale, linksthorakale Schmerzen; *Ausstrahlung:* Siehe Myokardinfarkt. Promptes Ansprechen auf Nitrate; ▶ *Hinweis:* Patienten mit instabiler AP haben ein hohes Infarktrisiko (20 – 25 %), v. a. bei erhöhtem Troponin!	EKG, Belastungs-EKG
Tachykarde Herzrhythmusstörungen	Herzrasen, -stolpern, Schwindel, Synkopen, Angina pectoris, ggf. kardiogener Schock, Kreislaufstillstand	(Langzeit-)EKG
Aortenklappenvitien (v. a. Aortenklappenstenose)	Schwindel, Synkopen (v. a. bei Belastung), AP-Beschwerden, ggf. Zeichen der Linksherzinsuffizienz, Palpitationen	Auskultation, kleine RR-Amplitude, Echo
Hypertrophische Kardiomyopathie	AP, Dyspnoe, Schwindel, Synkopen; ▶ *Beachte:* AP-Beschwerden verstärken sich durch Nitrate	Echo
Perikarditis	Inspiratorische Schmerzverstärkung	Auskultation, EKG, Echo
Pulmonale/pleurale Ursachen		
▶ **Spannungspneumothorax**	Akuter, heftiger Thoraxschmerz, gestaute Halsvenen, starke Dyspnoe, hypersonorer KS, abgeschwächtes AG, ggf. Schock; Auftreten häufig posttraumatisch	Auskultation, Röntgen-Thorax (Mediastinalverlagerung zur gesunden Seite!)
▶ **Lungenembolie** (S. 116)	Atemabhängige Schmerzen, Dyspnoe, Husten, Tachykardie, Beinvenenthrombose in der Anamnese, lange Immobilisation	Spiral-CT-Thorax, Angio-CT, D-Dimere (▶ *Cave:* D-Dimere auch post-op.↑)
(Spontan)-Pneumothorax (S. 254)	Akute Schmerzen, Dyspnoe, hypersonorer KS, abgeschwächtes AG	Auskultation, Röntgen-Thorax (Saum ohne Lungengefäßzeichnung, ggf. kompletter Lungenkollaps)

Tabelle 7.13 · Fortsetzung

Verdachtsdiagnose	Anamnese/Klinik	Weiterführende Untersuchungen
Pleuritis sicca	Atemabhängiger Schmerz, auskultatorisches Reiben	Auskultation
Pneumonie	Siehe Tab. 7.15	

Ösophageale Ursachen

▶ **Spontane Ösophagusruptur**	Heftige retrosternale Schmerzen mit Ausstrahlung in den Rücken nach heftigem Erbrechen; evtl. Schock	Röntgen-Thorax (Mediastinalemphysem/-verbreiterung, Pneumothorax)
Ösophagitis und gastroösophageale Refluxkrankheit (S. 272)	Brennende Schmerzen, Sodbrennen, v. a. postprandial und im Liegen	Endoskopie, ggf. ph-Metrie
Ösophagusspasmus (S. 269)	Retrosternale Schmerzen mit intermittierender Dysphagie	Ösopghagusbreischluck/-manometrie

Vaskuläre Ursachen

▶ **Aortendissektion** (S. 538)	Akute stärkste, schneidende Schmerzen mit Ausstrahlung in den Rücken, Hypertonus in der Anamnese	Röntgen-Thorax, TEE, CT
Hypertensiver Notfall	Hypertonus in der Anamnese; ▶ *Cave:* Akut lebensbedrohliche Organkomplikationen wie Lungenödem, AP, akute hypertensive Enzephalopathie	RR-Messung > 210/100 mm Hg

Abdominelle Ursachen

▶ *Hinweis:* Ggf. können Erkrankungen der Abdominalorgane in den Thorax ausstrahlen

Akute Pankreatitis (S. 427)	Akute Oberbauchschmerzen, gürtelförmige Ausstrahlung	Lipase, Sonographie, ERCP
Gallenkolik (S. 413)	Rechtsseitige, kolikartige Oberbauchschmerzen, Ausstrahlung in Rücken und rechte Schulter, häufig nach fetter Nahrung	Sonographie

Weitere

Rippenfraktur (S. 285)	Trauma in der Anamnese (Ausnahme: Pathologische Fraktur), Kompressionsschmerz, schmerzbedingte Schonatmung, „Nachhinken" einer Thoraxhälfte	Röntgen-Thorax, Palpation (Crepitatio)
Interkostalneuralgie	Dauerschmerz, ggf. atem- und bewegungsabhängig), Verstärkung auf Druck	Ausschlussdiagnose!
Psychosomatisch	Verstärkung bei psychischer Belastung	Ausschlussdiagnose!

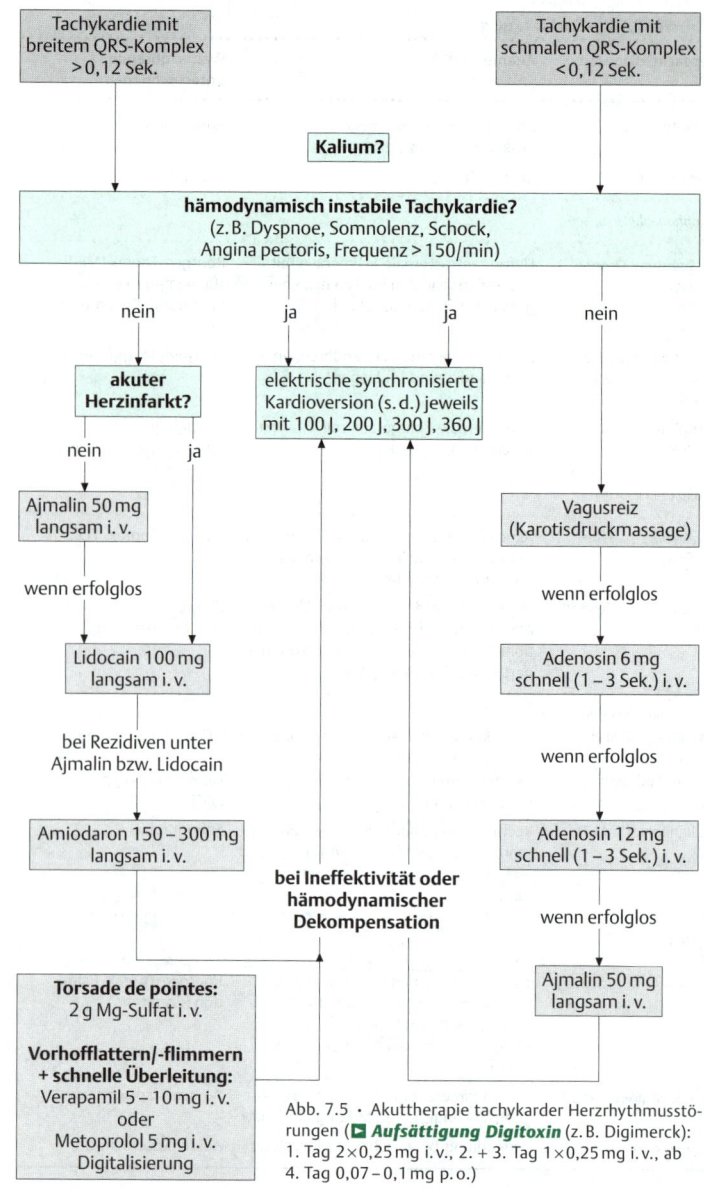

Abb. 7.5 · Akuttherapie tachykarder Herzrhythmusstörungen (▶ **Aufsättigung Digitoxin** (z. B. Digimerck): 1. Tag 2×0,25 mg i.v., 2. + 3. Tag 1×0,25 mg i.v., ab 4. Tag 0,07 – 0,1 mg p.o.)

Akuttherapie

▪ *Hinweis:* I.d.R. sollte ein Internist hinzugezogen und der Patient zügig auf die Intensivstation verlegt werden!

▶ **(Spannungs)-Pneumothorax:** Siehe S. 286.

▶ **Akutes Koronarsyndrom** (instabile AP/Myokardinfarkt): Erstmaßnahmen (Tab. 7.12), sofortige Verlegung auf Intensivstation; Akut-PTCA, bei Myokardinfarkt Einleitung einer Thrombolyse.

▶ **Hypertensiver Notfall:** Siehe Tab. 7.14.

Tabelle 7.14 · Initialtherapie bei hypertensivem Notfall

- *Initial:* 2 – 6 Hübe Nitroglycerin (z. B. Nitrolingual) oder Nitrendipin (Bayotensin 5-mg-Phiole) auf die Zunge träufeln oder 25 mg Captopril (z. B. Lopirin) p. o.
- *Bei fehlendem Erfolg:* Clonidin (Catapresan 150 µg/Amp.) *oder* Urapidil (Ebrantil 25 mg/ Amp.) jeweils 1 Amp. langsam i. v. (ggf. nach 10 min wdh.)
- *Bei Tachykardie:* Metoprolol (z. B. Beloc) 1 – 2 Amp. = 5 – 10 mg langsam i. v., Kontrollmessung nach 15 – 30 Minuten.
- Unverzügliche Verlegung auf die Intensivstation!

▶ **Tachykarde Herzrhythmusstörungen:** Siehe Abb. 7.5.

▶ **Interkostalneuralgie – Interkostalblockade:** Im proximalen Abschnitt des Nervenverlaufs auf Rippe zustechen, dann nach kaudal abkippen, sodass das Lokalanästhetikum (ca. 2 – 4 ml) unter den Rippenrand an den Nerven platziert werden kann. Vor Injektion aspirieren. *Achtung:* Pneumothoraxgefahr! Maximal 3 mm hinter den Rippenrand vorschieben, nach kranial zielen.

7.6 Akute Dyspnoe

Grundlagen

▶ **Definition:** Subjektiv empfundene Luftnot bei erschwerter Atemarbeit. Dyspnoe ist immer ein dringender Notfall, der unter Umständen in einem Atemstillstand (Apnoe) münden kann und dann eine schnelle Intubation erfordert. Die Folge eines Atemstillstands ist ein Sauerstoffmangel des Gewebes. Erstes Symptom ist die Bewusstlosigkeit und schließlich der irreversible Hirnschaden bis hin zum Tod (Zeitpunkt interindividuell unterschiedlich).

▶ **Wesentlich:** Sauerstoffversorgung sichern.

Sicherung der Sauerstoffversorgung/Sofortmaßnahmen

▪ *Hinweis:* Die Sicherung der Sauerstoffversorgung hat absolute Priorität vor Einleitung der Diagnostik!

▶ **Atemarbeit erleichtern:**
- Oberkörper hochlagern, sodass der Patient die Atemhilfsmuskulatur mit einsetzen kann (= Orthopnoe).
- Beengende Kleidung lockern.

▶ **O$_2$-Gabe:** Initial 2 – 4 l/min über die Nasensonde.

> ◪ *Cave:* Patienten mit *chronischer Dyspnoe* (z. B. COPD) sind an einen chronisch erhöhten pCO_2 adaptiert. Ihr Atemantrieb erfolgt v. a. durch das Absinken des O_2. Eine unkontrollierte O_2-Gabe kann diese Patienten daher in akute Lebensgefahr bringen, da der steigende O_2 zu einem Ausfall des letzten Atemantriebs und Entwicklung einer CO_2-Narkose führen kann. Konsequenz: O_2-Gabe immer unter BGA-Kontrolle. Eine begrenzte Hyperkapnie ($\leq 60 - 70$ mm Hg) ist unter Beobachtung der Vigilanz akzeptabel.

▶ **Frischverletzte:** Analgesie (z. B. Pethidin [Dolantin] oder Piritramid [Dipidolor] S. 91).

▶ **Venösen Zugang** legen und **Blut abnehmen** (Blutbild, CK, CKMB, Troponin I oder T, D-Dimere, GOT, Kreatinin, Elektolyte), **BGA**.

▶ **Bei schwerster Ateminsuffizienz:** Notfallkoffer mit Sauerstoffflasche holen lassen, Anästhesie verständigen.

 ● *Bei Bewusstseinsverlust:* Patienten laut ansprechen, an ihm rütteln.

 ● Freien Zugang zum Kopf sichern (Kopfteil des Betts entfernen), Patienten flach hinlegen, Atemwege mithilfe des HTCL-Manövers (S. 168) frei machen. Esmarch-Handgriff (S. 169) zur Fixierung des HTCL. ◪ *Tipp:* Dabei in den Kieferwinkel krallen (→ rezidivierender Schmerzreiz), den Patienten immer wieder laut ansprechen und ihn zum Luftholen animieren.

 ● *Maskenbeatmung:* Siehe S. 170.

 ◪ *Hinweis:* Bei Maskenbeatmung auf eine ausreichende Sedierung (z. B. Diazepam 5 mg i. v. [z. B. Valium]) achten, da der bewusstseinsklare Patient sonst „gegenarbeitet" und mit zu viel Druck beatmet werden muss. *Konsequenz:* Der Magen wird mit Luft gefüllt und es besteht eine erhöhte Aspirationsgefahr.

 ● Wenn der Patient immer noch nicht selber atmet (auf Bewegungen im Ambubeutel achten) → endotracheale Intubation, S. 169.

▶ **Bei Atemstillstand:** CPR (S. 168).

◪ *Indikationen zur Intubation:* Die Indikation für eine Intubation stellt sich, wenn die Sauerstoffsättigung trotz O_2-Gabe und medikamentöser Therapie kontinuierlich abfällt, der Patient zyanotisch wird oder ihn die zu leistende Atemarbeit zunehmend erschöpft. Als ungefährer Richtwert kann ein $SatO_2$-Wert von < 80 % genommen werden.

Diagnosefindung

◪ *Hinweis:* Der Chirurg trifft auf zwei Arten von Patienten mit Dyspnoe:

 ● *Auf Station:* Patienten, die postoperativ eine Dyspnoe entwickeln (z. B. Rekurrensparese nach Schilddrüsenoperation, Laryngospasmus nach vorangegangener Intubationsnarkose) oder deren Dyspnoe Folge einer internistischen Begleiterkrankung ist (schnelle Orientierung anhand des Prämedikationsprotokolls).

 ● *In der chirurgischen Notaufnahme:* Die Dyspnoe ist häufig Folge eines Traumas (z. B. SHT, Thoraxtrauma, stumpfes Bauchtrauma, Verletzung der HWS) oder einer Intoxikation (z. B. Alkohol).

▶ **Anamnese:** Wegen der Luftnot meistens nicht möglich. Evtl. Fremdanamnese von Mitpatienten oder Angehörigen einholen (besondere Ereignisse?). Nach Begleitsymptomatik fragen (→ akuter Thoraxschmerz, siehe S. 154).

▶ **Weiterführende Untersuchungen:** Siehe Tab. 7.15.

Management akuter Notfälle

Tabelle 7.15 · Differenzialdiagnose der akuten Dyspnoe

Verdachtsdiagnose	Anamnese/Klinik	Weiterführende Untersuchung
Kardiopulmonale Ursachen		
Akutes kardiales Lungen-ödem	Feuchte, rasselnde RGs („Brodeln über der Lunge"), weißlich-schaumiger Auswurf	Röntgen-Thorax (symmetrische Verschattung perihilär, Unterfelder), EKG (Zeichen der Linksherzbelastung), BGA (Hypoxämie)
Myokardinfarkt, Kardiomyopathie, tachykarde Herzrhythmusstörungen, Perikarditis	Siehe Tab. 7.13	
Pulmonale/pleurale Ursachen		
Lungenembolie (S. 116), Pneumonie, (Spannungs-)-Pneumothorax (S. 286)	Siehe Tab. 7.13	
Akute Exazerbation einer COPD	Ruhedyspnoe, Tachypnoe, Tachykardie, Husten, Auswurf (bei Infektexazerbation eitrig), zunehmende Hypoxämie	Röntgen-Thorax, Lungenfunktion, BGA (pO$_2$ ↓), Labor (CRP, Blutbild), Sputumdiagnostik
Schwerer Asthmaanfall/ Status asthmaticus	Dyspnoe bis Orthopnoe, exspiratorischer Stridor, Giemen, verlängertes Exspirium, zäher, glasiger Auswurf, Tachykardie, Tachypnoe, Zyanose; *im fortgeschrittenen Stadium:* Bradykardie, Somnolenz	Röntgen-Thorax (überblähte Lungen, Zwerchfelltiefstand), EKG (evtl. Rechtsherzbelastungszeichen), Lungenfunktion, BGA (pO$_2$ ↓ i.d.R. mit pCO$_2$ ↓)
Pneumonie	Atemabhängige Thoraxschmerzen (Begleitpleuritis), Dyspnoe, Husten, Auswurf, Fieber, Schüttelfrost, verschärftes AG mit Knisterrasseln	Auskultation, Röntgen-Thorax, Labor (CRP, Leukozytose), Erregernachweis
Pleuraerguss (S. 238)	Fehlendes, abgeschwächtes AG, gedämpfter KS	Siehe S. 239
Obstruktion der oberen Luftwege ▶ *Leitsymptom:* Inspiratorischer Stridor		
Glottis-/Larynxödem	Akute Dyspnoe, Zyanose, inspiratorischer Stridor, evtl. Zeichen eines anaphylaktischen Schocks	Laryngoskopie, Röntgen (Fremdkörperausschluss)
Tracheomalazie bei Struma	Dyspnoe, inspiratorischer Stridor	Tracheazielaufnahme (S. 211)
Fremdkörperaspiration (z. B. Speisereste, Zahn, Prothesen)	Auftreten der Dyspnoe nach Aspiration, Hustenreiz, inspiratorischer Stridor, asymmetrische grobblasige RGs	Röntgen-Thorax, Bronchoskopie

Fortsetzung ▶

Tabelle 7.15 · Fortsetzung

Verdachtsdiagnose	Anamnese/Klinik	Weiterführende Untersuchung
Weitere		
Posttraumatisch (z. B. SHT, Thoraxtrauma)	Trauma in der Anamnese, Pupillendifferenzen	CCT
Hyperventilationssyndrom	Guter AZ, Parästhesien, Pfötchenstellung	BGA (pCO$_2$ ↓) Ausschlussdiagnose!
Metabolische Azidose (z. B. diabetisches Koma)	Vertiefte, beschleunigte Atmung; Symptome des diabetischen Komas (S. 166)	BGA
Fieber	Körpertemperatur > 38 °C	Temperatur messen
Schock	Siehe S. 144	

Akuttherapie

► **Hinweis:** In den meisten Fällen ist eine zügige Verlegung auf die Intensivstation indiziert!
► **Vorgehen bei Schock:** Siehe S. 145.
► **Akutes kardiales Lungenödem:**
- *Lagerung:* Oberkörper hochlagern, Beine tieflagern.
- *O$_2$-Gabe:* Initial 4 – 8 l/min; dann abh. von der BGA. Ggf. Intubation (S. 169) und Beatmung mit PEEP.
- Nitroglycerin-Spray 2 Hübe (z. B. Nitrolingual), dann Nitroglycerin-Perfusor nach RR (1 – 6 ml/h).
- Furosemid 40 mg i. v. (z. B. Lasix); ggf. wiederholen.
- *Flüssigkeitsbilanzierung:* DK, ZVK mit ZVD-Kontrolle.
► **Lungenembolie:** Siehe S. 116.
► **(Spannungs)-Pneumothorax:** Siehe S. 287.
► **Fremdkörperaspiration:**
- Digitales Ausräumen des Nasen-Rachen-Raumes (S. 168) bzw. Absaugen in Kopftieflage unter bronchoskopischer Sicht. Ggf. Sedierung mit 5 – 10 mg Diazepam i. v. (z. B. Valium).
- Ggf. Intubation (S. 169) oder Notfallkoniotomie (S. 170).
- ► *Heimlich-Handgriff:* Anwendung nur bei unmittelbarer Lebensgefahr und kompletter Verlegung der Trachea, da es zur Verletzung innerer Organe kommen kann. Dabei umfassen Sie den Patienten mit beiden Händen von dorsal in Höhe des Nabels und üben mehrere heftige Druckstöße aus. Beim liegenden Patienten gleiches Vorgehen von ventral mit übereinanderliegenden Handballen.
- *Bei kleinen Fremdkörpern mit geringer Symptomatik:* Lokalisation mittels Röntgen-Thorax und Bronchoskopie und endoskopische Entfernung.
► **Status asthmaticus:** Oberkörperhochlagerung, additive Gabe von β$_2$-Sympathomimetika (z. B. Bricanyl 4×$^1/_2$ Amp. i. v.), Theophyllin (z. B. Euphyllin 1 – 2 Amp. [0,24 – 0,48 g] langsam i. v.), Glukokortikoide (z. B. Solu-Decortin 250 mg i. v.), Sedierung (z. B. Atosil 10 – 20 Tr.); ► *Beachte:* Keine Benzodiazepine wegen Gefahr der Atemdepression!
► **Glottis-/Larynxödem:** Siehe S. 170.

7.7 Quantitative Bewusstseinsstörung

Grundlagen

▶ **Definition:** Einschränkung der Vigilanz (=Wachheit).
▶ **Leitsymptome:** Siehe Tab. 7.16.
▶ **Differenzialdiagnose:** Synkope (S. 167).
▶ **Wesentlich:**
  • Atmung und Kreislauf sichern.
  • Sofortiges CCT anstreben.

Tabelle 7.16 · **Einteilung der Vigilanzstörungen**

Bewusstseinsklar	Patient ist wach, voll orientiert
Somnolenz	Abnorme Schläfrigkeit bei erhaltener akustischer Weckreaktion
Sopor	Keine spontanen Bewegungen, nach Aufforderungen kurzes Augenöffnen, auf Schmerzreize adäquate Abwehrbewegungen
Bewusstlosigkeit (Koma)	Unerweckbarer Zustand der Kontakt- und Wahrnehmungslosigkeit. Augen werden weder nach Aufforderung noch nach Schmerzreiz geöffnet. Abwehrbewegungen auf Schmerzreize können erhalten sein

Sofortmaßnahmen

▶ Erhebung des **Glasgow Coma Scale:** Siehe Tab. 7.17. Kommt der Patient bereits intubiert in die Notfallaufnahme, fragen Sie den Notarzt unbedingt nach dem primären GCS-Wert, seinem Verlauf, dem Pupillenstatus vor Beatmung und Auffälligkeiten im Beatmungsmuster!

▣ *Praxis der GCS-Prüfung:*
  • Patienten ins Gesicht sehen, ihn laut mit Namen ansprechen, bei Nichterfolg in die Schulter kneifen. Pupillen prüfen (S. 165) → *Öffnen der Augen.*
  • Patienten auffordern, z. B. die Hand zu heben. Bei Nichterfolg fest auf einen Fingernagel drücken und auf die Abwehr achten. Beuge- oder Strecksynergien → *motorische Antwort.*
  • Falls sinnvoll: Nach dem aktuellen Jahr oder der Jahreszeit fragen (Datum oder Wochentag sind zu kompliziert) → *verbale Antwort.*

Tabelle 7.17 · **Glasgow Coma Scale (GCS) = maximale Punktzahl 15**

Augenöffnen	Verbale Reaktion	Motorische Reaktion	Punkte
–	–	auf Aufforderung	6
–	orientiert	auf Schmerzreiz gezielt	5
spontan	desorientiert	auf Schmerzreiz ungezielt	4
auf Aufforderung	unverständliche Worte	Beugesynergismen	3
auf Schmerzreiz	Stöhnen	Strecksynergismen	2
keine Reaktion	keine Reaktion	keine Abwehr	1

▶ **GCS ≤ 8:** Indikation zur endotrachealen Intubation.
▶ Konstantes Monitoring (ZVD, Pulsoxymetrie, Kapnometrie, RR, Körpertemperatur) und sichere venöse Zugänge sind obligat.
▶ Kopf 30° hochlagern (reduziert den Hirndruck).

Diagnosefindung

▶ **Vorgehen bei Bewusstseinsstörung unklarer Ursache:** Siehe Abb. 7.6.
▶ **Anamnese bzw. Fremdanamnese:**
  • *Vorangegangenes Ereignis:* Z.B. Trauma, Krampfanfall, Hirndruckzeichen (z.B. Kopfschmerzen, Erbrechen), Alkohol- oder Medikamenteneinnahme?
  • *Zeitlicher Verlauf:*
    – Zuerst Bewusstseins- oder motorische Störung, danach Störungen der Atmung und Zirkulation → V.a. *primär zerebrale* Ursache.

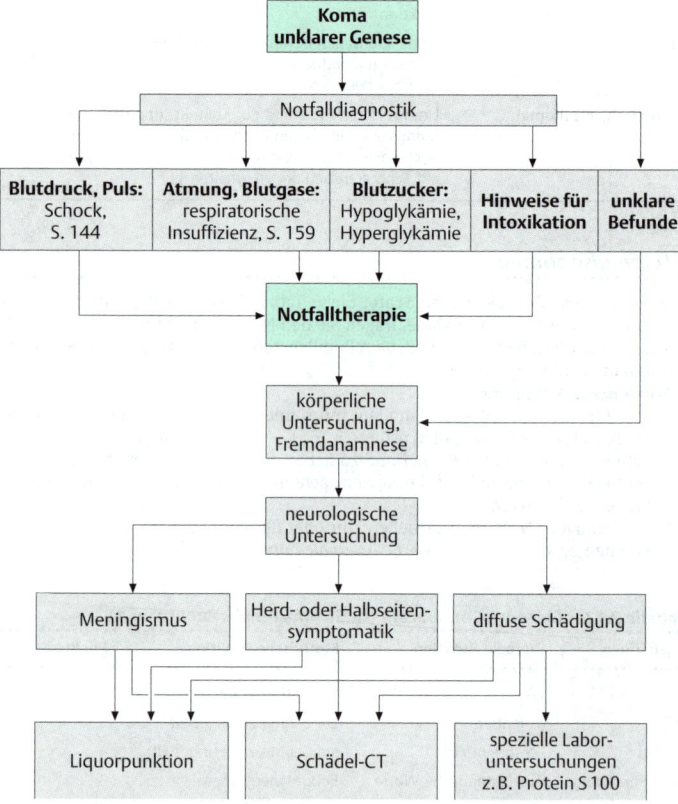

Abb. 7.6 · Primäres Vorgehen bei Bewusstseinsstörung unklarer Ursache (nach Hahn: CL Innere Medizin, Stuttgart; Georg Thieme Verlag: 2006)

– Zuerst kardiopulmonales Problem, danach Bewusstseinsstörung durch sekundären O_2-Mangel → V.a. *primär extrazerebrale* Ursache.
- *Suizidalität* (Medikamentenschachtel, Abschiedsbrief) → V.a. Intoxikation.
- *Elektrolyt- oder Stoffwechselerkrankungen* (z.B. Diabetes mellitus, Niereninsuffizienz, Lebererzirrhose, Hypothyreose, Addison-Krise) → V.a. Enzephalopathie bei Dekompensation.

► **Körperliche inkl. neurologische Untersuchung:** Soweit möglich.
- *Foetor:*
  – Alkohol: Alkoholintoxikation.
  – Azeton: Diabetisches Koma.
  – Urin: Urämisches Koma.
  – Frische Leber: Hepatisches Koma.
- *Hautbefund:*
  – Exsikkose: Diabetisches hyperosmolares Koma.
  – Zyanose: Respiratorische Insuffizienz.
  – Blässe: Schock, Blutung, Hypoglykämie.
  – Dunkel pigmentierte Haut: Morbus Addison, Urämie.
  – Einblutungen: Hämorrhagische Diathese, Meningokokkensepsis.
- *Pupillen:*
  – Miosis: Z.B. Opiatintoxikation.
  – Mittelweite, reaktionslose Pupillen → Hirnschädigung (z.B. Blutung, Ischämie).
  – Mydriasis, reaktionslos → fortgeschrittene Hirnschädigung.
  – Seitendifferenz.
- *Atmung:*
  – Hyperventilation → metabolische Azidose, Hirnschädigung (z.B. Blutung, Ischämie), Thyreotoxikose.
  – Hypoventilation → Intoxikation mit zentral dämpfenden Medikamenten.
  – Periodische Atmung → Hirnschädigung (z.B. Blutung, Ischämie).
- *Meningismus:* Hinweis auf Meningoenzephalitis, Subarachnoidalblutung.
- *Halbseitensymptomatik* (Reflexdifferenz, einseitige Lähmung oder Sensibilitätsstörungen): Unilaterale Hirnschädigung (z.B. Blutung, Ischämie).

► **Labor:** Blutbild, Blutzucker, BSG, Kreatinin, Elektrolyte, Transaminasen, AP, γ-GT, CK, LDH, Ammoniak, Laktat, Alkoholspiegel, Gerinnungsstatus, Urinstatus. Herzenzyme bei V.a. kardiales Ereignis.

☐ *Hinweis:* Unbedingt Blut, Urin und Mageninhalt für eine evtl. toxikologische Untersuchung asservieren!

► **BGA**.

► **EKG:** Myokardinfarkt, Herzrhythmusstörungen?

► **CCT:** Wenn der Patient weiterhin bewusstseinsgestört ist und bislang keine ausreichende Erklärung für den Zustand (z.B. metabolisches Koma) gefunden werden konnte, sollte umgehend ein CCT veranlasst werden. Voraussetzung ist die Transportfähigkeit (auch bei Nichtintubierten: Grundsätzlich Sauerstoff und Ambubeutel mitnehmen!).

► **Ggf. Liquorpunktion**.

Tabelle 7.18 · **DD Coma diabeticum und hypoglykämischer Schock**

	Coma diabeticum	hypoglykämischer Schock
Klinik	• *Hyperosmolares Koma:* Deutlicher Flüssigkeitsverlust, trockene Haut • *Ketoazidotisches Koma:* Vertiefte Atmung mit Azetongeruch ▶ *Hinweis:* Übergänge zwischen beiden Formen sind möglich • *Fortgeschrittenes Stadium:* Somnolenz bis Koma, hypovolämischer Schock (S.), Oligurie bis Anurie • *Prodromi:* Polyurie/-dipsie, trockene Haut, Bauchschmerzen (Pseudoperitonitis)	Hyperreflexie, zerebrale Krämpfe, Somnolenz bis Koma *Prodromi:* Verwirrtheit, Schwindel, Kaltschweißigkeit, Heißhunger
Diagnostik	Blutzuckermessung (entscheidend!) Bei Coma diabeticum zusätzlich: Blutbild, Kreatinin, Harnstoff, Na$^+$, K$^+$, Phosphat, Serum-Osmolalität, BGA, Ketone im Urin	

Häufigste Ursachen der Bewusstlosigkeit in der Chirurgie (Tab. 7.19)

In der chirurgischen Notfallaufnahme
• Schädel-Hirn-Trauma (S. 569)
• Schock (S. 144)
• Subarachnoidalblutung (schlagartig, heftigste, vernichtende Kopfschmerzen, Meningismus)
• Intoxikationen: *Alkohol*, Medikamente, Drogen

Auf der chirurgischen Station
• Zerebrovaskuläre Ereignisse: Intrazerebrale Blutung, z.B. bei Marcumarpatienten; Ischämien
• Metabolische Störungen: *Häufig:* Hypoglykämie (siehe Tab. 7.18), postoperativ: Addison-Krise (S. 468)
• Kardiovaskuläre Ereignisse: z.B. Adams-Stokes-Anfall, Myokardinfarkt → DD: Synkope (S. 167)
• Epilepsie

Symptomatische Therapie

▶ **Herz-Kreislauf-Stillstand:** CPR, S. 168.
▶ **Drohende Ateminsuffizienz:** Siehe S. 159.

Akuttherapie

▶ **Bei positivem CCT-Befund** (intrazerebrale Blutung, SAB, ischämischer Insult): Sofortige Verlegung des Patienten auf eine Intensivstation, „stroke unit" bzw. Neurochirurgie!

▶ **Vorgehen bei Schock:** Siehe S. 145.

▶ **Hypoglykämischer Schock:** 40 ml 40% Glucose i. v., wiederholen bis zum Aufwachen, danach Infusion von 10% Glukoselösung unter BZ-Kontrolle

▶ **Coma diabeticum:** Sofortige Verlegung auf Intensivstation!
  • Engmaschige Kontrolle von RR, ZVD, Urinausscheidung (DK, S. 68)
  • Rehydrierung, Insulingabe und Elektrolytausgleich: Intensivtherapie!
  • Azidosekorrektur: Siehe S. 103.

DD: Synkope

▶ **Definition:** Kurzdauernder (Sekunden bis Minuten), plötzlicher Bewusstseins und Tonusverlust aufgrund einer passageren zerebralen Minderperfusion.

▶ **Häufige prädisponierende Faktoren:**
  • Arterielle Hypotonie, Karotisstenose, Herzrhythmusstörungen.
  • Einnahme bestimmter Medikamente (z. B. Antihypertensiva).

▶ **Vaskuläre Ursachen** (Auswahl):
  • *Reflektorisch kardiovaskulär:*
    – Vasovagal (= neurokardiogen) durch überschießende Parasympathikusaktivität.
    – Orthostatisch durch mangelhafte Gefäßkonstriktion in den Beinen nach dem Aufstehen.
    – (Post-)Pressorisch (z. B. bei Defäkation), postprandial.
    – Karotissinussyndrom (vasodepressorisch).
    – *TIA* = transitorisch ischämische Attacke: Embolien aus dem Herzen (z. B. bei Vorhofflimmern, Herzwandaneurysma, Kardiomyopathie); Stenosen der A. carotis, A. vertebralis, A. basilaris; bei Aortendissektion.
  • *Kardiogen:*
    – Herzrhythmusstörung (Adams-Stokes-Anfall).
    – Low-Output des linken Ventrikels: Z. B. bei Aorten- oder Mitralstenose, pulmonaler Hypertension, Myokardinfarkt.

▶ **Diagnostik:**
  • Aus *Abrechnungsgründen* (DRG) wird in Deutschland empfohlen, die Synkopendiagnostik ambulant nach Abschluss der chirurgischen Behandlung durchzuführen (nicht ohne ein internistisches Konsil im Krankenhaus zum Ausschluss akut gefährlicher Krankheiten!).
  • *Spezielles Programm:* Schellong-Test, Kipptischprobe, Langzeit-EKG und -Blutdruckmessung, Echokardiographie, Karotis-Doppler und -Druckversuch, ggf. neurologische Untersuchung inklusive EEG.

8 Kardiopulmonale Reanimation

8.1 Basismaßnahmen

Vorgehen

▶ **Feststellen der Bewusstlosigkeit:**
- Patient ansprechen: z. B. „was ist los?", „alles in Ordnung?"
- bei Nichtansprechbarkeit sanfter Schmerzreiz: z. B. Rütteln an den Schultern, Wangen beklopfen.

▶ **Feststellen des Atemstillstandes:**
- Patient auf den Rücken legen, *HTCL-Manöver*, ggf. Atemwege freimachen (s. u.).
- Inspektion des Thorax: Atemexkursionen vorhanden?
- Ohr vor Mund und Nase des Patienten halten: hör-/spürbare Exspiration?

▷ *Beachte:* Diese diagnostischen Maßnahmen dürfen nur max. 10 Sekunden in Anspruch nehmen. Im Zweifel Beginn der kardiopulmonalen Reanimation.

▶ **Hilfe herbeirufen:** definitive Patientenversorgung und differenzialtherapeutische Maßnahmen ohne zusätzliche Hilfe nicht möglich!

▶ **Herzmassage-Beatmung:** Beginn mit 30 Thoraxkompressionen, erst dann 2-mal beatmen.

▷ *Beachte:* Berücksichtigung verfügbarer Informationen über den mutmaßlichen Patientenwillen oder einer Patientenverfügung (vgl. S.122). Ausnahme: es gibt Hinweise dafür, dass der Patient frühere Erklärungen nicht mehr gelten lassen würde.

Spezielle Techniken

▷ *Beachte:* Entsprechend den neuen Leitlinien zur Erwachsenenreanimation der ERC 2005 wird entgegen der früheren ABC-Regel *vor* der Beatmung mit der Herzdruckmassage begonnen: 30 Thoraxkompressionen, dann 2-mal beatmen (C vor B).

▶ **Atemwege freimachen:**
- *digitales Ausräumen der Mundhöhle:* ggf. unter Anwendung des *Esmarchschen Handgriffs* (Abb. 8.1): vom Kopfende aus umgreifen die Finger II-V beider Hände den Kieferwinkel, wobei die Daumen am Kinn liegen. Mit den Fingern den Unterkiefer nach vorne schieben und mit den Daumen den Mund öffnen. Eine Hand in dieser Haltung belassen und mit dem Zeige- und Mittelfinger der anderen Hand Mund und Rachen schnell austasten und Fremdkörper (ggf. auch Zahnprothese) entfernen
- bei Hinweisen für eine tiefere Verlegung der Atemwege: Heimlich-Handgriff (S.162)
- *Freihalten der Atemwege ohne Hilfsmittel*:
  - bei erhaltener Spontanatmung Seitenlagerung des Patienten, danach kontinuierliche Beobachtung und Überprüfung der Atmung
  - *HTCL-Manöver* (**h**ead **t**ilt and **c**hin **l**ift): Helfer kniet neben dem auf dem Rücken liegenden Patienten. Eine Hand fasst unter das Kinn und hebt dieses an, während die andere Hand auf die Stirn des Patienten gelegt wird und diese nach unten drückt. Der Kopf wird dabei rekliniert und der Unterkiefer angehoben
  - *Esmarchscher Handgriff* (s. o.)
- *Freihalten der Atemwege mit Hilfsmittel*:
  - Pharyngealtuben, z. B. *Guedeltubus* (Abb. 8.2, erleichtert z. B. die Maskenbeatmung): Tubus mit der konkaven Seite nach oben (zur Nase) in den geöffneten Mund einführen, nach ca. 5 cm um 180° drehen (konkave Seite weist nach unten) und bis zum Anschlag weiter schieben

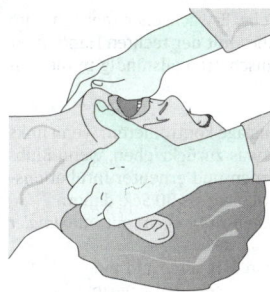

Abb. 8.1 · Esmarchscher Handgriff

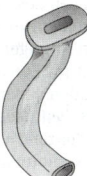

Abb. 8.2 · Guedeltubus

- *Kombitubus* (wenn eine endotracheale Intubation technisch nicht möglich ist): wird blind oral eingeführt, besteht aus zwei Blockungsmanschetten und 2 Beatmungslumina, durch die alternativ je nach Tubuslage (im Ösophagus oder in der Trachea) beatmet wird
- *Endotracheale Intubation* (Abb. 8.3), Durchführung:
  - Patient in Rückenlage, wenn möglich ca. 5–8 cm hohe Unterlage unter den Kopf legen
  - bei Intubationsindikation trotz erhaltenem Bewusstsein oder Gegenwehr 5–15 mg Midazolam (= 1–3 Amp. Dormicum 5 mg) oder 10–20 mg Diazepam (= 1–2 Amp. Valium) + 50–100 mg Ketamin (Ketanest) oder Propofol (z. B. Disoprivan 1 % 10 mg/ml) 100–150 mg (1,5–2 mg/kgKG) i. v.
  - Rechtshänder mit Daumen und Zeigefinger der rechten Hand über Kreuz (Daumen am Unterkiefer, Zeigefinger am Oberkiefer) den Mund so weit wie möglich öffnen, dabei mit vermehrtem Zeigefingerdruck Kopf überstreckt halten
  - Laryngoskop mit der linken Hand von der rechten Seite unter Sicht an der Zunge entlang einführen, bis die Epiglottis sichtbar ist
  - Laryngoskop-Spatel nach ventral und leicht nach kranial anheben (Pfeil), bis die Stimmritze sichtbar ist. Druck auf den Kehlkopf von außen kann die Einsicht erleichtern

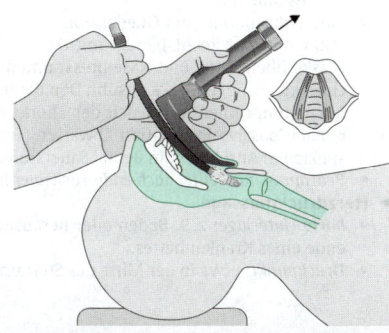

Abb. 8.3 · Endotracheale Intubation

- Tubus (Größe: m 7,5 – 8,5, w 7,0 – 7,5; 7,5 passt bei Erwachsenen meistens) am besten unter Verwendung eines Führungsstabes mit der rechten Hand unter Sicht soweit einführen, bis die Blockungsmanschette vollständig in die Trachea eingeführt ist
- Blocken des Tubus mit 5 – 10 ml Luft
- Beutel aufsetzen und durch Auskultation Tubuslage kontrollieren: wenn links kein Atemgeräusch, Tubus entblocken und etwas zurückziehen, wenn Blubbern im Epigastrium hörbar ist, Tubus entfernen und erneuter Intubationsversuch. Jeder Intubationsversuch sollte nicht länger als 30 Sek. dauern
- *zwischen jedem Intubationsversuch 3 Maskenbeatmungen mit maximaler O$_2$-Konzentration*
- *Notfallkoniotomie* (Abb. 8.4, wenn eine Intubation z. B. aufgrund eines Glottisödems oder eines Fremdkörpers nicht möglich ist): Skalpell-Querinzision (ca. 2 cm) der Haut und des Lig. conicum zwischen Schild- und Ringknorpel, Wunde spreizen und Endotrachealtubus (wenn möglich mindestens Größe 6) ca. 5 cm tief einführen und blocken.

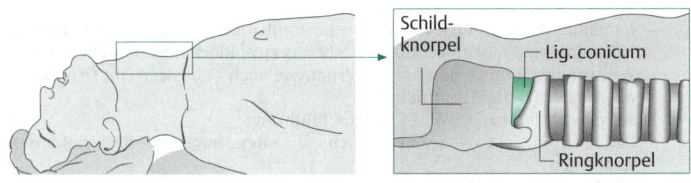

Abb. 8.4 · Notfallkoniotomie

► **Beatmung**
- Atemwege freihalten (S. 168), nach jeder Luftinsufflation passive Exspiration durch Beobachten des Thorax abwarten.
- ◳ *Beachte:* bei der Beatmung muss sich der Thorax des Patienten sichtbar heben (ca. 500 ml Atemzugvolumen)
- *Beatmung ohne Hilfsmittel*:
  - Mund zu Mund: Standardverfahren
  - Mund zu Nase: gelegentlich effektiveres Alternativverfahren
  - Mund zu Tracheostoma: bei bereits tracheotomierten Patienten
  - Mund zu Mund und Nase: bei kleinen Kindern Mund und Nase gleichzeitig umschließen
- *Maskenbeatmung* (mit Guedeltubus: S. 168): der Helfer kniet hinter dem Patienten, wobei der Rechtshänder mit Daumen und Zeigefinger der linken Hand die Maske über Mund und Nase presst und mit den übrigen Fingern durch Zug am Unterkiefer Gegendruck ausübt. Den Beutel mit der rechten Hand langsam (ca. 1 Sek.) komprimieren, bis sich der Thorax des Patienten deutlich sichtbar hebt, danach passive Exspiration abwarten (Abb. 8.5). Während der Beatmung über speziellen Anschluss am Beutel Sauerstoff in hohem Flow (8 – 10 l/min) zuführen
- *Beatmung mit Beutel nach endotrachealer Intubation* (S. 169).
► **Herzdruckmassage**
- *harte Unterlage*: z. B. Boden oder herausnehmbares Brett vom Kopf- oder Fußende eines Krankenbettes.
- *Druckpunkt*: etwa in der Mitte des Sternums

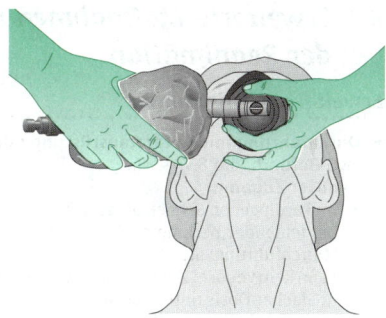

Abb. 8.5 · Maskenbeatmung

- *Druckausübung* mit gestrecktem Ellenbogengelenken und übereinander gelegten Handballen, wobei die Finger beider Hände miteinander verschränkt werden. Die Schultern des Helfers befinden sich senkrecht über dem Druckpunkt (Abb. 8.6).
- Druck- und Entlastungsphase sind gleich lang
- Druckausübung so stark, dass sich der Thorax um etwa 1/3 des Thoraxdurchmessers einsenkt (auch dann, wenn bei der ersten Kompression Rippen frakturieren)
- *Massagefrequenz*: bei Erwachsenen etwa 100/min
- bei Ein- und Zweihelfer-Methode jeweils 30 Herzdruckmassagen und 2 Beatmungen (laut mitzählen!)
- Effektivität der Herzmassage kann durch Betasten des Femoralispulses orientierend beurteilt werden.

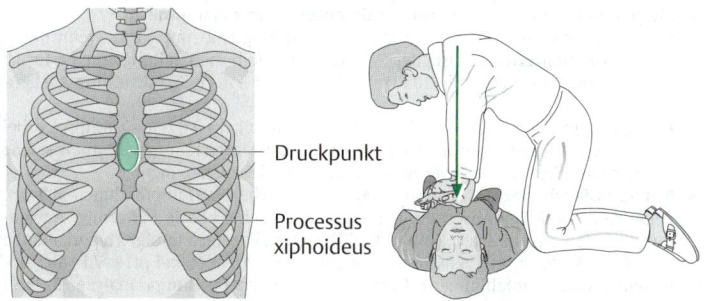

Druckpunkt

Processus xiphoideus

Abb. 8.6 · Herzdruckmassage

8.2 Erweiterte Maßnahmen und Beendigung der Reanimation

Erweiterte Maßnahmen

▶ **Durchführung mit Notarztausrüstung oder in der Klinik in Abhängigkeit vom EKG-Befund:** Abb. 8.7.

▶ **Venöser Zugang:**
- im kardiogenen Schock oft gute Zugangswege über die V. jugularis externa. Nur bei fehlender peripherer Zugangsmöglichkeit Indikation für Subklaviakatheter (Durchführung: S. 59)
- kann kein venöser Zugang gelegt werden, Applikation von Adrenalin oder Atropin in 3facher Dosis unter Verdünnung auf 10 ml 0,9 % NaCl-Lösung über den Endotrachealtubus (z. B. 3 Amp. Suprarenin/10 ml NaCl).

▶ **Defibrillation** (Kammerflimmern/-flattern oder pulslose Kammertachykardie):
- Elektroden mit Paste bestreichen
- die eine Elektrode wird unterhalb des rechten Sternoklavikulargelenks, die andere seitlich über der Herzspitze aufgesetzt
- laden
- sicherstellen, dass niemand Berührung mit dem Patienten oder dem Bett hat
- Defibrillation initial bei Defibrillator mit monophasischer Impulswelle mit 360 J, bei biphasischer Impulswelle mit 150–200 J. Danach zunächst Herzdruckmassage und Beatmung (30:2) über 2 min. Dann Rhythmusanalyse und ggf. Wiederholung der Defibrillation mit 360 J (monophasisch) oder = 200 J (biphasisch).

▶ **Adrenalin = Epinephrin** (1 mg = 1 ml = 1 Amp. Suprarenin): 1 mg verdünnt mit 9 ml 0,9 % NaCl (vgl. Abb. 8.7) alle 3–5 Minuten i. v. Als Vasopressor für alle Rhythmen empfohlen.

▶ **Atropin** (0,5 mg = 1 ml = 1 Amp. Atropin): bei Asystolie (Abb. 8.7) und Erfolglosigkeit von Adrenalin 1–3 mg i. v. (keine einheitliche Empfehlung)

▶ **Medikamente bei defibrillationsresistentem Kammerflimmern:**
- *Amiodaron* (z. B. Cordarex 150 mg/Amp.): 300 mg (= 2 Amp.) i. v., wenn die 3. Defibrillation erfolglos ist. Bei Wirksamkeit Weiterbehandlung mit Perfusor: Dosierung 1050 mg/d (bei 1050 mg/50 ml: 2 ml/h), nach Stabilisierung Auslassversuch
- *Magnesiumsulfat* (z. B. Mg 5-Sulfat 10 %; 1 g/Amp.): 1–2 g (= 1–2 Amp.) i. v. bei V. a. Hypomagnesiämie als Ursache therapieresistenten Kammerflimmerns. Eine routinemäßige Anwendung verbessert die Überlebensrate nicht.

▶ **Natriumbikarbonat** (100 mmol = 100 ml = 1 Flasche Natriumbikarbonat 8,4 %): keine routinemäßige Anwendung, insbesondere keine blinde Pufferung. Anwendung empfohlen (zunächst 1 mmol/kgKG) bei Herzversagen infolge Hyperkaliämie oder Überdosierung trizyklischer Antidepressiva, evtl. auch bei pH < 7,1 (hier unterschiedliche Empfehlungen). Dosierung entsprechend Blutgasanalyse (S. 232): Bedarf = negativer BE × kgKG × 0,3/2.

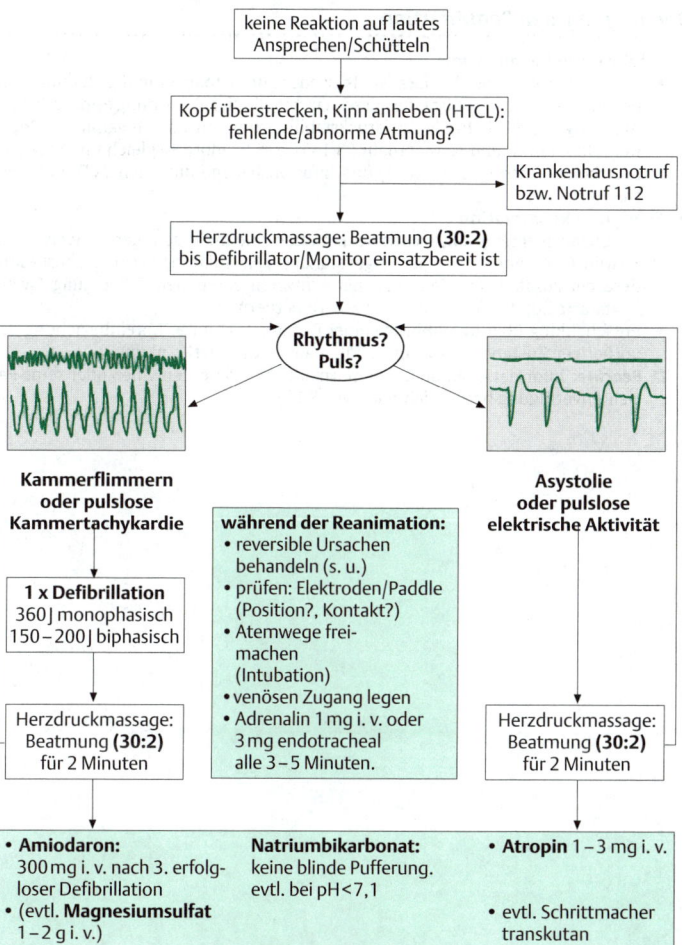

Abb. 8.7 · Kardiopulmonale Reanimation – Differenzialtherapie (nach den Leitlinien des ERC = European Resuscitation Council 2005)

Beendigung der Reanimation

▶ **Erfolgreiche Reanimation**
- werden Karotis- oder Femoralispuls wieder gut tastbar, kann die Herzmassage beendet werden. Meist ist eine kurze maschinelle Nachbeatmung erforderlich. In Abhängigkeit der Befunde Blutdruckstabilisierung mit Katecholaminen (Dopamin, Dobutamin und Noradrenalin: S.145), evtl. Azidoseausgleich mit Natriumbikarbonat (entsprechend BGA) und Infusionsbehandlung nach ZVD und Elektrolyten.

▶ **Erfolglose Reanimation**
- die Chancen einer erfolgreichen Reanimation sind meist sehr gering, wenn nach 30 Min. CPR keine suffizienten eigenständigen Herzaktionen erfolgen, insbesondere bei zusätzlichen Zeichen einer schweren zerebralen Schädigung (weite lichtstarre Pupillen). Ausnahmen: z. B. Hypothermie
- Entscheidung über den Abbruch einer Reanimation unter Miteinbeziehung des vorherigen Zustands (Polymorbidität, maligne Grunderkrankung?)

◨ *Beachte:* Informationen über den mutmaßlichen Patientenwillen oder seine Patientenverfügung berücksichtigen (vgl. S.122).

9 Haut und Weichteile

9.1 Anatomie

Aufbau der Haut (Abb. 9.1)

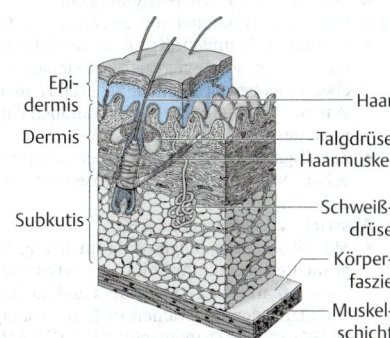

Epi-
dermis

Dermis

Subkutis

Haar

Talgdrüse
Haarmuskel

Schweiß-
drüse

Körper-
faszie

Muskel-
schicht

Abb. 9.1 · Anatomie der Haut. Der endgültige Wundverschluss geht hauptsächlich von den markierten Epithelzellen aus. ▶ *Beachte:* Die Haarfollikel in der Tiefe sind epithelial umsäumt

9.2 Diagnostik – Untersuchungstechniken

Inspektion der Haut

▶ **Vorgehen:**
- Untersuchung des *komplett entkleideten* Patienten *bei Tageslicht*, Untersuchung des *gesamten Körpers* inkl. Schleimhäute, Anogenitalregion, Kopfhaut, etc.
- Die den pathologischen Befund *umgebende Haut* mitbeurteilen: Z. B. Umgebungsrötung bei Infektion eines chronischen Ulkus, Pergamenthaut bei jahrelanger Steroidtherapie.
- Insbesondere bei Hautdefekten auf die *Sekretbeschaffenheit* und den *Geruch* achten.

▶ **Dokumentation:**
- Detaillierte *Befundbeschreibung.*
- Die Lokalisation in einer *Skizze* verdeutlichen.
- Digitale *Fotodokumentation* suspekter Befunde.

▶ *Hinweis:* Suspekte Befunde sollten immer eine *Konsequenz* haben → ggf. Biopsie (S. 178) oder Überweisung.

Palpation

▶ **Handschuhe anziehen,** v. a. bei der Untersuchung von Wunden, infizierten Arealen oder potenziell stark keimbesiedelten Körperregionen (Achselhöhlen, Leisten, Genitale, Füße, u. Ä.). Die Handschuhe müssen – außer bei frischen Wunden (insbesondere OP-Wunden) – nicht steril sein.

▶ **Dokumentation:** Ausdehnung des Befunds in allen drei Ebenen, Druckschmerzhaftigkeit, Konsistenz, Abgrenzbarkeit, Verschieblichkeit, exprimierbares Sekret (nur mit *leichtem* Druck prüfen!)?

▶ Grundsätzlich bei Infektionen oder malignomverdächtigen Befunden die **Lymph-knotenstationen** des regionalen Abflussgebiets palpieren (S. 448).

▶ **Untersuchung von Hernien:** Siehe S. 454.

Materialentnahme aus Haut und Weichteilen

▶ Unterscheidung zwischen **Abstrichen** und **Biopsien** (=Probeentnahmen). „Punkta-te" nehmen eine Zwischenstellung ein.

▶ *Beachte:* Die Entnahmen müssen an relevanten Stellen erfolgen. *Beispiel:*
- Chronische Wunden: Keine älteren Fibrinschlieren oder debridierten Nekrosen einschicken, sondern gezielt ein kleines Stück (möglichst lebendes) oberflächliches Gewebe entnehmen. So erfährt man, welche Erreger tatsächlich *in* der Wunde dominieren. Selbstverständlich darf vor der Entnahme die Probenregion nicht desinfiziert werden.
- Zur Dignitätsbestimmung einer ulzerierenden Läsion liefert abgeschilferter Schorf oder abgeknipste Nekrose kein verlässliches Resultat; die Biopsie muss tiefer reichen.

▶ **Abstrich** (Vorgehen, siehe S. 63):
- *Mikrobiologische Diagnostik* (am häufigsten). I.d.R. werden Bakterienkulturen gezüchtet und die Antibiotikaresistenz der Erreger getestet. Die mykologische Auswertbarkeit ist – außer bei Candida – stark eingeschränkt. Bei komplizierten Wunden oder Infektionen (z. B. bei therapierefraktären chronischen Wunden [S. 184], offener Osteomyelitis [S. 716] bei V. a. Gasbrand [S. 722]) sollten Biopsien entnommen werden.
  - ▶ *Beachte:* Es ist nicht sinnvoll, von jeder Wunde („reflektorisch") Abstriche anzu-fertigen. Eine echte Indikation ist die Notwendigkeit einer antibiotischen Thera-pie bei klinisch apparenter Infektion.
- *Zytologische Diagnostik* (in der Chirurgie selten): Flüssige Punktate von Körper-höhlen und Zysten werden teilweise zytologisch untersucht.

▶ **Biopsie:**
- Gewebeentnahme zur *histologischen* oder (seltener) *mikrobiologischen* Unter-suchung.
- *Vorgehen:* Die Entnahme erfolgt „scharf", z. B. mit einem Skalpell oder einer Stan-ze (Abb. 9.2).
- Vor der Biopsie sollte man sich im Klaren sein, ob eine *partielle Probe* ausreicht (z. B. für die mikrobiologische Diagnostik) oder ob eine *komplette Exzision*, ggf. mit Sicherheitsabstand, empfehlenswert ist (z. B. für die Dignitätsbestimmung eines suspekten Nävus). Hieran orientiert sich die Entnahmetechnik.

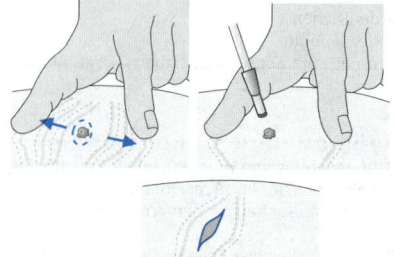

Abb. 9.2 · Stanz-(=Punch-) Biopsie. Durch Anspannen quer zu den Haut-spaltlinien kommt es zu einem günstigen Wundverlauf, sodass zum Verschluss meistens eine Einzel-knopfnaht oder sogar nur Steristrips (S. 31) ausreichen

► **Biopsie aus Weichteilen:**
- Bei unklaren (vermeintlich) subkutanen Raumforderungen sollte vor der Probeentnahme prinzipiell eine Ultraschalluntersuchung erfolgen, um die möglichen Differenzialdiagnosen einzugrenzen. Eine böse Überraschung, die leider nicht selten passiert, ist z.B. die versehentliche Punktion eines Aneurysmas (S. 535).
- Der Chirurg muss prüfen, ob nicht gleich die *Indikation* für eine „richtige" operative Revision besteht. So sollte man z.B. ein klinisch und per Sonographie diagnostiziertes infiziertes Hämatom nach Implantation einer Hüftprothese nicht punktieren, sondern sofort operativ ausräumen.
- Bei begründetem V.a. einen *malignen Weichteiltumor* (S. 200) sollte der Patient an ein entsprechendes Zentrum überwiesen werden. Die Auswahl des Entnahmeortes der Probe ist für die korrekte Diagnosestellung und die Wahl des definitiven OP-Zugangs (Sarkom) essenziell, und es muss ein gewisser OP-Standard eingehalten werden, um eine Tumorzellverschleppung zu verhindern.

Sonographie der Weichteile

► **Indikation:** Unklare Raumforderungen, V.a. Serom, Hämatom, Abszess (z.B. als postoperative Komplikation), Planung einer Punktion oder Operation, Fremdkörperdetektion, Lymphknotenscreening bei Malignomen.
► **Technik:**
- *Linearschallkopf* (idealerweise > 5 cm breit) mit einer Frequenz zwischen *5(–15) MHz* (je oberflächlicher der Befund ist, desto höher die Frequenz wählen).
- Frische OP-Wunden mit steriler Folie bekleben oder den Schallkopf in einen sterilen Handschuh stecken (im letzteren Fall sollte auch das Gel steril sein. *Alternativ:* Alkoholspray).

9.3 Wundheilung

Stadien

► **Exsudationsphase** (= Inflammations-/Resorptionsphase): Parallel zur Blutgerinnung kommt es zu einer *akuten Entzündungsreaktion.* Diese hat im Wesentlichen das Ziel, den Organismus vor dem Eindringen schädlicher Mikroorganismen zu schützen und den Gewebeschaden zu begrenzen (1. bis 3. Tag).

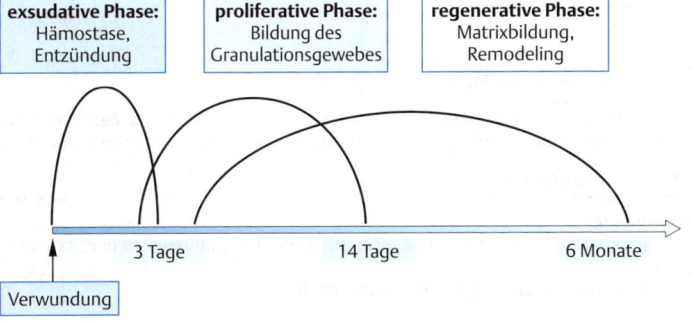

Abb. 9.3 · Stadien der Wundheilung

▶ **Granulationsphase** (= Proliferationsphase): Fibroblasten bilden die Grundsubstanz (Kollagen und Matrix) des neuen Bindegewebes. Das hellrote *Granulationsgewebe* ist Ausdruck der starken Gefäßneubildung, die den Heilungsprozess mit Nährstoffen und O_2 versorgt (ab ca. 3. Tag).

▶ **Epithelisationsphase** (= Regenerationsphase): Die Wunde verkleinert sich durch Kontraktion. Es entsteht faserreiches, schlecht durchblutetes *Narbengewebe*. Von den *Epithelzellen* intakter Hautbereiche (Wundränder und evtl. vorhandene Haarfollikelreste in der Tiefe, Abb. 9.1) geht der endgültige Wundverschluss aus (ab ca. 5. Tag).

▷ *Hinweis:* Im klinischen Sprachgebrauch wird das spontane Granulieren und Epithelialisieren einer Wunde als *„sekundäre bzw. offene Wundheilung"* bezeichnet. Im Ggs. dazu steht die *„Primärversorgung"*, der i. d. R eine chirurgische Naht vorausgegangen ist.

▶ **Wundversorgungskonzepte:** Siehe S. 551.

Einflussfaktoren

▶ **Voraussetzungen** für eine regelrechte Wundheilung:
- *Kompetentes Immunsystem.*
- *Ausreichende O_2- und Nährstoffzufuhr:*
  - Suffiziente Durchblutung (arteriell und venös), genügend Sauerstoffträger (Hämoglobin, Eisen).
  - Gutes Nährstoffangebot (Eiweiß, Zink, Vitamin C).
- *Keine Nekrose, keine Infektion.*
- *Ideales Milieu* im Wundbereich (bestimmter Feuchtigkeitsgehalt, besondere Auflagen, keine oder kontrollierte mechanische Reizung, O_2-Zufuhr, Ruhigstellung, u.Ä.).

▷ *Beachte:* Potenziell kann jeder Punkt durch Arzt und/oder Patient positiv beeinflusst werden (Therapie chronischer Wunden, S. 185).

▶ **Begleitumstände, die die Heilung negativ beeinflussen:** Diabetes mellitus, Arteriosklerose, chronisch venöse Insuffizienz, Nikotinabusus, Anämie, Gerinnungsstörung, Exsikkose, Niereninsuffizienz, Malignome, Sepsis, Z.n. Polytrauma bzw. großer Abdominal-OP, HIV (u.Ä.), Alkoholismus, Hepatitis, Adipositas, chronische Medikamenteneinnahme (Glukokortikoide, Immunsuppressiva, Zytostatika, Antikoagulanzien, einige Antibiotika), Strahlentherapie, Kachexie, schlechter Ernährungszustand, Non-Compliance.

▷ *Beachte:* Diese Risikofaktoren sollten so weit wie möglich minimiert werden (z.B. Diabetes einstellen, Infusion/Transfusion geben, Varizen sanieren). Bei elektiven Eingriffen ist es ratsam, die OP im Zweifelsfall zu verschieben, um den Patienten besser vorzubereiten.

9.4 Wundheilungsstörungen

▷ *Beachte:* Bei jedem Verbandswechsel muss man die Wunde auf **Zeichen einer gestörten Heilung** prüfen. Jede Komplikation erfordert konsequentes Handeln.

Serom/Hämatom

▶ **Ätiologie:**
- *Serom:* Hohlraum im Wundbereich, gefüllt mit Lymphflüssigkeit oder Wundsekret.
- *Hämatom:* Einblutung in den Wundbereich.

► **Klinik, Diagnostik:** Tastbare, indolente oder dolente prallelastische Schwellung, Sonographie.
► **Therapie:** Abpunktion unter sterilen Bedingungen, ggf. Drainage oder Ausräumung (Koagula).

Wundinfektion

► **Ätiologie:** Intraoperative Kontamination, infiziertes Hämatom/Serom/Fremdkörper.
► **Klinik:** Rötung, Schwellung, Schmerzen, Fieber, Lymphangitis.
► **Diagnostik:**
  • *Klinische Untersuchung:* Wunde und Umgebung gerötet, geschwollen, evtl. Wundexsudation, Palpation.
  • *Evtl. Sonographie:* Subkutaner (oder tiefer) Verhalt (Serom, Hämatom, Pusansammlung).
► **Therapie:**
  • *Wundrevision:* Fäden entfernen (S. 36), Wunde öffnen, Abstrich (S. 178) und Wunde spülen (S. 28), ggf. Hämatom-/Seromausräumung, Drainageneinlage (Gummilaschendrainage, S. 789), Wunde feucht verbinden (S. 31) und sekundäre Wundheilung.
  • *Sekundärnaht* nach Rückbildung der klinischen Entzündungszeichen, Ausbildung eines sauberen Granulationsrasens und Wundgrund.
  • *Bei Fremdkörpern* (Osteosynthesematerial, Kunststoffbypass, Portkammer, Kunststoffnetz, Mammaimplantat, o.Ä.): Rücksprache mit Oberarzt.
  • *Bei Fieber, Lymphangitis, patientenbezogenen Risikofaktoren* (S. 180), *gefährdetem OP-Situs* (z. B. bei Osteosynthese), *ausgeprägtem Lokalbefund:* Kühlung, Ruhigstellung und Einleitung einer antibiotischen Therapie nach Hausstandard (z. B. Cefotiam [Spizef] 3×1,5 g i. v.).
  ► *Beachte:* Tägliche Verbandswechsel mit konsequenter Wundreinigung (S. 26)!

Nekrose

► **Risikofaktoren:** Arterielle oder venöse Durchblutungsstörungen, Druckulzera (Gips, andere Verbände).
► **Klinik/Diagnostik:** Schwarze trockene oder gräulich-grüne feuchte Areale.
► **Therapie:** Scharfes Débridement (S. 29), „bis es blutet" (am Bett oder im OP durchführen); im Ausnahmefall Versuch der Entfernung mittels enzymatischer Salben (S. 29) (deutlich weniger effektiv).
► *Beachte:* Nekrosen führen regelhaft zu Infektionen. Außerdem verdecken sie die eigentliche Wunde, sodass man diese nicht beurteilen kann. Die konsequente Entfernung toten Materials ist daher ein Grundprinzip der Chirurgie.

Wunddehiszenz

► **Definition:** Auseinanderweichen der Wundränder (primär/sekundär).
► **Ätiologie:** Hohe mechanische Beanspruchung, mangelnde Ruhigstellung, Infektionen, bei bestehenden Risikofaktoren der Wundheilung (S. 180).
► **Therapie:**
  • Beseitigung etwaiger Ursachen/Risikofaktoren.
  • Ausschneiden, Anfrischen und erneute Naht.
  • Bei Infektion sekundäre Wundheilung und Sekundärnaht (siehe Wundinfektion, S. 181).
► *Sonderfall Platzbauch:*
  • *Ätiologie:* Nahtinsuffizienz nach (v. a. medianer) Laparatomie. Häufig ausgelöst durch intraabdominelle Druckerhöhung (Husten, Erbrechen, Pressen), Faszien-naht unter Spannung oder Infekt der Bauchdecke.

- *Formen:* Die Nahtinsuffizienz kann alle Schichten einschließlich des Peritoneums betreffen (=*kompletter Platzbauch* mit Austritt von Darmschlingen und Gefahr der Peritonitis) oder nur bis zum Peritoneum reichen (=*inkompletter Platzbauch*). Von einem *inapparenten Platzbauch* spricht man, wenn nur die inneren Nahtschichten aufbrechen, die Hautnaht aber hält (=*subkutane Dehiszenz, cave:* Darmeinklemmung!).
- *Therapie:*
  - Nahrungskarenz und sofortige operative Revision. Durchgreifende Einzelknopfnähte (S. 781), evtl. Stütznähte.
  - Bei septischem Platzbauch: Offene Wundbehandlung mit Laparostoma, Saug-Spül-Drainage und sekundärer Bauchdeckenverschluss. Therapie der Peritonitis, S. 346.
- *Komplikation:* Narbenhernie (S. 459).
- *Prophylaxe:* Postoperative Anlage eines elastischen Leibeswickels (Tricodur), Antitussiva (z. B. Codeinsaft).

Chronische Wunden (S. 184)

▶ **Definition:** Ausbleibende Heilung nach ca. 4 Wochen (abhängig von der Größe).

9.5 Narben

Regelrechte Narbenbildung

▶ Die **ideale Narbe** ist unsichtbar (und selten).

▶ Eine **gute Narbe** ist im Hautniveau, blass, weich, belastbar und schmerzt bzw. juckt nicht.

☐ *Beachte:* Die Narbenreifung dauert bis zu 2 Jahren. Vor Ablauf dieser Zeit sollten keine operativen Korrekturversuche unternommen werden.

▶ **Ungünstig auf die Narbenbildung wirken sich aus:**

- *Genetische Faktoren:* Schwarze Hautfarbe oder keltischer Typ (Keloide, S. 183), Pigmentstörungen.
- *Patientenbezogene Faktoren:* Alter, Non-Compliance, Nebenerkrankungen (z. B. Diabetes mellitus), Medikamenteneinnahme, (z. B. Glukokortikoide).
- *Lokale Hautfaktoren:*
  - Ohrläppchen, Schultern, Dekolleté, prästernal, oberer Rücken, präsakral.
  - Quere Schnittführung bzw. Wundausrichtung in Bezug auf die Hautspannungslinien.
  - Mechanisch beanspruchte oder sonnenexponierte Region.
- *Wundfaktoren:* Große Ausdehnung der Wunde, zerfetzte Wundränder, Verbrennung (S. 682).
- *Mangelhafte Wundversorgung* (S. 25) *durch den Chirurgen:*
  - Verspätet durchgeführt, ungenügend oder zu stark debridiert, belassene Fremdkörper (z. B. Schmutztätowierungen).
  - Ungünstig geplanter Wundverlauf bzw. -verschluss, schlechte Nahttechnik bzw. unpassendes Nahtmaterial (S. 778).
- *Mangelhafte Nachsorge:*
  - Unzureichender Schutz vor Spannung, z. B. bei Verzicht auf Steristrips oder bei inadäquatem Verband.
  - Einfluss von UV-Strahlen, Hitze, Feuchtigkeit, u. Ä.
  - Starke Schwellzustände, z. B. durch erhöhte Perfusion bei frühzeitiger sportlicher Betätigung.
  - Siehe: Voraussetzungen der Wundheilung, S. 180.
- *Wundheilungsstörungen:* Siehe S. 180.

Instabile Narbe

▶ **Definition:** Narbe, die nach >1 Jahr nicht ausreichend belastet werden kann. *Beispiel:* Ehemalige Brandwunde am Fuß, die debridiert und spalthautgedeckt wurde und trotz langer Behandlungsdauer immer noch aufreißt, sobald ein geschlossener Schuh getragen wird.

◨ *Cave:* Evtl. Begleiterkrankungen ausschließen, z. B. pAVK.

▶ **Differenzialdiagnosen:**
- *Pyoderma gangraenosum*: Postoperative hyperergische Reaktion der Haut mit Bildung steriler Pusteln, die unter Zerstörung der Haut zerfallen (sehr selten) → Dermatologe.
- *Narbenkarzinom* (sog. *Marjolinulkus*): Bei alten Narben (> 10 Jahre). Es handelt es sich um ein Plattenepithelkarzinom der Haut (S. 201). Prädestiniert sind größere Narben (z. B. nach Verbrennungen), instabile Narben und chronische Wunden (S. 184).

▶ **Therapie:**
- *Intensive Narbenpflege:* Mindestens 2×täglich eine Viertelstunde kraftvolle Narbenmassage z. B. mit Bepanthen. Ist die Narbe bereits „zu alt", reagiert sie nur noch eingeschränkt.
- *Operative Korrektur:* Großzügiges Ausschneiden der instabilen Narbenplatte und plastisch-chirurgische Deckung.

✔ **Praxistipp Narbenpflege:**

Die Narbenmassage kann bei jeder Wunde nach Abschluss der Heilung, also ca. ab dem dritten Tag nach der Fadenentfernung, durchgeführt werden. Wichtig ist, dem Patienten zu erklären, dass nicht die Salbenbehandlung, sondern die *Massage* im Vordergrund steht. Während der Massage muss die Narbe lokal erblassen, der Druck darf nach einigen Tagen bis an die Schmerzgrenze gesteigert werden. Die Narbe kann kreisförmig und in ihrer Längsrichtung massiert werden. Man sollte sie nicht auseinanderziehen. Nach der Behandlung ist die Narbe typischerweise hyperämisch. Es ist nicht nötig, eine teure Spezialcreme zu kaufen. Der Erfolg beruht auf Regelmäßigkeit, Dauer und Intensität.

Hypertrophe Narbe und Keloid

▶ **Definition:** Überschießende Narbenbildung (auffällig rot, erhaben und derb) in unterschiedlichem Ausmaß.

▶ **Hypertrophe Narbe:** Im Gebiet der ursprünglichen Verletzung. I. d. R. nicht juckend oder schmerzhaft. Spontane Besserung nach mehreren Monaten → keine überstürzte invasive Therapie! *Narbenpflege* (s. o.).

▶ **Keloid:** Expandierende, das ehemalige Wundareal überschreitende Narbe mit deutlichen Schmerzen oder Juckreiz, die durch Reibung (z. B. der Kleidung) verstärkt werden. Keloide sehen „aktiv und aggressiv" aus, ihre Farbe schwankt von hellrot bis blau → initial Finger davon lassen, sie nicht „reizen"; bei starken Beschwerden können lokal Steroide aufgetragen werden.

▶ **Therapie:**
- Die Kostenübernahme für die Narbenbehandlung mit der Krankenkasse klären. Fotodokumentation.
- *Glukokortikoidsalben,* z. B. Fluocortolon 0,25 % (Ultralan).
- *Silikonfolien oder -gel* als Narbenauflage. Individuell angepasste *Kompressionstherapie*. Beides > 12 Stunden am Tag tragen.

◨ *Beachte:* Silikon und Kompression sind äußerst effektiv, aber extrem teuer. Man sollte diese Optionen nur dann verschreiben, wenn der Patient zuverlässig und tatsächlich bereit ist, die Behandlung über Wochen, evtl. Monate mitzumachen.

- Intraläsionale *Glukokortikoidinjektion*, z. B. Triamcinolonacetonid 0,5 % (Volon A). Vorher Lokalanästhesie (S. 83) narbennah setzen. Insgesamt bis zu 4-mal, einmal pro Monat.
- *Operative Korrektur* nur nach strenger Indikationsprüfung.
- Ggf. *Überweisung* an Dermatologie oder Plastische Chirurgie.
► **Prophylaxe:**
- Jede *OP-Indikation* – insbesondere in der ästhetischen Chirurgie – bei gefährdeten Personen (S. 96) verantwortungsbewusst überprüfen.
- Bei bekannter Keloidneigung (z. B. nach Korrekturoperation eines Keloids): Unmittelbar postoperative *Radiotherapie* (in Absprache mit den Strahlentherapeuten).

Narbenkontraktur

► **Definition:** Funktionelle und/oder kosmetische Einbuße durch Zug einer geschrumpften Narbe.
► **Prophylaxe:** Intensive Narbenpflege, Silikon, Kompression.
► **Therapie:** Operative Korrektur (plastische Chirurgie), z. B. Z- (Abb. 9.4 a) oder W-Plastik (Abb. 9.4 b).

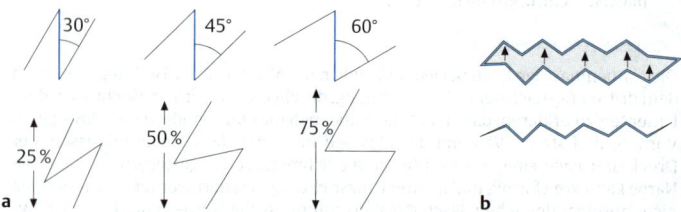

Abb. 9.4 · (a) Z-Plastik: Die verkürzte Narbe wird ausgeschnitten und die Strecke mithilfe der Z-Plastik verlängert. ☐ *Beachte:* Bei Kontrakturen finden sich oft subkutan straffe Bindegewebszügel, die durchtrennt werden müssen; (b) W-Plastik: Eine gerade Narbe kann durch Umwandlung in eine irreguläre Narbe unauffälliger werden

9.6 Chronische Wunden

Grundlagen

► **Definition:** Ausbleibender Wundverschluss nach 3 – 4 Wochen (abhängig von der Ausdehnung der Wunde).
► **Klinik:** Träge, leblose (= anerge) Wundränder, „träge" Granulationen und/oder starke Fibrinbeläge sind Hinweise auf eine verzögerte Wundheilung.
► **Ätiologie:** I.d.R. Zirkulationsstörungen (arteriell/venös) und/oder Nährstoffmangel → „trophische Wunden".
► **Circulus vitiosus:** Siehe Abb. 9.5.

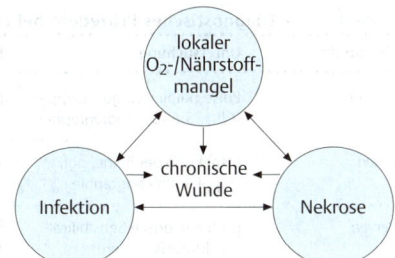

Abb. 9.5 · Chronische Wunde: Lokaler O_2-/Nährstoffmangel, Nekrose und Infektion verstärken sich gegenseitig und behindern die Heilung

Grundlagen der Therapie chronischer Wunden

▶ **Prinzip:** Analog zur Abb. 9.5 (S. 185) sollten alle drei Komponenten, die die chronische Wunde unterhalten, behoben werden, *bevor* man den Defekt operativ deckt:
- *Infektion:* Chirurgische Sanierung, ggf. antibiotische Therapie (S. 110).
- *Nekrose:* Großzügiges Débridement (S. 29).
- *Lokaler O_2-/Nährstoffmangel:* Verbesserung des Angebots (bzw. Abtransports) durch Instandsetzung der Transportwege (Arterien, Venen, Lymphbahnen) und erhöhter Dichte im Blut, z. B. durch verstärkte Aufnahme von Nährstoffen.
▶ **Prozedere:**
- *Genaue Wundanalyse:*
  – Anamnese: Alter der Wunde, Entstehung, Verlauf, bisherige und aktuelle Therapie? Weitere (chronische) Wunden an anderen Körperstellen?
  – Inspektion: Wie sieht der aktuelle Verband aus? Stimmt das angegebene Alter der Wunde? Art der Wunde? Granulationen (=„passiert überhaupt etwas")? Infektion? Nekrose? Fremdkörper in situ (iatrogen eingebrachtes Material, [Knochen-] Splitter, Schmutz, [Tier-] Haare, Verbands- oder Salbenreste, etc.)?
▶ *Hinweis:* Laien und medizinische Anfänger verwechseln häufig Fibrinbeläge mit Eiter. Letzterer ist meist flüssiger, sämiger und tritt i. d. R mit anderen Infektionszeichen (Rötung, lokale Überwärmung, Schwellung, Fieber) auf.
- *Systemanalyse (Ursachensuche):* Je nach Anamnese und Lokalisation der Wunde, siehe Tab. 9.1.
▶ **Optimierung der Ernährung:** Siehe Tab. 9.2.
▶ *Hinweis:* Die detaillierte Blutanalyse sollte aus finanziellen Gründen nur dann vorgenommen werden, wenn eine konsequente Therapie, die i. d. R mehrere Monate dauert, folgt. Es ist ratsam, bei der Krankenkasse anzufragen, ob sie die Kosten für das Therapiekonzept übernimmt.
▶ **Wunddeckung mit minimalem Aufwand** (*„rekonstruktive Leiter"*): Naht, lokale Hautlappen, Spalthaut, freie Lappen, gestielte Lappen.

Tabelle 9.1 · **Diagnostisches Prozedere bei chronischen Wunden**

Blickpunkt	Untersuchung	Konsequenz
Arterien	Pulse palpieren, ggf. Doppler (CBQ, S. 515), Angiographie	pAVK → Angiologe, Therapie (S. 524)
Venen	Inspektion der Beine, ggf. Doppler, Phlebographie	Varikosis, CVI → Therapie (S. 542)
Nerven	grob kursorisch Sensibilität und Motorik prüfen	Polyneuropathie (= sockenförmige Ausfälle) → Diabetes mellitus?, Alkoholabusus?, Medikamente? bei jeder Auffälligkeit → Neurologe
Diabetes mellitus	BZ-Tagesprofil, ggf. HbA$_{1c}$, ggf. Urintestung	patholgische Werte → Diabetologe, ggf. Einstellung initiieren oder optimieren /Umstellung auf Insulin
Steroide (o.Ä.) als Dauermedikation?	Anamnese, Inspektion (= Haut pergamentartig verdünnt und unelastisch)	Rückfrage bei Hausarzt (Umstellung/Dosisreduktion möglich?), Hautpflege verbessern (z. B. durch fetthaltige Salben)
Ödeme?	Inspektion, Beinumfang im Seitenvergleich messen, Ganzkörperuntersuchung (S. 5), ggf. Labor, EKG, Rö-Thorax	Ausschluss: Kardiales Problem?, Niereninsuffizienz?, Eiweißmangel? → Internist Lymphstau? → Ursache sorgfältig suchen (Karzinom, z. B. im kleinen Becken?, Infektion?) Venenproblematik → s. o.
Ernährung	siehe unten	
Sonstiges	• Dermatologische Erkrankungen: z. B. Hautlymphom, Ekzem • Maligne Erkrankungen: z. B. Hautmetastasen • Rheumatologische Erkrankungen: z. B. Sklerodermie • Pflegerische/orthopädische Probleme: z. B. Dekubitus, unpassendes Schuhwerk • Münchhausensyndrom: Aggravation, Selbstverstümmelung und/oder Manipulation der Wunde zum Zweck eines sekundären Krankheitsgewinns	

Tabelle 9.2 · Nutrogramm: Auswertung und Konsequenz (modifiziert nach W.O. Seiler, Basel, 2002)

Laborparameter	Normalwert	Mal-nutrition	extreme Unter-ernährung	weiteres Vorgehen
Lymphozytenzahl =(%-Lymphozyten ×Leukozytenzahl/ 100/μl)	>1600	< 1500	< 800	die Lymphopenie ist einer der frühesten Hinweise auf eine Malnutrition → Indikation für Nutrogramm und differenzierte Ernährungstherapie prüfen
Hämoglobin (g/dl)	12,5 – 14,5	< 9,5	< 8,0	bei allgemeiner Schwäche groß-zügige Indikation zur Transfusion (S. 71), Eisensubstitution: s. u.
Albumin (g/l)	35 – 45	< 29	< 22	eiweißreiche Kost, ggf. Eiweiß-drinks (1 – 1,5 g Eiweiß/kg KG/d), ggf. parenterale Ernährung (S. 77); Gesamtenergiezufuhr mindestens 30 kcal/kg KG/d *Ansprache auf Therapie:* 1. Cholin-esterase, 2. Transferrin, 3. Albu-min
Transferrin (g/l)	2,5 – 4,0	< 1,8	< 1,0	
Cholinesterase (E/ml)	>7,0	< 5,0	< 2,9	
Retinol Binding Protein (mg/l)	50 – 60	< 39	< 30	
Cholesterin (mmol/l)	>4,5	< 3,0	< 2,0	30 % der Gesamtenergie mit Fet-ten zuführen (eine Hypocholes-terinämie tritt erst nach monate-langer Mangelernährung auf)
Eisen (μmol/l)	9,5 – 33	< 5,0	< 2,5	solange die Transferrinsättigung < 14 ist, alle 2 Tage 100 mg Eisen (III)-Hydroxid (z. B. 1 Amp. Veno-fer) über 10 min (!) i. v. geben → engmaschige Laborkontrollen
Zink (μmol/l)	10,7 – 22,9	< 9,0	< 6,0	30 mg Zink/d in organischer Ver-bindung p. o., z. B. Zink Verla (La-borkontrollen inkl. Kupferwerte)
Calcium (mmol/l)	2,10 – 2,65	–	–	Ernährung anpassen, evtl. für ei-nige Tage p. o. extra zuführen (z. B. Calcium Brausetabletten 500 mg 1 × 1 und Magnesium Kautabletten 5 mmol 2 × 1)
Magnesium (mmol/l)	0,75 – 1,05	–	–	
Vitamin B$_{12}$ (pmol/l)	>300	< 250	< 100	1 ×/Woche (über 4 – 5 Wochen) 1000 μg Hydroxocobalamin (z. B. Vitamin-B$_{12}$-Depot-Injektopas) i. m.

Fortsetzung ▶

Tabelle 9.2 · Fortsetzung

Laborparameter	Normalwert	Mal-nutrition	extreme Unter-ernährung	weiteres Vorgehen
Folsäure (nmol/l)	9,5 – 45,0	< 8,0	< 5,0	täglich 5 mg/d p.o. über 2 – 3 Wochen
25-Hydroxy-Vitamin D₃ (nmol/l)	25 – 155 (Winter), 50 – 310 (Sommer)	–	–	Multivitaminpräparat für 1 – 2 Wochen, dann Kontrolle; Sonnenexposition
CRP (mg/l)	< 5	>5		evtl. bestehende Infektionen bekämpfen → CRP wirkt offenbar appetithemmend

Dekubitus

- ▶ **Synonym:** Druck- oder Liegegeschwür.
- ▶ **Ätiologie:** Nekrose von Haut und Weichteilen durch lokalen O₂- und Nährstoffmangel. Durch mechanische Druckbelastung kommt es zu einer Herabsetzung der Mikroperfusion. Betroffen sind v.a. schwer erkrankte Patienten (→ können sich nicht eigenständig drehen) oder Patienten mit Sensibilitätsstörungen (→ spüren den Druck nicht, z.B. Diabetiker).
- ▣ *Hinweis:* Die Entstehung von Dekubitalulzera beruht nicht nur auf der Druckentwicklung, sondern wird ebenso durch AZ und EZ des Patienten bestimmt!
- ▶ **Epidemiologie:** Ca. 400000 Betroffene pro Jahr in Deutschland.
- ▶ **Klassifikation und Klinik** (Tab. 9.3): Von außen sichtbar ist oft nur die „Spitze des Eisbergs", da Dekubitus analog zur physikalischen Druckverteilung im Gewebe und wegen der Empfindlichkeit der Subkutis kegel- oder umgekehrt pilzförmig konfiguriert sind → therapeutisches =„exploratives" Débridement, S.29.

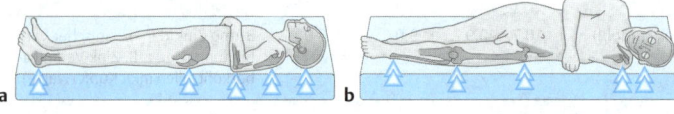

Abb. 9.6 · Dekubitusgefährdete Areale. (a) in Rückenlage, (b) in Seitenlage

Tabelle 9.3 · Gradeinteilung Dekubitus

Grad	Befund
I	Persistierende Rötung, die auch nach Umlagerung nicht verschwindet, intakte Haut
II	Vom Aspekt her ähnlich der zweitgradigen Verbrennung (S.683) mit einem oberflächlichen Hautdefekt. Die Subkutis ist noch bedeckt
III	Bis in die Muskulatur-/Sehnenschicht reichender Defekt. Der Knochen ist bedeckt
IV	Mit Knochenbeteiligung (→ meist Osteomyelitis, S.716).

▷ *Hinweis Subkutis:* Wegen ihrer schlechten Durchblutung ist die Subkutis extrem nekrosegefährdet (z. B. iatrogen bei fest geknoteten und zahlreichen Subkutanfäden). Deswegen bildet sie so gut wie kein Granulationsgewebe, d. h. von ihr geht keine suffiziente Wundheilung aus. Bei kritischen Wundverhältnissen sollte das Fett möglichst bis zur gut durchbluteten Faszie entfernt werden.

► **Konservative Therapie** (Stadium I/II):
- *Druckentlastung:* Regelmäßiges Umlagern (alle 2–3 h), bei Sakraldekubitus 30°-Schräglagerung; ▷ *Cave:* Keine Seitlagerung (→ Gefahr des Trochanterdekubitus). Einsatz von Hilfsmitteln (z. B. Gelkissen, Schaumstoffmatratzen).
- *Hautpflege:* Auf trockene Haut achten, da eine feuchte Haut anfälliger für eine mechanische Belastung ist → DK legen (verhindert Mazeration durch Urin).
- *Wundpflege:* Nekrosen abtragen (enzymatische Salben [S. 29], bed-side-Débridement [S. 29]), Wunde spülen und desinfizieren (S. 28), anschließend granulationsfördernde Verbände (S. 31) (z. B. Okklusivverband [S. 32]); *alternativ:* VAC (S. 33).

► **Operative Therapie** (Stadium III /IV):
- Radikale Exzision des Geschwürs, ggf. mit Resektion des befallenen Knochens. Plastische Deckung de Defekts mit gesundem, gut durchblutetem Gewebe (muskulokutaner Lappen).

► **Prophylaxe:**
- Auf Ernährungssituation (S. 185) bei jedem potenziell gefährdeten Patienten (= bettlägerige, schwerkranke und/oder alte Menschen) achten.
- Regelmäßige Mobilisation durch Physiotherapeuten, Pflegepersonal und Angehörige.
- Professionelle Umlagerung durch das Pflegepersonal mit Nutzung von Hilfsmitteln (z. B. Gelmatten).
- Gute Hautpflege.

Ulcus cruris venosum
....

► **Ätiologie:** Chronische venöse Insuffizienz (CVI, S. 541). Bei 25 % der Patienten liegen zusätzlich arterielle Durchblutungsstörungen vor (sog. *Mischulkus*).
► **Epidemiologie:** Die Prävalenz für das venös-bedingte „offene Bein" liegt in Deutschland bei ca. 0,2 bis 1 %. w > m. Häufigste Ursache für chronische Defekte an der unteren Extremität.
► **Klinik:**
- Lokalisation v. a. am Innenknöchel.
- In der Umgebung des Geschwürs typische Hautveränderungen der CVI wie Hyperpigmentation, Stauungsdermatitis, Dermatoliposklerose, Atrophie blanche.
▷ *DD arterielles Ulkus* (S. 190): Lokalisation an der Endstrombahn (Zehen, Ferse), zeigt schwarze Wundrandnekrosen und reicht meistens tief, sodass öfter Sehnen oder Knochen exponiert sind. Die Grenzen sind deutlich demarkiert. Im Vergleich zu venösen Ulzera kaum Granulationstendenz und Fibrinbildung.
► **Spezielle Therapie** neben der Wundbehandlung:
- *Kompression:* Anfänglich mit wenig-elastischen Kurzzugbinden wickeln, dann Strümpfe der KK 2 oder 3 anpassen.
- Hochlagerung, Mobilisation, evtl. Lymphdrainage.
- Evtl. medikamentöse Therapie: Pentoxifyllin (z. B. Trental 400 3×1 Retardtbl.) oder ASS (z. B. 1×100 mg).
▷ *Hinweis:* Rheologika sind in ihrer Wirkung sehr umstritten!
- *Operation:* Wenn nach 2 Monaten unter konsequenter Kompressionstherapie keine Besserungstendenz eintritt, sollte die Indikation zur Varizen-OP (S. 543) überprüft werden. Bei schweren trophischen Störungen kann evtl. eine druckentlastende Fasziotomie hilfreich sein.

Arterielle Gangrän (altgr. „fressendes Geschwür")

► **Ätiologie:** Ischämische Nekrose in der Endstrombahn durch Gefäßverschluss bei pAVK (S. 522), arterieller Thrombembolie (S. 519) oder durch Arterienverletzung (S. 547).
► **Formen:**
  • *Trockene Gangrän.*
  • *Feuchte Gangrän*: Infizierte (ehemals trockene) Gangrän. Aufgeweicht und faulig stinkend, oft mit Umgebungsrötung.
► **Spezielle Therapie:**
  • Revaskularisation (S. 525).
  • *Trockene Gangrän:* Demarkierung (= Ausbilden einer klaren Grenze zwischen lebendem und totem Gewebe) abwarten, dann zügig in der Grenzzone amputieren, um eine Infektion zu vermeiden. Trockene Gangräne auf keinen Fall feucht verbinden, sondern nur trocken abdecken (z. B. sollten ausgezogene Kompressen zwischen die Zehen gelegt werden).
  • *Feuchte Gangrän:* I.d.R. sofort débridieren (S. 29).

Diabetisches Fußsyndrom (= DFS)

► **Definition:** Nicht-traumatische Schädigung des Fußes infolge von Neuropathie und/oder arterieller Durchblutungsstörung bei Diabetes mellitus.
► **Epidemiologie:** Ca. 15 % der Diabetiker > 60 Jahren leiden an einem DFS. Pro Jahr kommt es deswegen bei ca. 20000 Patienten zu Amputationen. Von ihnen verstirbt ca. die Hälfte in den folgenden 3 Jahren.
► **Formen:** Siehe Tab. 9.4.

Tabelle 9.4 · Diabetisches Fußsyndrom

Parameter	Neuropathie	arterielle Durchblutungsstörung	kombiniert
relative Häufigkeit bei DFS	50 %	15 %	35 %
Klinik	warmer, sehr trockener Fuß, Rhagaden, verstärkte Verhornung, deformiertes Fußskelett	kalter, blasser bzw. livider Fuß, atrophe Haut, verdickte Nägel, evtl. andere pAVK-Symptome (S. 522)	progrediente Schädigung bei extrem schlechter Wundheilung
Puls/CBQ	palpabel/CBQ normal oder erhöht (Mediasklerose)	nicht palpabel/CBQ erniedrigt	i. d. R nicht palpabel/CBQ variiert je nach Gefäßzustand
Sensibilität (insb. Vibrationsempfinden)	herabgesetzt	normal (evtl. starke Schmerzen)	herabgesetzt, kein Ischämieschmerz
typische Komplikationen	Malum perforans (S. 517), diabetische neuropathische Osteoarthropathie (Charcot-Fuß)	Gangrän der Akren, andere pAVK-Folgen (S. 523)	kombinierte Komplikationen mit sehr schlechter Prognose

▶ **Klassifikation der Fußläsion** (nach Wagner):
- *Grad 0:* Risikofuß ohne Läsion.
- *Grad 1:* Oberflächliche Läsion am Fuß ohne Infektion.
- *Grad 2:* Tiefe Läsion (bis an Gelenk, Sehne oder Knochen heranreichend), i. d. R infiziert.
- *Grad 3:* Läsion begleitet von Abszedierung, Osteomyelitis und/oder Infektion der Gelenkkapsel.
- *Grad 4:* Begrenzte Vorfuß- oder Fersennekrose.
- *Grad 5:* Nekrose des gesamten Fußes.

▶ **Diagnostik:**
- Anamnese (Fußpflege?), Schuhwerk ansehen (Druckstellen?).
- Inspektion und Austasten der Wunde (Fotodokumentation), Abstrich.
- Vibrations- und Sensibilitätsprüfung, Reflexstatus, Pulse palpieren, CBQ bestimmen (S. 515).
- Röntgen: Fuß in 2 Ebenen.
- Diabetologische Unterlagen vom Hausarzt durchlesen: HbA_{1c}, Medikamente, Compliance?

▶ **Therapiesäulen:**
- ▣ *Merke:* Im Vordergrund der Therapie des diabetischen Fußes steht die BZ-Normalisierung! Diese ist nur dann effektiv, wenn der Patient verstanden hat, worum es geht („ungünstige Nahrungszufuhr → hoher BZ → Gefäßschaden → Amputation, Erblindung, Dialyse, Tod") und sich eigenverantwortlich verhält. In jedem Fall bedarf es einer langfristigen Betreuung durch ein Team von Spezialisten und nicht nur punktueller Insulinverordnungen des behandelnden Chirurgen.
- *Druckentlastung:* Anpassen von Spezialschuhen (oder – bei vorliegender Erfahrung – von Vollkontaktgipsen). Nur in schwerwiegenden Fällen Immobilisation (Rollstuhl besser als Bett).
- *Infektionsbekämpfung:* Abszesse entlasten (keine großen Eingriffe → Wundheilungsstörung!), sofortiger Beginn einer Breitbandantibiose und ggf. Umstellung der antibiotischen Therapie nach Antibiogramm.
- *Revaskularisation:* Grundsätzlich angiologisches Konsil anfordern. Ggf. interventionelle oder chirurgische Gefäßsanierung (S. 525). Medikamentös ist i. d. R keine Besserung zu erreichen.
- *Wundpflege:* Stadiengerechte Therapie aller Läsionen:
  - Nekrosen: Débridement (S. 29).
  - Spülung mit Ringerlösung.
  - Granulationsfördernde Verbände (S. 31).
- *Diabeteseinstellung:* Engmaschige Kontrollen und Adjustierung der Medikamentengabe durch Diabetologen. I. d. R. Umstellung auf Insulin erforderlich. ▣ *Cave:* Wegen des Infektionsherdes am Fuß schwanken die BZ-Werte anfänglich enorm.
- *(Minor-)Amputation:* Möglichst erst nach Ausschöpfung o. g. Therapiepunkte. Sequester, nekrotische, spießende oder freiliegende infizierte Knochenteile sollten entfernt werden. Ein primärer Wundverschluss ist nicht unbedingt erforderlich. Wichtiger ist es, das Resektionsausmaß klein zu halten.
- ▣ *Merke:* „IRMA"-Prinzip=*I*nfektionsbekämpfung, *R*evaskularisation, *M*edikamentöse Diabeteseinstellung verbessern, *A*mputation.

▶ **Prophylaxe:**
- *Aufklärung* des Patienten und Anbindung an eine kontinuierliche ärztliche und podologische Betreuung, „Fußsprechstunde".
- *Beratung:* Füße lauwarm und nur mit wenig Seife waschen, sorgfältig abtrocknen (besonders zwischen den Zehen). Die Fußsohlen täglich kontrollieren (z. B. mit einem Spiegel). Warme und gut sitzende Socken tragen, die keine Falten werfen. Nylonstrümpfe sind ungünstig (→ feuchtes Klima → Fußpilz). Bequeme Schuhe aus weichem Leder kaufen (oder Spezialschuhe anpassen lassen).

- *Fußpflege:* Möglichst nur durch medizinisch ausgebildete Podologen (die Pediküre in normalen Kosmetikstudios ist häufig nicht sachgerecht).

Exulzerierte Tumoren

▶ **Definition:** Fortgeschrittene Krebserkrankung, die lokal operativ nicht mehr beherrscht werden kann und nach außen hin aufgebrochen ist (z. B. Mammakarzinom, SCC der Haut). Meist sind alte Patienten betroffen, häufig im Bereich der Brustwand, im Kopf-Hals-Bereich oder in der Anogenitalregion.

▶ **Problematik:** Chronische, onkologisch nicht mehr therapierbare exulzerierte Tumoren haben i. d. R keine Chance auf Heilung, sondern expandieren aufgrund ihres malignen Charakters stetig.

▶ **Klinik:**
- Anämie durch chronischen Blutverlust (→ Anämie, S. 151).
- Exsudation (verschmierte Kleidung) → häufige VW (S. 25).
- Tumor- und/oder Wundschmerzen.
- Schwärende, oft infizierte Wunden mit schlechtem bis stinkendem Geruch.
- (Todes-) Angst, reaktive Depression durch das Erleben, dass der eigene Körper zu Lebzeiten verfällt und „fault".

▶ **◨ Beachte:** Häufig sind exulzerierte Tumoren Ursache für den „sozialen Tod", den der Krebspatient häufig vor dem physischen erleidet. In Schwerpunktkliniken gibt es speziell geschulte onkologische Krankenschwestern, die nicht nur erfahren im psychologischen Umgang mit Krebspatienten in fortgeschrittenen Stadien sind, sondern auch viele praktische Tipps z. B. für die Pflege und Verbandsmaterialien bei exulzerierten Tumoren kennen. Nehmen Sie als behandelnder Arzt aktiv Kontakt auf.

▶ **Besonderheiten in der Therapie:** Wichtig ist eine ehrliche und konsequente Aufklärung des Patienten, bei der dieser die Möglichkeit hat, Maßnahmen ggf. auch abzulehnen.
- *Onkologische Therapie:* Solange es noch sinnvoll und erträglich ist, sollte diese fortgeführt werden. Alle Modalitäten prüfen: OP-Option? Chemotherapie? Strahlentherapie (◨ **Konsil!**)? Hormontherapie? Immuntherapie? Anderer Ansatz s. auch „Chirurgische Onkologie", S. 702.
- *Systematische Schmerzmittelgabe* (S. 86).
- *Palliative Strategien* nutzen (S. 713), Ernährung verbessern (S. 185), ggf. Bluttransfusionen (S. 71) geben.
- *Wundpflege optimieren* (S. 25): Sanftes Débridement von Nekrosen (S. 29), Wunden nicht austrocknen lassen (sonst Schmerzen ↑), bei starkem Exsudat z. B. Stomabeutel über der Wunde anbringen, Aktivkohle-haltige Verbände absorbieren schlechte Gerüche, Blutungen z. B. durch Auflage von Hämostyptika (S. 786) stillen.

9.7 Infektionen – septische Chirurgie

Grundlagen

▶ Die wichtigsten Erreger **chirurgisch relevanter Haut- und Weichteilinfektionen** sind Bakterien, die ubiquitär vorkommen. Sie sind z. T. Bestandteil der normalen Hautflora. Ob sie Krankheitssymptome (= Infektion) auslösen, hängt von ihrer **Pathogenität** und der **Empfänglichkeit** des Menschen ab.

▶ Eine **Immundefizienz** ist prinzipiell begünstigend. Ursachen:
- *Lokal:* Vorgeschädigte Haut, schlecht-durchblutetes Gewebe, vorbestehende Infektion (z. B. Intertrigo), u. Ä.

- *Systemisch:* Diabetes mellitus (!), Krebsleiden, nach großer Operation oder schwerer Verletzung, Steroiddauertherapie, i. v.-Drogensucht, AIDS etc.
- Siehe Faktoren der Wundheilung, S. 180.

▷ **„Wundwetter":** Die klimatischen Verhältnisse spielen bei der Entwicklung eitriger Prozesse eine große Rolle: Deutlich steigende Temperaturen sind begünstigender für eine Abszedierung als stetig warme. Ideale Wetterbedingungen für die Wundheilung sind die kälteren Herbstmonate. Außerdem kommt es dann wegen der geringeren Wundschwellung zu unauffälligeren Narben, sodass sie auch die idealen Monate für kosmetische Eingriffe sind.

▶ **Therapieprinzipien:**
- *Lokale eitrige Infektion:* Operation („Ubi pus, ibi evacua"), ggf. antibiotische Therapie.
- *Lokoregionär,* d. h. diffuse lokale Infektion und/oder Beteiligung der Lymphbahnen bzw. -knoten, evtl. Fieber: Antibiotische Therapie, Ruhigstellung, Kühlung, ggf. Operation des Ausgangsherds.
  ▷ *Hinweis:* Lymphangitis: Von außen sichtbare rote Streifen der Haut, die anhängenden Lymphknoten sind geschwollen, dolent und palpabel.
- *Systemische Beteiligung,* siehe Sepsis (S. 127): Antibiotische Therapie, intensivmedizinische Betreuung, Fokussanierung.

▶ **Erreger:**
- *Staphylokokken:* Typisch ist eine lokal begrenzte Entzündung (Rötung, Schwellung, Schmerzen, Überwärmung), evtl. Fieber; bei Pusbildung palpable Fluktuation, evtl. zentrale Nekrose, evtl. Spontanperforation mit Pusaustritt (danach Schmerzen ↓) → Abszess.
- *Streptokokken:* Flächenhafte Entzündung. Bakterielle Enzyme (u. a. Streptokinase) fördern die diffuse Ausbreitung des Erregers im Gewebe → Erysipel (S. 195).
- *Mischflora (mit Anaerobiern):* Clostridien, Bacteroides, Pseudomonaden (aerob), Enterobacter.
- *Selten:* Candida.

▶ **Spezielle chirurgische Infektiologie:** Siehe Kapitel 22, S. 720.

Abszess

▶ **Definition:** Eitrige Einschmelzung eines geschlossenen Infektionsherdes mit lokalisiertem Gewebeuntergang, scharf begrenzt durch die Ausbildung einer bindegewebigen Membran. Typisch für Staphylokokken.

▷ *Beachte:* Insbesondere bei Weichteilabszessen und/oder nosokomialen Infektionen findet sich häufig eine Mischflora.

▶ **Diagnostik:**
- *Ätiologie klären:* Diabetes mellitus, andere Grunderkrankung, vorangegangene Verletzung (Biss, Stich, Gartenunfall), Operation, Fremdkörper, anderer Fokus (z. B. kariöser Zahn)?
  ▷ *Beachte:* Vor allem bei Rezidiven sollte die Ursache akribisch gesucht werden (→ Immunschwäche?).
- *Klinische Untersuchung* (S. 5), Temperaturmessung, evtl. Sonographie (evtl. Probepunktion), evtl. Labor (BB, CRP, BZ, ggf. HIV-Serologie).

▶ **Beispiele:**
- Glutealer Spritzenabszess nach unsauberer i. m.-Injektion.
- Anorektaler Abszess durch Sekretverhalt in einem pararektalen Fistelapparat bei Morbus Crohn (S. 368).
- Wangenabszess bei abgestorbenem kariösen Backenzahn des Oberkiefers (= dentogener Abszess).
  ▷ **DD:** Eingeschmolzene nekrotische Malignome (= keine lokale Überwärmung, kaum Schmerzen).

▶ **Konservative Therapie:** Nur bei Infiltration noch *ohne* Einschmelzung.
- Ruhigstellung, feucht-kalte Umschläge.
- *Antibiose* (z. B. Flucloxacillin [Staphylex] oder bei Anaerobierverdacht z. B. Cefotiam [Spizef]) bei Lymphangitis und/oder Fieber und/oder Risikopatienten (z. B. nach Herzklappenersatz). Später ggf. dem Abstrichergebnis anpassen.

▶ **Operative Therapie:**
- Exzision des Abszessdaches (oder großzügige Inzision mit suffizienter Drainage) und vollständige Eröffnung aller Höhlen, Nekrektomie, ausgiebige Reinigung/Spülung.
- ▸ *Cave:* Keine Infiltrationsanästhesie → Gefahr der Infektionsausbreitung und Phlegmonenbildung (S. 195).
- ▸ *Beachte:* Nach spontaner Abszessentleerung sollte trotz akuter Beschwerdebesserung eine gründliche (chirurgische) Reinigung, ggf. in Narkose, erfolgen, um ein Rezidiv zu vermeiden und die Wundheilung zu beschleunigen (S. 27).
- Sekundäre Wundbehandlung (S. 552).
- *Postoperative Nachbehandlung:*
  - Tägliche Verbandswechsel mit Ausduschen des Defekts oder Reinigungsbädern (Kaliumpermanganat, Kamille). Granulationsfördernde Verbände (S. 31) und erneute Höhlenbildung vermeiden, d. h. die Wunde gut drainieren (z. B. durch Einlage von Latexlaschen, die regelmäßig gewechselt werden müssen) und jeden vorzeitigen oberflächlichen Verschluss erneut eröffnen.
- Bei großen Defekten VAC erwägen (S. 33) und nach sicherer Wundsäuberung sekundären Hautverschluss (S. 553) im Intervall durchführen.

Furunkel/Karbunkel

▶ **Definitionen:**
- *Furunkel:* Infektion der Haarwurzel und Talgdrüsen mit Nekrose des follikelumgebenen Gewebes und eitriger Einschmelzung. Bei generalisiertem Auftreten = Furunkulose (typisch für Diabetiker).
- *Karbunkel:* Konfluieren mehrerer Furunkel-Herde (häufig im Nacken).

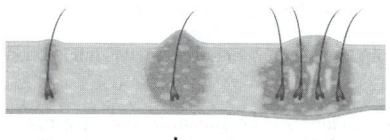

a   **b**   **c**

Abb. 9.7 · Eitrige Infektionen der Haut: (a) Follikulitis; (b) Furunkel; (c) Karbunkel

▶ **Diagnostik:** BZ, HbA$_{1c}$ (Diabetes ausschließen!); bei Rezidiven Ausschluss einer Immunschwäche (Diff.-BB, ggf. HIV-Serologie).

▶ **Therapie:**
- *Furunkel:*
  - *Primär konservativ:* Rotlicht, feuchte antiseptische Verbände, ggf. Nekrose mit Pinzette eröffnen/abtragen; bei „Reifung" (= Einschmelzung) Inzision, nicht ausdrücken! Bei drohender Phlegmone rechtzeitige operative Herdsanierung (analog zum Vorgehen beim Abszess, S. 193).
  - *Gesichtsfurunkel* ab Oberlippe aufwärts: Hoch dosierte i. v. Antibiose (z. B. Flucloxacillin [Staphylex] 3×2 g für mindestens 2 Tage über das Abklingen der

Symptome hinaus), Kau- und Sprechverbot (→ Gefahr der Sinus-cavernosus-Thrombose und Keimverschleppung ins Gehirn).
- *Furunkulose*: Desinfizierende Vollbäder, Antibiotika (z.B. Penicillin 1×5 Mega i.v./d).
- *Karbunkel:* Konservativ (siehe Furunkel, S.194), solange das Gewebe nur induriert ist; bei fortschreitender Infektion Inzision und vollständige Exzision des nekrotischen Gewebes bis zur Faszie. Immunstatus abklären!

Schweißdrüsenabszess (Hidradenitis suppurativa)

▶ **Definition:** Furunkuloide infektiöse Entzündung der Ausführungsgänge apokriner Schweißdrüsen.
▶ **Häufige Ursachen:** Gestörte Hautflora durch übertriebene Hygiene, aggressive Deodorants und/oder Epilation.
▶ **Lokalisation:** Meist in der Axilla, seltener perineal, perimamillär (in behaarten Körperregionen).
▶ **Therapie:** Großzügige Exzision, ggf. i.v.-Antibiose, sekundäre Wundheilung (siehe Abszess, S.193).
▶ **Komplikationen:** Ausgeprägte Rezidivneigung, Fistelbildung, Bewegungsbehinderung durch narbige Ausheilung, ggf. komplette Exzision der behaarten Achselhöhlenhaut und Deckung durch freies Hauttransplantat nötig.

Phlegmone

▶ **Definition:** Diffuse flächenhafte Infektion des interstitiellen Gewebes ohne scharfe Begrenzung, in die Nachbarschaft (z.B. Orbita oder Sehnenscheiden) einbrechend.
▶ **Symptome:** Druckschmerz, Rötung, derbe Infiltration des Subkutangewebes mit Rötung, Schwellung und Überwärmung.
▶ **Komplikationen:** Abszedierung, fortschreitende Gewebezerstörung, Lymphangitis, Sepsis.
▶ **Therapie:**
- *Konservativ:* Ruhigstellung, Hochlagerung, kalte antiseptische Umschläge, i.v.-Antibiose (z.B. Penicillin G 3–4×1 Mega I.E.).
- *Operativ:* Bei Fluktuation und/oder Nekrosen analog zum Abszess exzidieren (S.193), ggf. operative Herdsanierung.

Erysipel (Wundrose)

▶ **Definition:** Flächenhafte flammende Infektion von Haut und Unterhautzellgewebe (Ausbreitung über Lymphbahnen) mit scharfer Begrenzung. Ggf. Blasen- (E. bullosum) oder Nekrosenbildung (E. gangraenosum).
▶ **Begleitsymptomatik:** Starke AZ-Reduktion, Schüttelfrost, Fieber. Beim Gesichtserysipel: Kopfschmerzen, Somnolenz, Delir.
▶ **Ätiologie:** β-hämolysierende Streptokokken nutzen winzige Eintrittspforten (z.B. kleine interdigitale Läsionen bei Fußpilz), um das Lymphsystem zu invadieren. Begünstigend sind lokale Durchblutungsstörungen, z.B. (CVI, S.195).
▶ **Komplikationen:** Rezidiv, Lymphödem bis zur Elephantiasis, Glomerulonephritis, Endokarditis, Sepsis.
▶ **Therapie:** I.d.R. konservativ (siehe Phlegmone).
◨ *Beachte:* Wegen der statistisch erhöhten Thrombosegefahr bei einem Erysipel am Unterschenkel ist eine medikamentöse Thromboseprophylaxe (S.103) empfehlenswert.

Nekrotisierende Fasziitis (S. 723)

Nosokomiale Wundinfektion

▶ **Prävalenz:** Ca. 1,4 % aller Patienten in der Chirurgie. Abhängig von der Art der Operation bzw. Verletzung, die therapiert wurde.

▶ **Prophylaxe:** Siehe präoperatives Management (S. 110).

▶ **Erregerspektrum in nosokomial infizierten Wunden** (modifiziert nach NIDEP-Studie, >100 % wegen typischer Mischkulturen):

- *Staphylococcus aureus:* 45 %.
- *Enterokokken, Pseudomonas aeruginosa, E. coli:* Jeweils ca. 25 %.
- *Klebsiellen, koagulase-negative Staphylokokken:* Jeweils ca. 15 %.
- *Streptokokken, sonstige grampositive Erreger, Anaerobier, sonstige Enterobacter, Providentia und Serratia:* Jeweils ca. 4 – 10 %.

✓ **Krankenhauskeime:**

Jede Klinik hat ihr eigenes Erregerspektrum, das sich außerdem von Station zu Station unterscheidet. Der Hygienebeauftragte des Krankenhauses sollte Auskunft über die „Hauskeime" geben, sowie Antibiotika für Prophylaxe und initiale Blindbehandlung von Wundinfektionen empfehlen können.

▶ **Vorgehen bei Wundinfektion:** Siehe S. 32.

Infizierte Hautzysten

▶ Die häufigsten **Zystenarten:**

- *Epidermalzyste:* Mit Plattenepithel ausgekleidete Retentionszyste des Haarfollikelinfundibulums. Oft mit von außen erkennbarem (obliteriertem) Ausführungsgang *("Porus").* Inhalt: Hornmaterial.
- *Atherom* (=„Grützbeutel", Tricholemmalzyste): Vom tiefen Haarfollikelanteil (Tricholemm) ausgehende Zyste, die Horn und Talg enthält. Kein Porus. Zu 90 % in der Kopfhaut lokalisiert.
- ◩ *Beachte:* Der Begriff „Atherom" wird uneinheitlich verwendet.

▶ **Klinik:**

- Indolenter, langsam wachsender Knoten mit prallelastischer Konsistenz. Wenige mm bis faustgroß. In einigen Fällen entleert sich auf Druck übelriechendes käsiges Material. Tendenz zur Infektion →
- *Infizierte Hautzyste:* Imponiert wie ein Abszess (S. 193).

▶ **Therapie:**

- *Bei Infektion:* Inzision und Drainage mit täglichen Spülungen, Sekundärheilung. Nach Abklingen der klinischen Entzündungszeichen sog. „Exzision à froid" →
- *Exstirpation in toto:*
  - In Lokalanästhesie spindelförmige Exzision des evtl. porustragenden Hautabschnitts unter Mitnahme der anhaftenden Zyste, die vorsichtig (möglichst ohne Eröffnung) und komplett freipräpariert werden sollte → Histologie. Kosmetische Hautnaht mit regelmäßigen Wundkontrollen.
  - Bei großen Zysten kann erst eine Verkleinerung, z. B. durch Stanzung und Exprimieren des Inhalts, erfolgen. Dann wird die Zystenwand komplett mit einer Klemme herausgezogen bzw. präpariert. Die Wundhöhle sollte gut gespült werden und eher sekundär heilen.

▶ **Komplikation:** Infektion, Rezidiv.

Panaritium (Nagelbettentzündung, S. 676)
....

Unguis incarnatus („eingewachsener Zehennagel")
....

► **Definition:** Chronische Entzündung und Wucherung des seitlichen Nagelwalls (meist der Großzehe) durch Druck des scharfen Nagelrandes. Sozusagen „Paronychie" (siehe oben) der Zehe.

► **Ätiologie:** Falsche Nagelpflege, enges Schuhwerk.

✓ Praxistipp Fußpflege:

► Zehennägel sollten prinzipiell gerade und nicht zu kurz abgeschnitten werden. Die Kanten sollten nur leicht abgerundet werden.

► Die Fußpflege bei Diabetikern bzw. bei Patienten mit peripheren Durchblutungsstörungen gehört in die Hände ausgebildeter Podologen (z. B. im Rahmen einer speziellen Fußsprechstunde). In dieser Patientengruppe können Operationen an den Füßen schwere Wundheilungsstörungen mit Amputationsfolge nach sich ziehen.

► **Fazit:** Die Prophylaxe ist entscheidend (z. B. Anpassung der Schuhe, siehe Diabetischer Fuß, S. 190).

► **OP-Indikation:**
- Immer bei Eiterung → Abszessspaltung.
- *Emmert-Plastik:* Bei rezidivierenden Beschwerden indiziert, möglichst erst nach Abklingen der hochakuten Entzündung (Konditionierung mit Alkoholverbänden, Fußbädern u. Ä.).

► **Komplikationen:**
- *Rezidiv* bei konservativer Therapie oder inkompletter Matrixentfernung.
- *Entzündungsausbreitung:* Panaritium, Phlegmone.

Bursitis
....

► **Definition:** Akute oder chronische Entzündung der über Knochenvorsprüngen gelegenen subkutanen Schleimbeutel (meist Bursitis olecrani oder praepatellaris).

► **Ätiologie:**
- *Akute Bursitis:* Stumpfe oder spitze Gewalteinwirkung mit Wandläsionen des Schleimbeutels und Einblutung.
- *Chronische Bursitis:* Chronischer Druckreiz, berufsbedingt z. B. bei Fliesenlegern vom regelmäßigen Knien oder über Exostosen (→ Berufskrankheit).

► **Klinik:**
- *Akute Bursitis:* Schwellung, Rötung, Druckschmerz, ggf. Fluktuation.
- *Chronische Bursitis:* Prallelastische Schwellung, nicht immer schmerzhaft.

► **Differenzialdiagnosen:** Hyperurikämie, Polyarthritis. Selten Tuberkulose, Gonorrhö.

► **Therapie:**
- *Bei Einblutung:* Punktion und Druckverband.
- *Bei offener Verletzung* immer Bursektomie: Exstirpation in LA, gut spülen, kleines Drain einlegen, EK-Naht und elastischer Verband (S. 37).
- *Akute Bursitis:* Ruhigstellung, kühlende, ggf. desinfizierende Verbände, evtl. Antibiose; evtl. Bursektomie im Intervall.
- *Chronische Bursitis* (Bursahygrom): Bursektomie.

► **Komplikationen:** Periartikuläre Phlegmone, ohne Bursektomie Rezidivneigung, chronische Fisteln.

► **Prophylaxe:** Tragen von Knie- bzw. Ellenbogenschonern.

Pilonidalfistel (S. 489)

9.8 Hauttumoren

Grundlagen

► **Epidemiologie:**
  ● *Benigne Hauttumoren:* Jeder Mensch hat im Laufe seines Lebens Hautveränderungen im Sinn von gutartigen Tumoren (z. B. Nävi). Der Krankheitswert ist i. d. R nicht hoch, oft steht eine kosmetische Beeinträchtigung im Vordergrund.
  ● *Maligne Hauttumoren:* Alle Hautkrebsarten zusammengenommen stellen die größte Gruppe maligner Erkrankungen überhaupt dar. Jede Art weist im Verlauf der letzten Jahre eine steigende Inzidenz auf.
    – Basaliom (S. 200): Ca. 150/100000 pro Jahr.
    – Plattenepithelkarzinom (S. 201): Ca. 75/100000 pro Jahr.
    – Malignes Melanom (S. 201): Extreme Häufigkeitszunahme bei Hellhäutigen. In Australien erkrankt 1 von 25 Hellhäutigen im Laufe seines Lebens an einem MM. In Deutschland liegt die Inzidenz bei ca. 13/100000.
► **Vorgehen in der Chirurgie:**
  ● Prinzipiell sollten Patienten mit Hauterkrankungen zu einem *Dermatologen* überwiesen werden, da dieser Untersuchungen mit speziellen Instrumenten durchführen kann und ein geschulteres Auge für Differenzialdiagnose hat. Verdächtige Hauttumoren sollten nur dann in einer chirurgischen Abteilung behandelt werden, wenn eine ordnungsgemäße histologische Aufarbeitung erfolgt und eine fachgerechte Behandlung gewährleistet ist. Insbesondere die Melanombehandlung ist mittlerweile hochspezialisiert und wird laufend aktuellen Forschungsergebnissen angepasst. Wegen der hohen Aggressivität der MM sollte die Therapie daher von einem (meist dermatologischen) Schwerpunktzentrum koordiniert werden.
  ● Spindelförmige Exzision mit je nach Tumorart angepasstem Sicherheitsabstand, meist in LA möglich.
  ◘ *Beachte:* Grundsätzlich wird **alles**, was man aus einem Patienten herausschneidet, zur histologischen Aufarbeitung in die Pathologie gegeben!

9.9 Benigne Hauttumoren

◘ *Beachte:* Bei unvollständiger Entfernung von benignen Hauttumoren treten mehr oder weniger häufig Rezidive auf.

Naevuszellnaevus (Muttermal)

► **Definition:** Benigner Tumor der epidermalen Melanozyten; erworbene Nävi sind i. d. R UV-induziert.
◘ *Merke:* Normal sind 20–40 Nävi, Vorsicht bei >40 Nävi.
► **Histologie:** Intraepidermal, kombiniert epidermal–dermal, dermal.
► **Klinik:** Homogen pigmentierte, flache Maculae mit glatter Oberfläche, i. d. R < 1 cm. Dunkelbraune bis hellbraune Farbe (starke Variationen!). Später durch Zunahme der Zellzahl Umwandlung in Papeln.
◘ *Wichtig:* Identifikation *dysplastischer* (= atypischer) Nävi, da diese entarten können.
  ● *Charakteristika dysplastischer Nävi:* ∅ über 5 mm, irregulär und unscharf begrenzt, inhomogen pigmentiert, ggf. in der Mitte erhaben, sonst flach. Bei Blutung liegt vermutlich bereits ein Melanom vor.

- *Syndrom der dysplastischen Nävi (DNS):* Autosomal-dominant vererbt. Multiple (>100) Nävi, häufig am Stamm, die im Laufe des Lebens an Zahl und Größe zunehmen. Über 50%iges Risiko, an einem Melanom zu erkranken, oft bereits im 20.–40. Lj., evtl. an mehreren Stellen gleichzeitig. *Konsequenz:* Regelmäßige Kontrolle durch Dermatologen.
- ► **Diagnostik:** Klinisches Bild, Auflichtmikroskopie.
- ► **Therapie:** (Selbst-)Kontrolle (siehe ABCDE-Regel), operative Entfernung bei suspekten Befunden (S. 201).

Viral bedingte Warzen

- ► **Ätiologie:** Humanes Papilloma Virus (HPV).
- ► **Formen:**
  - *Verrucae vulgares („common warts"):* Zumeist an den Akren lokalisierte, stark verhornte papillomatöse Tumoren.
  - *Verrucae plantares („Dornwarzen"):* Papeln an der Fußsohle (Druckbelastung!), irregulär begrenzt, auf Druck schmerzhaft.
  - ◘ *DD Hühnerauge* (Clavus): Bei Warzen ist das Hautleistenrelief zentral unterbrochen und es sind kleine schwarze Pünktchen (→ intraläsionale punktförmige Einblutungen) zu sehen.
  - *Condylomata acuminata („Feigwarzen"):* Weißliche Papeln, die in spitzer oder flacher Form am Genitale oder Anus lokalisiert sind. I.d.R. sexuelle Übertragung (→ ggf. Vorliegen weitere STD [HIV, Hepatitis C]).
- ► **Therapie:**
  - *V. vulgares/plantares:* Entfernung mittels spezieller Lacke (z.B. Verrumal) und ablative Methoden (Kryotherapie, Laser, scharfer Löffel).
  - *Hühnerauge:* Salicylsäurepflaster und konsequente Fußpflege.
  - *Condylomata acuminata:* Bei Nichtansprechen der konservativen dermatologischen Behandlung (Betupfen mit 5–20% Podophyllin-Lösung) Abtragung mittels Elektrokauter oder Laser.
  - ◘ *Beachte:* Da das HPV hochinfektiös ist, sollten die Dämpfe, die beim Koagulieren entstehen, penibel abgesaugt, und es sollte ein Mundschutz getragen werden.
- ► **Präkanzerose:** Einige HPV-Typen verursachen Krebs. „Normale" Warzen entarten so gut wie nie, Kondylome selten. Die sog. bowenoide Papulose hat ein sehr hohes Risiko (siehe SCC, S. 201). Zervixkarzinome sind meistens die Folge einer HPV-Infektion mit Typ 16 oder 18.

Nicht viral bedingte Warzen

- ► **Seborrhoische Warze** (=Verruca senilis, seborrhoische Keratose):
  - *Beschreibung:* Extrem häufige, immer gutartige Alterswarze. Durch ihre dunkle Färbung kann sie mit einem Melanom (S. 201) verwechselt werden, sie ist aber durch die typische „fettige" und zerklüftete Oberfläche gut abgrenzbar.
  - *Therapie:* Abkratzen mit scharfem Löffel (nicht möglich bei malignen Hauterkrankungen).

Häufige benigne Weichteiltumoren

- ► **Fibrome:** Weiche, hautfarbene, oft gestielte Tumoren, die i.d.R mit einem „Scherenschlag" abgetragen werden können. Derbe Fibrome entstehen aus Histiozytomen, die als überschießende Narbenbildung z.B. nach einem Insektenstich (oft am Unterschenkel) auftreten können (→ ggf. Exzision, S. 178).
- ◘ *Beachte:* Entfernen Sie niemals einen Hauttumor ohne Genehmigung des Patienten, z.B. in Vollnarkose im Rahmen einer anderen Erkrankung, „weil es sich anbietet".

► **Lipom:** In der Subkutis lokalisierter Tumor aus Fettgewebe, der häufig an den Extremitäten und manchmal multipel vorkommt. Im Nacken sind Lipome häufig durch Bindegewebssepten stark verwachsen und daher nicht durch einfache Inzision exprimierbar. Eine maligne Entartung ist sehr selten. _Therapie:_ Exstirpation in LA (S.178).

► **Hämangiom:** Siehe Kinderchirurgie, S.771.

Granuloma pyogenicum (=Granuloma teleangiectaticum=eruptives Angiom)

► **Beschreibung:** Nach Mikrotrauma innerhalb weniger Wochen auftretender nässender und gut durchbluteter Tumor, oft im Gesicht gelegen.

► **Therapie:** Exzision inklusive der entzündeten Basis (unbedingt Histologie! _DD:_ Melanom, Metastase, Angiom, etc.).

9.10 Maligne Hauttumoren

Ätiologie

► Der wichtigste Risikofaktor ist **Sonnenlicht(UV-)exposition**.

► **Weitere onkogene Faktoren:** Radioaktive Strahlung, Arsen, Teer (z.B. Rauchen), Infektionen (HPV [S.199], Herpes simplex), chronische mechanische Irritation, Immunsuppression (z.B. nach Organtransplantation, S.690).

Präkanzerosen bzw. In-situ-Karzinome

► **Aktinische (=solare) Keratose** und **Cornu cutaneum:** Flache Herde können z.B. mit Imiquimod behandelt werden. Erhabene Läsionen sollte man exzidieren, da an der Basis schon invasive SCC-Anteile (S.201) vorhanden sein können. Auch das Cornu cutaneum sollte deshalb tief entfernt und nicht nur „abgeknipst" werden.

► **Keratoakanthom:** Wird von einigen Autoren als „nicht-malignes Spinaliom" bezeichnet. Es kann in ein invasives SCC übergehen oder spontan verschwinden. Typisch ist der zentrale Hornpfropf in dem kugeligen Tumor → Exzision.

► **Morbus Bowen** und bowenoide Veränderungen: Scharf begrenzte, bizarr geformte Hautveränderung mit psoriasisähnlicher Schuppung (_DD:_ Ekzem) → Biopsie → Dermatologe.

► **Leukoplakie:** Fester weißer „Belag" im Schleimhautbereich (z.B. an der Lippe bei Rauchern) → Dermatologe (_Gefahr:_ SCC).

► **Lentigo maligna** (=Morbus Dubreuilh): Unscharf und unregelmäßig konfigurierte Maculae im Bereich sonnengeschädigter Haut, die bei Invasion in ein LM-Melanom (S.202) übergehen können (_DD:_ Lentigo senilis mit scharfer Begrenzung und heller Farbe). Exzision oder Radiotherapie (→ Dermatologe!).

Basaliom (=Basalzellkarzinom, BCC)

► **Definition:** Semimalignes Karzinom der Basalzellschicht der Epidermis, der langsam infiltrativ wächst, aber nicht metastasiert.

► **Lokalisation:** In 80% ist das _Gesicht_ betroffen (→ ggf. plastischer Chirurg).

► **Formen:**
  • _Solides BCC_ mit deutlicher Abgrenzung zur Umgebung, oft mit typischem perligem Randwall und Teleangiektasien.
  • _Sklerodermiformes BCC_ mit diffuser, strangförmiger Infiltration der Umgebung. Klinisch ist oft nur eine Induration der Haut vorhanden.

► **Therapie:**
- *Solides BCC:* Exzision mit ca. 2 mm Sicherheitsabstand (auch in die Tiefe!), dann i. d. R primärer Verschluss.
- *Sklerodermiformes BCC:* Exzision und temporäre Deckung z. B. mit Kunsthaut (*alternativ:* feuchte Verbände). Nach Erhalt der Histologie (Exzision im Gesunden? Wenn nicht → Nachexzision) endgültige Versorgung in zweiter Sitzung. In einigen spezialisierten Kliniken sind intraoperative Schnellschnittdiagnostik und Sofortverschluss möglich.

Plattenepithelkarzinom (= spinozelluläres Karzinom, SCC)

► **Klinik:** Rötliche, unscharf begrenzte Läsionen oder Tumoren, die oft mit (Blut-)Krusten oder Schuppen bedeckt sind, teils verhornt. An sonnenexponierter Stelle oder im Bereich der Schleimhäute bzw. Übergangsepithelien lokalisiert.
► **Metastasierung** (MET): Primär lymphogen → präoperativ zum Staging (S. 704) immer eine Weichteilsonographie der Lymphknoten durchführen (bei MET → LK-Dissektion, S. 793).
► **Therapie:** Analog zum sklerodermiformen BCC (S. 200) mit großzügigem Sicherheitsabstand (> 5 mm). Bei Inoperabilität → Dermatologe (evtl. Radio-/Chemotherapie o. a.).
► **Prognose:** Ohne Vorliegen von Metastasen i. d. R gut. Ungünstig sind Unterlippen-, Zungen-, Penis- und Vulvakarzinome.

Malignes Melanom (MM)

► **Definition:** Malignom der Melanozyten.
► **Ätiologie:** Nur $^1/_3$ der Melanome entstehen aus Nävi, $^2/_3$ in vorher unauffälligen Hautregionen.
► **Klinik:** Siehe Tab. 9.5 und Tab. 9.6. Das seltene *amelanotische Melanom* (AMM) ist ein noduläres Melanom ohne Pigmente, das sehr schwer zu erkennen ist (hautfarbener Knoten, manchmal erodiert). Auch seine Metastasen sind farblos.

Tabelle 9.5 · ABCDE-Regel für die Früherkennung von Melanomen

A	asymmetry	asymmetrische Form
B	border	unregelmäßige und unscharfe Begrenzung
C	colour	inhomogene Pigmentierung
D	diameter	Durchmesser > 6 mm
E	elevation/enlargement	Erhabenheit und/oder rapide Größenzunahme

✔ **Praxistipp Melanom:**

Ein prägnanter Merksatz aus Großbritannien heißt „**Melanomas are BITCHES**":
► **B** = bleeding → bluten
► **I** = irregular and itching → unscharf begrenzt/gefärbt und juckend
► **T** = tender → empfindlich
► **C** = changing (colour and shape) → verändern Farbe und Form
► **H** = hidden → können farblos oder an versteckten Orten sein
► **E** = exulcerating → exulzerieren
► **S** = satellites and secondaries → bilden Satelliten und Metastasen

► **Lokalisation:** Sonnenexponierte Areale (Gesicht, Dekolleté, Rücken). In seltenen Fällen können die Melanome auf Schleimhäuten (z.B. im Mund), im Auge, an den Meningen oder im Magen-Darm-Trakt entstehen. Bei 5–8% der Melanome kann der Primärherd nicht eruiert werden, sie treten nur über Metastasen in Erscheinung.

▣ *Hinweis:* Die statistisch häufigste Lokalisation des MM bei der Frau ist der linke Unterschenkel.

► **Formen:** Siehe Tab. 9.6.

Tabelle 9.6 · Klinisch-histologische Einteilung des Malignen Melanoms

Art	Epidemio-logie	Charakteristika	Klinisches Bild
SSM (= superfiziell spreitendes Melanom); 60%	⌀ 50. Lj.	bei Männern meist am Rumpf, bei Frauen an den unteren Extremitäten, relativ langes horizontales Wachstum → eher gute Prognose, zentrale Regression und knotige Areale weisen auf ein höheres Stadium hin	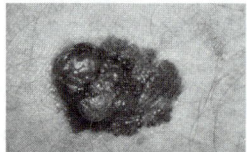
NMM (= noduläres Melanom); 20%	⌀ 55. Lj.	oft an Rücken, Brust und Extremitäten, vorrangig vertikales Wachstum → eher schlechte Prognose, Durchmesser kann sehr gering, die Begrenzung scharf sein	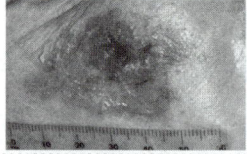
LMM (= Lentigo maligna Melanom); 10%	⌀ 68. Lj. eher bei Männern	meistens im Gesicht, entstehen in einer seit langem vorhandenen Lentigo maligna (S. 200), nicht immer sind knotige Anteile palpabel, Prognose eher gut	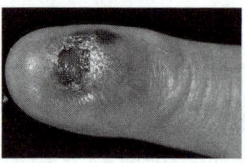
ALM (= akrolentiginöses Melanom); 5%	⌀ 63. Lj. häufigste Art bei Farbigen	an Fingern (z.B. unter den Nägeln), Zehen, Handinnenflächen, Fußsohlen, aber auch an Übergangsepithelien bzw. Schleimhäuten (z.B. anorektal), Prognose wegen des vorwiegend horizontalen Wachstums prinzipiell günstig, aufgrund der oft späten Entdeckung trotzdem meist schlechtes Outcome	

► **Differenzialdiagnosen:**
- *Nävi,* insb. dysplastische Nävi (S. 198).
- *Spezielle DD des ALM:* Einblutungen unter dem (Groß-) Zehennagel durch zu enge Schuhe oder Hämorrhagien in der Hornhaut der Ferse (z.B. nach Sport) → Anamnese.

► **Metastasierung:**
- Meist lymphogen, in einem Drittel der Fälle primär hämatogen (in Haut, Lunge, Leber, Gehirn, Knochen).
- Lokale Satelliten in der Umgebung des Primärtumors oder auf dem Weg zu den regionalen Lymphknoten *(„In-transit-Metastasen")*.

► **Staging:**
- Histologie des OP-Präparats (siehe unten).
- Sonographie der anhängenden Lymphknotenareale, evtl. intraoperative Sentinel-LK-Biopsie (S. 308) und ggf. LK-Dissektion mit histopathologischer Auswertung.
- Röntgen-Thorax in 2 Ebenen.
- Abdomensonographie.
- Ggf. CT/MRT Schädel, PET, Tumormarker.
  ▷ *Beachte:* Leitlinien der AG Dermatologische Onkologie und der Deutschen Dermatologischen Gesellschaft unter www.awmf.de.

► **TNM-Klassifikation:** Siehe Tab. 9.7.
  ▷ *Hinweis:* Weitere Details zur TNM-Klassifikation finden Sie z. B. in der Checkliste Dermatologie oder im Internet.

Tabelle 9.7 · TNM- Klassifikation der Malignen Melanome

Stadium	T	N	M
0	In-situ-Tumoren	N0	M0
IA	pT1a (≤ 1,0 mm)	N0	M0
IB	pT1b (≤ 1,0 mm	N0	M0
	pT2a (1,01 – 2,0 mm)		
IIA	pT2b (1,01 – 2,0 mm)	N0	M0
	pT3a (2,1 – 4,0 mm)		
IIB	pT3b (2,1 – 4,0 mm)	N0	M0
	pT4a (> 4,0 mm)		
IIC	pT4b (> 4,0 mm)	N0	M0
IIIA	jede pTa	MikroMET	M0
IIIB	jede pTb	MikroMET	M0
	jede pTa	≤ 3 MakroMET	
	jede pTa oder b	nur Satelliten und/oder In-transit-MET	
IIIC	jede pTb	≤ 3 MakroMET	M0
	jede pTa oder b	≥ 4 MakroMET oder Satelliten und/oder In-transit-MET plus LK-Befall	
IV			M1

a = ohne/b = mit Ulzeration

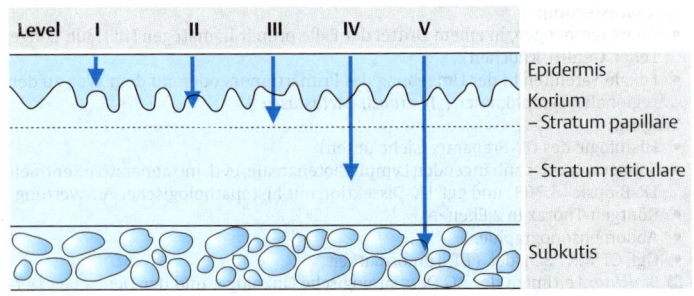

Abb. 9.8 · Einteilung nach Clark: Bei den pT1-Tumoren wird die Prognose wesentlich dadurch bestimmt, ob ein Clark Level II/III oder IV/V vorliegt

► **Therapie:**

🔲 *Beachte:* Bei klinischem V.a. ein Melanom darf keine Probebiopsie entnommen, der Herd muss in erster Sitzung komplett entfernt werden.

• *Radikale Exzision:* Sicherheitsabstand in allen Ebenen bei Tumordicke < 1 mm mindestens 1 cm, bei dickeren 2 – 3 cm.

• *Sentinel-LK-Biopsie* (S. 308): Bei einer Tumordicke > 1 mm empfohlen. Bei negativem SLN beträgt die 5-Jahres-Überlebensrate 85 %, bei positivem 30 %. Wenn positiv → LK-Dissektion (S. 793).

🔲 *Hinweis:* Die Tumordicke wird präoperativ vom Dermatologen z. B. per Ultraschall bestimmt.

• Die *adjuvanten Therapieregimes* (S. 712) sollten wie die *Behandlung metastasierter Melanome* primär in den Händen von Spezialisten liegen. Einzelne Fernmetastasen, z. B. in der Lunge, können ggf. vom Chirurgen reseziert werden (S. 253).

► **Prognose:**

• Abhängig vom vertikalen Wachstum (= Tumordicke), von Tumorulzerationen und der Metastasierung (momentan sensitivster Parameter ist hier die Sentinel-LK-Untersuchung). Die schlechteste Prognose haben Männer und Tumore an Stamm, Oberarmen, Hals und Skalp.

• 10-Jahres-Überlebensrate bei Patienten ohne erkennbare Metastasierung bei Diagnosestellung 75 – 80 %, bei Satelliten oder In-transit-MET 30 – 50 %, bei klinisch manifesten LK-MET 20 – 40 % und bei Fernmetastasierung ≅ 0 % (∅ Überlebenszeit 6 – 9 Monate).

Nachsorge bei malignen Hauterkrankungen

► Der Chirurg sollte die Nachsorge an einen *Dermatologen* (Arztbrief mit genauer Histologie und allen Befunden des Stagings!) übergeben. Praktisch ist eine Koordination über den Hausarzt des Patienten. Die erste Vorstellung kann z. B. im Rahmen einer ambulanten Wundkontrolle erfolgen. Insbesondere für das Maligne Melanom existieren detaillierte Nachsorgefahrpläne. Bei allen bösartigen Hauttumoren besteht neben dem Rezidiv die Gefahr, dass an einer anderen Stelle des Körpers ebenfalls ein Malignom entsteht.

Maligne Weichteiltumore

▶ **Definition:** Unscharf, i.d.R versteht man darunter grob alle bösartigen mesenchymalen Tumoren, die zwischen Haut und Skelett liegen.
▶ **Epidemiologie:** Insgesamt sehr selten. Allerdings ist jede 6.–10. Krebserkrankung bei Kindern ein Sarkom.
▶ **Tumorbiologie:** Die Gruppe maligner Weichteiltumoren ist sehr inhomogen. Die Tumoren unterscheiden sich in ihrem Verhalten bei Kindern und Erwachsenen.
▶ **Histopathologie:** Häufige Typen:
  ● *Kinder und Jugendliche:* Rhabdomyosarkome.
  ● *Erwachsenen:* Fibrosarkome, Liposarkome und maligne fibröse Histiozytome.
▶ **Klinik:** Hinweise auf Malignität sind rasche Größenzunahme eines Befunds, Derbheit, Unverschieblichkeit, Schmerzen, Vorhandensein einer B-Symptomatik (Fieber, Gewichtsverlust, etc.) und Lokalisation des Tumors in der Tiefe.
▣ *Hinweis:* Jeder wachsende oder länger bestehende Weichteiltumor sollte bis zum Beweis des Gegenteils als bösartig angesehen werden.
▶ **Diagnose:**
  ● Anamnese (Trauma? → *cave:* Kausalitätsbedürfnis), klinische Untersuchung, lokal: Röntgen, Sonographie, MRT.
  ● *Biopsie:*
    – Inzisionsbiopsie (∅ 1–2 cm) mit genauer Planung des Zugangsweges → wenn sich die Malignität bestätigt müssen bei der endgültigen OP alle Areale mit möglichen Impfmetastasen (Drainagekanal!) radikal entfernt werden.
    – Bei oberflächlichen Tumoren mit einem ∅ < 5 cm: Exzisionsbiopsie ([Pseudo-] Kapsel mitnehmen, auf keinen Fall eröffnen).
▶ **Therapie:** Radikale Operation, i.d.R Kompartmentresektion; falls eine adjuvante Therapie (S. 712) in Frage kommt ist evtl. eine Einschränkung der Radikalität möglich.
▣ *Hinweis:* Die Therapie sollte ausschließlich in spezialisierten Behandlungszentren durchgeführt werden.
▶ **Prognose:** Abhängig vom Malignitätsgrad. Bei undifferenzierten Tumoren (G3) liegt die 5-Jahres-Überlebensrate < 40 %. Ein unsachgemäßes Vorgehen, z.B. bei der Biopsieentnahme, lässt die Überlebenschancen signifikant absinken.

9.11 Hauttransplantation

Grundlagen

▶ **Prinzip:** Freie Gewebeverpflanzung; im Gegensatz zu Lappenplastiken (werden in der Nachbarschaft verschoben).
▶ **Indikation:** Deckung von Hautdefekten.
▶ **Herkunft** des Transplantats:
  ● *Autolog:* Vom Patienten selbst stammend, Einheilung ohne Zusatzmaßnahmen.
  ● *Alloplastisch:* Kunststoffmaterial, nur zur vorübergehenden Deckung, keine Einheilung.
  ● *Xenogen:* Z. B. vom Schwein, nur vorübergehende Defektdeckung.
  ● *Homolog* (allogen): Hat sich nicht bewährt.
▶ **Vorbereitung:** Grundvoraussetzung ist ein sauberer und gut durchbluteter Wundgrund an der Empfängerstelle.

Autologes Hauttransplantat

► **Spalthaut:** Mit dem Dermatom (elektr. Hautschneidemesser) entnommene Schicht aus Epidermis und angrenzender oberflächlicher Dermis, Dicke ca. 0,3 – 0,6 mm, falls notwendig netzartig geschnitten und auf die 2- bis 3-fache Fläche vergrößert („meshen"); Spenderregion reepithelialisiert spontan.

► **Vollhaut:** Mit Skalpell exzidierte Epidermis und Dermis inklusive Schweiß- und Talgdrüsen sowie Haarfollikeln, ohne subkutanes Fett; Spenderdefekt muss chirurgisch verschlossen werden.

► **Composite graft:** Vollhaut mit darunter liegenden Strukturen wie Subkutis, Knorpel u. a.; Spenderdefekt muss chirurgisch verschlossen werden.

◪ *Cave:* Transplantierte Vollhaut behält die Eigenschaften der Herkunft (z. B. Behaarung).

Durchblutung des Transplantats

► **Spalthaut:** Freie Transplantation, Ernährung und O_2-Versorgung per diffusionem bis zur Neoangiogenese.

► **Vollhaut und Composite graft:** Versorgung über Gefäßstiel, der entweder mit Entnahmestelle verbunden bleibt (permanent oder bis zur Einheilung) oder mikrochirurgisch an anderer Stelle anastomosiert wird.

Anwendung

► **Vollhaut:**
  - *Bevorzugte Entnahmestellen:* Prä- und retroaurikulär, supraklavikulär, medialer Oberarm, Fußrücken, Leiste.
  - *Empfänger:* Durch erhaltene elastische Fasern und deutlich geringerer Schrumpfungstendenz Verwendung bes. in Regionen mit hoher mechanischer Belastung.

► **Spalthaut:**
  - *Bevorzugte Entnahmestellen:* Oberschenkel, Glutealregion, behaarter Kopf.
  - *Empfänger:* Überall da, wo größere Defekte mit sauberem Wundgrund gedeckt werden sollen.

► **Composite graft:**
  - *Bevorzugte Entnahmestellen:* Ohrmuschel (Knorpeltransplantat).
  - *Empfänger:* Knorpeliger Nasenanteil.

► **mesh-graft-Transplantat:** Netzförmig geschlitztes Spalthauttransplantat, daher auch ausgedehnte Flächendeckungen möglich; Heilung durch Einsprossung von Epidermiszellen ausgehend von intakten Epidermisstegen. *Nachteil:* Auch nach Heilung sichtbare Gitternetzstruktur.

Operative Technik Spalthaut

► **Schritt 1:** Abschätzung der gebrauchten Transplantatgröße.
► **Schritt 2:** Einfetten der Entnahmestelle mit Paraffin.
► **Schritt 3:** Ebenmäßige Entnahme durch gleichmäßiges Führen des Dermatoms (Schichtdicke 0,2 – 0,5 mm), Transplantat feucht halten.
► **Schritt 4:** Blutstillung an Entnahmestelle durch Auflage von warmen Tüchern.
► **Schritt 5:** Bei Verwendung als mesh-graft netzartiges Schlitzen über entsprechender Schablone.
► **Schritt 6:** Fixierung des Transplantats mit Nähten (einzeln oder fortlaufend) oder Klammern.
► **Schritt 7:** Abdecken von Entnahme- und Empfängerstelle mit Fettgaze.
► **Schritt 8:** Moderater Druck auf Transplantat z. B. durch Überknüpfverband.

Nachbehandlung

► Der Fettgaze-Überdruckverband und der Fettgaze-Verband an der Entnahmestelle können bis zu 7 Tage belassen werden.
► Bei Transplantation an der unteren Extremität weitgehende Bettruhe einhalten.

10 Diagnostik – Hals

10.1 Nicht apparative Diagnostik

Klinische Untersuchung

▶ **Inspektion:**
- *Hals:* Symmetrie (beurteilt an Kehlkopf, Fossa jugularis, Mm. sternocleidomastoidei)? Schwellung (umschrieben, diffus?), obere Einflussstauung?
  - ▣ *Tipp:* Halsumfassungsmessung zur Verlaufskontrolle!
- *Veränderungen der Haut:* Narben, Fisteln, Rötung, Strahlendermatitis?
- *Gefäße:* Abnorme Venenfüllung, auffällige Pulsation?
- *Hyperthyreose:* Feinschlägiger Tremor? Exophthalmus?
- *Struma-Stadien* der WHO S.215.
▶ **Palpation:** Bei der Palpation steht der Untersucher hinter dem Patienten und umfasst den Hals mit beiden Händen.
- *Kehlkopf:* Palpation der Protuberanz und der Inzisur des Schildknorpels (mittelständig?). Symmetrie? Hinweis auf Verlagerung der Trachea?
- *Schilddrüse:*
  - Seitengetrennte Beurteilung beider Lappen: Größe, Konsistenz, glatte oder knotige Oberfläche? Abgrenzbarkeit (schlucken lassen?)? Druckdolenz, Schluckverschieblichkeit? Bei Vorliegen eines Szintigramms: Prüfen, ob palpierbare Knoten mit abnormen szintigraphischen Mustern übereinstimmen (S.211).
  - Schilddrüsenisthmus (liegt auf Höhe des 2.–4. Trachealknorpels, am nicht reklinierten Hals also knapp über dem Jugulum): Palpabel? Größe, Oberfläche, Ausläufer nach oben?
  - ▣ *Beachte:* Die normale Schilddrüse ist wegen ihrer geringen Größe und ihrer weichen Konsistenz für den Ungeübten kaum spürbar.
- *Paratracheale Schwellung:* Bei fraglicher Zugehörigkeit einer paratrachealen Schwellung zur Schilddrüse den Patienten schlucken lassen (wenn nötig, Wasser zu trinken geben): Strumaknoten bewegen sich beim Schluckakt mit der Trachea nach oben.
- *Lymphknotenstationen:* Vergrößerte Lymphknoten? Zahl, Abgrenzbarkeit, Größe, Konsistenz, Oberfläche, Verschiebbarkeit, Druckdolenz?
▶ **Auskultation:**
- *Trachea:* Inspiratorischer Stridor bei Tracheomalazie.
- *Schilddrüse:* Pulssynchrones Schwirren bei hyperthyreoter Struma.
▶ **Laryngoskopie:** Durchführung vor und nach jeder Operation an Schilddrüse und Nebenschilddrüsen (→ HNO-Konsil). N. recurrens beidseits intakt?

Labordiagnostik

▶ **Bestimmung der Schilddrüsenparameter im Serum:**
- *Thyroidea-stimulierendes Hormon (TSH):* TSH basal ist der sensitivste Parameter zur Beurteilung der Schilddrüsenfunktion (*Screeningparameter*). Normalwerte siehe Tab. 10.1, Interpretation siehe Tab. 10.2. Bei TSH-Werten im Grenzbereich Durchführung des TRH-Stimulationstests (s. u.).
  - ▣ *Hinweis:* Bestimmung von TSH basal ist vor einer Schilddrüsenoperation obligat!
- *Schilddrüsenhormone:* Üblich ist die direkte Messung der freien (auf den Organismus wirkenden) Hormone fT_3 und fT_4. Gesamtthyroxin (T_4) und -trijodthyronin (T_3) müssen dagegen mit dem Thyroxin-bindenden Globulin (TBG) bestimmt werden und haben eine geringere Aussagekraft. Der Quotient aus T_4 und TBG entspricht ungefähr dem freien T_4.

- *TRH-Stimulationstest (TRH = Thyrotropin Releasing Hormone):* Blutentnahme (TSH basal), i. v. Injektion von 200 µg TRH, nach 30 min. 2. Blutentnahme (TSH stimuliert).

Tabelle 10.1 · Schilddrüsen-Normalwerte im Serum

TSH basal	0,4 – 4,0 mU/l
fT$_3$ (freies Trijodthyronin)	2,2 – 5,5 pg/ml
fT$_4$ (freies Thyroxin)	0,6 – 1,8 ng/dl
TSH nach TRH-Stimulation	Anstieg um 2 – 25 mIE/l

Tabelle 10.2 · Interpretation der Schilddrüsenlaborparameter

TSH basal	Interpretation
↓	Manifeste oder latente Hyperthyreose (S. 217), sekundäre Hypothyreose (z. B. Hypophysentumor), Hypophyseninsuffizienz/-tumor (TSH niedrig-normal oder erniedrigt)
normal	Euthyreose: Schilddrüsenfunktionsstörung ausgeschlossen
↑	latente oder manifeste primäre Hypothyreose (chronische Thyreoiditis, nach Schilddrüsenoperation [S. 796], nach Radiojodtherapie) TSH-produzierender Hypophysentumor (TSH hoch-normal oder erhöht), zentrale oder globale Schilddrüsenhormonresistenz

► **Antithyreoidale Antikörper:**
  - *Thyreoglobulin-Antikörper (TAK):* Hinweis auf Autoimmunthyreoiditis Hashimoto (S. 220). Auch bei Hyperthyreose Typ Basedow und endokriner Orbitopathie.
  - *Antikörper gegen thyreoidale Peroxidase (Anti-TPO-AK, früher MAK):* Hinweis auf Hashimoto-Autoimmunthyreoiditis.
  - *TSH-Rezeptorantikörper (TRAK):* Vorkommen bei immunogener Hyperthyreose (Morbus Basedow, S. 217).
► **Tumormarker:** Siehe Tab. 38.3, S. 705.
► **Labor Nebenschilddrüsen:** Ca^{2+} und Phosphat in Serum und Urin, AP, Parathormon intakt. Interpretation siehe S. 227.

10.2 Bildgebende Verfahren

Sonographie

► **Indikation:**
  - Bestimmung von *Größe, Volumen und Lage* der Schilddrüse sowie Screening auf *pathologische Lymphknoten*; sollte vor jeder Operation durchgeführt werden.
  - Feststellung von *Knoten*, insbesondere Solitärknoten in der Schilddrüse. Unterscheidung zwischen Knoten und Zysten.
  - Zur Identifikation eines *Nebenschilddrüsenadenoms* beim primären Hyperparathyreoidismus: Trefferquote 60 – 80 %. Zusammen mit Szintigraphie Voraussetzung für die minimalinvasive videoassistierte Operationstechnik der Epithelkörperchen.

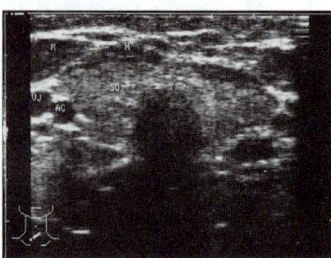
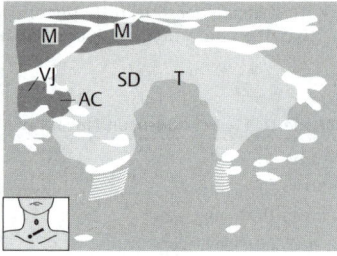

Abb. 10.1 · Normale Schilddrüse. SD = rechter Lappen, T = Trachea, M = Halsmuskulatur, VJ = V. jugularis, AC = A. carotis communis

- *Tumornachsorge* bei (operiertem) Malignom im Kopf- und Halsbereich: Rezidiv, Progress, Lymphknotenmetastasen?
- Korrelation mit Szintigraphie empfehlenswert (z.B. Zyste vs. Karzinom beim kalten Knoten).

► **Durchführung:**
- *Lagerung:* Rückenlage, Kopf nach dorsal rekliniert (kleines Kissen unter die Schultern legen).
- *Schallkopf:* 5- oder (besser) 7,5-MHz-Schallkopf.

► **Normalbefund:** Siehe Abb. 10.1.
- *Lage, Begrenzung:*
  - H-förmiges Organ mit 2 Lappen beiderseits der Trachea.
  - Glatte Begrenzung.
- *Echostruktur:* Homogen mit feinen, mittelhellen Binnenreflexen.
- *Größen- und Volumenbestimmung* (Abb. 10.2):
  - Größe eines Schilddrüsenlappens: Breite 1 – 3 cm; Dicke 1 – 2 cm; Länge 4 – 7 cm. Isthmus < 0,5 cm.
  - Gesamtvolumen: Breite × Dicke × Länge × 0,5 für jeden Schilddrüsenlappen. Das normale Schilddrüsengesamtvolumen beträgt bei Männern < 25 ml, bei Frauen < 18 ml.

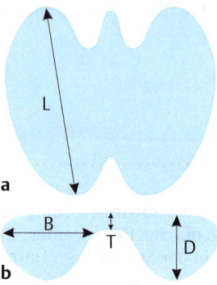

Abb. 10.2 · Größenbestimmung der Schilddrüse, L = Länge, B = Breite, D = Dicke, T = Isthmus

► **Feinnadelpunktion** von Knoten unter sonographischer Führung (fakultativ):
  • Indikation besonders bei kaltem Knoten in der Szintigraphie und bei Verdacht auf Thyreoiditis.
  • Gute Sensitivität bei papillären, medullären und anaplastischen Karzinomen. Problematisch in der Unterscheidung von benignen und malignen follikulären Veränderungen (*DD*: Adenom vs. Karzinom → die zytologische Diagnose lautet dann: Follikuläre Neoplasie).
  ▶ *Cave:* Ein negatives Ergebnis der Feinnadelpunktion schließt ein Karzinom nicht aus! Bei fortbestehendem Malignomverdacht immer operative Abklärung.
  • Identifikation von Nebenschilddrüsenadenomen (Trefferquote: 60–80 %).

Weitere bildgebende Verfahren

► **Tracheazielaufnahme:** Indiziert bei V.a. Tracheakompression durch Struma, bei inspiratorischem Stridor (kann mit Ösophagusbreischluck kombiniert werden). Bei V.a. Tracheomalazie unter Durchleuchtung mit Valsalva-Pressversuch.

► **Röntgen-Thorax:** Im präoperativen Routinethoraxbild im Seitenbild auf retrosternale Strumaanteile achten.

► **Computertomographie** (Abb. 10.3) oder **MRT** (besser, weil ohne jodhaltiges Kontrastmittel): Indiziert zur Verifizierung einer Verdrängung und Kompression der Trachea, zur Abgrenzung von infiltrierenden Tumoren (z. B. eines anaplastischen Schilddrüsenkarzinoms), zur Lokalisation von Metastasen vor einer Tumoroperation oder zur Metastasensuche nach durchgeführter Tumoroperation.

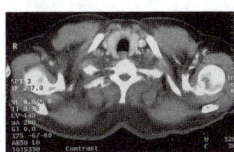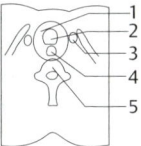

Abb. 10.3 · Axialer Schnitt durch den Hals auf Höhe der Schilddrüse (CT): 1 Schilddrüse, 2 Trachea, 3 V. jugularis, 4 Ösophagus, 5 Wirbelsäule

Schilddrüsenszintigraphie

► **Standarduntersuchung:** Szintigraphie mit ^{99m}Technetium(Tc)-Pertechnetat. 20 min nach i. v.-Injektion Bestimmung der Verteilung und der aufgenommenen Gesamtmenge (= Tc-Uptake) mit der Gammakamera. *Indikation:* Insbesondere abklärungsbedürftige sonographische Befunde (z. B. echoarme Knoten), postoperativ nach Thyreoidektomie, Hyperthyreose.

► **Beurteilung:** Lage-, Form- und Größenbestimmung der Schilddrüse, Nachweis von ektopem Schilddrüsengewebe (z. B. Zungengrund).
  • *Kalter Knoten:* Areal ohne oder mit nur schwacher Nuklidanreicherung (DD Zyste, Entzündung, Malignom) → Korrelation mit Sonographiebefund, Feinnadelpunktion.
  • *Warmer Knoten:* Etwas stärkere Nuklidanreicherung als übriges Schilddrüsengewebe (DD Adenom, selten Malignom).
  • *Heißer Knoten:* Intensive Nuklidanreicherung; keine oder nur schwache Anreicherung im restlichen Schilddrüsengewebe (V.a. dekompensiertes autonomes Adenom).
  • *Disseminierte Autonomie/Morbus Basedow:* Diffuse Nuklidanreicherung.

▶ **Hinweis:** Eine vorherige Jodgabe (auch KM!) blockiert die Nuklidaufnahme, so-dass die Szintigraphie nicht sinnvoll ausgewertet werden kann. Auch eine lau-fende Schilddrüsen-Medikation verfälscht die Ergebnisse. Sind jodhaltige KM vor einer Szintigraphie unbedingt notwendig: Vorgehen siehe S. 318.

▶ **Spezielle Untersuchungen:**

- *Suppressionsszintigraphie:* Tc-Uptake-Bestimmung nach Gabe von L-Thyroxin in suppressiver Dosis (z.B. 150 μg/d über 2 Wochen) zum Nachweis autonomer Bezirke, die sich nicht durch den gesunkenen TSH-Spiegel hemmen lassen → Differenzialdiagnose zwischen kompensierten und dekompensierten auto-nomen Adenom (kommt im Suppressionsszintigramm isoliert zur Darstellung).

▶ **Beachte:** Bei einem Tc-Uptake unter Suppressionsbedingungen von > 1,5% kann eine exogene Jodzufuhr eine Hyperthyreose auslösen (S. 217).

- *Szintigraphie mit Radiojodisotopen:* Zur Planung einer Radiojodtherapie Applika-tion von ^{131}Jod.

- *^{99m}Tc-Sestamibi-Szintigraphie:* Darstellung von hyperplastischen oder adenoma-tös veränderten Epithelkörperchen im Rahmen eines Hyperparathyreoidismus. Eine Übereinstimmung der Lokalisation in Sonographie und Szintigraphie ist Voraussetzung für eine minimal invasive Operationstechnik.

11 Schilddrüse und Nebenschilddrüse

11.1 Anatomie der Schilddrüsenregion

Gefäß- und Nervenversorgung der Schilddrüse

▶ **Arterielle Blutversorgung:**
- A. thyroidea superior (aus A. carotis externa).
- A. thyroidea inferior (aus Truncus thyreocervicalis).
- *Gelegentlich:* A. thyroidea ima (unpaar; aus Aortenbogen oder Truncus thyrocervicalis).

▶ **Venöser Abfluss:**
- Über die V. thyroidea superior und V. thyroidea media in die V. jugularis interna.
- Über die V. thyroidea inferior in die V. brachiocephalica sinistra.

▶ **Lymphabfluss:**
- *Zentrales Kompartiment:* Submentale, perithyreoidale, submandibuläre, prälaryngeale, prätracheale Lk.
- *Laterales Kompartiment:* Laterale Lk am Hals (Gefäßscheide).
- *Mediastinales Kompartiment:* Obere tracheoösophageale Lk, anteriore mediastinale Lk.

▶ **Beachte:** Besondere Bedeutung für Operationen an der Schilddrüse hat der Verlauf des **N. laryngeus recurrens**. Der N. laryngeus recurrens verläuft in engem Kontakt zur hinteren Schilddrüsenkapsel dorsal an der Drüse vorbei, wobei er die A. thyroidea inferior kreuzt. Daher besteht hier besondere Gefährdung bei der Ligatur dieser Arterie!

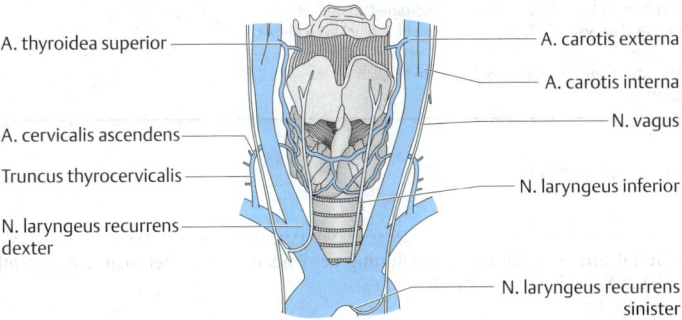

Abb. 11.1 · Anatomie der Schilddrüsenregion

Nebenschilddrüse

▶ **Synonym:** Epithelkörperchen.
▶ **Anzahl:** I. d. R. 4, gelegentlich 3 oder 5.
▶ **Lage:** An der Hinterfläche der Schilddrüse innerhalb der äußeren Schilddrüsenkapsel. Normalerweise liegen die beiden oberen Epithelkörperchen kranial und dorsal der Kreuzungsstelle zwischen N. recurrens und A. thyroidea inferior, die beiden unteren kaudal und ventral davon.

■ *Beachte:* Häufig Lagevariationen!
▶ **Arterielle Versorgung:** Äste der A. thyroidea inferior.
▶ **Venöser Abstrom** über V. thyroidea superior und media.

11.2 Leitsymptome

Schwellung am Hals

häufige DD	Charakteristika
Zervikale Lymphknoten-schwellung (S. 448)	*im Nacken, paramedian und lateral;* umschrieben, weich, druckdolent, verschieblich → entzündliche Genese v. a. Herde in Zähnen und Tonsillen; umschrieben, miteinander verbacken, indolent → Tbc, Lues, Toxoplasmose umschrieben, derb, indolent, verbacken → Lk-Metastasen (Mamma-Ca, Bronchial-Ca, Karzinome im Bereich von Mund und Rachen)[1], Lymphome
Struma (S. 214), mediane Halszyste (S. 730), Laryngozele	*median;* schluckverschieblich
Struma maligna (S. 223), Lipom (S. 300)	*median;* nicht schluckverschieblich
Vergrößerte Speicheldrüsen, laterale Halszyste (S. 730)	*paramedian und lateral;* nicht schluckverschieblich
Atherom, Furunkel, Karbunkel, Lipom	im Nacken

11.3 Struma

Grundlagen

▶ **Definition:** Schilddrüsenvergrößerung bei Frauen >18 ml, bei Männern >25 ml (beim Neugeborenen >2 ml).
▶ **Ätiologie:**
  • Jodmangel: Häufigste Ursache der endemischen Struma.
  • Vermehrter Schilddrüsenhormonbedarf in Pubertät, Gravidität.
  • Strumigene Substanzen: Medikamente (Thyreostatika, orale Kontrazeptiva, Lithiumpräparate, Salizylate, Pyrazolonderivate, Phenylbutazon), Kontrastmittel (S. 318), jodhaltige Medikamente (z. B. Amiodaron).
  • Immunthyreopathien (Morbus Basedow [S. 217], Hashimoto-Thyreoiditis [S. 220]).
  • Thyreoiditis.
  • Schilddrüsenmalignome.
▶ **Epidemiologie:** Jodmangelstrumen in Mitteleuropa ca. 20 %, andere Ursachen deutlich seltener. Verhältnis w : m = 5 : 1.
▶ **Einteilung:**
  • *Struma-Klassifikation (WHO):* Tab. 11.2 .

Tabelle 11.2 · Stadieneinteilung der Struma (WHO)

Stadium I	tastbar vergrößerte Schilddrüse; die Struma ist nur bei rekliniertem Hals sichtbar
Stadium II	Struma bei normaler Kopfhaltung sichtbar
Stadium III	sehr große Struma mit lokalen Stauungs- und Kompressionszeichen

- *Morphologisch:* Struma diffusa (bei Jugendlichen/in der Schwangerschaft), Struma (uni-/multi-)nodosa (im Erwachsenenalter, Knotenbildung durch autonom wachsende oder TSH-stimulierte Follikel, unterschiedliche Proliferationsneigung, bis hin zu Adenomen [v. a. follikuläre Adenome]).
- *Funktionell:* Euthyreote, hyperthyreote, hypothyreote Struma.

Klinik

► **Tast- und sichtbare Schilddrüsenvergrößerung**. Klinische Einteilung, siehe Tab. 11.2.
► Symptome erst bei großer Struma durch **Kompression** benachbarter Strukturen:
  - *Trachea* (Tracheomalazie/Tracheastenose): Dyspnoe, inspiratorischer Stridor.
  - *Ösophagus:* Globusgefühl, Dysphagie.
  - *N. laryngeus recurrens:* Heiserkeit (▶ *Hinweis:* Heute meistens Zeichen für ein fortgeschrittenes Schilddrüsenkarzinom, siehe S. 223).
  - *Obere Einflussstauung.*
► Evtl. Zeichen einer **Hyperthyreose** (S. 217) oder **Hypothyreose** (trockene, blasse, kühle Haut; raue, heisere Stimme; Myxödem; Verlangsamung der Muskeleigenreflexe), evtl. Schmerzen bei **Thyreoiditis** (S. 220).
▶ *Hinweis:*
  - Schmerzen ohne Entzündungszeichen sind verdächtig auf Malignität (Infiltration)!
  - Benigne Schilddrüsenadenome sind klinisch nicht von einer banalen Struma nodosa zu unterscheiden und identisch zu behandeln. Szintigraphisch können sie unauffällig, heiß (toxisches Adenom) oder kalt sein.

Diagnostik

► **Klinische Untersuchung** (S. 208): Symptome s. o.
► **Labordiagnostik** (S. 208): TSH basal, fT_4 im Serum.
► **Sonographie** (S. 209): Volumen, Knoten (Abb. 11.2), Zysten?
► **Schilddrüsenszintigraphie** (S. 211): Bei sonographisch nachweisbaren Knoten > 1 cm.

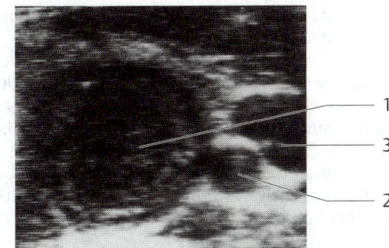

Abb. 11.2 · Sonogramm: Strumaknoten bei Struma nodosa, Querschnitt.
1 Strumaknoten mit Halo,
2 A. carotis,
3 V. jugularis interna

► **Suppressionsszintigraphie** (S. 212): Bei V.a. Autonomie.
► **Feinnadelpunktion** (S. 211): Bei verdächtigen Knoten (z. B. echoarme, kalte Knoten).
► **Antikörperdiagnostik** bei V.a. Immunthyreopathie (S. 209).
► Weitere bildgebende Diagnostik: S. 211.

Differenzialdiagnosen

► **Differenzialdiagnose der Struma:** Siehe Ätiologie, S. 214.
► **Differenzialdiagnose der Halsschwellung:** Siehe Tab. 11.1.

Konservative Therapie

► **Jodid-Substitution** (z. B. Jodid): Bei euthyreoter Struma Therapie der Wahl!
  • *Dosierung:*
    – Kinder: 100 µg/d.
    – Jugendliche, Erwachsene bis zum 40. Lj., Schwangere und Stillende: 200 µg/d.
  • *Kontraindikationen:* Latente und manifeste Hyperthyreose, bei funktioneller Autonomie nicht mehr als 200 µg/d geben!
► **Substitution von Thyroxin** (z. B. Euthyrox®, L-Thyrox Henning®):
  • *Dosierung:* Einschleichen! Beginn für 1 – 2 Wochen mit 50 µg/d p. o., dann Steigerung auf 100 µg/d p. o. über ein Jahr. Anschließend Rezidivprophylaxe mit Jodid 150 – 200 µg/d .
  • *Alternativ:* Kombinationspräparat L-Thyroxin + Jodid (z. B. Jodthyrox à 100 µg LT_4 + 100 µg Jodid) initial 1 ×$^1/_2$ Tbl./d, Erhaltungsdosis 1 ×1 Tbl./d.
  • *Kontraindikationen:* Frischer Herzinfarkt, unbehandelte Angina pectoris, Herzrhythmusstörungen, Herzinsuffizienz, Nebennierenrindeninsuffizienz. Bei Kombination mit Jodid: s.o.
  ❏ *Cave:* Bei Überdosierung Hyperthyreosis factitia (S. 217). L-Thyroxin verstärkt die Wirkung von Antikoagulanzien und vermindert die Wirkung von Insulin!
► **Therapiekontrolle:** Regelmäßig TSH, T_3/T_4, Halsumfang, sonographischen Befund kontrollieren. *Ziel:* TSH supprimiert < 0,1 mU/l, T_4 normal. Bei erfolgreicher Therapie verkleinert sich das SD-Volumen um 20 – 30%.
► **Radiojodtherapie:**
  • *Indikationen:* Strumen in höherem Lebensalter, Rezidivstruma, uni- oder multifokale Autonomie, Kontraindikation bzw. Ablehnung der OP.
  • *Kontraindikationen:* Jugendliche, Schwangerschaft und Stillzeit, V.a. Malignom.
  • *Rezidivprophylaxe:* Siehe postoperative Rezidivprophylaxe S. 217.

Operative Therapie

► **Indikationen:** Lokale Verdrängungserscheinung, Wachstum trotz Suppressionsbehandlung (s. o.), kosmetische Gründe, V.a. Malignität.
► **Operationsprinzipien:**
  • *Subtotale Schilddrüsenresektion* („Strumektomie"), einseitig oder beidseitig: Siehe S. 796.
  • *Seltener:* Exzision eines solitären umschriebenen Knotens (toxisches Adenom).
  ❏ *Cave:* Keine Enukleation bei Strumen mit Autonomie, da hier das umliegende Gewebe nicht mitentfernt wird und daher zu Rezidiven führen kann.
❏ *Hinweis:* Die elektive Schilddrüsenresektion ist ein risikoarmer Eingriff (Operationsletalität < 0,1%, einseitige Rekurrensparese ca. 1%, klinische Hypothyreose < 1%, Hypoparathyreoidismus < 1%).
► **Postoperative Komplikationen:** Siehe S. 798.
► **Nachbehandlung:** Siehe S. 798.

► **Rezidivprophylaxe nach Operation:**
- *SD-Rest > 10g:* Nach 6 Wochen Hormonkontrolle.
  - Bei Euthyreose: Jodid 200 µg/d.
  - Bei Hypothyreose: L-Thyroxin 50 – 150 µg/d und Jodid 200 µg/d. Laborkontrollen und evtl. Anpassung der Therapie.
- *SD-Rest < 10g:* Nach histologischem Karzinomausschluss sofortige Substitution mit L-Thyroxin mit 75 – 150 µg/d. Laborkontrollen und evtl. Anpassung der Therapie.

▣ *Hinweis:* Die Rezidivprophylaxe muss lebenslang durchgeführt werden!

Prognose

► **Rezidive:** Die Rezidivquote liegt ohne Prophylaxe bei 10 – 20%. Die Sonographie ist das geeignetste Mittel zur Erfassung früher Rezidive!

▣ *Hinweis:* Echte Strumarezidive sind in 8 – 10% der Fälle maligne (gegenüber 1% Malignität in primären Strumen)!

11.4 Hyperthyreose

Grundlagen

► **Definition:** Überfunktion der Schilddrüse. Die klinischen Symptome sind Folge einer vermehrten Schilddrüsenhormonwirkung auf periphere Körperzellen.

▣ *Hinweis latente Hyperthyreose:* Patient klinisch euthyreot, T_3/T_4 normal, TSH erniedrigt, Tc-Uptake$_{supp}$ > 1,5% in der Suppressionsszintigraphie. Gefahr der Entwicklung einer Hyperthyreose (bis hin zur thyreotoxischen Krise!) bei exogener Jodzufuhr!

► **Ätiologie/Epidemiologie:**
- *Immunogene Hyperthyreose* (Morbus Basedow): Hyperthyreose infolge Stimulation des TSH-Rezeptors durch Antikörper (TRAK, S. 209). Am häufigsten zwischen 20. und 40. Lj., w: m = 5: 1.
- *Hyperthyreose bei SD-Autonomie:* Nach szintigraphischer Verteilung des autonomen SD-Gewebes Unterteilung in unifokale (= autonomes Adenom, 30%), multifokale (50%) oder disseminierte (selten) Autonomie. Entwickelt sich häufig aus Knotenstruma. Vorkommen v. a. im höheren Lebensalter.
- *Seltenere Formen der Hyperthyreose:*
  - Autoimmunthyreoiditis Hashimoto (S. 220)/subakute Thyreoiditis (S. 220): Passager im Initialstadium.
  - Hyperthyreosis factitia durch exogene Zufuhr von Schilddrüsenhormonen.
  - Schilddrüsenkarzinom (S. 223).
  - TSH-produzierende Hypophysenadenome, paraneoplastische TSH-Bildung (sehr selten).

Klinik

► **Allgemeine Symptome der Hyperthyreose:**
- Nervosität, Labilität, Schlafstörungen.
- Schwächegefühl, Gewichtsverlust, Heißhunger, Durchfälle.
- Haarausfall, Wärmeintoleranz, warme Haut, Schwitzen.

► **Morbus Basedow:** Struma, Exophthalmus, Tachykardie (= „*Merseburger Trias*").
- Typischerweise *Struma diffusa*, selten Struma nodosa oder keine Struma.
- *Endokrine Ophthalmopathie:* Muzinöses Ödem retrookulär durch Ablagerung von Wasser und Mucopolysacchariden. *Symptome:* Exophthalmus, Retraktion des Oberlides (*Dalrymple-Zeichen*), Zurückbleiben des Oberlids bei Blicksenkung

(*Graefe-Zeichen*), seltener Lidschlag (*Stellwag-Zeichen*), Konvergenzschwäche (*Möbius-Zeichen*), Doppelbilder (Augenmuskellähmungen), Kornealulzerationen.

- *Selten:* Endokrine Orbitopathie ohne klinisch manifeste Hyperthyreose und ohne Struma. Zusammenhang mit TRAK unklar.
▶ **Hyperthyreose bei SD-Autonomie:** Klinische Hyperthyreosezeichen treten erst dann auf, wenn die Überfunktion nicht mehr durch Stilllegung des normalen Gewebes kompensiert werden kann. Entwicklung langsamer. *Nie* Orbitopathie.
▶ **Thyreotoxische Krise:** Akute Dekompensation. Häufig nach exogener Jodzufuhr (Kontrastmittel!), Infektionen, Operationen bei latenter oder vorbestehender Hyperthyreose! Stadien:
  - *Stadium I:* Tachykardie (>150/min), Herzrhythmusstörungen, Fieber bis 41 °C, Adynamie, Tremor, starke Unruhe, Exsikkose.
  - *Stadium II:* Zusätzlich Bewusstseinsstörung, Desorientierung, Somnolenz.
  - *Stadium III:* Koma.

Diagnostik

▶ **Klinische Untersuchung** (S. 208): Auskultatorisches Schwirren über der Schilddrüse, Tachykardie, Arrhythmie? Weitere Symptome s. o.
▶ **Labordiagnostik** (S. 208): T3/T4 ↑, TSH ↓ (*Ausnahme:* TSH-produzierendes Hypophysenadenom).
▷ *Merke:* Ein normaler TSH-Wert (0,3–4,0 mU/l) schließt eine Hyperthyreose aus!
▶ **Sonographie** (S. 209):
  - *Immunogene Hyperthyreose:* I.d.R. diffuse Echoarmut.
  - *Hyperthyreose bei Autonomie*: Glatt begrenzte, homogene echoarme Raumforderung.
  - ▷ *Hinweis:* Eine disseminierte Autonomie ist sonographisch nicht sicher nachweisbar → Szintigraphie (S. 211).
▶ **Antikörperdiagnostik** (S. 209): TRAK ↑, anti-TPO-AK ↑.
▶ **Schilddrüsenszintigraphie** (ggf. unter Suppressionsbedingungen) (S. 212):
  - *Immunogene Hyperthyreose:* Diffuse Mehranreicherung.
  - *Hyperthyreose bei Autonomie*: Umschriebene Mehranreicherung. Bei disseminierter Autonomie diffuse Mehranreicherung.
▶ **Feinnadelpunktion** (S. 211) bei verdächtigen Knoten (z. B. echoarme, kalte Knoten).

Differenzialdiagnosen

▶ **Differenzialdiagnose der Hyperthyreose:** Siehe Ätiologie, S. 217.
▶ **Differenzialdiagnose der thyreotoxischen Krise:** Diabetisches Koma (S. 166) hypoglykämischer Schock (S. 166), Durchgangssyndrom, Alkoholdelir, Psychose, Addison-Krise, Phäochromozytom (S. 466).

Konservative Therapie

▷ *Hinweis:* Der Patient muss unbedingt über die Gefahr und die Symptome einer thyreotoxischen Krise bei Jodbelastung aufgeklärt werden!
▶ **Medikamentöse thyreostatische Therapie:**
  - *Indikationen:*
    – Jede Hyperthyreose wird bis zum Erreichen einer euthyreotischen Stoffwechsellage medikamentös thyreostatisch therapiert.
    – Dauertherapie bei kleinen Strumen und mildem Verlauf.
    – Bei immunogener Hyperthyreose thyreostatische Therapie für 1 Jahr, dann Auslassversuch (siehe S. 219).

- *Dosierung:* Initialdosis Thiamazol (z. B. Favistan) 10 – 20 mg/d p. o. oder Carbimazol (z. B. Neo-Thyreostat) 15 – 60 mg/d p. o. für ca. 6 Wochen. *Erhaltungsdosis nach Erreichen der Euthyreose*: Thiamazol (z. B. Favistan) 2,5 – 10 mg/d p. o. oder Carbimazol (z. B. Neo-Thyreostat) 2,5 – 15 mg/d p. o.
- ◪ *Beachte:* Während der Laktation Gabe von Propylthiouracil (z. B. Propyl-Thiouracil).
- *Nebenwirkungen:* Hautsymptome, Haarausfall, Thrombo-, Granulozytopenie, Cholestase (regelmäßige BB, γ-GT- und AP-Kontrollen!), Strumavergrößerung.
- *Therapiekontrolle:* 4 Wochen nach Beginn der thyreostatischen Therapie Hormonkontrolle, dann alle 6 – 12 Wochen Kontrollen von Hormonspiegeln, Blutbild, sonographischem Befund, TRAK (→ Abfall kann Zeichen einer Remission sein).
- Nach einjähriger Therapie bei immunogener Hyperthyreose in ca. 50 % Langzeitremissionen. Auslassversuch (→ Fortführung der Laborkontrollen!). Bei Persistenz bzw. Rezidiv der Hyperthyreose Radiojodtherapie oder Operation (s. u.).
- *Adjuvante Therapie:*
  - Bei Tachykardie, Unruhe und Tremor β-*Blocker*, z. B. Propranolol (z. B. Dociton) 3 × 20 – 40 mg/d p. o.
  - Bei malignem progredientem Exophthalmus Gabe hoher Dosen Prednison (z. B. 100 mg i. v. sofort); Mitbetreuung durch Strahlentherapeuten und Ophthalmologen.
- ▶ **Radiojodtherapie:**
  - *Indikationen:* Hyperthyreose bei Autonomie, Kontraindikationen bzw. erhöhtes Risiko für OP, Rezidiv nach OP, Versagen der medikamentösen Therapie, maligner Exophthalmus (Wirkungseintritt langsam und schonend).
  - *Kontraindikationen:* Gravidität, Patienten < 45 Jahren (irreversible Hypothyreose, strahleninduziertes Karzinom, genetische Schädigung als Spätkomplikationen möglich).
  - *Durchführung* (immer stationär in bestimmten Zentren): Thyreostatische Vorbehandlung; nach Erreichen der Euthyreose Absetzen der Thyreostatika und Beginn der Radiojodtherapie. Dauer etwa 5 – 10 Tage.

Operative Therapie

- ▶ **Indikationen:** Große Struma, Struma mit Verdrängungserscheinungen, Hyperthyreose bei Autonomie, Malignitätsverdacht, Rezidiv nach Thyreostatika, thyreotoxische Krise.
- ▶ **Kontraindikationen:** Hyperthyreose ohne Struma, maligner Exophthalmus ohne Vorbehandlung (→ Prednison/Thyreostatika wegen möglicher Befundverschlechterung).
- ▶ **Operationsvorbereitung:** Siehe auch S. 775.
  - *Thyreostatische Vorbehandlung* bis zur Euthyreose.
  - β-*Blocker* bis Herzfrequenz < 100/min.
- ◪ *Hinweis:* Beim autonomen Adenom ist eine Vorbehandlung nur bei klinischen Hyperthyreosezeichen notwendig.
- ▶ **Operationsprinzipien:**
  - Hyperthyreose bei multifokaler oder disseminierter Autonomie: Totale Thyreoidektomie, beidseits (S. 796).
  - *Immunogene Hyperthyreose:* Hemithyreoidektomie + subtotale Resektion der Gegenseite unter Belassung eines Restgewebes von etwa 2 g. Ggf. totale Thyreoidektomie (S. 796).
  - *Solitäres autonomes Adenom:* Exzision des Knotens mit umgebenem Gewebe. Auch minimal-invasiv möglich. Keine Enukleation, da hier das umliegende Gewebe belassen wird und zu Rezidiven führen kann.

▣ *Hinweis:* Die Heilungsrate nach OP beträgt >95%.
▶ **Postoperative Komplikationen:** Siehe S. 798.
▶ **Nachbehandlung:** Siehe S. 798.

Therapie der Thyreotoxischen Krise

▣ *Hinweis:* Die Diagnose wird aufgrund der klinischen Symptome gestellt. Der T_4-Wert wird abgenommen, das Resultat darf aber nicht abgewartet werden, es muss sofort mit der Behandlung auf der Intensivstation begonnen werden!
▶ **Soforttherapie:** Intensivüberwachung, Monitor, Bilanzierung, ZVD.
  ● Initial *Thiamazol* (z. B. Favistan) oder *Carbimazol* (z. B. Neo-Thyreostat) 80 mg i. v. dann $3 - 4 \times 40$ mg.
  ● *Glukokortikoide:* Prednisolon (Urbason solubile, Ultracorten-H) 250 mg i. v. sofort und 50 mg alle 6 – 8 h.
  ● β-*Blocker:* z. B. $2 - 4 \times 1$ mg Propranolol (Dociton 1 mg/Amp) unter EKG-Kontrolle langsam i. v., evtl. wiederholen.
  ● O_2-*Zufuhr,* ggf. endotracheale Intubation (S. 169) und Beatmung.
  ● *Bilanzierte Infusionstherapie* (S. 75): Ausgleich des Flüssigkeitsdefizits. Hohe Volumenmenge (3 – 4 Liter)!
  ● *Parenterale Ernährung:* S. 77.
  ● *Fiebersenkung:* Physikalische Maßnahmen (Kühlmatte, Wadenwickel).
  ● *Evtl. Sedierung:* z. B. mit 5 – 10 mg Diazepam (Valium) i. v.
  ● *Thromboseprophylaxe mit Heparin:* z. B. 2×7500 IE s.c.
▶ *Plasmapherese:* Bei ausbleibendem Therapieerfolg nach 1 – 2 Tagen Plasmapherese zur Elimination der zirkulierenden Schilddrüsenhormone. *Alternative:* Hämoperfusion.
▶ **Operative Therapie:** Nach Stabilisierung (ca. 2 – 4 Tagen) definitive Sanierung durch Schilddrüsenresektion indiziert (Restvolumen max. 1 – 2 mg).

Prognose

▶ **Operative Therapie:** Ohne thyreotoxische Krise hohe Erfolgsquote (Dauerheilung >95%) bei minimaler Letalität (< 1%).
▶ **Thyreotoxische Krise:** Hohe Letalität (>20%)!

11.5 Entzündliche Schilddrüsenerkrankungen

Grundlagen

▶ **Definition:** Entzündung der Schilddrüse unterschiedlicher Genese.
▶ **Einteilung, Ätiologie:**
  ● *Akute bakterielle Thyreoiditis:* Meist hämatogen oder lymphogen gestreute bakterielle Infektion. Seltener Viren, nach Bestrahlung oder posttraumatisch. Selten.
  ● *Subakute, granulomatöse Thyreoiditis de Quervain:* Auftreten i. d. R etwa 2 Wochen nach einer Virusinfektion (Adeno-, Echo-, Coxsackieviren). w: m = 5: 1, Auftreten v. a. im 40. – 60. Lj.
  ● *Autoimmunthyreoiditis Hashimoto:* Autoimmunerkrankung. V.a. Frauen mittleren Alters betroffen. In 5 – 10% der Fälle entwickelt sich auf diesem Boden ein primäres B-Zell-Lymphom der Schilddrüse. Oft gleichzeitiges Vorliegen weiterer Autoimmunerkrankungen. *Sonderform:* Eisenharte Riedel-Struma (äußerst selten).

Klinik

► **Akute bakterielle Thyreoiditis:** Meist im Anschluss an einen vorangegangenen Infekt (s.o.): Fieberanstieg, Heiserkeit, bei *Abszedierung* Schwellung, ggf. Spontanperforation. SD-Funktion normal.

► **Subakute, granulomatöse Thyreoiditis:** Meist akuter Beginn mit Schwellung und Schmerzen auf der betroffenen Seite, allgemeines Krankheitsgefühl. Initial Symptome einer Hyperthyreose (S. 217).

► **Autoimmunthyreoiditis Hashimoto:** Langsame, schmerzlose Schwellung der Schilddrüse, kein Fieber, selten initiale Hyperthyreose. Mit der Zeit Auftreten von Druck und Spannungsgefühl, z.T. brennendes Gefühl. Endokrine Ophthalmopathie möglich (Übergangsform zu Morbus Basedow, S. 217). Im Spätstadium immer Hypothyreose und verkleinerte Schilddrüse.

▣ *Hinweis:* Bei der Riedel-Struma harte Konsistenz, im Spätstadium Schmerzen als Ausdruck der Nerveninfiltration und Schluckbeschwerden durch Tracheakompression.

Diagnostik

► **Labordiagnostik:**
  ● *Akute bakterielle Thyreoiditis:* Leukozytose, CRP/BSG ↑; ggf. T_3/T_4 ↑ (→ passagere Hyperthyreose).
  ● *Subakute, granulomatöse Thyreoiditis:* Geringe Leukozytose, CRP und BSG ↑↑; initial Hyperthyreose, als Spätfolge Hypothyreose (T_3/T_4 ↓, TSH ↑).
  ● *Autoimmunthyreoiditis Hashimoto:* CRP/BSG ↑, γ-Globuline ↑, keine Leukozytose. I.d.R. euthyreote oder hypothyreote, selten hyperthyreote Stoffwechsellage.

► **Antikörperdiagnostik:** Nachweis von TAK (Thyreoglobulin-Antikörper) in 70% und Anti-TPO = MAK (Antikörper gegen mikrosomales Antigen) in 95% der Fälle bei *Autoimmunthyreoiditis Hashimoto.*

► **Sonographie** (S. 209):
  ● *Akute bakterielle Thyreoiditis:* Ggf. Einschmelzung.
  ● *Subakute, granulomatöse Thyreoiditis de Quervain:* Unscharf abgegrenzte, echoarme Areale.
  ● *Autoimmunthyreoiditis Hashimoto:* Echoarme, häufig verkleinerte Schilddrüse.

► **Feinnadelpunktion und Zytologie:**
  ● *Akute bakterielle Thyreoiditis:* Erregernachweis, zytologischer Nachweis von Granulozyten bei bakterieller Genese.
  ● *Subakute, granulomatöse Thyreoiditis:* Histologischer Nachweis von Riesenzellgranulomen.
  ● *Autoimmunthyreoiditis Hashimoto:* Lymphozytäre Thyreoiditis.

► **Schilddrüsenszintigraphie:** Kalte Bezirke (keine Nuklidanreicherung in den betroffenen Bereichen).

► **MRT:** Infiltration bei Riedel-Struma

Differenzialdiagnosen

► **Hyperthyreose** (S. 217): Besonders Frühfälle einer akuten und einer subakuten Thyreoiditis.

► **Struma maligna** (S. 223): Klinisch von Spätfolgen einer Autoimmunthyreoiditis häufig nicht abzugrenzen!

► **Hypothyreose:**
  ● Die Autoimmunthyreoiditis Hashimoto ist die häufigste Ursache der Hypothyreose.

- Andere Ursachen der Hypothyreose: Kongenital, Jodmangel (vergrößerte Schilddrüse), Z. n. SD-Resektion bzw. Radiojodtherapie, medikamentös (Thyreostatika, Lithium).

Konservative Therapie

▶ **Akute bakterielle Thyreoiditis:** Lokale Kühlung, Bettruhe, ggf. Antiphlogistika (z. B. Diclofenac [z. B. Voltaren]), *Antibiotika* nach Antibiogramm. *Ruhigstellung der Schilddrüse* mit L-Thyroxin 50 – 150 µg/d p. o. *Abszesspunktion und -drainage*; aus kosmetischen Gründen keine grundsätzliche Inzision.

▶ **Subakute, granulomatöse Thyreoiditis:** In leichten Fällen NSAR, z. B. *Diclofenac* (z. B. Voltaren). In schweren Fällen *Kortikosteroide*, z. B. Prednison 40 mg/d p. o. *Substitution von L-Thyroxin* 500 – 1000 µg/d p. o. (*Cave:* nicht bei initialer Hyperthyreose).

▣ *Beachte:* Während der initialen Hyperthyreose keine Gabe von Thyreostatika, da keine erhöhte Bildung, sondern eine vermehrte Ausschüttung von SH-Hormonen vorliegt!

▶ **Autoimmunthyreoiditis Hashimoto:**
  - Bei *initialer Hyperthyreose* vorübergehend Thyreostatika.
  - *Hypothyreose:* Substitutionstherapie mit L-Thyroxin 500 – 1000 µg/d p. o. (wirkt hier gleichzeitig als TSH-Suppressionstherapie).

Operative Therapie

▶ **Indikationen:** Ausschluss einer Struma maligna, Kompressionserscheinungen, große, kosmetisch störende Struma, Riedel-Struma.

▶ **Kontraindikation:** Subakute, granulomatöse Thyreoiditis.

▶ **Operationsprinzipien:**
  - Offene Biopsie bzw. Exzision der verdächtigen Knoten zur Sicherung der Diagnose bzw. Ausschluss eines Karzinoms.
  - Bei Kompressionserscheinungen sowie kosmetisch störender Größe sparsame Schilddrüsenresektion.
  - *Riedel-Struma:* Ausgedehnte Resektion unter Mitnahme des sklerosierten Gewebes der Umgebung.

▶ **Nachbehandlung:**
  - Nach Autoimmunthyreoiditis-Operation TSH-Kontrolle. Bei normalem Befund (TSH 0,4 – 4,0 mU/l) in regelmäßigen Abständen wiederholen.
  - Bei erhöhtem TSH (>4,0 mU/l) Substitution mit L-Thyroxin (z. B. Euthyrox) 0,1 – 0,2 mg/d. Dosierung so wählen, dass das TSH supprimiert ist (< 0,1 mU/l).

Prognose

▶ **Akute bakterielle Thyreoiditis:** Nach Abheilung gut.

▶ **Subakute, granulomatöse Thyreoiditis:** Keine definitive Funktionsabnahme. Hinterlässt evtl. szintigraphisch kalte Bezirke.

▶ **Autoimmunthyreoiditis Hashimoto:** Führt mit und ohne Behandlung zur definitiven Hypothyreose.

11.6 Schilddrüsenkarzinom

Grundlagen

► **Synonym:** Struma maligna.
► **Inzidenz:** 5,5/100000 Einwohner/Jahr. w: m = 3: 1 (gilt nur für differenziertes Karzinom).
► **Einteilung, Histopathologie** (der histologische Typ ist wichtig für Therapie und Prognose): Siehe Tab. 11.3.

Tabelle 11.3 · Einteilung der Schilddrüsenkarzinome

Einteilung	Metastasierung	Lokalisation	► *Hinweise*
Differenziert			
Papillär (40–60%)[1]	v. a. lymphogen → zervikale Lk	häufig multifokal, bilateral in bis zu 80%	Geringe Jodspeicherung möglich
Follikulär (20–40%)[1]	v. a. hämatogen → Lunge, Skelett, Gehirn	selten bilateral, i. d. R solitär	Geringe Jodspeicherung möglich
Undifferenziert			
Anaplastisch (10–25%)	lymphogen/hämatogen/kontinuierlich → reg. Lk, Lunge, Leber, Skelett, Gehirn	bilateral in bis zu 80%	Keine Jodspeicherung, rasche Infiltration der Nachbarorgane und Fernmetastasierung
Ca der C-Zellen			
Medullär (5–10%) *Familiäre Form* (10–20%) *Sporadische Form* (80%)	lymphogen/hämatogen → reg. Lk	*familiäre Form:* bilateral in bis zu 75% *sporadische Form:* unilateral	Keine Jodspeicherung, Auftreten im Rahmen des MEN-2-Syndroms (S. 441)

[1] Im Endemiegebiet ist die Häufigkeit umgekehrt: Follikuläres Karzinom: 40–60%; papilläres Karzinom: 20–40%

Tabelle 11.4 · TNM-Klassifikation des Schilddrüsenkarzinoms

T = Tumor = Primärtumor

T_x — Primärtumor nicht beurteilbar

T_0 — kein Anhalt für Primärtumor

T_1 — Tumor maximal 2 cm, beschränkt auf Schilddrüse

T_2 — Tumor >2 bis 4 cm, beschränkt auf Schilddrüse

T_3 — Tumor >4 cm in größter Ausdehnung, begrenzt auf Schilddrüse oder Tumor mit minimaler extrathyroidaler Ausbreitung (d. h. Ausbreitung in den M. sternothyreoideus oder perithyreoidales Weichgewebe)

T_{4a} — Tumor mit Ausbreitung jenseits der Schilddrüsenkapsel und Invasion einer oder mehrerer der folgenden Strukturen: subkutanes Weichgewebe, Larynx, Trachea, Ösophagus, N. recurrens

---

Tabelle 11.4 · Fortsetzung

T = Tumor = Primärtumor

T_{4b}	Tumor infiltriert prävertebrale Faszie, mediastinale Gefäße oder umschließt die A. carotis

N = Noduli = regionale Lymphknoten

N_x	regionäre Lymphknoten nicht beurteilbar
N_0	kein Anhalt für regionäre Lymphknotenmetastasen
N_1	regionäre Lymphknotenmetastasen
N_{1a}	Metastasen in Lymphknoten (prätracheal und paratracheal, prälaryngeale)
N_{1b}	Metastasen in anderen unilateralen, bilateralen oder kontralateralen zervikalen oder oberen mediastinalen Lymphknoten

M = Metastasen = Fernmetastasen

M_x	Fernmetastasen nicht beurteilbar
M_0	keine
M_1	Fernmetastasen vorhanden

Klinik

▶ **Frühsymptome:**
- Schnell wachsende Strumaknoten ohne Entzündungszeichen.
- Beim medullären Karzinom häufig Diarrhö.

▶ **Spätsymptome:**
- Strumaknoten von derber Konsistenz, höckerige Oberfläche, nicht schluckverschieblich, vergrößerte zervikale und/oder supraklavikuläre Lymphknoten.
- Schmerzen in Hals, Ohren und Hinterkopf.
- *Zeichen der Infiltration* (→ i.d.R Hinweis dafür, dass das Karzinom nicht mehr kurativ operabel ist): Rekurrensparese, Heiserkeit, Dysphagie, Dyspnoe, Stridor (Infiltration von Ösophagus/Trachea), Horner-Syndrom (Ptosis, Miosis, Enophthalmus), obere Einflussstauung.

Diagnostik

▶ **Anamnese:** Schnell wachsende Struma? Risikofaktoren (Bestrahlung im Halsbereich)? Schilddrüsenkarzinom in der Familie?

▶ **Klinische Untersuchung** (S. 208): Derber, indolenter, nicht schluckverschieblicher Knoten, vergrößerte Lymphknoten?

▶ **Sonographie** (S. 209):
- I.d.R. echoarme Raumforderung. Auch echoreiche, isogene oder zystische Befunde möglich. Homogene, inhomogene oder gemischte Echostruktur.
- Kleine papilläre oder follikuläre Karzinome sind scharf begrenzt, bei ausgedehnteren Karzinomen oft unscharfe Begrenzung.
- Evtl. Infiltration der umliegenden Strukturen, zervikale Lymphknotenvergrößerungen (Metastasen!).

▶ **Schilddrüsenszintigraphie** (S. 211): Kalter Knoten?

▷ *Hinweis:* 10 – 12 % aller kalten Knoten sind maligne!

▶ **Feinnadelpunktion** (S. 211): Sensitivität und Spezifität der Zytologie 80 %.

▶ *Cave:* Ein negativer Befund in der Zytologie schließt ein Karzinom nicht aus! V.a. beim follikulären Karzinom ist die Differenzierung zum follikulären Adenom schwierig → eine operative Bestätigung ist immer indiziert!

► **Staging-Untersuchungen:**
- *Röntgen-Thorax und -Abdomen* (bei auffälligem Befund → CT-Thorax und -Abdomen).
- *MRT der Halsregion:* Bei Lokalrezidiven, anaplastischem oder medullärem Karzinom.
- *Ganzkörperskelettszintigraphie:* Bei entsprechender klinischer Symptomatik.

► **Weitere Untersuchungen nach Diagnosestellung:**
- *Tumormarker:* Kalzitonin und CEA für das medulläre Karzinom zur Verlaufskontrolle (siehe Tab. 38.3, S. 705).
- ▶ *Hinweis:* Die Bestimmung von Thyreoglobulin (Tumormarker für das differenzierte Karzinom [siehe Tab. 38.3, S. 705]) macht nur nach Thyreoidektomie Sinn, da es postoperativ nicht mehr vorhanden sein sollte. Ein Nachweis würde für das Vorliegen von Metastasen sprechen.
- *Beim medullären Karzinom:* MEN-II-Syndrom ausschließen (S. 441). Familienscreening (*Pentagastrinstimulationstest* → Calcitonin-Bestimmung vor und nach Pentagastrin-Injektion → mehrfacher Anstieg nach 2 min bestätigt Diagnose, *Genanalyse*).

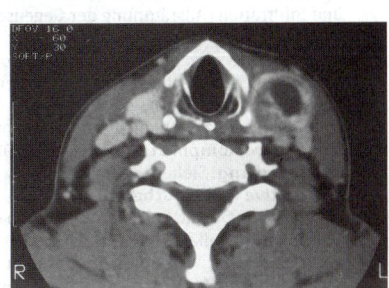

Abb. 11.3 · CT eines Schilddrüsen-knotens links (papilläres Karzinom)

Differenzialdiagnosen

► **Zysten:** Bei schneller Größenzunahme Zystenblutung.
► **Regressive Veränderungen:** Fibrose, Verkalkungen.
► **Thyreoiditis** (S. 220).
► **Mediane Halszyste** (S. 730).
► **Adenome:** Follikulär (makro- und mikrofollikulär) oder trabekulär (evtl. großzellig, onkozytär), nie papillär; papillär bedeutet immer Malignität!

Konservative Therapie

► **Perkutane Strahlentherapie:** Alleinige perkutane Radiotherapie bei *undifferenziertem Karzinom* mit Fernmetastasen oder schweren Kontraindikationen gegen einen operativen Eingriff.

Operative Therapie

▶ **Indikationen:** Unklarer kalter Knoten. Jede gesicherte Struma maligna jeglicher Histologie (*Ausnahme:* Verifiziertes anaplastisches Karzinom mit Infiltration und/ oder Fernmetastasen, s. o.).

▶ **Operationsprinzipien:**

- *Follikuläres Karzinom, papilläres Karzinom:* Totale Thyreoidektomie (S. 796). Ausmaß der Lymphadenektomie: Siehe S. 793. Anschließend Ganzkörperszintigraphie (Metastasen?) und Radiojodtherapie (S. 219). *Ausnahme:* Papilläres Karzinom < 1 cm (Mikrokarzinom) nur Hemithyreoidektomie der betroffenen Seite. Keine postop. Radiojodtherapie.

- *Medulläres Karzinom:* Totale Thyreoidektomie (S. 796). Ausmaß der Lymphadenektomie: Siehe S. 793. Radiojodbehandlung zwecklos, perkutane Strahlentherapie wenig wirksam.

  ◻ *Hinweis:* Kontrolle des OP-Erfolges mithilfe des postoperativen Calcitoninspiegels: Normal/kein Anstieg im Pentagastrinstimulationstest (S. 225) → Heilung. Bei erhöhtem postoperativen Calcitoninspiegel muss von einer Tumorpersistenz bzw. einem Rezidiv ausgegangen werden.

- *Anaplastisches Karzinom:* Totale Thyreoidektomie (S. 796). Ausmaß der Lymphadenektomie: Siehe S. 793. Immer Nachbehandlung mit perkutaner Hochvoltbestrahlung (60 Gy). Weitergehende chirurgische Radikalität bei Metastasen und Infiltration (Ausräumung der Gegenseite oder des Mediastinums, Resektion der Trachea oder des Ösophagus) sinnlos.

  ◻ *Cave intraoperativer Schnellschnitt:* Ein follikuläres Karzinom lässt sich im intraoperativen Schnellschnitt nur sehr selten nachweisen (→ falsche Sicherheit). *Besser:* Definitive Histologie abwarten und zweiten Eingriff vornehmen oder im ersten Eingriff nach onkologischen Gesichtspunkten resezieren.

▶ **Postoperative Komplikationen:** Siehe S. 798.

▶ **Nachbehandlung:** Siehe S. 798.

▶ **Postoperative Radiojodtherapie:**

- *Indikationen:* Obligat bei *differenzierten* (papillären und follikulären) Karzinomen (*Ausnahme:* Papilläres Karzinom < 1 cm).

- *Kontraindikation:* Gravidität (bei Frauen im gebährfähigen Alter: Schwangerschaftstest) und Stillperiode. Nach RJT Kontrazeption für 6–12 Monate.

- *Durchführung:* 6 Wochen postoperativ Durchführung einer ^{131}J-Ganzkörperszintigraphie (Restschilddrüsengewebe bzw. Metastasen?). Danach ablative Radiojodtherapie in mehreren Sitzungen. Wichtig: Keine Hormonsubstitution im Intervall (s. u.).

▶ **Postoperative perkutane Strahlentherapie:** Beim undifferenzierten Karzinom (60 Gy).

▶ **Postoperative Substitutionstherapie** mit L-Thyroxin (z. B. Euthyrox) 0,1–0,3 mg/d: Indiziert nach jeder Struma-maligna-Operation, um TSH-Reiz auf Wachstum TSH-abhängiger Metastasen zu verhindern. *TSH-Zielbereich:* < 0,1 mU/l.

◻ *Beachte:* Keine Substitution unmittelbar postoperativ → würde Radiojodstudium unmöglich machen.

▶ **Nachsorge:**

- *Tumormarker zur Verlaufskontrolle:* S. 705.

  ◻ *Hinweis:* Bei V. a. Rezidiv eines medullären SD-Ca: Pentagastrinstimulationstest (S. 225).

- *Metastasensuche im Spätverlauf bei differenziertem Karzinom:* Radiojod-Ganzkörperszintigraphie und Thyreoglobulin im Serum.

- Sonographie.

Prognose

▶ **5-Jahres-Heilung:** Nach kombinierter chirurgisch-radiotherapeutischer Behandlung papilläres Karzinom 90%, follikuläres Karzinom 80%, medulläres Karzinom (5- bis 10-Jahres-Heilung) 60%, anaplastisches Karzinom < 10%.
▶ **Beste Prognose:** Papilläres Karzinom bei Patienten < 40 Jahren: 95%.
▶ *Cave:* Rezidive bis zu 20 Jahren postoperativ, auch bei differenziertem Karzinom!

11.7 Hyperparathyreoidismus (HPT)

Grundlagen

▶ **Definition:** Überproduktion von Parathormon (PTH) durch eine oder mehrere vergrößerte Nebenschilddrüsen.
▶ **Formen, Ätiologie:**
  - *Primärer HPT (pHPT):* Überproduktion von PTH durch solitäres Adenom (85–90%), multiple Adenome (2%), diffuse Hyperplasie (10–12%) oder Karzinom (Rarität). Ätiologie unbekannt.
  - *Sekundärer HPT:* Reaktiver HPT bei Niereninsuffizienz (Phosphat $\uparrow$/Ca^{2+} $\downarrow$), Malabsorption (Vitamin-D-Resorptionsstörung), Vitamin-D-Mangel, Leberzirrhose (Vitamin-25-OH-D_3-Synthese-$\downarrow$), Cholestase (Vitamin-D_3-Resorption $\downarrow$).
  - *Tertiärer HPT:* Hyperkalzämie infolge Autonomwerdens eines sekundären HPT. Histologisch knotige Hyperplasie, meist aller Nebenschilddrüsen.
▶ **Inzidenz:** 20–30 Fälle/100000 Einwohner/Jahr. Beim primären HPT Verhältnis w: m=3: 1; Altersgipfel 50.–60. Lj.

Klinik, klinische Befunde

▶ **Primärer HPT:** ▶ *Merke:* „Stein-, Bein- und Magenpein"!
  - *Nieren:* Nephrolithiasis, Nephrokalzinose, Polyurie, Polydipsie.
  - *GIT:* Übelkeit, Erbrechen, Dyspepsie, rezidivierende Magen- und Duodenalulzera, Pankreatitiden, Pankreatolithiasis, Obstipation.
  - *Skelettsystem:* Osteolysen, Markfibrose, Osteodystrophia fibrosa cystica.
  - *ZNS und Muskulatur:* Muskelschwäche und -atrophie, Hyporeflexie, psychische Veränderungen (z. B. Depression).
  - *Herz:* (Brady-)Arrhythmie, Hypertonie.
▶ *Hinweis:* Diese Symptome können einzeln oder kombiniert auftreten. Am häufigsten wird heute der primäre HPT als noch symptomlose Hyperkalzämie entdeckt.
▶ **Sekundärer HPT:** Ggf. Symptome einer Niereninsuffizienz, zusätzlich Knochenschmerzen, Muskelschwäche, Juckreiz.
▶ **Tertiärer HPT:** Wie bei primärem HPT (s. o.).
▶ **Hyperkalziämische Krise** (Ca^{2+} i.S. > 3,5 mmol/l): Erbrechen, Polyurie, Fieber, Exsikkose, Verwirrtheit, Somnolenz bis Koma.

Diagnostik

▶ **Basisdiagnostik:**
  - *Familienanamnese:* An MEN-Syndrom denken (S. 441).
  - *Klinische Untersuchung* (S. 208): Palpation des Halses immer negativ!
  - *Labordiagnostik:*
    – *Primärer HPT:* Ionisiertes Ca^{2+} i.S. meist $\uparrow$ (normal $\leq$ 1,25 mmol/l), Hyperkalziurie; anorg. Phosphate $\downarrow$; Hyperphosphaturie, PTH i.S.$\uparrow$ (Parathormon intakt > 75 pg/ml).

– *Sekundärer HPT:* Ionisiertes Ca^{2+} i.S. ↓; PTH i.S. reaktiv 10- bis 20-fach erhöht; AP ↑↑; Kreatinin/Harnstoff/Phosphat i.S.↑.

▶ **Diagnostik der Organbeteiligung bei nachgewiesenem HPT:**
- *Sonographie:* Nephrolithiasis?
- *Röntgen:*
  – *Hände/Wirbelsäule a.p.:* Akroosteolysen und subperiostale Resorptionszonen an den Händen? Osteopenie?
  – *Abdomenübersicht:* Organverkalkungen?

▶ **Lokalisationsdiagnostik bei nachgewiesenem primären HPT:**
- *Lokalisationsdiagnostik vor Primäroperation:* Sonographie der Halsregion (Abb. 11.4): Trefferquote 50 – 60%.
- *Erweiterte Lokalisationsdiagnostik vor Zweitoperationen wegen Rezidiv oder persistierendem HPT und vor minimal-invasiver Erstoperation obligat!*
  – ^{99m}Tc-Sestamibi (MIBI)-Szintigraphie (S. 212): Methode der Wahl (Trefferquote 70 – 80%)!
  ▶ *Hinweis:* Die Korrelation der Befunde in der MIBI-Szintigraphie und der Sonographie ist Voraussetzung für die Durchführung einer minimal-invasiven Chirurgie eines Adenoms.
  – Evtl. Feinnadelpunktion: Trefferquote bei der Identifikation eines Nebenschilddrüsenadenoms 60 – 80%.
  – MRT Hals/Thorax: Trefferquote 60 – 70%.
  – CT Hals/Mediastinum: Trefferquote 50% (v. a. bei mediastinaler Lage).
  – PTH-Bestimmung im selektiv entnommenen Venenblut: Aufwendiges Verfahren, Trefferquote umstritten.

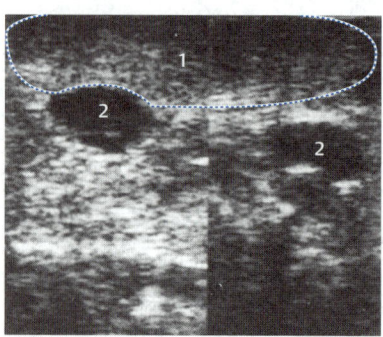

Abb. 11.4 · Sonogramm: Tertiärer Hyperparathyreoidismus, sonographischer Längsschnitt: 1 Schilddrüse, 2 Hyperplastische Epithelkörperchen

Differenzialdiagnosen

▶ **Hyperkalzämie anderer Genese** (PTH meist normal!):
- *Maligne Erkrankungen*: Osteolyse bei Knochenmetastasen (v. a. Mamma-Ca) oder Plasmozytom bzw. paraneoplastisch (durch PTH related protein) (z. B. Bronchial-Ca).
- *Medikamente:* z. B. Vitamin D/A, Thiazide, Lithium, kalziumhaltige Ionenaustauscher, Tamoxifen.
- *Endokrine Erkrankungen:* Morbus Addison, Hyperthyreose, Phäochromozytom.
- *Weitere:* Sarkoidose, Milch-Alkali-Syndrom, Morbus Paget, Immobilisation.

Konservative Therapie

▶ **Indikation:** Nur bei sekundärem HPT! Immer Grunderkrankung behandeln! Bei Niereninsuffizienz Indikation zur Dialysebehandlung prüfen.

▶ **Durchführung bei renalem sHPT:**
- *Calcitriol* (Rocatrol): 0,25 – 0,5 μg/d p.o. Engmaschige Laborkontrollen und Dosis ggf. anpassen.
- *Kalzium* (Calcium forte Brausetabletten): 1 ×1 g/d. Hyperkalzämie vermeiden.
- *Phosphatarme Kost* (Milch und Milchprodukte meiden).
- *Phosphatbinder* (dabei aluminiumhaltige Phosphatbinder wegen der Gefahr der Aluminiumintoxikation meiden): Sevelamer (Renagel).

▶ **Durchführung bei malabsorptionsbedingtem sHPT:** Substitution von Vitamin D_3 (s.o.).

Operative Therapie

▶ **Indikationen:** Primäre und tertiäre HPT. Sekundärer HPT bei fortschreitenden Symptomen (progrediente Knochen- und Gliederschmerzen, therapieresistente Hyperphosphatämie und Schwäche) trotz Nierentransplantation und adäquater medikamentöser Therapie.

▶ *Hinweis:* Bei Urolithiasis soll der operative Eingriff erst nach Behebung des Primärleidens durchgeführt werden!

▶ **Operationsprinzipien:**
- *Primärer HPT:* Exstirpation der/des Adenoms (S.799) mit intraoperativer PTH-Bestimmung → 5 min nach Entfernung <50%, 10 min nach Entfernung <40% des ursprünglichen Wertes.
- ▶ *Hinweis:* Bei Vorliegen eines einzigen Adenoms (übereinstimmender Nachweis in Sonographie und Sestamibi-Szintigraphie) kann das Adenom auch minimal-invasiv entfernt werden (S.800).
- *Sekundärer/tertiärer HPT:* Resektion von $3^1/_2 - (3^3/_4)$ der hyperplastischen Drüsen (S.799).

▶ *Hinweis:* Wird bei lege artis durchgeführter Parathyreoidektomie kein Adenom und keine Hyperplasie gefunden und/oder persistiert der HPT, ist eine erweiterte Lokalisationsdiagnostik (S.228) und gezielte Zweitoperation, wenn nötig mit Mediastinotomie, notwendig. Insbesondere auch überzähliges (5.) Epithelkörperchen suchen! Die Häufigkeitsangaben eines 5. Epithelkörperchens schwanken um 5%. Häufigste Lokalisation ist der Thymus.

▶ **Postoperative Komplikationen:** Siehe S.800.

▶ **Nachbehandlung eines evtl. Hypoparathyreoidismus** (Tetanie): Ziel: Serum-Kalzium >2 mmol/l:
- *Kalzium* 20% 10 ml i.v.; wiederholen bis zum Verschwinden des Kribbelns und Normalisierung des Serum-Kalziums. Zusätzlich Kalzium per os (Calcium forte Brausetabletten).
- *Dihydrotachysterol* (AT 10 Bayer): Initial 1 mg/d p.o. Dosis steigern bis zur Normalisierung des Serum-Kalziums.
- *Alternativ: Calcitriol* (Rocaltrol): Initial 0,25 bis 0,50 μg/d p.o., Dosis steigern bis zur Normalisierung des Serum-Kalziums.

Therapie der hyperkalziämischen Krise

▶ **Sofortmaßnahmen:** Senkung des Serum-Kalziums:
- *Flüssigkeit:* NaCl 0,9% i.v. 6 – 10 Liter unter Bilanzierung, Elektrolyt-, Phosphat- und Kreatininkontrolle. Ggf. K^+-Substitution.
- *Furosemid* (Lasix): 40 – 80 mg entsprechend der Bilanz (*cave:* keine Thiaziddiuretika!).

- *Kalzitonin* (z. B. Karil 50/100 IE/Amp.): 5 – 10 IE/kg KG/d i. v. in NaCl 0,9 %.
- *Bisphosphonate* (z. B. Clodronsäure [z. B. Ostac]): 1 Amp./d in 500 ml NaCl 0,9 %. Langsame Infusion! Nur kurzfristig! *Cave* metastatische Verkalkungen!
► **Notfallmäßige Parathyreoidektomie:** Durchführung innerhalb von Stunden bei parathyreotoxischer Genese indiziert!

Prognose

► **Primärer HPT:** Bei frühzeitiger (symptomlose Hyperkalzämie) und vollständiger Operation gut. In fortgeschrittenen Fällen unsicher, da sich Nephrokalzinose, Niereninsuffizienz, Hypertonie und Osteodystrophie nicht vollständig zurückbilden.
► Beim **sekundären und tertiären HPT** bestimmt das Grundleiden die Prognose.

12 Diagnostik – Thorax

12.1 Nicht apparative Diagnostik

Klinische Untersuchung

▶ **Inspektion:**
- *Knöcherner Thorax:* Symmetrie, Form (Fass-, Glockenthorax)? Trichterbrust, andere Deformitäten?
- *Atmung:* Atemexkursionen symmetrisch, Betätigung der auxiliären Atemmuskulatur?
- *Supraklavikulargruben:* Ausgefüllt, Vorwölbung beim Husten (→ Emphysem)?

▶ **Palpation:**
- *Thoraxwand:* Druckdolenz, Hautemphysem, Kompressionsschmerz?
- *Männliche Brustdrüse:* Abnorm ausgebildeter Drüsenkörper, pathologische Resistenz, Druckdolenz?
- ▶ *Hinweis:* Der männliche Brustkrebs ist häufiger als man denkt (1 % aller Mammakarzinome) und hat eine sehr schlechte Prognose.
- *Weibliche Brustdrüse:* Siehe S. 294.
- *Herzspitzenstoß.*

▶ **Perkussion:**
- *Zur Orientierung* über allen Lungenfeldern und seitenvergleichend: Sonor, hypersonor, gedämpft? Lungengrenzen atemverschieblich?
- Die *Herzperkussion* ist wenig aussagekräftig.

▶ **Auskultation:**
- *Lunge:*
  - Atemgeräusch im Seitenvergleich: Vesikulär, abgeschwächt, fehlend?
  - Nebengeräusche: Trocken (Giemen, Pfeifen) oder feucht (grobblasig, feinblasig)?
  - Verhältnis Inspiration : Exspiration (normal ca. 1 : 1,25).
- *Herz:* Herztöne und -geräusche: Auskultationspunkte s. Abb. 12.1

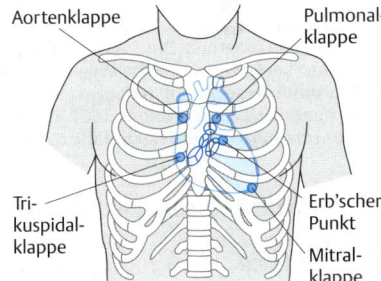

Aortenklappe

Pulmonal- klappe

Tri- kuspidal- klappe

Erb'scher Punkt

Mitral- klappe

Abb. 12.1 · Die klassischen fünf Auskultationsstellen des Herzens

Laboruntersuchung

▶ **Blutgasanalyse (BGA):**
- *Indikation:* Zur Beurteilung des pulmonalen Gasaustausches und des Säuren-Basen-Haushalts. Verifizierung einer Ateminsuffizienz, Indikationsstellung zur Intubation, Überwachung einer längeren Beatmungsphase.
- Blutabnahme arteriell (Technik S. 50), kapillär (hyperämisiertes Ohrläppchen) oder venös.
- *Normwerte:* Siehe Tab. 12.1.

Tabelle 12.1 · Blutgasanalyse (BGA) Normwerte

Bestimmung	Einheit	arteriell	kapillär	venös
pH		7,36 – 7,44	7,36 – 7,44	7,36 – 7,40
pO_2	mmHg	> 80	> 80	35 – 45
	kPa	> 10,6	> 10,6	4,6 – 6,0
pCO_2	mmHg	38 – 45	38 – 45	40 – 50
	kPa	5,1 – 6,0	5,1 – 6,0	5,3 – 6,6
$SatO_2$ (Sauerstoffsättigung)	%	92 – 96	92 – 96	55 – 70
HCO_3^- (Standardbikarbonat)	mmol/l	22 – 26	22 – 26	24 – 30
BE (Basenüberschuss)	mmol/l	-2 – +2	-2 – +2	-2 – +2

Normwerte für pO_2 sind altersabhängig: 20. Lj. > 85 mmHg, 70. Lj. < 70 mmHg. Normbereich für pCO_2 ist altersunabhängig.

- *Respiratorische Insuffizienz (Partialinsuffizienz)*: Hypoxämie bei Störungen des Lungenparenchyms (z. B. bei Lungenembolie, Lungenödem, Lungenfibrose, Emphysem). Durch Steigerung der Atmung: pCO_2 im Normbereich.
- *Ventilatorische Insuffizienz (Globalinsuffizienz)*: Hypoxämie und Hyperkapnie, bei alveolärer Hypoventilation durch Störung des Atemantriebs bzw. Versagen der Atemmuskulatur (z. B. bei Schlaganfall, Intoxikationen, Myasthenia gravis, Ermüdung bei fortgeschrittenen Lungenerkrankungen).
▶ **Sputumuntersuchung:** *Technik*, siehe S. 62. *Indikation:* Bakteriologische Untersuchung. Bei V.a. Tuberkulose (TBC) an 3 aufeinanderfolgenden Tagen durchführen.
▶ **Labordiagnostik beim Herzinfarkt:** Siehe Tab. 7.11, S. 154.

12.2 Bildgebende Verfahren

Sonographie

▶ **Indikation:** Verifizierung eines Pleuraergusses (S. 238) ab 20 ml oft in Kombination mit diagnostischer oder therapeutischer Punktion oder einer Pleuraschwarte.
▶ **Durchführung:**
- *Lagerung:* Der Patient sollte bequem und sicher sitzen (z. B. umgekehrt auf einem Stuhl) und die Arme vor sich hochlegen bzw. vorne auf den Beinen abstützen. *Alternativ:* Kopfende des Krankenbetts hochstellen.
- *Sonographischer Zugang:* Subkostal oder interkostal.

- *Befund:*
  - *Transsudativer Erguss:* Echofrei mit zarter Pleura.
  - *Exsudativer Erguss:* Echofrei, echogen oder mit Fibrinfäden (teils bewegte Echos). Häufig Septierungen, oft Pleuraverdickung und begleitende Lungenaffektion.
- *Punktion:* S. 51.

Echokardiographie

▶ Erlaubt genaue Aussagen über *Anatomie und Funktion des Herzens* (z. B. Auswurffraktion [EF], Herzwand, Herzklappen), für besondere Fragestellungen *transösophageales Echo* (TEE) empfohlen.

▶ **Indikationen in der Allgemeinchirurgie:** Als präoperative Untersuchung in Absprache mit der Anästhesie, z. B. bei neuentdecktem Herzgeräusch oder Herzinsuffizienz vor risikoreicher Operation, Contusio cordis (S. 293), Abklärung der thorakalen Aorta (Aneurysma, Dissektion, Trauma? → TEE), Suche nach Emboliequelle bei postoperativem Apoplex (→ TEE), Kontrolle der Herzklappen (Vegetationen? → TEE).

Röntgen-Thorax nativ

▶ **Durchführung:**
- Posterior-anterior (p.a.) und seitlich (links anliegend) im Stehen.
- Kann der zu untersuchende Patient nicht stehen, wird eine Thoraxaufnahme anterior-posterior (a.p.) im Liegen durchgeführt, die mit Vorsicht zu interpretieren ist (Herz erscheint größer).
- ▷ *Merke:* Eine seitliche Aufnahme gehört zu einer aussagekräftigen Thoraxröntgenuntersuchung, z. B. bei Erstuntersuchung oder beim Metastasenscreening! Als präoperative Routineaufnahme reicht bei einem klinisch unauffälligen Patienten oftmals eine p.a.-Aufnahme.

▶ **Beurteilung** (Abb. 12.2):
- *Generell:* Stehend- oder Liegendthorax, p.a.- oder a.p.-Aufnahme, Bildqualität, Symmetrie?
- *Herz:* Breite (Thorax : Herz normalerweise > 2 : 1), Herzform, Aorta (Sklerose, Ektasie?).
- *Mediastinum:* Breite, Verlagerung, Tracheaverlauf, retrosternale Struma, Hiatushernie?
- *Lungenhili:* Verbreiterung, Lymphknoten?
- *Lungen:* Verschattungen (flächenhaft, retikulär, fleckförmig, Rundherde), Pneumothorax, Aufhellungen?
- *Zwerchfell:* Begrenzung (glatt), Höhenunterschied, Magenblase, freie Luft subphrenisch?
- *Sinus phrenico-costalis:* Einsehbar (Ergüsse, Verschwartungen)?

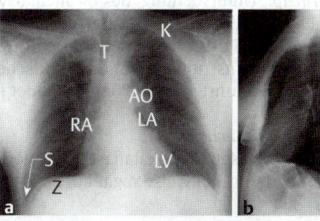

Abb. 12.2 · (a) Normalbefund Röntgenthorax (a.p.). AO = Aortenbogen, C = Herz, RA = rechter Vorhof, LA = linker Vorhof, LV = linker Ventrikel, T = Trachea, K = Klavikula, S = Sinus phrenico-costalis, Z = Zwerchfell; (b) Normalbefund Röntgenthorax seitlich

- *Rippen, Klavikulä, Wirbelsäule* (eingeschränkt beurteilbar, spezielle Röntgenaufnahmen erforderlich).
- Ggf. korrekte Lage von Tubus, Katheter, Drainage, Port, Schrittmachersonde?

☐ *Hinweis:* Die Skapularänder, der Mammaschatten, eine vergrößerte Schilddrüse oder Fettfalten sind häufige Ursachen für Fehlinterpretationen.

Computertomographie (CT)

► **Technik:**
- *Lungenfenster:* Zur Beurteilung des Lungenparenchyms.
- *Weichteilfenster:* Zur Beurteilung von Mediastinum, Hilus-Lymphknoten, Thoraxwand.
- Ggf. zur Gefäßdarstellung Kontrastmittelapplikation im Bolus (z. B. bei V.a. Lungenembolie).
- *Spiral-CT/HR-CT:* CT in Spiraltechnik. Hierbei entstehen 1 – 1,5 mm dünne Schichten, die eine höchstmögliche Auflösung erlauben.

► **Indikationen:** Staging von Tumorerkrankungen (Ausdehnung lokaler Tumoren bzw. Metastasensuche), Abklärung und Punktion von pulmonalen Rundherden, Verifizierung von Lungenfibrose/-emphysem, Abklärung raumfordernder Prozesse des Mediastinums, Diagnostik von Gefäßanomalien, Aneurysmen, immer öfter: Lungenembolienachweis, Polytraumadiagnostik (S.129), Planung einer Radiotherapie.

☐ *Hinweis:* Bei pulmonalen Fragestellungen ist das Spiral-CT inzwischen Standard (z. B. Abklärung von Lungenparenchymerkrankungen wie z. B. Bronchiektasen oder Emphysem oder zur OP-Planung).

Lungenszintigraphie

► **Perfusionsszintigraphie:**
- Darstellung der *Lungendurchblutung* mit ^{99m}Technetium(Tc)-markierten Albuminpartikeln, die sich im normal perfundierten Parenchym festsetzen. Aufzeichnung der Strahlenemission durch Gammakamera.
- Eine *Lungenembolie* (Hauptindikation) stellt sich als keilförmiger Speicherdefekt dar.

► **Inhalationsszintigraphie:**
- Untersuchung der *lokalen Ventilation* mit ^{133}Xenon-Gas oder ^{99m}Tc-Mikrosphären-Aerosol, das sich an den Atemwegswänden niederschlägt.
- *Indikation:* Abklärung von Ventilationsstörungen, Bronchusstenosen, Testung des mukoziliären Abtransports, in Kombination mit Perfusionsszintigraphie bei Lungenembolie.

► **Inhalations-Perfusionsszintigraphie** (Kombination): Zur Festlegung der Resektabilität bei grenzwertiger Lungenreserve (S.99).

Endoskopie

► **Bronchoskopie:**
- *Prinzip:* Untersuchung des Bronchialsystems (Segmenteinteilung der Lunge, siehe Abb.13.1, S.238) mit starrem oder flexiblem Endoskop. Die Geräte verfügen über eine Spül- und Absaugvorrichtung sowie mindestens einen Arbeitskanal, durch den Instrumente für diagnostische (Biopsie) und therapeutische Maßnahmen eingeführt werden können. Findet meist auf der Intensivstation oder im OP statt.
- *Flexible Bronchoskopie:*
  - Fiberglasoptik. Lokalanästhesie möglich. Beurteilung der Bronchien bis auf Segment-, teilweise sogar auf Subsegmentebene.

– *Indikationen:* Sichtdiagnostik (Tumor, Obstruktion, Trauma), bronchoalveoläre Lavage (BAL; ein Bronchus wird mit dem Endoskop abgedichtet und das Segment dahinter über den Arbeitskanal mit isotoner NaCl-Lösung gespült. Die Flüssigkeit kann dann abgesaugt und zur zytologischen, bakteriologischen und parasitären Untersuchung gegeben werden), Biopsie, Intubationshilfe, Sekretabsaugung.
- *Starre Bronchoskopie:*
  – Metallrohr und Optik. Vollnarkose nötig.
  – *Indikationen:* Therapeutische Maßnahmen (Fremdkörperentfernung, Bronchusdilatation, Stenteinlage, Lasertherapie, Blutstillung).
▶ **Ösophago-Gastro-Duodenoskopie (ÖGD):** Siehe S. 320.
▶ **Endosonographie:** Siehe S. 320.

12.3 Funktionsdiagnostik

Spirometrie/Lungenfunktionstest (LuFu)

▶ **Indikationen:** Bei chronischer Atemwegserkrankung, starken Rauchern, Patienten mit Adipositas permagna oder Thorax-/Wirbelsäulendeformitäten, vor Thoraxeingriffen, vor abdominellen Operationen bei Patienten > 70 Jahren.
▶ **Parameter** (Abb. 12.3):
- *Vitalkapazität (VC):* Volumen von maximaler Ausatmung bis zur maximalen Einatmung. Normwert variiert stark (Geschlecht, Alter, Größe); Frauen ca. 3 l, Männer ca. 4 l.
- *Einsekundenkapazität (FEV$_1$, Tiffeneau-Test):* Das in der ersten Sekunde maximal ausatembare Volumen (in Liter = FEV$_1$). Wird auch relativ zur Vitalkapazität angegeben (normal > 70 % der VC = *relative Einsekundenkapazität = Tiffenau*). Erniedrigt bei Obstruktion.
- *Residualvolumen (RV):* Das nach maximaler Ausatmung in der Lunge verbleibende Volumen. Normwert 1 – 2 l.
- *Totalkapazität (TC):* VC + RV. Normwert bei Männern 6 – 7 l, Frauen 5 – 6 l.

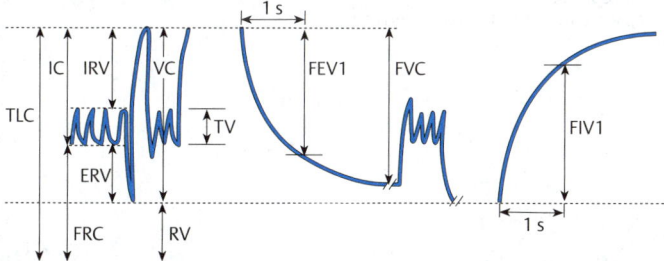

TLC = totale Lungenkapazität	RV = Residualvolumen
IC = inspiratorische Kapazität	TV = Tidalvolumen
FRC = funktionelle Residualkapazität	FEV1 = exspiratorische Sekunden-
IRV = inspiratorisches Reserve-	kapazität
volumen	FIV1 = inspiratorische Sekunden-
ERV = exspiratorisches Reserve-	kapazität
volumen	FVC = forcierte Vitalkapazität
VC = (inspiratorische) Vitalkapazität	

Abb. 12.3 · Spirometrie (Begriffsdefinitionen)

▶ **Auswertung:** Tab. 12.2.
▶ Zur **präoperativen Risikoeinschätzung** siehe S. 99

Bodyplethysmographie

▶ Bestimmung des Atemwegwiderstandes (= Resistance).
▶ **Normwert:** $< 0,25$ cmH$_2$O/l/s.
▶ **Auswertung:** Tab. 12.2.

Tabelle 12.2 · Differenzialdiagnose der Lungenfunktionsparameter

	Restriktion	Obstruktion
VC	↓	↔ (↓)
RV	↓	↔ (↑)
FEV$_1$	(↓)	↓
FEV$_1$/VC	↔ (↓)	↓
Resistance	↔ ↑	↑

EKG

▶ **Durchführung:**
- *Extremitätenableitungen:*
  – **R**ote Elektrode = **R**echte Schulter (Arm).
  – Gelbe Elektrode = Linke Schulter (Arm).
  – Grüne Elektrode = Links im unteren Thoraxbereich (Fuß).
  – Schwarze Elektrode (Erdung) = Rechter unterer Thorax (Fuß).
- *Brustwandableitungen:* Siehe Abb. 12.4.
▶ **Ableitungen:**
- V$_1$: Rechter Ventrikel.
- V$_2$: Septum.
- V$_3$, V$_4$: Vorderwand (linker Ventrikel).

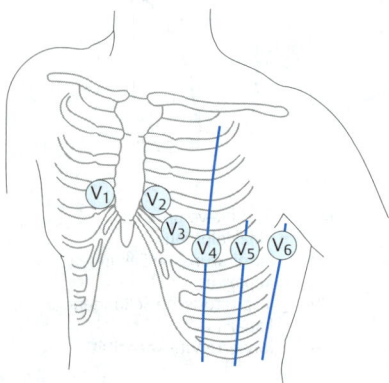

Abb. 12.4 · Brustwandableitungen: Lage der Elektroden (V$_1$ im 4. ICR parasternal rechts, V$_6$ im 5. ICR in der mittleren Axillarlinie links)

- V_6, I, aVL: Lateral (linker Ventrikel).
- II, III, aVF: Hinterwand (rechter Ventrikel).

▶ **Beurteilung:**
- Wichtig ist der Ausschluss eines Herzinfarktes (siehe Abb. 7.4, S. 155).
- Bei auffälligen oder unklaren Befunden (z. B. tachykarde oder bradykarde Herzrhythmusstörungen) → Internisten hinzuziehen!

Ösophagus-Manometrie

▶ **Durchführung:** Messung des intraluminalen Ösophagusdrucks mit einer eingebrachten Drucksonde. Nur in speziellen Zentren.

▶ **Methoden:**
- *Mehrpunktmanometrie:* Beurteilung der Ösophagusmotilität.
- *Durchzugsmanometrie:* Beurteilung der Sphinkterfunktion.

▶ **Indikationen:** V.a. Achalasie, Refluxkrankheit, Motilitätsstörungen (DD Thoraxschmerz!), postoperative Kontrolle nach Kardiadilatation oder Fundoplicatio.

Ösophagus-Langzeit-pH-Metrie (24-Stunden-pH-Metrie)

▶ **Durchführung:** Über eine nasale Sonde direkte Messung des pH-Werts im unteren Ösophagus über 24 Stunden. Säurehemmende Medikamente 1 Woche vorher absetzen.

▶ **Indikation:** V.a. Refluxkrankheit.

▶ **Beurteilung:** Bei Reflux über längere Zeit pH < 4, insbesondere nachts bzw. im Liegen (normaler pH-Wert 4 – 7).

13 Lunge und Pleura

13.1 Anatomie

Tracheobronchialbaum und Lunge

▶ Trachea ca. 10–12 cm lang, Bifurkation in Höhe 5. BWK. Rechter Hauptbronchus ist weniger stark gegen die Trachea abgewinkelt als der linke Hauptbronchus (→ Fremdkörperaspiration und Tubusfehllage i. d. R im rechten Hauptbronchus).
▶ **Segmenteinteilung der Lunge:** Siehe Abb. 13.1.

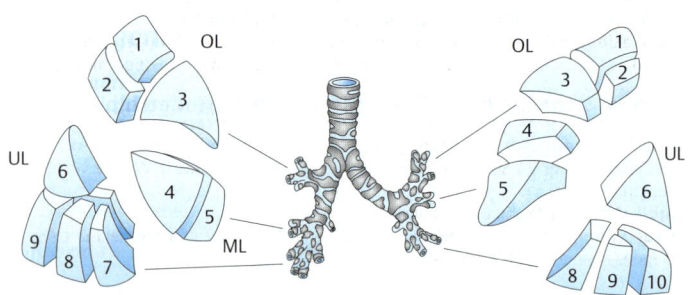

Abb. 13.1 · Segmenteinteilung der Lunge (OL = Oberlappen, ML = Mittellappen, UL = Unterlappen)

▶ Die **arterielle Blutversorgung** der Trachea erfolgt über die A. thyreoidea inferior, die des Lungengewebes über Aa. bronchiales aus der Aorta. Der **venöse Abfluss** erfolgt über die Vv. bronchiales in die V. azygos, V. hemiazygos und z. T. in die Vv. pulmonales.
▶ **Lymphabfluss:**
  • *Peribronchial:* Intrapulmonale Lk, Hilus-Lk.
  • *Mediastinal:* Bifurkations-Lk, paratracheale Lk.
  • *Extrathorakal:* Supraklavikuläre Lk.

13.2 Leitsymptome

Dyspnoe (S. 159)

Akuter Thoraxschmerz (S. 154)

Pleuraerguss

▶ **Definitionen:**
  • *Pleuraerguss:* Flüssigkeitsansammlung in der Pleurahöhle.
  • *Pleuraempyem:* Eitriger Pleuraerguss.
  • *Chylothorax:* Lymphflüssigkeit in der Pleurahöhle.

- *Hämatothorax:* Blutansammlung in der Pleurahöhle (Hkt $>50\%$ des peripheren Blutes).
► **Häufigste Ursachen:**
  - *Transsudat:* Herzinsuffizienz, Leberzirrhose, chronische Niereninsuffizienz.
  - *Exsudat:* Bakterielle Infektionen, Malignome, Lungenembolie.
► **Diagnostisches Vorgehen:**
  - *Anamnese:* Vorerkrankungen, Traumen, Begleitsymptome (z.B. Thoraxschmerz, Fieber, Dyspnoe, Husten, Auswurf, Gewichtsverlust, Leistungsknick)?
  - *Körperliche Untersuchung:* AZ, Zyanose, Ödeme, Aszites, Auskultation von Herz/ Lunge (S. 231), Perkussion der Lunge.
  - *Labor:* BSG, Blutbild, Differenzialblutbild, Blutzucker, Quick/INR, PTT, GOT, GPT, γGT, LDH, Kreatinin, Elektrolyte, Lipase, Gesamteiweiß, Urinstatus.
  - *Röntgen-Thorax* in 2 Ebenen.
  - *Sonographie:* Einfache Unterscheidung zwischen Erguss ($\rightarrow$ echofrei) und soliden Prozessen ($\rightarrow$ echoreich).
  - ▶ *Hinweis:* Im Röntgenbild sind Ergussmengen erst ab ca. 200 ml nachweisbar; sonographisch sind bereits sehr geringe Mengen erkennbar.
  - *Pleurapunktion* (S. 51): Wichtig in der Differenzialdiagnostik ist die Untersuchung des Pleurapunktats (Tab. 13.1) und die Differenzierung zwischen Transsudat und Exsudat (Tab. 13.2).

Tabelle 13.1 · **Untersuchungen bei der diagnostischen Pleurapunktion** (aus Hahn, J.-M., CL Innere Medizin, 5. Auflage, Georg Thieme Verlag, Stuttgart, New York, 2006)

- spezifisches Gewicht, pH, Gesamteiweiß (GE), LDH, Glukose, Leukozyten und Erythrozyten (Blutbildröhrchen), Triglyceride, Lipase
- bakteriologische Diagnostik (Blutkulturflasche beimpfen: S. 62)
- Tbc-Diagnostik (natives Material ohne Zusätze)
- zytologische Diagnostik

Tabelle 13.2 · **Differenzierung des Pleuraergusses: Transsudat/Exsudat**

Parameter	Transsudat	Exsudat
spezifisches Gewicht	<1015	>1015
Gesamteiweiß (GE)	$<30\,g/l$	$>30\,g/l$
GE-Punktat/GE-Serum	$<0,5$	$>0,5$
LDH	$<200\,U/l$	$>200\,U/l$
LDH-Punktat/LDH-Serum	$<0,6$	$>0,6$
Glukose	wie im Blut	bei Infektionen niedriger als im Blut
Leukozyten	$<1000/\mu l$	$>1000/\mu l$
Erythrozyten	$<10000/\mu l$	bei Malignom, Trauma, Lungenembolie oft $>100000/\mu l$

- ▶ *Hinweis:* Ein blutiger Erguss ohne Trauma ist bis zum Beweis des Gegenteils tumorverdächtig!
- *Weiterführende Untersuchungen* abhängig von der Verdachtsdiagnose (Tab. 13.3).

Tabelle 13.3 · Differenzialdiagnose des Pleuraergusses	
Verdachtsdiagnose	wegweisende Untersuchungen

meist Transsudat

Herzinsuffizienz unterschiedlicher Genese	Echokardiographie
Hypoproteinämie	
• Leberzirrhose	Albumin
	Transaminasen, Quick/INR, Sonographie
• nephrotisches Syndrom, Urämie	Urinstatus, Kreatinin
• Mangelernährung, Malassimilation	Klinik
• exsudative Enteropathie	Klinik, α_1-Antitrypsin im Stuhl

meist Exsudat

Malignome (im Punktat: Zytologie)	
• Metastasen (v. a. Mamma-, Bronchial-Ca; S. 303, S. 247)	Tumorsuche
• maligne Lymphome	Lymphomsuche, Röntgen-Thorax, Sonographie, CT
• Pleuramesotheliom	Röntgen-Thorax, Sonographie, CT, Biopsie
Infektionen (bei bakterieller Genese häufig Pleuraempyem) (im Punktat: Kultur)	
• Tuberkulose	Röntgen-Thorax, Sputumuntersuchung
• Pneumonie	Röntgen-Thorax
• iatrogen nach Pleurapunktion	Anamnese
Lungenembolie	Angio-CT
sonstige Ursachen	
• posttraumatisch, postoperativ, Perikarditis/ Pleuritis nach Myokardinfarkt	Anamnese
• Kollagenosen	antinukleäre Antikörper
• Pankreatitis (S. 427)	linksseitiger Erguss, Lipase, Sonographie
• subphrenischer Abszess	Sonographie
• Meigs-Syndrom (Pleuraerguss und Aszites bei benignen Ovarialtumoren)	Sonographie: Ovarialtumor, Aszites Gynäkologisches Konsil
• Myxödem	TSH-basal, hoher Eiweißgehalt im Punktat

Chylothorax

• Verletzung des Ductus thoracicus (traumatisch, postoperativ)	Anamnese
• Störung des Lymphabflusses durch Malignome/kongenitale Lymphgefäßdysplasien (selten)	CT

Hämatothorax

• posttraumatisch, v. a. nach Thoraxtrauma	Anamnese, Begleitverletzungen, oft kombiniert mit Pneumothorax (S. 286)
• postoperativ, v. a. nach Thorakotomie	Anamnese
• ohne Trauma und Operation	häufig nur sanguinolent, CT, Tumorsuche

Lungenrundherd

▶ **Definition:** Umschriebene, intrapulmonale ovale oder runde Verschattung unterschiedlicher Begrenzung, Dichte und Homogenität im Thorax-Röntgenbild in 2 Ebenen (oder CT). Auftreten multipel oder solitär.

▶ **Radiologische Kriterien:** Tab. 13.4.

Tabelle 13.4 · Kriterien zur Einschätzung der Dignität von Lungenrundherden im Röntgenbild

	Benignitätskriterien	Malignitätskriterien
Größe	< 3 cm	≥ 3 cm
Anzahl	solitär	multipel
Begrenzung, Oberfläche	scharfe Begrenzung	unregelmäßige Oberfläche
		Ausläufer in das umgebende Parenchym
		„Tumornabel"
Verkalkungen	typischerweise zentral gelegen, laminär aufgebaut, diffus oder mit „Popcornmuster". ▣ *Cave:* Zarte Verkalkungen können einer konventionellen Röntgenaufnahme entgehen	selten Verkalkungen; wenn vorhanden, häufig exzentrisch gelegen
Volumenverdopplungszeit	> als 400 Tage (Vergleich mit Voraufnahme)	20 – 400 Tage

▣ *Cave:* Vorgetäuschter Lungenrundherd im p.a.-Röntgen-Thorax: Pleuraplaque, Pleuratumor, Mamillenschatten → *Vorgehen:* Anfertigen eines Seitbildes/CT.

▶ **Häufigste Ursachen:** Bronchialkarzinom, Metastase, Tuberkulom, benigne Tumoren, Hamartom.

▶ **Diagnostisches Vorgehen bei Lungenrundherd:**
- Die wichtigste Untersuchung zur differenzialdiagnostischen Abklärung eines Lungenrundherdes im Röntgen-Thorax ist die CT (siehe Tab. 13.5).
- ▣ *Beachte:* Jeder unklare Lungenrundherd muss histologisch-bioptisch gegebenenfalls durch Exzision bezüglich seiner Dignität geklärt werden.
- *Methoden zur Biopsiegewinnung:*
  - Bronchoskopie (S. 234).
  - Thorakoskopie (S. 803)/Thorakotomie (S. 805).
  - Transkutane Feinnadelpunktion: Unter Durchleuchtung bzw. CT-gesteuert. Indiziert bei peripheren Befunden.
  - Mediastinoskopie (S. 804): Bei V. a. Mediastinumbefall und Grenzfällen bezüglich der Operationsindikation (N_2- oder N_3-Lymphknotenmetastasen bei Lungenkarzinom).

Tabelle 13.5 · Differenzialdiagnose des Lungenrundherds in der CT

Zeichen in der CT	Verdachtsdiagnose
Homogen, scharfe Begrenzung	Benigne Tumoren (bei chondromatösem Hamartom häufig Verkalkung), Metastase, Echinokokkuszyste (Serologie!)
Zentrale Einschmelzung	Tuberkulom (Tbc-Diagnostik!), Plattenepithelkarzinom, Lungenabszess (Bronchoskopie!)
Luftsaum, Spiegelbildung, Kapselverkalkung	Aspergillom (▶ *Hinweis:* Typisch für das Aspergillom in der Durchleuchtung ist das „Herumrollen" des Pilzbefalls)
Verkalkung	Tuberkulom (Tbc-Diagnostik!), Hamartom, Echinokokkuszyste
Polyzyklisch	Karzinom, AV-Aneurysma (im CT-Angio → Verbindung zum Gefäßsystem), Hämatom (im CT-Angio → Kontrastmittelaustritt)
Unscharf begrenzt, feine Ausläufer	Bronchialkarzinom (Bronchoskopie!)
Multipel	Metastasen, Infektionen, Wegener-Granulomatose
Lage im Interlobulärspalt, linsenförmig	Interlobulärerguss
Lage paramediastinal, dorsal	Bronchogene Zyste
Dreieckige Form, keine Kontrastmittelaufnahme (im Angio-CT)	Lungeninfarkt

13.3 Bronchiektasen

Grundlagen

▶ **Definition:** Irreversible Dilatation der Bronchien mit chronischer Entzündung der Bronchialwand und der Umgebung, eitrigem Bronchialsekret und rezidivierenden Bronchopneumonien.

▶ **Lokalisation:** Meist basale Unterlappensegmente, nicht selten auch Mittellappen und Lingula.

▶ **Ätiologie:**
- *Erworben* (75 %): Z. B. chronische Bronchitis, rezidivierende Pneumonien, Tbc, Bronchusstenosen (nach Fremdkörperaspiration, Tumor), Immundefizienz.
- *Angeboren* (25 %): Z. B. Mukoviszidose, gestörte Differenzierung der Bronchien, Immunmangelerkrankungen (z. B. IgA-Mangel).

Klinik

▶ Chronischer produktiver Husten (v. a. morgens), voluminöses Sputum (*klassische Dreischichtung:* Eitriger Bodensatz, seröse Mittelschicht, schaumige Oberschicht), zunehmende Dyspnoe, Zyanose, Trommelschlägelfinger.

▶ **Komplikationen:** Rezidivierende bronchopulmonale Infekte mit vermehrt eitrigem Sputum, Luftnot und Fieber, Lungenabszess, Hämoptoe (S. 152), Cor pulmonale und Rechtsherzinsuffizienz.

Diagnostik und Differenzialdiagnosen

▶ **Klinische Untersuchung** (S. 231): Mittel- bis grobblasige Rasselgeräusche, leises Atemgeräusch, häufig exspiratorisches Giemen und Brummen, lokalisierte Klopfschalldämpfung über betroffenen Arealen, Trommelschlägelfinger.
▶ **Röntgen-Thorax in 2 Ebenen:** Verdichtungen, Bild des „*dirty chest*" (= vermehrte „strähnige" Lungenzeichnung), parallele Streifenzeichnung („Straßenbahngleise"), zystische Hohlräume (evtl. mit Spiegel), Pleuraverdickung, Infiltrate; in 5 – 10% der Fälle normal.
▶ **HR-CT** (HR = high resolution): Irreguläre Bronchuserweiterungen (z. T. sehr groß!), verdickte Bronchuswand, Infiltration, Flüssigkeit.
▶ **Sputumdiagnostik:** Volumen, Dreischichtung (s. o.), Zytologie (Granulozyten, Zelldetritus), Bakteriologie.
▶ **Bronchoskopie:** Bronchusstenosen, Fremdkörper, gezielte Sekretentnahme.
▶ **HNO-Status** (obligat!): Ausschluss eines Kartagener-Syndroms, einer chronischen Tonsillitis und einer chronischen Sinusitis?
▶ **Differenzialdiagnosen:**
  • Lungensequestration.
  • Chronisch obstruktive Lungenerkrankung.

Konservative Therapie

▶ Morgendliche Drainage in Knie-Ellenbogenlage, vollständiges Abhusten des Sputums, evtl. zusätzliche Klopfmassage (mind. 10 Minuten), Atemgymnastik.
▶ Inhalationen von *Mukolytika* (z. B. Acetylcystein, z. B. ACC 3 × 200 mg).
▶ *Antibiotika* nach Antibiogramm bei bronchopulmonalen Infektionen.
▶ *Obligat Impfung* gegen Pneumokokken und H. influenzae.

Operative Therapie

▶ **Indikationen:** Auf einen Lappen (bei einseitigem Befall) bzw. wenige Segmente (bei beidseitigem Befall) beschränkte Bronchiektasen mit Symptomen trotz konsequenter konservativer Therapie, Zustand nach septischen Schüben, Lungenblutung.
▶ **Kontraindikationen:** Tägliche Auswurfmenge > 100 ml (→ zunächst konservative Therapie!), nicht sanierte chronische Infektion der oberen Luftwege (z. B. chronische Sinusitis), beidseitiger Befall mehrerer Lungenlappen, ungenügende Lungenfunktion (S. 99).
▶ **Operationsprinzipien:**
  • *Lungensegmentresektion*: Häufig mehrere Segmente zusammen, aus einem Lappen (z. B. basale Unterlappensegmente) oder aus mehreren Lappen (z. B. ein basales Unterlappensegment und beide Lingulasesegmente).
  • *Lobektomie*: Nur dann indiziert, wenn der Verlust an funktionierendem Lungengewebe nicht größer ist als durch Segmentresektion.
  ▣ *Beachte:* Während jeder Operation gezielte antibiotische Abschirmung (perioperative Antibiotikaprophylaxe, S. 110).

Prognose

▶ Umschriebene, einseitige Bronchiektasen: Operation bringt Heilung.
▶ Prognose umso ungünstiger, je diffuser der Befall.

13.4 Lungentuberkulose

Grundlagen

► **Definition:** Infektion der Lunge mit Mycobacterium tuberculosis oder bovis (Meldepflicht bei Erkrankung und Tod!).
► **Primär-Tuberkulose:** Meist Tröpfcheninfektion.
► **Postprimär-Tuberkulose:** Endogene Reinfektion, seltener Superinfektion.
► **Prädisponierende Faktoren** (immunsuppressiv): z. B. Alkoholismus, Diabetes mellitus, Medikamente (z. B. Glukokortikoide, Immunsuppressiva, Zytostatika), hohes Lebensalter, Mangelernährung, maligne Lymphome, Leukämien, Silikose, HIV-Infektion.
► **Epidemiologie:** Inzidenz in Mitteleuropa ca. 20/100000 Einwohner/Jahr; m > w. Stark erhöhte Inzidenz bei Migranten aus Drittwelt- und „Ostblock"-Staaten.

Klinik

► **Primär-Tuberkulose:**
  ● *Symptomatischer Verlauf:* B-Symptomatik, Erythema nodosum, Husten, Thoraxschmerzen, Pleuritis exsudativa.
  ● *Schwerer Verlauf:* Miliar-Tbc= hämatogene Generalisation mit raschem körperlichen Verfall. *Häufige Lokalisationen:* Lunge, Leber, Milz, Meningen.
► **Postprimär-Tuberkulose:** Nachtschweiß, Husten, Leistungsschwäche etc. Evtl. Kavernenbildung und Entwicklung einer offenen Tuberkulose. *Komplikationen:* Lungenblutung, Pleuritis, Pleuraempyem, respiratorische Insuffizienz, Narbenkarzinom, Amyloidose.
► **Extrapulmonale Tuberkulose:** I. d. R. im Rahmen der Postprimär-Tbc (*Ausnahme:* Abwehrschwäche). Miliar-Tbc, tuberkulöse Meningitis, tuberkulöse Spondylitis, Urogenital-Tbc, Nebennieren-Tbc.

Diagnostik

► **Röntgen-Thorax** (in 2 Ebenen): Infiltrate (meist Oberfelder, retroklavikulär), kleine Fleckschatten, Rundherde, harte Streifen, Ringschatten (→ Kavernen). *Cave:* Eine normale Röntgenaufnahme schließt eine Tbc nicht aus!
► **(Spiral)-CT Thorax:** Kavernen? Pleurabefall?
► **Erregernachweis:**
  ● In Sputum, Magensaft und Urin (mind. an 3 aufeinanderfolgenden Tagen), evtl. Pleuraexsudat, bronchoskopisch oder durch BAL (S. 235) gewonnenem Sekret (mind. 1×).
  ● Mikroskopie, Kultur und Resistenzprüfung.
► **Hinweis:** Der DNA-Nachweis mittels PCR ist in der Routine nicht zu empfehlen (nur bei dringendem Verdacht und Versagen der anderen Diagnostika)!
► **Tuberkulintest:** *Mendel-Mantoux-Test* (z. B. mit Tuberkulin GT 10), *Stempeltest* (z. B. mit Tuberkulin-Tine-Test). Ablesen nach 72 h → Eine positive Reaktion beweist eine abgelaufene immunologische Auseinandersetzung mit Tbc-Bakterien (Infektion oder BCG-Impfung).
► **Bronchoskopie:** Spezifische Bronchitis, Bronchusstenosen? Gezielte Sekretentnahme aus Drainagebronchus, ggf. Biopsieentnahme bei Herden in Nähe großer Bronchien.

Differenzialdiagnosen

▶ **Kaverne:** Nekrotisches Karzinom, Abszess, infizierte Zyste (Aspergillom).
▶ **Infiltrat:** Unspezifische Pneumonie, Pilzpneumonie.
▶ **Tuberkulom:** Metastase, Bronchialkarzinom, gutartiger Tumor.
▶ **Narbe:** Bronchialkarzinom.

Konservative Therapie

☐ *Hinweis:* Die Tuberkulose ist primär eine Domäne der medikamentösen Therapie.
▶ **Langzeitbehandlung mit Tuberkulostatika** (6 Monate): Über 2 Monate Kombination Isonidazid (INH) + Rifamipizid (RMP) + Pyrazinamid (PZA) + Streptomycin (SM) oder Ethambutol (EMB), dann über 4 Monate INH + RMP. Genauere Informationen, siehe CL Innere Medizin.
☐ *Cave:* Tuberkulose-Patienten aus außereuropäischen Ländern sind häufig resistent auf alle herkömmlichen Tuberkulostatika.
▶ Die hier besprochene Therapie gilt auch für extrapulmonale Manifestationen der Tuberkulose.

Operative Therapie

▶ **Indikationen:**
  • Persistierende Kavernen bzw. lokalisiertes käsiges Infiltrat mit positivem Nachweis von Mykobakterien trotz mehrmonatiger konservativer Therapie.
  • Kaverne mit Superinfektion, Lungenblutung, Bronchusstenose, Tuberkulom > 1,5 cm.
  • Zerstörte und funktionslose Lunge: Ganze Lunge durchsetzt von Kavernen, käsigen Herden, Bronchiektasen, Restparenchym fibrosiert.
  • Pleuraempyem, Empyemresthöhle.
▶ **Kontraindikationen:** Frische Parenchyminfiltrate, floride Bronchustuberkulose, ungenügende Lungenfunktion (→ präoperative Lungenfunktionsprüfung, siehe S. 99!).
▶ **Voraussetzung:** Tuberkulostatische Abschirmung, z. B. RMP 500 mg/kg, INH 5 mg/kg, SM 15 mg/kg (alles i. v.).
▶ **Operationsprinzipien:**
  • *Segmentresektion* bei Kaverne, Bronchusstenose oder Tuberkulom. Evtl. mehrere Segmente zusammen. *Lobektomie* nur, wenn damit kein funktionsfähiges Lungengewebe geopfert wird.
  • *Pneumonektomie* mit totaler Thorakoplastik bei zerstörter Lunge.
  • *Dekortikation* bei Empyem und bei Empyemresthöhle. Bei bronchopleuraler Fistel evtl. zusätzlich Resektion des fistelnden Segments.
  • *Thorakoplastik* als Zusatzeingriff: Wenn die vernarbte Lunge die Thoraxhöhle nach Resektion oder Dekortikation nicht ausfüllt bzw. wenn durch zu starke Ausdehnung eine Reaktivierung von stummen Herden zu befürchten ist. Nur sehr selten nötig.
▶ **Nachbehandlung:**
  • *Tuberkulostatische Therapie:* Die Dauer ist abhängig von der Aktivität der Tbc und Radikalität des Eingriffs, minimal 6 Monate.
  • *Überwachung* über mindestens 2 Jahre: Röntgen-Thorax, Klinik (Gewicht).

13.5 Lungenabszess

Grundlagen

▶ **Definition:** Einschmelzende bakterielle Entzündung mit Höhlenbildung und Nekrosen im Lungenparenchym. Heute sehr selten.

▶ **Ätiologie:**
- *Lungenerkrankungen:* Pneumonie (am häufigsten! *Erreger:* Staphylokokken, Pneumokokken, Enterokokken, Anaerobier, Pilze), Lungenembolie, Lungeninfarkt, Bronchial-Ca mit Tumorzerfall, Zysten, alte Tbc-Herde.
- Nach penetrierenden *Thoraxverletzungen*.
- *Bronchogen:* Fremdkörperaspiration, Aspiration von Erbrochenem, ösophagotracheale Fistel, Aspiration von purulentem NNH-Sekret.
- *Hämatogen:* Septische Herde, z.B. Furunkel, Osteomyelitis, Prostatitis → evtl. multiple Abszesse.
- *Lymphogen:* Z.B. Oberlippenfurunkel, Mundbodenphlegmone.
- *Fortgeleitet:* Z.B. subphrenische Abszesse.

Klinik

▶ Hohes Fieber, Schüttelfrost, Husten, Dyspnoe, Thoraxschmerz, AZ ↓. Bei Einbruch des Abszesses in den Bronchus starker Auswurf (eitrig, evtl. blutig, übelriechend) mit Brechreiz.

▶ **Komplikationen:** Pleuraempyem/Pyopneumothorax, Bronchialfistel, Blutungen, Mediastinitis, Lungengangrän, metastatische Abszesse (z.B. Hirnabszess, Endokarditis), Sepsis.

Diagnostik und Differenzialdiagnosen

▶ **Anamnese:** Vorerkrankungen (siehe Ätiologie)? Thoraxtrauma?

▶ **Klinische Untersuchung** (S. 231): Evtl. lokalisierte Dämpfung bei Perkussion, Rasselgeräusche oder amphorisches Atmen bei Auskultation.

▢ *Hinweis:* Die Befunde der Perkussion und Auskultation sind abhängig von Lage und Inhalt des Abszesses.

▶ **Röntgen-Thorax** (in 2 Ebenen): Ringschatten, Rundherd, hat Abszess Anschluss an Bronchus → typische Spiegelbildung.

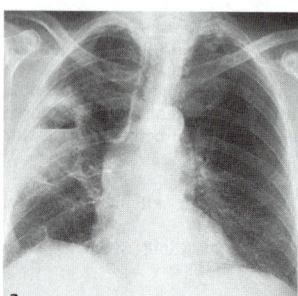
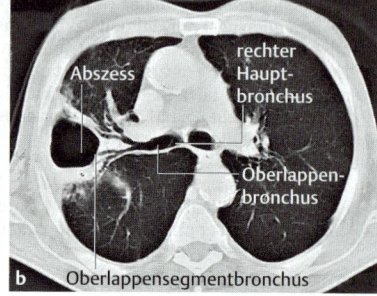

Abb. 13.2 · Lungenabszess: (a) Im Röntgen-Thorax p.a. pleuranahe Spiegelbildung; (b) CT mit großer Abszesshöhle (luftgefüllt) und vermutetem Anschluss an Oberlappenbronchus

► **Sonographie/CT:** Beweisen bei fehlendem Bronchusanschluss die flüssigkeitsgefüllte Abszesshöhle. In der *Sonographie:* Atemabhängige Flüssigkeitsbewegungen. *CT* zur differenzialdiagnostischen Abgrenzung des Bronchial-Ca (S. 247).
► **Erregernachweis:** Im Sputum bzw. bronchoskopisch oder durch BAL (S. 235) gewonnenen Sekret (an Anaerobier denken!).
► **Bronchoskopie:** Sekretgewinnung, Lokalisation, Entfernung von Fremdkörpern, innere Drainage.
► **Labor:** BSG/CRP ↑↑, Leukozyten ↑↑, Anämie.
► **Differenzialdiagnosen:** Tuberkulöse Kaverne, Bronchiektasen, Emphysemblasen, Zysten, Sarkoidose, nekrotisierendes Bronchial-Ca.

Therapie

► **Konservative/Interventionelle Therapie:** Führt in 90% der Fälle zur Ausheilung.
  • *Behebung der Ursache:* Fremdkörperentfernung, Beseitigung einer Bronchusstenose (Stent, Lasertherapie), Sanierung eines septischen Herdes.
  • Systemische *Antibiotikatherapie* nach Antibiogramm.
  • *Innere Drainage* mithilfe des Bronchoskops, Spülung der Abszesshöhle, ggf. Einlage eines Drainagekatheters.
  • *Bei pleuranaher Lage:* CT-/Sonographie-gesteuerte *perkutane Abszessdrainage* und Spülung.
► **Operative Therapie:**
  • *Indikationen:* Versagen der konservativen Therapie (Drainage + adäquate Antibiose sollten innerhalb 1 Woche zum Abklingen der Entzündung führen), bei operativ beseitigbarer Ursache, residueller Kaverne mit Rezidivgefahr, Aspergillom, starker Lungenblutung, bronchopleuraler Fistel, offenen Thoraxtraumen.
  • *Resektion des betroffenen Lungenabschnitts:* Segmentresektion, Lobektomie.

Prognose

► Nach Resektion kaum Rezidive.

13.6 Lungenkarzinom

Grundlagen

► **Definition:** Bösartige Neubildung der Bronchialschleimhaut, ganz selten auch des Alveolarepithels.
► **Ätiologie:** Inhalationsrauchen, Passivrauchen, Exposition gegenüber Asbest, Lungennarben (z. B. post-Tbc), familiäre Disposition.
► **Epidemiologie:** Häufigstes Karzinom des Menschen in der industrialisierten Welt. Inzidenz 60/100000 Einwohner/Jahr. m : w = 3 : 1. Bei *Männern* häufigstes Karzinom, zunehmend sind auch *Frauen* betroffen. Erkrankungsgipfel im 60.–70. Lebensjahr.
► **Histopathologische Einteilung/Lokalisation:**
  • *Kleinzelliges Karzinom* („oat cell-Karzinom", neuroendokrines Karzinom) (30%), v. a. zentral lokalisiert.
  • *Nicht kleinzelliges Karzinom:*
    – Plattenepithelkarzinom (45%), v. a. zentral lokalisiert.
    – Großzelliges undifferenziertes Karzinom (10%).
    – Adenokarzinom (10–20%), v. a. peripher lokalisiert.
    – Alveolarzellkarzinom (1%) mit diffusem Ausbreitungsmuster („Krebspneumonie").

- *Sonderform Pancoast-Tumor:* Überwiegend Plattenepithelkarzinom, Lungenspitzenkarzinom, das von der Pleurakuppel auf die Thoraxwand übergreift.

► **Metastasierung:**
- Lymphogene und hämatogene Metastasierung (v. a. Leber, Gehirn, Nebenniere, Skelett, Abb. 13.3).
- Das Alveolarzellkarzinom metastasiert auch kanalikulär (→ multilokuläres Bild).

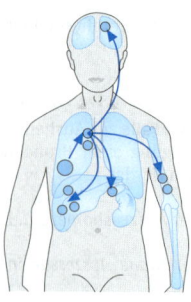

Abb. 13.3 · Bevorzugte Metastasierungswege und -organe des Lungenkarzinoms

Tabelle 13.6 · TNM-Klassifikation des Lungenkarzinoms

T = Tumor = Primärtumor

T_X	positive Zytologie ohne sichtbaren Tumor
Tis	Carcinoma in situ
T_0	kein Anhalt für Primärtumor
T_1	Tumordurchmesser ≤ 3 cm, Hauptbronchus frei
T_2	Tumor > 3 cm *oder* Infiltration des Hauptbronchus *oder* 2 cm distal der Karina *oder* Infiltration der Pleura visceralis *oder* assoziierte partielle Atelektasen
T_3	Tumor infiltriert Brustwand, Zwerchfell, Pleura mediastinalis, parietales Perikard *oder* Tumor < 2 cm distal der Karina, jedoch ohne Einschluss der Karina *oder* Totalatelektase
T_4	Tumor infiltriert Mediastinum, Herz, große Gefäße, Trachea, Ösophagus, Karina oder Wirbelkörper *oder* Tumor mit malignem Pleuraerguss

N = Noduli = regionale Lymphknoten

N_0	keine
N_1	ipsilaterale peribronchiale und/oder ipsilaterale hiläre Lk
N_2	ipsilaterale mediastinale und/oder subkarinale Lk
N_3	kontralaterale mediastinale, hiläre, ipsilaterale oder kontralaterale Skalenus- oder supraklavikuläre Lk

M = Metastasen = Fernmetastasen

M_0	keine Fernmetastasen nachweisbar
M_1	Fernmetastasen vorhanden
M_X	Metastasenstatus unbekannt

- ▶ **Allgemeine Stadieneinteilung des BC:**
  - 0: T_{is}, N_0, M_0.
  - I: $T_{1/2}$, N_0, M_0.
  - II: T_1/T_2, N_1, M_0.
  - IIIA: T_1/T_2, N_2, M_0 *oder* T_3, N_1/N_2, M_0.
  - IIIB: jedes T, N_3, M_0 *oder* T_4, jedes N, M_0.
  - IV: jedes T, jedes N, M_1.
- ▶ **Stadieneinteilung des kleinzelligen Lungenkarzinoms:**
  - *Limited disease:* Tumor ist auf eine Thoraxhälfte (ohne Thoraxwandinfiltration) begrenzt mit oder ohne Befall der ipsilateralen hilären und/oder supraklavikulären Lymphknoten, mit oder ohne Befall der ipsi- und kontralateralen mediastinalen Lymphknoten, mit oder ohne Atelektase, mit oder ohne Winkelerguss (ohne malignen Zellen), mit oder ohne Rekurrens- und Phrenicusparese.
  - *Extensive disease:* Alle übrigen Stadien.

Klinik

- ▷ *Hinweis:* Im Frühstadium ist das Lungenkarzinom meist klinisch stumm! Nicht selten Zufallsbefund bei Röntgen-Thorax-Aufnahme aus anderem Grund.
- ▶ Erste Symptome weisen i.d.R auf ein fortgeschrittenes Tumorstadium hin. Hierzu zählen (in abnehmender Häufigkeit): Reizhusten, Dyspnoe, Hämoptysen, thorakale Schmerzen, Gewichtsverlust. Bei Bronchusstenosen sind rezidivierende Pneumonien häufig das erste Symptom.
- ▶ **Paraneoplastische Symptome** (bei 5–20%): Z.B. Cushing-Syndrom (S.465), Gynäkomastie (S.309), Galaktorrhö, Hyperkalzämie mit Pseudohyperparathyreoidismus, vermehrte Thromboseneigung, Thrombophlebitis migrans.
- ▶ **Späte Symptome:**
  - Bei Organüberschreitung, fortgeschrittener Lymphknotenmetastasierung: Rekurrens- und/oder Phrenikusparese (Heiserkeit/Zwerchfelllähmung), obere Einflussstauung, blutiges Pleuraexsudat.
  - Bei *Pancoast-Tumor:* Armschmerzen (Infiltration des Plexus brachialis), Horner-Syndrom (Infiltration des Ganglion stellatum), Armschwellung durch tumorbedingte Venen- oder Lymphschwellung.
- ▶ **Komplikationen:**
  - Bronchusverschluss mit Totalatelektase/abszedierender Pneumonie.
  - Tumorblutung.

Diagnostik

- ▶ **Anamnese:** Risikofaktoren, Pack Years (S.4)?
- ▶ **Klinische Untersuchung** (S.231): Im Frühstadium i.d.R negativ; im fortgeschrittenen Stadien z.B. Befunde einer ausgedehnten Pneumonie oder Atelektase.
- ▶ **Röntgen-Thorax (2 Ebenen):** *Cave:* Hinter jeder Verschattung kann sich ein Karzinom verbergen! Z.B. Rundherd, Hilusverbreiterung, Atelektase, Kaverne → *Konsequenz:* Bei jedem Verdacht weitere Diagnostik veranlassen!
- ▶ **CT-Thorax mit KM:** Zentrales Lungenkarzinom, Ausdehnung des Tumors, Hilusbefall.
- ▶ **Biopsiegewinnung:**
  - *Bronchoskopie* (S.234): Immer indiziert! Biopsieentnahme bei zentralen Tumoren, transbronchiale Biopsie paratrachealer Lymphknoten. Außerdem: Nachweis von Stenosen, Kompression von außen?
  - *Transkutane Feinnadelpunktion* (unter Durchleuchtungskontrolle oder CT-gesteuert) zur zytologischen und histologischen Untersuchung bei peripheren Befunden.

- *Thorakoskopie* (S. 803): Exzisionsbiopsie (und Schnellschnitt) bei peripheren Karzinomen, falls Befund mit transkutaner Feinnadelpunktion nicht erreichbar. Bei positivem Befund im Schnellschnitt → Komplettierung der OP (vorher ggf. Abwarten der endgültigen Histologie).
- *Mediastinoskopie* (S. 804): Bei auffälligen Lymphknoten im Mediastinum.

▶ **Staging-Untersuchungen:**
- *Obligat:* Abdomen-Sonographie, CT-Abdomen, Skelettszintigraphie.
- *Fakultativ* (bei entsprechender Klinik): CCT, Knochenmarkpunktion, Mediastinoskopie (bei Verdacht auf Mediastinumbefall und Grenzfällen bezüglich der Operationsindikation).

▶ **Labor:** Blutbild, Leberwerte, Tumormarker CEA, SCC, NSE (Tab. 38.3, S. 705).

◼ *Hinweis PET:* Die Durchführung einer PET ersetzt die Staginguntersuchungen (Skelettszintigraphie, CT-Abdomen, Mediastinoskopie) und ist daher als Alternative zur Abklärung der Resektabilität in Erwägung zu ziehen.

▶ **Beurteilung der Operabilität:**
- Funktionell: Lungenfunktion (S. 99), EKG.
- Mediastinoskopie, Thorakoskopie (S. 803).

Differenzialdiagnosen

▶ Siehe auch **Leitsymptom Lungenrundherd** S. 241.
▶ Siehe auch **Leitsymptom Dyspnoe** S. 159.
▶ **Unspezifische Pneumonie,** insbesondere chronische Pneumonie.
▶ **Lungentuberkulose** (S. 244): In alten tuberkulösen Veränderungen kann ein Narbenkarzinom entstehen!
▶ **Intrabronchiale Tumoren** (S. 252): Bronchuskarzinoid → Bronchusobstruktion oder Blutung!

Konservative Therapie

▶ **Kleinzellige Lungenkarzinome** ab Stadium IIIa werden bei „Limited disease" in kurativer, bei „Extensive disease" in palliativer Absicht mit *Chemo- und Strahlentherapie* behandelt.
▶ **Nicht kleinzelliges Lungenkarzinom Stadium IIIb:** Kombinierte Chemo- und Strahlentherapie.
▶ **Nicht kleinzelliges Lungenkarzinom mit Fernmetastasen (M_1):** Palliative Chemotherapie (s. u.).

Operative Therapie

▶ **Indikationen:**
- *Kleinzelliges Lungenkarzinom* im Stadium I (T_1/T_2, N_0, M_0). Postoperative Chemotherapie ist obligat!
  ◼ *Hinweis:* Auch das kleinzellige Lungenkarzinom im Stadium II (T_1/T_2, N_1, M_0) wird primär operativ therapiert, da eine sichere Abgrenzung des Lymphknotenstatus N_0 versus N_1 oft erst intraoperativ möglich ist.
- *Nicht kleinzelliges Lungenkarzinom* bis zum Stadium IIIA unter kurativer Zielsetzung, ab Stadium IIIb palliative Operation oder Strahlen/Chemotherapie (s. o.).
- *Pancoast-Tumor.*

◼ *Hinweise:*
- Zum Zeitpunkt der Diagnosestellung in > 50 % der Fälle irresektabel! Zeichen der Irresektabilität (in kurativer Absicht):
  – Fernmetastasen (M_1), kontralaterale Lk-Metastasen (N_3).
  – Stadium T_4.

– Infiltration des N. phrenicus/rechter N. recurrens (→ der rechte N. recurrens liegt weiter vom Bronchus entfernt als der linke, sodass es sich bei seinem Befall bereits um einen großen Tumor handeln muss).
– Kleinzelliges Lungenkarzinom (*Ausnahme:* Stadium I, II, s. o.).
– Plexusinfiltration bei Pancoast-Tumor.

► **Operationsprinzipien:** Ausmaß der OP abhängig von Sitz und Ausdehnung des Tumors und der Operabilität.
  ● Anterolaterale Thorakotomie (S. 805) oder (für Lobektomie) thorakoskopisches Vorgehen (S. 808).
  ● *Manschettenresektion:* Bei Infiltration des Tumors bis an den Bronchusabgang des betroffenen Lungenlappens.
  ● *Lobektomie, rechts auch Bilobektomie:* Indiziert, wenn der Tumor dadurch radikal exstirpiert werden kann.
  ● *Pneumonektomie:* In allen Fällen, in denen mit einer Lobektomie keine ausreichende Radikalität erreicht werden kann.
  ● *Erweiterte Resektion:* Gerechtfertigt, wenn dadurch in einem umschriebenen Bezirk eine nicht radikale in eine radikale Lobektomie oder Pneumonektomie verwandelt werden kann. *Beispiel:* Brustwandresektion bei umschriebenem Einwachsen eines peripheren Karzinoms.
  ◘ *Hinweis:* Immer *Exzision* aller ipsilateralen (peribronchial, hilär), subkarinalen und mediastinalen Lymphknoten.

Neoadjuvante und adjuvante Therapie

► **Neoadjuvante Therapie:**
  ● Präoperative Strahlentherapie beim Pancoast-Tumor.
  ● Ggf. präoperative Strahlen- und Chemotherapie beim nicht kleinzelligen Lungenkarzinom zum „Down-Staging" (z. T. ab Stadium III a, sicher ≥ Stadium III b).
► **Adjuvante Therapie:**
  ● *Postoperative Strahlentherapie:*
    – Unvollständige Tumorresektion. Verdächtige Stellen intraoperativ mit Clips markieren!
    – Palliativ zur Linderung von Beschwerden (Schmerzen, Stenose) bzw. zur Verminderung von Komplikationen (s. u.).
  ● *Postoperative Chemotherapie:*
    – *Kleinzelliges Lungenkarzinom* im Stadium I (T_1/T_2, N_0, M_0).
    – Palliativ z. B. zur Schmerzreduktion.

Palliativmaßnahmen

► **Konservative Maßnahmen:**
  ● *Chemotherapie:* Nicht kleinzelliges Lungenkarzinom mit Fernmetastasen (M_1).
  ● *Strahlentherapie (extern/endoluminal):* Verringerung von Bronchusstenosen.
  ● *Strahlen- und Chemotherapie:* Zur Schmerzlinderung.
  ● *Symptomatische Therapie:* Analgetika (S. 87), Antitussiva, Mukolytika, Antibiotika, hochkalorische Ernährung.
► **Interventionelle Maßnahmen:**
  ● *Endoskopische Lasertherapie, Stenteinlage:* Verringerung von Bronchusstenosen.
  ● *Pleurodese (S. 66):* Bei rezidivierenden malignen Pleuraergüssen.
  ● *Intravasale Stenteinlagen:* Bei tumorbedingter Stenose der V. cava superior.
► **Operative Maßnahmen:**
  ● Metastasenchirurgie.
  ● Operative Therapie von Komplikationen (z. B. Lungenblutung, Bronchusstenose mit poststenotischer Pneumonie, Abszedierung).

Prognose

► **Operationsletalität:** Pneumonektomie < 5 %, Lobektomie < 2 %.
► **5-Jahres-Überlebensrate:**
  • 20 % aller Patienten, die operiert werden.
  • 50 % aller Patienten mit makroskopisch und mikroskopisch radikaler Operation und Tumorfreiheit der regionären Lymphknoten.
  • 35 % aller Patienten mit kombiniert behandeltem Pancoast-Karzinom.

13.7 Lungentumoren (außer Lungenkarzinom)

Grundlagen

► **Benigne Tumoren:** Am häufigsten sind *Hamartome* (ca. 75 %), alle übrigen (Adenome, Chondrome, Hämangiome, Teratome, Leiomyome, Lipome, Papillome, pulmonale Endometriose) sind sehr selten.
► **Maligne Tumoren der Bronchusmukosa:** Liegen teilweise oder ganz intraluminal, meist in den großen Bronchien.
  • *Bronchuskarzinoid* (ca. 1 – 2 %): Niedrigmaligner Tumor, der von den neuroendokrinen Zellen des Bronchialepithels ausgeht.
  • *Mukoepitheliale Malignome:* Tumoren, die von den Schleimdrüsenzellen der Atemwege ausgehen, z. B. adenoidzystisches Karzinom (Zylindrom), Mukoepidermoidtumor.

Klinik

► Abhängig von Lage, Art, Größe des Tumors. *Intrabronchial gelegene Tumoren* können zur Bronchusstenose mit Atelektase und Retentionspneumonie, Bronchiektasie und/oder Lungenblutung führen.
► *Bronchuskarzinoid:* In ca. 2 % endokrin aktiv → Karzinoid-Syndrom (S. 442).

Diagnostik

► **Hinweis:** Benigne Tumoren sind meist Zufallsbefunde!
► **Röntgen-Thorax** (in 2 Ebenen):
  • *Benigne Tumoren:* Häufig scharf begrenzte, homogene Rundherde. Bei Hamartomen in 5 – 20 % Verkalkungen.
  • *Bei intrabronchialer Lage* (v. a. bei Tumoren der Bronchusmukosa): Segmentale/lobäre Pneumonie, Atelektasen, Bronchiektasen.
► **CT:** Bei Verdacht auf Malignität, auch zum Staging.
► **Bronchoskopie:** Biopsie bei zentraler Tumorlage (beste Methode). *Cave* Biopsie von Karzinoiden! Kann zur schweren, kaum stillbaren Blutung führen! Typischer makroskopischer Aspekt: Bläulich oder graurot, Oberfläche glatt oder brombeerartig.
► **Transkutane Feinnadelbiopsie:** Zur Biopsie bei peripherer Lokalisation des Tumors.
► **Thorakoskopie:** Ggf. Exzision.
► **Labor** bei Verdacht auf Karzinoid (5-Hydroxyindolessigsäure im Urin).

Differenzialdiagnosen

► Siehe **Leitsymptom Lungenrundherd**, Tab. 13.5, S. 242.
► Bronchialkarzinom (S. 247), solitäre Metastase (S. 253).

Therapie

▶ **Operationsindikationen:** Im Prinzip jeder Lungentumor wegen ungesicherter Diagnose, Gefahr von Komplikationen und möglicher Malignität. *Ausnahme:* Durch Punktion gesicherter gutartiger mesenchymaler Tumor mit langsamer Progredienz bei älteren Patienten.

▶ **Operationstechniken:**
- *Benigne Tumoren:* Parenchymsparende Resektion (Enukleation oder Keilexzision), bei peripherer Lage auch thorakoskopisch. Bei *Bronchuswandtumoren* (Chondrome u. a.) abhängig von der Lage Segmentresektion oder Lobektomie, evtl. thorakoskopisch.
- *Bronchuskarzinoid/Mukoepitheliale Tumoren:* Bei peripherer Lage Lobektomie bzw. Bilobektomie, bei zentraler Lage ggf. Manschettenresektion, Lobektomie. Immer mit kompletter Lymphknotendissektion.

13.8 Lungenmetastasen

Grundlagen

▶ **Definition:** Sekundärmalignom in der Lunge nach hämatogener Ausbreitung maligner Zellen (bei fast allen Malignomen möglich).
▶ **Auftreten:** Synchron oder metachron zum Primärtumor, solitär oder multipel, einseitig oder beidseitig.
▶ **Symptomatik:** Siehe Bronchialkarzinom, S. 247.

Diagnostik

▶ **Röntgen-Thorax** (in 2 Ebenen):
- *Typische Lungenmetastasen:* Meist scharf begrenzte Rundherde (S. 241).
- *Lymphangiosis carcinomatosa:* Charakteristisch sind radiäre, zarte Streifen, die vom Lungenrand zum Hilus ziehen, und eine noduläre, regional verbreitete Zeichnungsvermehrung.
▶ **Spiral-CT der Lungen und Abdomen:** Zum Ausschluss weiterer Metastasen.
▶ **Tumormarker,** z. B. PSA, β-HCG, CA 125. Beschleunigen die Primärtumorsuche und unterstützen den Pathologen.
▶ **Transbronchiale/transthorakale Biopsie:** Zur Bestätigung des histologischen Bildes (mit immunhistochemischer Charakterisierung des Ausgangsorgans).
▶ **Sonographie:** Abdomen, insbesondere Leber.
▶ **Ganzkörper-Skelett-Szintigraphie.**
▶ **Pleurapunktion:** Bei Pleuraerguss.

Therapie

☑ *Merke:* Lungenmetastasen bedeuten nicht Unheilbarkeit.
▶ **Konservativ:** Palliative *Strahlentherapie* (*cave:* Auch intaktes Lungenparenchym wird mitbestrahlt) und *Chemotherapie* (nur mit sorgfältiger Indikation, weil stark belastend).
▶ **Operativ:**
- *Indikationen für kurative Resektion:* Solitäre Lungenmetastase; mehrere Metastasen, sofern ihre Zahl während einer Beobachtungszeit von Wochen nicht zunimmt. *Voraussetzung:* Primärtumor saniert bzw. sanierbar, Patient operabel, keine extrathorakalen Metastasen, Metastasen radikal resektabel, keine therapeutische Alternative.

- Zur *Erfolgsüberprüfung nach Chemotherapie* von Lungenmetastasen (Tumorzellen oder Nekrose/Narbe?).
- *Operationstechniken:*
  - Parenchymschonende Exstirpation durch Lungenkeilresektion oder Segmentresektion, selten Lobektomie, nie Pneumektomie.
  - Bei beidseitigem Befall i.d.R zeitlich gestaffeltes Vorgehen. *Alternative:* Bilaterale Resektion durch Sternotomie (Metastasen im linken Unterlappen werden hierbei nicht mitreseziert → schlecht erreichbar).

13.9 Spontanpneumothorax

Grundlagen

- ▶ **Definition:** Luftansammlung im Pleuraraum.
- ▶ **Ätiologie:**
  - *„Idiopathisch":* Ruptur kleiner angeborener subpleuraler Blasen (Bullae) der Lungenspitze. Familiäre Disposition kommt vor, häufig doppelseitiges Auftreten (nicht simultan). Meist (asthenische) Patienten im Alter von 20–30 Jahren.
  - *Symptomatisch:* Fast immer Ruptur von Emphysemblasen. Hierbei entsteht häufig ein Teil-(Mantel-)pneumothorax, da pleuropulmonale Adhäsionen die völlige Retraktion des Lungenparenchyms verhindern. Auftreten bei Lungenvorerkrankungen (häufig Lungenemphysem mit apikalen Bullae). Meist bei älteren Patienten.

Klinik

- ▶ **Symptome:** Plötzlicher, stechender atemabhängiger Brustschmerz meist ohne jede äußere Ursache, insb. ohne Trauma. Gelegentlich beim Bücken, Pressen oder Tragen (intrabronchialer Druck ↑). Zunehmende Dyspnoe.
- ▶ **Komplikation innerer Spannungspneumothorax** (selten): Pathogenese und Symptome siehe S. 287.

Diagnostik

- ▶ **Klinische Untersuchung** (S. 231): Hypersonorer Klopfschall, aufgehobener Stimmfremitus, abgeschwächtes oder fehlendes Atemgeräusch. Klinische Befunde des Spannungspneumothorax, siehe S. 287.
- ▶ **Röntgen-Thorax** in 2 Ebenen in Exspiration: Ausmaß des Pneumothorax (Mantelpneu, Spitzenpneu, Totalkollaps der Lunge), Radiologische Zeichen des Spannungspneumothorax, s. S. 288.
- ▶ **CT:** Zur Beurteilung des Ausmaßes des apikalen Emphysems, Lokalisation der Bullae, Operationsplanung, insb. bei Rezidiv, familiärer Häufung und bei Doppelseitigkeit.

Differenzialdiagnosen

- ▶ Traumatischer Pneumothorax (S. 286).
- ▶ Überblähte Emphysemblase (perkutorisch und auskultatorisch von einem partiellen Pneumothorax nicht zu unterscheiden!).
- ▶ Differenzialdiagnose des akuten Thoraxschmerzes: Tab. 7.13, S. 156.

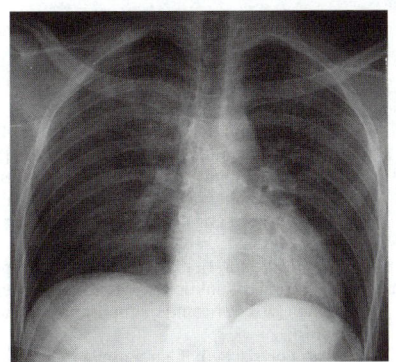

Abb. 13.4 · Pneumothorax: Die viszerale Pleura ist die äußere Grenze zwischen strahlendichtere Lunge und
rechter Thoraxwand. Die Lungenge-
fäßzeichnung reicht nicht bis zur Thoraxwand

Konservative und interventionelle Therapie

► **Sofortmaßnahmen beim Spannenpneumothorax:** S. 288.
► **Mantel- und Spitzenpneumothorax** (Breite < 1 QF, 1. Ereignis, asymptomatischer Patient): Keine aktive Therapie notwendig.
► **Größerer Pneumothorax** (Breite > 1 QF, 1. Ereignis):
  • O_2-Gabe: Initial 4 l/min, später nach BGA.
  • Anlage einer Thoraxsaugdrainage (S. 64).

Operative Therapie

► **Indikationen:** Spontanpneumothorax-Rezidiv, persistierender Pneumothorax trotz regelrechter Drainagetherapie (6–8 Tage), jeder Spontanpneumothorax mit nach-gewiesenen Emphysemblasen.
► **Operationsprinzipien:**
  • *Thorakoskopische parietale Pleurektomie* (S. 807) oder Pleurabrasio und Bullare-sektion.
  • Bei Rezidiv trotz Pleurektomie oder persistierender Fistelung nach Pleurektomie: *Resektion der Lungenspitze* (wenn nicht schon geschehen), zusätzlich Pleurodese (S. 66).
► **Nachbehandlung:**
  • Vor Entlassung Röntgen-Thorax in 2 Ebenen.
  • Nach 3 Wochen (bis Verklebung fixiert ist) keine Schonung nötig.

Prognose – Rezidivquoten

► Ohne Behandlung oder mit alleiniger Punktion: 70–80 %.
► Nach alleiniger Saugdrainage: Erstereignis ca. 20 %, ab 1. Rezidiv > 40 %.
► Nach Thorakoskopie mit Bullaresektion und Pleurektomie/Pleurabrasio: < 5 %.
► *Keine* prophylaktische Operation der Gegenseite!

13.10 Pleuraempyem

Grundlagen

▶ **Definitionen:**
- *Pleuraempyem:* Eiteransammlung in der Pleurahöhle (Frühempyem = bis 3 Wochen nach Beginn; chronisches Empyem [Spätempyem] = Dauer > 3 Wochen).
- *Empyemresthöhle:* Umschriebenes Empyem im Pleuraraum mit schwartiger Verdickung der Pleura viszeralis und parietalis in diesem Bereich nach unvollständiger Ausdehnung der Lunge (Entstehung nach Pneumothorax, Lungenoperationen u. a.).

▶ **Ätiologie:** Perforation, Penetration (Pneumonie, Tbc, Abszess), posttraumatisch, iatrogen (nach Punktionen, Thoraxdrainagen postoperativ), fortgeleitet aus dem Abdomen (z. B. Peritonitis, subphrenischer Abszess).

▶ **Verlauf:**
- *Akut:* Bei frischem Pleuraempyem (hochfebriler Zustand!).
- *Chronisch:* Bei organisierter Verschwartung und/oder innerer (bronchopleuraler) Fistel und/oder fibrosierter, nicht expandierbarer Lunge.

Klinik

▶ **Allgemeine Symptome:** Hohes Fieber, einseitiger Thoraxschmerz, evtl. Dyspnoe.

▶ **Komplikationen:**
- *Akut:* Sepsis, bronchopleurale Fistel.
- *Langfristig:* Ausbildung von Pleuraschwarten mit Lungenkompression.

Diagnostik

▶ **Anamnese:** Pneumonie kurz zuvor oder gleichzeitig, Lungenerkrankung, Z.n. Thoraxpunktion/Operation/entzündlicher Abdominalerkrankung?

▶ **Klinische Untersuchung** (S. 231): Absolute Klopfschalldämpfung, abgeschwächtes oder aufgehobenes Atemgeräusch, AZ-Reduktion.

▶ **Labor:** Leukozyten ↑↑ (> 15000/μl), BSG ↑, CRP ↑.

▶ **Röntgen-Thorax in 2 Ebenen in Exspiration:** Ausdehnung des Ergusses, Spiegelbildung (Hinweis auf innere Fistel)? Schrumpfung des betroffenen Hemithorax spricht für Chronizität.

▶ **CT:** Präzise Diagnostik eines gekammerten Empyems; Feststellung der Verschwartung. Lokalisation der Empyemresthöhle.

▶ Diagnostische Pleurapunktion (S. 51) und Ergussanalyse.

▢ **Hinweis Empyempunktat:** Farbe weißlich-grünlich, trüb, bakterielle Besiedlung, Leukozyten > 15000/μl, pH < 7,0, Glukose < 50 mg/dl, Protein > 3 g/dl, LDH > 1000 U/l.

▶ **Abklärung der Grunderkrankung.**

▶ **Ggf. Bronchoskopie:** Ausschluss einer bronchialen Pathologie.

Differenzialdiagnosen

▶ Siehe Pleuraerguss, Tab. 13.3, S. 238.
▶ Pleurakarzinose, Pleuramesotheliom.
▶ Lungenabszess.

Konservative und interventionelle Therapie

▶ **Konservative Therapie:** Antibiotische Abdeckung gemäß bakteriologischer Differenzierung und Resistenzprüfung. Nie als einzige Therapie!

► **Interventionelle Therapie:** Anlage einer Thoraxsaugdrainage (S. 64), evtl. Saug-spüldrainage an der Stelle, wo perkutorisch und/oder anhand des Röntgenbildes das Maximum des Empyems zu erwarten ist:
  • Einführen der Drainage unter sonographischer oder Durchleuchtungskontrolle.
  • *Vorgehen bei dickflüssigem, schlecht absaugbarem Sekret oder beginnender Schwartenbildung:* Instillation von 250000 IE Urokinase und Abklemmen der Drainage für 4–6 h. Anschließend erneuter Versuch der Eiterentleerung. Diesen Vorgang mehrmals wiederholen.
  ▷ *Hinweis:* Jedes frische Pleuraempyem heilt aus, wenn durch Saugdrainage die Lunge vollständig zur Expansion gebracht werden kann. Je früher die Therapie einsetzt, desto größer ist die Heilungschance!

Operative Therapie

► **Indikationen:** Gekammertes Empyem, chronisches Empyem mit Schwartenbil-dung, Empyemresthöhle, bronchopleurale Fistel.
► **Operationsprinzipien:**
  • *Thorakoskopie:* Im Frühstadium Ausräumen der Fibrin- und Eitermassen beim Frühempyem mit stark gekammerten Eiteransammlungen.
  • *Thorakotomie und Dekortikation, Ausräumen des Empyems:* Bei Schwartenbildung und chronischem Empyem. Bei intrapulmonalem Grundprozess (Lungenabszess, Tbc-Kaverne) zusätzlich *Lungenresektion.*
  • *Zusätzliche Thorakoplastik:* Rippenresektion (2–10), sodass sich Pleuraschwarte und Weichteile der Lungenoberfläche anlegen.
  ▷ *Hinweis:* Sehr seltene Indikation bei starrem Thorax oder fibrosierter Lunge (Lun-ge füllt die Thoraxhöhle trotz Dekortikation nicht aus). Führt zur schweren Sko-liose und kardiorespiratorischen Problemen.
  • *Vorgehen bei Empyem in Pneumonektomiehöhle:* Thorakotomie und Säuberung der Höhle. Wiederholte, geplante Rethorakotomie und Füllen der Höhle mit Poly-vidoniod-getränkten Tüchern, bis die gesamte Höhle von sauberem Granulati-onsgewebe ausgekleidet ist.
► **Nachbehandlung:** Antibiotika gemäß Antibiogramm bis zur vollständigen, röntge-nologisch gesicherten Abheilung.

Prognose

► Ein frühzeitig korrekt behandeltes Pleuraempyem kann folgenlos ausheilen.
► Nach Verschwartung und bei chronischem Empyem bleibt selbst nach Dekortikati-on in den meisten Fällen eine Reduktion des Lungenvolumens und der Atemexkur-sionen zurück.

13.11 Pleuramesotheliom

Grundlagen

► **Definition:** Tumor der Mesothelzellen.
► **Epidemiologie:** 0,02–0,7 % aller Autopsien. m : w = 4 : 1.
► **Pathologie:** Meist diffuse und maligne, den Pleuraspalt ausfüllend, die Lunge man-telförmig umfassend. Selten lokalisiert und gutartig („Pleurafibrose").
► **Ätiologie:** Asbestexposition in 70–87 %.

Klinik

► Thoraxschmerz (andauernd, schwer behandelbar), Reizhusten, rez. Pleuraergüsse, Dyspnoe, Anorexie.

◗ *Hinweis:* Der Thoraxschmerz steht im Vordergrund und geht den anderen Beschwerden häufig voraus.

Diagnostik

► **Röntgen-Thorax in 2 Ebenen:** Erguss, knotige Pleuraverdickung, Schrumpfung des Hemithorax?

► **CT oder MRT:** Knotige, die Lunge umfassende Schwarte. Hohe Aussagekraft! Deshalb obligate Untersuchung bei Verdacht!

► **Pleuraergusspunktion** (S. 51): Zytologie max. in 34% positiv.

► **Tumormarker im Erguss:** Tissue Polypeptide Antigen (TPA).

► **Transkutane Feinnadelpunktion der Schwarte:** Häufig falsch negativ!

► **Thorakoskopie mit gezielter Pleurabiopsie.**

◗ *Cave:* Niemals offene Biopsie ohne unmittelbar nachfolgende Radikaloperation durchführen! Bewirkt Einwachsen des Tumors in die Brustwandnarbe!

► **Histochemische Untersuchung** des Feinnadelpunktats (Vimentin, Keratine).

Differenzialdiagnosen

► Andere Ursachen für einen Pleuraerguss, siehe Tab. 13.3, S. 240.

► Pleuraschwarte nach Empyem, Hämatothorax u. a.

► Pleurakarzinose bei extrathorakalem Primärtumor.

► Bronchial-Adenokarzinom (*Immunhistochemie:* CEA).

Therapie

► **Konservativ:**
  ● *Kurativ:* Neoadjuvante und adjuvante Radiochemotherapie.
  ● *Palliativ:* Bestrahlung von Brustwandinfiltrationen und mediastinalen Metastasen. Chemotherapie evtl. intrapleural.

► **Operativ:**
  ● *Indikationen:*
    – *Kurativ:* Lokalisiertes Mesotheliom.
    – *Palliativ:* Konservativ nicht beherrschbarer Pleuraerguss.
  ● *Operationstechniken:*
    – *Kurativ:* Pleuropneumektomie (Exstirpation von Lunge, Pleura und Tumor en bloc inkl. Zwerchfell und Perikard). Deckung des Zwerchfelldefekts mit PTFE (Gore-Tex). Ggf. Nachbehandlung mit perkutaner Radiotherapie.
    – *Palliativ:* Thorakoskopische Talkopleurodese bei nicht beherrschbarem Erguss.

◗ *Hinweis:* In speziellen Zentren wird heute in kurativer Intention eine „*Sandwich-Therapie*" durchgeführt: 1. Radiochemotherapie, 2. Pleuropneumektomie, 3. Radiochemotherapie.

Prognose

► Ohne Operation fast 100% Letalität innerhalb eines Jahres.

► Nach Pleuropneumektomie 5-Jahres-Überlebensrate bis 3%!

14 Mediastinum

14.1 Anatomie

Einteilung des Mediastinums

Tabelle 14.1 · **Einteilung des Mediastinums**	
Vorderes Mediastinum	Thymus, Trachea, Bifurkation und Hauptbronchien, Aortenbogen, V. cava sup., Nn. vagi, Nn. laryngeus sin., Nn. phrenici, D. thoracicus und Tr. lymphaticus dexter
Mittleres Mediastinum	Herz, Perikard, Aorta ascendens, Truncus pulmonalis, V. cava sup./inf., V. azygos, Vv. pulmonales, Nn. phrenici
Hinteres Mediastinum	Ösophagus, Aorta descendens, V. azygos, V. hemiazygos, D. thoracicus, Nn. vagi, Tr. sympathicus

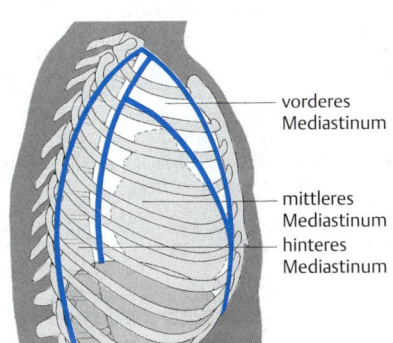

vorderes Mediastinum

mittleres Mediastinum

hinteres Mediastinum

Abb. 14.1 · Topographie des Mediastinums im Seitenbild

14.2 Leitsymptome

Mediastinalverbreiterung

▶ **Diffuse Mediastinalverbreiterung:** Mediastinitis; häufig bei Adipositas; vorgetäuscht durch Röntgenbild mit a.p.-Strahlengang bei liegendem Patienten.

▶ **Umschriebene Mediastinalverbreiterung:** Als „Mediastinaltumoren" werden alle Prozesse bezeichnet, die röntgenologisch zu einer umschriebenen Mediastinalverschattung führen. Die *häufigsten Ursachen* sind Lymphknotenvergrößerungen (entzündlich, neoplastisch, granulomatös), neurogene Tumoren, Thymome, intrathorakale Struma. *Differenzialdiagnose*, siehe Tab. 14.2.

▶ **Mediastinalverbreiterung nach Thoraxtrauma:** Mediastinale Einblutung nach Verletzung großer Gefäße (Aorta, Pulmonalgefäße), diffuse Einblutungen (Kontusion, Wirbelfrakturen).

▶ **Häufigste Ursachen:** Lymphknotenvergrößerungen (entzündlich, neoplastisch, granulomatös), neurogene Tumore, Thymome, intrathorakale Struma, Teratom.

▶ **Diagnostisches Vorgehen bei Mediastinalverbreiterung:**
- *CT:* Lokalisation, Ausdehnung, Hilusbefall, Gefäßinvasion?
- *Bronchoskopie:* Tumor, Stenose, Kompression von außen?
- *Transkutane Feinnadelpunktion:* Zytologie, Sekret?
- *Labor:* Blutbild, Leberwerte, Tumormarker CEA, SCC; NSE, HCG.
- Weitere Untersuchungen abhängig von Verdachtsdiagnose/Begleitsymptome, z. B. bei Dysphagie → Ösophagusbreischluck (S. 319).

Tabelle 14.2 · **Differenzialdiagnose der umschriebenen Mediastinalverbreiterung („Mediastinaltumor") ohne Trauma**

Verdachtsdiagnose	wegweisende Untersuchungen
vorderes Mediastinum	
• Struma retrosternalis (S. 214)	Klinik, TSH, Schilddrüsenszintigraphie
• Thymom (30% maligne)	CT, Histologie
• Keimzelltumoren (adultes Teratom, Teratokarzinom, Dermoidzyste)	CT, Tumormarker, Histologie
• malignes Lymphom (insbes. Morbus Hodgkin)	CT, Biopsie, Histologie
• Lipom	CT, Histologie
• Fibrom	CT, Histologie
mittleres Mediastinum	
• Lymphknotenaffektion (Karzinom-metastasen, malignes Lymphom, Morbus Boeck)	CT, Biopsie, Histologie
• Perikardzyste	CT, Histologie
• bronchogene Zyste	CT, Histologie
• Angiom	CT, MRT
hinteres Mediastinum	
• neurogene Tumoren (Neurinom, Schwan-nom, Neurofibrom, Neuroblastom, Gan-glioneurom, Sympathoblastom, Sym-pathogoniom)	CT, Histologie
• enterogene Zyste	CT, Histologie

▶ **Vortäuschung von Mediastinaltumoren** (insbesondere, wenn nur ein Röntgen-bild mit p.a.- oder a.p.-Strahlengang zur Verfügung steht): Aortenaneurysma (→ TEE, CT), Herzwandaneurysma (→ CT), zentrales oder infiltrierendes Bronchial-Ca/Tracheatumor (→ CT, Bronchoskopie, Biopsie), Ösophagusdivertikel (→ Ösophagus-breischluck, Ösophagogastroskopie), Zwerchfellhernien (→ CT), Kyphoskoliose (→ Klinik).

14.3 Mediastinalemphysem und Mediastinitis

Grundlagen

▶ **Definition:** Kein eigenständiges Krankheitsbild, sondern Folge der Perforation einer lufthaltigen Struktur, meistens des Ösophagus.
- *Mediastinalemphysem = Pneumomediastinum:* Durchsetzung des lockeren mediastinalen Bindegewebes mit Luft.
- *Mediastinitis:* Diffuse infektiöse Entzündung im mediastinalen Bindegewebe.

▶ **Ätiologie:**
- *Perforation von Hohlorganen (Pharynx, Trachea, Ösophagus):* Z.B. Ösophagus-Spontanruptur (S. 281), schweres Thoraxtrauma, Trachea- oder Bronchusruptur (S. 292), Barotrauma, instrumentell bei Ösophagoskopie, Bougierungen, Dehiszenz einer intrathorakalen Ösophagusanastomose, nach Thoraxoperationen durch ungenügende Saugdrainage und Überdruck-Pneumothorax, Ruptur einer hilusnahen, subpleuralen Emphysemblase (ohne gleichzeitigen Pneumothorax selten → ◨ *Beachte:* Pneumothorax im CT ausschließen).

◨ *Hinweis:* Tumorperforationen (Bronchial-Ca, Ösophagus-Ca) und Drucknekrosen (Beatmungstubus) verlaufen sehr langsam und führen nie zum Emphysem, sondern zu Abszess und Fistel.

- *Absenkung von Infektionen im Mund- und Rachenraum* (z.B. Zahnwurzelabszess, Mundbodenphlegmone, Retropharyngealabszess), *Übergriff von Infektionen aus Nachbarorganen,* z.B. Pleuraempyem (S. 256), Lungenabszess (S. 246), Sternumosteomyelitis, retroperitoneale Infekte.

Klinik

▶ **Mediastinalemphysem:**
- Hautemphysem im Bereich der oberen Thoraxapertur, am Hals und evtl. im Gesicht („*Michelin-Männchen*"): Typisches Knistern bei der Palpation, gequetschte Stimme.
- Schmerzen, Dyspnoe, obere Einflussstauung.

▶ **Mediastinitis:**
- Schweres Krankheitsbild mit deutlichen Entzündungszeichen bis hin zur Sepsis und Schock.
- Retrosternale Schmerzen, Thoraxschmerz, Dysphagie.

Diagnostik

▶ **Anamnese:** Hinweis auf Ursache (siehe Ätiologie)?
▶ **Klinische Untersuchung:** Knistern bei Palpation.
▶ **Labor:** CRP, Blutbild, Elektrolyte, Blutkultur.
▶ **Röntgen-Thorax p.a. oder a.p.:** Doppelkontur des Perikards und der Pleura, strähnige Zeichnung der Weichteile, diffuse Mediastinalverbreiterung.
▶ **CT mit KM:** Bester Nachweis einer Ösophagusruptur und ihrer Lokalisation.
▶ **Tracheo-Bronchoskopie/Ösophagoskopie:** Nachweis einer Tracheobronchialruptur/Ösophagusruptur.

Therapie

◨ *Hinweis:* Die Therapie ist i. d. R **operativ** durch Übernähung der Perforation, Sanierung des Entzündungsherdes und Drainage. Begleitend erhalten die Patienten eine hochdosierte Breitbandantibiose, Nahrungskarenz und parenterale Ernährung.

- *Ausnahmen:*
  - Frische und kleine instrumentelle Ösophagusperforation im oberen Drittel: Konservative Therapie mit hochdosierter Breitbandantibiose, Nahrungskarenz und parenteraler Ernährung.
  - Patienten mit hohem OP-Risiko: Stenteinlage evtl. kombiniert mit Thoraxdrainage.
► **Operationsprinzipien:**
  - *Chirurgische Sanierung des Entzündungsherdes:* Abszesse im vorderen Mediastinum werden über eine kollare Mediastinotomie (S. 804) drainiert, Abszesse im mittleren und hinteren Mediastinum werden über eine videoassoziierte Thorakoskopie (S. 803) eröffnet und transpleural drainiert.
  - ▷ *Hinweis:* Für mediastinale Drainage weiches Drainagematerial verwenden. Drainage nicht unter Sog setzen!
  - *Chirurgische Sanierung des primären Entzündungsherdes* (z. B. Mundbodenphlegmone, Sternumosteomyelitis).
  - *Frische Ösophagusläsionen/Tracheobronchialruptur:* Übernähung und Defektdeckung durch Fundoplicatio, Pleuralappen, Muskellappen oder Omentum.
  - Bei *veralteter Spontanruptur* mit Pleuraempyem, mediastinaler Phlegmone, Abszesse etc. und Mediastinitis sowie bei *dehiszenter Ösophagusanastomose:* Alleinige ausgedehnte pleurale und mediastinale Drainagen, evtl. kombiniert mit intraluminaler Saugdrainage oder zervikaler Ösophagostomie.

Prognose

► Abhängig vom Grundleiden und vom Zeitpunkt des Einsetzens einer konsequenten Behandlung.
► Die veraltete Ösophagusspontanruptur und die nicht rechtzeitig behandelte Anastomosendehiszenz haben eine hohe Letalität (30 – 50 %).

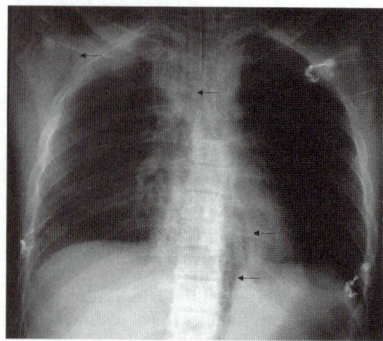

Abb. 14.2 · Thorax-Röntgenbild: Mediastinalemphysem (die Lufteinschlüsse sind vertikal an den Bindegewebssepten ausgerichtet, siehe →)

14.4 Mediastinaltumoren

Grundlagen

▶ **Definition:** Der Begriff „Mediastinaltumoren" steht für alle Prozesse, die röntgenologisch zu einer umschriebenen Mediastinalverschattung führen.

▶ *Hinweis:* Die zusammenhängende Darstellung der Mediastinaltumoren als ein Krankheitsbild ist gerechtfertigt, da die Operationsindikation weitgehend unabhängig ist vom Grundleiden.

Klinik

▶ Häufig Zufallsbefund bei asymptomatischen Patienten.

▶ *Unspezifisch:* Gelegentlich Husten, Schmerzen, Dyspnoe, Dysphagie. Selten Einflussstauung, Tracheastenose, Myasthenie.

Diagnostik, Differenzialdiagnosen

▶ Siehe Leitsymptom „Mediastinalverbreiterung", Tab. 14.2, S. 260.

Therapie

▶ **Konservativ:** Histologisch gesicherte Lymphknotenaffektionen.

▶ **Operationsindikationen:** Im Prinzip alle Mediastinaltumoren, Myasthenia gravis (auch ohne Nachweis eines vergrößerten Thymus oder eines Thymoms).
  ● *Ausnahmen:*
    – Durch Punktion geleerte und bestätigte Zyste (z.B. Perikardzyste; bei Beschwerden bzw. Rezidiv nach Punktion → OP).
    – Diagnostisch gesicherte Lymphknotenaffektionen (z.B. Karzinommetastase, malignes Lymphom, Morbus Boeck).
    – *Myasthenia gravis:* Rein okuläre M., sehr milde und gut auf Cholinesterasehemmer reagierende M.

Operative Technik

▶ **Allgemein:** Exstirpation des pathologischen Befunds in toto, Zugang je nach Lage und Größe des Tumors:
  ● *Vorderes Mediastinum:* Kragenschnitt (S. 796), evtl. kombiniert mit Thorakoskopie (S. 803) oder anterolaterale Thorakotomie (S. 805) oder Sternotomie.
  ● *Mittleres und hinteres Mediastinum:* Anterolaterale Thorakotomie (S. 805), für hinteres Mediastinum auch posterolaterale Thorakotomie oder Thorakoskopie.

▶ **Lymphknotenaffektion:** Großzügige Biopsien zur Sicherung der genauen Diagnose. Je nach Lokalisation → 1. Wahl Mediastinoskopie (S. 804), 2. Wahl Thorakoskopie (S. 803).

▶ **Thymektomie bei Myasthenia gravis:** Thorakoskopische Resektion (von rechts oder mediane Sternotomie).

▶ *Hinweis:* Maligne Thymome werden nachbestrahlt.

Prognose

▶ Abhängig vom Grundleiden, im Allgemeinen gut.

▶ Auch beim malignen Thymom (Thymuskarzinom) kann trotz nicht radikaler Operation dank hoher Strahlensensibilität eine 5-Jahres-Heilung von 90% erzielt werden.

15 Ösophagus

15.1 Anatomie

▶ **Arterielle Blutversorgung:**
- *Pars cervicalis:* Äste der A. thyroidea inferior.
- *Pars thoracica:* Rr. oesophageales aus Aorta.
- *Pars abdominalis:* Aa. phrenica sinistra und A. gastrica sinistra.

▶ **Venöser Abfluss:**
- *Pars cervicalis:* Über die V. thyreoidea in die V. cava superior.
- *Pars thoracica:* Über die V. azygos und V. hemiazygos in die V. cava superior.
- *Pars abdominalis:* Über die V. coronaria ventriculi und die V. lienalis in die V. porta.

▷ *Hinweis:* Bei Druckerhöhung in der Pfortader (z. B. Leberzirrhose) kann es zur Stromumkehr des Blutes in die unteren Ösophagusvenen kommen. Das Blut des Pfortaderkreislaufes fließt ersatzweise über die V. azygos und V. hemiazygos ab und es kommt zur Entstehung von Ösophagusvarizen (S. 406).

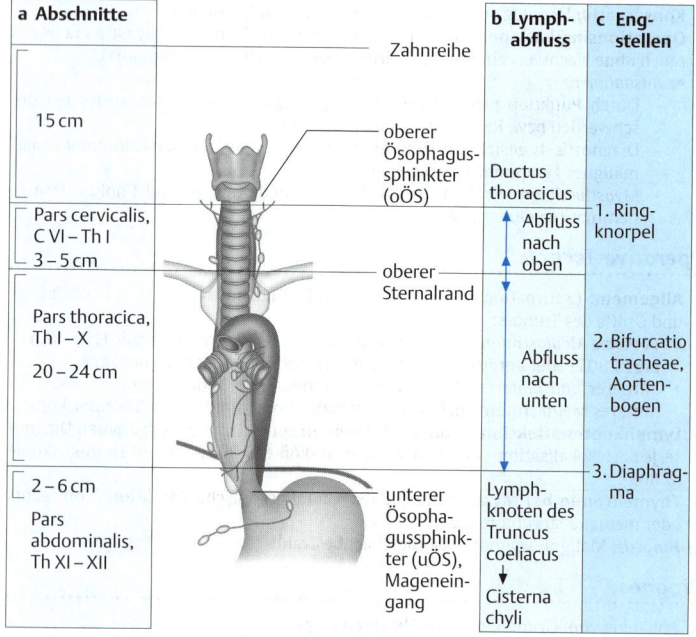

Abb. 15.1 · Anatomie Ösophagus

15.2 Leitsymptome

Dysphagie

▶ **Definition:** Subjektives Gefühl der Schluckstörung.
▶ **Formen:**
  - *Oropharyngeale Dysphagie:* Gestörter Speisetransport durch Erkrankungen im Rachenbereich. Häufig kombiniert mit Regurgitation und Aspiration.
  - *Ösophageale Dysphagie:* Gestörte Passage der Speise im Ösophagus. Häufig Regurgitation.
▶ **Differenzialdiagnose:** Funktionelle Dysphagie, z. B. „Globusgefühl": Andauerndes Fremdkörpergefühl ohne Schluckbehinderung, wird beim Schlucken von Nahrung eher besser (Ausschlussdiagnose!).
▶ **Wesentlich:** Ausschluss eines Ösophaguskarzinoms (häufigste Ursache einer Dysphagie bei Patienten >45 Jahre)!
▶ **Häufigste Ursachen:**
  - Entzündliche, narbige oder maligne Stenosen im Ösophagus inkl. Kardia.
  - Zentralnervöse Erkrankungen, z. B. Schlaganfall.
▶ **Symptomatik:**
  - *Obstruktionsgefühl:* Druck- und Engegefühl beim Schlucken.
  - *Regurgitation* (Wiederhochsteigen der geschluckten Nahrung) mit Gefahr der Aspiration.
  - ◪ *Beachte:* Bei (sub-)totalen Ösophagusstenosen oder Achalasie tritt die Dysphagie ca. 30 – 60 Sekunden nach dem Schluckvorgang auf, bei einem Zenker-Divertikel häufig nachts oder nach längerem Zeitintervall, bei neuromuskulären Schluckstörungen dagegen sofort.
  - *Odynophagie:* Schmerzen beim Schlucken.
▶ **Diagnostik:**
  - *Anamnese:* Vor- und Grunderkrankungen (z. B. Refluxerkrankung, Z.n. Apoplex, multiple Sklerose), Risikofaktoren (z. B. Alkohol, Rauchen oder Reflux bei Ösophaguskarzinom), Schluckbeschwerden abhängig von der Nahrungskonsistenz, zeitlicher Verlauf der Schluckbeschwerden, im Vordergrund stehende Beschwerden (Obstruktionsgefühl, Regurgitation, Odynophagie)?
  - *Klinische Untersuchung:* Inspektion von Mund und Rachen, Beobachtung des Schluckvorgangs (Probeschluck mit Wasser), Foetor ex ore? Allgemeinzustand; ggf. tastbare Halslymphknoten.
  - *Basisdiagnostik:*
    – HNO-Konsil bei V.a. oropharyngeale Dysphagie.
    – Ösophagoskopie (S.320) mit Biopsie und Histologie.
    – Ösophagusbreischluck (S.319).
  - *Weiterführende Untersuchungen:* CT, Endosonographie (S.320), Ösophagus-Manometrie (S.237), 24-Stunden-pH-Metrie (S.237).
▶ **Differenzialdiagnose der oropharyngealen Dysphagie:** Siehe Tab.15.1.

Tabelle 15.1 · Differenzialdiagnose der oropharyngealen Dysphagie

Verdachtsdiagnose	wegweisende Untersuchung
• Tonsillarabszess, Mundbodenphlegmone	• Inspektion/HNO-Konsil
• **Maligne Erkrankungen** z.B. Hypopharynxkarzinom	• Inspektion/HNO-Konsil
• **Zentralnervöse Erkrankungen:** z.B. Z.n. Schlaganfall, multiple Sklerose	• Anamnese, neurologische Untersuchung, S. 8, ggf. neurologisches Konsil
• **(Neuro-)muskuläre Erkrankungen:** z.B. Myasthenia gravis, Muskeldystrophien	• Anamnese, neurologische Untersuchung, S. 8, ggf. neurologisches Konsil

► **Differenzialdiagnose der ösophagealen Dysphagie:** Siehe Tab. 15.2.

Tabelle 15.2 · Differenzialdiagnose der ösophagealen Dysphagie

Verdachtsdiagnose	Charakteristika
Luminale Prozesse	
Ösophaguskarzinom (S. 275)	Im Frühstadium Hindernis für feste Nahrung, im Spätstadium auch für flüssige Nahrung, Verlauf über Wochen bis Monate progredient, Gewichtsabnahme, Regurgitation, Anämie, evtl. Heiserkeit und Husten. *Risikofaktoren:* Reflux, Barrett-Ösophagus (heute häufiger), Rauchen, Alkohol
Peptische Stenose (S. 273)	Endstadium der Refluxösophagitis. Lange Anamnese von Sodbrennen. Im Frühstadium Hindernis für feste Nahrung, im Spätstadium auch für flüssige Nahrung. Verlauf über Jahre progredient
Ösophagitis/Refluxösophagitis (S. 272)	*Ösophagitis:* Schmerzen beim Schlucken, retrosternale Schmerzen, intermittierende Beschwerden bei rezidivierenden Entzündungen *Refluxösophagitis:* Sodbrennen, epigastrische Schmerzen, Regurgitation, saures Aufstoßen, Bronchitis, Asthma, evtl. Anämie
Motilitätsstörungen	Hindernis für feste und flüssige Nahrung
• Achalasie (S. 269)	Beschwerden über Jahre zunehmend, Regurgitation mit Gefahr der Aspiration
• diffuser Ösophagusspasmus (S. 270)	intermittierende Beschwerden mit heftigen Schmerzen beim Schlucken
Zenker-Divertikel (S. 267)	Hindernis für feste und flüssige Nahrung, Zunehmen der Beschwerden während des Essens, nächtliche Regurgitation, Halitosis
Ringbildungen und Membranen	intermittierende Beschwerden für feste Nahrung, z.B. *Schatzki-Ring* (am ösophagogastralen Übergang) oder *Plummer-Vinson-Syndrom* (stenosierende Membran im oberen Ösophagus und Eisenmangelanämie) → Gastroskopie

Fortsetzung ▶

Tabelle 15.2 · Fortsetzung	
Verdachtsdiagnose	Charakteristika
Stenosen nach OP, Verbrennungen, Verätzungen, Bestrahlung, Entzündungen	Entsprechende Anamnese. Je nach Ausmaß Hindernis für feste und flüssige Nahrung, Regurgitation
Extraluminale Prozesse	
Druck oder Infiltration von außen	Struma (maligna) (S. 214), Mediastinaltumoren (S. 263), paraösophageale Hiatushernie (S. 271), Aortenaneurysma, Gefäßanomalien, stark vergrößerter linker Vorhof

15.3 Ösophagusdivertikel

Grundlagen

► **Pulsionsdivertikel:** Sackförmige Ausstülpung der Ösophagusmukosa und -submukosa (=*falsche/Pseudo-Divertikel*) durch eine Muskellücke oder einen Ort mit muskulärer Wandschwäche. Überdruck im betreffenden Speiseröhrensegment infolge Dyskinesie/Dysfunktion des nachfolgenden „Sphinkters".

- *Zenker-Divertikel (70%):* Klinisch bedeutsamstes Divertikel. Austritt an der pharyngealen Hinterwand durch die Muskellücke zwischen M. constrictor pharyngis inferior und M. cricopharyngeus (*Kilian-Dreieck*). Divertikel entwickelt sich i. d. R nach links lateral. Auftreten ab dem 40. Altersjahr, mit dem Alter zunehmend, Durchschnittsalter 70 Jahre. Verhältnis m: w = 3: 1.
- *Epiphrenales Divertikel (10%):* Zeichen eines nachfolgenden Passagehindernisses, chronische Funktionsstörung des unteren Ösophagussphinkters.

► **Traktionsdivertikel:** *Echte* (= alle Wandschichten umfassende) Divertikel durch Zug an der Ösophaguswand aufgrund entzündlich-schrumpfender Prozesse (meist Tbc-Lymphadenitis). *Bevorzugte Lokalisation:* Mittlerer Ösophagus. Ohne ösophagobronchiale Fistel kein Behandlungsbedarf. Zufallsbefund bei ca. 20% in der Röntgenaufnahme.

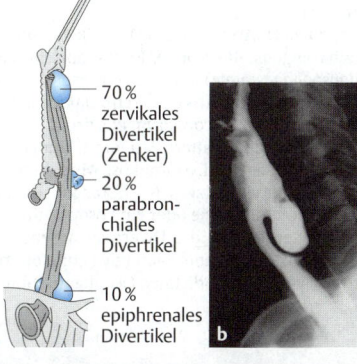

70% zervikales Divertikel (Zenker)

20% parabronchiales Divertikel

10% epiphrenales Divertikel

a b

Abb. 15.2 · (a) Lokalisation und Häufigkeit der Ösophagusdivertikel (röntgenologisch, nicht klinisch); (b) Zenker-Divertikel

Klinik

► Zunehmende Dysphagie während der Mahlzeit. Hindernis für feste und flüssige Nahrung.
► Schleichender Gewichtsverlust durch Vermeidung von Nahrungsaufnahme.
► Hustenreiz und rezidivierende Hustenattacken, besonders nachts.
► Foetor ex ore.
► Regurgitation von unverdauten Speiseresten im Liegen.
☐ *Hinweis:* Die alleinige Hypertrophie und Dysfunktion des M. cricopharyngeus (ohne Divertikel) verursacht eine ähnliche Dysphagie, jedoch keine Regurgitation von unverdauter Nahrung!
► **Mögliche Komplikationen:** Rezidivierende Aspirationen und Pneumonien.

Diagnostik und Differenzialdiagnosen

► **Klinische Untersuchung:**
  • *Zenker-Divertikel:* Beim Druck auf das Divertikel entleeren sich unverdaute Speisen, Foetor ex ore.
  • *Probeschluck mit Wasser:* Bei Zenker-Divertikel glucksende Geräusche am Hals. Divertikel unter Gurren ausdrückbar.
► **Ösophagusbreischluck** (S. 319): Nachweis des Divertikelsacks.
► **Ergänzende Untersuchungen:**
  • *Ösophagoskopie* (S. 320): Zur lokalen Beurteilung bei besonderer Indikation (V.a. Tumor, Entzündung, Ulkus). *Cave:* Erhöhte Perforationsgefahr!
  • *Ösophaguspassage unter Durchleuchtung:* Bei Beschwerden ohne Divertikelnachweis. Die Dysfunktion des M. cricopharyngeus kann oft nur kinematographisch erfasst werden.
  • *Ösophagus-Manometrie* (S. 237) bei Achalasie (S. 269).
► **Differenzialdiagnosen:** Siehe Leitsymptom Dysphagie S. 265

Konservative Therapie

► **Indikation:** Nur vorübergehend, als Überbrückung bis zur Operation!
► **Durchführung:**
  • Mehrere kleine Mahlzeiten am Tag. Gut kauen! Reichlich trinken.
  • Durch Druck mit der Hand auf die (linke) Halsseite während des Essens kann die Füllung des Zenker-Divertikels evtl. verhindert werden.

Operative Therapie

► **Operationsindikationen und -prinzipien:**
  • *Zenker-Divertikel:* Operation immer indiziert. Abtragen des Divertikels und extramuköse Myotomie des M. cricopharyngeus. *Alternative:* Endoskopische Vereinigung beider Lumina (*Divertikuloösophagostomie*) mit einem transoral eingeführten Endo-GIA-30-Stapler. Voraussetzung: Divertikel ≥ 3 cm, da sonst Perforation oder die partielle Durchtrennung des M. cricopharyngeus droht.
  ☐ *Hinweis:* Die Operation ist auch in Lokalanästhesie (ältere Patienten!) möglich.
  • Hypertrophie/Dysfunktion des M. cricopharyngeus: Extramuköse Myotomie.
  • *Epiphrenales Pulsionsdivertikel:* Operation immer indiziert. Nach Stenose suchen! Ist distal eines epiphrenalen Divertikels eine Achalasie oder eine ösophagitische Striktur vorhanden, soll diese operiert werden und das Divertikel mitentfernt werden! Abtragen des Divertikels durch linksseitige anterolaterale Thorakotomie oder Thorakoskopie und extramuköse Myotomie des distalen Ösophagussphinkters (Kardiomyotomie).

- *Traktionsdivertikel:* Operation nur bei starken Beschwerden (Schmerzen, Dysphagie) oder bei ösophagotrachealer Fistel. Abtragen des Divertikels transthorakal oder thorakoskopisch.
► **Nachbehandlung:** Nahrungskarenz für 3 Tage. Speisen gut kauen (Zustand des Gebisses?).

Prognose

► **Operationsrisiko:** Operationsletalität bei Zenker-Divertikel < 1%.
► **Rezidivquote:** Nach korrekter Operation praktisch Null.

15.4 Achalasie

Grundlagen

► **Definition:** Motilitätsstörung des Ösophagus mit fehlender oder verminderter propulsiver Peristaltik und fehlender schluckreflektorischer Sphinktererschlaffung (=*funktionelle Obstruktion*). Kein Kardiospasmus!
► **Ätiologie:** Verminderung oder Fehlen der Ganglienzellen des Auerbach-Plexus.
  • *Primäre Achalasie:* Ursache unbekannt.
  • *Sekundäre Achalasie:* Nach Bestrahlung, Lymphome, Kardiakarzinom, Chagas-Krankheit.
► **Schweregradeinteilung:**
  • *Kompensiertes Stadium:* Keine Dilatation, (kompensatorische) Hypermotilität, Sphinktererschlaffung unkoordiniert.
  • *Dekompensiertes Stadium:* Deutliche Dilatation bei distaler Engstellung und Hypomotilität.
  • *Terminales Stadium:* Entwicklung über Jahre; Amotilität mit grotesker Dilatation (Megaösophagus) und Elongation (Dolichoösophagus, siehe Abb. 15.3), Sphinktererschlaffung unmöglich.

Klinik

► Dysphagie, Regurgitation von unverdauten Nahrungsresten und Speichel.
► Kontinuierliche, aber langsame Gewichtsabnahme.
► Epigastrische und retrosternale Schmerzen.

Komplikationen

► Nächtliche Aspirationen, rezidivierende Bronchopneumonien.
► Rezidivierende Ösophagitiden durch retinierte Speisereste.
► Ösophaguskarzinom (S. 275).

Diagnostik

► **Anamnese:** Typische Symptome (s. o.)?
► **Ösophagusbreischluck** (optimal unter Durchleuchtung): Gestörte Peristaltik, Dilatation des Ösophagus, trichterförmige, glatte Verengung der Kardia ohne reflektorische Öffnung (Abb. 15.3).
► **Ösophagoskopie mit Biopsie und Histologie** (S. 273): Ausschluss Refluxösophagitis und Karzinom. Kardia bei Achalasie ohne Widerstand passierbar! Speisereste, Soor, Hefe?
► **Ösophagus-Manometrie** (S. 237): Fehlende Erschlaffung des unteren Sphinkters beim Schlucken, Ruhedruck erhöht (bei $1/3$ der Fälle), Druckanstieg auf Methacho-

linium (Mecholyl) oder Neostigmin (Prostigmin) 2 – 10 mg (abnorm starker Ösophagospasmus)?

Differenzialdiagnosen

▶ Siehe auch **Leitsymptom Dysphagie**, S. 265.
▶ **Diffuser Ösophagospasmus** (Abb. 15.3): Verwandtes klinisches Krankheitsbild, jedoch andere Ätiologie (höher liegende neurale Störung, Degeneration des N. vagus, neurohumorale Störung?). Ösophagus in der distalen Hälfte eng, hyperaktiv, tertiäre (nicht peristaltische) Kontraktionen („Korkenzieher-Ösophagus"). Der untere Ösophagussphinkter (UÖS) öffnet normal.

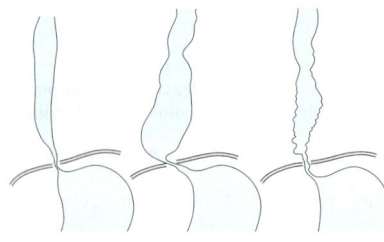

Abb. 15.3 · Kontrast-Röntgenbild: Achalasie kompensiert, Achalasie mit Megaösophagus, diffuser Ösophagospasmus

Konservative und interventionelle Therapie

▶ **Konservative Therapie:** Sorgfältiges Kauen, Vermeidung von emotionalem Stress, im kompensierten Stadium (Hypermotilität!) Nifedipin (Adalat) 3 × 10 mg/d p. o.
▶ **Interventionelle Therapie:** Dilatation des unteren Ösophagussphinkters mit einem pneumatischen Dilatator. Behandlungsmethode der Wahl. *Cave:* Perforationsgefahr!

Operative Therapie

▶ **Indikation:** Keine Besserung durch konservative Therapie und Dilatation, Patientenwunsch.
▶ **Operationsprinzip:** Laparoskopische extramuköse Kardiomyotomie, evtl. kombiniert mit partieller Fundoplicatio als Antirefluxprophylaxe.
▶ **Nachbehandlung:** Lebenslange Nachkontrollen wegen Gefahr der Karzinomentwicklung!

Prognose

▶ 90 % der Patienten werden mit konsequenter konservativer Therapie, einer oder mehreren Dilatationen des stenosierten Bezirks oder einer operativen Therapie auf Dauer symptomfrei.
▶ Bei amotiler Form Resultate jeder Therapie unbefriedigend.

15.5 Hiatushernien

Grundlagen

► **Definitionen:** Verlagerung von Magenanteilen durch den Hiatus oesophagei in das Mediastinum (Abb. 15.4).
  - *Hiatusgleithernie (axiale Hiatushernie):* Verlagerung von Kardia und Magenfundus in Längsachse in das Mediastinum; nicht fixiert, von der Körperposition abhängig, häufigste Form (> 90 %). V.a. Frauen zwischen 40 und 50 Jahren betroffen.
  - *Paraösophageale Hiatushernie:* Verlagerung des Magenfundus entlang des distalen Ösophagus in das Mediastinum (evtl. mit Milz, Netz, Kolon etc.). Lage der Kardia regelrecht.
  - *Gemischte Hiatushernie:* Kombination aus axialer und paraösophagealer Gleithernie; häufiger als reine paraösophageale Hernien. *Extremform:* Magenvolvulus (upside down stomach).
► **Ätiologie:** Bindegewebsschwäche, Atrophie der Zwerchfellmuskulatur (im Alter!), erhöhter intraabdomineller Druck (Adipositas, Obstipation, Schwangerschaft u.a.).

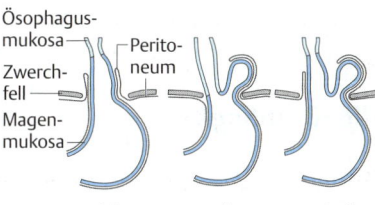

Ösophagus-
mukosa

Peritoneum

Zwerchfell

Magenmukosa

axiale Gleithernie **paraösophageale Hernie** **gemischte Hernie**

Abb. 15.4 · Typische Formen der Hiatushernie

Klinik

► **Hiatusgleithernien:**
  - 80 % der röntgenologisch und/oder endoskopisch nachgewiesenen Hiatusgleithernien sind klinisch stumm und haben keinen Krankheitswert.
  - *Gastroösophageale Refluxkrankheit/Refluxösophagitis* (S. 272): 10 % der Patienten mit Hiatusgleithernie.
  - ► *Merke:* Erst die Refluxösophagitis macht die Hiatusgleithernie zur Krankheit.
► **Paraösophageale Hernien:** Zu 50 % klinisch stumm. Evtl. retrosternales Druckgefühl, Brennen und Völlegefühl, besonders nach dem Essen und im Liegen zunehmend. Aufstoßen, Übelkeit, Erbrechen.
► **Komplikationen:**
  - *Hiatusgleithernie:* Siehe Komplikationen der Refluxösophagitis (S. 273).
  - *Paraösophageale Hernie:* Strangulation, Blutung.

Diagnostik und Differenzialdiagnosen

► **Anamnese:** Refluxsymptomatik (S. 272)?
► **Ösophagusbreischluck in Kopftieflage**: Herniation, Reflux, Magenentleerung zeitgerecht, Striktur?
► **Ösophagoskopie mit Biopsie und Histologie** (S. 273): Refluxösophagitis (Stadieneinteilung, Tab. 15.3, S. 273)? Dysplasie?

▶ **Differenzialdiagnosen:**
- Mediastinaltumoren (siehe Tab. 14.2, S. 260).
- Epiphrenales Ösophagusdivertikel (S. 267).
- Differenzialdiagnose der Refluxösophagitis, S. 274.

Therapie

▶ **Konservativ:** Hiatusgleithernie → Therapie der Refluxkrankheit, S. 274.
▶ **Operativ:**
- *Indikationen:* Paraösophageale und gemischte Hernien → Operation immer indiziert (*Ausnahme:* Symptomlose Hernie bei alten Patienten → OP nur bei Beschwerden), blutende Hiatusgleithernie (mechanische Ursache).
- *Operationsprinzipien:*
  - *Hiatusgleithernie:* Laparoskopische Fundoplicatio.
  - *Paraösophageale Hernie:* Laparoskopische Reposition der Hernie, Verschluss der Bruchlücke (Raffung der Zwerchfellschenkel) und Gastropexie.
  - ▣ *Hinweis:* Da Rezidive bei großen Hernien häufig sind, werden in den letzten Jahren mit Erfolg zunehmend Netze zur Verstärkung der Zwerchfellnaht eingesetzt.

Prognose

▶ Häufig Rezidive bei großen Hernien.

15.6 Refluxkrankheit/Refluxösophagitis

Grundlagen

▶ **Definitionen:**
- *Gastroösophageale Refluxkrankheit* (*GERD = gastro-esophageal reflux disease*): Symptomatischer Rückfluss von Magen- und/oder Duodenalinhalt in den Ösophagus durch Insuffizienz des unteren Ösophagussphinkters mit endoskopischen Befunden *oder* typischer Klinik.
- *NERD* = non erosive esophageal reflux disease: Typische klinische Symptomatik ohne endoskopischen Nachweis erosiver Veränderungen.
- *Refluxösophagitis* (*ERD = erosive reflux disease*): Entzündliche Schleimhautläsionen bei Refluxkrankheit.
▶ **Epidemiologie:** Refluxkrankheit ca. 10%, Refluxösophagitis ca. 1%.
▶ **Ursachen:**
- Primäre Insuffizienz des unteren Ösophagussphinkters unklarer Genese; begünstigt durch Hiatusgleithernie (S. 271).
- Sekundäre Sphinkterinsuffizienz: Postoperativ (nach Myotomie), intraabdominelle Druckerhöhung (Adipositas, Aszites, Schwangerschaft) Magenausgangsstenose (→ gestörte Magenentleerung), Medikamente (z. B. Nitrate, Kalziumantagonisten), Nikotin, Alkohol, längere Zeit liegende Magensonde oder Stent.

Klinik

▶ Sodbrennen (brennendes Gefühl retrosternal) und saures (Magensaft) oder bitteres (galliger Reflux) Aufstoßen, besonders nach dem Essen und beim Liegen, ganz typisch auch nachts (längere Kontaktzeit!), retrosternale Schmerzen.
▶ Reizhusten, Heiserkeit, Übelkeit.
▶ In fortgeschrittenen Fällen: Dysphagie und Odynophagie, evtl. blutiges Erbrechen, chronisch hypochrome Anämie.

Komplikationen

▶ **Ulzeröse Ösophagitis mit Narbenstenose:** Wichtigste Komplikation der Reflux-ösophagitis.

▶ **Barrett-Ösophagus** („Endobrachyösophagus"): Ersatz des Plattenepithels des terminalen Ösophagus durch Zylinderepithel. Neigt zu Ulzerationen. In ca. 10% Entstehung eines Adenokarzinoms (=Präkanzerose).

▶ **Nächtliche Aspirationen mit Husten und Heiserkeit:** Auslösung von Asthmaanfällen.

Diagnostik

▶ **Ösophagoskopie mit Biopsie und Histologie:**
  ● *Stadieneinteilung nach Savary und Miller:* Siehe Tab. 15.3.
  ● *MUSE-Klassifikation* (=Metaplasie, Ulkus, Stenose, Erosion): Für jedes Kriterium Vergabe von 0–3 Punkten (0=fehlend, 1=gering, 2=mäßig, 3=schwer), z.B. M1/U0/S0/E2; erlaubt genauere Differenzierung der Schleimhautläsionen.
  ◪ *Hinweis:* Lässt sich die Refluxösophagitis endoskopisch nachweisen, ist für die konservative Therapie keine weitere Diagnostik notwendig (gilt nicht für die operative Therapie!).
  ● *Nachweis eines Barrett-Ösophagus/Dysplasien:* Entnahme von Quadrantenbiopsien alle 1–2 cm im Bereich der veränderten Schleimhaut. Besteht der V.a. geringgradige Dysplasien, sollte der Patient für 4–6 Wochen mit einem Protonenpumpen-Inhibitor behandelt werden und danach erneut endoskopiert und biopsiert werden.

Tabelle 15.3 · Endoskopische Schweregradeinteilung der Refluxösophagitis nach Savary/Miller

Grad	endoskopischer Befund
0	normale Schleimhaut
1	fleckförmige Erosionen (rot=Ia; fibrinbelegt/weiß=Ib)
2	streifig konfluierende Erosionen (IIa/IIb s. o.)
3	zirkuläre Erosionen
4	Ulzera, peptische Stenose, Barrett-Ösophagus

▶ **Weiterführende Untersuchungen:**
  ● *24-Stunden-pH-Metrie im distalen Ösophagus* (S. 237): Bei V.a. refluxbedingte Beschwerden und endoskopisch unauffällige Schleimhaut (=NERD), wenn die Refluxbeschwerden unter adäquater PPI-Therapie persistieren, präoperativ.
  ● *Ösophagus-Manometrie* (S. 237): Durchführung als Durchzugsmanometrie. Zur differenzialdiagnostischen Abklärung bei unklarer Dysphagie und Brustschmerz bzw. zur präoperativen Diagnostik (Lokalisation des unteren Ösophagussphinkters? Charakterisierung der tubulären Motilität?).
  ● *Ösophagus-Kinematographie oder -Breischluck* (S. 319): Präoperativ zur Beurteilung der Motilität.

Differenzialdiagnosen

▶ **Differenzialdiagnose der Dysphagie:** Siehe Leitsymptom Dysphagie Tab. 15.1, S. 266.
▶ **Differenzialdiagnose der (retrosternalen) Schmerzen/des Druckgefühls:** Ulcus ventriculi (S. 326), Ulcus duodeni (S. 326), Cholelithiasis (S. 412), Cholezystitis chronica (S. 416), Colon irritabile, Angina pectoris, funktionelle Beschwerden.

Konservative und interventionelle Therapie

▶ **Allgemeine Maßnahmen:** Gewichtsreduktion, nach dem Essen nicht hinlegen oder sitzen, Kopfende des Bettes hoch stellen, Obstipation korrigieren, häufig kleine Mahlzeiten (fettarm, eiweißreich), Alkohol- und Nikotinzufuhr reduzieren, auf bestimmte Medikamente verzichten (z. B. Anticholinergika, Adrenergika, Nitrate).
▶ **Medikamentöse Therapie der Refluxösophagitis:** *Protonenpumpenhemmer* (PPI) sind Mittel der 1. Wahl. *Initial* PPI (z. B. Omeprazol [z. B. Antra] 20 mg/d für 4 Wochen. Bei Persistenz der Beschwerden doppelte (ggf. dreifache) Dosis geben.
- *Savary-Miller I und II/NERD:* Bei Beschwerdefreiheit Auslassversuch, bei Rezidiv PPI-Gabe bei Bedarf.
- *Savary-Miller III und IV:* Bei Beschwerdefreiheit Dosis langsam reduzieren, i. d. R ist eine Dauertherapie z. B. mit Omeprazol (Antra) 1 × 10 – 20 mg p. o. notwendig. In 1- bis 2-jährigem Abstand sollte ein Auslassversuch gemacht werden.
- ▶ *Hinweis:* Unter der medikamentösen Therapie mit PPI kommt es in ca. 90 % innerhalb von 2 Wochen zur Ausheilung. Die Patienten werden jährlich endoskopisch kontrolliert.
- *Prokinetika* oder *Antazida* sind Mittel der 2. Wahl und dürfen nur bei Patienten mit sporadischen, leichten Refluxbeschwerden ohne endoskopische Veränderungen gegeben werden.
▶ **Interventionelle Therapie:** Bougierung bei Narbenstriktur oder als Ergänzung zur konservativen Therapie.

Operative Therapie

▶ **Indikationen:** Voraussetzung ist eine langfristige (> 12 Monate) Behandlungsnotwendigkeit, Versagen (frühestens nach 8 – 12 Monaten) oder Unverträglichkeit der konservativen Therapie, Restbeschwerden (z. B. rezidivierende Aspirationspneumonien, refluxbedingtes Asthma) trotz adäquater medikamentöser Therapie, junge Patienten mit dokumentierter Refluxkrankheit, die keine lebenslange medikamentöse Therapie wünschen, ausdrücklicher Patientenwunsch bei korrekter Indikationsstellung.
▶ **Operationsprinzipien:** *Laparoskopische Fundoplicatio:* Wahl der operativen Modifikation (Nissen/Rossetti, Nissen oder Toupet) je nach Resultat der präoperativen Untersuchungen, z. B. partielle Fundoplicatio nach Toupet bei Motilitätsstörungen und Hiatushernie.
▶ **Postoperative Komplikationen.**

Therapie des Barrett-Ösophagus

▶ **Barrett-Ösophagus ohne Dysplasie:** Medikamentöse Therapie mit PPI analog der Therapie der Refluxösophagitis.
▶ **Barrett-Ösophagus mit Low-Grad-Dysplasien:** Endoskopische Überwachung alle 6 – 12 Monate bei Patienten mit Low-Grad-Dysplasien. *Alternative:* Laparaskopische Fundoplicatio.

► **High-Grad-Dysplasien:** Mehrfach in 3-monatigen Abständen nachgewiesene High-Grad-Dysplasien erfordern die operative Entfernung (mediastinale Ösophagusresektion).

▣ *Hinweis:* Nachweis eines Karzinoms in der definitiven Histologie in > 50 %!

Prognose

► Konservative Therapie: 25 % – 90 % Rezidivrate.
► Nach Fundoplicatio sind 90 % der Patienten beschwerdefrei und die Entwicklung eines Endobrachyösophagus wird gestoppt.
► Narbenstriktur verschwindet nach Fundoplicatio und Bougierung.

15.7 Ösophaguskarzinom

Grundlagen

► **Ätiologie:** Unklar. *Risikofaktoren:* Chronischer Alkoholabusus und Nikotinabusus (insbesondere die Kombination!), Nitrosamingehalt der Nahrung, nach Laugenverätzungen der Speiseröhre (S. 279), Plummer-Vinson-Syndrom, Barrett-Ösophagus (Präkanzerose, S. 273), Achalasie (S. 269).
► **Epidemiologie:** Häufigste chirurgische Erkrankung des Ösophagus. Inzidenz 9 – 10 Fälle pro 100000 Männer und Jahr. Betroffen sind v. a. Männer jenseits des 50. Lebensjahres. Verhältnis m : w = 5 : 1.
► **Histopathologie:** Plattenepithelkarzinome (ca. 40 %; abnehmend), Adenokarzinome (ca. 60 %, zunehmend).
▣ *Hinweis:* Das Adenokarzinom des distalen Ösophagus lässt sich häufig nur schwer vom Kardiakarzinom (S. 278) abgrenzen.
► **Lokalisation:** Unteres Ösophagusdrittel ca. 50 %, mittleres Ösophagusdrittel ca. 35 %, proximales Ösophagusdrittel ca. 15 %.
► **Metastasierung:** Fehlender Serosaüberzug → frühzeitige *submuköse Ausbreitung, Infiltration* angrenzender Strukturen und *lymphogene Metastasierung* in regionäre Lymphknoten nach proximal und distal. Die *hämatogene Metastasierung* in Lunge, Leber und Knochen erfolgt relativ spät.
► **TNM-Klassifikation und Stadieneinteilung:** Siehe Tab. 15.4.
► **Stadieneinteilung (UICC) des Ösophaguskarzinoms:**
  ● 0: T_{is}, N_0, M_0.
  ● I: T_1, N_0, M_0.
  ● IIa: T_2, N_0, M_0 *oder* T_3, N_0, M_0.
  ● IIb: T_1, N_1, M_0 *oder* T_2, N_1, M_0.
  ● III: T_3, N_1, M_0 *oder* T_4, jedes N, M_0.
  ● IV: Jedes T, jedes N, M_1.
  ● IVa: Jedes T, jedes N, M_{1a}.
  ● IVb: Jedes T, jedes N, M_{1b}.

Tabelle 15.4 · TNM-Klassifikation Ösophaguskarzinom

T = Tumor = Primärtumor

T_0	kein Anhalt für Primärtumor
T_{is}	Carcinoma in situ (intraepithelialer Tumor, keine Infiltration der Lamina propria)
T_1	Tumor infiltriert Lamina propria oder Submukosa
T_2	Tumor infiltriert Muscularis propria
T_3	Tumor infiltriert Adventitia
T_4	Tumor infiltriert angrenzende Strukturen

N = Noduli = regionale Lymphknoten

N_0	keine (> 6 Lk untersucht)
N_1	Regionäre Lymphknotenmetastasen

M = Metastasen = Fernmetastasen

M_0	keine Fernmetastasen nachweisbar		
M_1	oberer thorakaler Ö.	M_{1a}	Zervikale Lk-Metastasen
		M_{1b}	Andere Fernmetastasen
	mittlerer thorakaler Ö.	M_{1a}	Nicht anwendbar
		M_{1b}	nicht regionäre Lk-Metastasen, andere Fernmetastasen
	unterer thorakaler Ö.	M_{1a}	Zöliakale Lk-Metastasen
		M_{1b}	Andere Fernmetastasen
M_X	Metastasenstatus unbekannt		

Klinik

▶ *Hinweis:* Die Symptome sind uncharakteristisch und treten erst im fortgeschrittenen Tumorstadium auf. Gewichtsabnahme ist häufig das erste Zeichen.

▶ Zunehmende Dysphagie (zunächst für feste Speisen, später auch für flüssige Nahrung), retrosternale Schmerzen, Regurgitation, latente Aspiration, Husten, Heiserkeit, Rekurrensparese. Terminal Pleuraergüsse, ösophagotracheale Fisteln und Arrosionsblutungen als Ausdruck des Einwachsens des Karzinoms in die Nachbarschaft.

▶ *Merke:* Die Dysphagie ist das Leitsymptom des Ösophaguskarzinoms. Bei Patienten > 45 Jahren ist das Ösophaguskarzinom die häufigste Ursache für eine Dysphagie!

Diagnostik

▶ **Anamnese:** Dysphagie, Gewichtsverlust?
▶ **Klinische Untersuchung:** Ggf. tastbare Halslymphknoten.
▶ **Ösophagoskopie mit Biopsie und Histologie:** Direkter Tumornachweis, Barrett-Ösophagus?
▶ **Röntgen-Kontrastmittelpassage:** Füllungsdefekt, Schleimhautzerstörung, Wandstarre, Stenose.
▶ **Endosonographie:** Infiltrationstiefe, Lymphknotengröße?
▶ **CT-Thorax**/ggf. **MRT**.
▶ **Labor:** Blutbild, Leberwerte, Nierenwerte, Tumormarker (SCC/CEA).
▶ **Staging-Untersuchungen:** CT- und Sonographie-Abdomen, Bronchoskopie, ggf. Skelettszintigraphie (bei Knochenschmerzen)

Differenzialdiagnosen

▶ Siehe Leitsymptom Dysphagie (S. 265).

Konservative und interventionelle Therapie

▶ **Strahlen- und Chemotherapie:**
- *Karzinome im oberen Ösophagusdrittel* (praktisch immer inoperabel → frühe Infiltration der umliegenden Strukturen und enge Platzverhältnisse): Kombinierte kurative Strahlen- und Chemotherapie.
- *Lokal inoperable Karzinome im mittleren und unteren Drittel:* Kombinierte Strahlen- und Chemotherapie. In kurativer Absicht bei inoperablen Patienten; palliativ oder neoadjuvant (s. u.) bei irresektablen Karzinomen.
- *Plattenepithel-Karzinome < 5 cm:* Mit kombinierter Strahlen- und Chemotherapie werden fast vergleichbare Resultate zur Chirurgie erzielt.
- *Karzinome mit Fernmetastasierung* (M_1): Palliative Chemotherapie.

▶ **Interventionelle Therapie:**
- *Endoskopische Entfernung:* Endoluminale Laserresektion nach Gabe einer photosensibilisierenden Substanz (z. B. 5-Aminolävulinsäure) oder endoskopische Mukosaresektion: Behandlungsalternative zur Operation (s. u.) beim intramukosalen Barrett-Adeno-Frühkarzinom, T_{is}-Karzinom bzw. prämalignen Läsionen (siehe Barrett-Ösophagus, S. 273). ◼ *Beachte:* Verfahren ist in Erprobung, keine generelle Akzeptanz!
- ◼ *Hinweis:* Bei Infiltration der Submukosa → Operation!
- *Fistelabdichtung* mit Endoprothese bei ösophagotrachealer und ösophagobronchialer Fistel (durch Tumorperforation oder Radionekrose).

Operative Therapie

▶ **Indikationen:**
- Lokal radikal operables Ösophaguskarzinom im mittleren oder unteren Drittel bei ausreichendem Allgemeinzustand des Patienten und Ausschluss von Fernmetastasen: Kurative Radikaloperation (subtotale Ösophagektomie).
- ◼ *Hinweis:* Suprabifurkale Tumore können i. d. R bis zum Stadium T_2, infrabifurkale Tumoren bis zum Stadium T_3 primär kurativ operiert werden.
- Barrett-Ösophagus mit wiederholtem bioptischem Nachweis einer schweren Dysplasie (S. 273).

▶ **Kontraindikationen** (wesentlich): Rekurrensparese, Tumorinfiltration der Trachea und Bronchien, Fernmetastasen, respiratorische Insuffizienz.

▶ **Operationsprinzipien:**
- *Transthorakale Ösophagektomie:* Transthorakale und abdominelle Entfernung des Ösophagus und radikale Lymphknotenresektion. Rekonstruktion durch Ösophagogastrostomie (Anastomose intrathorakal).
- ◼ *Hinweis Lymphadenektomie:* Bei Tumoren unterhalb der Bifurkation werden die mediastinalen infrabifurkalen und die abdominellen Lymphknoten (intrathorakale Anastomose), bei Tumoren oberhalb der Bifurkation werden die mediastinalen infrabifurkalen, die paratrachealen beidseits und die zervikalen Lymphknoten entfernt (zervikale Anastomose).
- *Mediastinale Ösophagektomie:* Keine Thorakotomie, die Inzisionen werden zervikal und abdominell gesetzt. Rekonstruktion durch Ösophagogastrostomie (Anastomose zervikal). Diese Operation ist bei frühen Tumorstadien, bei Tumoren im unteren Drittel (lymphogene Metastasierung v. a. nach abdominell) und bei palliativen Eingriffen indiziert (exakte Lymphknotendissektion nicht möglich).

▶ **Nachbehandlung:** Enterale Ernährung (S. 79) via Jejunalsonde.

Neoadjuvante Therapie

▶ Bei primär nicht operablen Tumoren kann durch eine **präoperative Radiochemotherapie** (50 Gy/Cisplatin und 5-Fluorouracil oder Taxotere) ein „Down-Staging" erreicht werden, sodass ein Teil der Patienten doch noch kurativ operiert werden kann. *Cave:* Operationsrisiko wird dadurch deutlich erhöht!

Palliativmaßnahmen

▶ **Konservative Maßnahmen:**
- Chemotherapie von Fernmetastasen.
- Radio-Chemotherapie bei irresektablen Karzinomen.
- Intraluminale Strahlentherapie („Afterloading") zur Stenosebeseitigung.

▶ **Interventionelle Maßnahmen:**
- *Endoskopische Tubus- oder Stentimplantation* (selbstexpandierende Maschendraht-Endoprothesen); Laserbehandlung: Stenoseabtragung, Blutstillung.
- *Ernährungsgastrostomie* oder *Feinnadelkatheterjejunostomie* (S. 81) zur enteralen Ernährung: Bei nicht beseitigbarer Stenose, wenn PEG-Anlage (S. 67) durch Stenose unmöglich ist.

▶ **Hinweis:** Ist trotz Voroperation eine laparoskopische Gastrostomie möglich, wird dieser der Vorzug gegeben.

Prognose

▶ **Perioperative Letalität:** 5 – 10 %.
▶ **Generell schlechte Prognose,** da die Patienten spät zum Arzt kommen und früh regionäre Metastasen auftreten.
▶ **5-Jahres-Überlebensrate für Plattenepithelkarzinom:**
- *Unteres Drittel:* Nach Resektion 20 %.
- *Mittleres Drittel:* Nach Resektion 5 %.
- *Oberes Drittel:* Nur vereinzelt 5-Jahres-Heilungen.
▶ Die Prognose für Adenokarzinome ist etwas günstiger, v. a. auf dem Boden eines Barrett-Ösophagus: 5-Jahres-Überlebensrate bis 35 %.

15.8 Kardiakarzinom

Grundlagen

▶ **Definition:** Adenokarzinom des gastroösophagealen Übergangs.
▶ **Risikofaktor:** Refluxösophagitis.
▶ **Klassifikation:** Klinische Klassifikation siehe Tab. 15.5. Die TNM-Klassifikation des Kardiakarzinoms entspricht der TNM-Klassifikation des Magenkarzinoms (siehe Tab. 20.4, S. 335).

Tabelle 15.5 · Klinische Klassifikation des Kardiakarzinoms (nach Siewert)

Typ	Form
I	Adenokarzinom im Endobrachyösophagus (S. 273)
II	von der Kardiaschleimhaut ausgehendes Karzinom
III	subkardiales Funduskarzinom mit Infiltration des distalen Ösophagus

▶ **Epidemiologie:** Meist Alter > 50. Lebensjahr.
▶ **Metastasierung:** In das Retroperitoneum und entlang der kleinen Magenkurvatur zum Truncus coeliacus.

Klinik, Diagnostik und Differenzialdiagnosen

▶ **Klinik:** Zunehmende Dysphagie, Gewichtsverlust, Anämie.
▶ **Diagnostik:**
- *Ösophagoskopie mit Biopsie und Histologie* (S. 273)*:* Direkter Tumornachweis.
- *Ösophaguspassage:* Füllungsdefekt, Schleimhautzerstörung, Wandstarre, Stenose?
- *CT- und Sonographie-Abdomen:* Infiltration in Zwerchfellschenkel, Beziehung zu den Nachbarorganen, Lebermetastasen?
- *Endosonographie* (S. 320)*:* Infiltrationstiefe, Lymphknotengröße?
- *Labor:* Blutbild, Leberwerte, Nierenwerte, CEA.
- *Explorative Laparoskopie.*
▶ **Differenzialdiagnosen:** Siehe Leitsymptom Dysphagie (S. 265).

Therapie

▶ **Interventionelle Therapie:**
- *Indikation:* Inoperabilität.
- *Verfahren:* Endoluminale Laserresektion nach Gabe einer photosensibilisierenden Substanz (z. B. 5-Aminolävulinsäure) oder endoskopische Mukosaresektion.
▶ **Operativ:**
- *Indikation:* Jedes operable Kardiakarzinom. *Ausnahme:* Sehr schlechter Allgemeinzustand und Fernmetastasen.
- *Operationsprinzip:* Abhängig vom Typ.
  – *Typ II und III:* Totale transhiatal erweiterte Gastrektomie (= Gastrektomie + Resektion des unteren Ösophagusdrittels) mit Jejunumersatzmagen.
  – *Typ I:* Transthorakale Ösophagusresektion und Magenhochzug.
  ▶ *Hinweis:* Die Kardiaresektion mit Ösophagoantrostomie wird nicht mehr empfohlen (schlechte Resultate wegen Refluxösophagitis und Rezidiven).
▶ **Nachbehandlung:** Nahrungskarenz für 3 Tage. Initial 5 Mahlzeiten.
▶ **Prognose:** Operationsletalität: 5%. 5-Jahres-Überlebensrate 20%.

15.9 Ösophagusverätzung

Grundlagen

▶ **Ätiologie:** Orale Einnahme korrosiver Substanzen in suizidaler Absicht (am häufigsten) oder unbeabsichtigt bei unsachgemäßer Aufbewahrung (v. a. Kinder).
- *Laugen*: Kolliquationsnekrose. Hauptschädigungsorte sind die Ösophagusengen und der Magen.
- *Säuren*: Koagulationsnekrose (Schorfbildung). Hauptschädigungsorte sind Magen und Duodenum.
▶ **Einteilung nach Schweregrad:**
- *Grad I:* Hyperämie, Schleimhautödem, oberflächliche Schleimhautläsionen.
- *Grad II:* Ulkusbildung (narbige Verheilung).
- *Grad III:* Nekrose aller Wandschichten, Perforationsgefahr mit Gefahr der Mediastinitis (S. 261) und Peritonitis (S. 346).
  ▶ *Hinweis:* Grad III führt zwangsläufig zur narbigen Striktur.

Klinik

- ► **Allgemeine Symptome:** Sehr starke, anhaltende Schmerzen und Brennen im Mund- und Rachenraum sowie retrosternal. Dysphagie, Würgereiz, Hypersalivation. Evtl. Dyspnoe, Stridor (→ Glottisödem, *cave* Aspirationsgefahr!). Evtl. Schocksymptomatik ab Verätzung Grad II.
- ► **Frühkomplikationen:**
  - Ösophagus- und/oder Magenperforation mit Mediastinitis (S. 261), Mediastinalemphysem (S. 261), Pneumonie, Pleuraerguss, Pneumothorax (S. 286); ggf. Peritonitis (S. 346).
  - Akutes Larynxödem.
- ► **Spätkomplikationen:** Ösophagusstrikturen, Ösophaguskarzinom (S. 275).

Diagnostik

- ► **Anamnese:** Ingestion korrosiver Substanzen?
- ► **Klinische Untersuchung:** Inspektion von Mundhöhle und Rachenraum: Schleimhautödem, Glottisödem, sichtbare Verätzungsspuren, Vitalfunktionen?
- ► **Röntgen-Thorax:** Freie Luft subphrenisch, Pneumomediastinum?
- ► **Endoskopie:** Beurteilung des Lokalbefundes (Schweregradeinteilung s. o.).
- ► **Ösophaguspassage** mit wasserlöslichem KM (Gastrografin): Indiziert bei Verdacht auf Perforation (*Cave:* Ösophagotracheale Fistel!).
- ► **Labor:** Blutbild, BGA, Kreuzprobe.

Differenzialdiagnosen

- ► Traumatische Ösophagusperforation (S. 282).
- ► Spontane Ösophagusruptur (S. 281).

Sofortmaßnahmen

- ► **Intensivstation!** Stabilisierung der Vitalfunktionen, evtl. endotracheale Intubation.
- ► Einlage einer Magensonde (S. 66) unter Sicht (zur Früh-Bougierung unter Sicht).
- ☐ *Beachte:* Keine Spülung und Neutralisierung → absolut kontraindiziert!
- ► **Kortikosteroide** (z. B. Methylprednisolon 40 – 60 mg/d i. v.) über 3 Wochen bei Ösophagusschädigung (zur Strikturverhütung; Effekt ist nicht gesichert). Kontraindiziert bei Perforation!
- ☐ *Cave:* Steroide maskieren Entzündungszeichen und erhöhen das Perforationsrisiko.
- ► **Breitspektrumantibiotikum**, z. B. Clindamycin (Sobelin, Dalacin) 600 mg i. v. oder Metronidazol (Clont) 2×500 mg i. v.+ Ceftriaxon (Rocephin) 2 g i. v.
- ► Evtl. Schienung mit einem dicken Silikonschlauch.
- ☐ *Hinweis:* Die Gabe von Mitteln, die Erbrechen induzieren (→ Zweitpassage), und chemischen Antagonisten (→ Wärmeentwicklung mit zusätzlicher thermischer Schädigung) sind streng kontraindiziert!

Operative Therapie

- ► **Indikationen:** Perforation, schwere Säureverätzung (→ sofortige Gastrektomie), tiefe Laugennekrosen (→ sofortige Ösophagektomie).
- ► **Operationsprinzipien:**
  - *Exstirpation des perforierten Organs:* Transmediastinale subtotale Ösophagektomie oder Gastrektomie bzw. Ösophagogastrektomie.
  - ☐ *Hinweis:* Perforationsübernähung oder knappe Resektion sind sinnlos!
  - Herausleiten der Stümpfe als kutane Stomata, keine primäre Rekonstruktion.
  - *Revision:* Relaparatomie. Alternativ: Laparoskopische Inspektion mit second look (*Cave:* Auch Magenhinterwand einsehen!).

▶ **Nachbehandlung:**
- *Steroide* 6–12 Wochen in niedriger Dosierung, z. B. Prednison 20 mg p. o. (Effekt nicht gesichert).
- *Langzeit-Bougierung:* Beginn am 6.–10. Tag; vorsichtiges Aufdilatieren mittels Hartgummi-Bougies mit zunehmendem Durchmesser. Anleitung des Patienten zur selbstständigen Durchführung mehrmals täglich.
- *Rekonstruktion der Passage:* Im Falle einer primären Ösophagektomie oder Gastrektomie Kolon- oder Dünndarminterponat.
- Evtl. *Spätösophagektomie* bei schwerer Dysphagie (S. 265) oder Ösophaguskarzinom (S. 275).

Prognose

▶ **Letalität:** 20 % bei Einnahme in suizidaler Absicht, 2 % bei akzidenteller Einnahme; 60 % bei Perforation mit akuter Mediastinitis.
▶ **Ausbildung von Ösophagusstrikturen:** In 10–20 % (davon 80 % innerhalb von 2 Wochen).
▶ Auf das **Ösophaguskarzinom** als mögliche Spätkomplikation achten (endoskopische Kontrollen im Rahmen der Bougierung!).

15.10 Spontane Ösophagusruptur

Grundlagen

▶ **Synonym:** Boerhaave-Syndrom.
▶ **Ätiologie:** Ruptur bei plötzlicher Druckerhöhung im distalen Ösophagus, fast ausschließlich bei Erbrechen, sehr selten infolge von Husten, Defäkation, stumpfem Bauchtrauma.
▶ **Epidemiologie:** Selten. Auftreten fast nur bei Männern, gehäuft bei Alkoholikern (Wandschädigung?), typisch nach Alkoholgenuss und großen Mahlzeiten.
▶ **Lokalisation der Ruptur:** Oberhalb der Kardia oder unmittelbar oberhalb des Hiatus, meist hinten links. Länge 2–6 cm, vertikale Wandrisse.

Klinik

▶ **Allgemeine Symptome:** Plötzliche, heftige, anhaltende retrosternale und epigastrische Schmerzen. Ggf. Dyspnoe, stoßweise beschleunigte Atmung, evtl. Schocksymptomatik. In ca. 30 % zervikales Hautemphysem.
▶ **Komplikation:** Mediastinitis (S. 261).

Diagnostik

▶ **Anamnese:** Massives Erbrechen?
▶ **Klinische Untersuchung:** Druckdolenz im Epigastrium, evtl. Hautemphysem am Hals, evtl. Zyanose.
▶ **Röntgen-Thorax** im Stehen: Linksseitiger Pleuraerguss, Pneumomediastinum?
▶ **Ösophaguspassage** mit wasserlöslichem KM (Gastrografin): Nachweis der Ruptur.
▶ **Ösophagoskopie** (S. 320): Lokalisation der Ruptur; Beurteilung der umgebenden Schleimhaut. In eindeutigen Fällen nicht notwendig! Kann das Krankheitsbild verschlimmern durch Austritt von Luft und Schleim ins Mediastinum.
▶ **CT:** Bei verspäteter Diagnostik, zur Beurteilung der mediastinalen Veränderungen.

Differenzialdiagnosen

► Magen- oder Duodenalulkusperforation (S. 331)
► Gallenblasenperforation.
► Myokardinfarkt, Lungenembolie (S. 116), Aortendissektion (S. 538).
► Spontanpneumothorax (S. 254).

Operative Therapie

► **Indikation:** Jede spontane Ösophagusruptur! Notfalleingriff! (*Einzige Ausnahme:* Inoperabilität → Stenteinlage + Thoraxdrainage, Nahrungskarenz und Breitbandantibiose.)
► **Operationsprinzipien:**
  ● Laparotomie; Naht der Ruptur und Deckung mit Fundoplicatio oder Omentum + Drainage. Falls die Ruptur von abdominal her nicht erreicht werden kann, wird Laparotomie nach thorakal links erweitert.
  ● *Bei verschleppter Ruptur* (Mediastinitis, Abszesse, Empyem u. a.): Einlage von Drainagen. Zusätzlich Stent + Gastrostomie.
► **Begleitmaßnahmen:**
  ● *Antibiotische Abdeckung:* z. B. Clindamycin (Sobelin, Dalacin) 600 mg i. v. oder Metronidazol (Clont) 2×500 mg i. v.+ Ceftriaxon (Rocephin) 2 g i. v.
  ● Parenterale Ernährung (S. 77).
  ▶ *Hinweis:* Durchführung einer Ösophaguspassage vor Beginn des oralen Kostaufbaus.

Prognose

► Bei sofortiger Diagnosestellung und Operation gute Prognose.
► Bei verschleppten Fällen hohe Letalität infolge Mediastinitis.

15.11 Ösophagusverletzungen

Grundlagen

► **Ätiologie:**
  ● *Iatrogen* (80%): Endoskopie (v. a. starre Endoskope; häufig im Hypopharynx [51%, Ösophagusmund verpasst!], vor Hindernissen), Bougierungen, Sengstaken- oder Magensonde u. a.
  ● *Fremdkörper* (8%): Drucknekrose; Ösophaguseinriss bei der endoskopischen Extraktion (z. B. Zahnprothese, Knochen).
  ▶ *Hinweis:* Ösophagusverletzungen durch penetrierendes (Stich/Schuss, 5%) oder stumpfes (5%) *Thoraxtrauma* sind selten!

Klinik

► **Allgemeine Symptome:** Thoraxschmerz, Fieber, evtl. Dysphagie, Dyspnoe, *selten:* Haut-, Mediastinalemphysem (S. 261).
▶ *Hinweis:* In 7% zunächst keine Symptome!
► **Komplikationen:** Ohne Behandlung Entwicklung einer Mediastinitis (S. 261).

Diagnostik

► **Anamnese:** Z.n. Endoskopie? Thoraxverletzung? Fremdkörperingestion?
► **Klinische Untersuchung:** Hautemphysem?

▶ **Röntgen-Thorax inkl. Hals, evtl. CT:** Verbreitertes Mediastinum, Luft entlang Ösophagus/im Mediastinum/in den Halsweichteilen, Pneumothorax, Pleuraexsudat?
▶ **Ösophaguspassage** mit wasserlöslichem KM (Gastrografin): Lokalisierung der Perforation.
▶ **Ösophagoskopie** (S. 320)**:** Nur in Ausnahmefällen zur Beurteilung der Schleimhaut indiziert. Auf schonende Durchführung achten!

Differenzialdiagnosen

▶ Ösophagusverätzung (S. 279).
▶ Ösophagusspontanruptur (S. 281).

Konservative Therapie

▶ **Indikation:** Nur bei frischer, symptomloser Perforation (durch Endoskop) im Hypopharynx und im zervikalen Ösophagus.
▶ **Durchführung:**
  ● Ruhigstellung (absolute Nahrungskarenz).
  ● Antibiotische Abdeckung, z. B. mit Clindamycin (Sobelin, Dalacin) 600 mg i. v. plus Ceftriaxon (Rocephin) 2 g i. v.
  ● Engmaschige Überwachung (Schmerzen, Fieber, Druckdolenz, Hautemphysem?).

Operative Therapie

▶ **Indikationen:**
  ● Jede Ösophagusperforation (*Ausnahmen:* siehe konservative Therapie s. o.).
  ● Auftreten von Symptomen unter konservativer Behandlung.
▶ **Operationsprinzipien:** Vorgehen ist abhängig von Lokalisation und Alter der Perforation, evtl. Begleiterkrankungen und Komplikationen:
  ● *Instrumentelle Perforation des Hypopharynx oder zervikalen Ösophagus:* Direktes Freilegen durch kleinen Schnitt entlang dem Vorderrand des M. sternocleidomastoideus und Drainage mit Silikonkapillardrain. Keine Naht notwendig. Eingriff kann in Lokalanästhesie durchgeführt werden.
  ● *Frische instrumentelle Perforation des thorakalen und abdominalen Ösophagus:* Übernähen, Decken mit Pleura- oder Perikard, Omentumlappen, Drainage, Gastrostomie.
  ● *Frische Perforation bei Patienten mit operablem Tumor:* Notfallmäßige Radikaloperation des Tumors.
  ● *Veraltete instrumentelle Perforation mit Mediastinitis:* Thorakotomie und ausgiebige transpleurale Drainage, zervikale Ösophagostomie (Speichelfistel), innere Ösophagusschienung und -drainage mit Hinausleiten durch den Magen, Katheterjejunostomie (*Cave:* Magen für nachfolgende Rekonstruktion schonen!).
  ● *Alternativen:*
    – *Abdichten der Perforation mit Ösophagusendoprothese* und antibiotische Abschirmung. Bei verschleppten Fällen evtl. kombiniert mit Drainage.
    – Bei reduziertem AZ und allgemeiner Inoperabilität: Drainage des Mediastinums und der Pleurahöhle.
▶ **Nachbehandlung:**
  ● Antibiotische Abdeckung (s. o.), bis Perforationsheilung nachgewiesen.
  ● Parenterale bzw. Sondenernährung (S. 77, S. 79), bis Perforationsheilung nachgewiesen.
  ● Ösophaguspassage (Gastrografin) vor Beginn des oralen Kostaufbaus.

Thorax: Ösophagus

Prognose

▶ Gut bei korrekt behandelter zervikaler Perforation.
▶ Bei tieferen Perforationen stark abhängig von Zeitdauer bis zur adäquaten Versorgung, Grundleiden, Zustand des Patienten.
▶ **Letalität:**
  • < 20% bei operativer, >20% bei nichtoperativer Behandlung einer thorakalen Perforation.
  • 50% bei verschleppter Perforation (>24 Stunden) des thorakalen Ösophagus.

16 Thorax: Traumatologie

16.1 Rippen(serien)fraktur

Grundlagen

▶ **Definitionen:**
- *Solitärfraktur:* Fraktur von 1–2 Rippen.
- *Rippenserienfraktur:* Fraktur von ≥ 3 benachbarten Rippen.
- ▶ *Hinweis:* Am häufigsten sind die Rippen 4–9 betroffen.
▶ **Verletzungsmechanismus:** Starke stumpfe Gewalteinwirkung auf den Thorax, z. B. Einklemmung zwischen Lenkrad und Sitz, Verschüttungen, Sturz auf Tischkante.

Klinik

▶ **Solitärfraktur:** Lokaler Druckschmerz, Prellmarken, Hämatom, atemabhängiger Thoraxschmerz, Kompressionsfernschmerz.
▶ **Rippenserienfraktur:**
- Kompressionsschmerz, Krepitation, schmerzbedingte Schonatmung, „Nachhinken" einer Thoraxhälfte.
- ▶ *Merke:* Je ventraler die Fraktur lokalisiert ist, desto schwerer ist die Atemmechanik beeinträchtigt. Bei paravertebralen Frakturen bzw. Frakturen in Schulterhöhe ist der Thorax durch die Schienung der Rücken- bzw. Schultergürtelmuskulatur relativ stabil.
- *Thoraxinstabilität mit „paradoxer Atmung":* Inspiratorische Einziehung und Mediastinalverschiebung zur gesunden Seite und exspiratorische Vorwölbung des instabilen Wandsegmentes. *Konsequenz:* Schlechte Belüftung der gesunden Seite.
- *Kreislaufinsuffizienz* durch intra- und extrathorakale Begleitverletzungen (s. u.).
▶ **Komplikationen:**
- *Intrathorakale Begleitverletzungen:* Hämato-/Pneumothorax (S. 286), Spannungspneumothorax (S. 287), Lungenkontusion (S. 289), Herzkontusion (S. 293), Bronchus- und Aortenruptur (S. 292, S. 291), Mediastinalemphysem (S. 261).
- *Abdominelle Begleitverletzungen:* Milzruptur (S. 477), Leberruptur (S. 476).
- ▶ *Cave:* Pneumoniegefahr durch die Schonatmung!

Diagnostik

▶ **Unfallanamnese.**
▶ **Klinische Untersuchung** (S. 231): Druck-/Kompressionsschmerz, Krepitation, sichtbare Prellmarken/Hämatome, Atemexkursion nachhinkend, evtl. paradoxe Atmung.
▶ **Röntgen:** Thorax-Übersicht (in 2 Ebenen), knöcherner Hemithorax/ggf. Zielaufnahmen einzelner Rippen.
▶ *Beachte:* Solitäre und nicht dislozierte Rippenfrakturen sind im Röntgenbild manchmal schwer zu erkennen. Daher schließt ein negativer radiologischer Befund eine Rippenfraktur nicht aus, da diese sich manchmal erst durch die Kallusbildung bemerkbar macht.
▶ **CT-Thorax:** Ausschluss von Lungenkontusionsherden, ventraler Pneumothorax, Polytrauma (S. 127).
▶ **Abdomen-Sonographie:** Zum Ausschluss abdomineller Begleitverletzungen, v. a. bei Fraktur der unteren Rippen.

▶ **EKG:** Herztrauma bei Rippenserienfraktur?
▶ **BGA/Pulsoxymetrie:** Zum Nachweis einer Hypoxämie.

Differenzialdiagnosen

▶ **Rippenprellung.**
▶ **Sternumfraktur:** Insgesamt selten. Häufig assoziiert mit Rippen- u. o. BWS-Frakturen. *Klinik:* Lokaler Druckschmerz, Stufenbildung, atemabhängige Schmerzen stehen im Vordergrund der Beschwerden. Diagnose: Röntgen Sternum seitlich, CT, EKG, Echo und Herzenzyme zum Ausschluss eines Myokardtraumas. *Komplikation:* Contusio cordis. *Therapie:* I.d.R. konservativ. Bei starker Dislokation Osteosynthese durch Cerclage oder Platte.

Konservative Therapie

▶ **Indikationen:** Solitärfraktur, stabile Rippenserienfraktur.
▶ **Solitärfraktur:** Analgesie, Antitussiva, Atemtherapie.
▶ **Rippenserienfraktur:**
  • *Analgesie:* Hoch dosierte Analgetika, regelmäßig oder als patientenkontrollierte Analgesie (S. 93), z. B. Pethidin. Ggf. Epiduralkatheter.
  • Ggf. O_2-Gabe.
  • Atemgymnastik.
  • Sekretolytika.
  • *Thoraxdrainage* (S. 64): Bei Hämato-/Pneumothorax (S. 286), prophylaktisch bei Rippenserienfraktur und geplanter Beatmung (Gefahr des Spannungspneumothorax).
  • *Intubation und Beatmung:* Bei respiratorischer Insuffizienz (Tachypnoe, Tachykardie, $pO_2 < 60\,mm\,Hg$).
  ▷ *Cave:* Bei Beatmung Gefahr eines Spannungspneumothorax, daher immer Anlage einer Thoraxdrainage!

Operative Therapie

▶ **Indikationen:** Instabiler Thorax, persistierende Blutung ($> 1,5$ l initial, > 200 ml stündlich).
▶ **Operationsprinzipien:** Thorakotomie im Bereich der Fraktur, Blutstillung.
▶ Nachbehandlung: Ausreichende Analgesie, Mobilisation, elastische Bandage.

Prognose

▶ **Solitärfraktur:** I.d.R. problemlose Abheilung.
▶ **Rippenserienfraktur:** Längerer Heilungsverlauf, Reduktion des Atemzugvolumens, Interkostalneuralgie.

16.2 Hämato-/Pneumothorax

Grundlagen

▶ **Definition:** Posttraumatische Blut- und/oder Luftansammlung im Pleuraraum.
▶ **Ätiologie:**
  • *Geschlossener Hämatopneumothorax:* Auftreten beim stumpfen Thoraxtrauma; Verletzung der viszeralen Pleura bei Lungenlazeration (S. 289), Anspießung durch Rippenfragmente, Tracheobronchialverletzung (S. 292).
  • *Offener Hämatopneumothorax:* Verletzung der Thoraxwand mit klaffendem Leck; fast immer Mitverletzung der Lunge (Schuss, Splitter).

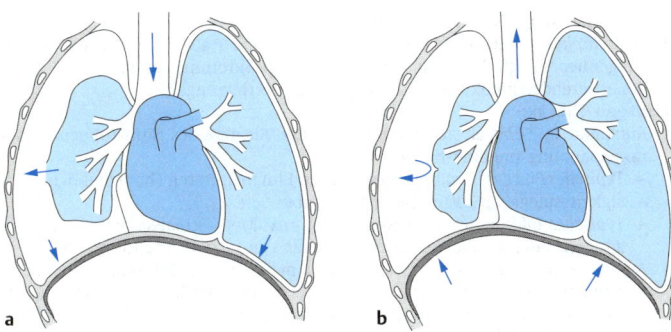

Abb. 16.1 · Spannungspneumothorax: (a) Inspiration; (b) Exspiration

- *Iatrogener Hämatopneumothorax:* Punktionsversuch der V. subclavia, Pleurapunktion, Beatmung.
- *Hämatothorax ohne Pneumothorax:* Alleinige Läsion der parietalen Pleura und Interkostalgefäße (z.B. Rippenfrakturen [S. 285]).
- *Spannungspneumothorax:* Ein Spannungspneumothorax kann sich prinzipiell aus jedem Pneumothorax entwickeln. Durch einen Ventilmechanismus tritt während der Inspiration Luft in den Pleuraraum aus, die während der Exspiration nicht in das Bronchialsystem zurückweichen kann Abb. 16.1 → Lungenkollaps, Verdrängung des Mediastinums zur gesunden Seite, Behinderung des venösen Rückstroms.

Klinik

▶ **Allgemein:** Schmerzen, Dyspnoe, Tachykardie, Orthopnoe, Angst, Unruhe.
▶ **Komplikationen:**
- *Totalkollaps der Lunge:* Nur bei Fehlen pleuraler Adhäsionen möglich.
- *Spannungspneumothorax:* Akut lebensbedrohliche Komplikation mit Zyanose, oberer Einflussstauung, Dyspnoe, Tachykardie, Kreislaufinsuffizienz.
- *Mediastinalflattern:* Bei nach außen offenem Pneumothorax. Während der Inspiration verschiebt sich das Mediastinum zur gesunden Seite und beeinträchtigt dort die Luftfüllung. Akut lebensbedrohliche Situation mit gestörtem Blutrückfluss zum Herzen, Verminderung der Ventilation, Herzrhythmusstörungen.
- *Hämorrhagischer Schock:* Bei massiver Blutung. In der Pleurahöhle können sich bis zu 6 Liter Blut ansammeln.

Diagnostik

▶ **Anamnese:** Trauma?
▶ **Klinische Untersuchung** (S. 231):
- *Atemmechanik:* Nachhinken der betroffenen Thoraxhälfte, paradoxe Atmung, Dyspnoe mit Nasenflügeln, Tachypnoe, Tachykardie?
- *Auskultation:* Abgeschwächtes oder fehlendes Atemgeräusch.
- *Perkussion:*
  - Pneumothorax: Hypersonorer Klopfschall, ggf. Zwerchfelltiefstand bei Spannungspneumothorax.
  - Hämatothorax: Klopfschalldämpfung.

- *Einflussstauung:* Zyanose, gestaute Halsvenen.
- *Hautemphysem:* Zunächst am oberen Thorax und Hals, sekundär auf Gesicht (Augenlieder), Schultern und Bauchdecken (z. B. Skrotum) übergreifend.
- Penetrierende Thoraxwunde? Extrathorakale Verletzungen?

▶ **Röntgen-Thorax:**
- *Aufnahme in 2 Ebenen stehend in Exspiration:* Ausmaß des Hämatopneumothorax; Spannungspneumothorax?
  - *Typisches Bild des Hämatopneumothorax:* Blut im unteren Thoraxbereich (Flüssigkeitsspiegel ab 200 ml sichtbar) darüber Luft.
  - *Typisches Bild des Spannungspneumothorax:* Mediastinalverlagerung zur gesunden Seite, Totalkollaps der betroffenen Lunge, Zwerchfelltiefstand.
- *Aufnahme im Liegen* (wenn Stehen nicht möglich ist): Der Hämatothorax ist wegen flächiger Ausbreitung als diffuse Verschattung erkennbar. (*DD* Atelektasenbildung; Zwerchfellruptur [S. 472] ausschließen!)
  - ▷ *Hinweis:* Auf knöcherne Verletzungen achten!
- **Sonographie:** Bei Hämatopneumothorax Abschätzung der Blutmenge.
▶ **CT:** Mediastinalverletzungen, Lungenkontusionen, sonstige Begleitverletzungen?
▶ **EKG:** Herzkontusion (Herzrhythmusstörungen, Repolarisationsstörungen)?
▶ **BGA/Pulsoxymetrie:** Gasaustauschstörungen/Sauerstoffsättigung?

Konservative und interventionelle Therapie

❗ **Sofortmaßnahmen bei Hämato-/Pneumothorax:**

▶ **Spannungspneumothorax:**
- *Außerhalb der Klinik:* Notenlastung durch Pleurapunktion im 2. oder 3. ICR medioklavikulär mit großlumiger Venenverweilkanüle (ID 2,0 mm), evtl. Ventilkanüle und Belassen bis zur definitiven Versorgung.
- *Definitive Versorgung:* Anlage einer Thoraxsaugdrainage im 2.–3. ICR, Medioklavikularlinie.

▶ **Offener Pneumothorax:**
- Notfallmäßige endotracheale *Intubation und Beatmung* (vermindert Mediastinalflattern), lockerer Deckverband über offene Thoraxwunde, Thoraxdrainage (S. 64).
- Falls Intubation nicht möglich ist, Anlegen eines *luftdichten Klebeverbandes* (→ verwandelt den offenen in einen geschlossenen Pneumothorax, verhindert Mediastinalflattern) und gleichzeitige Anlage einer *Thoraxdrainage* (S. 64) zur Vermeidung eines Spannungspneumothorax.

▶ **Geschlossener Hämatothorax:**
- *Kleine Ergüsse (< 200 ml):* Keine Drainage notwendig; Röntgenkontrolle nach 12–24 Stunden.
- *Ergüsse > 200 ml:* 1–2 Thoraxdrainage(n) (S. 64).
- Bei respiratorischer Insuffizienz trotz korrekter Lage der Saugdrainage (Lungenparenchymverletzung, Thoraxwandinstabilität und/oder Bewusstseinsverlust) evtl. maschinelle Respiratorbeatmung indiziert.

Operative Therapie

▶ **Indikationen:**
- Massiver Luft- und/oder Blutverlust (> 1,5 l initial, > 200 ml stündlich).
- Koagulierter Hämatothorax (Empyemrisiko).

▶ **Operationsprinzip:** Thorakotomie im Bereich der Blutungsquelle oder der Thoraxwunde. Hämostase, Débridement, Übernähung, evtl. Resektion von lazerierten Lun-
genabschnitten. Einlage einer Thoraxdrainage, Verschluss des Thorax.

▶ **Nachbehandlung:** Röntgenkontrollen: Postoperativ sowie in regelmäßigen Abständen bis zur Entfernung der Thoraxdrainage (S. 64). Sofort bei Atemnot zum
Ausschluss eines Spannungspneumothorax.

Prognose

▶ Abhängig vom Ausmaß der Begleitverletzungen.
▶ Ggf. restriktive Ventilationsstörung durch Pleuraschwartenbildung.

16.3 Lungenverletzung (Tab. 16.1)

Tabelle 16.1 · Lungenverletzungen

	Lungenkontusion	Lungenruptur (-lazeration)	penetrierende Lungenverletzung
Definition	Quetschung des Lungengewebes ohne Läsion der viszeralen Pleura mit intrapulmonalen Blutungen, Infiltraten, Atelektasen und perifokalem Ödem	Zerreißung/Berstung des Lungengewebes mit Ruptur der viszeralen Pleura; neben intrapulmonalen Blutungen Hämatothorax und/ oder Pneumothorax; bleibt die viszerale Pleura intakt → zentrale Lungenruptur (*Sonderform:* Intrapulmonales Hämatom)	Vorliegen eines offenen Hämatopneumothorax
Ätiologie	Stumpfes Thoraxtrauma: Kompression, Explosions-(Baro-)Trauma	Stumpfes oder penetrierendes Thoraxtrauma (Stich, Schuss oder Pfählung)	
Klinik	abhängig vom Ausmaß der Lungen- bzw. Thoraxverletzung und der Begleitverletzungen: Keine Beeinträchtigung, Dyspnoe, respiratorische Insuffizienz, Kreislaufinstabilität, Hämoptoe		sichtbare Verletzungen (Einschuss, Stiche), Kreislaufinstabilität, Dyspnoe, Hautemphysem, Halsvenenstauung
Komplikationen	Begleitverletzungen: z. B. Rippenserienfraktur, Aortenruptur, Contusio cordis Posttraumatische Lungenzyste, Kontusionspneumonie, respiratorische Insuffizienz		Begleitverletzungen: Penetrierende Verletzung der großen Gefäße, des Herzens
Diagnostik	*Röntgen-Thorax stehend in 2 Ebenen:* Lokalisierte Parenchymverschattung im Bereich der Thoraxwandverletzung, Hämatothorax oder Pneumothorax (bei Einriss der viszeralen Pleura), intrathorakale Begleitverletzungen, Fremdkörper *CT:* Bestimmung des Verletzungsausmaßes, Begleitverletzungen *BGA:* Gestörter Gasaustausch?		

Fortsetzung ▶

Tabelle 16.1 · Fortsetzung

	Lungenkontusion	Lungenruptur (-lazeration)	penetrierende Lungenverletzung
Therapie	▶ *Beachte:* Noch im Thorax befindliche Fremdkörper dürfen niemals präoperativ entfernt werden, da hierdurch der Tamponadeeffekt aufgehoben wird und es zu starken Blutungen kommen kann! **Konservativ/Interventionell:** *Spontanatmung:* Kein Bewusstseinsverlust, keine schweren intrapulmonalen Verletzungen, $pO_2 > 60$ mm Hg, ausreichend Analgesie[1] ▶ *Cave:* Ein anfänglich ausreichender Gasaustausch kann sich innerhalb der ersten Tage unter Progredienz des Lungenbefundes verschlechtern. *Respiratorunterstützung:* Bei Bewusstseinsstörung oder klinischer, blutgasanalytischer und/oder radiologischer Verschlechterung nach anfänglicher Spontanatmung, Anzeichen einer respiratorischen Insuffizienz (Tachykardie, Tachypnoe, Fieber, evtl. Zyanose, $pO_2 < 60$ mm Hg, zunehmende Unruhe des Patienten, Somnolenz). ▶ *Hinweis:* Die Verschlechterung der Blutgasanalyse geht den radiologischen Veränderungen um Stunden oder Tage voraus. *Thoraxdrainage* (S. 64): Hämato-/Pneumothorax **Operativ:** *Indikationen:* Anhaltende Blutung (> 200 ml/h) und/oder persistierendem Pneumothorax trotz funktionierender Drainage, penetrierende Thoraxtraumata (*Ausnahme:* stabiler Kreislauf → intensivmedizinische Betreuung) *Operationsprinzipien:* Thorakotomie, Übernähung, Lungensegmentresektion, Lobektomie. Bei koaguliertem, durch Drainage nicht entleerbarem Hämatothorax thorakoskopische Ausräumung		
Nachbehandlung	Intensive Atemtherapie; Röntgenkontrollen nach Einlage der Pleurasaugdrainage sowie in regelmäßigen Abständen bis zur Entfernung der Drainage		
Prognose	Abh. von Begleitverletzungen und Auftreten einer respiratorischen Insuffizienz: Ohne respiratorische Insuffizienz → vollständige Heilung, mit respiratorischer Insuffizienz → Lungenorganversagen		Abh. von Begleitverletzungen

[1] Analgesie bei Spontanatmung: Hoch dosierte Analgetika regelmäßig oder als „Patientenkontrollierte Analgesie" (PCA, S. 93), z. B. Pethidin, Nicomorphin (evtl. i. v.) unter stationärer Überwachung. In schweren Fällen thorakaler Epiduralkatheter zur intrathekalen Applikation von Lokalanästhetikum (z. B. 0,375 % Naropin 4 – 8 ml/h) unter intensivmedizinischer Überwachung und regelmäßiger BGA.

16.4 Verletzung großer intrathorakaler Gefäße (Tab. 16.2)

Tabelle 16.2 · Verletzung großer intrathorakaler Gefäße

	Aorta	Vena cava	D. thoracicus
Ätiologie	Dezelerationstrauma, penetrierendes Trauma ▶ *Hinweis:* Die Aorta reißt in ca. 95% im Isthmusbereich unmittelbar nach Abgang der A. subclavia in Höhe des Lig. arteriosum	Meist perforierende Verletzungen	Wirbelkörper-/Rippenfrakturen, perforierende Verletzungen, iatrogen (Eingriffe an Aorta, Ösophagus, Lunge, Thoraxdrainage)
Klinik[1]	Schmerzen im Rücken, Thorax, Dyspnoe, Hämatothorax, RR-/Pulsdifferenz zwischen oberer und unterer Extremität, Kreislaufinstabilität bis Schock	Bei Verbindung zur Pleurahöhle → Hämatothorax, intraperikardial → Herzbeuteltamponade	Bei Verbindung zur Pleurahöhle → Chylothorax: Dyspnoe, Zyanose; später: Fett- und Eiweißmangel
Diagnostik	Röntgen-Thorax a.p.: Mediastinalverbreiterung Spiral-CT mit KM Angiographie, TEE	Pleurapunktion (S. 51), Erguss milchig, Fettanteil > 1,1 g/l; szintigraphischer Nachweis des Defektes	
Therapie	▶ *Sofortmaßnahmen:* Volumenersatz (S. 75), Intubation/Beatmung, Thoraxdrainage links **Operation immer indiziert!** Zeitpunkt abh. von Begleitverletzungen *Operationsprinzipien:* Überbrückung des Defektes mit Kunststoffprothese (*Nachteile:* notwendige Antikoagulation/Aortenabklemmung), *Alternative:* endoluminale Stentimplantation	**Operativ:** Direkte Naht oder Rekonstruktion mit Protheseninterposition	**Primär konservativ:** Pleurapunktion (S. 51), ggf. Thoraxdrainage (S. 64); parenterale Ernährung (MCT oder fettfrei) **Operativ:** *Indikationen:* Chylusmenge > 1,5 l/d; keine Besserung nach 6-wöchiger konservativer Therapie *Operationsprinzip:* Thorakotomie, direkte Naht

[1] Es werden 3 Verlaufsformen unterschieden: 1. Vollständige Ruptur mit sofortigem Tod (Letalität am Unfallort > 80%), 2. teilweise Ruptur von Tunica intima und media, Tunica adventitia bleibt intakt → Ausbildung eines Aneurysma spurium mit mediastinalem Hämatom, 3. Ausbildung eines chronischen Aneurysmas (Zufallsbefund im Röntgen als Mediastinaltumor)

16.5 Tracheobronchialverletzungen

Grundlagen

▶ **Definition:** Verletzung der Trachea und/oder der Bronchien nach stumpfen oder penetrierendem Trauma.
▶ **Ätiologie:**
- Penetrierende Thoraxverletzungen.
- Thoraxkompression bei geschlossener Glottis (→ Überdruck in den Bronchien). Bei gleichzeitiger Lungenruptur entsteht keine Bronchusruptur, da sie die Entstehung eines Überdrucks in den Bronchien verhindert.
▶ **Klassifikation:** Das Ausmaß reicht von spontan heilenden Schleimhautläsionen bis hin zur massiven Zerstörung von Trachea und Bronchien.

Klinik

▶ Schmerzen, Dyspnoe, Hämoptoe, Asphyxie.
▶ *Hautemphysem:* Beginn im oberen Thorax und Hals, Ausbreitung auf Schultern, Gesicht, Bauchdecken, Skrotum.
▶ Therapieresistenter Pneumothorax trotz Thoraxdrainage.
▶ Massives Mediastinalemphysem, Einflussstauung, Aspiration.
▶ **Komplikation:** Mediastinitis (S. 261), respiratorische Insuffizienz.

Diagnostik

▶ **Klinische Untersuchung** (S. 231): Befunde eines Mediastinalemphysems (S. 261), eines Pneumothorax (S. 286).
▶ **Bronchoskopie** (S. 234): Verfahren der Wahl zur Lokalisation des Lecks.
▶ **Röntgen-Thorax:** Mediastinales und subkutanes Emphysem, evtl. Hämatopneumothorax, Spannungspneumothorax, Rippenfrakturen.
▶ **CT:** Bei schwerem Thoraxtrauma.

Therapie

▶ **Konservative Therapie:**
- *Indikation:* Kleine Schleimhautverletzungen, entfaltete Lunge, Pneumothorax/ Hautemphysem rückläufig.
- *Thoraxdrainage* (S. 64) bei Hautemphysem/Pneumothorax.
▶ **Operative Therapie:**
- *Indikationen:* Abrisse, Perforationen der Hauptbronchien/Trachea, Mediastinitis.
- *Operationsprinzipien:*
  - *Bronchusruptur:* Postero- oder anterolaterale Thorakotomie, Direktnaht, ggf. Abdichten der Naht mit gestielten Lappen aus Pleura mediastinalis oder Perikard.
  - *Trachearuptur:* Mediane Sternotomie, Längseinrisse werden per Direktnaht, totale Abrisse per End-zu-End-Anastomose versorgt.
  - *Mediastinitis:* Siehe S. 261.

16.6 Myokardverletzungen (Tab. 16.3)

Tabelle 16.3 · Myokardverletzungen

	Myokardkontusion/ Myokardruptur (-lazeration)	penetrierendes Myokardtrauma
Ätiologie	stumpfes Thoraxtrauma; bes. gefährlich: Sternumfraktur (S. 286)	penetrierendes Thoraxtrauma: Schuss, Stich, Pfählungsverletzungen
Klinik	Dyspnoe, retrosternale Schmerzen, Herzrhythmusstörungen, Angst (!), Unruhe (!) bei Ruptur: Herzinsuffizienz	Schock, Herzrhythmusstörungen, sichtbare Verletzungen
Komplikationen	*Herzbeuteltamponade:* Einflussstauung, Gefahr des kardiogenen Schocks (S. 144) Herzwand-, Septum-, Papillarmuskelruptur, Klappeneinrisse, Koronargefäßverletzungen	Herzbeuteltamponade, Hämatothorax/Pneumothorax, Herz-Kreislauf-Stillstand
Diagnostik	Klinische Untersuchung: Positiver Venenpuls? Röntgen-Thorax und Sternum seitlich, EKG, Echo, Herzenzyme, ZVD, ggf. Perikardpunktion	Röntgen-Thorax, EKG
Therapie	Intensivtherapie! Ggf. Intubation/Beatmung Therapie Herzinsuffizienz/Herzrhythmusstörungen → internistisches Konsil *Herzbeuteltamponade:* Perikardpunktion, Thorakotomie, Perikarderöffnung	**Sofortmaßnahmen:** Volumenersatz (S. 75), Intubation/Beatmung, Thoraxdrainage/Perikardpunktion ▶ *Beachte:* Noch im Herzen befindliche Fremdkörper dürfen niemals vor Eröffnung des Herzbeutels entfernt werden! Sofortige Operation: Thorako- oder Sternotomie, Naht
Prognose	Bei Myokardkontusion Restitutio ad integrum, evtl. persistierende Herzrhythmusstörungen, Herzinsuffizienz	Überleben abhängig von Verletzungsausmaß (Koronarsystem!) und OP-Zeitpunkt

16.7 Traumatische Ösophagusverletzungen (siehe S. 282)

17 Mamma

17.1 Anatomie

Grundlagen

▶ Die Brustdrüse liegt auf den Faszien des M. pectoralis major und des M. serratus anterior, auf der sie verschieblich ist.
▶ Von der Faszie ziehen Bindegewebsstränge (Cooper-Bänder) durch den Drüsenkörper und fixieren ihn an der Thoraxwand.
▶ Die Brustdrüse ist von dem umgebenden Fettgewebe nicht scharf abgegrenzt. I. d. R. reicht ein Ausläufer um den M. pectoralis major herum bis in die Axilla (sog. Spencer-Ausläufer).

Gefäßversorgung und Lymphabfluss

▶ **Arteriell:** A. thoracica interna, A. thoracica lateralis und Äste der Interkostalarterien.
▶ **Venöser Abfluss:**
  ● Über die Vv. thoracicae laterales in die V. axillaris.
  ● Über die Vv. intercostales in die V. azygos.
  ● Über die V. thoracica interna in die V. subclavia.
▶ **Lymphabfluss:**
  ● Zu den ipsilateralen Lymphknoten an der A. mammaria interna entlang des Brustbeins.
  ● Zu den axillären Lymphknoten. Unterteilung in 3 Level:
    – *Level I* (untere Axilla): Lk lateral des lateralen Rands des M. pectoralis minor.
    – *Level II* (mittlere Axilla): Lk zwischen medialen und lateralen Rand des M. pectoralis min. und die interpektoralen (= Rotter-)Lk.
    – *Level III* (apikale Axilla): Lk medial des medialen Rand des M. pectoralis min., einschließlich der sub-, infra- und supraklavikulären Lk.

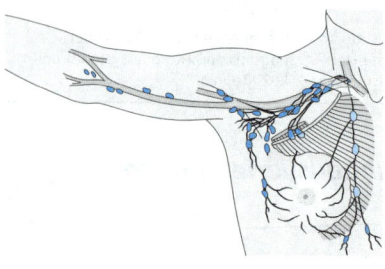

Abb. 17.1 · Lymphabfluss der Mamma

17.2 Diagnostik

Klinische Untersuchung

▶ **Technik:** Die Patientin sollte idealerweise vor dem Untersucher stehen, einmal mit hängenden, dann mit an den Seiten abgestützten Armen. Die Palpation erfolgt mit zwei Händen.

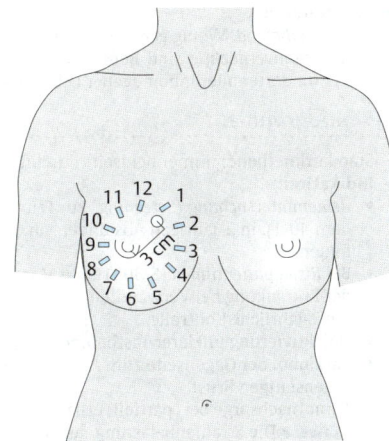

Abb. 17.2 · Dokumentation von
Mammabefunden (z. B. „Knoten bei 1
Uhr, 3 cm von der Mamille entfernt")

▶ **Inspektion:**
- *Seitenvergleich:* Symmetrie beider Brüste hinsichtlich Größe, Form, Höhe (Stand), Verschiebung beim Aufheben der Arme.
- *Einzelne Brust:* Rötung, Schwellung, peau d'orange (typisch für Mamma-Ca), Einziehung, fixierte Haut, Narben, Intertrigo?
  - Warzenhof: Gerötet, schuppend, nässend?
  - Mamille: Verzogen, eingezogen, Sekret, Sekretkruste?
- *Axilla/Fossa supraclavicularis:* Lk-Vergrößerung?
- *Arm:* Vermehrte Venenzeichnung, Schwellung?

▶ **Palpation:**
- *Mamma:* Konsistenz, Lappung, Druckdolenz? Verschiebbarkeit gegen M. pectoralis, Fixierung der Haut über dem Drüsenkörper? Drüsenausläufer in Axilla? Knoten (Lokalisation, Abgrenzbarkeit von Haut/Drüse/M. pectoralis, Druckdolenz) (Abb. 17.2)?
- *Mamille:* Konsistenz, Schmerzen. Invertierte Mamille, durch Druck evertierbar? Submamilläre Resistenz? Sekret ausdrückbar (bei V.a. Karzinom → Zytologie)?
- *Lymphknoten:* Axillär, infra- und supraklavikulär, laterale Brustwand, parasternal.

▣ ▶ *Hinweis:* Mammakarzinome (S. 303) sind die am häufigsten übersehenen Befunde bei der Aufnahmeuntersuchung! Jede 10.–12. Frau erkrankt an Brustkrebs, und ihr Überleben hängt davon ab, wie früh der Tumor gefunden wird. Verzichten Sie nicht auf die Palpation.

Sonographie

▶ **Indikation:**
- Keine anerkannte Screeningmethode!
- Als eingeschränkte Alternative, z.B. in der Schwangerschaft oder bei juveniler Brust.
- Differenzierung von soliden vs. zystischen Raumforderungen.
- Verlaufskontrolle von bekannten benignen Tumoren.
- Als Steuerung bei Punktionen (S. 297).

► **Beurteilung:**
- *Normalbefund:* Wenig echogen, homogen.
- *Karzinomverdächtig* sind Befunde mit unscharfer Begrenzung sowie mit stark verminderter oder inhomogener Echogenität.

Mammographie

► Standardmethode; immer beidseits durchführen.
► **Indikation:**
- *Reihenuntersuchung (Screening)* zur Früherkennung des Mammakarzinoms: Ab dem 40. Lj. in 2-jährigen Abständen, ab dem 50. Lj. in jährlichem Abstand empfohlen.
- Bei *Risikopatientinnen* (S. 303) erste Mammographie 10 Jahre vor dem Auftreten der Erkrankung bei Verwandten 1. Grades, ggf. jährliche Wiederholung. Ansonsten 2-jährliche Kontrolle.
- Objektivierung unklarer Tastbefunde.
- Karzinom der Gegenseite zum Ausschluss eines simultanen Zweitkarzinoms der gegenseitigen Brust.
- Tumornachsorge bei (partiell) erhaltener Mamma nach Karzinomoperation.
- ▣ *Hinweis:* Die Strahlenbelastung der Untersuchung führt zu einer minimalen Erhöhung des Brustkrebsrisikos (von 10 auf 10,06%, bei jährlichen Mammographien über 20 Jahren), senkt aber wegen der Früherkennung die Mortalität um 30–70%).
► **Beurteilung:** Die Befundung ist schwierig und braucht sehr viel Erfahrung. Der **Normalbefund** ist stark altersabhängig (ab ca. 35 Jahren Mammainvolution: Ersatz von Drüsengewebe durch Fett). **Karzinomverdächtig** sind (Abb. 17.3):
- *Mikroverkalkungen:* Kleine (0,1 mm), bizarr geformte, herdförmig gruppierte Strukturen; insbesondere beim duktalen Ca.
- *Radiäre Ausläufer* („Krebsfüßchen"): Verdichtungsherde, bestehend aus meist radiär angeordneten faserigen Strängen bei zirrhös wachsenden Karzinomen.
- *Kutane Verdickung* beim inflammatorischen Karzinom.

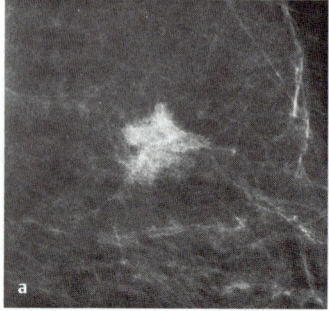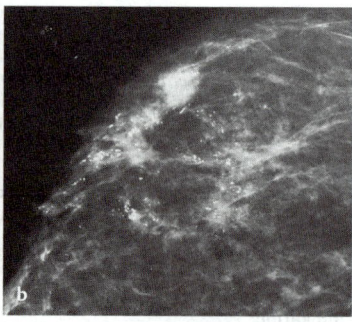

Abb. 17.3 · Malignitätszeichen in der Mammographie: (a) Unscharfe Begrenzung des Tumors; (b) Herdförmig angeordnete polymorphe Mikroverkalkungen

Weitere bildgebende Verfahren

► **Galaktographie:**
  • *Indikation:* (Blutige, einseitige) Sekretion aus der Mamille.
  • *Durchführung:* Kanülierung des Milchgangs, Injektion eines wasserlöslichen Kontrastmittels und anschließende Mammographie.
  • Zu erkennen sind: Aussparungen im Milchgang, Duktektasien, Milchgangsabbrüche.
► **MRT:**
  • Immer nur als Ergänzung einer Mammographie, da Mikrokalk in Karzinomen schlecht nachgewiesen werden kann.
  • *Indikation:* Silikonimplantate (nach Tumor- oder kosmetischer OP), schlechte Mammographiebeurteilbarkeit wegen Vernarbungen oder extrem dichtem Drüsengewebe, axilläre Lymphknotenmetastasen, Rezidiv in Narben, Multizentrizität, negative Mammographie.

Weitere diagnostische Verfahren

► **Zystenpunktion:** Punktion von Zysten mit zytologischer Untersuchung des Punktats und/oder Luftfüllung der Zyste und Mammographie.
► **Stanzbiopsie und Histologie:** Gewinnung von Gewebe durch gezielte Punktion eines suspekten Knotens mithilfe einer automatischen Biopsiepistole (z.B. BARD-High-Speed-Stanze) unter sonographischer Kontrolle. Für eine sichere Diagnosestellung sollten mindestens 3 Gewebeproben gewonnen werden.

17.3 Leitsymptome

Mammaknoten

◻ *Hinweis:* Die Bestätigung oder der Ausschluss eines Karzinoms steht immer im Vordergrund!

Tabelle 17.1 · Leitsymptom Mammaknoten

Differenzialdiagnose	Charakteristika
Mamma-Ca (S. 303)	Derbe, unscharf begrenzte Knoten, Haut fixiert, blutige oder blutig-seröse Mamillensekretion, Schwellung und Rötung bei inflammatorischen Ca, evtl. Lk-Vergrößerung in der Axilla ◻*Cave:* Auch hinter einem unauffälligen, kleinen, scharf begrenzten Knoten kann sich ein Karzinom verbergen! Daher muss jeder palpable Knoten histologisch abgeklärt werden. Bei jungen Frauen kann abgewartet werden, ob es zyklusabhängige Größenschwankungen gibt
Fibroadenome (S. 300)	Derbe Knoten (2–5 cm), gegenüber Haut und Drüsenkörper gut verschieblich, in 10 % multipel, i.d.R indolent, Wachstum während Schwangerschaft und Stillzeit
Milchgangspapillome (S. 300)	Häufig mamillennah lokalisiert, einseitige seröse oder blutige Mamillensekretion, häufig nicht palpabel
Mastopathia cystica fibrosa (S. 302)	Schmerzen v.a. prämenstruell, auch der restliche Drüsenkörper ist vergröbert, immer beide Brüste betroffen
Mammazyste (S. 300)	v.a. im Rahmen einer Mastopathie, häufig prämenstruell

Tabelle 17.1 · Fortsetzung	
Differenzialdiagnose	**Charakteristika**
Lipophages Granulom	Resorptive Entzündung nach traumatischer Schädigung von Fettgewebe
Mastitis mit Abszess	Druckdolente, umschriebene, meist weiche Knoten mit Schmerz, Rötung und Schwellung, evtl. Fistelung

▶ **Diagnostisches Vorgehen bei palpablem Knoten:** Siehe Abb. 17.4.

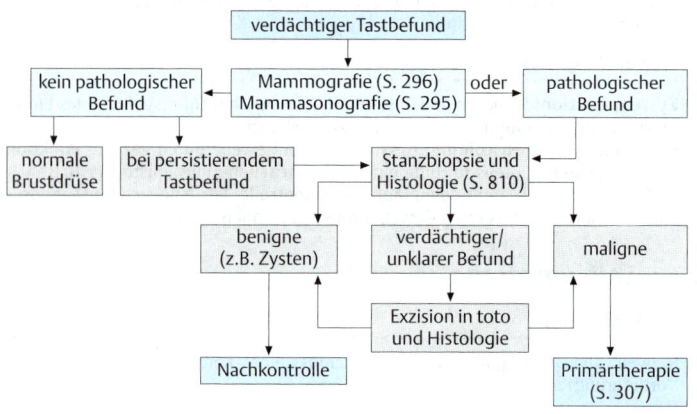

Abb. 17.4 · Abklärung eines Knotens in der Brustdrüse (für Einzelheiten der Untersuchungen, siehe S. 294) (modifiziert nach: c M. Kirschbaum, K. Künstedt, Checkliste Gynäkologie, 2. Auflage, Georg Thieme Verlag, Stuttgart, New York, 2005, S. 480, Abb. 30.3)

Mamillensekretion

▶ **Einseitig:**
 • *Blutige bzw. blutig-seröse Mamillensekretion:* V.a. Milchgangspapillom (S. 300), Mamma-Ca (S. 303).
 • *Eitrige Sekretion:* V.a. Mastitis (S. 299).
▶ **Beidseitig:** I.d.R. leicht milchiges Sekret (Galaktorrhö) spricht für eine Hyperprolaktinämie. Ursachen: Hypophysenadenome (Prolaktinom), Medikamente (z. B. Neuroleptika), Hypothyreose.

17.4 Mastitis und Brustdrüsenabszess

Grundlagen

▶ **Definition:** Diffuse, phlegmonöse, seltener umschriebene Entzündung der Brustdrüse durch von außen eingeschleppte Eitererreger.

▶ **Formen und Pathogenese:**
- *Mastitis puerperalis* (75%): Begünstigt durch Rhagadenbildung, unzureichende
Hygiene und Milchstau. V.a. Staphylococcus aureus (90%). Meist einseitig.
- *Mastitis nonpuerperalis:* Mastitis außerhalb der Stillzeit; seltener (Raucherin-
nen); evtl. chronisch-rezidivierend. Häufig auf dem Boden einer Hyperprolaktinämie mit Sekretstau und Duktektasie. Häufigste Erreger: Staphylococcus aureus
(40%), koagulase-negative Staphylokokken (40%), Anaerobier (10%). Fast immer
einseitig.
- Chronische umschriebene Mastitis durch spezielle Krankheitserreger (Tuberkulose, Actinomyces).

Klinik

▶ **Mastitis puerperalis:**
- Brustdrüse geschwollen, gerötet, diffus druckdolent. Sekundär kann es zur
Abszedierung (Fluktuation) kommen.
- Fieber, evtl. Schüttelfrost, Vergrößerung der axillären Lymphknoten, stark beein-
trächtigtes Allgemeinbefinden.
▶ **Mastitis nonpuerperalis:**
- Subakutes Auftreten von Schmerzen, Überwärmung und Rötung.
- Die Entzündung ist häufig um den Warzenhof lokalisiert.
- In 50% Abszessbildung.
- Häufig chronisch rezidivierender Verlauf.
▶ **Chronische Mastitis:** Umschriebene, wenig dolente Induration, eventuell mit Fis-
telung gegen außen. Persistenz einer Fistelung nach durchgeführter Abszess-Inzisi-
on.

Diagnostik, Differenzialdiagnosen

▶ **Diagnostik:**
- Klinische Untersuchung (S. 294): Befunde s. o.
- Bakteriologische Untersuchung des Brustdrüsensekrets bzw. der Milch.
- Sonographie: Einschmelzung?
▶ **Differenzialdiagnose:** Inflammatorisches Mammakarzinom (S. 304).

Konservative Therapie

▶ **Mastitis puerperalis:**
- *Frühstadium:* Kühlende Umschläge, Hochbinden der Brust. Milch abpumpen und
verwerfen. Prolaktinhemmer (Cabergolin, z. B. Dostinex niedrig dosiert).
- *Fortgeschrittene Mastitis:* Zusätzlich Antibiotika (Staphylex 3 × 1 g/d über mind. 3
Tage i. v., dann Umstellung auf oral).
- *Spätstadium:* Kann die Abszedierung nicht verhindert werden (Sonographiekont-
rolle!), kann sie durch Bestrahlung mit Rotlicht gefördert werden (2×täglich
10 – 15 min). Bei Abszedierung, s. u.
▷ *Hinweis:* In jedem Stadium sollten zusätzlich Antiphlogistika, z. B. Diclofenac
(z. B. Voltaren) 3 × 50 mg/d p. o. oder supp. gegeben werden.

► **Mastitis non puerperalis:** Antibiotika (z. B. Clindamycin 4 × 150 mg/d), lokale Kühlung, Antiphlogistika.
► **Chronische Mastitis:** Behandlung der Grunderkrankung (z. B. tuberkulostatische Therapie).
► **Indikationen:** Abszedierung, Fistelung.
► **Operationsprinzip:**
  • *Abszessspaltung:* Inzision des Abszesses durch einen kosmetisch günstigen Schnitt (semizirkulärer periareolärer Schnitt oder Schnitt in der Inframammärfalte). Evtl. Gegeninzision. Abtragen der Nekrose und Einlegen einer Drainage. Lokale Spülung mit H_2O_2, NaCl.
  ▣ *Hinweis:* Bei rezidivierender Abszedierung infolge Milchgangsektasien Resektion des befallenen Mammasegments oder retromammilläre Milchgangsresektion.
  • *Bei chronischer Fistelung:* Fistelexzision nach Darstellung der Fistel mithilfe einer Methylenblau-Lösung.

17.5 Gutartige Mammaknoten

Grundlagen

► **Zysten:** Häufig im Rahmen einer fibrös-zystischen Mastopathie (s. S. 302) oder solitär auftretende Sekretionszysten. Zysten sind häufig, vor allem prämenopausal (45 – 55 Jahre). Unterschieden werden Mikrozysten (< 2 mm), vor allem im Rahmen einer Mastopathie, und Makrozysten, eher solitär, z. B. *Galaktozele* (= Retentionszyste).
► **Fibroadenom:** Häufigster prämenopausal auftretender gutartiger Mammaknoten. 30 % aller Frauen betroffen, Altersgipfel 20 – 24 Jahre. In 90 % solitärer Knoten, in 10 % multiples Auftreten. Größe 2 – 5 cm. Starkes Wachstum während Schwangerschaft und Laktation möglich. Kein erhöhtes Risiko für Mamma-Ca. *Sonderform: Cystosarcoma phylloides* (proliferierendes Fibroadenom): Ca. 3 % aller Fibroadenome. Rasch wachsender Tumor; maligne Entartung möglich!
► **Milchgangspapillom:** Papillomatöse Wucherung des Milchgangepithels, häufig mamillennahe Lokalisation. Äußert sich vor allem durch serös-blutige Sekretion aus der Mamille ohne palpablen Tumor. Vorkommen einzeln (*solitäres Milchgangspapillom) oder multipel (Milchgangspapillomatose):* Multipel auftretende Milchgangspapillome zeigen eine erhöhtes Entartungsrisiko.
► **Lipom:** Meist abgekapselter, sich aus dem Brustfettgewebe entwickelnder benigner Tumor.
► **Adenom:** Eher selten auftretende gutartige Neubildungen der Brustdrüse.
► **Hamartom (Mastom):** Proliferierendes Binde- und Fettgewebe, von einer Pseudokapsel umgeben.

Klinik

► Siehe auch Tab. 17.1.
► Oft keine Beschwerden.
► Selten Schmerz, pathologische Sekretion aus der Mamille.

Diagnostik und Differenzialdiagnosen

► **Abklärung des Mammaknotens:** Siehe Abb. 17.4.
► **Galaktographie** (S. 297): Bei pathologischer Sekretion aus der Mamille ohne pathologischen Palpationsbefund.
► **Differenzialdiagnosen:** Siehe DD des Mammaknotens, Tab. 17.1.

Interventionelle Therapie

► Punktion von größeren, schmerzhaften Zysten. Zytologie. Evtl. Luftinjektion → Mammographie oder Sonographie.

Operative Therapie

► **Indikation:** Praktisch jeder Knoten, zum Ausschluss eines Malignoms (*Ausnahmen:* Kleines Fibroadenom, Zysten, Knoten bei jungen Frauen mit zyklusabhängigen Größenschwankungen).
► **Exzisionsbiopsie** (S. 810): Vollständige Exzision des Befundes zur histologischen Untersuchung. Weiteres Vorgehen abhängig vom Befund.
► **Therapiekontrolle:** Klinisch, evtl. sonographisch oder mammographisch.

Prognose

► Die Patientinnen sind nach Exzision des Knotens geheilt. Mammographische Nachkontrollen sind nur nötig bei der Milchgangspapillomatose. Trotzdem besteht weiterhin die Notwendigkeit der regelmäßigen Selbstkontrolle zur Früherkennung eines evtl. an anderer Stelle auftretenden Mammakarzinoms (S. 303).

17.6 Fehlbildungen der Brustdrüse

Angeborene Fehlbildungen

► **Atelie:** Fehlen einer (oder beider) Brustwarzen.
► **Amastie:** Aplasie einer (oder beider) Brustdrüsen.
► **Polythelie und Polymastie:** Zusätzliche Brustwarzen und Brustdrüsen entlang der embryonalen Milchleiste von Oberbauch bis in die Axilla, mit wechselnder Ausformung und Zahl.
► **Aberrierendes Brustdrüsengewebe in der Axilla:**
  • Fehlende Rückbildung von Teilen der Milchleiste. Häufig doppelseitig. Eventuell Schwellung prämenstruell. Wichtige Differenzialdiagnose zu axillären Lymphknotenmetastase.
  • Therapie: Bei Symptomen Exzision.

Entwicklungsstörungen

► **Hypotrophie (Mikromastie):** Unterentwicklung des Brustwachstums. Kongenital (eventuell kombiniert mit anderen Missbildungen) oder Folge von Verletzungen und Infektionen im Kindesalter.
► **Hypertrophie (Makromastie):** Überschießendes Wachstum nach vorerst normaler Entwicklung. Verursacht durch hormonale Imbalance. Kann zu diversen Beschwerden führen (Rücken- und Schulterschmerzen, Fehlhaltung, Beeinträchtigung der körperlichen Aktivität, psychische Belastung).
► **Hängebrust (Ptosis):** Absinken des Drüsenkörpers mit Dehnung der Haut oberhalb der Mamille.

Operative Therapie

► Indikation zur operativen-exzidierenden Therapie oder plastisch-operativen Korrektur häufig aus kosmetischen und/oder psychischen Gründen.

17.7 *Mastopathia cystica fibrosa*

Grundlagen

▶ **Definition:** Zusammenfassender Begriff für eine Vielzahl von hormonabhängigen, proliferativen und regressiven beidseitig auftretenden Veränderungen des Brustdrüsenparenchyms (Hyperplasie und Proliferation des Epithels, Zystenbildung, Bindegewebsproliferation, Sklerose und evtl. Begleitentzündung) bei Frauen im geschlechtsreifen Alter.

▶ **Ätiologie:** Hormonelle Dysregulation (Östrogen ↑, Progesteron ↓).

▶ **Epidemiologie:** Auftreten bei 40–50% aller Frauen, Altersgipfel 45–52 Jahre.

▶ **Einteilung (nach Prechtel):**

▣ *Hinweis:* Mit zunehmender Epithelproliferation steigt auch das Entartungsrisiko.

- *Mastopathie Grad I:* Keine Epithelproliferation, minimales Entartungsrisiko (ca. 70%).
- *Mastopathie Grad II:* Epithelproliferation ohne Dysplasien oder Atypien, geringes Entartungsrisiko (ca. 20%).
- *Mastopathie Grad III:* Epithelproliferationen mit deutlichen Atypien. Erhöhtes Karzinomrisiko (Präkanzerose) (ca. 10%).

Klinik, Diagnostik, Differenzialdiagnosen

▶ **Klinik:** Zyklusabhängige Schmerzen der Brüste, insbesondere prämenstruell. Evtl. milchig-seröse Sekretion aus der Mamille.

▣ *Hinweis:* Es sind immer beide Brüste betroffen!

▶ **Diagnostik:**

- *Klinische Untersuchung* (S. 294): Knotige Anteile und diffuse Indurationen, häufig Druckdolenz, selten Rötung und Schwellung.
  ▣ *Merke:* Die oberen äußeren Quadranten der Brustdrüse sind häufig am stärksten betroffen.
- *Mammographie* (S. 296): Typisches Bild (Abb. 17.5).
- *Sonographie* (S. 295).
- Ultraschallgesteuerte Feinnadelpunktion: Zytologische Untersuchung.

▶ **Differenzialdiagnosen:** Siehe Tab. 17.1.

Konservative und interventionelle Therapie

▶ **Konservative Therapie:** Mastopathie Grad I und II. Bei Knotenbildung Exzisionsbiopsie und histologische Sicherung.

- Evtl. *Hormontherapie:* Progesterongel und Gestagene (z. B. Primolut-Nor) 5–10 mg p. o. in der 2. Zyklushälfte (19.–26. Zyklustag). In schweren Fällen antigonadotrope Steroide wie Danazol (z. B. Winobanin bis zu 400 mg/d p. o.).

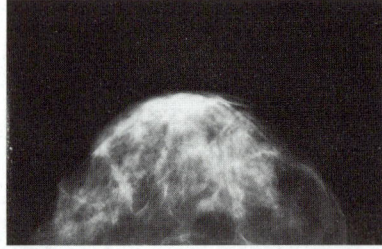

Abb. 17.5 · Mastopathie

- *Lokale Antiphlogistika* bei Schmerzen.
- *Allgemein:* Gut stützender Büstenhalter, Phytotherapie, Reduktion von Kaffee, Tee, Schokolade.
- ▣ *Hinweis:* Die Einnahme gestagenbetonter Ovulationshemmer kann die Mastopathie-Entwicklung reduzieren.
- ► **Interventionelle Therapie:** Punktion von größeren, schmerzhaften Zysten.

Operative Therapie

- ► **Indikationen:** Mastopathie Grad III, therapieresistente, starke Schmerzen, Ausschluss eines Karzinoms.
- ► **Operationsprinzipien:**
  - *Exzisionsbiopsie* bei Knotenbildung: Siehe S. 810.
  - *Subkutane Mastektomie:* Exzision des Drüsenkörpers unter Belassung der Haut, der Mamille und des subkutanen Fettgewebes und Ersetzen durch eine Prothese. *Indikation:* Mastopathie Grad III.
  - ▣ *Hinweis:* Dieser Eingriff gewährt keinen absoluten Schutz vor dem Auftreten eines Karzinoms, da im Interesse der Vitalität des belassenen Mantels die Exzision des Drüsenkörpers evtl. nicht ganz vollständig ist!
- ► **Nachbehandlung:**
  - *Therapiekontrolle:* Klinisch, evtl. sonographisch oder mammographisch. Bei Frauen vor der Menopause ist eine Mammographie in Abständen von 2 Jahren indiziert.
  - *Chemoprävention* (Tamoxifen): In klinischen Studien.

Prognose

- ► Gut, spontane Regression der Symptome nach der Menopause.

17.8 Mammakarzinom

Grundlagen

- ► **Definition:** Bösartige Neubildung der Brustdrüse.
- ► **Epidemiologie:** Häufigstes Karzinom der *Frau* (9% aller Frauen). 91 Fälle/100000 Einwohner/Jahr. Verantwortlich für 20% der Malignomtodesfälle bei Frauen. Altersgipfel 40. Lebensjahr und Postmenopause. Mammakarzinom beim *Mann*, siehe S. 311.
- ► **Risikofaktoren:**
  - *Familiäre und genetische Disposition* (Brustkrebsgene BRCA-1 und BRCA-2).
  - *Weitere Risikofaktoren* (bei den meisten Patientinnen nicht vorhanden): Mammakarzinom der Gegenseite, Ovarial-, Korpus- oder Kolonkarzinom in der Anamnese, deutliches Übergewicht, Nullipara, Spätgebärende (> 35 Jahre), frühe Menarche (< 12 Jahre), späte Menopause (> 55 Jahre), Antikonzeption (umstritten), Zustand nach thorakaler Bestrahlung (wegen Morbus Hodgkin) (> 90 Gy), Gynäkomastie beim Mann, Hormonsubstitution in der Menopause.
- ► **Präkanzerosen:** Mastopathie Grad III, duktales Carcinoma in situ (S. 304), lobuläres Carcinoma in situ (S. 304), Morbus Paget der Mamille.

Einteilung des Mammakarzinoms

- ► **Invasive Mammakarzinome:**
  - *Invasives duktales Karzinom* (65%): Ca. $^1/_3$ multizentrisch, in ca. 3% bilateral.
  - *Invasives lobuläres Karzinom* (5 – 15%): Meist multizentrisch, häufig bilateral.

- *Seltenere Tumortypen:* Muzinöses, medulläres Karzinom, tubuläres Karzinom (zusammen ca. 10%): Günstigere Prognose als duktales Ca.
- *Maligne Tumoren nicht-mammären Ursprungs:* Sarkome, maligne Lymphome, Melanome.

▶ **Nicht-invasive Mammakarzinome:**
- *Duktales Carcinoma in situ (DCIS):* 10 – 20% aller Mammakarzinome. Oft bilateral, Risiko für Entwicklung eines invasiven Mamma-Ca: 30 – 50%.
- *Lobuläres Carcinoma in situ (LCIS):* 0,6 – 3,9% aller Mammakarzinome. Häufig multipel bilateral auftretend. Risiko für Entwicklung eines invasiven Mamma-Ca: 17 – 22%.

▶ **Sonderformen:**
- *Inflammatorisches Mammakarzinom:* Diffuse Ausbreitung des Karzinoms (i. d. R undifferenziert duktales Ca) in den Lymph- und Blutgefäßen bis in die Haut. Sehr schlechte Prognose.
- *M. Paget:* Carcinoma in situ der mamillennahen Milchgänge. I.d.R. Hinweis auf ein invasives duktales Karzinom in der Tiefe der Brust.

Metastasierung

▶ Initial **lymphogene Metastasierung**, wobei der Befall der jeweiligen Lymphknotenstationen häufig auf die Tumorlokalisation hinweisen kann:
- Tumoren des oberen äußeren Quadranten → axilläre Lymphknotenmetastasen.
- Zentral sitzende Tumoren → axilläre und parasternale Lymphknotenmetastasen.
- Tumoren der inneren Quadranten → parasternale Lymphknotenmetastasen.

▶ **Hämatogene Metastasierung:** Sekundär oder simultan in entfernte Lymphknoten (sog. Skip-Metastasen), Lunge, Skelett (Brust-, Lendenwirbel, Femur, Becken), Leber, Haut, Ovar, ZNS.

Klassifikation und Stadieneinteilung (Tab. 17.2, Tab. 17.3)

Tabelle 17.2 · TNM-Klassifikation des Mammakarzinoms

T = Tumor = Primärtumor

T_0	kein Tumor palpabel
T_1	Tumordurchmesser ≤ 2 cm • $T_{1\,mic}$: $\leq 0,1$ cm • $T_{1\,a}$: $> 0,1$ cm aber $\leq 0,5$ cm • $T_{1\,b}$: $> 0,5$ cm aber ≤ 1 cm • $T_{1\,c}$: > 1 cm aber ≤ 2 cm
T_2	Tumor > 2 cm aber ≤ 5 cm
T_3	Tumor > 5 cm
T_4	Tumor jeglicher Größe mit Befall von Brustwand und Haut: • $T_{4\,a}$: Fixation an der Brustwand • $T_{4\,b}$: Hautödem, Ulzeration oder Hautmetastasen • $T_{4\,c}$: Kriterien $T_{4\,a}$ und $T_{4\,b}$ gemeinsam • $T_{4\,d}$: Inflammatorisches Karzinom

N = Noduli = Ipsilaterale Lymphknoten

pN_x	regionäre Lymphknoten nicht beurteilbar (nicht entnommen oder früher bereits entfernt)

Fortsetzung ▶

Tabelle 17.2 · Fortsetzung

pN_0	keine regionären Lymphknotenmetastasen (6 oder mehr Lymphknoten untersucht)		
$pN_{(sn)}$	Klassifikation allein aufgrund des Schildwächterlymphknotens		
N_1	bewegliche, axilläre Lk	pN_{1mi}	Mikrometastase (0,2 mm bis 0,2 cm)
pN_a	1 bis 3 axilläre Lk		
pN_{1b}	Lk entlang der A. mammaria int., klinisch nicht erkennbar[1]		
pN_c	pN_{1a} und pN_{1b}		
N_{2a}	fixiert, axilläre Lk	pN_{2a}	4 bis 9 axilläre Lk
N_{2b}	im Verlauf der A. mammaria int., klinisch erkennbar	pN_{2b}	keine axillären Lk
N_{3a}	infraklavikulär	pN_{3a}	> 10 axilläre oder infraklavikuläre Lk
N_{3b}	axillär und im Verlauf der A. mammaria int.	pN_{3b}	klinisch erkennbar oder > 3 Lk, klinisch nicht erkennbar[1]
N_{3c}	supraklavikulär	pN_{3c}	supraklavikuläre Lk

M = Metastasen = Fernmetastasen

M_0	keine Fernmetastasen nachweisbar
M_1	Fernmetastasen vorhanden
M_x	Metastasenstatus unbekannt

[1] Nachgewiesen durch Untersuchung des Schildwächter-Lymphknotens

Tabelle 17.3 · Stadieneinteilung des Mamma-Ca

Stadium 0	T_{is}	N_0	M_0
Stadium I	T_1 (incl. $T_{1\,mic}$)	N_0	M_0
Stadium IIa	T_0, T_1 (incl. $T_{1\,mic}$)	N_1	M_0
	T_2	N_0	M_0
Stadium IIb	T_2	N_1	M_0
	T_3	N_0	M_0
Stadium IIIa	T_0, T_1 (incl. $T_{1\,mic}$)	N_2	M_0
	T_2	N_2	M_0
	T_3	N_1, N_2	M_0
Stadium IIIb	T_4	N_0, N_1, N_2	M_0
Stadium IIIc	jedes T	N_3	M_0
Stadium IV	jedes T	jedes N	M_1

Klinik

▷ **Merke:** Frühsymptome gibt es keine! 80 % der Mammakarzinome werden als symptomlose Knoten oder als Zufallsbefund im Screening (Mikrokalk) entdeckt!

▶ **Palpabler Knoten:**
- *Frühstadium:* Klein, beweglich.
- *Fortgeschrittenes Stadium:* Nicht verschieblich, derb, indolent, unscharf begrenzt. Als Zeichen der Hautinfiltration kommt es beim Anspannen der Haut über dem Tumor zur Einziehung (*Plateauphänomen*). Evtl. Hautulzeration.

▶ Peau d'orange (Hautödem), Mamillenveränderungen (Einziehungen/Nässen, Ekzem).

▶ Blutige oder blutig-seröse Mamillensekretion.

▶ Vergrößerte axilläre Lymphknoten.

▶ Skelettschmerzen, Leberkapselscherz, Dyspnoe bei Metastasen.

▶ Inflammatorisches Karzinom: Schmerzen und hochrote, unscharf begrenzte Verfärbung der Brust im Tumorbereich mit ödematöser, glänzender Haut und Überwärmung.

▶ **Lokalisation:** Siehe Abb. 17.6.

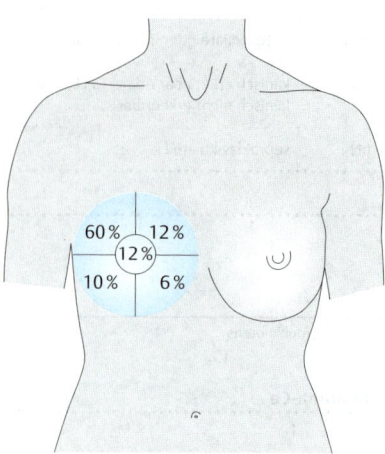

Abb. 17.6 · Karzinomverteilung in den Quadranten der rechten Brust. Häufigste Lokalisation ist der obere äußere Quadrant

Früherkennung und Diagnostik

▶ **Früherkennung:** Früherkennung eines Mammakarzinoms ist fast gleichbedeutend mit Erkennung im noch heilbaren Stadium.
- *Selbstuntersuchung der Brüste:* Monatliches Abtasten der Brüste vor dem Spiegel, nach der Menstruation. Bei unklarem oder verdächtigem Befund Arzt aufsuchen.
- *Mammographie-Screening:* Indikation und Zeitpunkte, siehe S. 296.
- ▷ **Merke:** Die Mammographie ist kein Ersatz für die Selbstuntersuchung der Brust.

▶ **Primärtumor:**
- *Klinische Untersuchung* (S. 294): Symptome s. o.
- *Weiteres Vorgehen bei palpablem Knoten:* Siehe Abb. 17.4.
- *Bestimmung der Hormonrezeptoren im Primärtumor.*
- *Zytologische Untersuchung* von Sekret oder Zysteninhalt.

- *Vorgehen bei reinem Mammographiebefund ohne Tastbefund:* Präoperativ radiologische Markierung des Tumors; postoperative Präparatradiographie (korrekte Exzision?).
- *Selektive Galaktographie* (S. 297): Bei Mamillensekretion oder -blutung.
- *MRT:* Keine Routinediagnostik, da zeitaufwendig und kostenintensiv. Die Sensitivität ist hoch (> 90 %) bei nicht ausreichender Spezifität (ca. 50 %). *Indikationen:* Differenzierung zwischen narbigen und einer karzinomatösen Läsion insbesondere bei brusterhaltend operierten Patientinnen, besserer Nachweis multipler Lokalisationen und kontralateraler Befunde, Patienten mit Prothesen.
► **Metastasensuche (Staging):**
  - *Röntgenuntersuchung:* Röntgen-Thorax a.p., Skelettszintigraphie, Sonographie Abdomen (Leber, gynäkologische Organe), CT Schädel/Abdomen bei V.a. Metastasen.
  - *Labor:* Blutbild, Serumchemie (GOT, AP, Ca^{2+}, Harnsäure, Kreatinin), Tumormarker (CEA, CA 15 – 3; eher als Verlaufsparameter).

Differenzialdiagnosen

► Siehe Differenzialdiagnose Mammaknoten, Tab. 17.1.
► Metastasen von malignen Lymphomen, kleinzelligem Bronchuskarzinom.

Operative Therapie des nicht-invasiven Mammakarzinoms

► **Duktales Carcinoma in situ:** Abhängig vom Van-Nuys-Prognose-Index (Tab. 17.4).
► **Lobuläres Carcinoma in situ:** Tumorexstirpation. Adjuvante Therapie nicht notwendig.
► **Morbus Paget:** Einfache Mastektomie ohne Axillarevision. Alternative: Tumorexzision mit tumorfreien Rändern. Keine adjuvante Therapie.

Tabelle 17.4 · **Van-Nuys-Prognose-Index (VNPI)**

Punkte	1	2	3
freie Resektionskante	≥ 10 mm	1 – 9 mm	< 1 mm
histologisches Grading	G1 oder G2, ohne Nekrose	G1 oder G2, mit Nekrose	G3 mit oder ohne Nekrose
Größe der Läsion	≤ 15 mm	16 – 40 mm	≥ 41 mm

Summe der Punkte aus allen Kategorien (mind. 3, max. 9)

< 5 Punkte	Alleinige Exzision im Gesunden
5 – 7 Punkte	Exzision im Gesunden mit Radiatio der Restmamma
> 7 Punkte	Mastektomie

Operative Therapie des invasiven Mammakarzinoms – Indikationen und Kontraindikationen

► **Indikationen:** Mit wenigen Ausnahmen jedes Mammakarzinom. Die Indikationsstellung erfolgt immer im interdisziplinären Gespräch mit Onkologen und Radiotherapeuten.

▶ **Kontraindikationen:**
- *Allgemeine Kontraindikationen:* Schlechter AZ und hohes Alter, bei kleinem, nicht ulzerationsgefährdetem Primärtumor und/oder bereits vorhandener generalisierter Metastasierung.
- *Temporäre Kontraindikationen:* Inflammatorisches Karzinom oder inoperables Mamma-Ca (Fixation der Brustwand): Vorerst neoadjuvante Chemotherapie!

Operationsprinzipien beim invasiven Mammakarzinom

▣ *Hinweis:* Grundsätzlich erfolgt der Eingriff angepasst an Größe, Stadium und Typ des Karzinoms!

▶ **Brusterhaltende Operationen:** Kleine (max. Tumorgröße 2 – 3 cm bzw. 4 cm, abhängig von befallenem Quadranten und Größe der Brust) Karzinome. Entfernung des Primärtumors (bei zentralen Karzinomen mit Mamillenexzision), Exzision des Sentinel-Lymphknotens, ggf. Axillaausräumung und obligate postoperative Bestrahlung der Brust. Lokalrezidive in 10 – 15 %. *Verfahren:*
- Tumorexzision mit mind. 1 cm Sicherheitssaum (wide excision).
- Segmentresektion (S. 811).
- Quadrantenresektion.
- Lumpektomie.

▶ **Ablative Verfahren:** Ausgedehnte und multizentrische Karzinome, Rezidiv, brusterhaltende Therapie aufgrund zu kleiner Brust nicht möglich.
- *Ablatio mammae* (modifizierte radikale Mastektomie nach Patey.
- *Einfache Mastektomie:* Entnahme des Drüsenkörpers inkl. Mamille, darüber liegendem Hautareal und der axillären Lymphknoten unter Erhalt der Pektoralisfaszie.
- *Mammaamputation inkl. Mm. pectorales* (radikale Mastektomie nach Halsted): Nur bei Tumorinfiltration des M. pectoralis indiziert.
- *Kurative Brustwandresektion:* Möglich bei umschriebener Brustwandinfiltration (durch den Primärtumor oder insbesondere durch ein Rezidiv) ohne Metastasen. Resektion, wenn nötig mitsamt Rippen und Pleura; Deckung des Defekts mit Doppelnetzplastik oder Latissimus-dorsi-Lappen.

▶ **Axilläre Lymphadenektomie:** Histologische Abklärung des axillären Lymphknotenstatus. Dient der Entfernung Tumor-positiver Lk, zur Abschätzung der Prognose bzw. der Indikationsstellung zur adjuvanten Therapie. *Alternativen:*
- *Sentinel-node-Technik:* Entfernung der zuvor durch intratumorale Injektion von Farbstoff oder Radionuklid markierten „Wegweiser-Lk": Gemäß großen Studien ist der Tumorbefall/Nichtbefall des Sentinel node in 90 % der Patientinnen repräsentativ für den axillären Status.
- *Axillarevision* (S. 813): Entfernung der Lk der Level I und II, bei eindeutigem Befall auch Level III.
- Verzicht auf Ausräumung der Axilla oder Beschränkung auf Exzision von eindeutig vergrößerten axillären Lymphknoten: Nur in Spezialfällen erlaubt (alleinige Ablatio aus pflegerischen Gründen bei alten, multimorbiden Patientinnen).

Adjuvante und neoadjuvante Therapie

▣ *Hinweis:* Wirksame Zusatzbehandlung vor und/oder nach Operation eines Mammakarzinoms. Wichtig ist eine interdisziplinäre Therapieplanung, die vom Stationsarzt vor der Entlassung des Patienten eingeleitet werden muss. Für genaue Therapieschemata siehe entsprechende Fachinformationen.

▶ **Neoadjuvante Therapie:** *Präoperative Chemotherapie* zum Downstaging primär inoperabler bzw. nicht durch brusterhaltender Eingriffe zu operierender Mammakarzinome. Weitere Indikation: Inflammatorisches Ca.

► **Adjuvante (postoperative) Therapie:** *Chemo-, Strahlen- und/oder Hormontherapie* zur Verhinderung von Metastasen bzw. Tumorrezidiven. Therapie von Metastasen.
  ● *Postoperative Bestrahlung:* Tumorizide Hochvolt-Bestrahlung obligat bei brusterhaltender OP. 50 Gy Brustdrüse homogen, 10 – 15 Gy „Boost" des Primärtumorbereichs; Axilla nur bei Lk-Metastasen mit Kapseldurchbruch!
  ● *Postoperative Chemo- und/oder Hormontherapie* entsprechend den Empfehlungen für die adjuvante Therapie des Mamma-Ca der St. Gallen Konsensus-Konferenz 2005 (siehe entsprechende Fachinformation).
► **Therapiekontrolle:** Während der ersten 2 postoperativen Jahre vierteljährliche, später halbjährliche klinische Untersuchung, Mammographie nach brusterhaltenden Eingriffen, sowie Mammographie der Gegenseite.

Prognose

► Siehe auch Tab. 17.5.
► Generell abhängig vom histologischen Typ.
► 5-Jahres-Überlebensrate (alle Histologien):
  ● Stadium pT_1, N_0, M_0: 85%.
  ● Stadium pT_1 und pT_2, N_1, M_0: 40 – 60%.

Tabelle 17.5 · Prognosefaktoren beim radikal operablen Mammakarzinom

gute Prognose	schlechte Prognose
Tumordurchmesser ≤ 2 cm	Tumordurchmesser > 2 cm
pN_0, pN_{1a}	pN_{1b} und mehr
keine Fixation an Haut oder Pektoralisfaszie	Fixation an Haut und/oder Pektoralisfaszie
Rezeptorstatus positiv	Rezeptorstatus negativ
postmenopausal	prämenopausal
intraduktales Karzinom	invasives duktales Karzinom
lobuläres Karzinom	

17.9 Gynäkomastie

Grundlagen

► **Definition:** Ein- oder beidseitige Vergrößerung des Brustdrüsenkörpers beim Mann.
► **Ätiologie:** Überwiegen von Östrogenen gegenüber Testosteron.
  ● Adoleszenz, höheres Lebensalter.
  ● Hormonstörungen (Hodentumor, Hypogonadismus, Klinefelter-Syndrom, Status nach Kastration, testikuläre Feminisierung, Nebennierenrindentumor, Hypophysentumor, Leberzirrhose).
  ● Paraneoplastisch.
  ● Therapie mit Östrogenen (Prostatakarzinom!) oder Choriongonadotropin (Kryptorchismus!).
  ● Medikamentös (Digitalis, Amphetamin, Reserpin, Chlorpromazin, Aldactone, Spironolacton, L-Methyldopa, Anabolika u. a.).

▶ **Epidemiologie:** Gelegentlich bei Neugeborenen (durch plazentare Östrogene). Pubertätsgynäkomastie in rund 60 % (physiologisch!). Mit dem Alter zunehmend ("Altersgynäkomastie"); bei Autopsiebefunden in 40–50 % der Fälle (allerdings meist histologisch inaktiv).

Klinik und Diagnostik

▶ **Klinik:** Ein- oder beidseitige Schwellung unter der Mamille, häufig schmerzhaft.
▶ **Basisdiagnostik:**
  • *Anamnese:* Dauer der Schwellung? Pubertät? Endokrine Erkrankungen? Medikamentenanamnese.
  • *Klinische Untersuchung* (S. 294): Palpation von Mammae und Testes. Zeichen für endokrine Störung? Klinische Hinweise auf eine Leberzirrhose?
▶ **Weiterführende Untersuchungen:**
  • *Labor:* Leberparameter!
  • *Hormonanalysen:* Bei klinischem V. a. endokrine Störung → HCG im Urin, Östrogene, Testosteron, Prolaktin.
  • *Röntgenuntersuchung:* Röntgen-Thorax; MRT bei V. a. Hypophysentumor.
  • *Ausschluss eines Hypophysentumors* (MRT), *Nebennierenrindentumors* (Abdomensonographie, MRT).
  • *Feinnadelpunktion:* Siehe S. 810.

Differenzialdiagnosen

▶ Mammakarzinom des Mannes (s. u.).
▶ Benigne Mammatumoren (S. 300).
▶ Pseudogynäkomastie (= Lipomastie = Fettgewebshypertrophie).

Operative Therapie

▶ **Hinweis:** Es gibt keine konservative Therapie; insbesondere besteht keine Indikation für eine Röntgenbestrahlung (außer der prophylaktischen Bestrahlung bei Hormontherapie des Prostatakarzinoms)!
▶ **Indikationen:** Kosmetisch störende Größe der Brust (bei Adoleszenten häufig psychologisches Problem!), Schmerzen, Karzinomverdacht.
▶ **Operationsprinzipien:**
  • *Subkutane Mastektomie* (subkutane Exstirpation des Drüsenkörpers): Schnittführung an der unteren Zirkumferenz des Warzenhofs, nahe und konzentrisch zu diesem. Weiteres Vorgehen ähnlich wie Mammabiopsie (S. 810). Bei sehr großen Brüsten zusätzlich zirkuläre Deepithelialisierung um den Warzenhof und Raffung der verbleibenden Subkutis.
  • Bei Karzinomverdacht histologischer Schnellschnitt. Wenn positiv Ablatio mammae (S. 812) und Lymphknoten-Staging.
▶ **Nachbehandlung:**
  • Bei benigner Gynäkomastie keine Nachbehandlung notwendig. Nach einseitiger Operation regelmäßige Kontrollen der Gegenseite.
  • Bei Karzinom mit positiven axillären Lymphknoten adjuvante Chemotherapie und regelmäßige Tumornachsorge.

Prognose

▶ Bei Adoleszenten bis zu 19 Jahren meist spontan regredient.
▶ Bei unvollständiger Exstirpation Rezidive häufig.

Mammakarzinom beim Mann

▶ **Ätiologie:** Wie Gynäkomastie. 40% entstehen auf dem Boden einer Gynäkomastie (nicht nach Adoleszenten-Gynäkomastie).

▶ **Epidemiologie:** Sehr selten: 0,2% aller Karzinomfälle, 1 Fall/100000 Einwohner/ Jahr. 20fach erhöhtes Risiko bei Androgeninsuffizienz (Klinefelter- und Reifenstein-Syndrom) sowie bei positiver Familienanamnese. Mittleres Patientenalter 64 Jahre.

▶ **Histologie:** Vorwiegend Milchgangskarzinome.

▶ **Klinik:** Verlauf ähnlich wie beim Mammakarzinom der Frau (S. 306). Prognose bei befallenen axillären Lymphknoten aber schlechter.

▶ **Therapie:** Wie bei der Frau (S. 307).

18 Abdomen: Diagnostik

18.1 Nicht apparative Diagnostik

Klinische Untersuchung

▶ **Durchführung:** Der Patient liegt möglichst entspannt. Seine Beine sind gestreckt, bei starken Bauchschmerzen aufgestellt. Der Kopf ist auf einem Kissen abgelegt, nicht aktiv angehoben (wichtig für die Entspannung der Bauchdecken). Die Arme liegen locker seitlich neben dem Körper.

▶ **Inspektion:**
- *Bauchdecken:* Muskulös, adipös, kachektisch? Gebläht, aufgetrieben? Rektusdiastase/Nabelhernie (→ Kopf oder Beine aktiv anheben lassen)? Darmaktivität sichtbar?
- *Narben, insbesondere Operationsnarben:* Lokalisation, Qualität, Narbenhernien? Stimmen anamnestische Angaben?
- *Gefäße:* Auffällige Venen (Dicke, Verlauf, Schlängelung?), Spider naevi? Pulsierende Bauchdecke?

▶ **Palpation:**
- *Technik:* Mit warmen Händen untersuchen. Vorsichtig und an einem potenziell nicht-schmerzhaften Ort beginnen. Mit dem Patienten sprechen, ihn nach Schmerzen fragen. Sein Gesicht beobachten (besonders bei Säuglingen, kleinen Kindern, Sprachunkundigen und Bewusstseinsgetrübten). Systematisch nach den 4 Quadranten vorgehen.
- *Bauchdecken:*
  - Willkürliche Spannung (Patient auf falsche Lage, z.B. angehobene Arme, aufmerksam machen, ihn beruhigen).
  - Druckdolenz (wo am stärksten ausgeprägt?).
  - Lokalisierte reflektorische Anspannung auf Druck (=Abwehrspannung=Défense=Peritonismus → wichtigster chirurgischer Befund am Abdomen).
  - Brettharte, nicht auflösbare Anspannung der gesamten Bauchdecke (=generalisierte Défense=Zeichen einer Peritonitis → in den meisten Fällen OP-Indikation, siehe „akutes Abdomen", S.137).
  - Klopfdolenz, Loslassschmerz (wo?).
- *Organe:*
  - *Leber:* Größe, Leberrand, Oberfläche, Konsistenz, „Courvoisier-Zeichen" (→ pralle, tastbare Gallenblase mit Ikterus), hepatojugulärer Reflux?
  - *Milz:* Palpabel (normalerweise nicht tastbar)?
  - *Darm:* Tumor, Kotwalze, Skybala (=Kotballen), „Quatschen" (=Gluckern unter den palpierenden Fingern)?
  - *Blase:* Füllung?
  - *Nieren:* Palpabel, druck- oder klopfdolent?
  - *Aorta:* Pulsierender Tumor?
- *Bruchpforten/Faszienlücken:* Umbilikal, epigastrisch (→ Kopf oder Beine aktiv anheben lassen)?
- *Pathologische Resistenzen:* Lokalisation, Ausdehnung, Beziehung zu umgebenden Organen, Druckschmerz.

▶ **Perkussion:**
- *Tympanitischer Klopfschall* über (geblähten) luftgefüllten Hohlorganen oder freier Luft im Abdomen.
- *Dämpfung:* Bei Aszites (S.390) auf Höhe des Flüssigkeitsspiegels.

► **Auskultation:**
- *Darmgeräusche:*
  - *Häufigkeit:* Fehlend, spärlich, normal, vermehrt?
  - *Charakter:* Hochgestellt, metallisch, glucksend, Durchspritzgeräusche?
- *Gefäßgeräusche.*

Labordiagnostik

► **Kleines Standardlabor** (siehe Tab. 18.1): Normwerte, siehe hintere Buchseiten.

Tabelle 18.1 · **Kleines Standardlabor in der Chirurgie**

Blutbild

Hämoglobin (Hb)/Hämatokrit (Hkt)	↓	Blutung, chronische Anämie. Orientierung am Hämatokrit (Hkt): Infusionsüberschuss/Verdünnung nach Narkose?
Leukozyten (Lc)	↓	Medikamentennebenwirkung, fortgeschrittene Sepsis („Leukozytensturz")
	↑	(Bakteriell) entzündlicher Prozess, Stress (Mehrfachverletzung, Verbrennung, Zustand nach Operation), Raucher, Steroide

Elektrolyte

Kalium (K⁺)	↓	Obstipation/paralytischer Ileus (z. B. durch Laxanzien)
	↑	Chronische Niereninsuffizienz
Natrium (Na⁺)	↓	Erbrechen, Durchfall
	↑	Fieber, Schwitzen, Exsikkose, Polyurie, Diuretika
Calcium (Ca⁺⁺)	↓	Tetanie nach Schilddrüsen-OP, akute Pankreatitis.
	↑	Hyperparathyreoidismus, maligne Tumoren (osteolytisch, paraneoplastisch), Immobilisation

Gerinnung

Thrombozyten	↓	Schock/DIC (S. 720), HIT (S. 105), ITP, Sepsis, Verbrauchskoagulopathie
	↑	Infektionen, chronische Entzündung, Zustand nach Operation
Quick/INR	↑/↓	Antikoagulationstherapie (S. 107), Leberinsuffizienz, Verschlussikterus (S. 388), DIC (S. 720)
PTT	↑	Heparintherapie (S. 105), DIC (S. 720)

Weitere

Nüchternblutzucker	↑	Diabetes mellitus, bakterieller Infekt
CRP	↑	Entzündungen (guter Verlaufsparameter)

► **Organspezifisches Labor:** Tab. 18.2, Normwerte, siehe hintere Buchseiten.

Tabelle 18.2 · Organspezifisches Labor

Leber/Galle	GPT, GOT (▶ *Hinweis:* GPT < GOT: Schwerer Leberzellschaden), Bilirubin (direkt/indirekt) ↑ *Cholestaseparameter:* AP, γ-GT, LAP, direktes Bilirubin
Pankreas	Lipase ↑ (Amylase ist nicht spezifisch)
Niere	Kreatinin, Harnstoff, Kalium ↑ ▶ *Beachte:* Bei älteren und/oder unterernährten Menschen steigt das Kreatinin aufgrund ihrer reduzierten Muskelmasse trotz Niereninsuffizienz oft nicht an Natrium ↑/↓ Urinstatus
Herz	Troponin I und T, CK, CK-MB, (GOT, LDH, α-HBDH) bei Infarkt ↑
Schilddrüse/Nebenschild-drüse	S. 213

▶ **Weitere Laborparameter:**
- *Tumormarker:* Kein Screening, sondern Verlaufskontrolle (*Ausnahme:* PSA bei Prostatakarzinom); positive Korrelation von Tumorgröße und Konzentration des Markers (Tab. 38.3, S. 705).
- *D-Dimere:* Ein negativer Wert schließt eine Lungenembolie aus (S. 116). Ein positiver Wert ist unspezifisch (↑ bei Thrombose, Embolie, Tumoren, nach Operationen, etc.).
- *Cholinesterase:* Aktive Hepatitis, Leberzirrhose, katabole Stoffwechsellage bei schweren Erkrankungen (↓).
- *Ammoniak:* Fortgeschrittene Leberinsuffizienz (↑).
- *Laktat:* Gewebshypoxie, z. B. Mesenterialinfarkt (↑).
- *Nutrogramm* (S. 187): Bei V. a. Malnutrition, z. B. bei chronischen Wunden (S. 184), rezidivierenden Infektionen.
- *Verheimlichter Alkoholismus:* γ-GT, MCV, CDT (= Carbohydrate Deficient-Transferrin) (alle ↑).
- *Haemoccult®-Test:* Teststreifen zum Nachweis von Blut im Stuhl. Durchführung an 3 aufeinanderfolgenden Tagen. Positiv ab ca. 20 ml Blut/d. Bei positivem Ergebnis → *Abklärung:* Ösophago-Gastro-Duodenoskopie (S. 320)/Koloskopie (S. 320). 20 % falsch negativ (Vitamin C-Einnahme!), 10 % falsch positiv!

▶ **Gastrinanalyse:**
- *Prinzip:* Messung des Gastrinspiegels im Serum ohne und mit Stimulation.
- *Indikation:* Verdacht auf Zollinger-Ellison-Syndrom.
- *Durchführung:* Nüchterner Patient. Blutentnahme zur Bestimmung des basalen Gastrinspiegels. Stimulation mit 75 K.E. Sekretin. Blutentnahme zur Gastrinbestimmung sofort, 5, 10 und 15 Minuten nach Injektion.
- *Beurteilung:*
  – Gastrin basal: Normal < 100 ng/l. Beweisend für Gastrinom > 500 ng/l.
  – Gastrin nach Stimulation mit Sekretin: Normalerweise Abfall. Bei Gastrinom Anstieg um das Doppelte des Ausgangswerts!

18.2 Bildgebende Verfahren

Sonographie

▶ Die Sonographie ist die grundlegendste apparative Untersuchungsmethode in der Viszeralchirurgie, da mit ihr eine schnelle Beurteilung der wichtigsten Abdominalorgane gelingt. Sie sollte Bestandteil der Erst- sowie der Notfalluntersuchung sein und muss bezüglich der wichtigsten und einfachsten Befunde vom Chirurgen beherrscht werden.

▶ **Voraussetzungen:** Möglichst nüchterner Patient (inklusive Rauchkarenz) wegen ungünstiger Darmgasüberlagerung und erwünschter Gallenblasenfüllung.

▶ **Schallkopf:** 3,5(– 5)-MHz-Schallkopf.

▶ **Standardebenen** (Abb. 18.1): Damit nichts übersehen wird, empfiehlt sich im Idealfall eine schematisierte Untersuchung in stets gleicher Reihenfolge.

▶ **Richtwerte:** Siehe Tab. 18.3.

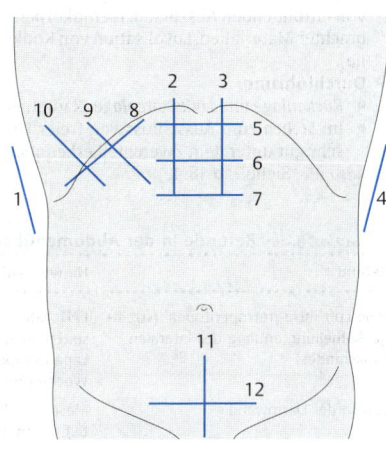

Abb. 18.1 · Sonographie-Standardebenen: 1: Lateraler Längsschnitt rechts, 2: Paramedianschnitt rechts, 3: Paramedianschnitt links, 4: Lateraler Längsschnitt links, 5: Oberer Querschnitt, 6: Mittlerer Querschnitt, 7: Unterer Querschnitt, 8: Subkostalschnitt rechts, 9: Schrägschnitt rechts, 10: Interkostalschnitt rechts, 11: Suprapubischer Querschnitt, 12: Suprapubischer Längsschnitt

Tabelle 18.3 · **Richtwerte Sonographie**

Pankreas	*Kopf:* 25 – 30 mm, *Körper:* < 18 mm, *Schwanz:* 25 – 30 mm, *Gang:* < 2 mm
Leber	*kraniokaudal:* < 140 mm (Medioklavikularlinie) *LC:RL[1]*=< 0,55 (im Querschnitt)
Gallenblase	*Länge:* < 100 mm, *Tiefe:* < 40 mm, *Wanddicke:* < 3 mm, *Volumen:* < 100 ml
Gallenwege	extrahepatisch: < 7 mm (nach CE[2]: < 10 mm)
Milz	*Länge:* < 111 mm, *Breite:* < 70 mm, *Dicke:* < 40 mm ▶ *Merke:* 4711
Niere	*Länge:* 100 – 115 mm, *Breite:* 50 – 70 mm, *Dicke:* 30 – 50 mm, *Parenchym-Pyelon-Index:* bis 60. Lj.: 1,7:1; > 60. Lj.: 1,1:1
Prostata	*Länge:* < 35 mm, *Breite:* < 45 mm, *Tiefe:* < 35 mm, *Volumen:* < 25 ml

Tabelle 18.3 · Fortsetzung

Harnblase (L×B×T×0,5)	*Volumen:* 350–750 ml (Männer); 250–500 ml (Frauen)
Aorta	*subdiaphragmal:* <25 mm, *über Bifurkation:* <20 mm
V. portae	*intrahepatisch:* <11 mm, *im Lig. hepatoduodenale:* <13 mm
V. cava	*subdiaphragmal:* <20 mm; atem- und pulsvariable Lumenschwankung
Vv. hepaticae	<10 mm

[1] LC: Lobus caudatus; RL: rechter Leberlappen
[2] CE: Cholezystektomie

Abdomenübersicht

▶ **Indikation:** V.a. Perforation/Ruptur (Abb. 18.2), Ileusabklärung (S. 353), Diagnose von luftbildenden Abszessen, Fremdkörpersuche und Lagekontrolle iatrogen eingebrachter Materialien, Lokalisation von Konkrementen (z. B. Gallen- oder Nierensteine).

▶ **Durchführung:**
  • *Rückenlage und Linksseitenlage:* Radiologischer Standard.
  • Im *Stehen* zum Ausschluss von freier Luft (→ in begleitender Thoraxaufnahme sehr gut unter dem Zwerchfell erkennbar).

▷ *Befunde:* Siehe Tab. 18.4.

Tabelle 18.4 · Befunde in der Abdomenübersicht-Aufnahme

Befund	Hinweis auf
freie Luft intra-/retroperitoneal (streifige Aufhellung entlang des lateralen Psoasrandes)	Perforation eines Hohlorgan, Tumorzerfall, Abszesse, Entzündungen ▷ *Beachte:* Nach Laparatomie/Laparoskopie ist freie Luft intraperitoneal für ca. 1 Woche normal!
Luft in der Darmwand	Mesenterialinfarkt, Entzündungen (z. B. Divertikulitis), Invagination
Luft in den Gallenwegen (Aerobilie)	Perforation eines Gallensteins in das Duodenum. Iatrogen nach ERCP, Papillotomie
Flüssigkeitsspiegel	Ileus (Differenzierung zwischen Dünn- und Dickdarmileus)
Dicke der Darmwand = Abstand der Darmschlingen zueinander	Wandödem bei entzündlichen und ischämischen Darmerkrankungen
Verkalkungen	chronische Entzündungen (z. B. Pankreatitis), Steine in Niere, Gallenblase, Ureter, Harnblase, Phlebolithen, Gefäßwandverkalkung, Aneurymata, Hämatome, Tumoren
Gasansammlung im kleinen Becken	Douglas-Abszess, Tubenperforation
verwaschene, schlecht abgrenzbare, verlagerte Organkonturen	Tumor, Abszess

Abb. 18.2 · Abdomenübersicht:
(a) Freie Luft (Pfeil) zwischen Leber,
Zwerchfell und Bauchwand in Linksseitenlage; (b) Luft im Retroperitonealraum nach traumatischer Duoden-
umruptur (die Pfeile kennzeichnen die
Grenzen zum M. iliopsoas und zur
rechten Niere)

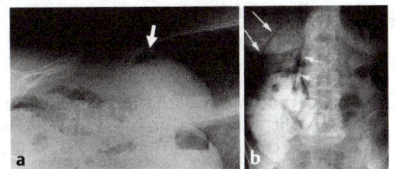

▣ *Merke:* Bei Perforationsverdacht und „eindrücklicher Klinik" ist die Indikation zur Laparotomie gegeben (*Ausnahme:* Erhöhte Lipase-Werte → DD: Akute Pankreatitis → CT Abdomen).

Computertomographie (CT)

▶ **Indikationen:** Tumorstaging und -nachsorge (Ausdehnung des Primärtumors, Metastasensuche), weiterführende Diagnostik des akuten/unklaren Abdomens (S. 137), Leberabklärung, Verlaufskontrolle Pankreatitis und Divertikulitis, Abszesssuche, Bildgebung des Retroperitonealraums (z. B. Darstellung eines Bauchaortenaneurysmas), weiterführende urologische Abklärung (z. B. bei komplizierten Harnleitersteinen), Polytraumadiagnostik (S. 129).

▶ **Spiral-CT/HR-CT:** CT in Spiraltechnik. Hierbei entstehen 1 – 1,5 mm dünne Schichten, die eine höchstmögliche Auflösung erlauben.

▶ **Kontrastmittelgabe:** Je nach zu untersuchender Struktur i. v., per os oder als Einlauf verabreicht, erhöht die Aussagekraft. Zur Gabe jodhaltiger Kontrastmittel, siehe S. 318.

▣ *Beachte:* Die Strahlenbelastung ist erheblich! Daher strenge Indikationsstellung (z. B. bei jungen Frauen möglichst kein Abdomen-CT).

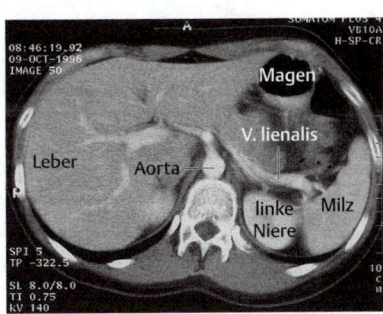

Abb. 18.3 · Oberbauch-CT: Nor-
malbefund (A = Aorta, L = Leber,
LN = linke Niere, MA = Magen,
MI = Milz, VL = V. lienalis)

Magnetresonanztomographie (MRT = MRI = Kernspin)

▶ **Indikationen:** Ähnlich der CT (S. 317). Durch den besseren Weichteilkontrast besonders geeignet zur Beurteilung von Weichteilverhältnissen, z. B. Weichteilinfektionen (z. B. Fasziitis), Weichteiltumoren (z. B. Sarkome), Tumore im kleinen Becken.

▶ **Kontraindikationen** (Magnetfeld des MRT): Herzschrittmacher, Cochleaimplantate, Herzklappen, Clips, Granatsplitter, u. Ä.

► **Spezielle Techniken:**
- *MRCP* (MR-Cholangio-Pankreatographie): Diagnostik von Gallenwegen und Pankreasgang.
- *MR-Angiographie.*

► **Kontrastmittelgabe:** Je nach zu untersuchender Struktur i. v., per os oder als Einlauf verabreicht, erhöht die Aussagekraft. Zur Gabe jodhaltiger Kontrastmittel, s. u.

☐ *Hinweis:* Keine Röntgenstrahlung! *Aber:* MRT-Untersuchungen sind aufwändig und teuer.

Röntgen-Untersuchungen mit Kontrastmittel (KM)

☐ *Hinweis:* Andere Untersuchungen vorher durchführen, da das KM noch tagelang die Beurteilung behindert.

► **Voraussetzungen:** Nüchterner Patient. Bei Untersuchung des Dickdarms Vorbereitung des Patienten am Tag vorher nur klare Flüssigkeit und orthograde Darmspülung. Bei unzureichender Reinigung 30 min vor Eingriff Klysma. Aufklärung des Patienten vor Magen-Darm-Passage, Dünndarmuntersuchung nach Sellink und Kolon-Konstrast-Einlauf!

► **Bariumhaltiges KM:** ☐ *Cave:* Bariumhaltige KM sind kontraindiziert bei V. a. Perforation (→ Gefahr der Bariumperitonitis), Ileus, unmittelbar vor OP, drohende Aspiration (→ Pneumoniegefahr).

► **Wasserlösliches, jodhaltiges KM** (z. B. Gastrografin, Peritrast):
- *Indikationen:* V. a. Perforation, V. a. Ileus, geplante OP am Magen-Darm-Trakt, Dichtigkeitskontrolle einer Anastomose.
- *Kontraindikationen:*
  - Absolut: Hyperthyreose und Schilddrüsenautonomie.
  - Relativ: Jodallergie (Gefahr anaphylaktischer Reaktion), Niereninsuffizienz (Kreatinin bestimmen), dekompensierte Herzinsuffizienz.

☐ *Hinweis:* Bariumsulfat ist heute obsolet!

✓ **KM-Gabe bei Risikopatienten**

► **KM-Gabe bei V. a. Kontrastmittelallergie:**
- *Risikofaktoren:* Frühere KM-Zwischenfälle, allergische Diathese (z. B. Heuschnupfen, Neurodermitis, Asthma).
- *Prophylaxe:* H_1-/H_2-Blocker (z. B. Fenistil 1 – 3 Amp., Dosis abh. vom KG) *oder* Steroide p. o. (z. B. Urbason, je 32 mg 12 h und 2 h vor KM Gabe) *oder* Steroide i. v. (Prednisolon 200 mg oder Dexamethason 40 mg 15 min vor KM-Gabe).

► **KM-Gabe bei V. a. (latenter) Hyperthyreose:**
- Bestimmung von TSH basal. Bei pathologischen Werten Bestimmung von fT_3/fT_4.
- Bei V. a. eine *Schilddrüsenerkrankung* die notwendige Diagnostik (Szintigraphie) immer vor der KM-Gabe durchführen, da die Jodaufnahme die Ergebnisse verfälscht.
- Ist eine Untersuchung mit jodhaltigen KM vor einer Szintigraphie unabdingbar bzw. besteht der V. a. auf eine funktionelle Autonomie Gabe von Natriumperchlorat (z. B. Irenat): 15 min vor der KM-Gabe 40 Trpf., 2 Stunden nach der KM-Gabe 20 Trpf., danach 3 × 15 Trpf. täglich für eine Woche.
- Bei klinischem V. a. Hyperthyreose zusätzlich Thiamazol (z. B. Favistan) 10 mg tgl.

☐ *Hinweis:* Eine Radiojodtherapie ist nach KM-Gabe monatelang nicht möglich. Umgekehrt ist die Gabe von KM nach einer Radiojodtherapie lange Zeit unmöglich und gilt als Kunstfehler.

► **KM-Gabe bei Niereninsuffizienz:** Bei vorbestehender Nierenschädigung und Diabetes mellitus nach KM-Gabe erhöhte Gefahr für die Entwicklung eines ANV.

Wichtig ist, dass die Patienten (idealerweise einige Tage) vor der KM-Gabe ausreichend hydriert werden (*cave:* Herzinsuffizienz → langsam infundieren) und Acetylcystein (ACC) einnehmen (z.B. 2×600 mg ACC per os + 2× 500 ml 0,9% NaCl + 2× 500 ml 0,45% NaCl am Tag vor und am Tag nach der KM-Gabe).

► **KM-Gabe bei Dialysepatienten:** Unbedingt auf die Gefahr der Überwässerung achten. Hier bietet sich evtl. eine Kurzdialyse im Anschluss an die KM-Untersuchung an.

► **KM-Gabe bei dekompensierte Herzinsuffizienz:** Im Vorfeld für Rekompensation sorgen (→ internistisches Konsil).

► **Methoden:**
  • Ösophagus-Breischluck (S. 319).
  • Dünndarmuntersuchung nach Sellink (S. 319).
  • Perkutane transhepatische Cholangiographie (S. 319).
  • Endoskopische retrograde Cholangio-Pankreatikographie (ERCP) (S. 321).
  ☑ *Hinweis:* Die Magen-Darm-Passage und der Kolon-Kontrast-Einlauf sind heute weitestgehend durch die CT-Abdomen, die Koloskopie bzw. die virtuelle Koloskopie verdrängt worden.

► **Ösophagus-Breischluck:**
  • Standarduntersuchung bei Erkrankung der Speiseröhre. Durchführung mit Bariumsulfat. Darstellung von Passage, Lumen, Verlauf und Faltenrelief der Speiseröhre.
  • *Indikationen:* Abklärung einer Dysphagie (S. 265), Erfassung von tumorösen Prozessen und Funktionsabläufe (verzögerte Nahrungspassage, Reflux), Darstellung von Divertikeln und Stenosen.
  • *Kontraindikation:* V.a. ösophagotracheale Fistel.

► **Selektive Dünndarmuntersuchung nach Sellink:**
  • *Durchführung:* Platzierung einer Dünndarmsonde bis auf Höhe des Treitz-Bands. Darüber Instillation einer Bariumsulfat-Suspension im Wechsel mit Methylzellulose als Doppelkontrastmittel (Enteroklysma). Abschnittsweise wird geröntgt.
  • *Indikation:* (Akute) entzündliche Darmveränderungen, Fistelungen, Abszedierungen, Verziehungen, Stenosen, Divertikel, Tumoren, Abklärung von Passagestörungen.

► **Perkutane transhepatische Cholangiographie (PTC):**
  • *Durchführung:* Invasive Methode zur Darstellung der Gallenwege mittels perkutaner Leberpunktion und Kontrastmittelapplikation (unter Durchleuchtung und sonographischer Kontrolle).
  • *Indikation:* Abklärung einer intra- oder extrahepatischen Cholestase. Ersatzmethode, falls ERCP (S. 321) nicht möglich ist.
  ☑ *Hinweis:* Eine PTC kann auch als therapeutisches Drainageverfahren zur Galleableitung eingesetzt werden (= *PTCD*).
  • *Komplikation:* Blutung (Gerinnungsstatus?), Pneumothorax (bei Verletzung des Sinus phrenico-costalis), Pleuritis, Pleuraempyem, biliovenöse Fistel, gallige Peritonitis.

► **Endoskopische retrograde Cholangio-Pankreatikographie (ERCP):** Siehe S. 321.

Endoskopie

▶ **Ösophago-Gastro-Duodenoskopie (ÖGD):**
- *Vorbereitung:* Nüchterner Patient. Aufklärung!
- *Durchführung:* Untersuchung von Ösophagus, Magen und oberen Duodenum (im günstigen Fall bis zur Flexura duodenojejunalis) mit einem flexiblen Endoskop in Sedation (z. B. Propofol) des Patienten. Ggf. mit Entnahme von Biopsien, ggf. mit therapeutischen Maßnahmen.
- *Indikationen:*
  - *Diagnostisch:* Dysphagie, Refluxbeschwerden, persistierende Oberbauchbeschwerden, Abklärung einer chronischen Anämie, Tumorsuche, Tumornachsorge, Schnelltest auf Helicobacter pylori, Therapiekontrolle bei Ulzera, bei Z.n. Magenresektion, Gastrointestinale Blutung, portale Hypertonie.
  - *Therapeutisch:* Endoskopische Blutstillung (Injektionsbehandlung, Laser- und Kryotherapie, Klipptechnik, Gummibandligatur), Polypabtragung, Ösophagusvarizen-Sklerosierung, endoskopische Behandlung von Stenosen, Extraktion verschluckter Fremdkörper.
- *Komplikationen:* Blutung (Gerinnungsstatus?), Perforation (mit nachfolgender OP-Konsequenz), Aspiration, andere kardiopulmonale Probleme (Monitoring!).

▶ **Koloskopie:**
- *Vorbereitung:* Nüchterner Patient. Am Vortag Flüssigkeit, orthograde Darmspülung, ggf. zusätzlich Klysma 30 min vor Untersuchung. Die austretende Flüssigkeit sollte klar sein, sonst ist die folgende Koloskopie meistens nicht auswertbar. Aufklärung!
- *Durchführung:* Untersuchung des Kolons einschließlich des terminalen Ileums mit einem flexiblen Endoskop. Sedation (z. B. Propofol). Ggf. Biopsieentnahme, ggf. therapeutische Maßnahmen. Analog zu ÖGD (S. 320).
- *Indikationen:*
  - *Diagnostisch:* Peranale Blutungen, Änderungen der Stuhlgewohnheiten, Vorsorgeuntersuchung, V.a. Tumor, Tumornachsorge, unklare abdominelle Beschwerden, Subileus, unklarer radiologischer Befund, V.a. entzündliche Darmerkrankung.
  - *Therapeutisch:* Polypektomie, Behandlung kurzstreckiger Stenosen (Dilatation, Laser), palliative Lasertherapie maligner Tumoren, Darmreinigung bei schwerer Obstruktion.
- *Kontraindikationen:* Hochakute Kolitis oder Divertikulitis, toxisches Megakolon, V.a. Perforation.
- *Komplikationen:* Blutung (Gerinnungsstatus?), Perforation (mit nachfolgender OP-Konsequenz), kardiopulmonale Probleme (Monitoring!).
- ▶ *Hinweis:* Eine alternative zur klassischen, endoskopischen Koloskopie ist die *virtuelle Koloskopie*, bei der Schichtaufnahmen mithilfe der CT bzw. MRT angefertigt werden, die anschließend mithilfe eines Computers 3-D-rekonstruiert werden. Indikationen sind endoskopisch nicht passierbare Kolonabschnitte, Fisteln bei chronisch entzündlichen Darmerkrankungen bzw. Kontraindikationen für eine konventionelle Koloskopie

▶ **Prokto- und Rektosigmoidoskopie.**

▶ **Endosonographie:**
- *Durchführung:* Endokavitäre Ultraschalluntersuchung mit flexiblen Echoendoskopen, im unteren Gastrointestinaltrakt auch mit starren Ultraschallsonden (Kombination aus Endoskopie und Sonographie).
- *Indikationen:* Lokales Staging gastrointestinaler Tumoren (*cave:* Nur möglich, wenn der Tumor mit dem Instrument passiert werden kann!), Tumornachsorge, Abklärung von pararektalen Abszessen, Fistelungen, Sphinkterdefekten, etc.

► **Endoskopische retrograde Cholangio-Pankreatikographie (ERCP):**
- *Vorbereitung:* Nüchterner Patient. Aufklärung!
- *Durchführung:* Endoskopische Untersuchung des Duodenums bzw. der Papillen-region mit gleichzeitiger radiologischer Kontrastmitteldarstellung der Gallenwe-ge (ERC) und/oder des Pankreasgangsystems (ERP) nach Auffädelung. Sedation (Propofol) des Patienten.
- *Indikationen:*
  - *ERC:* Cholestase unklarer Genese, Choledocholithiasis, Stenosen der Papille und der Gallenwege, akute biliäre Pankreatitis (falls Steine in der Papille!), Tumorabklärung, iatrogene Verletzung der Gallenwege.
  - *ERP:* Chronische Pankreatitis, V.a. Pankreaskarzinom, Pankreasmissbildung, präoperativ vor Pankreaseingriffen.
  - *Therapeutisch:* Papillotomie und Steinextraktion, Einlage biliärer Drainagen oder Stents.
- *Kontraindikationen:* Akute Pankreatitis, Cholangitis, Leber- und Niereninsuffi-zienz, Gerinnungsstörungen.
- *Komplikationen:* Passagere Amylase- und Lipaseerhöhung (häufig), „Post-ERCP-Pankreatitis" (selten, Laborkontrolle!), Cholangitis, Blutung (Gerinnungssta-tus?), Perforation (mit nachfolgender OP-Konsequenz), kardiopulmonale Proble-me (Monitoring!).

19 Abdomen: Zwerchfell

19.1 Anatomie

▶ **Aufbau:** Das Zwerchfell trennt die Brust- von der Bauchhöhle. Es besteht an den Seiten aus quer gestreifter Muskulatur (*Pars sternalis, Pars costalis* und *Pars lumbalis*), die im Zentrum in eine Sehnenplatte übergeht (*Centrum tendineum*). Fixation am Rippenbogen, Sternum und LWK 1–3.

▶ **Funktion:** Mitwirkung an Atmung und Bauchpresse.

▶ **Zwerchfellöffnungen:**
  • *Foramen venae cavae:* Durchtritt der V. cava inferior, R. phrenicoabdominalis des rechten N. phrenicus.
  • *Hiatus oesophageus:* Durchtritt des Ösophagus, Trunci vagales.
  • *Hiatus aortae:* Durchtritt der Aorta und des D. thoracicus.
  • *Spalten im Crus mediale* (beiderseits): Durchtritt der N. splanchnici, V. azygos, V. hemiazygos.
  • *Spalten zwischen Crus mediale und laterale* (beiderseits): Durchtritt des Grenzstrangs.
  • *Trigonum sternocostale* (beiderseits): Durchtritt der A. und V. thoracica interna/ epigastrica superior.

▶ **Anatomische Schwachstellen:**
  • *Trigonum sternocostale* (Larrey-Spalte): Durchtrittsstelle der Morgagni-Hernie rechts und der Larrey-Hernie links (S. 323).
  • *Trigonum lumbocostale* (Bochdalek-Dreieck): Durchtrittsstelle der Bochdalek-Hernie (S. 323) und für Abszesse aus der Abdominalhöhle in den Thorax.
  • *Hiatus oesophageus:* Durchtrittsstelle der Hiatushernien (S. 271).

▶ **Blutversorgung:**
  • *Arteriell:* A. pericardiacaphrenica und A. musculophrenica (aus der A. thoracica interna), A. phrenica inferior (aus der Aorta).
  • *Venös:* V. phrenica inferior → V. cava inferior.

▶ **Innervation:** N. phrenicus.

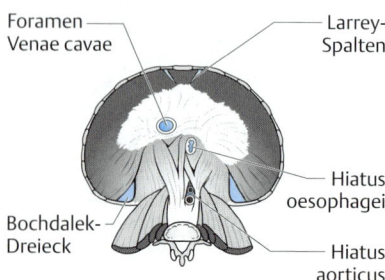

Foramen Venae cavae

Larrey-Spalten

Hiatus oesophagei

Bochdalek-Dreieck

Hiatus aorticus

Abb. 19.1 · Anatomie des Zwerchfells

19.2 Zwerchfellhernien

Grundlagen

▶ **Definitionen:** Herniation von Abdominalorganen (mit peritonealem Bruchsack) in den Thorax durch vorgebildete Lücken oder Schwachstellen im muskulären oder tendinösen Zwerchfell (Abb. 19.1).

◼ *Hinweis:* Traumatische Zwerchfellhernien (unechte Hernien ohne Bruchsack) nach Zwerchfellruptur, siehe S. 472.

▶ **Formen** (siehe Abb. 19.1):
- *Hiatushernien* (90%, S. 271): Bruchlücke: Hiatus oesophagus; axiale Gleithernie (häufig), paraösophageale Hernie (seltener).
- *Hernia diaphragmatica sternocostalis* (selten): Morgagni-Hernie (rechts) und Larrey-Hernie (links); Bruchlücke: Trigonum sternocostale.
- *Hernia diaphragmatica lumbocostalis* (selten): Bochdalek-Hernie; Bruchlücke: Trigonum lumbocostale.

Klinik und Komplikationen

▶ **Allgemeine Symptome:** Entsprechend dem hernierten Organ: Druckgefühl, nahrungsabhängige Schmerzen, Passagestörungen (Erbrechen, Stuhl- und Windverhalt), Dyspnoe, Tachykardie, Herzrhythmusstörungen.
▶ **Komplikationen:** Akute Blutung, Ileus, Inkarzeration, Gangrän.

Diagnostik

▶ **Klinische Untersuchung:** Evtl. Darmgeräusche und Dämpfung im Thorax.
◼ *Hinweis:* Bei der echten Hernie finden sich häufig keine pathologischen klinischen Befunde!
▶ **Röntgen-Thorax** in 2 Ebenen: Flüssigkeitsspiegel (typisch), Mediastinalverdrängung, Herzverlagerung, Zwerchfellbeweglichkeit?
▶ **CT Thorax und Abdomen** (Standard): Zwerchfellränder sicher erkennbar!
▶ **Magen-Darm-Passage** (selten indiziert): Genaue Zuordnung der verlagerten Strukturen.
▶ **Laparoskopie oder Thorakoskopie:** Bestätigung oder Ausschluss einer Ruptur.

Differenzialdiagnosen

▶ Phrenikusparese: Paradoxe Zwerchfellbeweglichkeit!
▶ Relaxatio diaphragmatica (Atrophie der Muskulatur).
▶ Basaler Pneumothorax (S. 286).
▶ Lungensequestration, Lungenabszess (S. 246), intrathorakale Pankreaspseudozyste (S. 435).

Operative Therapie

▶ **Indikation:** Jede Zwerchfellhernie in jedem Alter (*Ausnahme:* Axiale Gleithernie, S. 271).
▶ **Operationsprinzipien:** Obere mediane Laparotomie (S. 816) oder Laparoskopie; Reposition des Bruchinhalts und Verschluss der Bruchlücke; bei großen Defekten ggf. Netzimplantation.

20 Abdomen: Magen – Duodenum

20.1 Anatomie

Magen/Duodenum

▶ **Lage:**
- *Intraperitoneal:* Magen und Pars superior mit Bulbus duodeni.
- *Retroperitoneal:* Pars descendens, Pars horizontalis und Pars ascendens duodeni bis zur Flexura duodenojejunalis.
- ▷ *Hinweis:* An der Flexura duodenojejunalis (Höhe L2) ist das Duodenum durch den M. suspensorium duodenis (=*Treitz-Band*) mit dem Stamm der A. mesenteria superior verbunden. Hier können sich Dünndarmschlingen in die Bauchfellnischen einklemmen (→ *Treitz-Hernie*) und zu lebensbedrohlichen Darmnekrosen führen.

▶ **Mesenterien:** Sie dienen als Aufhängebänder des Magens an den anderen Abdominalorganen und als Leitstrukturen. Lig. hepatogastricum (größter Teil des Omentum minus), Lig. gastrocolicum, Lig. gastrophrenicum, Lig. gastrolienale.

▶ **Arterielle Blutversorgung des Magens:** Sie erfolgt aus den Ästen des Truncus coeliacus, die entlang der Kurvaturen Arterienbögen bilden:
- *Kleine Kurvatur:* A. gastrica sinistra (aus Tr. coeliacus), A. gastrica dextra (aus A. hepatica).
- *Große Kurvatur:* A. gastroepiploica dextra (aus A. gastroduodenalis), Aa. gastricae breves (aus A. lienalis).

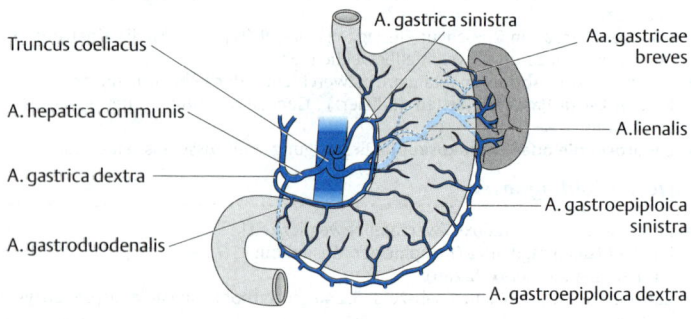

Abb. 20.1 · Arterielle Blutversorgung des Magens

▶ **Arterielle Blutversorgung des Duodenums:** Sie erfolgt aus den Ästen des Truncus coeliacus und der A. mesenterica superior.
- *Dorsaler Arterienbogen:* A. pancreaticoduodenalis superior posterior (aus A. gastroduodenalis), A. pancreaticoduodenalis inferior posterior (aus A. mesenterica superior).
- *Ventraler Arterienbogen:* A. pancreaticoduodenalis superior anterior (aus A. gastroduodenalis), A. pancreaticoduodenalis inferior anterius (aus A. mesenterica superior).

▶ **Venöser Abfluss Magen/Duodenum:** Die Venen verlaufen i.d.R parallel zur den Arterien und münden in die V. portae.

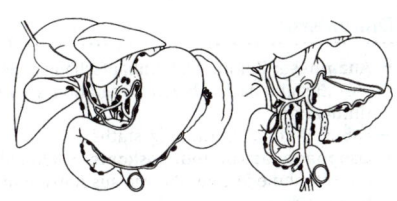

Abb. 20.2 · Lymphknotenlevels im Magenbereich intra- und retroperitoneal

► **Lymphabfluss:**
  • *Kompartiment I:* Lk direkt am Magen (parakardial, an der kleinen und großen Kurvatur).
  • *Kompartiment II:* Lk entlang der großen Gefäße (A. gastrica sinistra, A. hepatica communis, Tr. coeliacus, A. lienalis, Milzhilus).
  • *Kompartiment III:* Lk am Lig. hepatoduodenale und retroperitoneale Lk (hinter Pankreaskopf, an der Mesenterialwurzel, paraaortal).
► **N. vagus:** Oberhalb des Hiatus Aufteilung in den Truncus vagalis anterior und posterior.
  • *Truncus vagalis posterior:* Verläuft an der dorsalen Seite der kleinen Kurvatur und bildet den *R. coeliacus* zur Versorgung der Magenrückwand. Die *Rr. criminales* zweigen ab und ziehen zur Hinterseite des Magenfundus.
  • *Truncus vagalis anterior:* Verläuft an der ventralen Seite der kleinen Kurvatur und versorgt die Magenvorderwand. Von ihm zweigt der *R. pyloricus* und die *Rr. hepatici* zur Versorgung von Antrum, Pylorus und Leber ab.

20.2 Leitsymptome

Gastrointestinale Blutung (siehe S. 148)

20.3 Erosive Gastritis

Grundlagen

► **Ätiologie:**
  • *Oberflächengastritis:* V.a. exogene Noxen (Alkohol, NSAR, Steroide).
  • *Stressinduzierte erosive Gastritis:* Gehäuft nach schweren Operationen, schwerem Trauma, bei Verbrennungen, bei Langzeitintubation. Ausgelöst durch toxisch-allergische Gefäßschäden, Ischämie, Beeinträchtigung der protektiven Faktoren.
► **Erscheinungsbild:** Vereinzelt Erosion (Erosio simplex Dieulafoy), multiple Erosionen, diffuse hämorrhagische Gastritis.
► **Endoskopische Einteilung der akuten Gastritis:**
  • *Typ I:* Generalisiertes Mukosaödem ohne Erosionen (mildeste Form).
  • *Typ II (hämorrhagischer Typ):* Aufgetriebene Falten und diffus hämorrhagische Defekte.
  • *Typ III (ulzerativer Typ):* Schwerste Form der akuten Gastritis. Extensive Erosionen mit Blutungen und kleinen Ulzerationen.

Klinik

► **Uncharakteristisch:** Appetitlosigkeit, Übelkeit. Häufig keine Schmerzen.
► **Komplikationen:** Ulkus, Blutung.

Diagnostik

▶ **Anamnese:** Zufuhr schleimhautschädigender Substanzen (Alkohol, NSAR, Steroide), Zustand nach schwerer Operation, schwerem Trauma, Verbrennung, Langzeitintubation?
▶ **Labor:** Blutbild, Gerinnungsstatus.
▶ **Ösophagogastroduodenoskopie** (S. 320): Methode der Wahl. Nachweis der Läsion. Entnahme je einer Biopsie aus Antrum und Korpus zum Nachweis von Helicobacter pylori.
▶ **Helicobacter-Diagnostik:** S. 327.

Differenzialdiagnosen

▶ Emetogene Schleimhautrisse (Mallory-Weiss-Syndrom).
▶ Ulcus ventriculi (S. 326) und Ulcus duodeni (S. 326).
▶ Ösophagusvarizenblutung (S. 406).
▶ Siehe auch Leitsymptom Gastrointestinalblutung S. 148.

Konservative Therapie

▶ **Prophylaxe von Stressläsionen:**
 • Protonenpumpeninhibitoren (PPI), z. B. Pantoprazol (Pantozol) 40 mg/d i. v.
 • H_2-Blocker, z. B. Ranitidin (Zantic) 4×50 mg/d i. v.
 • Prostaglandinanalogon Misoprostol (Cytotec) 2 – 4×200 μg/d p. o.
 • Sucralfat (z. B. Sucrabest) 4×1 g/d p. o.
▶ **Therapie der akuten Gastritis:** Weglassen der auslösenden Noxen, Therapie analog der Prophylaxe (s. o.), HP-Eradikation (S. 328).

Interventionelle/Operative Therapie

▶ Bei gastrointestinaler Blutung (S. 148): Endoskopische Blutstillung, anschließend hochdosiert PPI.
▶ *Hinweis:* Eine Operation ist praktisch nie notwendig!

20.4 Ulcus ventriculi und duodeni

Grundlagen

▶ **Definition:** Schleimhautdefekt, der über die Muscularis mucosae in die Magen- bzw. Darmwand penetriert.
▶ **Ätiologie:** Im Wesentlichen beruht die Pathogenese der Ulkuskrankheit auf einem Ungleichgewicht zwischen protektiven und aggressiven Schleimhautfaktoren.
 • *Helicobacter pylori:* Beim Ulcus duodeni in 95 % der Fälle, beim Ulcus ventriculi in 60 – 80 % der Fälle nachweisbar. Die Infektion mit H. pylori führt über eine akute Gastritis zu einer chronischen Typ-B-Gastritis. Über eine Verminderung der protektiven und Verstärkung der aggressiven Faktoren wird die Schleimhautintegrität zerstört.
 • *Einnahme von NSAR* (S. 87): Hemmt die Bildung protektiver Prostagladine.
 ▶ *Beachte:* Insbesondere die Kombination von NSAR und Glukokortikoiden erhöht das Ulkusrisiko um den Faktor 15!
 • *Nikotin, Alkohol:* Zerstörung der Schleimhaut → V.a. Ulcus ventriculi.
 • *Hyperazidität* (HCl, Pepsin): V.a. Ulcus duodeni.
 • *Stress* (z. B. Traumata, Operationen, Verbrennung): Ulkusentstehung durch Ischämie der Schleimhaut.
 • *Selten:* Zollinger-Ellison-Syndrom.

► **Epidemiologie:** 10 % der Helicobacter-Träger erkranken im Laufe ihres Lebens an einem Ulkus. Männer : Frauen = 4 : 1. Während die Inzidenz des Ulkus und HP-Nachweises in allen zivilisierten Ländern kontinuierlich abnimmt, steigt die Prävalenz in beiden Geschlechtern mit zunehmenden Alter an.

► **Lokalisation:**
- *U. ventriculi:* 80 % an der kleinen Kurvatur, v. a. an der Grenze zwischen Antrum und Korpus (im Korpus liegen die Säure-produzierenden Belegzellen). Multiple Ulzera häufig bei NSAR-Einnahme.
- ◪ *Beachte:* Ulzera an anderer Lokalisation sind verdächtig auf ein Karzinom!
- *U. duodeni:* Vorderwand des Bulbus duodeni (cave: Perforationsgefahr!). Hinterwand des Bulbus duodeni (cave: Blutungsgefahr aus der A. gastroduodenalis!), am Pylorus oder unmittelbar präpylorisch (selten).

Klinik

► **Ulcus ventriculi:** Bohrender Schmerz oder uncharakteristische Symptome! Die Schmerzen müssen nicht klassischerweise nahrungsabhängig auftreten. Evtl. Übelkeit, Erbrechen, Müdigkeit (chronische Blutungsanämie).

► **Ulcus duodeni:** Bohrender Oberbauchschmerz. Klassisch, aber bei weitem nicht immer vorhanden ist der Nüchternschmerz mit prompter Besserung durch Nahrungsaufnahme oder Antazida. Häufig asymptomatisch. Verschlimmerung durch nervöse Belastung, Stress und zusätzliche Noxen. Manifestation oft erst bei Komplikationen (S. 330).

► **Ulkus-Komplikationen:** Siehe S. 330.

Diagnostik

► **Anamnese:** Oft uncharakteristisch! Erfragen der *Risikofaktoren*: Regelmäßige Einnahme ulzerogener Medikamente (z. B. NSAR, Salizylate, Glukokortikoide), Nikotin-/Alkoholabusus, Ulkusanamnese, Magengeschwüre in der Verwandtschaft, Gewichtsverlust?

► **Gastroskopie mit Biopsie:** Bei U. duodeni zur HP-Diagnostik, beim U. ventriculi zur HP-Diagnostik und Karzinomausschluss.
- *Entnahme von Biopsien aus Antrum und Korpus:* Für Urease-Schnelltest und Histologie zur HP-Diagnostik (s. u.).
- *Entnahme von mehreren Biopsien vom Ulkusrand und -grund* zum Karzinomausschluss beim U. ventriculi.

► **Helicobacter-pylori-Diagnostik:**
- *Urease-Schnelltest (CLO-Test):* Je eine PE aus dem Antrum und Korpus. Falsch negative Ergebnisse besonders nach Vorbehandlung mit säurehemmenden Medikamenten (z. B. Protonenpumpenhemmer, H_2-Blocker). Bei 37 °C ist der Test i. d. R nach 1 – 2 Stunden positiv (Rotfärbung!).
- *Histologie:* Sensitiver als Urease-Test. Obligat beim U. ventriculi.
  ^{13}C-*Atemtest:* In Zentren mit entsprechender apparativer Ausstattung (hohe Kosten). *Indikation:* Sanierungserfolg nach Erdaikationstherapie bei U. duodeni.

► **Labor:** Oft mikrozytäre Anämie, Fe-Mangel bei chronischer Blutung.

◪ **DD:** Makrozytäre Anämie bei Vitamin-B_{12}- und Folsäure-Mangel (meist atrophische Gastritis und Alkoholkonsum).

► **Gastrinanalyse** (S. 314): Nur bei spezieller Fragestellung (V. a. Zollinger-Ellison-Syndrom [S. 442]).

Differenzialdiagnosen

► Erosive Gastritis (S. 325), Gastroenteritis.
► Zollinger-Ellison-Syndrom (S. 442), Riesenfaltengastritis (Morbus Ménétrier).

► MALT-Lymphom, gastrointestinale Stromatumore (GIST, S. 332), Magenkarzinom (S. 334).

Konservative Therapie

► **Allgemeinmaßnahmen:** Absetzen ulzerogener Medikamente (s. o.), Nikotin- und Alkoholabstinenz, Meiden von Stresssituationen, regelmäßiger Lebensrhythmus.
► **Therapie des HP-positiven Ulkus:** Helicopacter-pylori-Eradikation (Therapieschema siehe Tab. 20.1).

Tabelle 20.1 · Therapieschemata zur Helicobacter-pylori-Eradikation

Medikamente	Dosierung (p. o.)	Dauer
Therapieschema der 1. Wahl (falls Clarithromycin-Resistenz (< 15%)		
● PPI	● 2 × 1 Standarddosis[1]/d	7 – 14 Tage
● Clarithromycin (z. B. Klacid)	● 2 × 250 mg/d	
● Amoxicillin (z. B. Clamoxyl)	● 2 × 1000 mg/d	
Therapieschema der 2. Wahl		
● PPI	● 2 × 1 Standarddosis[1]/d	7 – 14 Tage
● Amoxicillin *oder* Tetrazyklin[2]	● 2 × 1000 mg/d ● 4 × 500 mg/d	
● Metronidazol	● 2 × 400 mg/d	
● Wismutsalz	● 4 × 120 mg/d	

[1] *Protonenpumpenhemmer-Standarddosen:* Omeprazol 20 mg (z. B. Antra), Lansoprazol 30 mg (z. B. Agopton); Pantoprazol 40 mg (z. B. Pantozol); Esomeprazol (Nexium) 40 mg
[2] In der CH nicht erhältlich

► **Therapie des HP-negativen Ulkus:**
  ● *Protonenpumpeninhibitoren (PPI):* Mittel der 1. Wahl. Dosis 20 – 40 mg/d. Heilungsrate ca. 90% nach 8 Wochen.
  ● *H₂-Blocker:* Mittel der 2. Wahl, z. B. Ranitidin (Zantic) 2×150 mg. Heilungsrate ca. 60% nach 8 Wochen.
  ● *Bei nicht vermeidbarer Einnahme von NSAR:*
    – Nicht-selektive COX-Inhibitoren in Kombination mit PPI 20 mg/d.
    – In ausgewählten Fällen selektiver COX-2-Inhibitor mit/ohne Kombination mit PPI 20 mg/d.
► **Therapiekontrolle der Helicobacter-pylori-Eradikation:** Frühestens 4 Wochen nach Abschluss der Therapie.
  ● *U. ventriculi:* Endoskopie und Biopsieentnahme aus Restulkus bzw. Ulkusnarbe, Antrum und Korpus für Urease-Schnelltest und Histologie (erneuter Karzinomausschluss).
  ● *U. duodeni:* Entweder durch Kontrollgastroskopie oder durch ^{13}C-Atemtest.
► **Therapiekontrolle des HP-negativen Ulkus:** Analog zum HP-positiven Ulkus.
► **Stressulkusprophylaxe:** Siehe S. 326.

Allgemeine Operationsprinzipien bei der Ulkuskrankheit

▶ *Hinweis:* Das unkomplizierte Ulkus ist eine Domäne der konservativen Therapie. Die **Indikationen für eine operative Therapie** bestehen heute in der Behandlung der Ulkuskomplikationen (S. 330), therapieresistenter Ulzera (keine Besserung nach 6- bis 12-wöchiger intensiver konservativer Therapie), Rezidivulkus trotz korrekter konservativer Therapie (inkl. Helicobacter-Eradikation) und Karzinomverdacht.

▶ **Ulcus ventriculi:**
- *Elektive Eingriffe:* Distale $^2/_3$- bis $^3/_4$-Magenresektion (v. a. bei V.a. Karzinom).
- *Notfalleingriffe:* Ulkusexzision (Histologie!) + Übernähung.
- *Rekonstruktionsverfahren:* Siehe Tab. 20.2.

Tabelle 20.2 · Rekonstruktionsverfahren nach Magenteilresektion

Verfahren	Rekonstruktion	Vorteile	Nachteile
Billroth I	Direkte Verbindung zwischen Magenrest und Duodenum (*Gastroduodenostomie*)	physiologische duodenale Nahrungspassage	Gefahr der Gallengangsverletzung, Refluxgastritis,
Billroth II	Verbindung zwischen Magenrest und ante- oder retrokolisch hochgezogener Jejunumschlinge (*Gastrojejunostomie*) und Braunscher Fußpunktanastomose zur Verhinderung des alkalischen Rückstroms in des Magen; Blindverschluss des Duodenalstumpfes	geringe Rate an Rezidivulzera	postoperative Funktionsstörungen (S. 339), Duodenalstumpfinsuffizienz, Magenstumpfkarzinom
Y-Roux	das Jejunum wird ca. 20 cm distal der Flexura duodenojejunalis durchtrennt und das aborale Ende zum Magen hochgezogen mit End-zu-Seit-Gastrojejunostomie. 40 cm distal davon wird die proximale Jejunumschlinge End-zu-Seit- mit der hochgezogenen Jejunumschlinge anastomosiert	durch die Distanz zwischen Gastrojejunostomie und Jejunojejunostomie mit orthograder Peristaltik wird ein Reflux in den Magen verhindert	postoperative Funktionsstörungen (S. 339), Duodenalstumpfinsuffizienz, Gefahr der Gallengangsverletzung

▶ **Ulcus duodeni:**
▶ *Hinweis:* Beim Ulcus duodeni wird nur im Notfall operiert!
- Vorderwand: Ulkusexzision + Übernähung und Pyloroplastik.
- Hinterwand: Ulkusumstechung + Übernähung und Pyloroplastik.
- *Pyloroplastik nach Heinecke-Mikulicz:* Erweiterung des Pylorus durch Längsinzision und Querverschluss.

▶ **Nachbehandlung:**
- Nach Magenresektion bei Beschwerden Gastroskopie.
- Nach B-I-Rekonstruktion: Ausschluss eines Magenstumpfkarzinoms (S. 340) → nach 15 – 20 Jahren Restgastrektomie.
- Nach B-II-Rekonstruktion: Ausschluss eines Ulcus pepticum jejuni → PPI.

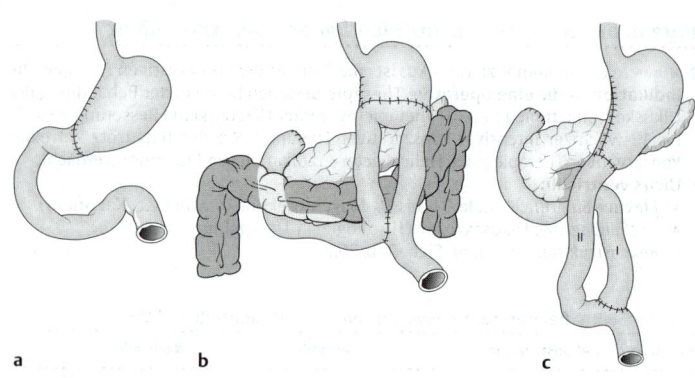

a   **b**   **c**

Abb. 20.3 · Rekonstruktionsverfahren nach Magenteilresektion: (a) Billroth I; (b) Billroth II mit Braun-Fußpunktanastomose; (c) Y-Roux

Prognose

► **Rezidivquote:** Rezidivulkus nach operativer Therapie in 1 – 5 % d. F. Häufiger nach U. duodeni als nach U. ventriculi. Ursachen und Vorgehen siehe „Ulcus pepticum jejuni", S. 340.

► **Spätkomplikation:** Nach resezierenden Verfahren siehe Krankheiten des operierten Magens (S. 339).

20.5 Ulkuskomplikationen

Blutung

► **Ätiologie:** Arrodierung eines Gefäßes am Ulkusgrund. Lebensbedrohlich bei Arrosion der A. gastrica sinistra (U. ventriculi) oder A. gastroduodenalis (U. duodeni).

► **Klinik:** Abhängig von der Blutungsstärke leichte Kreislaufinstabilität (Schwäche, Blässe, Schwindel) bis hin zum hypovolämischen Schock (S. 144). Bluterbrechen (S. 150), Teerstuhl.

► **Diagnostik:** Endoskopie. Einteilung der Blutungsaktivität nach Forrest (Tab. 20.3).

Tabelle 20.3 · Endoskopische Einteilung der Ulkusblutung (nach Forrest)

Stadium	Forrest-Typ	Blutungsaktivität
aktive Blutung	Ia	spritzende arterielle Blutung
	Ib	existente Sickerblutung
inaktive Blutung	IIa	thrombosierter Gefäßstumpf
	IIb	koagelbedeckte Läsion
	IIc	hämatinbelegte Läsion
potenzielle Blutungsquelle	III	Läsion ohne Zeichen der stattgehabten Blutung

► **Praktisches Vorgehen bei gastrointestinaler Blutung:** Siehe S. 148.
◼ *Hinweis:* 80 % aller Blutungen sistieren spontan.
► **Endoskopische Therapie** (Methode der Wahl): Methoden, siehe S. 151.
  • Erfolgsquote 80 – 90 %, bei Rezidivblutung 50 – 60 %.
  • Forrest-Ib-Blutungen lassen sich endoskopisch fast immer stillen, Forrest-Ia-Blutungen lassen sich i. d. R höchstens in eine Forrest II-a-Blutung überführen.
  • Bei hoher Rezidivgefahr (Forrest Ia/IIa [Tab. 20.3, S. 330], Alter > 60 Jahre, Begleiterkrankungen): Programmierte endoskopische (prophylaktische) Nachbehandlung.
► **Operative Therapie:**
  • *Indikationen:* Erfolglose endoskopische Blutstillung, Ulzera mit Blutung aus Hauptarterien, hoher EK-Verbrauch (> 6/24 h), Rezidivblutung.
  • *Operationsprinzipien:* U. ventriculi (S. 329), U. duodeni (S. 329).
► **Nachbehandlung:** Bei HP-positivem Ulkus anschließende Eradikationstherapie (Tab. 20.1) und hochdosierte PPI-Therapie (z. B. 3×40 mg Nexium i. v.).
► **Prognose:**
  • *Rezidive:* 20 % der Ulkusblutungen rezidivieren nach einer endoskopischen Blutstillung, ca. 90 % innerhalb der ersten 3 Tage nach der ersten Blutung!
  • *Letalität:* Bei Forrest Ia ca. 20 %, bei Forrest Ib und IIa ca. 10 %; v. a. abhängig von den Begleiterkrankungen und dem raschen endoskopischen bzw. ggf. operativen Eingreifen!

Perforation

► **Epidemiologie:** Häufigkeit ca. 10 %.
► **Klinik:** Akuter heftiger Oberbauchschmerz, evtl. beschwerdefreies Intervall („fauler Frieden"), zunehmende diffuse Schmerzen und Entwicklung einer Peritonitis (→ Bild des „Akutes Abdomen", S. 137).
► **Diagnostik:** Abdomenübersichtsaufnahme und Nachweis von freier Luft (Cave: In 20 % keine freie Luft nachweisbar!).
► **Operative Therapie:**
  • *U. ventriculi:*
    – Ulkusexzision (für Histologie) und Nahtverschluss, Deckung mit Omentum. Bei kardianahem Ulkus Deckung durch Fundoplicatio. Ggf. Pyloroplastik (S. 826).
    – Wenn möglich, definitive Versorgung durch distale ($^2/_3$-) Magenresektion (S. 829). Biopsie und Histologie.
  • *U. duodeni:* Ulkusexzision und Nahtverschluss, ggf. Pyloroplastik. Je nach Lokalisation auch alleinige Übernähung ausreichend (auch laparoskopisch möglich).
  • *Im Anschluss an OP:* Abdomenspülung, Drainage, Antibiotikagabe (Amoxicillin + Clavulansäure [Augmentan] 3×2,2 g i. v.) und Magensonde.
► **Nachbehandlung:** Bei HP-positivem Ulkus anschließende Eradikationstherapie (Tab. 20.1) und hochdosierte PPI-Therapie (z. B. 3×40 mg Nexium i. v.).
► **Prognose:** Je nach Risikofaktoren (Alter, Intervall zwischen Perforation und OP).

Penetration

► **Ätiologie:** Eindringen des Ulkus in ein Nachbarorgan (meist Pankreas, selten Kolon).
► **Klinik:** Therapieresistente Schmerzen, evtl. Pankreatitis (S. 427), Ausbildung einer *gastrokolischen Fistel* mit Umgehung des Dünndarms. Durch Ausfall von Digestion und Resorption starker Gewichtsverlust, beschleunigte Nahrungspassage, Mangelerscheinungen, evtl. Koterbrechen.
► **Diagnostik:** CT-Abdomen (mit oralem KM), Gastroskopie, Amylase im Serum.

▶ **Therapie der gastrokolischen Fisteln:** Resektion der betroffenen Darmabschnitte und des Magens ($^2/_3$-Resektion).

Magenausgangsstenose

▶ **Ätiologie:** Stenosierung des Magenausgangs durch chronisch rezidivierende Ulzera in der Pylorusgegend mit Narbenbildung.

▶ **Klinik:** Postprandiales, saures Erbrechen, hypochlorämische Alkalose, Magenektasie. *Cave:* Aspirationsgefahr.

▶ **Komplikation:** Magenektasie → Dehnung → Hypergastrinämie → sekundäre Ulkusbildung.

▶ **Diagnostik:** Gastroskopie mit Biopsie zum Karzinomausschluss (*wichtige DD:* maligne Magenausgangsstenose!), CT-Abdomen (Pankreaskopf-Tumor?).

▶ **Therapie:**
- *Konservativ/Interventionell:* Magensonde zur Magenentlastung, endoskopische Dilatation, konservative Therapie des Ulkus, siehe S. 328.
- *Operativ:*
  - Bei kurzer Stenose (selten): Pyloroplastik (S. 826).
  - Bei starker Vernarbung: Distale ($^2/_3$-) Magenresektion (S. 829) und Rekonstruktion nach Roux-Y (S. 833).
  - Palliativ: Gastroenterostomie.

Magenkarzinom (siehe S. 334)

▶ Spätkomplikation des U. ventriculi (ca. 3% d. F.).

▶ **Diagnostik/Therapie:** Exzision und Schnellschnitt-Histologie, bei positivem Ausfall karzinomgerechte Resektion (S. 337).

20.6 Magentumoren (außer Magenkarzinom)

Grundlagen

▶ **Einteilung/Histopathologie:**
- *Lymphome des Magens* (z. B. MALT-Lymphom, NHL): Nähere Informationen, siehe CL Innere Medizin.
- *Gastrointestinale Stromatumoren* (GIST-Tumoren), die von nicht-neuronalen gastrointestinalen Schrittmacherzellen (Cajalzellen) ausgehen. Gehören zur Gruppe der Weichteilsarkome. Hauptmanifestationsort ist der Magen.
- ◨ *Hinweis:* Frühere Bezeichnung der GIST-Tumoren: z. B. Leiomyome, Leiomyosarkome, Leiomyoblastome.
- *Polypöse Adenome* („Magenpolypen") im Rahmen der seltenen Polyposesyndrome. Sehr selten.

▶ **Häufigkeit:** Selten. Ca. 2% aller Magentumoren.

Klinik

▶ **Symptome:** I. d. R erst bei starker Ausdehnung des Tumors. Oberbauchschmerz, Völlegefühl und Appetitlosigkeit, Blutungsanämie.

▶ **Komplikationen:**
- *Blutungen* (insb. Leiomyome und Neurinome). Häufig Hauptmanifestation.
- *Selten Obstruktion* (evtl. durch transpylorischen Prolaps).
- *Maligne Entartung:* In einem hohen Prozentsatz bei polypösen Adenomen, selten bei GIST-Tumoren des Magens.

▶ **Hinweis:** Die Dignität von GIST-Tumoren ist schwer einzuschätzen. GIST-Tumoren des Magens sind selten maligne. Die Dignität und damit Prognose von GIST-Tumoren ist abhängig vom Grading, der Infiltration von Nachbarorganen, der Tumorgröße und der Metastasierung. Für Benignität spricht ein Tumordurchmesser von < 5 cm und eine geringe Mitoserate (< 5 Mitose/HPF).

● *Metastasierung* (GIST-Tumoren): Leber und Peritoneum.

Diagnostik

▶ **Basisdiagnostik:**
  ● *Gastroduodenoskopie mit Biopsie* (wichtigste Untersuchung): Diagnosesicherung bei Schleimhautprozessen. Meistens nur Vermutungsdiagnose bei Wandtumoren.
  ● *Stuhluntersuchung* auf okkultes Blut (Haemoccult-Test), obsolet bei nachgewiesenem Schleimhautdefekt!
▶ **Weiterführende Untersuchungen:**
  ● *CT-Abdomen:* Tumorausdehnung, Lymphknotenbefall, Lebermetastasen.
  ● *Endosonographie:* Tumorausdehnung, Lymphknotenbefall.
  ● *Abdomen-Sonographie:* Lebermetastasen?
  ● *GIST-Tumoren:* Nachweis der Expression von CD 117 (c-KIT) zur Differenzierung von anderen Weichteiltumoren. Wichtig, da Unterschiede in der Therapie (S. 333)!

Differenzialdiagnosen

▶ Ulcus ventriculi (S. 326).
▶ Magenkarzinom (S. 334).
▶ Andere Weichteilsarkome (z. B. Fibrosarkom, sehr selten!).
▶ Malignes Lymphom, Malt-Lymphom.
▶ Riesenfaltengastritis.

Interventionelle Therapie

▶ Endoskopische Abtragung gestielter Adenome. Selten!

Operative Therapie

▶ **Indikationen:** Polypöse Adenome, alle Tumoren ohne sichere histologische Diagnose, Komplikationen, insbesondere Blutungen (*Ausnahme:* Kleine, gestielte Tumoren → endoskopische Abtragung).
▶ **Operationsprinzipien:**
  ● *Akute Blutung:* Notfallmäßige Operation (Magenteilresektion)!
  ● *Polypen/GIST-Tumoren ≤ 3 cm:* Gastrotomie und Abtragung oder Exzision mitsamt Magenwand, heute vor allem laparoskopisch. Keine Lymphadenektomie erforderlich.
  ● *Polypen/GIST-Tumoren > 3 cm:* Magenteil- oder Magensegmentresektion (offen oder laparoskopisch) ohne Lymphadenektomie.
  ● *Ausgedehnte Polyposen:* Totale Gastrektomie.
  ▶ **Hinweis:** Keine totale Gastrektomie bei GIST-Tumoren, hier besser neodajuvante Therapie (S. 334).
▶ **Nachbehandlung:** Nach Magenresektion, siehe S. 832.

Neoadjuvante Therapie

▶ **Imatinib** (Gleevec, Glivec):
- *Indikationen:* GIST-Tumoren mit Metastasen, lokal ausgedehnte GIST-Tumoren (Milz, Pankreas, Zwerchfell, Leber). Kommt es unter der Therapie zu einer Tumorrückbildung, ggf. sekundäre Operation.
- *Wirkung:* Über eine Hemmung des Enzyms c-KIT wird die Tumorzellvermehrung gestoppt.

Prognose

▶ Nach Abtragung oder Exzision im Gesunden sind die Patienten geheilt.

20.7 Magenkarzinom

Grundlagen

▶ **Definition:** Bösartige Neubildung der Magenschleimhaut.
▶ **Prädisponierende Faktoren:**
- *Genetische Disposition:* Z.B. Blutgruppe A, hereditäre Karzinomformen (z.B. Peutz-Jeghers-Syndrom, Magenpolypen).
- *Krankheiten mit erhöhten Karzinomrisiko:*
  - Chronische Typ-A-Gastritis (Achlorhydrie), Helicobacter-pylori-Infektion mit intestinaler Metaplasie, perniziöse Anämie, Ulcus ventriculi (S. 326).
  - Riesenfaltengastritis (Risiko verdoppelt! *Konsequenz:* Jährliche endoskopische Kontrollen mit Biopsieentnahme, ggf. prophylaktische Gastrektomie bei Malignitätsverdacht).
  - ▶ *Hinweis:* Die Existenz der Riesenfaltengastritis ist umstritten; möglicherweise stellt sie eine Frühform der Linitis plastica (S. 336) dar.
  - Zustand nach Magenteilresektion (nach 15 – 20 Jahren).
- *Ernährungsfaktoren:* Hoher Nitratgehalt, Pökelfleisch, Alkohol- und Nikotinkonsum.
▶ **Epidemiologie:** Inzidenz in Mitteleuropa ca. 30/100000 Einwohner/Jahr; in den letzten Jahren abnehmend. m > w. Erkrankungsgipfel jenseits des 50. Ljs.
▶ **Lokalisation:** Antrum > kleine Kurvatur > Kardia. Seltener an der großen Kurvatur. Zunahme der Inzidenz des Kardiakarzinoms, evtl. im Zusammenhang mit chronischem Reflux.
▶ **Metastasierung:**
- *Lymphogen:* Sehr früh!
- *Hämatogen:* V.a. in die Leber, auch Lunge, Skelett, Gehirn.
- *Kavitär:* Peritonealkarzinose.
- *Per continuitatem:* Ösophagus, Duodenum, Kolon, Pankreas.
- *Abtropfmetastasen:* Ovarien (Krukenberg-Tumor), Douglas-Raum.

Klassifikation

▶ **Histologische Klassifikation (WHO):**
- Adenokarzinome (95%): Tubulär (ca. 50%), papillär, muzinös, Siegelringkarzinome.
- Adenosquamöses Karzinom (4%)
- Plattenepithelkarzinom (<1%).
- Undifferenziertes Karzinom (<1%).
- Unklassifiziertes Karzinom (<1%).

▶ **Laurén-Klassifikation nach dem Wachstumsmuster:**
- *Intestinaler Typ* (50%): Überwiegend Drüsen, Tumor wächst polypös, gut begrenzt, erst spät Lymphknotenmetastasen → Prognose günstiger.
- *Diffuser Typ* (40%): Diffus infiltratives Wachstum, schlecht begrenzt, frühe Lymphknotenmetastasen (*Sonderform:* Linitis plastica) → schlechtere Prognose.
- *Mischtyp* (10%): Wenn diffuse Anteile vorhanden, sollte die Therapie wie beim diffusen Karzinom erfolgen!

▶ **TNM-Klassifikation des Magenkarzinoms:** Siehe Tab. 20.4.

Tabelle 20.4 · TNM-Klassifikation des Magenkarzinoms

T = Tumor = Primärtumor

T_X	Primärtumor kann nicht beurteilt werden
T_0	kein Anhalt für Primärtumor
Tis	Carcinoma in situ (ohne Infiltration der Lamina propria)
T_1	Tumor beschränkt auf Lamina propria oder Submukosa
T_2	Tumor infiltriert Muscularis propria (T_{2a}) oder Subserosa (T_{2b})
T_3	Serosa (viszerales Peritoneum) durchbrochen ohne Einbruch in die Umgebung
T_4	Einbruch in benachbarte Organe

N = Noduli = regionale Lymphknoten

N_x	regionäre Lk können nicht beurteilt werden
N_0	keine regionären K-Metastasen
N_1	1–6 regionäre Lk-Metastasen
N_2	7–15 regionäre Lk-Metastasen
N_3	Metastasen in >15 regionären Lk

M = Metastasen = Fernmetastasen

M_X	Metastasen nicht mit adäquaten Mitteln gesucht Metastasenstatus unbekannt
M_0	keine Fernmetastasen nachweisbar
M_1	Fernmetastasen

▶ **Stadieneinteilung (UICC) des Magenkarzinoms:**
- 0: T_{is}, N_0, M_0.
- Ia: T_1, N_0, M_0.
- Ib: T_1, N_1, M_0 *oder* T_2, N_0, M_0.
- II: T_1, N_2, M_0 *oder* T_2, N_1, M_0 *oder* T_3, N_0, M_0.
- IIIa: T_2, N_2, M_0 *oder* T_3, N_1, M_0 *oder* T4, N_0, M_0.
- IIIb: T_3, N_0, M_0.
- IV: T_1–T_3, N_3, M_1 *oder* T_4, N_1–N_3, M_1.

▶ **Frühkarzinom:** Auf die Schleimhaut und Submukosa begrenztes Karzinom (= *T_1-Tumor*!). Lymphknotenmetastasierung bereits möglich (bei Befall der Submukosa in 20%, bei Mukosabefall in 5%)!

► **Makroskopische Einteilung des Frühkarzinoms:**
- I: Vorgewölbte Form.
- II: Oberflächliche Form (a: erhaben, b: eben, c: eingesenkt).
- III: Exkavierte Form.

Klinik

❑ *Hinweis:* Symptome treten relativ spät auf und sind uncharakteristisch.

► Inappetenz, Aversion gegen Fleisch, Müdigkeit, unbestimmte Oberbauchbeschwerden, (akute/chronische) Anämie, Gewichtsverlust, Teerstuhl (selten).
► Magenausgangsstenose: Übelkeit, Völlegefühl, Erbrechen.
► Bei Stenose im Kardiabereich: Dysphagie.
► Bei fortgeschrittenem Karzinom: Gewichtsverlust, Leistungsknick, tastbarer Oberbauchtumor, Aszites, Hepatomegalie, vergrößerter Lymphknoten links supraklavikulär (*Virchow-Lymphknoten*).

Diagnostik

► **Obligate Untersuchungen:**
- *Anamnese:* Völlegefühl, Gewichtsverlust, Oberbauchbeschwerden, Leistungsknick? positive Familienanamnese?
- *Klinische Untersuchung* (S. 312): Palpabler Tumor, Aszites und supraklavikuläre Lymphknoten sind Zeichen der Inoperabilität!
- Gastroskopie mit Entnahme von mindestens 5 Biopsien (S. 320).
- *Endosonographie:* Wandinfiltration, Befall der perigastrischen Lymphknoten?
- *Sonographie-Abdomen:* Lebermetastasen, Aszites? Punktion für Zytologie.
- *CT-Abdomen:* Obligat bei negativem Sonographiebefund.
- *Röntgen-Thorax in 2 Ebenen:* Lungenmetastasen?
- *Labor:* BSG (beschleunigt), Blutbild (Anämie), Leberwerte, Albumin (↓), Tumormarker CA 72 – 4, CEA, CA 19 – 9 zur Verlaufskontrolle (siehe Tab. 38.3, S. 705).
► **Fakultativ:**
- *Magen-Darm-Passage* (in Doppelkontrast): Genauere Lokalisation/Ausdehnung, z. B. bei submukös wachsendem Tumor, Funktionsdiagnostik (z. B. Magenausgangsstenose). Selten indiziert, da weitgehend durch CT-Abdomen abgelöst.
- *CT-Thorax:* Bei V.a. Lungenmetastasen, bei proximalen Tumoren.
- *Ganzkörperskelettszintigraphie:* Nur bei entsprechender Symptomatik.
- *Laparoskopie mit Peritoneallavage:* Ausschluss von Metastasen im Peritoneum, Leber, Ovar. Im Rahmen neoadjuvanter Chemotherapie-Protokolle (S. 338).

Differenzialdiagnosen

► Ulcus ventriculi (S. 326).
► Andere Magentumoren (S. 332).
► Riesenfaltengastritis.

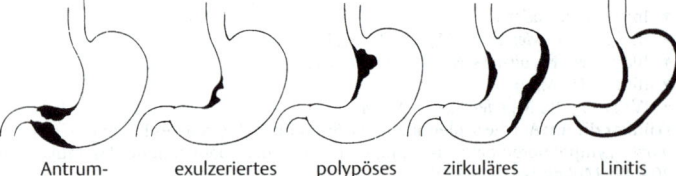

| Antrum-
karzinom | exulzeriertes
Karzinom | polypöses
Karzinom | zirkuläres
Karzinom | Linitis
plastica |

▶ Karzinom der Umgebung (Pankreas, Kolon, Leber).
▶ Malignes Lymphom (Hodgkin oder Non-Hodgkin): Selten. Rascheres Wachstum als Magenkarzinom. Oft viel breitflächiger. Fieber!
▶ B-Zell-Lymphom vom MALT-Typ (MALT = Mucosa Associated Lymphoid Tissue, Helicobacter ursächlich beteiligt).

Interventionelle Therapie

▶ **Indikation:** Magenfrühkarzinom mit Beschränkung auf die Mukosa ohne Lymphknotenmetastasierung (erhabene Karzinome max. Tumordurchmesser 2 cm, flache Karzinome max. Tumordurchmesser 1 cm).
▶ **Methoden:**
  ● Endoskopische Mukosaresektion (EMR).
  ● *Alternativen:* Laparoskopisch-intragastrale Mukosaresektion bzw. laparoskopisch-endoskopische Wandresektion, wenn EMR technisch zu schwierig.
  ▣ *Hinweis:* Ergibt sich bei der histopathologischen Aufarbeitung des Präparates eine Infiltration der Submukosa, ist eine radikale Nachresektion erforderlich!

Operative Therapie

▶ **Allgemeine Grundlagen:**
  ● *Standardeingriff* ist die Gastrektomie mit Entfernung des großen und kleinen Netzes + ggf. Splenektomie (wenn nötig) sowie die Lymphadenektomie der Kompartimente I und II (siehe S. 793).
  ● *Rekonstruktionsverfahren nach Gastrektomie:*
    – Ösophagojejunostomie nach Roux-Y: Ohne Wiederherstellung der Duodenalpassage, refluxfrei.
    – Jejunuminterponat mit Wiederanschluss der Duodenalpassage.
    ▣ *Hinweis:* Beide Verfahren können mit oder ohne Pouch-Bildung (= Ersatzmagen) durchgeführt werden.
  ● *Sicherheitsabstand:* Beim intestinalen Typ wird ein oraler Sicherheitsabstand von 4–5 cm, beim diffusen Typ von 8–10 cm gefordert.
▶ **Indikationen – Operationsprinzipien:** Das OP-Verfahren ist abhängig vom Lauren-Typ (S. 335), der Lokalisation und dem Stadium des Tumors.
  ● *Intestinales Antrumkarzinom (freie Kardia-Lk), Frühkarzinom im Antrum* (Ausnahme siehe S. 337): Distale $^4/_5$-Resektion oder subtotale distale Magenresektion (S. 829). Rekonstruktion nach Billroth II (S. 834) oder Roux-Y (S. 833), beides retrokolisch.
  ● *Antrumkarzinom mit positivem Kardia-Lk-Befund, Karzinome vom diffusen oder Mischtyp, Frühkarzinom im Fundus oder Korpus* (Ausnahme siehe S. 337), *Magenstumpfkarzinom:* Totale Gastrektomie). Bei Infiltration des Pankreas Linksresektion des Pankreas. Gelegentlich auch Transversumresektion. Rekonstruktion durch Ersatzmagenbildung.
  ● *Kardiakarzinom:* Siehe S. 278.
▶ **Postoperative Komplikationen:** Siehe Kapitel „Krankheiten des operierten Magens" (S. 339).
▶ **Nachbehandlung:**
  ● *Diätberatung* (siehe Therapie des Dumping-Syndroms, S. 340).
  ● *Vitamin-B_{12}-Substitution nach Gastrektomie:* Hydroxycobalamin (Cytobion) 1000 µg i. m. alle 3 Monate lebenslang.
  ● *Pneumokokkenimpfung vor Splenektomie:* Prophylaxe des Post-Splenektomiesyndroms (Overwhelming Post Splenectomy Infection, OPSI-Syndrom, [S. 447]).

Neoadjuvante und adjuvante Therapie

▶ **Neoadjuvante Chemotherapie:** Bei fortgeschrittenen Tumoren (T_3/T_4) Hinweise auf Prognoseverbesserung (Durchführung im Rahmen kontrollierter Studien), primär nicht resektable Tumoren zum „Down-Staging". Voraussetzung für Chemotherapie (ausreichender Allgemein- und Ernährungszustand, Alter, internistische Begleiterkrankungen) muss gegeben sein.

▷ *Hinweis:* Vorherige Abklärung der Resektabilität durch Laparoskopie mit Peritoneallavage im Rahmen des Staging (S. 704): Bei Vorliegen einer Peritonealkarzinose und Lebermetastasen → palliative Chemotherapie.

▶ **Adjuvante Strahlen-Chemotherapie:** Nur im Rahmen von Studienprotokollen für nodal positive Fälle interdisziplinär diskutierbar. Bisher kein Überlebensgewinn nachgewiesen.

Palliativmaßnahmen

▶ **Ziel:** Wiederherstellung der Nahrungspassage bei inoperablen Karzinomen.
- *Hohe Gastroenterostomie* (S. 835) bei Antrumstenose.
- *PEG-Anlage* (S. 67) bei inoperablem Kardia-Ca (S. 278), wenn die tumorbedingte Stenose mit dem Gastroskop passierbar ist.
- *Gastrostomie* oder *laparoskopische Jejunostomie* zur Ernährung bei stenosierendem oberem Magenkarzinom.
- *Endoprothesen* (z. B. Häring-Tubus, Celestin-Tubus) bei kardianahem Funduskarzinom.
- Stenosebeseitigung durch *Lasertherapie.*

▶ **Palliative Chemotherapie oder kombinierte Strahlen-Chemotherapie:** Verlängerung der Lebenserwartung möglich.

Nachsorge

▶ Kontrolluntersuchungen (im 1. postop. Jahr vierteljährlich, im 2. postop. Jahr halbjährlich, dann bis zum 7. postop. Jahr jährlich): Basisuntersuchungen mit Anamnese, klinischer Untersuchung, evtl. Abdomensonographie (Lebermetastasen?). Der Schwerpunkt sollte dabei auf die Lebensqualität (Ernährung, KG) und nicht auf die Rezidivdiagnostik gelegt werden.

▶ Gastroskopie und Endosonographie nur nach subtotaler Resektion, im 1. und 2. postop. Jahr halbjährlich, dann jährlich. CT nur bei Rezidivverdacht.

▶ Nach Therapie eines Frühkarzinoms durch Mukosaresektion oder lokale Magenwandexzision sollten im 1. Jahr vierteljährliche, im 2. Jahr halbjährliche, danach jährliche gastroskopische Kontrollen inkl. Endosonographie erfolgen (erhöhtes Rezidivrisiko, mögliche kurative radikale Nachresektion).

Prognose

▶ **Operationsletalität:**
- Distale $^4/_5$ -Resektion oder subtotale distale Magenresektion: < 3 %.
- Gastrektomie: < 5 %.

▶ **5-Jahres-Heilungsrate:**
- *In Abhängigkeit von Infiltrationstiefe und Lymphknotenbefall:*
  - T_1: 85 %.
  - T_2: 50 %.
  - N –(alle T): 50 %.
  - N+ (alle T): 10 %.
- *Frühkarzinom ohne Lymphknotenmetastasen:* 95 %.

20.8 Krankheiten des operierten Magens

Syndrom der zuführenden Schlinge

- ▶ **Synonym:** Afferent-Loop-Syndrom.
- ▶ **Ätiologie:** Billroth-II-Rekonstruktion ohne Fußpunktanastomose.
- ▶ **Pathogenese:**
  - Stenose der zuführenden Duodenalschlinge mit Stau von Galle- und Pankreassekret.
  - Zu weite Ausflussöffnung an der Anastomose. *Konsequenz:* Mageninhalt entleert sich in die zuführende statt in die abführende Schlinge.
  - Beides führt zu einer Stase in der zuführenden Schlinge.
- ▶ **Klinik:** Übelkeit, Völlegefühl, postprandiales galliges Erbrechen (sofortige Erleichterung). *Cave:* Duodenalstumpfinsuffizienz durch Überdehnung!
- ▶ **Diagnostik:** Gastroskopie (S. 320), Magen-Darm-Passage (S. 319).
- ▶ **Therapie:**
  - Anlage einer Braun-Fußpunktanastomose.
  - Umwandlung B-II- in Roux-Y-Rekonstruktion.

Syndrom der abführenden Schlinge

- ▶ **Synonym:** Efferent-Loop-Syndrom.
- ▶ **Ätiologie:** Nach retrokolischer B-II- oder Roux-Y-Rekonstruktion.
- ▶ **Pathogenese:** Retentionsmagen durch Stenosierung der abführenden Schlinge im Mesokolonschlitz, Narbenbildung bei rezidivierender Ulcera peptica jejuni (S. 340), inneren Hernien, Invagination der abführenden Schlinge.
- ▶ **Klinik:** Erbrechen, Völlegefühl, Übelkeit.
- ▶ **Diagnostik:** Magen-Darm-Passage (S. 319), Gastroskopie (großer Restmagen, Stenosen).
- ▶ **Differenzialdiagnosen:** Ulcus pepticum jejuni (S. 340), Magenstumpfkarzinom (S. 340).
- ▶ **Therapie:**
  - *Konservativ-interventionell:* Bougierung, meist nicht erfolgreich.
  - *Operativ:* Beseitigung der Stenose, meist durch Neuanlage der Roux-Y-Schlinge.

Früh-Dumping-Syndrom

- ▶ **Ätiologie:** V. a. nach B-II- und Roux-Y-Rekonstruktionen.
- ▶ **Pathogenese:** Sturzentleerung des Magens bei hastigem Essen und/oder großer Nahrungsmenge → Überdehnung der abführenden Schlinge.
- ▶ **Klinik:** Auftreten ca. 20 min postprandial.
  - *Gastrointestinale Symptome:* Völlegefühl, Oberbauchschmerzen, Übelkeit, Diarrhö,
  - *Kardiovaskuläre Symptome:* Schwächegefühl, Schwitzen, Herzklopfen, Schwindel.
- ▶ **Diagnostik:** Anamnese, Gastroskopie (S. 320) zum Ausschluss anderer Ursachen.
- ▶ **Konservative Therapie:** Mehrere kleine Mahlzeiten, kohlenhydratarme (freien Zucker und Milch vermeiden) und eiweißreiche Kost, keine Flüssigkeit zu den Mahlzeiten.

Spät-Dumping-Syndrom

- ▶ **Ätiologie:** V. a. nach B-II- und Roux-Y-Rekonstruktionen.
- ▶ **Pathogenese:** Reaktive Hypoglykämie wegen vermehrter Insulinsekretion infolge rascher Passage von Kohlenhydraten.

▶ **Klinik:** Auftreten 2 – 3 Stunden postprandial. Symptome der Hypoglykämie (Schwitzen, Schwäche, Unruhe, Heißhunger).
▶ **Diagnostik:** Siehe Früh-Dumping-Syndrom (S. 339).
▶ **Konservative Therapie:** Kohlenhydratarme Kost zur Prophylaxe, Glukosezufuhr im Anfall.

Ulcus pepticum jejuni

▶ **Definition:** Erneute Ulkusbildung an dem zur Anastomose verwendeten Jejunumschenkel.
▶ **Ätiologie:**
- Hyperazidität im Restmagen.
- Helicobacter-pylori-Infektion.
- *Extragastrale Ursachen:* Nicht erkanntes Gastrinom (S. 442), Hyperparathyreodismus (S. 227), Einnahme ulzerogener Medikamente (NSAR, Kortikosteroide).
▶ **Komplikationen:** Ulkusblutung (akut und chronisch, S. 330), Stenose.
▶ **Differenzialdiagnosen:** Magenkarzinom-Rezidiv (früh) oder Magenstumpfkarzinom (spät).
▶ **Diagnostik:**
- *Gastroskopie mit Biopsie* (S. 320): Beste Methode! Bestätigung der Diagnose.
- *Helicobacter pylori-Diagnostik* (S. 327).
- *Serumgastrin (postprandiales Gastrinprofil, Gastrin-Provokationstest):* Bei jedem Anastomosengeschwür nach adäquater Resektion Verdacht auf Zollinger-Ellison-Syndrom (S. 442) → Ausschluss durch normale Gastrinwerte.
▶ **Konservative Therapie:** Siehe Ulkuskrankheit (S. 326).
▶ **Operative Therapie:**
- *Indikationen:* Komplikationen (Blutung, Stenosierung, Perforation, Penetration ins Kolon), Karzinom.
- *Operationsprinzipien:*
  - Ulkusrezidiv: Großzügige Nachresektion, mit Roux-Y-Rekonstruktion (S. 833).
  - Karzinom: Restgastrektomie, falls operabel.
  - Gastrinom: Siehe S. 442.

Magenstumpfkarzinom

▶ **Definition:** Im Restmagen entstandenes Karzinom bei Z. n. Resektion aufgrund eines benignen Leidens vor 15 – 20 Jahren.
▶ **Ätiologie:** Alkalische Refluxgastritis durch duodenogastralen Reflux (Verlust der Pylorusbarriere).
▶ **Epidemiologie:** Risiko für Karzinomentwicklung steigt ab dem 15. – 20. postoperativen Jahr. Daher Kontrollgastroskopie bei Patienten nach Magenresektion ab diesem Zeitpunkt! Insgesamt ist das Magenstumpfkarzinom selten, da immer weniger Magenresektionen bei benignen Leiden durchgeführt werden.
▶ **Klinik und Diagnostik:** Siehe Magenkarzinom (S. 336).
▶ **Operative Therapie:** Restgastrektomie mit Lymphadenektomie der Kompartimente I und II und Splenektomie (wenn nötig), sofern das Karzinom noch operabel erscheint.
▶ **Prophylaxe:** Y-Roux-Rekonstruktion bei der Erstoperation.

20.9 Morbide Adipositas

Grundlagen

▶ **Definition:** Prozentualer Anteil der Fettmasse am Körpergewicht bei Männern über 20 %, bei Frauen über 30 %. Kann mithilfe des *body mass index* (= BMI = Körpergewicht in kg dividiert durch Körpergröße^2 in m^2) abgeschätzt werden.
▶ **Einteilung** (nach WHO):
  • Normalgewicht   = BMI 20,0 – 24,9.
  • Übergewicht   = BMI 25,0 – 29,9.
  • Adipositas Grad I   = BMI 30,0 – 34,9.
  • Adipositas Grad II = BMI 35,0 – 39,9.
  • Adipositas Grad III = BMI > 40.
▶ **Epidemiologie:** Bis zu 40 % der Europäer werden als übergewichtig bezeichnet. Extrem übergewichtig sind bis zu 16 %. Der Häufigkeitsgipfel liegt bei Männern und Frauen bei 40 Jahren.

Ätiologie

▶ Adipositas entsteht durch ein **Missverhältnis zwischen Kalorienzufuhr und Kalorienverbrauch**.
▶ Bei 90 % der Betroffenen liegt es an der **Summe vieler Faktoren** wie eines reduzierten Sättigungsgefühls im Gehirn, Störung der Dehnungsrezeptoren im Magen, falscher Ernährung oder psychosomatischer Probleme bzw. Erkrankungen (Stressesser, Problemesser, Lustesser, Süßesser, Nachtesser, binge eater, etc.).
▶ Adipositas kann aber auch durch eine **endokrinologische** Unterfunktion z. B. von Schilddrüse (S. 213) oder Nebenniere (S. 213) verursacht werden oder im Rahmen bestimmter Erkrankungen (z. B. dem Pickwick-Syndrom) auftreten.
▶ Mittlerweile wurden bei stark übergewichtigen Patienten **Gene** identifiziert, die u. a. den Leptinstoffwechsel beeinflussen.

Klinik

▶ Neben den **sozialen und psychischen Problemen** stehen die Adipositas-assoziierten (internistischen) Erkrankungen im Vordergrund:
  • *Herz/Kreislauf:* Arterielle Hypertonie, Arteriosklerose, Herzinsuffizienz, etc.
  • *Atemwege:* Atemnot, Schlafapnoesyndrom, etc.
  • *Stoffwechsel:* Diabetes mellitus, Fettstoffwechselstörungen, Hyperurikämie, etc.
  • *Andere:* Gallensteine, Fettleber, Karzinome (z. B. kolorektale, der Mamma [postmenopausal], des Ösophagus), Arthrose, Thrombose, hormonelle Störungen (u. a. Infertilität), etc.
▶ **Metabolisches Syndrom:** Stammbetonte Adipositas, Fettstoffwechselstörung, Hyperurikämie, arterielle Hypertonie und Glukosetoleranzstörung bzw. Diabetes mellitus Typ II.
▶ **Prognose:** Reduzierte Lebenserwartung von bis zu 30 Jahren. Das Risiko, an Schlaganfall oder Herzinfarkt zu sterben, ist erheblich höher als bei Normalgewichtigen.
▶ **Diagnostik:** Die medizinische Abklärung sollte in einer internistischen Abteilung erfolgen. Vor einer OP ist es ratsam, den Patienten in eine anästhesiologische Sprechstunde zu schicken, um die Narkosefähigkeit zu prüfen.

Therapie

► **Basistherapie:**
- *Kalorienreduzierte Ernährung.*
- *Körperliche Aktivität.*
- *Ggf. Gruppen- und/oder Psychotherapie.*

► **Chirurgische Therapie:** Eine Operationsindikation besteht ab einer Adipositas Grad III (BMI > 40) bzw. ab Grad II (BMI > 35) bei Vorliegen o.g. Begleiterkrankungen.

► **Methoden** der „bariatrischen Chirurgie" (gr. baros = Last):
- *Interventionelle Technik:* Transorale Applikation eines intragastralen Ballons unter endoskopischer Überwachung. Zeitlich auf maximal 6 Monate beschränkt.
- *Laparoskopische Eingriffe* (Abb. 20.5):
- *Restriktives Prinzip:* Einschränkung der *Kalorienzufuhr,* z.B. durch ein verstellbares Magenband (Adjustable Gastric Banding = AGB), eine Gastroplastik (Vertical Gastric Banding = VGB) oder eine Sleeve Resection (= Resektion großer Korpus- und Fundusanteile mit Verbleiben eines 2–3 cm dicken Magenschlauchs).
- *Malabsorptives Prinzip:* Einschränkung der *Kalorienverwertung,* z.B. durch Magenbypass (GBP), Bilio-pancreatic Diversion (BPD).
- *Magenschrittmacher:* Veränderung der Magenmotorik.

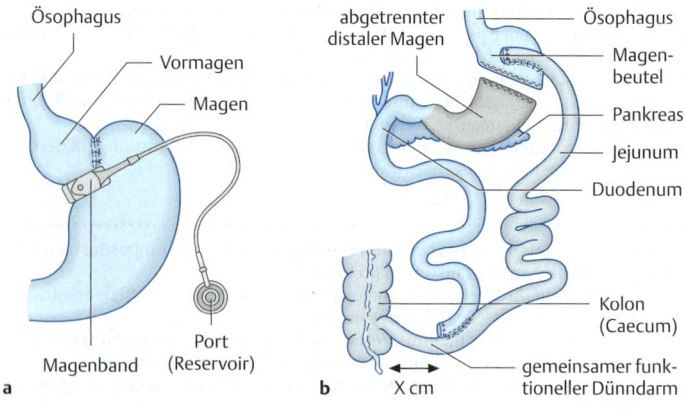

Abb. 20.5 · Adipositas-Chirurgie: (a) Gastric Banding; (b) kombiniert restriktiv-malabsorptives Verfahren

▶ *Hinweise:*
- *Für alle Eingriffe muss präoperativ eine Kostenübernahme bei der Krankenkasse eingeholt werden!*
- Alle Operationsverfahren sind als *lebenslange Dauertherapie* gedacht.
- *Plastisch-ästhetische Eingriffe* wie z.B. eine Liposuction haben in der Primärtherapie lediglich unterstützenden Charakter, da sie die Adipositas nicht ursächlich bekämpfen.
- Nach hohen Gewichtsabnahmen sind Straffungsoperationen, z.B. bei schlaffen Fettschürzen mit Intertrigoneigung, u.U. sogar medizinisch indiziert und werden – nach Rücksprache – von der Krankenkasse getragen.

21 Abdomen: Bauchfell und Darm

21.1 Anatomie

Dünndarm

▶ Der Dünndarm beginnt an der Flexura duodenojejunalis und endet an der Bauhin-Klappe am Übergang zum Colon ascendens. Seine Gesamtlänge beträgt ca. 3 – 4 m. Die oberen $^2/_3$ sind Jejunum, das untere $^1/_3$ Ileum.

▶ Durch den breiten Mesenterialansatz ist der Dünndarm sehr flexibel an der hinteren Bauchwand aufgehängt. Er liegt komplett intraperitoneal.

▶ **Gefäßversorgung:** Arteriell über die A. mesenterica superior aus der Aorta. Venöser Abstrom über die V. mesenterica superior in die V. portae. .

▶ **Lymphabfluss:** Mesenteriale Lk entlang der Arterien → Cisterna chyli.

Dickdarm und Rektum

▶ Länge des Dickdarms insgesamt ca. 1,0 – 1,5 m. Unterteilung in 5 Abschnitte:
- *Zäkum:* 6 – 8 cm langer Blindsack. Die peritonealen Lageverhältnisse sind variabel: Retroperitoneal (Caecum fixum), intraperitoneal (Caecum liberum).
- ▷ *Hinweis:* Dem Zäkum hängt der *Wurmfortsatz* (Appendix vermiformis) an. Er hat eine Länge zwischen 2 und 20 cm und ist intraoperativ leicht zu finden, indem man einfach der Verlängerung der 3 Tänien des Zäkums folgt!. Die Lage ist variabel: Retrozäkal (am häufigsten), mediozäkal, laterozäkal, im kleinen Becken oder subhepatisch.
- *Colon ascendens:* Retroperitoneale Lage.
- *Colon transversum:* Intraperitoneale Lage. Die Fixation an der hinteren Bauchwand über das Mesocolon befindet sich etwa in Höhe des rechten Nierenhilus, der Pars descendens duodeni und des Pankreaskopfes (Lage variabel!).
- *Colon descendens:* Retroperitoneale Lage. Übergang in das Colon sigmoideum etwa in Höhe der Crista iliaca.
- *Colon sigmoideum:* Intraperitoneal. S-förmiger Verlauf in Richtung Mittellinie, Übergang in das Rektum in Höhe des 3. Sakralwirbels.
- *Rektum:* Reicht vom oberen Rand des Analkanals (ca. 4 cm ab ano) bis zum Beginn des Sigma (ca. 16 cm ab ano). Die obere Hälfte des Rektums liegt intraperitoneal, die untere Hälfte extraperitoneal (sehr variabel). Das Rektum wird in 3 Etagen unterteilt:
  - Unteres $^1/_3$: < 6 cm ab ano.
  - Mittleres $^1/_3$: 6 – 10 cm ab ano.
  - Oberes $^1/_3$: > 10 – 15 cm ab ano.

▶ **Arterielle Gefäßversorgung:**
- Aus der *A. mesenterica superior* über die A. ileocolica, A. colica dextra und A. colica media bis zur linken Kolonflexur.
- Aus der *A. mesenterica inferior* über die A. colica sinistra, A. sigmoideae und Aa. rectales superiores bis zum oberen Rektumdrittel.
- Aus der *A. iliaca interna* über die A. rectalis media und A. rectalis inferior bis zum unteren Rektumdrittel.

▷ *Riolansche Anastomose/Drummond-Arkade:* Verbindungen zwischen dem Stromgebiet der A. mesenterica superior und inferior.

▶ **Venöser Abfluss:**
- Über die V. mesenterica superior und inferior und die V. rectalis superior in die V. portae.
- Über die V. rectalis inferior in die V. cava inferior.

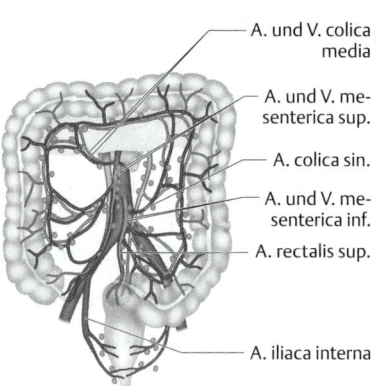

A. und V. colica media

A. und V. mesenterica sup.

A. colica sin.

A. und V. mesenterica inf.

A. rectalis sup.

A. iliaca interna

Abb. 21.1 · Arterielle Blutversorgung von Dickdarm und Rektum.

▶ **Hinweise:**
- Ein tiefes Rektumkarzinom kann direkt über die V. cava in die Lunge metastasieren!
- Bei einer Druckerhöhung im portalen Kreislauf kann es zur Stromumkehr in der Pfortader und zur Ausbildung von Hämorrhoiden (S. 493) kommen.

▶ **Lymphabfluss:** Verlauf entlang der Arterien → Cisterna chyli.

▶ **Autonome Innervation:** Parasympathisch über den N. vagus bis zur linken Kolonflexur (*Cannon-Böhm-Punkt*). Ab dort über den Plexus sacralis; sympathische Innervation über den Grenzstrang.

▶ **Douglas-Raum:** Tiefster Punkt in der Bauchhöhle. Bei der Frau zwischen Uterus und Rektum, beim Mann zwischen Harnblase und Rektum gelegen.

21.2 Leitsymptome

Änderungen der Stuhlgewohnheiten (Tab. 21.1)

Tabelle 21.1 · Differenzialdiagnose bei Änderungen der Stuhlgewohnheit

Änderungen der Stuhlfrequenz – Diarrhö

- chronisch entzündliche Darmerkrankungen (S. 368): bei Colitis ulcerosa → häufig blutig-schleimig
- akuter Mesenterialinfarkt (→ blutig)
- bakteriell-parasitäre Darminfektionen: *akut* → z. B. E. coli, Salmonellen, Shigellen, Campylobacter, Amöben; *chronisch* → z. B. Tbc, Yersinien, Lamblien, Askarien
- Dünndarmfisteln (S. 362)
- Reizdarmsyndrom (*Colon irritabile*): Funktionelle Beschwerden im Bereich des Kolons oder Stuhlunregelmäßigkeiten ohne objektivierbaren organischen/laborchemischen Befund
- Divertikulitis (S. 373)

Fortsetzung ▶

Tabelle 21.1 · Fortsetzung

- Kolorektales Karzinom (S. 379)
- ▶ *Paradoxe Diarrhö:* Häufige, flüssige Stuhlgänge mit verminderter Gesamtmenge bei stenosierenden Prozessen im Kolon (z. B. kolorektales Karzinom, Divertikulitis) mit prästenotischer Koprostase
- chronische Pankreatitis (S. 432): exokrine Pankreasinsuffizienz
- Gallensäureverlustsyndrom (Ileumresektion, Blindsacksyndrom mit bakterieller Fehlbesiedlung nach Magenresektion): chologene Diarrhö kombiniert mit Steatorrhö) = Fettgehalt des Stuhls > 7 g/d)
- Karzinoidsyndrom (S. 442)
- Medikamente: Laxanzien, Antibiotika (→ antibiotikaassoziierte pseudomembranöse Kolitis durch Clostridium difficile), Eisenpräparate, Mg^{2+}-haltige Antazida, Zytostatika, Colchizin, Chenodeoxycholsäure
- nach Bestrahlung

Änderungen der Stuhlfrequenz – Obstipation

- *Vorübergehend:* Ortswechsel, Kostwechsel (→ Krankenhaus!), Immobilisation, im Zusammenhang mit anderen Krankheiten (z. B. Gallenkolik, Pankreatitis)
- Reizdarmsyndrom (S. 344)
- Divertikulitis (S. 373)
- Kolorektales Karzinom (S. 379)
- Hernien (S. 450)
- Briden/Strikturen postoperativ, nach Bestrahlung
- Analerkrankungen: *akut* → Analfissur (S. 487), Perianalthrombose (S. 488), Perianalabszess (S. 490); *chronisch* → Rektumprolaps (S. 485), Rektozele, Rektuminvagination
- Medikamente: aluminiumhaltige Antazida, Analgetika, Sedativa, Opiate, Psychopharmaka, Spasmolytika, Anticholinergika, Eisenpräparate, Kalziumantagonisten
- ▶*Hinweis:* Chronischer Laxanzienabusus! (→ Hypokaliämie)

Änderungen der Stuhlfrequenz – Diarrhö und Obstipation im Wechsel

- Reizdarmsyndrom (S. 344)
- Kolorektales Karzinom (S. 379)
- Divertikulitis (S. 373)

Unabsichtlicher Wind- und Stuhlabgang *(„Syndrom des falschen Freundes")*

- Kolorektales Karzinom (S. 379)
- Anal- und Rektalprolaps (S. 485)
- Beckenbodeninsuffizienz

Beimengungen von Blut und Schleim

- Untere GI-Blutung (S. 148): hellrot, dem Stuhl aufgelagert → Rektum oder Analkanal; dunkelrot, dem Stuhl beigemischt → aus Kolon
- massive obere GI-Blutung (S. 148)
- infektiöse Darmerkrankungen: z. B. E. coli (EIEC, EHEC), Salmonella typhi, Shigellen, Amöbiasis
- chronisch entzündliche Darmerkrankungen (S. 368): v. a. Colitis ulcerosa
- Divertikulitis (S. 373)
- Kolonpolypen (S. 376) und kolorektales Karzinom (S. 379)
- Analerkrankungen: Hämorrhoiden (v. a Stadium 1, S. 493)
- Analfissur (gelegentlich), Perianalthrombose (S. 488), Analkarzinom (S. 496)

Fortsetzung ▶

Tabelle 21.1 · Fortsetzung

Änderungen der Stuhlfarbe

- *Helle Stuhlfarbe:* Verschlussikterus und hepatischer Ikterus (S. 388)
- *Schwarzfärbung (= Teerstuhl):* Typisch bei oberer GI-Blutung bzw. unterer GI-Blutung und langer Passagezeit, Einnahme von Eisenpräparaten

---

21.3 Peritonitis

Grundlagen

▶ **Definition:** Diffuse oder lokalisierte Entzündung des Bauchfells.

▶ **Einteilung:**

- *Primäre Peritonitis (selten, 5%):* Hämatogene oder (seltener) lymphogene Invasion der Bauchhöhle mit Bakterien. I.d.R. Monoinfektionen (>90%). Selten (1–2%); häufiger bei Kindern. Bei Erwachsenen liegen meistens Risikofaktoren vor (z.B. Aszites bei Leberzirrhose, Immunsuppression). *Keimspektrum:* Bei Kindern v.a. Pneumokokken, Streptokokken, zunehmend auch Staphylokokken und gramnegative Keime, bei Erwachsenen v.a. Keime der Darmflora (v.a. E. coli), bei Immunschwäche auch Anaerobier, Listerien, Neisserien, Pilze und Mykobakterien.

  ▶ *Hinweis:* Traditionell wird die kanalikulär entstehende Pelveoperitonitis der Frau als Komplikation einer Adnexitis ebenfalls zu den primären Peritonitiden gezählt.

- *Sekundäre Peritonitis (häufig, 95%):* Nach Perforation eines Hohlorgans, Penetration eines entzündlichen Prozesses (Durchwanderungsperitonitis), posttraumatisch oder postoperativ. Sterile und unsterile Formen. Ätiologie, siehe Tab. 21.2.

▶ **Ätiologie:** Siehe Tab. 21.2.

Tabelle 21.2 · Ätiologie der Peritonitis

Bakterielle Peritonitis (95%)[1]

Perforations-Peritonitis	Strangulation, Mesenterialinfarkt, Appendizitis, Morbus Crohn, Colitis ulcerosa, Gallenblasenempyem, Divertikulitis
postoperativ	intraoperative Kontamination, Anastomoseninsuffizienz, iatrogene Leckage
posttraumatisch	perforierendes Bauchtrauma
hämatogen (primär)	z.B. spontane Peritonitis durch Streptokokken bei Patienten mit Leberzirrhose und Aszites

Chemisch-toxische Peritonitis

Magensäure (Ulkusperforation → primär chemisch-toxische Peritonitis, nach 6–12 h Übergang in bakterielle Peritonitis), *Pankreassekret* (Pankreatitis), *Galle* (Gallenblasenperforation, nach Cholezystektomie), *Urin*, *Barium* (Diagnostik), *CAPD-Peritonitis* (durch Spühlflüssigkeit, i.d.R nach ca. 5 Jahren)

Strahlenbedingte Peritonitis

[1] I.d.R. Mischinfektionen unter Beteiligung von Anaerobiern

► **Ausbreitungsgrad:**
- *Lokalisierte Peritonitis:* Frühstadium der diffusen Peritonitis, intraabdominelle Abszesse.
- *Diffuse Peritonitis.*

▣ *Hinweis:* Analog zur Aufteilung des Abdomens in 4 Quadranten spricht man auch von der 1- bis 4-Quadranten-Peritonitis.

Klinik

▣ *Hinweis:* Die meisten Patienten mit Peritonitis präsentieren sich unter dem Bild eines akuten Abdomens (S. 137).

▣ *Leitsymptome:* Schmerzen, Abwehrspannung, gestörte Peristaltik!

► **Schmerzen:** Zunächst lokalisierte, später diffuse Bauchschmerzen, die bei Bewegung zunehmen. Bei Perforation akutes Schmerzereignis, mit Einsetzen der Darmparalyse evtl. passageres Abklingen; danach erneutes Einsetzten diffuser, stärker werdender Bauchschmerzen mit typischem Loslassschmerz.

► **Abwehrspannung:** Zunächst lokale, später generalisierte Abwehrspannung durch reflektorische Anspannung der Bauchdeckenmuskulatur (Défense), brettharte Bauchdecken und Schonhaltung mit angezogenen Beinen.

► **Gestörte Peristaltik:** Meteorismus, Übelkeit, Erbrechen, aufgetriebenem Abdomen, paralytischem Ileus.

► Im fortgeschrittenen Stadium der diffusen Peritonitis peritonealer Schock mit Hypotonie, Exsikkose (starke Flüssigkeitssequestration in den Bauchraum), Hypoxie, Azidose und Anurie sowie psychischer Alteration.

Diagnostik

► **Anamnese:**
- Vorerkrankungen (z. B. Divertikulitis, Ulkuskrankheit, entzündliche Darmerkrankungen, Cholezystolithiasis, bekanntes Karzinom), Medikamente (z. B. NSAR), Voroperationen? Letzte Nahrungsaufnahme, letzte Miktion, letzter Stuhlgang. Bei Frauen: Letzte Menstruation, mögliche Schwangerschaft?
- *Schmerzanamnese:* Schmerzlokalisation und -ausstrahlung, Schmerzcharakter und Verlauf.
- *Weitere Symptome:* Übelkeit, Erbrechen, Fieber, Stuhlunregelmäßigkeiten?

► **Klinische Untersuchung:**
- *Inspektion:* Ängstlich, unruhiger, exsikkierter Patient, Schonhaltung, flache Atmung, aufgetriebenes Abdomen, reduzierter AZ?
- *Palpation:* Abwehrspannung, Druckschmerz, Loslassschmerz, Resistenzen, Nierenlager, Bruchpforten?
- *Auskultation:* Darmgeräusche vermindert/fehlend?
- *Perkussion:* Meteorismus, Perkussionsschmerz?
- *Rektale Untersuchung:* Druckschmerz im Douglasraum, Portioschiebeschmerz, Blut am Fingerling, palpable Resistenz?
- Temperatur (meist >38 °C, bei Sepsis auch Hypothermie möglich), Blutdruck, Puls, Atemfrequenz?

► **Labor:** Siehe Notfalllabor Akutes Abdomen (Tab. 7.2, S. 138).

► **Sonographie:** Freie Flüssigkeit, Abszesse, intraabdominelle Entzündungen (Pankreatitis, Appendizitis, Cholezystitis), Organverletzungen, Konkremente, Aortenaneurysma, Pendelperistaltik oder dilatierte Darmschlingen bei Ileus, Kokardenform bei Invagination?

► **Vaginale Sonographie** bei Unterbauch-Peritonitis der Frau.

▶ **Röntgenuntersuchungen:**
- *Abdomenleeraufnahme im Stehen (falls nicht mehr möglich, in Linksseitenlage):* Freie Luft, Spiegelbildungen, Aerobilie, Kalkschatten?
- *Abdomenleeraufnahme im Liegen:* Gas in Abszessen oder retroperitoneal?
- *Thorax:* Freie Luft subdiaphragmal, Atelektase? Pneumonie?

▶ **CT-Abdomen** (mit KM peroral, rektal, i. v.): Bei schlechten Schallbedingungen. Beurteilung eines Darmwandödems, V.a. Pankreatitis, Abszess, Organverletzung, Aortenaneurysma.

▶ **EKG:** Infarktausschluss.

▶ **Blasenkatheterisierung:** Oligurie durch Volumenmangel und Hypotonie? Überlaufblase?

▶ **Ergänzende Untersuchungen:**
- *Angiographie* (S. 514): V.a. Mesenterialinfarkt.
- *Explorative Laparoskopie* (S. 822) in diagnostisch unklaren Fällen.
- *Mikrobiologische Untersuchungen* (Punktate, Peritonealflüssigkeit, Blutkulturen, OP-Abstriche). Evtl. gleichzeitig therapeutische Maßnahmen.

Differenzialdiagnosen

▶ Alle Ursachen des „**Akuten Abdomens**" (S. 137).

▶ **Pseudoperitonitis** bei ketoazidotischem Koma, Urämie, Porphyrie, Morbus Addison, Sichelzellanämie, heriditärem Angioödem.

Konservative Therapie

▶ **Indikationen:**
- *Primäre Peritonitis* (da chirurgische Herdsanierung nicht möglich).
- Bei *sekundärer Peritonitis* nur als OP-Vorbereitung (Intensivtherapie)!

▶ **Maßnahmen bei primärer Peritonitis:**
- *Antibiotika:*
  - Streptokokken/Pneumokokken: Penicillin G (4×5 Mio. I.E.).
  - Unbekannten Erregern: Cephalosporin der 3. Generation (z.B. 2×2 g Cefotaxim [Claforan]) oder Fluorchinolon der Gruppe 3 (z.B. 1×500 mg Levofloxacin [Tavanic]). Evtl. Metronidazol (Clont) 3×500 mg bei Anaerobiern.
- Magensonde (S. 66).
- Parenterale Ernährung (S. 77).

▶ **Durchführung der Intensivtherapie:**
- *Allgemein:* Kontinuierliches Monitoring (EKG, RR, Puls, Temperatur), ZVD.
- *Blasenkatheter* (S. 68): Urinproduktion und Bilanzierung.
- *Magensonde* (S. 66): Verhinderung von Erbrechen, Darmdekompression.
- *Volumensubstitution* (unter ZVD-Kontrolle): Gabe kristalliner und kolloidaler Infusionslösungen (S. 76) und Elektrolytsubstitution, evtl. Gabe von FFP (S. 74).
- Ggf. *Azidoseausgleich* (bei Blut-pH $< 7,2$) mit Natriumbikarbonat (NaHCO$_3$ 8,4%) nach der Astrup-Formel: NaHCO$_3$ [mmol] $= 0,3 \times$ kg KG $\times$ Basendefizit; davon zunächst die Hälfte i. v.; Ziel: pH $> 7,2$.
- *O$_2$-Gabe* per Nasensonde bei Hypoxie, 4 – 6 l/min. Anfeuchtung der Inspirationsluft!
- *Intubation und maschinelle Beatmung,* sofern Azidose und Hypoxie unter obiger Behandlung persistieren.
- *Antibiotika i. v.,* bewährte Kombinationen:
  - Netilmicin (z.B. Certomycin) 3 × 100 mg + Amoxicillin (z.B. Clamoxyl) 3 × 2 g + Clindamycin (z.B. Sobelin) 4 × 600 mg i. v.
  - Meropenem (Meronem) 3 × 1 g i. v. oder Ceftriaxon (Rocephine) 1 × 2 g i. v. + Metronidazol (z.B. Clont) 3 × 500 mg i. v.

- *Steigerung der Diurese* mit Furosemid (z. B. Lasix) 4-stündlich 40 mg i. v., sobald Volumen substituiert.
- *Schmerztherapie* (S. 86).
- Je nach Kreislaufsituation ggf. Stabilisierung mit *Katecholaminen* (Dosierung bei ca. 70 kg):
  - Dopamin (z. B. Dopamin Fresenius) 2 – 12 ml/h kontinuierlich i. v.
  - Dobutamin (z. B. Dobutrex) 2 – 12 ml/h kontinuierlich i. v.; evtl. kombiniert mit Dopamin (Verhältnis 1 : 1 oder 2 : 1).
  - Noradrenalin (Arterenol) 3 – 12 (– 18) ml/h kontinuierlich i. v.
- *Hämofiltration* bei Anurie und Überwässerung.
- *Thromboseprophylaxe* (S. 103).
- *Ulkusprophylaxe:* Z. B. Pantoprazol (Pantozol) 40 mg/d i. v.

Operative Therapie

▶ **Indikation:** Jede Form der sekundären Peritonitis. *Ausnahme:* CAPD-Peritonitis.

▣ *Hinweis:* Bei Peritonitis ohne Schock sofortige Durchführung des Eingriffs; bei peritonealem Schock intensive Verbesserung des Allgemeinzustandes mittels medikamentöser Therapie, Operation innerhalb von 2 – 4 Stunden.

▶ **Kontraindikation:** Moribunder Patient im peritonealen Schock mit Progredienz der Symptomatik trotz Maximaltherapie.

▶ **Operationsprinzipien:**
- *Laparotomie:* Bei diffuser Peritonitis mediane Laparotomie (S. 816); bei lokalisierter Peritonitis Zugang entsprechend dem Befund, evtl. laparoskopisch (z. B. Appendizitis, Ulkus).
- *Entnahme von Peritonealsekret* für Bakteriologie, auch für anaerobe Kultur und Grobreinigung der Bauchhöhle.
- *Beseitigung des Peritonitisherdes:* Je nach Ursache z. B. Perforationsverschluss, Appendektomie, Cholezystektomie, Darmresektion.
- *Großzügiges mehrmaliges Ausspülen der Bauchhöhle* mit mehreren Litern Ringerlaktat. Alle Spüllösungen werden auf Körpertemperatur angewärmt! Spülung solange, bis Spülflüssigkeit klar ist.
- *Drainieren* von lokalen Abszessen, übernähten Perforationen u. Ä. Obligatorische Drainage der Prädilektionsorte intraabdomineller Abszesse.
- *Primärer Bauchdeckenverschluss.* Bei leichter, lokalisierter Peritonitis (1 – 2 Quadranten), frühzeitiger Operation mit sicherer Fokussanierung keine weitere Therapie erforderlich.
- Bei schwerer Peritonitis ohne sichere Herdsanierung bzw. ungenügender Spülung bei der Operation sollte sich postoperativ eine weitergehende Spülbehandlung anschließen.
  - *Geplante second-look-Laparotomie nach 48 h.*
  - *Etappenlavage:* Provisorischer Bauchdeckenverschluss (mit „Reißverschluss" oder abdominalem Vakuum [VAC]-System) und geplante Relaparotomie mit Abdomenspülung in 1- bis (höchstens) 2-täglichen Abständen. Erlaubt die engmaschige optische Kontrolle der peritonealen Veränderungen und das rechtzeitige Erkennen von Komplikationen (z. B. Abszessbildung). Anschließend definitiver Bauchdeckenverschluss, ggf. unter Verwendung eines Kunststoffnetzes.

▶ **Nachbehandlung:**
- Fortführung der präoperativen Intensivtherapie (Volumen- und Elektrolytsubstitution, Kreislaufmonitoring, Flüssigkeitsbilanzierung).
- *Antibiotika:* Breite, resistenzgerechte Abschirmung.
- Parenterale Ernährung (S. 77). Umstellung auf enterale Ernährung sobald wie möglich.

Prognose

▶ Abhängig vom zugrunde liegenden Leiden, Zeitpunkt der OP, Allgemeinzustand des Patienten.
▶ Bei peritonealem Schock sehr schlechte Prognose. Überlebenschancen bestehen nur bei sofortiger, vollständiger und massiver Therapie.

21.4 Intraabdominelle Abszesse

Grundlagen

▶ **Definition:** Abgekapselte Eiteransammlung in der Bauchhöhle.
▶ **Ätiologie:** Gedeckte Perforation, Residuum einer diffusen Peritonitis (S. 346), im Rahmen entzündlicher Organerkrankungen, postoperativ, posttraumatisch, hämatogen (selten).
▶ **Häufige Lokalisationen:** Siehe Abb. 21.2.
▶ *Hinweis:* Die häufigsten Abszesse finden sich subphrenisch und subhepatisch, da es hier durch die Sogwirkung des Zwerchfells zu Flüssigkeitsansammlung kommt.

Klinik

▶ Fieber (wellenförmiger Verlauf) bis 40 °C, Schüttelfrost, Leukozytose, evtl. septischer Schock (S. 144).
▶ Bauchschmerzen (abh. von der Lokalisation), ggf. mit Ausstrahlung in den Rücken und die Schulter, lokalisierter Druckschmerz, reduzierter AZ, Übelkeit, Erbrechen.

Diagnostik

▶ **Anamnese und klinische Untersuchung:** Siehe Peritonitis (S. 346).
▶ **Labor:** Leukozytose, CRP ↑, BSG ↑.
▶ **Lokalisationsdiagnostik:**
  • *Sonographie* (ggf. transvaginal oder transrektal): Methode der 1. Wahl.
  • *CT:* Methode der 2. Wahl.

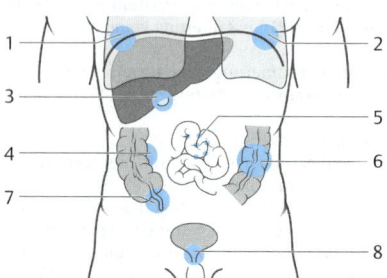

Abb. 21.2 · Häufigste Lokalisation intraabdomineller Abszesse. 1: subphrenisch rechts; 2: subphrenisch links (Milzloge); 3: subhepatisch; 4: retrokolisch; 5: intermesenterial (Schlingenabszess); 6: parakolisch; 7: perityphlitisch (Appendizitis!); 8: Douglas-Raum

Interventionelle und operative Therapie

▶ **Perkutane Abszessdrainage:**
- *Indikationen:* Gute Erreichbarkeit, dünnflüssiger Inhalt, kollapsfähige Abszess-membran, singulärer Abszess. Erfolgsrate: 80–90%. (Bei Ausdehnung der Indi-kation auf schwer erreichbare oder multiple, gekammerte Abszesse sinkt die Erfolgsrate auf 40–50%.)
- *Durchführung:* Sonographie- oder CT-gesteuerte Platzierung eines Pigtail-Kathe-ters in Seldinger-Technik. Bei Douglas-Abszess: transrektal/transvaginal Punkti-on und Drainage.

◨ *Hinweis:* Kommt es binnen 2 Tagen zu keiner signifikanten klinischen und labor-chemischen Besserung, muss die Bildgebung wiederholt und eine Laparotomie er-wogen werden. Der Katheter wird gezogen, wenn die Drainage kaum mehr fördert, der Patient fieberfrei ist und das Labor sich normalisiert hat.

▶ **Operative Therapie:**
- *Indikationen:* Ungünstige Abszesslokalisation, multiple Abszesse, dickflüssiger Inhalt, nicht kollapsfähige Abszessmembran, Abszess als Folge einer chirurgisch zu behandelnden Grunderkrankung.
- *Durchführung:* Laparotomie (Zugang entsprechend dem Befund; z.B. Rippenbo-genrandschnitt bei subhepatischen/subphrenischen Abszessen), Abszessspal-tung, Spülung der Bauchhöhle (S.349), Einlage von Drainagen, Beseitigung der Abszessursache (ggf. zweizeitig). Ggf. Etappenlavage mit temporärem Bauch-deckenverschluss (S.349).

▶ **Antibiotika** zunächst kalkuliert, ggf. umsetzen nach Antibiogramm als Begleitthe-rapie.

21.5 Peritonealkarzinose

Grundlagen

▶ **Definition, Pathogenese:** Besiedelung des Peritoneums mit malignen Tumorzellen (makroskopischer Aspekt: miliar, nodulär oder en plaque). Meist durch oberfläch-liche kanalikuläre Ausbreitung (Spread), seltener als hämatogene oder lymphogene Metastasierung. Als Folge der Lymphgefäßblockade kann sich ein Aszites ent-wickeln (nicht obligat).

▶ **Epidemiologie:** 80% der betroffenen Patienten sind Frauen (Ovarial-Ca!), 20% Män-ner.

▶ **Mögliche Primärtumoren** (in 80% Adenokarzinome): In >50% (in der folgenden Reihenfolge): Pankreas, Magen, Ovar, Kolon. In 20–50% kombiniert mit Metastasen in anderen Organen. Andere primäre Karzinome (Mamma, Lunge, Leber, Uterus, Tuben u.a.) sind seltener.

Klinik

► Unspezifisch. AZ-Verschlechterung, Appetitlosigkeit, Völlegefühl, allgemeines Krankheitsgefühl. Bei Aszites Zunahme des Bauchumfangs mit Druckgefühl. Zum Teil von Manifestationen anderer Organmetastasen überlagert und klinisch nicht eindeutig abzutrennen.

► In fortgeschrittenen Fällen Darmpassagestörungen bis zum Subileus oder Ileus.

▣ *Hinweis:* Gelegentlich sind die Peritonealkarzinose und der maligne Aszites die erste Manifestation der Krankheit bei sonst negativen Abklärungsuntersuchungen. In diesen Fällen wird der Primärtumor erst bei der Operation oder der Autopsie gefunden.

Diagnostik

► **Klinische Untersuchung:** Wird bestimmt durch Art des Primärtumors und durch eventuell vorausgegangene Operationen.

► **Labordiagnostik:** Tumormarker im Serum.

► **Aszitespunktat oder Peritoneallavage:**
  • *Zytologie:* Positiv in ca. 60 %.
  • *Tumormarker:* Molekulare Diagnostik (PCR) zum CEA-Nachweis ist beim Magen-, Pankreas- und Kolonkarzinom häufiger positiv als die Zytologie.

► **Sonographie:** Methode der ersten Wahl, auch für die gezielte Punktion. In über 50 % Aszites nachweisbar, auch wenn klinisch noch keine Zeichen des Aszites vorhanden sind.

► **CT:** Für das weitere Tumorstaging, Primärtumor- und Metastasensuche.

► **Diagnostische Laparoskopie mit Biopsie von verdächtigen Befunden und Peritoneallavage:** Aussagekräftigste, aber invasive Methode.

Differenzialdiagnosen

► Aszites anderer Ursache, v. a. hepatisch.

► Peritonitis tuberculosa.

► Strahlenenteritis.

Konservative Therapie

► **Wiederholte Punktionen** (rein palliativ).

► Ausschwemmen mit **Aldosteron-Antagonisten** (z. B. Aldactone 2 × 100 mg).

▣ *Hinweis:* Eine alleinige Chemotherapie kann die Peritonealkarzinose weder bessern noch heilen. Sie ist nur im Zusammenhang mit einer operativen Tumorreduktion sinnvoll (s. u.). Für die Kombination liegen aber keine Daten aus aussagekräftigen Studien vor (*Ausnahme:* Ovarialkarzinom).

► **Systemische Chemotherapie** mit 5-Fluorouracil, Cisplatin, Carboplatin Mitoxantron (Novantron) und anderen Medikamenten. Über Neuentwicklungen (Capecitabine, Topoisomerase-Hemmer, Eloxatin) liegen erst beim Kolonkarzinom günstige Resultate vor.

► **Intraperitoneale Chemotherapie:** Bei kombinierter Therapie (z. T. mit Hyperthermie im Rahmen von Studien) theoretisch Erfolg versprechende Methode. Sie wird zum Teil als neoadjuvante Therapie (Downstaging) durchgeführt mit umstrittenem Wert. Die Hauptanwendung ist die adjuvante Therapie nach zytoreduktiver Chirurgie.

Operative Therapie

▶ **Indikationen:**
- *Kurativ:* Nur in Kombination mit Chemotherapie Erfolg versprechend (z. B. Ovarialkarzinom).
- Eine alleinige Operation ist nur bei zwingender *palliativer* Indikation vertretbar, z. B. Ileus oder Tumorperforation.

▶ **Operationsziele, Vorgehen:**
- Reduktion der Größe der Tumorknötchen bzw. die Dicke der Tumorplatten auf weniger als 5 mm (sog. Zytoreduktion, z. B. Ovarial-Ca).
- Im Extremfall umfasst die Operation eine totale parietale Peritonektomie (sehr selten).

Prognose

▶ Ohne Therapie und mit konventioneller Therapie mittleres Überleben 5 – 6 Monate (mit Aszites 3 Monate), maximales Überleben < 10 Monate.
▶ Nach kombinierter Therapie bei Ovarialkarzinom mit Knötchendicke < 5 mm 5-Jahres-Heilung 30 %.
▶ Bei allen anderen Karzinomen: In hochspezialisierten Zentren sind nach Erreichung einer maximalen Zytoreduktion vereinzelte Fälle (in einer Statistik angeblich 38 %!) von 5-Jahres-Überleben dokumentiert.
▶ **Fazit:** Die Behandlung der Peritonealkarzinose ist nach wie vor eines der wichtigsten Probleme der chirurgischen Onkologie.

21.6 Ileus

Grundlagen

▶ **Synonym:** Darmverschluss.
▶ **Definition/Pathogenese:** Unterbrechung der Darmpassage durch Hindernis *(mechanischer Ileus)* oder Darmlähmung *(paralytischer Ileus)*. Bei fortgeschrittenem Darmverschluss kommt es infolge der Darmdistension und des erhöhten intraluminalen Druckes (durch mechanisches Hindernis/Hemmung der Peristaltik) zur Ausbildung der sog. *Ileuskrankheit:* Massive Flüssigkeits- und Elektrolytsequestration in die Darmwand und das Darmlumen (Hypovolämie, Schock), Freisetzung von Entzündungsmediatoren und Darmwandschädigung, Einschwemmung von Endotoxinen und Bakterien in die Blutbahn (Durchwanderungsperitonitis) sowie Gerinnungs- und Mikrozirkulationsstörungen. Endstadium ist das Vollbild eines septischen Multiorganversagens.
▶ *Beachte:* Ein mechanischer Ileus kann nach einer gewissen Zeit zu einer Darmparese, also zu einem sekundären paralytischen Ileus, führen. In dem Fall handelt es sich um eine fortgeschrittene Erkrankung mit einer schlechten Prognose.
▶ **Wesentlich:** Entscheidung, ob sofort eine Laparotomie nötig ist.
▶ **Ätiologie:**
- *Mechanischer Ileus* (Tab. 21.3): Ca. $2/3$ der Darmverschlüsse betreffen den Dünndarm, ca. $1/3$ den Dickdarm. Die häufigsten mechanischen Hindernisse am Dünndarm sind Briden/Adhäsionen (ca. 60 %), inkarzerierte Hernien (ca. 10 %) und chronisch-entzündliche Darmerkrankungen (ca. 5 %). Am Dickdarm (v. a. linksseitig) ist die häufigste Ursache für einen mechanischen Verschluss das Kolonkarzinom (ca. 70 %), die Stenose bei Divertikulitis und inkarzerierte Hernien.

▶ *Beachte:* Ein *Bridenileus* ist ein Darmverschluss aufgrund von intraabdominellen narbigen Strängen nach Operationen. Diese können viele Jahre (sogar Jahrzehnte) nach der auslösenden OP auftreten und betreffen meistens den Dünndarm.

● *Paralytischer Ileus* (Tab. 21.4)*:* Hemmung der Darmperistaltik durch Aktivierung des Sympathikus.

Tabelle 21.3 · Ätiologie des mechanischen Ileus

Strangulationsileus[1]

● Inkarzerierte Hernie, Inkarzeration durch Briden
● Volvulus (Dünn- und Dickdarm, S. 740)
● Invagination (v. a. Dünndarm, S. 738)

Okklusionsileus[2]

● Briden und Adhäsionen
● Verdickung der Darmwand (Tumor, Entzündung, Strahlenfibrose)
● Verschluss des Lumens: Durch unverdaute Lebensmittel, Haare (= *Bezoare*), Gallensteine (= Gallensteinileus) oder Kotsteine
● Atresie (S. 733)
● Kompression von außen, z. B. durch gynäkologischen Tumor

[1] *Strangulationsileus:* Kombination aus Darmlumenverschluss und gleichzeitiger Störung der Darmwandperfusion, z. B. bei eingeklemmter Hernie
[2] *Okklusionsileus:* Darmlumenverschluss ohne Beeinträchtigung der Durchblutung, z. B. bei Verlegung durch einen Kotstein.

Tabelle 21.4 · Ätiologie des paralytischen Ileus

reflektorisch	reflektorische Antwort des Abdomens auf Bauch-OP[1], Kolik, Harnverhalt, Hodentorsion, stumpfes Bauchtrauma (S. 755), Wirbelsäulen- und Beckenfraktur (S. 583, S. 593), Schock, Spätphase eines mechanischen Ileus
vaskulär	Mesenterialinfarkt (S. 358)
entzündlich	Peritonitis (S. 346), intraabdominelle Abszesse (S. 350), Appendizitis (S. 365), Cholezystitis (S. 416), Pankreatitis (S. 427), Pyelonephritis, toxisches Megakolon bei Colitis ulcerosa (S. 368)
metabolisch/hormonell	Hypokaliämie (z. B. durch Laxanzienabusus), Diabetes mellitus, Hypothyreose, Urämie, Hyperparathyreoidismus, akute intermittierende Porphyrie, Schwangerschaft
medikamentös	Opiate, andere Analgetika, Eisenpräparate, Kalziumantagonisten, Spasmolytika/Anticholinergika, Parkinsonmedikamenten, Sedativa/Psychopharmaka/Antidepressiva
Neurologisch	Querschnittslähmung, Apoplexie, Multiple Sklerose, Morbus Parkinson, Syphilisspätstadium, Syringomyelie
idiopathisch	sog. „Ogilvie-Syndrom" = massive Kolondilatation unklarer Ursache

[1] Eine postoperative Darmatonie von bis zu 72 h ist normal. Vorgehen siehe S. 113

Klinik

◼ *Leitsymptome des mechanischen Ileus:* Bauchschmerzen, Erbrechen und/oder Wind- und Stuhlverhalt, Meteorismus, abnorme Darmgeräusche (hochgestellt, metallisch, spritzend).

- *Hoher Dünndarmileus:* Kurze Anamnese, frühzeitiges, voluminöses Erbrechen, Schmerzen intermittierend, Stuhlgang zu Beginn i.d.R unauffällig, kein Meteorismus.
- *Tiefer Dünndarmileus:* Erbrechen tritt später auf, diffuse kolikartige Bauchschmerzen, Stuhlgang zu Beginn noch vorhanden.
- *Dickdarmileus:* Lange Anamnese, krampfartige Bauchschmerzen, Erbrechen im Spätstadium, ggf. Koterbrechen (= *Miserere*), frühzeitig Stuhl- und Windverhalt (→ leere Rektalampulle bei der digitalen Palpation), stark überblähtes Abdomen (= *Meteorismus*), bei schlanken Patienten ggf. sichtbare Peristaltik (= *Darmsteifungen*).
  - ◼ *Hinweis:* Die Strangulation (Inkarzeration, Volvulus) führt schneller zum Vollbild des Ileus mit starken, plötzlich auftretenden Schmerzen als die Okklusion.

◼ *Leitsymptome des paralytischen Ileus:* Diffuse Bauchschmerzen, Übelkeit, Erbrechen im Schwall, Aufstoßen, aufgeblähtes Abdomen (sog. *„Trommelbauch"*), verminderte bis *fehlende* Darmgeräusche.

Komplikationen

▶ Darmwandgangrän.
▶ Durchwanderungsperitonitis (S. 346).
▶ Progredienter Schock.

Diagnostik

▶ **Anamnese:** Frühere Operationen, Vorerkrankungen (chronisch-entzündliche Darmerkrankungen, Tumorerkrankung, Stoffwechselerkrankungen), Medikamenteneinnahme, zunehmende Bauchkrämpfe, plötzlich starke Bauchschmerzen (Volvulus)?
▶ **Klinische Untersuchung** (S. 312):
- *Inspektion:* Narben, aufgetriebenes Abdomen, Darmsteifungen (bei mageren Patienten), Hernien, Bruchpforten, Exsikkose (trockene Zunge, Halsvenen kollabiert, stehende Hautfalten?).
- *Palpation:* Bruchpforten, Resistenzen, Abwehrspannung?
- *Auskultation:*
  - *Mechanischer Ileus:* Darmgeräusche sehr lebhaft, hochgestellt, metallisch, gurgelnd, pfeifend, plätschernd und/oder pressend, oft mit lokalen Unterschieden.
  - *Paralytischer Ileus:* Darmgeräusche stark abgeschwächt oder „Totenstille" über dem gesamten Abdomen.
- *Rektale Untersuchung:* Ampulle leer? Resistenzen (Tumor, Kotstein), Blut am Fingerling?
▶ **Labor:** Hämatokrit (↑ durch Flüssigkeitsverlust), Elektrolyte (Verluste in den Darm), Basenüberschuss, Kreatinin, Harnstoff, alkalische Phosphatase, Transaminasen, Albumin, Gesamteiweiß, BZ, Gerinnung, Amylase/Lipase (Pankreatitis?)?
▶ **Sonographie:** Visuelle Bestätigung des auskultierten Peristaltikbefunds (mechanischer vs. paralytischer Ileus), Darstellung der flüssigkeitsgefüllten, erweiterten Schlingen und des Darmwandödems.
▶ **Abdomenübersicht** (im Stehen oder in Linksseitenlage) **zur Lokalisation des Passagestopps** (Abb. 21.3): *Röntgenologisches Korrelat* des Ileus sind die sog. „Wächter-

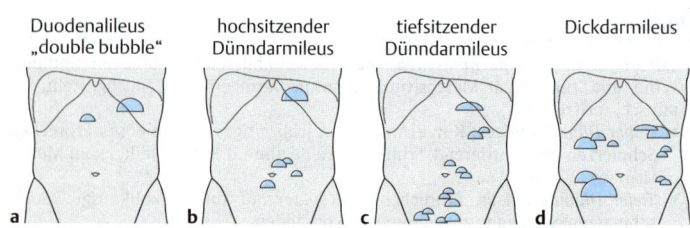

Duodenalileus "double bubble"	hochsitzender Dünndarmileus	tiefsitzender Dünndarmileus	Dickdarmileus
a	b	c	d

Abb. 21.3 · Lokalisation des Passagestopps in der Abdomenübersicht beim mechanischen Ileus: (a) Stopp im Duodenum („Double bubble"); (b) Proximaler (= hochsitzender) bzw. (c) distaler (= tiefsitzender) Dünndarmileus mit gasfreiem Kolonrahmen; (d) Dickdarmileus mit luftgefülltem Kolonrahmen

schlingen" = „sentinel loops" = „Spiegel". Es handelt sich dabei um luft- und flüssigkeitsgefüllte erweiterte Darmschlingen proximal des Stopps, d.h. das Hindernis liegt distal der sichtbaren Darmabschnitte. Die Luft aus dem post-stenotischen Darm wird resorbiert, sodass dieser Teil röntgenologisch in den Hintergrund tritt. Ischämiezeichen bei Strangulation (Wandödem).

► **CT-Abdomen** mit i.v. (*cave:* Niereninsuffizienz) oder peroralem KM (sofern nicht Vollbild eines mechanischen Ileus → dann sofort OP!): Lokalisation des Hindernisses, Tumor, Entzündung, retroperitonealer Prozess u.a.?
► **Ggf. Angiographie** (S.514). Bei V.a. Mesenterialinfarkt.

Differenzialdiagnosen

► **Subileus** (inkompletter Ileus): Gestörte Darmpassage sichtbar im Röntgenbild („Spiegel"), aber klinisch noch nicht ausgeprägter Ileus.
► **Koprostase:** Deutlicher Stuhlverhalt im Kolon (*Skybala* = feste Kotballen), keine Diagnose, nur radiologisches Zeichen!
► **Obstipation:** Verstopfung = Störung des Kottransports unterschiedlicher Genese.

✔ **Sofortmaßnahmen bei Ileus:**

► Absolute Nahrungskarenz!
► Intensivüberwachung, Schockbehandlung, Kreislaufstabilisierung.
► Magensonde, möglichst großlumig (S.66): Magenentleerung zur Entlastung des Darms, Verbesserung von Übelkeit, Erbrechen und Schmerzen, Erleichterung der Atmung.
► Anlage eines zentralvenösen Katheters (ZVK, S.56).
► Flüssigkeits- und Elektrolytsubstitution (S.102).
► Korrektur des Säure-Basen-Haushalts (S.103).
► Harnblasenkatheter zur Bilanzierung (S.68).

Konservative Therapie

► **Indikationen:**
  • *Paralytischer Ileus* (*Ausnahmen:* Sekundärer paralytischer Ileus auf der Basis eines mechanischen Passagestopps, Gefäßverschlüsse, Peritonitis, toxisches Megakolon).

☑ **Hinweis:** Beim toxischen Megakolon ist ein konservativer Behandlungsversuch über 12–24 Stunden gerechtfertigt, vorsichtige endoskopische Darmdekompression, bei Nicht-Besserung entlastende OP.

- *Inkompletter Ileus* (Subileus).

▶ **Therapie der auslösenden Ursache** (siehe Tab. 21.4) z.B. Behebung einer Hypokaliämie durch Kaliumgabe (S.102), Absetzten auslösender Medikamente.

▶ **Symptomatische Behandlung:**
- *Basismaßnahmen:* Siehe Sofortmaßnahmen (S.356).
- *Peristaltikanregende Medikamente:*
  - 1 mg Neostigmin (z.B. 2 Amp. Prostigmin) + 2000 ml Dexapanthenol (z.B. 4 Amp. Bepanthen) in 250 ml NaCl 0,9 % über 3 h i.v.
  - *Alternativ:* 40 µg Ceruletid (z.B. 1 Amp. Takus à 40 µg) in 500 ml NaCl 0,9 % über 3 h i.v.

☑ **Beachte:** Peristaltikfördernde Medikamente sind beim mechanischen Subileus kontraindiziert.

- Evtl. *Sympathikolyse* durch Spinal- oder Periduralanästhesie (S.93).
- *Ogilvie-Syndrom:* Koloskopische Dekompression (ggf. wiederholt).

▶ **Verlauf:**
- Regelmäßige *klinische Kontrollen* durch den Arzt notwendig, Überwachung auf einer Intensiv- oder Wachstation günstig. Bei neuaufgetretener Abwehrspannung besteht eine sofortige OP-Indikation.
- *Wenn nach 12–24 Stunden keine Besserung eingetreten ist,* muss der Bauch gründlich reevaluiert werden. Im Zweifelsfall laparotomieren.

Operative Therapie

▶ **Dringliche OP-Indikation** (Notfall), möglichst einzeitig (= in einer Sitzung):
- *Mechanischer Ileus:* Strangulation, Inkarzeration, Invagination (bei Erwachsenen), Mesenterialinfarkt, Tumor, Stenosen, Briden, Adhäsionen, Gallensteinileus.
- *Paralytischer Ileus:* Sekundär paralytischer Ileus als Komplikation eines mechanischen Ileus, Gefäßverschlüsse, Peritonitis, toxisches Megakolon/Ogilvie-Syndrom bei erfolgloser konservativer Therapie (s.o.).

▶ **Relative OP-Indikation:**
- Chronischer Ileus bei bekanntem „*Verwachsungsbauch*" (= multiple rezidivierende Adhäsionen und/oder Briden, Befund nach Korrektur-OP oft zunehmend), Morbus Crohn (S.368), Peritonealkarzinose (S.351), Z.n. Radiotherapie, rezidivierender Subileus.
- In diesen Fällen kann vorerst mit Sonden entlastet und der Allgemeinzustand durch parenterale Ernährung verbessert werden, bevor elektiv (bei etwaiger Beschwerdepersistenz) operiert wird.

▶ **Operationsprinzipien:**
- *Standardzugang:* Unter- oder Mittelbauchlaparotomie, ggf. Verlängerung.
- *Laparoskopie* (selten): Bei wenig geblähtem Adomen, z.B. bei rezidivierendem Bridenileus, Ileus im Frühstadium.
- *Darmdekompression* (= Darmentleerung): Manuell durch Ausstreichen nach oral und Absaugen über Magensonde (*cave:* Darmwandläsionen!), per Intestinalsonde oder nach Enterotomie mit einem Korbsauger (bei starker Verwachsung oder Dickdarmileus).
- *Aufhebung des Passagehindernisses:*
  - Fremdkörperentfernung aus dem Darmlumen.
  - Resektion eines Darmabschnittes bei Tumor, Stenose, Volvulus, Invagination.

▣ *Hinweis:* Bei Ileus infolge eines Karzinoms erfolgt die Operation gemäß den Richtlinien der onkologischen Chirurgie (siehe Kapitel kolorektales Karzinom, S. 379).

 – Lösen von Briden und Adhäsiolyse.
- *Resektion gangränöser Darmabschnitte* (z. B. bei Sigmavolvulus Sigmaresektion [S. 865], bei Zäkumvolvulus Ileozäkalresektion [S. 865]).

▣ *Hinweis:* Zur Beurteilung der Vitalität der Darmschlingen, siehe S. 360.
- *Falls Darmpassage nicht wiederherstellbar* (z. B. bei Peritonealkarzinose): Anlage einer Umgehungsanastomose.
- Operation bei Peritonitis: Siehe S. 349.
▶ **Nachbehandlung:** Je nach auslösender Ursache und Art des Eingriffs.

Prognose

▶ Prognose abhängig von Grunderkrankung, Ausmaß der Darmschädigung. Letalität insgesamt ca. 10 – 25 %.
▶ Hohe Rezidivrate.

21.7 Akuter Viszeralarterienverschluss (Mesenterialinfarkt)

Grundlagen

▶ **Definitionen:** Darmischämie aufgrund eines akuten arteriellen Verschlusses.
▶ **Ätiologie:** Meistens *embolischer* oder *akuter thrombotischer* (ca. 60 %) *Verschluss der A. mesenterica superior* (> 90 %) oder *inferior* (*Risikofaktoren:* Vorhofflimmern, Endokarditis, Herzwandaneurysma) oder (seltener) *venöser Mesenterialvenenthrombose* (insb. junge Frauen unter Ovulationshemmern, bei konsumierender Krankheit, Pankreatitis, Thrombozytose).
▣ *Hinweis:* Der *verschlusslose Infarkt* (non occlusive mesenteric disease, NOD) durch Reduktion des Herzzeitvolumens (Herzinsuffizienz, Herzinfarkt, Glykosidbehandlung, hochdosierte oder langfristige Gabe von adrenergen Substanzen) bekommt zunehmend größere Bedeutung.
▶ **Epidemiologie:** Krankheit des älteren Menschen, meist > 60 Jahre.

Klinik

▶ Typischer Verlauf in **3 Stadien:**
- *Stadium 1:* Stadium der Infarzierung (innerhalb von 6 h nach Verschluss): Diffuser rasender Abdominalschmerz, evtl. Hyperperistaltik, Diarrhö.
- *Stadium 2:* Stadium der Wandnekrose (6 – 12 h nach Verschluss): Rascher Übergang in paralytischen Ileus (S. 354) mit Rückgang der Schmerzen („fauler Friede"). Rapide Verschlechterung des Allgemeinzustandes.
▣ *Hinweis:* Melaena in dieser Phase ist ein Alarmzeichen und sollte zur aggressiven Abklärung veranlassen! Evtl. explorative Laparoskopie ohne weiteren Zeitverlust!
- *Stadium 3:* Stadium der diffusen Peritonitis (S. 346): Zunehmende Abwehrspannung, evtl. blutiger Stuhl, Erbrechen, Meläna. Progredientes Kreislaufversagen, Sepsis, Schock.

Diagnostik

▷ *Hinweis:* Beim Mesenterialinfarkt sind eine rasche Diagnostik und Entscheidung zur Laparoskopie oder Laparotomie lebenswichtig, damit die 6-Stunden-Grenze nicht überschritten wird! Daher sollte immer die am schnellsten verfügbare Untersuchung gewählt werden!

▶ **Anamnese:** *Risikofaktoren:* Vorhofflimmern, kardiovaskuläre Revaskularisation, Endokarditis, dilatative Kardiomyopathie, Gerinnungsstörungen, Einnahme von Ovulationshemmern?

▶ **Klinische Untersuchung** (S. 312):
  - *Digital-rektale Untersuchung:* Blut am Fingerling ist Hinweis für einen Mesenterialinfarkt.
  - *EKG:* Vorhofflimmern? Status nach Herzinfarkt (Emboliequelle!)?

▶ **Abdomenübersicht** (im Liegen und Stehen): Obligat zum Ausschluss freier Luft und eines mechanischen Ileus. *Befunde:* Im Stadium 1 unauffällig (▷ *Cave:* veranlasst zur abwartenden Haltung!), später Ödem bzw. Hämatom der Darmwand (Stadium 2), Spiegelbildungen (Paralyse) im Stadium 3.

▶ **Sonographie-Abdomen:** Ausschluss anderer Ursachen eines akuten Abdomens (Tab. 7.4, S. 142).

▶ **Duplexsonographie der Gefäße** (A. mesenterica sup. in der Regel von geübtem Untersucher gut beurteilbar): Vorhandener Blutfluss?

▶ **Labor:** Hämatokrit ↑ (Flüssigkeitsverlust), Elektrolyte, Laktat ↑, Basenüberschuss, Leukozytose, LDH ↑.

▶ **Angio-CT:** Standarduntersuchung unter Beachtung der Kontraindikationen.

▶ **Konventionelle Coelico-/Mesenterikographie oder MR-Angiographie:** Methoden der Wahl zum Nachweis des arteriellen Gefäßverschlusses (Verschluss in ca. $^2/_3$ der Fälle darstellbar).

▷ *Cave:* Durchgängige zentrale Arterienabschnitte schließen einen Infarkt nicht aus!

▶ **Diagnostische Laparoskopie:** Bei Unsicherheit der Diagnose einsetzbar.

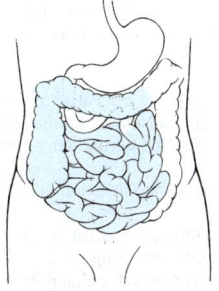 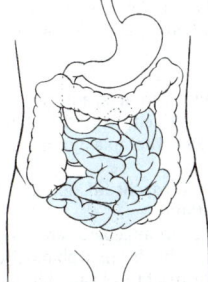 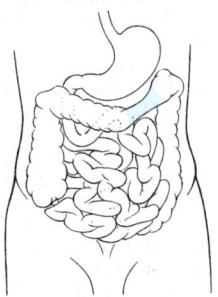

Verschluss der A. mesenterica superior am Abgang aus der Aorta

Verschluss der A. mesenterica superior einige Zentimeter distal des Abgangs

Verschluss der A. colica media → ischämische „Kolitis" (ringförmige Darmstenose)

Abb. 21.4 · Typische mesenteriale Infarktmuster

Differenzialdiagnosen

▶ Jede Ursache eines **akuten Abdomenes** (Tab. 7.4, S. 142).

✔ *Sofortmaßnahmen bei akutem Mesenterialinfarkt*
- ▶ **Intensivüberwachung, Schockbehandlung, Kreislaufstabilisierung:**
- ▶ Magensonde zur Entlastung des Darms.
- ▶ Anlage eines zentralvenösen Katheters (ZVK, S. 56).
- ▶ Flüssigkeits- und Elektrolytsubstitution.
- ▶ Korrektur des Säure-Basen-Haushalts.
- ▶ Blasenkatheter zur Bilanzierung (S. 68).

Konservative und interventionelle Therapie

- ▶ **Konservative Therapie:** Immer auf Intensivstation mit kardiologischer Betreuung!
  - • *Indikation:* Non occlusive mesenteric disease (NOD) ohne Anzeichen einer Peritonitis.
  - • *Durchführung:* Behandlung der Grunderkrankung (S. 358); hierdurch kommt es ggf. zur Behebung von Vasokonstriktion und intestinaler Ischämie.
- ▣ *Hinweis:* Voraussetzung für eine konservative Therapie ist, dass der Patient unter ständiger chirurgischer Kontrolle steht und bei Anzeichen einer Peritonitis sofort einer operativen Therapie zugeführt werden kann.
- ▶ **Interventionelle Therapie:** Ggf. in Ergänzung zur Operation
  - • *Frühphase eines Mesenterialinfarktes:* Kathetertechnische (Rest-) Thromb-/Embolektomie, selektive Einbringung von Medikamenten.
  - • *Non occlusive mesenteric disease (NOD):* Bei begründetem V. a. Darmwandnekrosen Infusion von Papaverin, Prostavasin über arteriellen Katheter und ggf. Katheter-Lyse.

Operative Therapie

- ▶ **Operationsindikation:**
  - • *Mesenterialinfarkt:* Jeder begründete Verdacht bei noch operablem Patienten.
  - • *Non occlusive mesenteric disease (NOD):* Bei Anzeichen einer Darmwandschädigung Peritonitis.
- ▶ **Wahl des Zugangsweges:**
  - • *Indikation zur Laparoskopie:* Verdacht auf Mesenterialinfarkt bei Patienten in sehr schlechtem AZ. Bei positivem Befund Feststellung des Nekroseausmaßes, zwecks Entscheidung zur evtl. Therapia minima und möglichst Vermeiden einer „unnötigen" Laparotomie.
  - • *Indikation zur Laparotomie:* Verdacht auf Mesenterialinfarkt bei Patienten in ausreichendem Allgemeinzustand.
- ▶ **Operationsprinzipien:** Vorgehen angepasst an Ursache und intraoperativen Befund. Abstriche aus der Bauchhöhle für mikrobiologische Untersuchung.
- ▣ *Hinweis:* Die Vitalität einer Darmschlinge kann intraoperativ **klinisch** anhand ihrer Farbe (rosig), vorhandener Peristaltik (auslösbar durch Beklopfen des Darms?) und Pulsationen (zentral und peripher) sowie arterieller Blutung aus den Schnitträndern beurteilt werden. Bestehen anfangs Zweifel können die Darmschlingen für etwa 10 Minuten in feuchte Tücher gewickelt werden und erneut beurteilt werden.
  - • *Darmischämie ohne bzw. begrenzter Nekrose und zentralen Verschluss der A. mesenterica sup.:* Längsarteriotomie und Embolektomie bzw. Thrombendarteriektomie der A. mesenterica sup. mit Fogarty-Katheter, Gefäßnaht, ggf. Patchplastik.
  - ▣ *Hinweis:* Leider wird die Diagnose selten in diesem Stadium gestellt.

- *Dünndarminfarkt:*
  - Resektion des sicher infarzierten Darms und End-zu-End-Anastomosierung (S. 820). Die Infarzierung ist in den meisten Fällen sehr ausgedehnt (siehe Abb. 21.4) → sparsam resezieren!
  - Ggf. Diskontinuitätsresektion und Ausleitung beider in situ verbleibenden Darmenden als Stomata.
- *Ausgedehnter Infarkt, inkl. Duodenum:* In diesen Fällen besteht keine Möglichkeit zur Sanierung; weder Resektion noch Dünndarmtransplantation indiziert! Auf lebensverlängernde Maßnahmen soll in dieser Situation generell verzichtet werden (Therapia minima).
- *Second-look-OP:* Geplante Relaparotomie nach ca. 12 (maximal 24) h zur Prüfung der Darmvitalität bei Hinweis auf eine zweifelhafte Durchblutung des belassenen Darms.
- *Relaparatomie* (on demand) bei:
  - Neu auftretenden, persistierenden Anzeichen einer Peritonitis.
  - Persistierendem/wieder ansteigenden Laktatspiegel.
  - Angiographischem Nachweis eines erneuten Verschluss.

► **Nachbehandlung:**
- *Intensivtherapie* bis zur sicheren Stabilisierung des Gesamtzustandes.
- *Therapiekontrolle:*
  - Organfunktionen (Niere, Leber, Lunge, Herz, Kreislauf).
  - Das Ingangkommen der Darmfunktion ist ein günstiges Zeichen für eine komplikationslose Heilung.
  - Laborkontrolle: Laktat, Elektrolyte, Säure-Basen-Haushalt etc.
- *Antikoagualation:* Zunächst Vollheparinisierung (S. 106). Umstellung auf orale Antikoagulation bei Verwendung von Kunststoffprothesen und/oder weiter bestehendem Embolierisiko nach vollständiger Wundheilung und unter Beachtung der Kontraindikationen für eine Cumarintherapie (S. 107).
- Suche der *Emboliequelle* und ggf. weitere therapeutische Maßnahmen.
- Zunächst hochdosierte *Breitbandantibiotika.* Ggf. Anpassung an das Ergebnis der mikrobiologischen Untersuchung.
- *Stimulation der Darmfunktion* (bei Darmatonie > 72 h): Siehe S. 113.

► **Postoperative Komplikationen:**
- *Postoperative Frühkomplikationen:* Rezidiv, Nahtinsuffizienz, Pneumonie, Sepsis, Nieren-, Lungen-, Leberversagen.
- *Spätkomplikation:* Malabsorption bei großer Resektion.
- *Kurzdarmsyndrom* mit Flüssigkeit- und Elektrolytverlusten sowie Malabsorption.

Prognose
··

► Letalität 70–80 %, da meist große Resektion erforderlich bei alten Patienten in schlechtem Allgemeinzustand.

21.8 Dünndarmfisteln

Grundlagen

▶ **Ätiologie:**
- *Angeboren:* Ductus omphaloentericus.
- *Erworben:*
  - Iatrogen (>90% aller Dünndarmfisteln!): Nahtinsuffizienz, intraoperative Darmverletzung, durchschneidende Entlastungsnähte, Schlingenperforation in einem offen behandelten Abdomen.
  - Penetrierende Bauchverletzung.
  - Fremdkörper im Darm mit Durchspießung.
  - Entzündung und Infektionen, v.a. Morbus Crohn; sehr selten Tuberkulose, Aktinomykose, Typhus.
  - Karzinom (sehr selten).

▶ **Topographie:**
- Innere Fisteln (enteroenteral, enterokolisch).
- Äußere Fisteln (enterokutan, enterovesikal, enterovaginal).

Klinik und Diagnostik (Tab. 21.5)

Tabelle 21.5 · Klinik und Diagnostik der Dünndarmfisteln

Fistel	Klinik	Diagnostik
Enteroenterale Fistel	Klinisch stumm; abhängig von Größe des ausgeschalteten Dünndarmsegments ggf. Malabsorptionssyndrom	Selektive Dünndarmuntersuchung nach Sellink (S. 319). *Fragestellung:* Lage und Länge der ausgeschalteten Schlinge?
Enterokolische Fistel	Evtl. Diarrhö	Kolon-Kontrasteinlauf (S. 319)
Enterovesikale/-vaginale Fistel	Abgang von dünnem Stuhl und Gas durch die Blase (Pneumaturie!) bzw. Vagina	Röntgendarstellung mit Gastrografin. *Fragestellung:* Beziehung des Darms zum anderen Hohlorgan?
Enterokutane Fistel	Verlust von Dünndarmsekret durch die Hautfistel. ▶ *Merke:* Je näher der Dünndarm an der Haut liegt, desto größer ist die Sekretmenge; je höher der Sitz der Fistel, desto stärker ist die gallige Beimengung und die Mazeration der Haut im Bereiche der Fistelmündung.	Sondierung des Fistelganges und Röntgendarstellung mit Gastrografin, ggf. selektive Dünndarmuntersuchung nach Sellink (S. 319). *Fragestellungen:* Länge/Kaliber des Fistelganges? Mündung direkt in den Darm oder in eine paraintestinale Höhle? Höhe des betroffenen Darmsegmentes? Darmstenose distal der Fistel?

Konservative Therapie

▶ **Kontraindikationen:** Abflusshindernis distal der Fistelöffnung im Darm (verhindert den Spontanverschluss), Lippenfisteln (Auskleidung der Fistel mit Epithel → kein Spontanverschluss möglich).

▶ **Enteroenterale und enterokolische Fisteln mit geringer Symptomatik:** Medikamentöse Regulierung der Darmfunktion, insbesondere Medikation gegen Durchfall, z. B. Metamucil, 1 Teel. zu den Mahlzeiten.

► **Enterokutane Fisteln mit geringer Sekretion und langem, dünnem Fistelgang ohne paraintestinale Höhle (sog. low-output-Fistel):**
- Abdecken der mazerierten Haut mit Zinkpaste oder Stomaadhäsivplatte.
- Totale parenterale Nahrung (TPN).
- Ggf. Somatostatin 3×1 Amp. s.c.

Operative Therapie

► **Indikationen:**
- *Enteroenterale und enterokolische Fisteln:* Schwere Symptomatik (Durchfälle, Malabsorption), kurzer Fistelkanal, hoher Sitz (je höher, desto schneller operieren!), Abgang der Fistel aus einer paraintestinalen Höhle, Lippenfistel, Hindernis im Darm distal der Fistel.
- *Enterovesikale und enterovaginale Fisteln:* OP-Indikation immer gegeben.
- *Enterokutane Fisteln:* Keine Abheilung unter total parenteraler Ernährung, nachgewiesene distale Obstruktion. Je höher die Sekretmenge, desto eher operieren.

► **Operationsprinzipien:**
- *Enteroenterale und enterokolische Fisteln:* Resektion des betroffenen Darmabschnittes, Exzision und Übernähung der im gesunden Darmabschnitt liegenden Fisteleinmündung.
- *Enterovesikale Fisteln:* Resektion des betroffenen Darmabschnittes, Übernähung der Fisteleinmündung in der Blase.
- *Enterovaginale Fisteln:* Resektion des betroffenen Darmabschnittes, Übernähung der Fisteleinmündung in der Vagina, ggf. Deckung der Einmündung mit gestieltem Omentumlappen.
- *Enterokutane Fisteln:* Resektion des betroffenen Darmabschnittes, Auskratzen des Fistelgangs mit dem scharfen Löffel.

► **Therapiekontrolle:** Das Ingangkommen der Darmfunktion ist das beste Zeichen für einen komplikationslosen Heilungsverlauf.

Prognose

► Abhängig vom Grundleiden und dem Ausmaß der Darmverwachsungen. Ggf. Entwicklung eines mechanischen Dünndarmileus im Spätverlauf.

21.9 Dünndarmtumoren

Grundlagen

► **Histopathologie, Lokalisation:**
- *Gutartige Dünndarmtumoren:* Adenome, Angiome, Neurinome, Fibrome. Können einzeln oder multipel (z. B. im Rahmen des Peutz-Jeghers-Syndroms, S. 377) auftreten.
- *Bösartige Dünndarmtumoren:*
  - Karzinome: Meist Adenokarzinome (vor allem im distalen Duodenum und proximalen Jejunum).
  - Gastrointestinale Stromatumoren (GIST): Siehe S. 332.
  - Maligne Lymphome (Hodgkin und Non-Hodgkin).
  - Neuroendokrine Tumoren (NET)=Karzinoid-Tumor: V.a. im Appendix (40%), terminalen Ileum (30%), Rektum (20%).
  - Metastasen: Häufigste Primärtumoren sind das maligne Melanom, das Magenkarzinom und das Pankreaskarzinom. Häufigste maligne Prozesse im Dünndarm.

> ☐ *Hinweis:* Gutartige Dünndarmtumoren sind wesentlich häufiger als bösartige Dünndarmtumoren.
> **Epidemiologie:** Insgesamt selten; 1 Fall/100000 Einwohner/Jahr (exklusive Metastasen). <5% aller gastrointestinalen Tumoren.
> **Ausbreitung/Metastasierung:** Die Tumoren wachsen bevorzugt in anliegende Dünndarmschlingen ein und bilden sog. „Konglomerattumoren". Die Metastasierung erfolgt lymphogen in die mesenterialen Lymphknoten und hämatogen v. a. in die Leber.

Klinik

> **Allgemeine Symptome:** Im Frühstadium i.d.R stumm oder uncharakteristisch (Bauchschmerzen, Diarrhö, Obstipation, Übelkeit). Symptome in den meisten Fällen erst im fortgeschrittenen Stadium:
> • Zunehmende Bauchkrämpfe.
> • Blutungen (chronische Blutungsanämie oder massive Blutung).
> • Ileus oder intermittierender Subileus.
> • Perforation.
> **Neuroendokrine Tumoren (NET) = Karzinoid-Tumor mit Lebermetastasen:** Flush-Syndrom (Hautrötung, Schweißausbruch, Tachykardie, Hypertonie, Hyperperistaltik, Dyspnoe). Endokardfibrose von Trikuspidal- und Pulmonalklappen.

Diagnostik

> **Klinische Untersuchung** (S.312): Befunde s.o. Bei schlanken Patienten ggf. tastbarer Tumor, selten tastbare Knoten (Metastasen).
> **Selektive Dünndarmuntersuchung nach Sellink** (S.319) oder CT-Abdomen mit KM: Tumor gelegentlich als Aussparung sichtbar. Evtl. Darmdilatation proximal, Lymphknoten-Metastasen, Lebermetastasen?
> **Labor:** Evtl. Blutungsanämie.
> **Stuhluntersuchung auf Blut** (Hämoccult-Test, S.314).
> **Ergänzende Untersuchungen:**
> • *Angiographie:* Bei blutendem Tumor Kontrastmittelaustritt, sofern Blutung >0,5 ml/min. Im Intervall Nachweis von Angiomen, Leiomyomen, Karzinoiden durch Tumoranfärbung.
> • *Explorative Laparoskopie* bei negativen Befunden aber dringendem Verdacht.
> • *5-Hydroxy-Indol-Essigsäure im Urin:* Bei V.a. NET (Karzinoid).

Differenzialdiagnosen

> Alle anderen Ursachen des Dünndarmileus (S.353) und der chronischen Intestinalblutung (S.148).
> Mesenterialzyste.

Operative Therapie

> **Indikation:** Jeder Dünndarmtumor (gutartig und bösartig). Auch bei klinisch stummen Tumoren sind Komplikationen (Blutung, Stenose) jederzeit möglich; eine Malignität kann häufig nicht ausgeschlossen werden.
> **Operationsprinzipien:**
> • Dünndarmresektion inkl. Mesenterium mit Lymphknoten (S.848).
> • Evtl. Resektion von Lebermetastasen beim NET (Karzinoid).
> **Nachbehandlung:** Siehe Dünndarmresektion, S.849.

Prognose

- ▶ **Gutartige Tumoren:** Die Patienten sind durch Dünndarmresektion geheilt.
- ▶ **Bösartige Tumoren:** Prognose abhängig von der Tumorausdehnung.
- ▶ **NET (Karzinoid):**
  - *Generelle Prognose* abhängig von Ort und Ausmaß der Metastasierung (Leber-metastasen?).
  - *Flush-Syndrom:* Wenn die Hauptmasse der Lebermetastasen exzidiert wurde, sind die Patienten vom Flush-Syndrom befreit.
- ▶ **GIST-Tumoren:** Prognose abhängig von Größe und Mitoserate.
- ◨ *Merke:* GIST-Tumoren des Dünndarms sind bösartiger als die des Magens!

21.10 Appendizitis acuta

◨ *Hinweis:* Appendizitis bei Kindern, siehe S. 737.

Grundlagen

- ▶ **Definition:** Entzündung des Wurmfortsatzes (Appendix vermiformis).
- ▶ **Ätiologie:** Bakterielle Entzündung, Stase begünstigt durch Kotsteine, Wurmbefall (Askariden, Oxyuren [Kinder!]), lymphatische Hyperplasie (im Kindesalter).
- ▶ **Einteilung:**
  - *Klinisch:* Akut, chronisch-rezidivierend.
  - *Histopathologisch:* Katarrhalisch, ulzerophlegmonös, gangränös, neuroimmun.
  - ◨ *Hinweis:* Die neurogene Appendizitis zeigt histologisch eine Neuroproliferation in der Appendix ohne Nachweis entzündlicher Infiltrate. Sie kann die Schmerzen bei der chronischen Appendizitis erklären.
- ▶ **Epidemiologie:** Die akute Entzündung der Appendix vermiformis ist die häufigste akute chirurgische Abdominalerkrankung. Häufig sind jüngere Patienten betroffen (ca. 10% der Bevölkerung sind bis zum 30. Lebensjahr betroffen). *Aber:* Die Appendizitis kann in jedem Lebensalter auftreten!

Klinik

- ▶ **Typischerweise 12- bis höchstens 24-stündige Vorgeschichte:**
  - Schmerzbeginn in der Nabelgegend oder epigastrisch mit zunächst dumpfem Charakter *(viszeraler Schmerz)*, später Schmerzverlagerung in den rechten Unterbauch. Übergang in kontinuierlichen Schmerz *(somatischer Schmerz)*. Schmerzen beim Gehen; Entlastung durch Schonhaltung (Anheben des rechten Beines).
  - Übelkeit, Erbrechen.
  - Fieber mit rektal-axillärer Temperaturdifferenz ($> 0,8\,°C$).
  - Abwehrspannung im rechten Unterbauch.
  - Zunehmende Darmatonie und Wind- und Stuhlverhalt.
- ◨ *Hinweis:* Bei typischer Klinik ist die Diagnose leicht zu stellen, bei atypischen Verläufen oft schwierig!
- ▶ **Chronisch-rezidivierende Appendizitis:** Häufig wiederkehrende uncharakteristische Unterbauchschmerzen rechts → V.a. neurogene Appendizitis.
- ▶ **Atypische Verläufe und Befunde:**
  - *Kinder:* Frühzeitige Beeinträchtigung des Allgemeinzustandes, Durchfall, hohes Fieber.
  - *Ältere Menschen:* Rascher Verlauf bei geringer Symptomatik, oft fehlende Abwehrspannung (Perforation ohne Peritonitiszeichen).

- *Schwangere:* Schmerzen an atypischer Stelle durch Verlagerung der Appendix nach kranial.
- *Patienten unter Peritonealdialyse:* Schmerzlokalisation verwischt!

► **Hauptkomplikation:**
- *Freie Perforation* mit Entwicklung einer diffusen Peritonitis.
- *Gedeckte Perforation* mit Abkapselung und Entwicklung eines periphlitischen (appendizitischen) *Abszesses. Typische Abszesslokalisationen:* Parakolisch, peri-typhlitisch, Douglas-Raum (siehe Abb. 21.2).

▣ *Hinweis:* Eine Perforation kann schon frühzeitig auftreten. Insgesamt beträgt die Perforationsrate bei der akuten Appendizitis ca. 20–25 %, wobei v. a. Säuglinge und >60-jährige Patienten betroffen sind.

Diagnostik

► **Anamnese:** Typische 12- bis höchstens 24-stündige Vorgeschichte mit Schmerz-wanderung, Übelkeit, Erbrechen (s. o.).
► **Klinische Untersuchung** (S. 312): Siehe auch Abb. 21.5.
- Druckdolenz, Klopfdolenz, lokale Abwehrspannung im rechten Unterbauch (*cave:* Verlagerung bei Lagevariablität!).
  ▣ *Hinweis:* Bei Perforation Übergang der lokalen in eine diffuse Abwehrspannung.
- *Typische Schmerzpunkte:* Mc-Burney-Punkt (Mitte zwischen Nabel und Spina iliaca anterior superior) und Lanz-Punkt (Übergang vom rechten und mittleren Drittel zwischen beiden Spinae iliacae anteriores superiores).
- *Blumberg-Zeichen:* Kontralateraler Loslassschmerz (Eindrücken und Loslassen der linken Bauchdecke führt auf der rechten Seite durch Dehnung des Perito-neums zur Schmerzzunahme).
- *Rovsing-Zeichen:* Ausstreichen des Kolons in Richtung Zäkum führt zu Schmerzen in der Appendix.

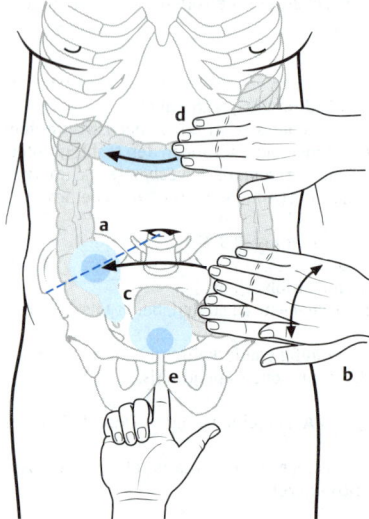

Abb. 21.5 · Druck- und Schmerzpunkte bei der akuten Appendizitis: (a) McBur-ney-Punkt; (b) Blumberg-Zeichen; (c) Lanz-Punkt; (d) Rovsing-Zeichen; (e) Douglas-Schmerz

- *Psoasdehnungsschmerz:* Anheben des gestreckten rechten Beines gegen Widerstand führt zu Schmerzen im rechten Unterbauch durch Dehnung des Peritoneums.
- *Douglas-Schmerz/Portioverschiebeschmerz* bei der rektalen Untersuchung.
- *Auskultation:* Zunächst Hyperperistaltik, später abgeschwächte bis fehlende Darmgeräusche.
► **Labor:** Leukozytose, CRP ↑, BSG ↑, Urinstatus (Hämaturie bei retrozäkaler Lage möglich → DD: Erkrankung des Urogenitaltrakts?).
► **Sonographie:**
  - *Befunde:* Aufgetriebene Appendix, evtl. freie Flüssigkeit, Kokarde am Zäkumpol, evtl. Abszessdarstellung.
  - Ausschluss anderer Erkrankungen (z. B. Steinleiden).
► **Gynäkologisches Konsil:** Bei Frauen Ausschluss gynäkologischer Erkrankungen, Schwangerschaftstest.
► **Ergänzende Untersuchungen:**
  - *CT:* Bei Unterbauchperitonitis, v. a. bei älteren Patienten zur DD Divertikulitis.
  - *Explorative Laparoskopie:* Bei unklarer Diagnose, v. a. bei jüngeren Frauen zur DD Adnexitis.

Differenzialdiagnosen

► Alle Ursachen des **Akuten Abdomens** (S.137), insb.:
  - *Gastroenterologische Erkrankungen:* Cholezystitis acuta (S.416), Meckel-Divertikel (S.739), Netztorsion (meist nur intraoperativ zu diagnostizieren), Gastroenteritis (insb. Campylobacter jejuni, Salmonellose, Shigellose, Brucellose), Lymphadenitis mesenterialis, Morbus Crohn (DD des perityphlitischen Abszesses, S.366).
  ▶ *Lymphadenitis mesenterialis:*
    – *Erreger:* Yersinia pseudotuberculosis und Yersinia enterocolitica:
    – *Klinik:* Wie akute Appendizitis, dazu Kopfschmerzen, häufig Diarrhö. Fieber, Leukozytose, Druckdolenz im rechten Unterbauch, keine Abwehrspannung.
    – *Serologischer Nachweis:* Agglutination und Komplementbindungsreaktion.
    – *Intraoperativer Befund:* Seröses Exsudat, Lymphknoten geschwollen, histologisch typisch verändert. Appendix makroskopisch unauffällig, histologisch evtl. Granulome.
  - *Gynäkologische Erkrankungen:* Follikelsprung, stielgedrehte Ovarialzyste, Extrauteringravidität (keine Abwehrspannung), Adnexitis (Abgrenzung häufig schwierig), Endometriose (Schmerzen zyklusabhängig).
  - *Urologische Erkrankungen:* Ureterstein (Koliken, Mikrohämaturie, S.748), Zystitis (i. d. R kein Fieber), Pyelonephritis (Klopfschmerz im Nierenlager), Epididymitis, Prostatitis, Hodentorsion (S.747).
  - *Basale Pneumonie bei Kindern.*

Konservative Therapie

► **Indikationen:** Kleiner (< 3 cm) perityphlitischer Abszess.
► **Durchführung:**
  - Nahrungskarenz.
  - Antibiotika, z. B. Imipenem (z. B. Zienam) 3 × 1 g i. v., oder Piperacillin + Tazobactam (Tazobact) oder Tircacillin + Clavulan (Timentin) oder Meropenem (Meronem).
  - Engmaschige klinische und Laborkontrollen.

Interventionelle Therapie

► **Indikation:** Abszesse > 3 cm.
► **Durchführung:** Sonographisch oder CT-gesteuerte Abszessdrainage.

Operative Therapie

► **Indikationen – Operationsprinzipien:**
  • *Appendizitis acuta* (*Ausnahme:* perityphlitischer Abszess):
    – Laparoskopische oder offene Appendektomie (S. 852, S. 855).
    – Bei unsicherer Diagnose, adipösen Patienten oder beidseitiger Unterbauch-peritonitis: Evtl. untere mediane Laparotomie.
    – Bei blander Appendix vorsichtige Abdomenrevision. *Besonderes Augenmerk:* Meckel-Divertikel, Gallenblase, Adnexe (*Cave:* Gefahr eines späteren Briden-ileus). Wenn Befunde negativ, sollte die blande Appendix entfernt werden.
    ▶ *Cave:* Keine Abdomenrevision bei ulzerophlegmonöser Appendizitis wegen der Gefahr der Keimverschleppung!
    ▶ *Hinweis:* Jeder appendizitisähnliche Befund, bei dem nach mehrstündiger Beobachtung eine Appendizitis nicht ausgeschlossen werden kann, sollte ebenfalls operiert werden!
  • *Perityphlitischer Abszess mit lokaler Progredienz unter konservativer Therapie:*
    – Lokale Spülung, Abszessspaltung und Drainage. Zeigt sich intraoperativ das Bild einer „aufgebrauchten Appendix" sollte eine Ileozökalpolresektion durchgeführt werden; hierunter kommt es i. d. R zur Ausheilung. Bei vorhandener Appendix – wenn möglich – Durchführung der Appendektomie in gleicher Sitzung (Vermeidung einer Zweit-OP).
    – Bei ausgedehntem Abszess zweizeitiges Vorgehen: Lokale Spülung, Abszessspaltung und Drainage; Appendektomie im Intervall.
► **Postoperative Komplikationen:** Siehe S. 855 (laparoskopisch), S. 857 (offen).
► **Nachbehandlung:** Siehe S. 855 (laparoskopisch), S. 857 (offen).

Prognose

► Die unkomplizierte Appendizitis ist nach Operation geheilt.

21.11 Chronisch entzündliche Darmerkrankungen

Grundlagen

► **Definitionen:**
  • *Morbus Crohn* (*Synonym:* Ileitis terminalis, Enteritis regionalis): Diskontinuierlich, segmental auftretende Entzündung, die alle Wandschichten, das mesenteriale Gewebe und die regionalen Lymphknoten befällt. Im Prinzip kann der gesamte Gastrointestinaltrakt betroffen sein. Hauptlokalisation ist das terminale Ileum und proximale Kolon; Rektum i. d. R ausgespart, Anus häufig betroffen.
  • *Colitis ulcerosa*: Die Entzündung beginnt im Rektum (immer betroffen!) und breitet sich kontinuierlich nach proximal aus. Sie ist auf die Mukosa und Submukosa beschränkt. Selten kommt es zur Ausbreitung bis ins Ileum (sog. „backwash-Ileitis").
    ▶ *Hinweis:* In 15 % d.F. werden Übergangsformen beobachtet, die nicht eindeutig zugeordnet werden können (= „*nicht-klassifizierbare Kolitis*").
► **Ätiologie:** Ungeklärt; diskutiert werden genetische und exogene Faktoren.
► **Epidemiologie:** Erkrankungsgipfel zwischen dem 20. – 30. Lj. und nach dem 50. Lj. (Colitis ulcerosa). Familiäre und ethnische Häufungen (Weiße und Juden).

▶ *Hinweis:* Beginnt der Morbus Crohn im jugendlichen Alter ist der Verlauf häufig deutlich aggressiver als bei Erstsymptomen im Alter.

Klinik und Komplikationen (Tab. 21.6)

Tabelle 21.6 · Klinik und Komplikationen: Morbus Crohn – Colitis ulcerosa

	Morbus Crohn	Colitis ulcerosa
Verlauf	• Meist schubweise mit symptomfreien Intervallen • Weniger häufig chronisch-kontinuierlich, progressiv • *Colitis ulcerosa:* Selten fulminant, akut lebensbedrohlich	
Klinik	• Kolikartige Bauchschmerzen, v.a. im rechten Unterbauch • Diarrhö, i.d.R ohne Blut/Schleim • evtl. tastbarer Tumor • Appetitlosigkeit, Gewichtsabnahme • rez. Fieberschübe bzw. subfebrile Temperatur • bei Kolonbefall: Tenesmen, Blut-/Schleimabgang	• Blutig-schleimige Durchfälle (bis zu 20×/d) • Tenesmen, kolikartige Bauchschmerzen • Appetitlosigkeit, Gewichtsabnahme • rez. Fieberschübe bzw. subfebrile Temperatur
Intestinale Komplikationen	• Malabsorptionssyndrom mit Eiweiß--Vitaminmangelerscheinungen • Darmstenosen → Ileus • Innere und äußere Fisteln (am häufigsten Analfisteln) • Abszesse (am häufigsten retroperitoneal) • Darmperforation/-blutung • selten: maligne Entartung (Dünn- und Dickdarm)	• Toxisches Megakolon (gefährlichste Komplikation!): Septische Temperatur, Peritonitis, Perforationsgefahr • Darmblutung • Darmstenosen → Ileus • Maligne Entartung zum Kolonkarzinom (abh. von Lokalisation, Dauer und Schweregrad der Erkrankung[1])
Extraintestinale Komplikationen	Bei M. Crohn in 10 – 20%, bei Colitis ulcerosa seltener • *Haut:* Erythema nodosum, Pyoderma gangraenosum • *Augen:* Episkleritis, Iridozyklitis, Uveitis • *Gelenke:* Arthritis, ankylosierende Spondylolitis • *Leber:* Primär sklerosierende Cholangitis (häufiger bei Colitis ulcerosa) • *Amyloidose* (Manifestation v. a. an den Nieren) • *Blut:* Autoimmunhämolytische Anämie, Thromboseneigung	

[1] Das kumulative Entartungsrisiko steigt bei einer ausgedehnten Colitis ulcerosa nach 10-jährigem Krankheitsverlauf auf 2%, nach 20 Jahren auf 9% und nach 30 Jahren auf 30%!

Diagnostik

▶ *Hinweis:* Kein Zeichen oder Symptom ist für sich allein diagnostisch beweisend; die Diagnose beruht auf mehreren endoskopischen, radiologischen, operativen und/ oder histologischen Befunden und dem Verlauf!

▶ **Anamnese:** Abdominalbeschwerden, Diarrhö (evtl. blutig), Fieber, Gewichtsverlust. Häufig Voroperationen in der Anamnese (bei Morbus Crohn).

► **Klinische Untersuchung** (S. 312):
- *Morbus Crohn:* Dolente Walze am Ort des Befalls, anal häufig lymphödematöse Mariske, indolente Fissur in atypischer Lage, Fistelöffnungen, Abszesse wenig dolent!
- *Colitis ulcerosa:* Spärliche Befunde; evtl. leichte Druckdolenz des Kolonrahmens, leichte Schleimhautblutungen (Blut am Fingerling).

► **Labor:**
- *Veränderungen abhängig von der Krankheitsaktivität:* Leukozytose, Thrombos ↑, BSG ↑, CRP ↑, Hb/Hkt ↓. Sinnvolle Ergänzung: Differenzialblutbild, Albumin.
- *Ggf. Malabsorptionsparameter:* Eisen, Transferrin, Ferritin, Ca^{++}, Mg^{++}, Phosphat, Cholesterin, Gesamteiweiß, Vitamin A, D, E, B_{12} erniedrigt.

► **Ausschluss gastrointestinaler Infektionen:** Serologie, Stuhluntersuchung auf pathogene Keime, Tuberkulose-Hauttest (S. 244).

► **Sonographie-Abdomen:** Screening!
- *Mobus Crohn:* Segmentale Darmwandverdickungen (echoarm), evtl. Abszesse, Fistelgänge, Konglomerattumoren.
- *Colitis ulcerosa:* Kontinuierliche Darmwandverdickung (echoarm).

► **Koloskopie mit Ileoskopie und multiplen Biopsien:** Befunde siehe Tab. 21.7.

► **CT-Abdomen.**

► **Ösophagogastroduodenoskopie** (S. 320) und multiple Biopsien: V.a. Morbus Crohn des Magens.

► **Selektive Dünndarmuntersuchung nach Sellink:** V.a. Morbus Crohn.

► **Ergänzende Untersuchungen:**
- *Kolon-Kontrasteinlauf:* Dokumentation von Fisteln und Stenosen. Typisch bei der Colitis ulcerosa ist der Haustrenschwund („Fahrradschlauch").
- *Endosonographie:* Analfisteln, Abszesse.
- *MRT des Beckens:* Analfisteln, Abszesse.

Tabelle 21.7 · Diagnostik der chronisch entzündlichen Darmerkrankungen

	Morbus Crohn	Colitis ulcerosa
Koloskopie	Aphten, scharf begrenzte Ulzera, segmentale Stenosen, Fisteln, Pflastersteinrelief,	hyperämische Schleimhaut, Kontaktblutungen, unscharf begrenzte Ulzerationen, Pseudopolypen,
Histologie	Chronische granulomatöse transmurale Entzündung, Epitheloidzellgranulome, mehrkernige Riesenzellen, im Spätstadium Fibrose der Darmwand	Chronische ulzeröse Entzündung auf Mukosa und Submukosa begrenzt, Kryptenabszesse, im Spätstadium Schleimhautatrophie und Epitheldysplasie

Differenzialdiagnose

► Infektiöse Darmerkrankungen.
► Divertikulitis (S. 373), Appendizitis (S. 365), Reizdarmsyndrom (Colon irritabile).
► Ischämische Kolitis.
► Kolonpolypen (S. 376), Kolonkarzinom (S. 379), Zäkumkarzinom (S. 379).
► NSAR-induzierte Kolitis.

Konservative und interventionelle Therapie

▶ **Konservative Therapie:**
- *Leichte bis mäßig schwere Schübe:* Siehe Tab. 21.8.
- Die Therapie der *schweren Schübe* sowie die Einleitung einer remissionserhaltenden Therapie gehört in die Hände der Internisten/Gastroenterologen; nähere Informationen hierzu siehe CL Innere Medizin.
- *Konservative Therapie bei Fisteln:*
  - Akut: Metronidazol (3×500 mg/d) p. o.
  - Chronisch: Azathioprin (*alternativ:* 6-Mercaptopurin).
  - Therapierefraktär: Infliximab.

Tabelle 21.8 · Konservative Therapie eines leichten bis mäßig schweren Schubes bei M. Crohn und C. ulcerosa

Morbus Crohn	Colitis ulcerosa
• 5-Aminosalicylsäure (5-ASA) (3 – 4 g/d) • bei ileozäkalem Befall Budensoid (9 mg/d) • alternativ, bei Versagen oder bei proximalem Befall systemische Steroide (30 – 60 mg/d) • bei distalem Kolonbefall 5-ASA als Klysma *additiv:* Diät[1]	• 5-Aminosalicylsäure (5-ASA) (1 g/d) topisch (Rektum → Zäpfchen; Rektum/Sigma → Klysma) • bei Nichtansprechen zusätzlich Budenosid (2 mg/d) rektal bei erneutem Versagen zusätzlich Steroide p. o.

[1] enterale, voll resorbierbare ballaststoffreiche Ernährung (als Fertiglösung, z. B. Survimed, Peptisorb); bei hoher Krankheitsaktivität evtl. parenterale Ernährung (S. 77)

▶ **Interventionelle Therapie:**
- *Analfisteln mit Fistelverhalt/Perianalabszess:* Drainage.
- ▶ *Hinweis:* Chronisch aktiv-sezernierende Fisteln werden initial für einige Wochen mit einem Antibiotikum (z. B. Metronidazol) behandelt, anschließend erfolgt eine Fadendrainage. Persistieren die Beschwerden wird zusätzlich Azathioprin (*alternativ:* 6-Mercaptopurin) eingesetzt. Bei therapierefraktärem Verlauf Einsatz von Infliximab.
- *Intraabdominale Abszesse:* Sonographie- oder CT-gesteuerte Drainage.

Operative Therapie – Morbus Crohn

▶ **Indikationen:**
- *Absolut:* Perforation, Ileus, therapieresistente Blutung.
- *Relativ:* Versagen einer konsequenten konservativen Therapie, Stenosen, Fisteln, Konglomerattumoren, Abszesse.

▶ **Operationsprinzipien:**
▶ *Prinzipiell gilt:* 90 % der Patienten werden im Laufe ihrer Krankheitsgeschichte mindestens einmal operiert. Da die operative Therapie ausschließlich symptomatischen Charakter hat und nicht zur Heilung führen kann, muss unbedingt darauf geachtet werden, dass sich der Eingriff nur auf den betroffenen Darmabschnitt beschränkt und dass so sparsam wie möglich reseziert wird!
- *Perforation:* Notfalloperation! Resektion des betroffenen Darmabschnittes, Spülung und Drainage des Abdomens, ggf. passagere Stomaanlage.
- *Ileus:* Siehe S. 353.

- *Fisteln:* Enterale Fisteln (S. 362), anale Fisteln (S. 491):
- ◨ *Hinweis:* Zurückhaltung mit der OP-Indikation bei Fisteln und Abszessen! Bei hoher Aktivität des M. Crohn sollte der Spontanverlauf unter konservativer Therapie abgewartet werden, da mit der OP keine Heilung erzielt werden kann und es häufig zu Rezidiven kommt (→ Drainage)!
- *Perianalabszesse:* Siehe S. 490.
- *Stenosen:* Strikturoplastik (→ Längsdurchtrennung der Striktur und Quervernähung).
- *Toxisches Megakolon:* Subtotale Kolektomie, Stumpfverschluss und Ileostoma-anlage (Hartmann-Situation).
- *Befall des terminalen Ileums:* Ileozäkalresektion (S. 865).
- *Befall des Kolons:* Kolonresektion (S. 866 – 872) je nach Lokalisation (sparsame Resektion!).
- ◨ *Beachte:*
- End-zu-End-Anastomosen: Einreihige Nahttechnik mit resorbierbaren Fäden.
- Möglichst keine Drainagen legen, um Fistelbildungen vorzubeugen!
- Keine Hämorrhoidektomie wegen der Gefahr der Fistelbildung.
- Keine Umgehungsoperationen (*Ausnahme:* Duodenalbefall) wegen der Gefahr der Blindsackbildung (Rezidivrate ↑, Karzinom-Inzidenz ↑).
- ▶ **Kontrolluntersuchungen:** Für Patienten mit Morbus Crohn gibt es keine generelle Empfehlung zur endoskopischen Überwachung.

Operative Therapie – Colitis ulcerosa

- ◨ *Merke:* Die Colitis ulcerosa kann durch die totale Kolektomie definitiv geheilt werden!
- ▶ **Indikationen:**
  - *Absolut:* Perforation, therapieresistente Blutung, toxisches Megakolon, Dysplasien, V. a. Kolonkarzinom.
  - ◨ *Hinweis:* Bei *toxischem Megakolon* ist zunächst ein 24-stündiger konservativer Therapieversuch gerechtfertigt (Steroide i. v.; alternativ: Ciclosporin, parenterale Ernährung, ggf. vorsichtige koloskopische Darmdekompression).
  - *Relativ:* Versagen bzw. nicht akzeptable Nebenwirkungen einer konsequenten konservativen Therapie.
- ▶ **Operationsprinzipien – Notfalleingriffe:**
  - *Zweizeitiges Vorgehen:*
    - (Sub-)totale Kolektomie, Ileostoma, Hartmann-Stumpfverschluss des Rektums.
    - Nach frühestens 12 Wochen Rückverlagerung des Ileostomas durch ileorektale Anastomose, wenn das Rektum entzündungsfrei ist.
  - *Toxisches Megakolon:* Anlage von 2 Kolonfisteln zur Entlastung des Rektums (*Verfahren nach Turnbull* → senkt die Letalität signifikant) oder (sub-)totale Kolektomie.
  - *Massive Darmblutung:* Proktokolektomie (Blutung häufig auch aus dem Rektum!).
- ▶ **Operationsprinzipien – Elektiveingriffe:**
  - Kontinenzerhaltende Proktokolektomie mit ileopouchanaler Anastomose (IPAA) und passagerem Loop-Ileostoma (zweizeitig).
  - ◨ *Komplikation:* Pouchitis; *Therapie:* Metronidazol, ggf. Budenosid als Klysma, 5-ASA rektal.
  - *Alternative:* Proktokolektomie mit konventioneller Ileostomie (S. 851).

▶ *Hinweis:* Bei Kolektomie mit ileorektaler Anastomose regelmäßige endoskopische Kontrollen, da im Rektstumpf weiterhin die Gefahr der malignen Entartung besteht.

- Bei Kolonkarzinom: Siehe S. 379.

▶ **Kontrolluntersuchungen:**
- Wiederholte Koloskopien mit multiplen Biopsien in Abhängigkeit vom Schweregrad, Ansprechen auf die konservative Therapie und die Ausdehnung der Erkrankung.
- Nach subtotaler Kolektomie und verbliebenem Rektumstumpf sollte eine jährliche Rektoskopie durchgeführt werden.

Prognose

▶ Hohe Rezidivneigung, v. a. bei Morbus Crohn (ca. 50 % in 10 Jahren). Rezidive vor allem vor der Anastomose.

▶ *Morbus Crohn:* Keine Heilung möglich; die Lebenserwartung ist unter adäquater Therapie kaum eingeschränkt.

▶ *Colitis ulcerosa:*
- Hohes Karzinomrisiko v. a. bei ausgedehnter und therapierefraktärer Colitis.
- Gute Prognose bei isolierter Proktosigmoiditis.
- Heilung durch Proktokolektomie möglich, allerdings Gewöhnung an Pouch notwendig.

21.12 Divertikulose und Divertikulitis des Kolons

Grundlagen

▶ **Definitionen:**
- *Divertikulose:* Prolaps von Mukosa und Submukosa durch Muskularislücken entlang den Gefäßen in der Darmwand (Pseudodivertikel). Echte Divertikel (Ausstülpung des gesamten Darmwand) selten.
- *Divertikulitis:* Bakterielle Entzündung von Divertikeln.

▶ **Ätiologie:**
- *Divertikulose:* Intraluminale Druckerhöhung infolge Engstellung und Spastizität des Kolons aufgrund schlackenarmer Kost (Koloninhalt zu wenig voluminös). Verlust der Bindegewebs-Elastizität im Alter.
- *Divertikulitis:* Stuhlaufstau in Divertikeln → Entzündung. Bei Übergriff der Entzündung auf das umgreifende Gewebe → Peridivertikulitis → Abszess und/oder Perforation (s. u.).

▶ **Lokalisation:** Im gesamten Kolon, Hauptlokalisation im Sigma (80–90 %).

▶ **Epidemiologie:** Mit dem Alter zunehmend, vor allem jenseits des 60. Lebensjahres. Ab 70 Jahren finden sich Divertikel bei 60–70 % der Menschen. 10–20 % aller Divertikulosen entwickeln einmal eine Divertikulitis.

Klinik

▶ *Merke:* Symptome macht nur die Divertikulitis bzw. eine ihrer Komplikationen! Die Divertikulose hat keinen Krankheitswert.

▶ Unterbauchschmerzen abhängig von der Lokalisation, am häufigsten links („Linksappendizitis").

▶ *Stuhlunregelmäßigkeiten:* Obstipation und/oder Diarrhö, evtl. mit Blut- und Schleimabgang.

► Häufig druckschmerzhafte Walze im linken Unterbauch.
► Fieber.

Komplikationen

► **Divertikulose:** Divertikulitis, Divertikelblutung (oft Colon ascendens!).
► **Divertikulitis:**
  • *Perforation.* Stadieneinteilung nach Hinchey (wichtig für die Therapie): Siehe Tab. 21.9.

Tabelle 21.9 · Stadieneinteilung der perforierten Divertikulitis (nach Hinchey)	
Stadium	**Beschreibung**
I	Gedeckte Perforation mit parakolischer Abszessbildung
II	Gedeckte Perforation mit Abszessbildung im Unterbauch, Becken, Retroperitoneum
III	Freie, eitrige Perforation
IV	Freie, kotige Perforation

  • *Sigmastenose* durch rezidivierende Entzündungen → Dickdarmileus (S. 353).
  • *Fistelbildung* (in der Reihenfolge ihrer Häufigkeit): kolovesikale, kolovaginale, kolouterine, koloenterale Fisteln.

Diagnostik der Divertikulitis

► **Anamnese:** Stuhlunregelmäßigkeiten (s. o.).
► **Klinische Untersuchung** (S. 312):
  • Druckschmerz und druckdolente Resistenz im linken Unterbauch, bei Perforation Zeichen der Peritonitis (S. 346).
  • Rektaluntersuchung (S. 482): Ausschluss eines tiefsitzenden Rektumkarzinoms.
► **Labor:** Leukozytose, BSG ↑, CRP ↑, Blutkulturen zur Erregerdiagnostik.
► **Sonographie:** Verdickte Darmwand im Bereich der Entzündung, Darstellung von Abszessen, freier Flüssigkeit bei Perforation.
► **CT:** Methode der Wahl. Nachweis entzündlicher Darmwandveränderungen, Nachweis akuter Komplikationen (Abszesse, Perforationen).
► **Koloskopie und Biopsie:** Karzinomausschluss.
▢ *Cave:* Eine Koloskopie ist im akuten Schub wegen der Perforationsgefahr kontraindiziert!

Differenzialdiagnosen

► Sigmakarzinom (S. 379): Sicherer Ausschluss nicht immer möglich!
► Ischämische Kolitis, Reizdarmsyndrom (Colon irritabile), NSAR- induzierte Kolitis.
► Morbus Crohn (S. 368).
► Strahlenkolitis.
► Adnexitis.

Konservative und interventionelle Therapie

▶ **Indikationen – Durchführung:**
- *Divertikulose:* Stuhlregulierung, schlackenreiche Kost.
- *Akute Divertikulitis:*
  - Leichte/flüssige Kost oder parenterale Ernährung für 1 – 2 Tage abhängig vom Schweregrad der Erkrankung.
  - Antibiotika: z. B. Cefotiam (z. B. Spizef) 2 g + Metronidazol (z. B. Clont) 3×500 mg i. v.). *Alternativ:* Amoxicillin/Clavulansäure (Augmentan) 3×1,2 – 2,2 g i. v. + Tobramycin (z. B. Brulamycin, Obracin) 300 mg i. v. für 3 Tage; anschließend 2×1 g Augmentan p. o. für 7 – 10 Tage.
  - Analgetika: z. B. Metamizol (S. 87) → wirkt auch spasmolytisch.
  - Bei Abszessbildung Sonographie- oder CT-gesteuerte perkutane Drainage.
  - Nach Abklingen des akuten Schubes Umstellen auf schlackenreiche Diät.
- ▶ *Hinweis:* Leichte Verlaufsformen können evtl. ambulant mit ballaststoffarmer Kost (z. B. Survimed, Peptisorb), oraler Antibiotikagabe und Spasmolytika behandelt werden.

Operative Therapie

▶ **Indikationen:**
- *Notfall:* Freie Perforation, Ileus, massive nicht anhaltende Blutung.
- *Dringlich:* Gedeckte Perforation, Abszess, Fistelbildung (s. o.), Stenose mit Subileus.
- *Elektiv:* Rezidivierende Divertikulitis (je jünger der Patient, desto eher OP; junge Patienten mit schwerer Entzündung und Patienten unter Immunsuppression sollten bereits nach dem ersten Schub operiert werden).

▶ **Operationsprinzipien – Elektivoperationen:**
- *Einzeitige Rektosigmoidresektion* (S. 869), offen oder laparoskopisch.
- *Frühelektiv:* Durchführung der offenen oder laparoskopischen Rektosigmoidresektion (S. 869) in derselben Hospitalisation oder innerhalb von 6 Wochen nach erfolgreicher konservativer/interventioneller Therapie bei Divertikulitis mit gedeckter Perforation (Hinchey I/II).

▶ **Operationsprinzipien – Notfalloperationen:**
- *Bei Blutung:* Kolonresektion.
- *Bei Perforation, Ileus:*
  - *Einzeitiges Vorgehen:* Rektosigmoidresektion (S. 869) mit primärer Anastomose; beim Ileus evtl. intraoperative „on-table-lavage".
  - *Zweizeitiges Vorgehen:* Diskontinuitätsresektion nach Hartmann: 1. Sitzung Rektosigmoidresektion (S. 869), primär keine Anastomosierung, sondern Blindverschluss des Rektums und Anlage eines Anus praeter des Colon descendens. In der 2. Sitzung (frühestens nach 6 Wochen) Rückverlagerung des AP und Reanastomosierung durch Deszendorektostomie.
  - ▶ *Hinweis:* Zweizeitiges Vorgehen bei Hinchey IV obligat!
  - ▶ *Hinweis:* Ein dreizeitiges Vorgehen (1. Entlastungskolostomie, 2. Resektion und Anastomose, 3. Stomarückverlagerung) wird heute praktisch nicht mehr durchgeführt.
▶ **Nachbehandlung:** S. 817.

Prognose

▶ **Letalität:**
- *Bei Elektivoperationen:* 0–2%, v. a. abhängig vom Alter des Patienten.
- *Bei Komplikationen* (Ileus oder Perforation mit Peritonitis): 10–20%.

▶ Der 1. Schub bleibt häufig einmalig; nach 2 gesicherten Schüben muss fast sicher mit weiteren gerechnet werden.

21.13 Kolonpolypen

Grundlagen

▶ **Definitionen:**
- *Polypen:* Ins Lumen protruierende Schleimhautveränderungen des Dickdarms.
- *Polyposis coli:* > 100 Polypen im Kolon.

▶ **Ätiologie:** Ernährungsfaktoren, genetische Faktoren (meist autosomal-dominante Vererbung).

▶ **Histopathologie:** Neoplastisch (Adenome), hyperplastisch, entzündlich, hamartös.

▶ **Epidemiologie:** Zunahme mit dem Alter (> 60 Jahre 20%).

▶ **Lokalisation:** > 50% der Polypen sitzen im Rektum und im Sigma.

Einteilung und Karzinomrisiko

▶ Hyperplastische und entzündliche Polypen zeigen keine Entartungstendenz!

▶ **Adenome:** Adenome gelten als Vorläufer eines kolorektalen Karzinoms. Sie sind etwa 10×häufiger und treten etwa 5–10 Jahre früher auf. Das Karzinomrisiko ist abhängig vom histologischen Typ, der Größe und Anzahl der Adenome (siehe Tab. 21.10).

▶ *Hinweis:* Bei > 3 Adenomen steigt das Karzinomrisiko um das 4- bis 6-fache an. Dies wir durch eine erhöhte individuelle Disposition und die steigende Anzahl der bei der initialen Koloskopie übersehenen Polypen erklärt.

Tabelle 21.10 · Karzinomrisiko bei Adenomen

Adenomtyp	Größe	Karzinomrisiko
Tubuläres Adenom (75%)	• <1 cm	• 1–2%
	• 1–2 cm	• 5%
	• >2 cm	• 20%[1]
Villöses Adenom (10%)		40%[1]
Tubulovillöses Adenom		20%[1]

[1] abhängig von der Adenomgröße

▶ **Erbliche polypöse Erkrankungen mit erhöhtem Karzinomrisiko** (histologische Typen: Adenome/Hamartome):
- *Familiäre adenomatöse Polyposis* (FAP): Dichte Besiedlung des Kolons und Rektums mit polypösen Adenomen (> 100). Vorkommen auch im Duodenum und Magen. Autosomal-dominante Vererbung (mutiertes APC-Gen auf Chromosom 5). Das Karzinomrisiko beträgt fast 100% (*obligate Präkanzerose*). Entartung ab

dem 15. Lj.; das Durchschnittsalter bei Diagnosestellung eines kolorektalen Karzinoms beträgt 42 Jahre. *Zusätzlicher Befund:* Kongenitale Hypertrophie des retinalen Pigmentepithels (keine Symptome, erkennbar in der Augenhintergrundspiegelung).

- *FAP-Sonderformen:*
  - *Gardner-Syndrom:* Zusätzlich Osteome, Fibrome, Lipome, Epidermoidzysten. Maligne Degeneration häufig.
  - *Turcot-Syndrom:* Zusätzlich Glio- und Medulloblastome.
  - *Attenuierte FAP:* < 100 Adenome, Auftreten des kolorektalen Karzinoms um das 50. Lj. → abgeschwächte Form der klassischen FAP.
- *Peutz-Jeghers-Syndrom:* Polypöse Hamartome im gesamten Magen-Darm-Trakt (v.a. Dünndarm), in Kombination mit Melaninflecken der Mundschleimhaut, Lippen und Handteller. Die Lebenszeitprävalenz für die Entwicklung eines kolorektalen Karzinoms beträgt 39%. Weitere Neoplasien betreffen Magen, Dünndarm, Pankreas, Mamma, Ovar und Uterus.

Klinik

- ▣ **Hinweis:** Meist symptomlos. Häufig Zufallsbefunde bei der Endoskopie.
- ▶ Okkulte oder manifeste Blutung (insb. polypöse Adenome).
- ▶ Schleimabgang mit massivem Wasser- und Elektrolytverlust (villöses Adenom).

Komplikationen

- ▶ Akute untere gastrointestinale Blutung (S.148).
- ▶ Prolaps (bei tief sitzenden Adenomen).
- ▶ Darmstenose.

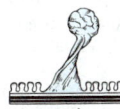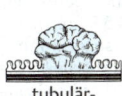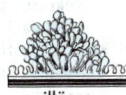

gestieltes tubuläres Adenom   tubulär-villöses Adenom   villöses Adenom

Abb. 21.6 · Makroskopischer Aspekt der typischen Kolonpolypen

Diagnostik

- ▶ **Anamnese:** Familienanamnese!
- ▶ **Klinische Untersuchung** (S.312): Digitale rektale Untersuchung (S.482).
- ▶ **Koloskopie** (*diagnostisch und therapeutisch*): Abtragung in toto (s.u.) und histologische Untersuchung.
- ▣ **Merke:** Bei Nachweis eines Adenoms muss immer das gesamte Kolon auf weitere Adenome untersucht werden!

Differenzialdiagnose

- ▶ Kolorektales Karzinom (S.379).
- ▶ Pseudopolypsis bei Colitis ulcerosa (S.368).
- ▶ Endometriose.

Interventionelle Therapie

▶ **Indikationen:** Polypen bis 3 cm.
▶ **Endoskopische Polypektomie und Histologie:**
  • Polypen < 3 cm: Entfernung mit der Diathermiezange.
  • Gestielte Polypen: Entfernung mit der Diathermieschlinge.
▶ **Endoskopische Mukosaresektion nach Unterspritzung mit NaCl:** Flache Polypen, im Rektum gut möglich, im proximalen Kolon gefährlich wegen Perforationsgefahr.
▶ *Beachte:* Das Adenom muss komplett entfernt werden, d. h. der Stiel muss tumorfrei sein (→ Histologie).
▶ **Histologie:** Zeigt sich in der Histologie ein pT1-Karzinom (→ Infiltration der Submukosa) gibt es 2 Möglichkeiten:
  • *Low-risk-Situation:* G1/G2, keine Lymphgefäßinvasion, Stiel tumorfrei → keine onkologische Nachresektion notwendig, Kontrollendoskopie nach 6, 24 und 60 Monaten.
  • *High-risk-Situation:* G3/G4 und/oder Lymphgefäßinvasion → onkologische Nachresektion (S. 382).

Operative Therapie

▶ **Indikationen:** Polypen > 3 cm, blutende polypöse Adenome, villöse Adenome, Polyposis-Syndrome.
▶ **Operationsprinzipien:**
  • Kolotomie und Polypenabtragung; *alternativ:* Segmentresektion.
  • *Polypen im Rektum* (bis ca. 12 cm ab ano): Transanale submuköse Exzision, ggf. transanale endoskopische Mukosaresektion (TEM).
  • *FAP:* Methode der Wahl ist die kontinenzerhaltende Proktokolektomie mit ileopouchanaler Ananstomose (IPAA). *Alternative:* Kolektomie mit Belassung des Rektums und ileorektaler Anastomose → Gefahr des Rektumstumpfkarzinoms (13% nach 25 Jahren).
▶ **Kontrolluntersuchungen:**
  • *Nicht-neoplastische Polypen:* Keine Nachsorge notwendig.
  • *Adenome sicher im Gesunden entfernt; Darm vollständig präoperativ untersucht und gut beurteilbar:* 1. Kontrollkoloskopie nach 1 Jahr und nach 3 Jahren, danach im 5-jährigen Intervall.
  • *Adenome histologisch nicht sicher im Gesunden entfernt; inkomplette präoperative Darmuntersuchung:* 1. Kontrollkoloskopie nach 3 Monaten, nach 1 und nach 3 Jahren, danach im 5-jährigen Intervall.

Prognose

▶ **Villöse Adenome:** Maligne Rezidive möglich, solange nur exzidiert.
▶ **Tubuläre und tubulovillöse Adenome:** Die Patienten sind nach Abtragung geheilt; die Entstehung neuer Adenome ist allerdings möglich.

21.14 Kolorektales Karzinom (KRK)

Grundlagen

▶ **Ätiologie:**
- *Genetische Disposition:*
  - *Erbliche polypöse Erkrankungen:* Z. B. familiäre adenomatöse Polyposis (S. 376), familiäre juvenile Polyposis, Peutz-Jeghers-Syndrom (S. 377).
  - *Lynch-Syndrom=Heriditäres nichtpolypöses Kolonkarzinom (HNPCC):* Autosomal-dominante Vererbung. KRK-Risiko 60–80% (gehäuft im Colon ascendens), Auftreten um das 45. Lj. Extrakolische Neoplasien: Endometriumkarzinom (Risiko 40–60%), Ovarialkarzinom (Risiko 3–12%), Magenkarzinom (Risiko 2–12%), Dünndarmkarzinom (Risiko 1–4%). Diagnose anhand der Amsterdam- und Bethesda-Kriterien (S. 382).
  - *Familiäre Disposition:* Verwandte 1. Grades von KRK-Patienten haben ein 2- bis 3-fach erhöhtes Risiko, wenn der Indexpatient bei Diagnosestellung < 60 Jahre war oder > 1 Verwandter 1. Grades eine KRK hat.
- *Risikoerkrankungen:* Adenome (S. 376), Colitis ulcerosa (S. 368), Morbus Crohn (S. 368), Z. n. Ureterosigmoidostomie.
- ▣ *Hinweis:* >90% der KRK entstehen aus Adenomen („Adenom-Karzinom-Sequenz"). Das Risiko ist abhängig vom histologischen Typ (v. a. villöse und tubulovillöse Adenome), der Größe (> 1 cm), und der Anzahl (> 3) der Adenome (siehe S. 376).
- *Risikofaktoren:* Fett- und fleischreiche, balastarme Ernährung.

▶ **Epidemiologie:** Das KRK ist das zweithäufigste Karzinom bei Männern (nach Lungenkarzinom) und Frauen (nach Mammakarzinom). Altersgipfel zwischen dem 70. und 75. Lj. Verteilung m: w = 1 : 1 beim Kolonkarzinom, 2:1 beim Rektumkarzinom.

▶ **Histopathologie:** Adenokarzinome (95%), Siegelringkarzinome (1%), undifferenzierte Karzinome (1%), kleinzellige u. a. Karzinome.

▣ *Hinweis:* 99% der Malignome in Kolon und Rektum sind Karzinome. Karzinoide, Lymphome und GIST sind sehr selten.

▶ **Lokalisation:** Rektum (60%), Sigma (20%), Zäkum und Colon ascendens (15%), restliches Kolon (10%). In 5% der Fälle Doppelkarzinom!

Metastasierung/Ausbreitung

▶ **Lymphogen:** Früh in regionäre und mesenteriale Lymphknoten.
- *Kolonkarzinom:* I.d.R. in nur eine Richtung. Ausnahme: Colon transversum → Metastasierung in beide Richtungen (→ Riolansche-Anastomose, S. 344).
- *Rektumkarzinom:* Höhenabhängig!
  - *Oberes Rektumdrittel:* Metastasierung nach kranial entlang A. mesenterica inf. und A. rectalis sup.
  - *Mittleres Rektumdrittel:* Metastasierung nach kranial und lateral (Lymphknotenstationen des Beckens).
  - *Unteres Rektumdrittel:* Metastasierung nach kranial, lateral und inguinal.

▶ **Hämatogen:** Spät über die V. portae in die Leber → Lunge → Skelett. Tiefe Rektumkarzinome können direkt über die V. cava in die Lunge metastasieren.

▶ **Per continuitatem:** Infiltration des umgebenden Binde- und Fettgewebes bzw. von Nachbarorganen/-strukturen (Dünndarm, Harnblase, Uterus u. a.).

Klassifikation (Tab. 21.11)

Tabelle 21.11 · TNM-Klassifikation des Kolorektalkarzinoms

T = Tumor = Primärtumor

T_X	Grad der Tumorinfiltration nicht bestimmbar
T_0	kein Anhalt für Primärtumor
Tis	Carcinoma in situ (Basalmembran nicht durchbrochen)
T_1	Tumor infiltriert Submukosa
T_2	Tumor infiltriert Muscularis propria
T_3	Tumor infiltriert Subserosa oder nicht peritonealisiertes perikolisches oder perirektales Gewebe
T_4	Tumor durchbricht Peritoneum viscerale oder infiltriert andere Organe

N = Noduli = regionale Lymphknoten

N_X	nicht zuverlässig bestimmbar
N_0	kein regionärer Lymphknotenbefall
N_1	Metastase in 1–3 perikolischen oder perirektalen Lymphknoten
N_2	Metastasen in 4 oder mehr perikolischen oder perirektalen Lymphknoten

M = Metastasen = Fernmetastasen

M_0	keine Fernmetastasen nachweisbar
M_1	Fernmetastasen vorhanden
M_X	Metastasenstatus unbekannt

▶ **Stadieneinteilung des kolorektalen Karzinoms (UICC):**
- *Stadium 0:* T_{is}, N_0, M_0.
- *Stadium Ia:* T_1, N_0, M_0.
- *Stadium Ib:* T_2, N_0, M_0.
- *Stadium IIa:* T_3, N_0, M_0.
- *Stadium IIb:* T_4, N_0, M_0.
- *Stadium IIIa:* jedes T, N_1, M_0.
- *Stadium IIIb:* jedes T, N_2, M_0.
- *Stadium IV:* jedes T, jedes N, M_0.

▣ *Merke:* Etwa die Hälfte der Patienten hat bei Diagnosestellung bereits ein Stadium UICC III oder IV.

Klinik

▶ Fehlend oder uncharakteristische Symptome (Flatulenz, Darmkrämpfe):
▶ **Stuhlunregelmäßigkeiten:** Z. B. abwechselnd Diarrhö und Obstipation, unwillkürlicher Stuhl- und Windabgang („Falscher Freund").
▶ **Peranaler Blut- und Schleimabgang:** V. a. Rektumkarzinom, seltener bei Karzinomen im rechten Kolon.
▶ **Spätsymptome:** Chronische Anämie, Gewichtsabnahme, Leistungsabnahme, tastbarer Tumor, zunehmende Stenoseerscheinungen bis hin zum Ileus (S. 353).

Diagnostik

▶ **Vorsorgeuntersuchungen:** Siehe Tab. 21.12.

Tabelle 21.12 · Vorsorgeuntersuchungen bei kolorektalem Karzinom (KRK)

Personengruppe	Untersuchungen
Normalpersonen	• Koloskopie ab dem 50. Lj. (Screening!), bei unauffälligem Befund Wiederholung nach 10 Jahren • lehnt der Patient eine Koloskopie ab → Durchführung einer Sigmoidoskopie in 5-jährlichem Intervall und jährlicher Hämoccult-Test (S. 314) • wird auch die Sigmoidoskopie abgelehnt → jährlicher Hämoccult-Test (S. 314)
Patienten mit Colitis ulcerosa (S. 368)	Jährliche Koloskopie bei ausgedehnter Colitis ulcerosa, die > 8 Jahre besteht und bei linksseitiger Colitis ulcerosa, die > 15 Jahre besteht
Patienten mit FAP (S. 376, → genetische Diagnostik im 10. Lj.)	• ab dem 10. Lj. jährliche Rekto-Sigmoidoskopie; bei Nachweis von Adenomen Koloskopie, jährliche Abdomen- und Schilddrüsen-Sonographie • ab dem 30. Lj. Ösophagogastroduodenoskopie alle 3 Jahre
Attenuierte FAP (S. 377)	1. Koloskopie ab dem 15. Lj.; bei unauffälligem Befund ab dem 20. Lj. jährliche Koloskopien
Patienten mit HNPCC (S. 379, → genetische Diagnostik im 18. Lj.)	• 1. Koloskopie 5 Jahre vor dem niedrigsten Erkrankungsbeginn in der Familie, danach jährliche Wiederholung • spätestens ab dem 20. Lj. jährliche Koloskopie und Abdomen-Sonographie • bei Auftreten eines Magenkarzinoms in der Familie Ösophagogastroduodenoskopie ab dem 25. Lj. • bei Frauen: ab dem 25. Lj. transvaginale Sonographie
Verwandte 1. Grades von Patienten mit KRK	1. Koloskopie 10 Jahre vor dem Alterszeitpunkt des Auftretens des KRK beim Indexpatienten (spätestens mit 50 Jahren); Wiederholung mind. alle 10 Jahre
Verwandte von Patienten < 50 Jahren mit kolorektalen Adenomen	1. Koloskopie 10 Jahre vor dem Alterszeitpunkt des Auftretens des Adenoms beim Indexpatienten (spätestens mit 50 Jahren); Wiederholung mind. alle 10 Jahre

▶ **Hinweis:** Für Patienten mit hamartösen Polyposis-Syndromen können aufgrund zu geringer Fallzahlen keine generellen Empfehlungen gegeben werden.

▶ **Obligate Untersuchungen:**
• *Anamnese:* Stuhlunregelmäßigkeiten, B-Symptomatik, abdominelle Beschwerden, Leistungsknick? Familienanamnese → Hinweis auf familiäres Karzinom?

▶ **Hinweis:** Die Diagnose des Lynch-Syndroms kann anhand der sog. „Amsterdam-Kriterien" gestellt werden (Punkt 1 bis 5 müssen erfüllt sein, siehe Tab. 21.13).

Tabelle 21.13 · Amsterdam-Kriterien

- 1. Mindestens 3 Familienmitglieder mit kolorektalem Karzinom
- 2. Mindestens 2 aufeinanderfolgende Generationen betroffen
- 3. Ein Familienmitglied erstgradig verwandt mit den beiden anderen
- 4. Ein Erkrankter zum Zeitpunkt der Diagnose jünger als 50 Jahre
- 5. Ausschluss einer familiären adenomatösen Polyposis (FAP)

- *Rektal-digitale Untersuchung* (S. 482): Palpabler Tumor, Blut am Fingerling?
- ▶ *Hinweis:* 50 % aller Rektumtumoren sind tastbar!
- *Koloskopie* (S. 320) *und Biopsie:* Methode der Wahl. Immer das gesamte Kolon wegen möglicher Doppeltumoren untersuchen!
- *CT-oder MR-gestützte virtuelle Kolonographie:* Wenn eine Koloskopie aus technischen Gründen nicht durchführbar ist.
- *Abdomen-Sonographie:* Nachweis von Lebermetastasen, Aszites, paraaortale Lymphknotenmetastasen, Nierenaufstau, Infiltration von Nachbarorganen.
- *Röntgen-Thorax in 2 Ebenen:* Lungenmetastasen?
- *Labor:* CRP ↑, BSG ↑, Blutbild (Anämie), Leberwerte, Tummormarker CEA, CA 19 – 9.
- ▶ **Zusätzliche obligate Untersuchungen beim Rektumkarzinom:**
  - *Starre Rektoskopie* (S. 483): Genauere Bestimmung des Abstandes zwischen distalem Tumorrand und Linea dentata (→ wichtig für Therapieentscheidung.
  - Besser → *Endosonographie* (S. 320): Eindringtiefe, Lymphknotenbefall (→ wichtig für Therapieentscheidung).
- ▶ **Ergänzende Untersuchungen beim Kolonkarzinom:**
  - *Spiral-CT oder MRT Abdomen:* Bei unklarem/auffälligem Sonographiebefund.
  - *Spiral-CT Thorax:* Abklärung von Lungenmetastasen im Röntgen-Bild.
- ▶ **Ergänzende Untersuchungen beim Rektumkarzinom:**
  - *Becken-CT oder MRT:* Bestimmung der Tiefenausdehnung bei Karzinomen > T_2.
  - *Gynäkologisches Konsil:* V.a. Infiltration der Vagina, Uterus und/oder Adnexe.
  - *Zystoskopie:* V.a. Infiltration der Harnblase.
  - *Sphinktermanometrie:* Kann in Einzelfällen zusätzlich zur rektalen Untersuchung bei der Entscheidung helfen, ob der Sphinkter erhalten bleiben soll.

Differenzialdiagnosen

- ▶ Divertikulitis (S. 373), benigner Kolonpolyp (S. 376).
- ▶ Colitis ulcerosa (S. 368), Morbus Crohn (S. 368).
- ▶ Rektumkarzinom: Prostatakarzinom bzw. weibliches Genitalkarzinom mit Einwachsen in das Rektum.

Operative Therapie

- ▶ **Allgemeine Operationsprinzipien beim Kolonkarzinom:**
  - Durchführung in „*no-touch-Technik*", d. h. Vermeiden einer intraoperativen Tumorzellverschleppung.
  - Das *Ausmaß der Resektion* wird von der Resektion der versorgenden Gefäße (→ Lymphabflussgebiet) bestimmt, wobei mindestens 10 cm beidseits des Tumors entfernt werden müssen (= *radikale Tumorresektion mit systematischer Lymphadenektomie*). Liegt ein Tumor zwischen zwei Lymphabflussgebieten (z. B. Flexurenkarzinom, Transversumkarzinom), müssen beide entfernt werden *(= erweiterte radikale Operation)*. Bei Infiltration von Nachbarorganen werden die befallenen Strukturen möglichst mitentfernt (= *multiviszerale Resektion*), da Operationen auch in diesem Stadium noch zur Heilung führen können.

- *Verfahren eingeschränkter Radikalität* (= Tumorresektion ohne Entfernung der Lymphabflussgebiete): Möglich bei T_1-Low-Risk-Tumoren (G1/G2).
- *Fernmetastasen* (Lunge/Leber) sollten mitoperiert werden, wenn eine R0-Resektion möglich ist; Durchführung ein- oder zweizeitig, je nach Anzahl und Lage.

► **Operationsverfahren beim Kolonkarzinom:**
- *Indikation:* Jedes Kolonmalignom bei ausreichendem Allgemeinzustand.
- ◨ *Hinweis:* Das Operationsverfahren ist abhängig von der Lokalisation und der Ausdehnung des Tumors.
- *T_1 (G1/G2)-Tumoren:* Endoskopische Polypektomie (S. 378).
- ◨ *Hinweis:* Ggf. onkologische Nachresektion, wenn sich in der postoperativen Histologie eine andere Stadieneinteilung ergibt.
- *Zäkum und Colon ascendens:* Hemikolektomie rechts (S. 866) mit Durchtrennung der A. colica dextra und A. ileocolica.
- *Rechte Flexur und proximales Colon transversum:* Erweiterte Hemikolektomie rechts → zusätzliche Durchtrennung der A. colica media am Ursprung der A. mesenterica superior und Ileodeszendostomie.
- *Mitte des Colon transversum:* Transversumresektion (S. 867) mit Unterbindung der A. colica media oder erweiterte Hemikolektomie rechts.
- *Linke Flexur und distales Colon transversum:* Erweiterte Helikolektomie links (S. 868) mit Durchtrennung der A. colica media und A. mesenterica inferior.
- *Proximales Sigma und Colon descendens:* Hemikolektomie links (S. 868) mit Durchtrennung der A. mesenterica inferior.
- *Mittleres und distales Sigma:* Sigmaresektion mit Durchtrennung der A. mesenterica inferior distal des Abgangs der A. colica sinistra.
- ◨ *Vorgehen bei Ileus:*
  - *Rechtsseitiges Hindernis:* (Erweiterte) Hemikolektomie rechts (s. o.) und Anlage einer Ileokolostomie (einzeitig).
  - *Linksseitiges Hindernis:* Bei alten Menschen zweizeitiges Vorgehen → Diskontinuitätsresektion nach Hartmann (S. 375). Vor der 2. OP Restkolon endoskopisch abklären (Zweittumor?). Bei jungen Menschen in gutem AZ → (Sub-)totale Kolektomie mit ileorektaler Anastomose oder Hemikolektomie links (S. 868).
- *Metastasen:* Resektion solitärer (bis zu 4) Lebermetastasen (S. 404).

► **Allgemeine Operationsverfahren beim Rektumkarzinom:**
- *Durchführung* in „no-touch-Technik", d. h. Vermeiden einer intraoperativen Tumorzellverschleppung.
- *Totale mesorektale Exzision (TME):* En-bloc-Entfernung des tumortragenden Darmabschnittes, des viszeralen Blatts der Fascia pelvis bis zum Beckenboden und der regionären Lymphknoten während der Rektumresektion. Hierdurch gelingt es die Lymphabflusswege des Rektumkarzinoms komplett zur entfernen. Der autonome Nervenplexus wird geschont. Eine grundsätzliche Indikation zur komletten TME besteht bei Rektumkarzinomen in den unteren $2/3$. Bei Rektumkarzinomen des oberen $1/3$ erfolgt eine partielle TME.
- *Verfahren eingeschränkter Radikalität* (=Tumorresektion ohne Entfernung der Lymphabflussgebiete): Möglich bei Low-Risk-tumoren (G1/G2), T_1, N_0, L_0 (kein Lymphgefäßeinbruch) → präoperative Endosonographie!
- *Multiviszerale Operationen* bei Infiltration von Nachbarorganen.
- *Fernmetastasen* (Lunge/Leber) sollten mitoperiert werden, wenn eine R0-Resektion möglich ist und der AZ des Patienten dies ermöglicht.

- *Sicherheitsabstand:*
  - Oberes $1/3$ aboral 5 cm.
  - Untere $2/3$ aboral 2 cm (bei Low-Risk-Tumoren, G1/G2), 3 – 4 cm (bei High-Risk-Tumoren, G3/G4).
  - Oraler Sicherheitsabstand 10 cm.
- ▶ **Operationsverfahren beim Rektumkarzinom:**
  - ▷ *Hinweis:* Das Operationsverfahren ist abhängig von der Lokalisation und dem Tumorstadium.
  - Tumoren in den oberen $2/3$ können kontinenzerhaltend operiert werden (anteriore Rektumresektion, tiefe anteriore Rektumresektion). Tumore im unteren $1/3$ können entweder eingeschränkt radikal operiert werden oder es muss eine Rektumextirpation erfolgen.
  - *T_1, N_0, M_0 (G1/G2):* Transanale Exzision, ggf. endoskopische Mikrochirurgie (TEM).
  - *Distaler Tumorrand > 10 cm ab ano* (oberes $1/3$): Anteriore Rektumresektion mit partieller TME bis 5 cm unterhalb des distalen Tumorrandes.
  - *Distaler Tumorrand zwischen 6 und 10 cm ab ano* (mittleres $1/3$): Tiefe anteriore Rektumresektion mit kompletter TME (S. 383).
  - *Distaler Tumorrand < 6 cm ab ano* (unteres $1/3$):
    - Abdominoperineale Rektumexstirpation (n. Miles) mit kompletter TME (S. 383).
    - *Alternative:* Intersphinktäre Rektumresektion (*Synonym:* abdominoperineale Resektion) mit koloanaler Anastomose (ggf. Pouchanlage). *Voraussetzung:* Levatorschlinge tumorfrei (nicht bei T_3-/T_4-Tumoren).

Adjuvante und neoadjuvante Therapie

- ▶ **Adjuvante Therapie beim Kolonkarzinom:** Postoperative 6-monatige Chemotherapie im Stadium UICC III. Bei ausgewählten Risikopatienten (z. B. T_4-Tumor, Tumorperforation, Notfall-OP) ggf. auch im Stadium II.
- ▶ **Adjuvante Therapie beim Rektumkarzinom:** Postoperativ kombinierte Radio-Chemotherapie im Stadium UICC II und III. Voraussetzung ist, dass keine neoadjuvante Radio-Chemotherapie durchgeführt worden ist.
- ▶ **Neoadjuvante Therapie beim Rektumkarzinom:** Präoperative kombinierte Radio-Chemotherapie im Stadium $uT_{3/4}$ und/oder uN_1.
- ▷ *Hinweis:* Durch die neoadjuvante Therapie ist die Rate an sphinkererhaltenden Operationen erhöht.

Palliativmaßnahmen

- ▶ **Chemotherapie:** Inoperabel metastasiertes kolorektales Karzinom.
- ▶ **Strahlentherapie:**
  - Zur Reduktion der Blutungsneigung.
  - Lokal zur Schmerztherapie bei Knochenmetastasen.
- ▶ **Interventionell:** Transanale Stenosebeseitigung durch Elektrokoagulation, Kryotherapie, Lasertherapie.
- ▶ **Operativ:**
  - Bei stenosierenden Prozessen: Umgehungsanastomosen, Anus-praeter-Anlage, Segmentresektion.
  - Metastasenchirurgie.

Nachsorge

- ▶ Patienten mit KRK im Stadium UICC I benötigen bis auf eine Koloskopie im 3. und 5. postoperativen Jahr keine regelmäßige Nachsorge.
- ▶ Patienten mit KRK im Stadium UICC II und III, siehe Tab. 21.14

Tabelle 21.14 · Nachsorgeuntersuchungen bei kolorektalem Karzinom

Untersuchung	1. postop. Jahr		2. postop. Jahr		3.–5. postop. Jahr		
	6	12	18	24	36	48	60
Anamnese, körperliche Untersuchung, CEA	+	+	+	+	+	+	+
Abdomen-Sonographie	+	+	+	+	+	+	+
Sigmoidoskopie (Rektoskopie)[1]	+	+	+	+			
Koloskopie	+[2]				+		+
Röntgen-Thorax[3] Spiral-CT[4]		+		+	+	+	+

[1] Nur beim Rektumkarzinom

[2] Falls präoperativ keine vollständige Koloskopie erfolgt ist

[3] Kein Konsens

[4] Beim Rektumkarzinom 3 Monate nach Abschluss der tumorspezifischen Therapie als Ausgangsbefund

Prognose

▶ **5-Jahres-Überlebensrate** abhängig vom Stadium:
- UICC I > 90 %.
- UICC II: 70–80 %.
- UICC III: 30–60 %.
- UICC IV: 0–5 %.

22 Abdomen: Leber

22.1 Anatomie

► **Lage:** Die Leber liegt unterhalb der rechten Zwerchfellkuppel im rechten oberen Quadranten des Abdomens. Der linke Leberlappen reicht bis in das linke Subphrenicum.

► Mit Ausnahme der Area nuda (kleiner Bereich auf der Leberoberfläche) ist sie vollständig von Peritoneum überzogen.

► **Aufhängung:**
- *Lig. falciforme:* Teilt die Leber anatomisch in einen rechten und linken Leberlappen. Es geht nach ventral in das *Lig. teres hepatis* über und verbindet die Leber mit der vorderen Bauchwand. In ihm verläuft die V. umbilicalis.
- *Lig. triangulare dextrum und sinistrum:* Befestigung der Leber am Zwerchfell.
- *Lig. hepatogastricum und Lig. hepatoduodenale:* Verbinden die Leber mit dem der kleinen Magenkurvatur und dem Duodenum.
  - ▷ *Hinweis:* Im Lig. hepatoduodenale verlaufen die A. hepatica propria (links), der D. choledochus (rechts) und die Pfortader (dorsal).

► **Morphologische Anatomie:**
- (Großer) rechter und (kleinerer) linker Leberlappen, getrennt durch das Lig. falciforme.
- 2 akzessorische Lappen (Lobus caudatus und Lobus quadratus).

► **Chirurgische Anatomie** (= *funktionelle Unterteilung der Leber nach Couinaud*): Die Aufteilung der Leber in 8 verschiedene Segmente ergibt sich aus der Aufzweigung der Äste der A. hepatica, der Pfortaderäste und der Gallengänge (siehe Abb. 22.1). Die chirurgische Aufteilung in rechten und linken Leberlappen orientiert sich an der Linie zwischen Gallenblase und V. cava inferior (= *Cantlies-Linie*).

► **Arterielle Blutversorgung:** A. hepatica communis (entspringt zu 95% aus dem Truncus coeliacus) → A. hepatica propria → A. hepatica dextra und A. hepatica sinistra (Aufgabelung in der Leberpforte).

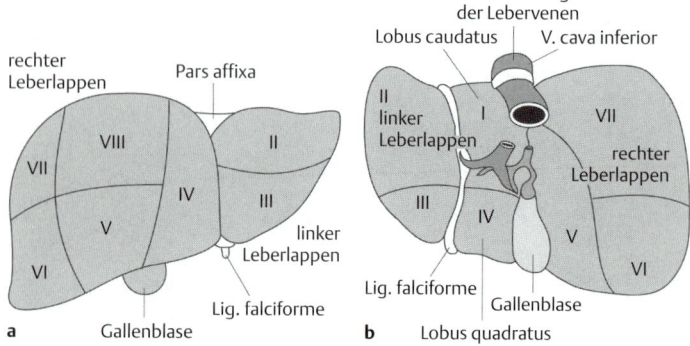

Abb. 22.1 · Chirurgische Anatomie der Leber: Der linke Leberlappen besteht aus den Segmenten 1–4 (Segment 1 entspricht dem Lobus caudatus, Segment 4b dem Lobus quadratus), der rechte Leberlappen aus den Segmenten 5–8. (a) Ansicht von ventral; (b) Ansicht von kaudal

► **Venöse Blutversorgung:**
- *V. portae:* Sie entsteht aus der Vereinigung der V. mesenterica sup. und V. lienalis. Im weiteren Verlauf nimmt sie die V. coronaria ventriculi und V. cystica auf. Über sie erfolgen $^2/_3$ des hepatischen Blutflusses. Sie führt nährstoffreiches Blut aus dem Magen-Darm-Trakt zur Leber.
- Abfluss des Blutes zunächst in die *Venae centrales* der Leberläppchen; von dort fließt das venöse Blut über die *Venae sublobulares* in die *Vv. hepaticae,* die in die *V. cava inferior* münden.

► **Lymphabfluss:** Über intrahepatische Lymphbahnen → Lymphknoten im Bereich der Leberpforte und Gallenblase → Cisterna chyli → Ductus thoracicus → linker Venenwinkel.

22.2 Leitsymptome

Hepatomegalie
....

► **Definition:** Lebervergrößerung.

▣ *Hinweis:* Eine Hepatomegalie kommt gelegentlich gleichzeitig mit einer Vergrößerung der Milz (=*Hepatosplenomegalie*) im Rahmen einer Systemerkrankung oder sekundär bei portaler Hypertension vor.

► **Größenbestimmung:** Perkutorisch oder sonographisch. Normbereich: 12 ± 2 cm in der rechten Medioklavikularlinie. Größenbestimmung der Milz siehe S. 445.

▣ *Beachte:* Bei der perkutorischen Größenbestimmung muss der Zwerchfellstand berücksichtigt werden!

► **Häufigste Ursachen:**
- Fettleber.
- Stauungsleber und nichtalkoholische Steatohepatitis (NASH) bei Rechtsherzinsuffizienz.
- Virusinfekte.
- Lebermetastasen (S. 404).
- Primäre Lebertumoren (S. 401).

► **Diagnostik:**
- *Anamnese:* Vorerkrankungen (z.B. Hepatitiden, Tumorerkrankungen, Fettstoffwechselstörungen), chronischer Alkohol-/Medikamenten-/Drogenkonsum, Leistungsknick, Gewichtsverlust (Malignom), Reise-/Berufsanamnese (Infektionen)?
- *Klinische Untersuchung:*
  - Ikterus (S. 388), dunkle Hautpigmentierung (→ Hämochromatose), Leberhautzeichen (S. 406), Zeichen der portalen Hypertension (S. 406), Splenomegalie (S. 445), Lymphknotenvergrößerung, Zeichen der Rechtsherzinsuffizienz (z.B. Beinödeme, Halsvenenstauung)?
- ▣ *Leberpalpation:*
  - Weiche, glatte, evtl. druckdolente Leber: Hepatitis, Stauungsleber.
  - Druckdolenz: Bei akuter Hepatitis, Stauungsleber, Leberabszess.
  - Harte, unregelmäßige bis höckrige Leber: Leberzirrhose (fortgeschrittene Zirrhose häufig keine Hepatomegalie, ggf. Schrumpfleber), Lebermetastasen, Leberzellkarzinom.
- *Labor:* Blutbild, Differenzialblutbild, Retikulozyten, Transaminasen, alkalische Phosphatase, CHE, Bilirubin, LDH, Eisen, Ferritin, Serum-Elektrophorese, Quick, Hepatitisserologie. Bei Hepato*spleno*megalie zusätzlich Haptoglobin, Coombs-Test, antinukleäre Antikörper.
- *Abdomensonographie, CT-Abdomen:* Milz, Leber, Gallenwege, Pfortadersystem, Lymphome?
- *Röntgen-Thorax:* Herzvergrößerung, Pleuraerguss, Lymphome?

- *Bei Unklarheit:* Leberpunktion (sonographiegesteuerte Nadelbiopsie oder Feinnadelpunktion) und spezielle Untersuchungen abhängig von der Verdachtsdiagnose.
▶ **Differenzialdiagnose der Hepato- bzw. Hepatosplenomegalie:** Siehe Tab. 22.1.

Tabelle 22.1 · Differenzialdiagnosen der Hepatomegalie und Hepatosplenomegalie

Hepatomegalie	
	• Stauungsleber bei Rechtsherzinsuffizienz
	• akute Virushepatitis
	• Lebermetastasen (S. 404)
	• Leberkarzinom (S. 401)
	• biliäre Obstruktion, z. B. durch Steine (S. 412) oder Tumor (S. 423)
	• Leberabszess (S. 392)
	• Zystenleber (S. 398)
	• Hämochromatose
	• Leberzirrhose (außer Spätstadium)
Hepatosplenomegalie	*Infektiöse Erkrankungen*
	• akute Virushepatitis
	• Mononukleose
	• Brucellose, Leptospirose
	• Protozoenerkrankungen (z. B. Malaria, Leishmaniose)
	• Miliartuberkulose
	Maligne Erkrankungen
	• myeloproliferative Erkrankungen
	• akute Leukämien
	• maligne Lymphome

Ikterus

▶ **Definition:**
- *Ikterus:* Gelbfärbung der Haut, Schleimhaut und Skleren (Leitsymptom!) durch Bilirubineinlagerung in das Gewebe. Am frühesten ist die Gelbfärbung an den Skleren sichtbar (ab einem Gesamtbilirubin von > 2 mg/dl).
- *Verschlussikterus* (Cholestase): Ausscheidungsstörung für Bilirubin und Gallensäuren durch Verschluss der intra- oder extrahepatischen Gallenwege. Leitsymptome sind Ikterus und Juckreiz.
▶ **Formen:** Siehe Tab. 22.2.

Tabelle 22.2 · Ikterusformen

	Prähepatisch	Hepatisch	Posthepatisch
Serum			
• direktes Bilirubin		+	+
• indirektes Bilirubin	+	+	
Urin			
• Bilirubin		+	
• Urobilinogen	+	+	

Fortsetzung ▶

	Prähepatisch	Hepatisch	Posthepatisch
Stuhlfarbe	dunkel	hell	hell
Labor			
• Transaminasen		++	+
• Alkalische Phosphatase		+	++
• γ-GT		+	++

► **Differenzialdiagnose:** Gelbfärbung der Haut nach exzessivem Karottengenuss (Schleimhäute und Skleren sind nicht beteiligt).

► **Wesentlich:** Herausfinden, ob der Ikterus *akut* aufgetreten ist (→ akuter Handlungsbedarf?) oder sich *langsam* entwickelt hat (→ geeignete Diagnostik einleiten).

► **Häufigste Ursachen des Ikterus in der Chirurgie:**
  • *Choledocholithiasis* (S. 412).
  • *Maligne Erkrankungen:* Gallengangskarzinom (S. 423), Pankreaskopfkarzinom (S. 437), Metastasen, Lymphome.
  • *Papillenstenose:* Nach Choledochusrevision (S. 841), Entzündungen, Verletzungen, Papillenkarzinom.
  • *Akute Hepatitis:* Alkoholische Fettleberhepatitis, virale Hepatitiden.
  • *Leberzirrhose.*
  • *Cholangitis* (S. 416).
  • *Chronische Pankreatitis* (S. 432).

► **Diagnostik:** Siehe Abb. 22.2.
  • *Anamnese:*
    – *Zeitliche Entwicklung des Ikterus?* Akut (→ z. B. akute Leberschädigung durch Medikamente [z. B. Paracetamol, Halothan, Augmentan], Drogen [z. B. Ecstasy] oder Toxine [z. B. Knollenblätterpilz], Choledocholithiasis, akute Cholangitis, akute Virushepatitis, hämolytische Krise) oder schleichend (→ z. B. Verschlussikterus bei Pankreaskarzinom [S. 439], Papillenkarzinom, dekompensierter Leberzirrhose).
    – *Grunderkrankungen* (Tumorerkrankungen, Leberzirrhose, Hepatitiden, Fettstoffwechselstörungen, Cholezystolithiasis, chronische Pankreatitis)?
    – Drogen-, Medikamenten- oder Alkoholkonsum? Bluttransfusionen? Reiseanamnese?
  • *Klinische Untersuchung* (S. 312):
    – Leberhautzeichen (S. 406), Umgehungskreislauf (Caput medusae), Kratzspuren an der Haut, harte, unregelmäßige, höckrige Leber → Leberzirrhose.
    – Splenomegalie → Portale Hypertension, hämolytischer (prähepatischer) Ikterus.
    – Hepatomegalie → (alkoholische) Fettleber.
    – Courvoisier-Zeichen: Prallelastisch tastbare schmerzlose Gallenblase und Ikterus → Ductus-choledochus-Verschluss durch Pankreaskarzinom, Gallengangskarzinom, Gallenblasenkarzinom, Magenkarzinom, Metastasen oder Lymphome im Lig. hepatoduodenale, Pankreaspseudozyste.
  • *Labor:* Blutbild, CRP, Retikulozyten, GPT, GOT, AP, γ-GT, Lipase, Amylase, LDH, direktes und indirektes Bilirubin, Serum-Elektrophorese, Quick/INR.
  • *Abdomensonographie:* Zu achten ist auf:
    – Erweiterung der Gallengänge → Differenzierung zwischen hepatischem und posthepatischem Ikterus.

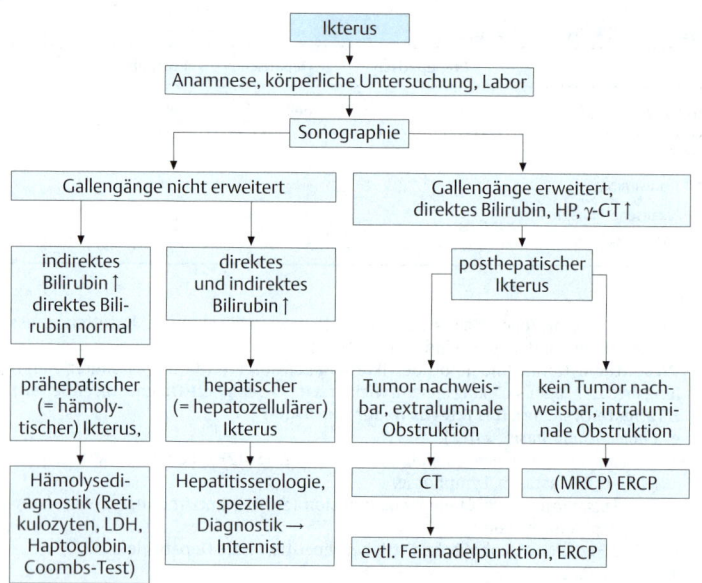

Abb. 22.2 · Algorithmus Vorgehen bei Ikterus (nach Hahn: Checkliste Innere Medizin, Stuttgart; Thieme: 2006)

- – Steinnachweis in der Gallenblase, D. cysticus oder D. choledochus.
- – Tumornachweis.
- – Pfortadersystem.
- ● *Ergänzende Untersuchungen:* Abhängig von der Verdachtsdiagnose, z. B. CT-Abdomen (Metastasen, Lymphome), ERCP/MRCP (Pankreaskarzinom, Gallengangskarzinom), Gastroskopie (Magenkarzinom), endosonografischer Ultraschall via Magen (Malignitätsverdacht).

Aszites

- ▶ **Definition:** Ansammlung freier Flüssigkeit in der Bauchhöhle.
- ▶ **Nachweis:** Mit der Sonographie sind Aszitesmengen ab ca. 50 ml nachweisbar.
- ▶ Diagnostisch wegweisend ist eine Differenzierung zwischen Transsudat und Exsudat:
  - ● *Transsudat:* Nicht entzündlicher, meist seröser Erguss. Entstehung durch lokale Stauung, abnorme kapilläre Durchlässigkeit oder pathologischen Eiweißgehalt des Serums. Spezifisches Gewicht < 1015 g/l, Eiweiß < 30 g/l.
  - ● *Exsudat:* Entzündlich bedingter Austritt von Flüssigkeit und Zellen. Unterschiedliche Zusammensetzung: serös, eitrig, fibrinös, hämorrhagisch. Spezifisches Gewicht > 1050 g/l, Eiweiß > 30 g/l.
- ▶ **Häufigste Ursachen:**
  - ● *Transsudat:* Leberzirrhose, Rechtsherzinsuffizienz.
  - ● *Exsudat:* Entzündung, Malignome des Abdomens.

► **Diagnostik:**

● *Anamnese:* Vorerkrankungen, chronischer Alkohol-/Medikamentenkonsum, Fieber, Ikterus, Schmerzen, Dyspnoe, Gewichtsverlust, Leistungsknick?

● *Klinische Untersuchung:*
  – Vorgewölbtes Abdomen, verstrichener Nabel, evtl. prominente Nabelhernie, lageabhängige Dämpfung, Fluktuation bei Perkussion, ausladende Flanken im Liegen.
  – Ikterus (S. 388), Ödeme, Leberhautzeichen (S. 406), Feminisierung, Kratzspuren (Pruritus), Umgehungskreisläufe (Caput medusae), Hepatomegalie, Rechtsherzinsuffizienzzeichen (z. B. gestaute Halsvenen, Beinödeme)

● *Labor:* BSG, Blutbild, GPT, GOT, γ-GT, AP, LDH, Lipase, Amylase, Bilirubin, Gesamteiweiß, Albumin, Kreatinin, Elektrolyte, Serumelektrophorese, Quick/INR, Urinstatus.

● *Abdomensonographie.*

● *Röntgen-Thorax in 2 Ebenen*, bei Herzvergrößerung *Echokardiographie.*

● Diagnostische und ggf. (in gleicher Sitzung) therapeutische *Aszitespunktion* (S. 52): Untersuchungen, siehe Tab. 22.3.

Tabelle 22.3 · **Untersuchungen bei der diagnostischen Aszitespunktion (aus Hahn, J.-M., CL Innere Medizin, 5. Auflage, Georg Thieme Verlag, Stuttgart, New York, 2006)**

● spezifisches Gewicht, pH, Gesamteiweiß (GE), LDH, Glukose, Leukozyten und Erythrozyten (Blutbildröhrchen), Triglyceride, Lipase
● bakteriologische Diagnostik (Blutkulturflasche beimpfen: S. 62)
● Tbc-Diagnostik (natives Material ohne Zusätze)
● zytologische Diagnostik

● *Weiterführende Untersuchungen* abhängig von der Verdachtsdiagnose und der Differenzierung zwischen Transsudat und Exsudat.

► *Hinweis:* Ein hämorrhagischer Aszites ist bis zum Beweis des Gegenteils tumorverdächtig!

● *Bei Leberzirrhose:* Festlegung des Child-Pugh-Stadiums (Tab. 22.4).

Tabelle 22.4 · **Schweregradeinteilung der Leberzirrhose nach Child-Pugh**

Parameter	1 Punkt	2 Punkte	3 Punkte
Bilirubin (Serum)	< 2 mg/dl	2 – 3 mg/dl	> 3 mg/dl
Albumin (Serum)	> 3,5 mg/dl	3 – 3,5 mg/dl	< 3 mg/dl
INR (Quick)	< 1,7 (> 70 %)	1,7 – 2,3 (40 – 70 %)	> 2,3 (< 40 %)
Aszites	nein	sonographisch	klinisch
Enzephalopathie (Tab. 22.5)	keine	Stadium I – II	Stadium III – IV

Child A: 5 – 6 Punkte, **Child B:** 7 – 9 Punkte, **Child C:** 10 – 15 Punkte

Hepatische Enzephalopathie

▶ **Definition:** Akutes (bis Koma hepaticum) oder subakut-chronischer Verwirrungs-zustand aufgrund einer gestörten Leberzellfunktion → verminderte Entgiftung mit erhöhtem Anfall toxischer Substanzen im Blut (v. a. Ammoniak).

▶ **Ätiologie:**
- *Akutes oder chronisches Leberversagen* unterschiedlicher Genese.
- *Portale Hypertension* (S. 406): Umgehung des First-Pass-Metabolismus der Leber durch Ausbildung von Kollateralkreisläufen.

▶ **Klinische Symptome** (Tab. 22.5): Auslöser für eine akute Verschlechterung können gastrointestinale Blutungen, eiweißreiche Nahrung, Infektionen (Eiweißkatabolis-mus ↑), eine hochdosierte Diuretikatherapie oder Aszitespunktion (Hypovolämie und Elektrolytstörungen) sein.

▶ **Diagnostik:** Neurologische Untersuchung, Ammoniak im Blut ↑.

Tabelle 22.5 · **Klinische Stadien der hepatischen Enzephalopathie (nach Trey)**

I	Schläfrigkeit, Konzentrationsschwäche, Verlangsamung, grobschlägiger Tremor (= *Flapping Tremor*)
II	zunehmende Schläfrigkeit, Apathie, pathologische Schriftprobe, Flapping Tremor vorhanden
III	Patient schläft fast immer, ist aber erweckbar, inkohärente Sprache, Flapping Tremor vorhanden
IV	Koma, Patient nicht erweckbar, Flapping Tremor fehlt • *IV a:* Reaktion nur auf starke Schmerzreize • *IV b:* keine Reaktion auf Schmerzreize

---

22.3 Leberabszess

Grundlagen

▶ **Ätiologie des pyogenen Leberabszesses:**
- *Aszendierend (biliärer Weg):* Aszendierende Cholangitis (häufigste Ursache, S. 416!), Choledocholithiasis, über eine nasobiliäre Sonde, ERCP, PTCD, Z.n. Cho-ledocho-Duodenostomie (heute obsolet), Z.n. Hepatiko-Jejunostomie.
- *Hämatogen über V. portae* (heute selten): Eitrige Phlebitis nach Appendizitis, Divertikulitis, zerfallendem Kolontumor, M. Crohn, Amöbenabszess (S. 392).
- *Hämatogen über A. hepatica* (sehr selten): Im Rahmen einer generalisierten Sep-sis.
- *Posttraumatisch:* Infektion eines Hämatoms.
- *Per continuitatem:* Fortleitung eines subphrenischen oder subhepatischen Abs-zesses.
- *Erreger:* E. coli, Klebsiellen, Enterokokken; häufig Mischinfektionen (Darmflora).
- ◪ *Hinweis:* Besonders gefährdet sind Patienten mit geschwächtem Immunsystem (z. B. Diabetes mellitus, Karzinom, chronischer Alkoholabusus).

▶ **Ätiologie des Amöbenabszesses:** Infektion mit Entamoeba histolytica. Hämato-gene Verschleppung der Erreger im Rahmen der Amöbenruhr.

▶ **Lokalisation:** Der rechte Lappen ist häufiger befallen als der linke. Auftreten solitär oder multipel (typischerweise bei cholangitischen Abszessen).

Klinik

► **Pyogener Leberabszess:** Fieber, Schmerzen im Bereich der Leber, häufig mit Ausstrahlung in den Rücken und die Schulter, Übelkeit, reduzierter Allgemeinzustand, druckdolente Vergrößerung der Leber, Ikterus.

◨ *Hinweis:* Die Symptome setzen oft Tage bis Wochen oder sogar Monate nach den Symptomen der Ersterkrankung einsetzend; Beginn häufig schleichend. Bei Malignomen aber auch gelegentlich erstes Symptom.

► **Amöbenabszess:** Symptome häufig rascher und fulminanter als bei pyogenem Abszess. Vollbild der Krankheit mit hohem Fieber und stark reduziertem Allgemeinzustand.

Komplikationen

► Gallenstau mit Ikterus.
► Sepsis.

Diagnostik

► **Anamnese:**
  • *Pyogener Leberabszess:* Prädisponierende Vorerkrankungen (s. o.).
  • *Amöbenabszess:* Reise in die Tropen oder Subtropen, schwerer Durchfall vor 2 – 3 Wochen.
► **Klinische Untersuchung** (S. 312): Hepatomegalie, lokaler Druckschmerz im Bereich der Leber, Fieber, evtl. Ikterus.
► **Sonographie:** Methode der Wahl zum Nachweis und Lokalisation des Abszesses.
  • *Pyogener Abszess:* Zu Beginn polyzyklische, später rundlich-ovaläre, echoarme, homogene Strukturen. Anfänglich unscharfe Kontur, mit zunehmendem Alter des Abszesses wird die Kontur schärfer, evtl. durch echoreiche Kapsel abgesetzt (Abb. 22.3).
  • *Amöbenabszess:* Polyzyklische echoarme, homogene Strukturen, ohne Kapsel, typischer Randsaum von nekrotischem Lebergewebe.
► **Sonographie-gesteuerte Abszesspunktion:** Erregergewinn und bakteriologische Untersuchung.
► **Labor:**
  • Leukozytose mit Linksverschiebung, Anämie, CRP ↑, BSG ↑, Blutkulturen.
  • *„Leberlabor":* Transaminasen, Cholestaseparameter (AP, γ-GT, LAP, direktes Bilirubin), Albumin.
  • *Amöbenserologie:* Hämagglutinations-Test.

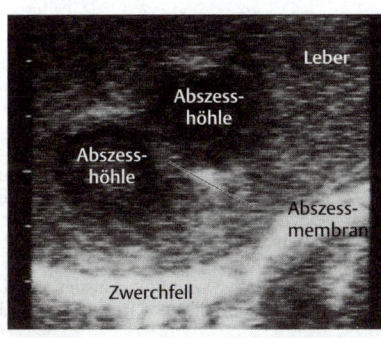

Abb. 22.3 · Pyogene Leberabszesse im Ultraschallbild.

► **Ggf. CT:** Diagnosesicherung und exakte Lokalisation v. a. dann, wenn in der Sonographie keine eindeutige Aussage getroffen werden kann (schwierige Schallbedingungen, kleine Abszesse, unter Rippenbogen gelegen). Bei Amöbenabszess typische unscharfe Begrenzung (Nekrosezone).

Differenzialdiagnosen

► **Intraabdominale Abszesse** (S. 350): Lokalisation und Abgrenzung mithilfe der Sonographie oder CT-Abdomen.
► **Zystische Echinokokkose** (S. 395).

Konservative Therapie

► **Antibiotika:**
  ● *Pyogene Abszesse:*
    – Ceftazidim (z. B. Fortum) 3 × 2 g/d + Metronidazol (z. B. Clont, Flagyl) 3 × 500 mg/d i. v. Mehrwöchige Therapie nötig!
    – Reserve: Imipenem (z. B. Zienam) 4 × 500 mg/d i. v.
    ▣ *Hinweis:* Als alleinige Therapie ungenügend (*Ausnahme:* Multiple, kleine Abszesse)! Führt zu Komplikationen, auch in Kombination mit wiederholten Punktionen, oder im besten Fall zur stark verzögerten Heilung → daher immer Drainage (s. u.).
  ● *Amöbenabszess:*
    – Metronidazol (z. B. Clont, Flagyl) 3 × 750 mg p. o. für 10 Tage.
    – Alternativ Ornidazol (z. B. Tiberal) 3 × 750 mg p. o. für 10 Tage.
    – Anschließend evtl. Paromomycin (Humatin) 3 × 750 mg. für 7 Tage.

Interventionelle Therapie

► **Perkutane Abszessdrainage:**
  ● *Indikationen:*
    – Pyogene Abszesse (*Ausnahme:* multiple, kleine Abszesse).
    – Amöbenabszess: Nur bei schlechtem Ansprechen auf die medikamentöse Therapie und bei großer, insbesondere perforationsgefährdeter Höhle. Typischer schokoladebrauner Eiter!
  ● *Durchführung:* Sonographie-gesteuerte Platzierung eines Saug-/Spülkatheters in Seldinger-Technik (S. 789). Zunächst Punktion mit einer dicken Kanüle zur Eitergewinnung für Bakteriologie (inkl. Anaerobier!). Anschließend durch den gleichen Kanal Einlegen eines mitteldicken Saugkatheters mithilfe eines Führungsspießes. *Cave:* Verletzung des Sinus phrenicocostalis!

Operative Therapie

► **Indikationen:**
  ● Große multiple oder transkutan nicht zugängliche Abszesse.
  ● Keine Besserung der Symptomatik nach 3 – 4 Tagen perkutaner Drainage.
  ● Gleichzeitige Sanierung eines intraabdominalen Grundprozesses, z. B. Divertikulitis.
  ● Amöbenabszess: Ruptur als einzige Indikation.
► **Operationsprinzip:** Transperitonealer Zugang; Schnittführung je nach Abszesslage. Schonendes stumpfes Ausräumen der Höhle. Einlage eines großlumigen Saugspüldrainagekatheters. Gelegentlich Omentum-Plombe, selten Leberresektion.
► **Nachbehandlung:**
  ● Postoperative Weiterführung der Antibiotikatherapie (s. o.).
  ● Röntgenkontrolle der Katheterlage durch Kontrastmittelinjektion.

Prognose

▶ **Letalität:** Abhängig von Begleiterkrankungen.
▶ Prognose des Amöbenabszesses unsicherer als diejenige des pyogenen Abszesses.
▶ Nach Abheilung des Abszesses resultiert kein bleibender Nachteil.

22.4 Leberechinokokkose

Grundlagen

▶ **Ätiologie/Erreger:** Die Echinokokkose ist eine parasitäre Erkrankung, die durch Infektion mit Wurmeiern entsteht.
  • *Echinococcus cysticus:* Erreger der zystischen Echinokokkose. Wichtigster Endwirt ist der Hund (*Hundebandwurm*); endemisch in den Mittelmeerländern; fäkal-orale Übertragung durch Hundekot. Inkubationszeit: Mehrere Jahre.
  • *Echinococcus alveolaris:* Erreger der alveolären Echinokokkose. Endwirte sind Fuchs, Hund und Katze (*Fuchsbandwurm*); endemisch im mitteleuropäischen Alpenvorland; Infektion durch Verzehr von verschmutzten Waldbeeren, Pilzen u.a. Inkubationszeit mehrere Jahre bis Jahrzehnte.
▶ **Pathogenese:** Ausscheidung der Wurmeier durch den Kot von Hunden, Katzen und Füchsen (Wirtstiere). Die Übertragung auf den Menschen erfolgt fäkal-oral. Die geschlüpften Larven gelangen aus dem Darm über die V. portae in die Leber. Über den großen Kreislauf ist gelegentlich auch ein Befall von Lungen und Gehirn möglich (v.a. bei E. cysticus)!
▶ **Lokalisation/Ausbreitung:**
  • *Echinococcus cysticus:* Meist vereinzelte Zyste in der Leber, Größe bis >20 cm, expansiv wachsend. Ausbildung einer Kapsel. In 20–30% hat die Zyste Anschluss an das Gallengangsystem mit Tochterzysten in der Leber oder in den extrahepatischen Gallenwegen. Seltener in Lunge, Milz, Retroperitoneum.
  • *Echinococcus alveolaris:* Infiltratives Wachstum. Durch Sprossung Ausbildung vieler kleinblasiger Tochterzysten, bei Einbruch in das Gefäßsystem Metastasierung möglich (*DD:* maligner Lebertumor!). Keine Kapsel. Rezidive auch nach ausgedehnten Resektionen.

Klinik

▶ **Allgemeine Symptome:**
  • Uncharakteristische Beschwerden im rechten Oberbauch.
  • Gelegentlich Fieberschübe, Schüttelfrost bei Superinfektion.
  • Evtl. rezidivierender Ikterus.
▶ **Komplikationen:**
  • *Zystische Echinokokkose:* Ruptur, anaphylaktischer Schock, Sekundärinfektion anderer Organe (*Lunge:* Dyspnoe, Hämoptoe; *Gehirn:* neurologische Ausfälle, epileptische Anfälle).
  • *Alveoläre Echinokokkose:* Gefäßeinbruch mit Metastasierung.

Diagnostik

▶ **Anamnese:** Endemiegebiet?
▶ **Klinische Untersuchung** (S. 312): Ggf. Ikterus bei biliärer Kompression; bei der *alveolären Echinokokkose* Hepatomegalie, evtl. höckrig, derb.
▶ **Sonographie:**
  • *Zystische Echinokokkose:* Spezifischer Befund. Zu Beginn zystische Läsion mit echoreicher Wand. Im weiteren Verlauf Septierung mit Tochterzysten, inhomo-

gene Binnenstruktur (zystische und solide Anteile), im Endstadium verkalkte Läsion mit echoreichem, bandförmigem Reflex und dorsaler Schallauslöschung.

- *Alveoläre Echinokokkose:* Inhomogenes komplexes Echomuster mit echoarmen und echoreichen Anteilen; häufig Verkalkungen.

► **CT:** Höchste diagnostische Treffsicherheit. Genaue Aussagen über Größe, exakte Lokalisation und Differenzierung möglich:

- *Echinococcus cysticus:* Meist solitäre, rundliche, scharf begrenzte Zyste, evtl. mit erkennbaren Tochterzysten in der Peripherie.
- *Echinococcus granulosus:* Schlecht begrenzte, unregelmäßige Parenchyminfiltration, evtl. mit zentraler Nekrose.

► **Labor:**

- *Antikörpernachweis* mithilfe des ELISA-Tests (Differenzierung zwischen beiden Echinokokkus-Typen).
- *Parasitennachweis* mithilfe der Immunhistologie oder PCR.
- *Blutbild:* Meist geringe Eosinophilie.

▣ *Beachte:* Keine diagnostische oder therapeutische Punktion wegen Gefahr der Implantationsmetastasen bei E. alveolaris und anaphylaktischer Reaktionen bei E. cysticus!

Differenzialdiagnosen

► **Pyogener Leberabszess** (S. 392): Echinokokkusserologie negativ. Oft Anamnese mit eitriger Entzündung in der Abdominalhöhle.

► **Verkalktes Leberhämangiom** (S. 399): Spezifische Echinokokkusreaktionen fehlen, keine Beschwerden.

► **Subphrenischer Abszess:** Extrahepatische Lokalisation.

► **Cystadenom mit Verkalkung:** Spezifische Echinokokkusreaktionen fehlen.

Konservative Therapie

► **Indikationen:**

- *Zystische Echinokokkose:*
  - Präoperativ 3–6 Wochen vor OP wegen Anaphylaxierisiko bei Ruptur (kein Konsens).
  - Postoperativ bei Risikopatienten (intraoperative Zystenruptur, unvollständige Entfernung, Streuung, Rezidiv-OP) für 3 Monate, bei multipler Lokalisation und Streuung für 6 Monate.
- *Alveoläre Echinokokkose:*
  - Präoperativ zum „Downstaging" bei primär inoperablem Befund.
  - Postoperativ: Für 2 Jahre, ggf. lebenslang.
  - Bei Inoperabilität: Lebenslang.

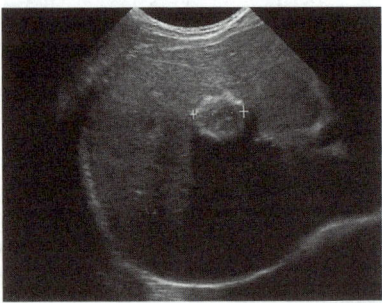

Abb. 22.4 · Sonogramm eines Echinococcus granulosus mit echoreichem Reflexmuster durch Kapsel und intraluminäre Verkalkungen

► **Präparat:** *Albendazol* (z. B. Zentel) 10 – 15 mg/kg KG/d (postprandial). Heute kontinuierliche Gabe (statt früher empfohlener zyklischen Gabe). Therapeutischer Spiegel 600 – 3000 nmol/l.

Interventionelle Therapie

► **Indikation:** Große Zysten durch Echinococcus cysticus; alternativ zur OP, selten.
► **Durchführung:** Perkutane Zystenpunktion und Einbringen von hochprozentigem Alkohol zur Sterilisation (= „Punktion-Aspiration-Injektion-Reaspiration", PAIR).

Operative Therapie

► **Indikationen:**
  • *Zystische Echinokokkose:* Große Zysten durch Echinococcus cysticus.
  • *Alveoläre Echinokokkose:* Jeder radikal resezierbare Echinococcus multilocularis.
  ☑ *Hinweis:* Durch die wirkungsvolle medikamentöse Nachbehandlung (s. o.) ist beim Echinococcus alveolaris auch eine nicht ganz radikale Exstirpation in der Regel sinnvoll. Bei unvollständiger Resektion bzw. Inoperabilität.
► **Operationsprinzipien:**
  • *Zystische Echinokokkose:*
    – *Zystektomie:* Laparotomie, Eröffnen der Zyste, Absaugen des Inhaltes und Instillation von 20%-NaCl-Lösung. Diese wird ca. 5 min belassen, bis die Parasiten vollständig abgetötet sind. Anschließend Enukleation der Zyste unter Belassen der Wirtskapsel. Evtl. Einlage einer Omentumplombe in die entstandene Höhle. V.a. bei zentraler Lage (Adhärenz an großen Gallengängen oder insbesondere großen Gefäßen).
    – *Perizystektomie:* Laparotomie, Entfernung der gesamten Zyste inklusive Wirtskapsel mit dem umgebenden Lebergewebe. Evtl. Einlage einer Omentumplombe in die entstandene Höhle.
    – *Bei Anschluss an das Gallenwegssystem:* Chirurgisch-anatomische Leberresektion.
  • *Alveoläre Echinokokkose:* Resektion des befallenen Leberabschnittes (entsprechend dem Vorgehen bei malignen Lebertumoren, s. S. 403).
► **Nachbehandlung:**
  • Bei der alveolären Echinokokkose i. d. R lange Albendazoltherapie (s. o.) indiziert.
  • *Kontrolluntersuchungen:* CT in regelmäßigen Abständen; Kontrolle der Echinokokkus-Serologie.

Prognose

► **Zystische Echinokokkose:** Die korrekt operierte zystische Echinokokkose ohne intraoperative Aussaat hat eine gute Prognose.
► **Alveoläre Echinokokkose:** Aufgrund ihres invasiven Wachstums und ihrer enorm hohen Rezidivquote deutlich schlechtere Prognose. Die konsequente Nachbehandlung mit Albendazol (s. o.) vermag aber auch nach nicht radikaler Operation das Parasitenwachstum über Jahre zu verhindern. Es kann dabei zu echten Heilungen kommen. Morbidität 10 – 14% nach 10 Jahren.

22.5 Leberzyste, Zystenleber

Grundlagen

▸ **Leberzyste:** Angeborene, meist solitäre Zyste mit dünner Wand und serösem Inhalt. Langsames Wachstum.
▸ **Zystenleber:** Angeborene, vererbte Missbildung. Durchsetzung der ganzen Leber mit unzähligen Zysten variabler Größe. Oft kombiniert mit adulten Zystennieren, gelegentlich mit Hirnbasisaneurysmen.

Klinik

▸ **Allgemeine Symptome:**
  ● *Leberzyste:* Symptome erst bei beträchtlicher Größe durch Verdrängung umgebender Organe. Meist Zufallsbefund in der Sonographie oder im CT (ohne Relevanz).
  ● *Zystenleber:* Manifestation im Erwachsenenalter als Hepatomegalie und durch Kompressionssymptome. Leberinsuffizienz erst nach jahrzehntelangem Verlauf.
▸ **Komplikationen:** Ruptur, Einblutung, Infektion, Abszedierung.

Diagnostik

▸ **Familienanamnese:** Bei Zystenleber.
▸ **Klinische Untersuchung** (S. 312): Leber vergrößert, evtl. umschriebene Resistenz.
▸ **Sonographie:** Rundlich-ovaläre, glatt begrenzte Raumforderung(en) mit echofreier Binnenstruktur und zarter, echoreicher Wand. Typische dorsale Schallverstärkung. Bei Zystenleber Hepatomegalie. Bei Einblutung evtl. Binnenechos. *Zusatzbefunde:* Ggf. zystische Veränderungen von Nieren und Pankreas.
▸ **Ggf. CT (mit KM):** Zur Differenzialdiagnose und genauen Lokalisation:
  ● *Leberzyste:* Rundliche, scharf begrenzte Zyste mit zarter Wand.
  ● *Zystenleber:* Leber durchsetzt von zahlreichen, kleinen bis mehrere Zentimeter messenden Zysten.

Differenzialdiagnosen

▸ **Leberzyste:** Echinococcus granulosus (S. 395), Choledochozele, Zystadenom.
▸ **Zystenleber:** Lebermetastasen (S. 404), Leberzirrhose.

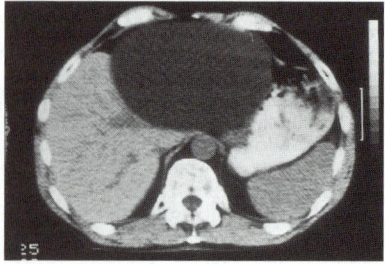

Abb. 22.5 · Computertomogramm einer solitären Leberzyste

✔ **Vorgehen bei kleinen solitären oder multiplen Zysten:**

▶ Keine Therapiemaßnahme notwendig. Bei Beschwerden sollten sonographische Kontrollen durchgeführt werden.

◨ *Beachte:* Eine interventionelle Therapie in Form von Punktion und Verödungsversuchen von Leberzysten und Zystenlebern ist erfolglos.

Operative Therapie

▶ **Indikationen:**
  - *Leberzysten:* Große symptomatische Zysten.
  - *Zystenleber:* Bei starken Beschwerden oder Zeichen der Leberinsuffizienz.
▶ **Operationsprinzipien:**
  - *Leberzyste:* Abtragen der lateralen Wand, in der Regel laparoskopisch und Einlage einer Omentumplombe. Sehr einfaches, schonendes, risikoarmes minimal invasives Verfahren. Nur in Ausnahmefällen Laparotomie (Zyste auf der Hinterseite des rechten Lappens). Wichtig: Histologie zum Ausschluss eines Zystadenoms!
  ◨ *Hinweis:* Keine Punktion, da 100%-Rezidivgefahr!
  - *Zystenleber:* Bei starker Symptomatik Lebertransplantation (S. 698), da keine kurative Resektion möglich: Exstirpation der erkrankten Leber und Ersatz durch ein orthotopes Lebertransplantat. Häufig kombiniert mit Nierentransplantation (S. 697).
▶ **Nachbehandlung:**
  - Nach laparoskopischer Abtragung einer Leberzyste keine spezifische Nachbehandlung notwendig. Histologie verifizieren!
  - Nach Lebertransplantation Intensivtherapie.

Prognose

▶ Die abgetragene solitäre Leberzyste ist geheilt.
▶ Nach Lebertransplantation wegen Zystenleber 1-Jahres-Überlebensrate > 95%.

22.6 Gutartige Lebertumoren

Leberhämangiom

▶ **Definition:** Häufigster gutartiger Lebertumor; angeborene Missbildung.
▶ **Formen:** Kleine bis stecknadelkopfgroße subkapsuläre Leberhämangiome sind häufig und bedeutungslos. Große kavernöse Hämangiome sind selten.
▶ **Epidemiologie:** Frauen >> Männer. Altersgipfel 30.–60. Lj.
▶ **Klinik:** Häufig sonographischer Zufallsbefund. Symptome durch Verdrängung bei großen, kavernösen Hämangiomen (> 10 cm).
▶ **Seltene Komplikation:** Ruptur und intraabdominale Blutung (große, kavernöse Hämangiome).
▶ **Diagnostik:**
  - *Klinische Untersuchung* (S. 312): Leber vergrößert, evtl. umschriebene Resistenz.
  - *Sonographie/kontrastverstärkte Farbduplexsonographie:* Glatt begrenzter, runder bis polyzyklischer Herd mit meist homogener echoreicher Echostruktur. Mit zunehmender Größe komplexe Binnenstruktur mit echoarmen Bezirken und etvl. Verkalkungen. Bei Verwendung von KM → typisches „Irisblendenphänomen".
  - *Goldstandard:* MRT mit leberspezifischem KM und dynamischen Sequenzen; zur Differenzialdiagnose, genauen Lokalisation und Operationsplanung.

- ▶ **Differenzialdiagnosen:** Angiosarkom, vaskularisierte Tumoren.
- ▶ **Operative Therapie:**
  - ▣ *Hinweis:* Eine interventionelle Therapie in Form der arteriellen Embolisation ist erfolglos, da in der Regel ein weiteres Wachstum über Kollateralen erfolgt!
  - • *Indikationen:* Leberhämangiome mit eindeutiger Symptomatik.
  - • *Operationsprinzip:* Leberresektion gemäß den 5 Standardverfahren.
  - • *Nachbehandlung:* Intensivtherapie.
- ▶ **Prognose:** Gut.

Leberadenom, Fokale noduläre Hyperplasie (FNH)

- ▶ **Histopathologie:**
  - • *Leberadenom:* Echter gutartiger Tumor der Hepatozyten. Fehlen von Gallengängen, häufig Nekrosen und zentrale Einblutung, zelluläre Atypien möglich. Kapsel.
  - • *FNH:* Primäre Endothelerkrankung mit reparativen Veränderungen der Hepatozyten und Kupffer-Sternzellen. In 50% zentrale Narbe mit sternförmigen Bindegewebssepten (→ Radspeichenstruktur). Keine Kapsel.
- ▶ **Ätiologie:**
  - • *Leberadenom:* Vermehrtes Auftreten unter Antikonzeptivaeinnahme, partielle Rückbildung nach Absetzen möglich.
  - • *FNH:* Primäre Endothelerkrankung, kein direkter Zusammenhang mit Antikonzeptivaeinnahme, allerdings beschleunigtes Wachstum unter diesen Medikamenten, während der Schwangerschaft und Pubertät.
- ▶ **Epidemiologie:** Meist Frauen betroffen (beim Adenom > 90%, bei FNH 85%).
- ▶ **Klinik:** In 50% asymptomatisch! In 50% der Fälle schlecht lokalisierte, durch Druck auf umgebende Organe ausgelöste (→ größenabhängige) Oberbauchbeschwerden, seltener Inappetenz.
- ▶ **Komplikationen bei Leberzelladenom:**
  - • Ruptur mit Blutung in den Tumor oder intraabdominell (→ typische Differenzialdiagnose der intraabdominalen Blutung!). In $^1/_3$ d. F. Erstmanifestation.
  - • Maligne Entartung: 10% der Patienten entwickeln innerhalb von 10 Jahren ein Leberzellkarzinom (S. 401).
- ▶ **Diagnostik:**
  - • *Klinische Untersuchung* (S. 312): Positiver Palpationsbefund in nur 20%.
  - • *Sonographie/kontrastverstärkte Farbduplexsonographie:* Solider, glatt begrenzter Herd mit beinahe isoechogener Schalldichte und meist homogener, feinkörniger Textur. Bei FNH gelegentlich typische Radspeichenstruktur (bindegewebige Septen) erkennbar.
  - • *Labor:* Bestimmung des α-Fetoproteins (AFP) zur Abgrenzung des Adenoms (negativ) gegen das Leberzellkarzinom (S. 401).
  - • *Goldstandard:* MRT mit leberspezifischem KM und dynamischen Sequenzen; Größe, Abgrenzung und Lokalisation.
- ▶ **Differenzialdiagnosen:**
  - • *Lebertumor:* Leberhämangiom (S. 399), Leberzellkarzinom (S. 401), Lebermetastase (S. 404).
  - • *Intraabdominale Blutung:* Leberhämangiom (S. 399), Extrauteringravidität, Lienalisaneurysma, Milz-Spontanruptur (S. 478).
- ▶ **Konservative Therapie:**
  - • *Leberadenom:* Absetzen der Kontrazeptiva.
  - • *FNH:* Bei sicherer Diagnose reicht die Verlaufsbeobachtung (Sonographie, CT) nach 6 Monaten.

► **Operative Therapie:**
- *Indikationen Leberadenom:* Immer, da Gefahr der Ruptur und malignen Entartung (*Ausnahme:* Kleinere Adenome bei Rückbildung nach Absetzen der Antikonzeptiva). Notfallindikation bei Blutung → Embolisation!
- *Indikationen FNH:* Große und ungeklärte Untersuchungsbefunde, klinische Symptome.
- *Operationsprinzip:* Lebersegmentresektion.

► **Prognose:** Nach Radikaloperation gut, keine Rezidive.

22.7 Leberkarzinom

Grundlagen
....

► **Einteilung, Histopathologie:**
- *Leberzellkarzinom* (hepatozelluläres Karzinom, HCC, 80–90%): Von den Hepatozyten ausgehendes Karzinom.
- *Fibrolamelläres Karzinom:* Sehr seltene Variante des Leberzellkarzinoms. Aufgrund der Kapselbildung bessere Prognose. Altersgipfel < 35 Jahre.
- *Intrahepatisches Gallengangskarzinom* (Cholangiokarzinom, CCC, 10%): Adenokarzinom.

► **Prädisponierende Faktoren:**
- *Leberzellkarzinom:*
  – Leberzirrhose (80%): > 10% der Zirrhotiker entwickeln innerhalb von 10 Jahren ein Karzinom.
  – Hämochromatose.
  ☑ *Hinweis:* Das größte Risiko haben Zirrhotiker auf dem Boden einer chronisch aktiven Hepatitis B, Hepatitis C oder Hämochromatose.
  – Chronisch aktive Hepatitis B und Hepatitis C.
  – Leberadenome (S. 400): 10% der Patienten entwickeln innerhalb von 10 Jahren ein HCC.
  – Weitere: Männliches Geschlecht, Alkohol, Aflatoxine (Aspergillus flavus), Androgene und Vinylchloridexposition (selten).
- *Fibrolamelläres Karzinom:* Nicht bekannt; nicht mit Leberzirrhose assoziiert.
- *Cholangiokarzinom:* Siehe S. 423.

► **Epidemiologie**: Das Leberzellkarzinom ist der häufigste primäre Lebertumor. Im Vergleich zu Asien und Afrika (dort häufigstes Karzinom überhaupt) in Mitteleuropa relativ selten, ca. 5/100000 Einwohner betroffen. Deutliche Zunahme in den letzten Jahren v. a. durch erhöhte Rate an Hepatitis-C-Infektionen. m: w = 2–3 : 1. Der Altersgipfel liegt bei 50 Jahren.

► **Lokalisation:**
- *Leberzellkarzinom/fibrolamelläres Karzinom:* Keine Prädilektion.
- *Intrahepatische Cholangiokarzinom:* Häufig zentral gelegen.

► **Metastasierung:** Über Äste der V. porta Metastasen in der Nähe des Primarius. Hämatogen bevorzugt in Lungen und Knochen.

► **Klassifikation:** Siehe Tab. 22.6.

Tabelle 22.6 · TNM-Klassifikation des Karzinoms der Leber und der intrahepatischen Gallengänge

T = Tumor = Primärtumor

T_0	kein Anhalt für Primärtumor
Tis	Carcinoma in situ
T_1	solitär, ohne Gefäßinvasion
T_2	solitär, mit Gefäßinvasion, multipel, ≤ 5 cm
T_3	multipel, > 5 cm, Gefäßinvasion größerer Äste der V. portae oder der Vv. Hepaticae
T_4	Invasion in Nachbarorgane außer Gallenblase Perforation des viszeralen Peritoneums

N = Noduli = regionale Lymphknoten

N_X	präoperativ nicht zuverlässig bestimmbar
N_0	keine regionären Lymphknotenmetastasen
N_1	regionäre Lymphknoten befallen

M = Metastasen = Fernmetastasen

M_X	Metastasenstatus unbekannt
M_0	keine Fernmetastasen nachweisbar
M_1	Fernmetastasen inkl. Metastasen in nicht regionalen Lymphknoten

Klinik

► Lange Zeit aysmptomatisch! Zu Beginn uncharakteristische Klinik: Druckgefühl im Oberbauch, Völlegefühl, Inappetenz, Gewichtsabnahme, Aszites, Zeichen der dekompensierten Leberzirrhose (S. 406).
► **Spätsymptome:** Tastbare Resistenz, Zunahme des Bauchumfanges, Oberbauchschmerzen, ggf. mit Ausstrahlung in die rechte Schulter (Kapselspannung), Ikterus, Aszites, Tumorblutung.

Diagnostik

► **Obligate Untersuchungen:**
  • *Anamnese:* Krankheitsgefühl, Inappetenz, Gewichtsverlust, Leistungsknick, evtl. Oberbauchbeschwerden.
  • *Klinische Untersuchung* (S. 312): Evtl. Hepatomegalie, evtl. Ikterus, evtl. Aszites.
  • *Sonographie (Screening-Methode):* Das Leberzellkarzinom imponiert als meist unscharf begrenzter, runder, bei großer Ausdehnung auch polyzyklischer Herd. Häufig zusätzliche zirrhotische Veränderungen.
  • *MRT/CT:* Zur präzisen Lokalisation und OP-Planung.
  • *Labor:*
    – α-Fetoprotein (AFP) im Serum: Beim HCC in 80 % positiv; beim CCC negativ. Beim fibrolamellären Karzinom meist nicht erhöht.
    – CA-19–9: Beim CCC erhöht.
    – CEA: Beim CCC gelegentlich erhöht; Ausschluss Metastase eines kolorektalen Karzinoms.
    – Hepatitisserologie.
    – Quick/INR, Bilirubin, Albumin (für Festlegung des Child-Pugh-Stadiums).

- *Nadelbiopsie oder sonographiegesteuerte Feinnadelbiopsie:* Materialgewinnung für Histologie und Zytologie.
- ◨ *Ausnahmen:* Keine Biopsie bei geplanter Operation eines potentiell resektablen Befundes.
▶ **Ergänzende Untersuchungen:**
  - *Kontrastmittelverstärkte Duplexsonographie:* Darstellung der Durchblutung.
  - *Diagnostische Laparoskopie mit intraoperativer Sonographie und Biopsie:* Klärung der Resektabilität.
▶ **Staging-Diagnostik bei gesichertem Karzinom:** Thorax-CT, Schädel-CT bei Verdacht, Skelettszintigraphie.
▶ **Festlegung des Child-Pugh-Stadiums bei Leberzirrhose:** Siehe Tab. 22.4. Wichtig für Therapieentscheidung.

Differenzialdiagnosen

▶ Lebermetastasen extrahepatischer Primärtumoren.
▶ Gallenblasenkarzinom (S. 420), Gallengangskarzinom (S. 423).
▶ Regeneratknoten (Leberzirrhose, insbesondere grobknotige, S. 391).
▶ Gutartige Lebertumoren: Leberadenom (S. 400), FNH (S. 400), Leberhämangiom (S. 399).
▶ Echinococcus alveolaris (S. 395).

Operative Therapie

▶ **Indikationen:** Alle resektablen Befunde, da die Operation die einzige Heilungsmöglichkeit darstellt.
◨ *Beachte:* Voraussetzung für eine kurative Resektion ist eine komplette Tumorentfernung im Gesunden mit einem Sicherheitsabstand von 1 cm, eine ausreichende Leberfunktion postoperativ und das Fehlen von Fernmetastasen.
▶ **Operationsprinzipien:**
  - *Leberkarzinom ohne Zirrhose:* Leberresektion abhängig von Tumorgröße und -lokalisation mit Sicherheitsabstand von >0,5 cm.
  - *Leberkarzinom mit Zirrhose:* Das Resektionsausmaß wird durch das Zirrhosestadium und die begleitende Leberinsuffizienz bestimmt (Child-Stadium, siehe Tab. 22.4) und Tumorgröße.
    - Stadium Child-A: Wahleingriff ist die Hemihepatektomie.
    - Stadium Child-B: Segment- oder Keilexision.
    - Stadium Child-C: OP kontraindiziert (s. o.).
    - 1 Herd <5 cm oder ≤3 Herde <3 cm, keine Gefäßinfiltration, keine Fernmetastasen: ggf. Lebertransplantation (S. 698).
▶ **Nachbehandlung:**
  - *Ziel:* Vor allem Therapiekontrolle (mehr als die Rezidivdiagnostik), da die Möglichkeiten einer kurativen Sekundärtherapie kaum gegeben sind.
  - *Therapiekontrolle:* Halbjährliche CT-Untersuchung.
  - *Rezidivdiagnostik:* Regelmäßige Bestimmung des α-Fetoproteins im Serum bei markerpositiven Tumoren.

Palliativmaßnahmen

▶ **Interventionelle Therapie:**
  - *Arterielle (Chemo-)Embolisation:* Embolisation der versorgenden Arterie durch ein Gemisch aus öligem Kontrastmittel und Chemotherapeutika.
  - *Perkutane Ethanolinjektion:* Wirksam v. a. bei kleinen Tumoren (≤5 cm). Injektion von maximal 50 ml 96%igem Alkohol pro Sitzung unter Sonographiekontrolle in Lokalanästhesie.

- ► *Radiofrequenz-Ablation (RFA):* Offen, laparoskopisch oder perkutan. Anwendung bei bis zu 5 cm großen Herden.
- ► **Chemotherapie/Chemohormonelle Therapie**: Anwendung im Rahmen von Studien.

Prognose

- ► **Leberzellkarzinom:** Ungünstig. 5-Jahres-Überlebensrate aller betroffenen Patienten < 10%, nach radikaler Operation 20–40%, nach Transplantation bei strenger Indikation >70%.
- ► **Fibrolamelläres Karzinom:** Nach Radikaloperation bessere Prognose als bei Leberzellkarzinom.
- ► **Cholangiokarzinom:** Radikale Operabilität seltener möglich als beim Leberzellkarzinom, daher schlechtere Prognose.

22.8 Lebermetastasen

Grundlagen

- ► **Ätiologie:** Hämatogene Fernmetastasen anderer Malignome:
  - *Portal:* Tumoren des Magen-Darm-Trakts (Magen, Pankreas, Kolon, Rektum).
  - *Arteriell:* Von fast allen anderen Tumoren, insb. Mammakarzinom und Lungenkarzinom.
- ► **Häufigkeit:** Am häufigsten sind Metastasen von kolorektalen Karzinomen (S. 379). Auftreten in 20% synchron, in 30–40% metachron nach radikaler Tumorentfernung.
- ► *Hinweis:* Lebermetastasen bedeuten nicht auf jeden Fall Unheilbarkeit!

Klinik

- ► Entdeckung oft im noch symptomlosen Stadium durch Tumornachkontrolle.
- ► Wenn symptomatisch, entspricht die Klinik derjenigen des Leberkarzinoms.

Diagnostik und Differenzialdiagnosen

- ► **Obligate Untersuchungen:**
  - *Anamnese:* In der Regel ist die vorangegangene Tumoroperation bekannt.
  - *Klinische Untersuchung* (S. 312): Evtl. Hepatomegalie, evtl. höckrige Leber palpabel, evtl. Ikterus.
  - *Primärtumorsuche/Primärtumorrezidivsuche:*
    - Sonographie des Abdomens.
    - Koloskopie, Gastroskopie.
    - Röntgen-Thorax in 2 Ebenen.
    - CT Abdomen mit KM (i. v. und p. o.).
  - *Sonographie der Leber:* Runde bis polyzyklische, meist gut vom Parenchym abgrenzbare Herde. Verkalkungen, Gefäßabbrüche oder -verdrängungen, Hepatomegalie und Veränderungen der Leberkontur möglich.
  - Nadelbiopsie bzw. Ultraschall-gesteuerte Feinnadelpunktion zur histologischen Diagnostik (*cave:* „needle-touch-Metastasen").
  - ► *Hinweis:* Bei vollständiger bildgebender Diagnostik und geplanter OP kann auf eine histologische Sicherung verzichtet werden.
  - *Labor:*
    - Blutstatus, Bilirubin, alkalische Phosphatase, Transaminasen, Kalzium, Harnstoff, Kreatinin.

– Tumormarker entsprechend Primärtumor, insbesondere CEA beim kolorektalen Karzinom.
► **Ergänzende Untersuchungen:** Angio-CT oder MRT mit KM (Gadolinium) der Leber zur Suche nach weiteren Metastasen und Darstellung der Gefäßanatomie.
► **Differenzialdiagnosen:** Primäre Lebertumoren, v. a. CCC (S. 401).

Operative Therapie

► **Indikationen:** Grundsätzlich gegeben bei resezierbaren Metastasen, sofern der Allgemeinzustand gut und der Primärtumor saniert ist, Metastasen in anderen Organen ausgeschlossen sind (*Ausnahme:* vereinzelte resektable pulmonale Metastase) und keine nichtoperative kurative Behandlung zur Verfügung steht. Diese Bedingungen sind am häufigsten beim kolorektalen Karzinom erfüllt. Hier sind auch ausgedehnte Resektionen im Rahmen von multimodalen Therapien (z. B. nach Downstaging) sinnvoll.
► **Operationsprinzipien:**
- *Kleine Metastasen (< 3 cm):* Enukleation oder Keilexzision.
- *Große Metastasen:* Segmentresektion oder Lobektomie.
- *Vorgehen bei unerwartetem Antreffen einer nicht radikal sanierbaren Situation:* Implantation eines Leberarterienkatheters zur regionären palliativen Chemotherapie (S. 405).

Neoadjuvante Therapie

► Ggf. bei primär nicht resektablen Metastasen kolorektaler Karzinome im Sinne eines „Downstagings"; oft mit unilateraler Pfortaderembolisation kombiniert.

Palliativmaßnahmen

► **Konservative Maßnahmen:**
- *Systemische Chemotherapie:* Indikation abhängig von Histologie des Primärtumors und extrahepatischer Metastasierung, frühzeitiger Beginn ergibt besseres Überleben.
- *Regionale Chemotherapie:* Selektive Zufuhr von Chemotherapeutika durch isolierte arterielle Leberperfusion. Höhere lokale Konzentrationen bei geringeren allgemeinen Nebenwirkungen erreichbar im Vergleich zur systemischen Applikation. Am besten durch chirurgische Implantation eines Leberarterienkatheters, verbunden mit einem subkutanen Reservoir (Port-A-Cath-Systeme). Nachfolgende lokale Chemotherapie ambulant durch Systeme mit tragbaren Pumpen möglich. Durch das Verfahren kann eine länger andauernde Symptomfreiheit und temporäre Rückbildung der Metastasen erreicht werden, nicht jedoch eine Verlängerung des Gesamtüberlebens.
- *Schmerztherapie;* ggf. perkutane Bestrahlung.
► **Interventionelle Maßnahmen:**
- *Chemoembolisation* (siehe S. 712).
- *Thermo-ablative Therapie:* Kryotherapie, Radiofrequenztherapie, Laserstrahlen.

Prognose

► Abhängig von der Histologie, dem Lymphknotenbefall und dem Grading des Primärtumors. Das tumorfreie Intervall ist weniger wichtig.
► Asymptomatische Patienten ohne Therapie leben im Mittel ca. 18 Monate.
► Symptomatische Patienten ohne Therapie: Überleben ca. 9 Monate.
► Überleben nach radikaler R_0-Resektion: 5-Jahres-Überlebensrate >40%.
► OP-Letalität: Atypische und anatomische Resektion <2%.
► Systemische Chemotherapie: Remissionsrate bis 50%.

► Intraarterielle Chemotherapie: Remissionsrate bis 60%.
► Beide zusammen (sequenziell oder alternierend) führen zu einer Überlebensverlängerung verglichen mit unbehandelten Patienten.

22.9 Portale Hypertension

Grundlagen

► **Definition:** Erhöhung des portalvenösen Drucks >12 mm Hg (Normwert: 3–6 mm Hg) infolge Widerstandserhöhung im Abstromgebiet der V. portae.
► **Ätiologie:**
  • *Prähepatisch:* Pfortader-, Milzvenenthrombose (z.B. Kompression von außen durch Tumor oder Pankreaspseudozyste, allg. Thromboseneigung [S.104], septisch, posttraumatisch).
  • *Hepatisch* (in Europa ca. 90%)*:* Aufteilung in *präsinusoidal* (z.B. Lebermetastasen, myeloproliferative Erkrankungen), *sinusoidal* (Leberzirrhose) und *postsinusoidal* („venoocclusive disease" z.B. durch Immunsuppresiva, Verschluss der großen Lebervenen = Budd-Chiari-Syndrom).
  ► *Hinweis:* Die Leberzirrhose (alkoholtoxisch, posthepatitisch, biliär) ist die häufigste und wichtigste Ursache für die Entstehung einer portalen Hypertonie!
  • *Posthepatisch:* Z.B. Obstruktion der V. cava, Pericarditis constrictiva, Rechtsherzinsuffizienz.
► **Folgen der portalen Hypertension:** Der erhöhte Pfortaderdruck führt zur Ausbildung von Umgehungskreisläufen vom portalen zum kavalen Venensystem.

Klinik

► **Klinische Folgen der Kollateralkreisläufe:**
  • Ausbildung von *Ösophagus- und Fundusvarizen:* Gefahr der oberen Gastrointestinalblutung (S.148).
  • „*Caput medusae externum*" (selten): Sichtbare Kollateralen an der vorderen Bauchwand.
  • „*Caput medusae internum*" (häufiger): Kollateralen an der Innenseite der Bauchwand (sichtbar im Farbduplex).
  • *Hämorrhoidalvenenstauung* (= Rektumvarizen). ► *Beachte:* Es handelt sich hierbei nicht um Hämorrhoiden, diese werden definitionsgemäß immer arteriell gespeist!
► **Splenomegalie,** selten **Hypersplenismus** (S.445).
► **Aszites:** Durch vermehrte Lymphproduktion, erhöhten hydrostatischen Druck, Hypalbuminämie, sekundären Hyperaldosteronismus mit gesteigerter Natriumresorption. Nicht bei prähepatischem Block (klinische Befunde).
► **Symptome der Grunderkrankung.**
► *Hinweis:* Häufig zusätzlich klinische Zeichen der **Leberzirrhose** (→ häufigste Ursache der portalen Hypertension, siehe Infokasten).

✓ **Klinik der Leberzirrhose**

► **Allgemein:** Müdigkeit, Leistungsminderung, Druckgefühl, Meteorismus.
► **Leberhautzeichen:** Spider naevi, Teleangiektasien, Palmarerythem, Weißnägel, Lacklippen und -zunge, Kratzspuren.
► Ikterus, Pruritus.

▶ **Endokrine Störungen** (Testosteron ↓, Östrogen ↑):
- *Männer:* Bauchglatze, Gynäkomastie (S. 309), Potenzstörungen, Hodenatrophie.
- *Frauen:* Menstruationsstörungen.

▶ **Gerinnungsstörungen:** Gerinnungsfaktoren ↓, Thrombozyten ↓, Quick ↓/INR ↑.

▶ **Leberfunktionsstörung:** Schweregradeinteilung nach Child-Pugh (Tab. 22.4).

▶ Bei progredienter Dekompensation Symptome der zunehmenden **Leberinsuffizienz:** Portale Hypertension (S. 406), hämorrhagische Diathese, Ikterus, Aszites, hepatische Enzephalopathie (siehe Tab. 22.5), Leberausfallkoma.

Komplikationen
....

▶ **Obere Gastrointestinalblutung** (S. 148): Blutung aus Ösophagus- und Fundusvarizen mit Gefahr des hämorrhagischen Schocks.

▶ **Hepatische Enzephalopathie:** Siehe S. 392.

▶ **Hepatorenales Syndrom:**
- *Definition:* Akutes Nierenversagen bei schwerem Leberparenchymschaden ohne primäre Nierenschädigung. Ausgelöst durch intravasalen Volumenmangel und Durchblutungsstörungen (Blutung, Aszitespunktion, hochdosierte Diuretikatherapie, NSAR-Einnahme).
- *Klinische Symptome:* Oligurie (< 500 ml/d), Anstieg der Retentionswerte (Kreatinin > 1,5 mg/dl), Kreatinin-Clearance < 40 ml/min).

▶ **Spontan bakterielle Peritonitis** bei Aszites. Häufig blander Verlauf ohne klassische Peritonitiszeichen (S. 346).

Diagnostik
....

▶ **Klinische Untersuchung** (S. 312): Hepatosplenomegalie, Caput medusae, rektale Hämorrhoidalvenenstauung, Leberhautzeichen, Aszites?

▶ **Sonographie Abdomen:** Splenomegalie, Aszites, Erweiterung der Pfortader auf > 13 mm, erweiterte Milzvene?

▶ **Duplex-Sonographie:** Pfortader-, Milzvenen-, Lebervenenthrombose?, Strömungsverlangsamung, -umkehr?, Kollateralkreisläufe?

▶ **Ösophagusgastroduodenoskopie:**
- Ösophagus- oder Fundusvarizen.
- ◪ *Hinweis:* Das Blutungsrisiko ist besonders hoch bei einem Varizendurchmesser > 5 mm, dem sog. „red color sign" (= rötliche Flecken auf den Varizen durch erhöhten intravariköen Druck) und Fundusvarizen.
- Hypertensive Gastropathie.
- Andere Blutungsquelle?

▶ **Aszitespunktion** (Durchführung, S. 53, Diagnostik, S. 391):
- Transsudat: Siehe S. 390.
- Bei spontaner bakterieller Peritonitis: > 250 Granulozyten/μl. *Erreger:* I.d.R. E. coli.

▶ **Labor:** Blutbild, Gesamteiweiß, Bilirubin, GOT, GPT, AP, CHE, Gerinnung, Serumelektrophorese (Gammaglobuline ↑ bei Leberzirrhose), Ammoniak, Elektrolyte, Hepatitisserologie, AFP.

▶ **Ergänzende Untersuchungen:**
- *Nadelbiopsie bzw. ultraschall-gesteuerte Feinnadelbiopsie* zur histologischen Sicherung einer Leberzirrhose. *Alternative:* Diagnostische Laparoskopie.
- *Kontrast-MRT:* Darstellung der V. portae und ihrer Zuflüsse. Bestimmung der Flussgeschwindigkeit und -richtung.
- *Transjuguläre Wedgemessung.*
- *Beurteilung der Leberfunktion nach Child-Pugh:* Siehe Tab. 22.4.

Differenzialdiagnosen

▶ **Hämatemesis:** Siehe Gastrointestinalblutung, S. 148.
▶ **Aszites:** Siehe Leitsymptom Aszites, S. 390.
▶ **Hepatosplenomegalie:** Siehe Leitsymptom Hepatomegalie, S. 387 und Splenomegalie, S. 445.

Therapie

▶ Soweit möglich Therapie der Grunderkrankung (siehe Ätiologie, S. 406).
▣ *Beachte:* Eine kausale Therapie der Leberzirrhose ist nicht möglich. Durch die Therapie der auslösenden Grunderkrankung (z. B. Gabe von Interferon-α bei chronischer Hepatitis-C oder Eisenelimination bei Hämochromatose) kann die Prognose allerdings verbessert werden.
▶ **Allgemeine Maßnahmen:**
  • Weglassen aller potenziell lebertoxischen Noxen (z. B. Alkohol, Medikamente).
  • Ausreichende Kalorien- und Eiweißzufuhr (*Ausnahme:* Eiweißarme Ernährung bei hepatischer Enzephalopathie).
▶ **Ösophagusvarizenblutung:** Siehe S. 406.
▶ **Aszitestherapie:**
  • *1. Stufe (Basismaßnahmen):* NaCl- und Flüssigkeitsrestriktion (< 3 g NaCl/d; 1 – 1,5 l/d), Bilanzierung, Elektrolytkontrolle.
  • *2. Stufe (Diuretikatherapie):* Spironolacton (Aldactone) initial 100 mg/d für ca. 3 d, danach Steigerung in 50-mg-Schritten bis max. 400 mg/d. Bei Bedarf ggf. zusätzlich Furosemid (Lasix) initial 20 mg oder/und Xipamid (Aquaphor) initial 10 mg.
  ▣ *Cave:* Diuretikatherapie: Hypovolämie → hepatorenales Syndrom! Förderung der hepatischen Enzephalopathie!
  • *3. Stufe (interventionelle Therapie bei therapierefraktärem Aszites):*
    – Therapeutische Aszitespunktion (S. 52). ▣ *Cave:* Hepatorenales Syndrom (S. 407), hepatische Enzephalopathie (S. 392).
    – Peritoneo-venöser-Shunt (Denver-Shunt) oder TIPS (S. 409).
▶ **Spontan bakterielle Peritonitis:** Siehe Maßnahmen bei primärer Peritonitis, S. 348.
▶ **Hepatische Enzephalopathie:** Ab Stadium III intensivmedizinische Betreuung!
  • Behandlung/Beseitigung auslösender Ursachen.
  • Eiweißreduktion (1 g/kg KG); ausreichende Kalorienzufuhr über Kohlenhydrate und Lipide (ca. 30 kcal/kg KG/d → Reduktion des Eiweißkatabolismus).
  • *Darmreinigung/-dekontamination:*
    – Lactulose (z. B. Bifiteral): 2 – 3 × 20 – 50 ml/d p. o.; im Koma 100 ml/d über Magensonde (MS).
    – Schwer resorbierbare Antibiotika: Neomycin (z. B. Bykomycin 3 – 4 × 1(–2) g/d p.o oder über MS) oder Paromomycin (z. B. Humatin 3 × 1 g/d p. o. oder MS).
  • Ggf. Lebertransplantation.
▶ **Hepatorenales Syndrom:** Absetzten von Diuretika, NSAR; mit Verbesserung der Leberfunktion bessert sich auch die Funktion der Niere; ggf. Lebertransplantation.

! *Sofortmaßnahmen bei Varizenblutung:*

▣ *Hinweis:* Die Varizenblutung sistiert in 40 – 50 % d. F. spontan!
▶ **Volumensubstitution:**
  • ZVK (S. 56) und großvolumige Zugänge legen; Kreuzblut abnehmen und EKs bestellen.
  • *Richtlinien zur Volumensubstitution:* Siehe Tab. 7.8, S. 147. ggf. Substitution von FFP (S. 74).

- *Substitution von FFPs* (S. 74): Bei Quick < 40 % (INR > 2,0), PTT > 60 s, oder Fibrinogen < 75 mg/dl. Initial Gabe von mindestens 2 Einheiten FFPs.
► **Endoskopische Blutstillung:**
  - Varizensklerosierung mit Polidocanol (Aethoxysklerol).
  - *Alternativ* bei Ösophagusvarizen Gummibandligatur.
  - ◨ **Merke:** Die Sklerosierung führt in 90 % zur Blutstillung. Relativ hohe Komplikationsrate (> 10 %): Schleimhautnekrosen, Ulzera, Perforation, Narben, Stenosen.
► **Senkung des portalen Drucks:**
  - *Octreotid* (Sandostatin): Initial 50 µg als Bolus i. v., dann 50 µg/h i. v.
  - *Oder: Terlipressin* (Glycylpressin): Initial 2 mg als Bolus i. v., dann alle 4 h 1 mg als Bolus i. v. (max. über 3 d). Die Kombination mit Nitraten (1 – 6 ml/h über Perfusor → Dosierung nach RR) vermindert die kardiovaskulären NW!
► **Ballontamponade mit Kompressionssonden:** Bei Blutungspersistenz oder wenn eine Notfallendoskopie nicht verfügbar ist.
  - Linton-Nachlass-Sonde bei Fundusvarizen.
  - Sengstaken-Blakemore-Sonde bei Ösophagusvarizen.
  - ◨ **Tipp:** Um Drucknekrosen zu verhindern, sollte der Ösophagusballon alle 4 – 6 h für 5 min entblockt werden. Im entblockten Zustand können die Sonden 24 Stunden belassen werden. Die Intubation der Patienten vor Sondenanlage verhindert eine Aspiration.
► **Shunt-Stent** (S. 409): Bei konservativ nicht beherrschbarer Blutung.
► **Leberkomaprophylaxe:**
  - Magensonde legen (S. 66) und Blut absaugen.
  - Darmreinigung und -dekontamination: Siehe S. 408.
  - Eiweißrestriktion: Siehe S. 408.
  - Antibiotikagabe.

Prophylaxe der Varizenblutung

► **Primärprophylaxe der Varizenblutung:**
  - *Indikation:* Nur bei hohem Blutungsrisiko: Varizendurchmesser > 5 mm, „red color sign", Fundusvarizen.
  - *Durchführung:* Unselektiver Betablocker (z. B. Propranolol 80 – 160 mg/d, einschleichend dosieren!); bei Kontraindikationen gegen Betablocker Nitrate.
► **Sekundär-(Rezidiv-)prophylaxe der Varizenblutung:**
  - Immer indiziert, da das Risiko der Rezidivblutung hoch ist (nach Sklerosierung 30 – 40 %, nach Gummibandligatur 20 – 30 %).
  - *Methode der Wahl:* Wiederholte Varizensklerosierung oder Gummibandligatur in Kombination mit einem unselektiven Betablocker (s. o.).
  - *Bei Versagen:* TIPS (S. 409) oder Shunt-Operationen (S. 410).

Transjugulärer intrahepatischer portosystemischer Stent-Shunt (TIPS)

► **Indikationen:** Blutende Ösophagusvarizen (Notfall), Rezidivprophylaxe (s. o.), therapierefraktärer Aszites (S. 390) (elektiv).
► **Durchführung:** Einbringen eines Metallgitterstents über die V. jugularis unter röntgenologischer Kontrolle in die Leber. Dort wird mithilfe des Stents eine Verbindung zwischen der Lebervene und einem Pfortaderast geschaffen.

▶ ***Vorteile:*** Eine evtl. notwendige Lebertransplantation wird nicht erschwert (OP-Situs bleibt unbeeinflusst), geschlossenes Verfahren, kleinerer Eingriff als OP, geringere Blutungsgefahr (erhöhte Blutungsgefahr bei Leberinsuffizienz!), die Größe und damit die Flussrate des Stents können nachträglich angepasst werden. *Konsequenz:* Der TIPS verdrängt die portosystemischen Shunt-Operationen (s. u.) zunehmend!

▶ ***Nachteil:*** Stent-Stenose (*Prophylaxe:* Verwendung beschichteter Stents); Katheter-assoziierte Komplikationen: Sepsis, Peritonitis, Leberabszess, Cholangitis, regelmäßige Kontrollen notwendig.

Portosystemische Shunt-Operationen

▶ **Prinzip:** Druckentlastung im Pfortaderkreislauf durch Umleitung des Blutes aus dem portalen in den kavalen Kreislauf.

▶ ***Hinweis:*** Shunt-Operationen werden v. a. bei nicht-zirrhotisch-bedingter portaler Hypertension als Therapiemaßnahme eingesetzt. Bei portaler Hypertension auf dem Boden einer Leberzirrhose sind Shunt-Operationen rein palliative Maßnahmen, da sie das Grundleiden nicht ändern. Sie sollten in diesem Fall daher niemals in der Primärprophylaxe eingesetzt werden, da sie die Prognose nicht wesentlich verbessern. Ist eine spätere Lebertransplantation geplant (einzige kausal-kurative Operation der Leberzirrhose!), sollten Shunt-Operationen wenn möglich vermieden werden (*besser:* TIPS, s. o.), da operativ bedingte Verwachsungen Teil des Umgehungskreislaufs werden und die Transplantation deutlich verkomplizieren!

▶ **Indikationen:** Rezidivprophylaxe (elektiv), Milzvenenthrombose.

▶ ***Beachte:*** OP niemals im Notfall!

▶ **Kontraindikationen für Elektivoperationen:** Child-Stadium C (siehe Tab. 22.4), Aszites, Gerinnungsstörungen, hepatorenales Syndrom (S. 407).

▶ **Heute angewendete Shunt-Verfahren:**
- *Mesenterikokavaler Shunt* (= nicht-selektiver Shunt, Abb. 22.6 a): Mit Einsatz eines Interponats zwischen V. mesenterica sup. und V. cava inf. (H-Shunt nach Drapanas). *Vorteil* des nicht-selektiven Shunts ist die deutliche Senkung des Pfortaderdruckes, das geringe Risiko einer Shuntthrombose und die relativ kurze OP-Zeit. Ein *Nachteil* ergibt sich aus der vollständigen Umgehung der Leber, die ein hohes Enzephalopathierisiko birgt.
- *Distaler splenorenaler Shunt* (Warren) (= selektiver Shunt, Abb. 22.6 b): Voraussetzung ist eine Ligatur der V. coronaria ventriculi und V. gastrica sinistra. Der Erfolg ist abhängig von einer ausreichenden Lumenweite der V. lienalis. *Vorteil* des selektiven Shuntverfahrens ist das geringe Enzephalopathierisiko, da die Leberdurchblutung aufrechterhalten bleibt; ein *Nachteil* ist das hohe Risiko einer Shuntthrombose durch die geringe Senkung des Pfortaderdrucks, sowie das technisch und zeitlich aufwendige Verfahren.

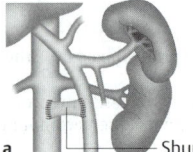
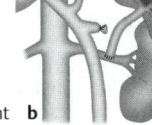

a   Shunt   b

Abb. 22.6 · Portosystemische Shunt-operationen: (a) Mesenterikokavaler-Shunt; (b) distaler splenorenaler Shunt (Warren)

▶ *Hinweis:* Der distale splenorenale Shunt ist das operative Verfahren der Wahl bei Leberzirrhose. Es verhindert das Blutungsrezidiv, kann allerdings das Überleben nicht entscheidend verlängern.

Prognose

▶ **Gesamtprognose der portalen Hypertension:** Die 5-Jahres-Überlebensrate beträgt 50 %.
▶ **Letalität der Ösophagusvarizenblutung:** 25 – 30 %.
▶ **Letalität der Elektivoperationen:** Abhängig vom Child-Stadium (A: 5 %, B: 12 %).
▶ Bei präsinusoidalem Block und benignem Grundleiden (z. B. kongenitale Leberfibrose) ergibt die funktionierende splenorenale Anastomose eine fast normale Lebenserwartung.
▶ Ein präoperativ bestehender Hypersplenismus verschwindet z. T. bei funktionierender splenorenaler Anastomose.
▶ Bei Leberzirrhose verhütet der distale splenorenale Shunt das Blutungsrezidiv, verlängert das Überleben allerdings nicht.

23 Abdomen: Gallenblase und Gallenwege

23.1 Anatomie

Gallenblase

▶ **Lage:** Die Gallenblase liegt an der Unterseite des rechten Leberlappens (Lobus quadratus).
▶ **Blutversorgung:**
 • *Arteriell:* Über die A. cystica aus der A. hepatica dextra (*Cave:* Häufig Verlaufsvarianten! Siehe Abb. 23.1).
 • *Venös:* In die V. portae. Die Venen des Gallenblasenbettes drainieren direkt in das Segment V der Leber (→ Metastasierung des Gallenblasenkarzinoms, S. 421!).
▶ **Lymphabfluss:** Zur Leberpforte.

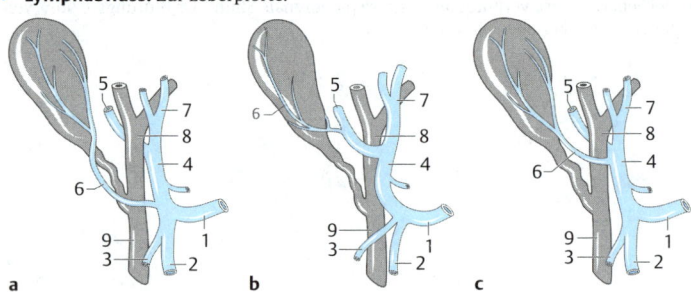

Abb. 23.1 · Abgangsvarianten der A. cystica: (a) Ursprung aus der A. hepatica propria; (b) „später" Abgang der A. cystica aus dem R. dexter; (c) Ursprung aus der Gabel der A. heatica propria; 1 A. hepatica comm., 2 A. gastroduodenalis, 3 A. gastrica dextra, 4 A. hepatica propria, 5 R. dexter, 6 A. cystica, 7 R. sinister, 8 Ductus hepaticus comm., 9 Ductus choledochus

Gallenwege

▶ Der D. cysticus vereinigt sich mit dem D. hepaticus communis zum D. choledochus. Dieser ist ca. 7 cm lang, 6 – 8 mm weit und verläuft im Lig. hepatoduodenale (S. 386) zum Duodenum.
▶ *Hinweis:* D. hepaticus communis, D. cysticus und die Leberunterfläche begrenzen das sog. *Callot-Dreieck* (= Trigonum cystohepaticum).
▶ **Einmündung in das Duodenum:** In den meisten Fällen (70%) mündet der D. choledochus nach Vereinigung mit dem D. pancreaticus (S. 426) mit diesem gemeinsam in der Papilla vateri duodeni („*common channel*").

23.2 Cholelithiasis

Grundlagen

▶ **Definition:** Konkremente in der Gallenblase (*Cholezystolithiasis*) und/oder im D. choledochus und D. hepaticus (*Choledocholithiasis*).
▶ **Ätiologie:** Störung des Lösungsgleichgewichtes der Lebergalle und Motilitätsstörungen der Gallenwege.

► **Prädisponierende Faktoren:**
  • *„6-F":* Forty, *female* (w : m = 3 : 1), *fat, fertile, fair, family*!
  • *Weitere:* Diabetes mellitus, Gallensäureverlustsyndrom (z.B. M. Crohn, Z.n. Ileumresektion), hämolytischer Ikterus, Stase und Entzündung in den Gallenwegen/Gallenblase.

◨ *Hinweis:* Konkremente in den ableitenden Gallenwegen stammen meistens aus der Gallenblase. Zu einer Neubildung in den Gallenwegen kommt es nur bei Stauung oder Fremdkörper (Fadenrest!). Selten kommen Choledochussteine als übersehene Gallensteine nach Cholezystektomie vor.

► **Chemische Zusammensetzung der Gallensteine:** 10 % reine Cholesterinsteine, 10 % reine Pigmentsteine, 80 % gemischte Cholesterinsteine, z.T. auch mit Kalziumkarbonat.

► **Epidemiologie:** 32 % der Frauen und 16 % der Männer > 40 Jahre sind Gallensteinträger. 70 % der Patienten mit Steinen in der Gallenblase bleiben klinisch stumm, 30 % werden im Laufe ihres Lebens symptomatisch. Gallengangssteine verursachen bei 70 % der Patienten Symptome.

Klinik
....

► **Unkomplizierte Cholezystolithiasis:** Uncharakteristische Beschwerden: Epigastrisches Druckgefühl, Oberbauchschmerzen und Nausea v. a. nach fettreichem Essen.

► **Gallenkolik:** Hinweis auf eine Steinwanderung aus der Gallenblase in den D. cysticus oder D. choledochus.

◨ *Leitsymptome Gallenkolik:* Pathognomonisch sind krampfartige Schmerzen im rechten Oberbauch mit Ausstrahlung in den Rücken und die rechte Schulter. Auslöser sind häufig fettreiche Mahlzeiten. Schmerzdauer > 15 min, meist nicht länger als 5 Std. Schmerzdauer > 24 Std. spricht für eine Cholezystitis.

► **Allgemeine Begleitsymptome bei Kolik:** Übelkeit, ggf. Erbrechen, Fieber (bis 38° C spricht für eine Cholezystitis, > 38 °C spricht für eine Cholangitis).

► **Choledocholithiasis:**
  • Gallenkolik (s. o.).
  • Intermittierender Stauungsikterus mit dunklem Urin und acholischem Stuhl, passagere Symptome einer akuten Pankreatitis (S. 428).

Komplikationen
....

► **Steinwanderung:**
  • *Zystikusverschluss* → Gallenblasenhydrops → akute Cholezystitis und ihre Komplikationen: Siehe S. 416.

◨ *Merke:* Die akute Cholezystitis ist die häufigste Komplikation der Cholezystolithiasis (S. 412)!

  • *Choledocholithiasis* → akute Cholangitis (S. 416), Leberabszess (S. 392), biliäre Pankreatitis, Verschlussikterus, sekundäre biliäre Zirrhose.

◨ *Merke:* Ikterus und Pankreatitis sind die häufigsten Komplikationen der Choledocholithiasis!

  • *Mirizzi-Syndrom:* Kompression des Ductus hepaticus communis durch einen großen Infundibulumstein → Verschlussikterus.

► **Chronische Cholezystitis:** Siehe S. 416.

► **Gallenblasenkarzinom** (S. 420): Entartungsrisiko 1 – 3 %.

Diagnostik
....

► **Anamnese:** Familienanamnese, Schmerzen (Koliken, zeitlicher Zusammenhang mit Nahrungsaufnahme?), Unverträglichkeit bestimmter Speisen, Braunfärbung des Urins?

- ▶ **Klinische Untersuchung** (S. 312):
  - Evtl. Druckdolenz unter dem rechten Rippenbogen.
  - „*Murphy-Zeichen*": Schmerzhafter Leberunterrand bei Palpation unter tiefer Inspiration spricht für Cholezystitis.
  - Evtl. Ikterus.
  - *Courvoisier-Zeichen* (S. 389) bei Zystikusverschluss mit Gallenblasenhydrops.
- ▶ **Sonographie:** Methode der Wahl zum Steinnachweis.
  - *Cholezystolithiasis:* Trefferquote 90–95 %. Befund (Konkremente mit einem Durchmesser von ≥ 3 mm nachweisbar): Echoreicher, bogenförmiger Reflex im Gallenblasenlumen, dorsaler Schallschatten, Verschieblichkeit entsprechend der Schwerkraft.
  - *Choledocholithiasis:* Trefferquote 60–70 %; D. choledochus erweitert (> 7 mm bzw. 10 mm nach Cholezystektomie → indirekter Steinnachweis), Nachweis erweiterter intrahepatischer Gallenwege, Reflexion und dorsale Schattenbildung weniger stark ausgeprägt als beim Steinnachweis in der Gallenblase.
  - *Zystikusverschluss:* Gallenblasenhydrops (Gallenblase > 10×4 cm).
  - *Cholezystitis:* Befunde, siehe S. 418.

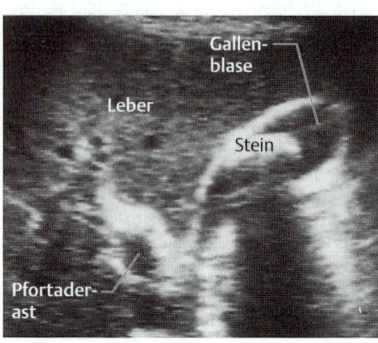

Abb. 23.2 · Sonogramm: Cholezystolithiasis, lateraler Längsschnitt rechts.

- ▶ **ERC** (S. 321): Methode der Wahl bei V. a. Choledocholithiasis (evtl. gleichzeitig therapeutische Optionen, S. 321) und bei V. a. Gallensteine in den intrahepatischen Gallengängen.
- ▶ **PTC** (S. 319): Falls ERC technisch nicht möglich.
- ▶ **Labor:**
  - Laborparameter bei asymptomatischen Gallensteinträgern i. d. R normal.
  - Bei stenosierendem Choledochusstein Anstieg der Cholestaseparameter: Direktes Bilirubin, LAP (Leucin-Aminopeptidase), γ-GT, AP, ggf. auch GOT und GPT.
  - Bei Begleitpankreatitis: Lipase ↑, CRP ↑, Leukozytose.
- ▶ **Ergänzende Untersuchungen:**
  - *CT:* Empfindlichster Nachweis einer Verkalkung; ergänzende Untersuchung bei schwerer Cholezystitis (Abszess, Perforation, Tumor).
  - *MRCP* bei missgebildeten Gallenwegen.

Differenzialdiagnosen

- ▶ **DD der Gallenkolik:** Alle DD des akuten Abdomens, v. a. Ulcus duodeni und ventriculi (S. 326), akute Appendizitis (S. 365), akute Pankreatitis (S. 427), Nierenkolik (S. 501), Lungenembolie, Herzinfarkt.

▶ **DD des Ikterus:** Siehe Verschlussikterus (S. 388).

▶ **Missbildungen der Gallenwege:** Prädisponieren zu Steinbildung, Verschlussikterus, Cholangitis. Erhöhtes Entartungsrisiko.

- *Caroli-Syndrom* (sehr selten): Zystische Erweiterungen und multiple Stenosen der intrahepatischen Gallengänge.
- *Choledochuszysten* (sehr selten): Verschiedene Formen, z. T. Choledochozelen, auch D. hepaticus kann betroffen sein.

> ❗ *Sofortmaßnahmen bei Gallenkolik*
>
> ▶ **Allgemein:** Nahrungskarenz für mind. 24 h, venöser Zugang.
> ▶ **Leichte Kolik:**
> - Butylscopolamin (z. B. Buscopan) 20 mg (= 1 Amp.) langsam als Bolus i. v.; danach ggf. 60 mg/500 ml Infusionslösung.
> - ☑ *Kontraindikationen:* Engwinkelglaukom, Blasenentleerungsstörungen!
> - *Alternativ:* Nitroglycerin (z. B. Nitrolingual) 0,8 – 1,6 g s. l.
> ▶ **Schwere Kolik:**
> - *Starkes Analgetikum:* z. B. 50 mg Pethidin (Dolantin) + 20 mg Butylscopolamin (z. B. Buscopan) i. v., ggf. Wiederholung nach 10 – 15 min.
> - ☑ *Hinweis:* Kein Morphin wegen Sphinkterspasmus!
> - Evtl. zusätzlich Metamizol (z. B. Novalgin) 5 ml langsam i. v. (*cave:* RR-Abfall!), dann 5 ml/500 ml Infusionslösung.

▶ **Weitere Therapie in Abhängigkeit vom Befund:**
- Akute Cholezystitis, Cholangitis: Siehe S. 416.
- Biliäre Pankreatitis: Siehe S. 427.

Konservative und interventionelle Therapie

▶ **Choledocholithiasis:**
- *Methode der Wahl:* ERC (S. 321) mit Papillotomie und retrograder endoskopischer Steinextraktion; bei gleichzeitiger Cholezystolithiasis im beschwerdefreien Intervall Cholezystektomie (s. u.).
- *Bei erschwertem endoskopischem Verfahren* (Stenosen der ableitenden Gallenwege, Z. n. Magen-OP): Perkutane transhepatische Steinextraktion (PTC, S. 319) und/oder Steinzertrümmerung mit Laserlithotrypsie oder Stoßwellen.
- *Große, nicht extrahierbare Steine:* Bei liegender, endoskopisch eingelegter Sonde (zur Röntgen-Darstellung) extrakorporale Stoßwellenzertrümmerung der Steine. Anschließend endoskopische Extraktion oder Spontanabgang. *Alternative:* Laserlithotrypsie oder Gallengangsrevision.

▶ **Rezidivprophylaxe:** Cholesterinarme Diät, Gewichtsabnahme.

Operative Therapie

▶ **Indikationen:**
- *Elektiv:*
  - Symptomatische Cholezystolithiasis (*Ausnahme:* Unkompliziertes Steinleiden von alten Patienten mit kardiopulmonalen Risikofaktoren [NYHA IV]).
  - Symptomatische Choledocholithiasis bei erfolgloser interventioneller Therapie (s. o.).
  - Intervall-Cholezystektomie nach Papillotomie bei Choledocholithiasis und gleichzeitiger Cholezystolithiasis.
- *Absolut:* Auftreten von Komplikationen (z. B. Cholezystitis [S. 416], Gallenblasenempyem, Perforation, maligne Entartung, Gallensteinileus).

► **Operationsprinzipien:**
- *Cholezystolithiasis:*
  - *Laparoskopische Cholezystektomie* (S. 836): Standardverfahren bei Cholezystolithiasis im beschwerdefreien Intervall (Kontraindikationen, S. 837).
  - *Konventionelle Cholezystektomie* (S. 839): Bei Komplikationen (S. 413), Kontraindikationen gegen laparoskopische CHE.
  - ▶ *Hinweis:* Beide Verfahren werden bei einem Steinnachweis im intraoperativen Cholangiogramm bzw. in der intraoperativen Sonographie mit einer Gallengangsrevision (S. 841) kombiniert.
- *Choledocholithiasis:*
  - Laparoskopische Intervall-Cholezystektomie nach präoperativer endoskopischer Steinentfernung (s. o.).
  - Laparoskopische Cholezystektomie (S. 836) in Kombination mit intraoperativer laparoskopischer Gallengangsrevision bei erfolgloser interventioneller Steinentfernung (s. o.).
  - *Alternativ:* Konventionelle Cholezystektomie mit offener Gallengangsrevision (S. 841).
- *Zustand nach Cholezystektomie:* Primär interventionelle Therapiemöglichkeiten (Papillotomie, PTC [S. 319]). Sonst chirurgisch mit offener Gallenwegsrevision (S. 841).

► **Nachbehandlung:** Sofortige Nahrungsaufnahme möglich.

► **„Postcholezystektomiesyndrom"** (sehr selten):
- *Klinik:* Persistieren oder Wiederauftreten der ursprünglichen Beschwerden trotz Cholezystektomie.
- *Ursachen:* Falsche Operationsindikation (die nachgewiesenen Gallensteine waren nicht Ursache der ursprünglichen Beschwerden), übersehene Steine und/oder Papillenstenose, Gallengangsstriktur.
- *Diagnose:* Sonographie, ERCP, ggf. Gastroskopie (Ausschluss Ulkusleiden).

Prognose

► Heilung durch lege artis durchgeführte Operation; ggf. Fettintoleranz.
► Letalität ist bei elektiver CHE < 0,1 %, bei offener Gallengangsrevision 0,9 – 1,7 %.

23.3 Cholezystitis und eitrige Cholangitis

Grundlagen

► **Definition:** Akute bzw. chronische Entzündung der Gallenblase (*Cholezystitis*) oder der Gallenwege (*Cholangitis*).

► **Ätiologie der Cholezystitis:**
- *Cholezystolithiasis:* > 90 % der Fälle, meistens durch einen Zystikusverschlussstein. Primär abakterielle Entzündung durch chronisch mechanische Irritation der Gallenblasenschleimhaut. Drucknekrosen und Ischämie schädigen die Mukosa. Sekundär kommt es zur Keimbesiedlung der Gallenblasenwand (Keimaszension aus dem Duodenum bzw. hämatogener und/oder lymphogener Ausbreitung; *Erreger:* v. a. E. coli, Enterokokken, Proteus, Klebsiellen, Clostridium perfringens).
- *Cholezystitis ohne Steine:* Selten. Durch Stase in den Gallenwegen. Auftreten fast ausschließlich als sekundäre Komplikation: Postoperativ, bei Schwerverletzten, nach Verbrennung, nach Massentransfusion, bei Sepsis, bei Schwerkranken. Rasche Progredienz! ▶ *Sonderform:* Cholezystitis als Folge einer Infektion mit Salmonella typhi bei Dauerausscheidern.

▣ *Hinweis:* Die *chronische Cholezystitis* ist der Folgezustand rezidivierender Cholezystitiden. Sie geht mit einem Funktionsverlust des Organs einher.

▶ **Ätiologie der Cholangitis:**
- *Gallenwegsobstruktion* durch Choledocholithiasis (häufigste Ursache, siehe S. 412), benigne Gallengangsstrikturen (am häufigsten iatrogen, z. B. nach ERC oder biliodigestiver Anastomose), Gallengangskarzinom (S. 423) und Aszension von Bakterien (*häufigste Erreger:* siehe akute Cholezystitis).
- *Papillenstenose* (maligne, entzündlich, posttraumatisch, hypertroph).

Klinik

▶ **Akute Cholezystitis:**
- Dumpfe Schmerzen im rechten Oberbauch, Peritonitis im rechten Oberbauch.
- Übelkeit, Erbrechen.
- Fieber bis 38 C. (▣ *Hinweis:* Fieber > 38 °C spricht für eine Cholangitis, s. u.).
▶ **Chronische Cholezystitis:** I. d. R. asymptomatisch. Ansonsten uncharakteristische dyspeptische Beschwerden, Fettunverträglichkeit, Koliken in der Anamnese.
▶ **Cholangitis:** Rechtsseitiger Oberbauchschmerz, Fieber (> 38 °C) mit Schüttelfrost und intermittierendem Ikterus (= „*Charcot-Trias*").

Komplikationen

▶ **Akute Cholezystitis:**
- *Gallenblasenempyem:* Folge eines Zystikusverschlusses mit Gallenblasenhydrops. *Klinik:* Oberbauchperitonitis mit Abwehrspannung, palpable Resistenz, hohes Fieber mit Schüttelfrost, Gefahr des septischen Schocks (S. 144).
- *Phlegmonöse* oder *gangränöse Cholezystitis* mit Übergreifen der Entzündung auf die Nachbarschaft (*Pericholezystitis*).
- *Gallensteinperforation:* Gedeckt (→ intraabdominelle Abszessbildung, S. 350), in die Bauchhöhle (→ gallige Peritonitis, S. 346), in den Darm (→ bei Einklemmung: Gallensteinileus, S. 354).
▶ **Chronische Cholezystitis:** Mögliche Spätkomplikation ist das Gallenblasenkarzinom (v. a. bei Porzellangallenblase).
▶ **Cholangitis:**
- Cholangiosepsis.
- Leberabszess (S. 392).
- Sekundäre biliäre Zirrhose (bei chronischem Verlauf).

Diagnostik

▶ **Klinische Untersuchung** (S. 312):
- *Cholezystitis:* Druckdolenz im rechten Oberbauch, palpable Resistenz, lokale Abwehrspannung, Murphy-Zeichen (S. 414); evtl. Fieber, leichter Ikterus.
- *Cholangitis:* Druckdolenz im rechten Oberbauch, Ikterus, Fieber = *Charcot-Trias*), Schüttelfrost.
▶ **Labor:**
- *Cholezystitis:*
  - Akute Cholezystitis: Leukozytose mit Linksverschiebung (bei Empyem > 20 000/μl), CRP ↑, BSG ↑. Die Leberenzyme und Bilirubin sind i. d. R nicht oder nur leicht erhöht.
  - Chronische Cholezystitis: Entzündungsparameter kaum erhöht.

- *Cholangitis:*
  - Obstruktive Cholangitis: Cholestaseparameter (direktes Bilirubin, γ-GT, AP, LAP) ↑.
  - Aszendierende Cholangitis: GOT (↑), GPT (↑).
- *Biliäre Pankreatitis:* Amylase (Serum und Urin) ↑.
- ☐ *Beachte:* Blutkulturen abnehmen!

▶ **Sonographie:**
- *Akute Cholezystitis:* Verdickte (>4 mm) mehrschichtige und echoreiche Gallenblasenwand mit verwaschener Kontur, echoarmer Randsaum. Ggf. Steinnachweis (siehe Abb. 23.3).
- *Gallenblasenhydrops:* Befunde, siehe S. 414.
- *Gallenblasenempyem:* Vergrößerte Gallenblase, angefüllt mit grobkörnigem, echoreichem Material (Eiter). Dadurch verschwindet die typische Transparenz.
- *Chronische Cholezystitis: Schrumpfgallenblase* (= kleine Gallenblase ohne Lumen, evtl. echodicht mit Schallschatten), *Porzellangallenblase* (großer bogiger ventral gelegener Reflex mit breitem homogenem dorsalem Schatten → Kalkeinlagerung).
- *Cholangitis:* Nachweis der Choledocholithiasis (S. 414), intrahepatische Stauung, echoreiches Material im erweiterten Gallengang (Eiter).

▶ **ERC** (S. 321): Bei V. a. akute Cholangitis zum Nachweis cholangitischer Veränderungen und zur Feststellung und Therapie eines Abflusshindernisses (Choledocholithiasis).

▶ **PTC** (S. 319): Falls ERC technisch nicht möglich.

▶ **Ergänzende Untersuchungen:**
- *Abdomenübersichtsaufnahme:* Gas in der Gallenblase (→ gasbildende Erreger), subphrenische Luft (→ Perforation), Spiegelbildung (→ Ileus), Aerobilie (→ Gallensteinileus, Z. n. Papillotomie)?
- *CT:* In unklaren Fällen (sensitiver Nachweis einer Cholezystitis); Abszess, Perforation, Tumor.

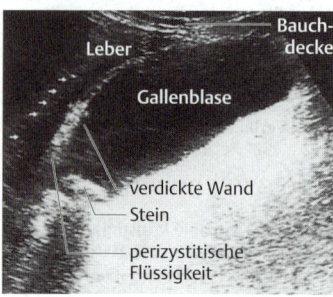
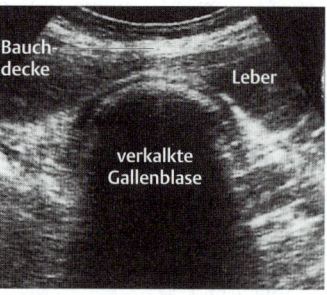

Abb. 23.3 · (a) Akute Cholezystitis mit Hydrops, lateraler Längsschnitt rechts ; (b) Chronische Cholezystitis mit Porzellangallenblase, Subkostalschnitt rechts

Differenzialdiagnosen

▶ **Akute Cholezystitis:** Siehe Differenzialdiagnose des akuten Abdomens (S. 137), v. a. Ulkus, Pankreatitis, Cholangitis.

▶ **Chronische Cholezystitis:** Gallenblasenkarzinom (S. 420), Ulkuskrankheit (S. 326).

▶ **Cholangitis:** Cholezystitis, Pankreatitis, akute Hepatitis u. a.

Konservative Therapie

► **Indikation:** Überbrückend bis zur Operation (▶ *Cave:* Unter alleiniger konservativer Therapie hohe Rezidivrate und erhöhtes Risiko für das Auftreten von Komplikationen wie z.B. Perforation, Cholangiosepsis).

► **Durchführung:**
- Nahrungskarenz, parenterale Ernährung (S. 77); evtl. Magensonde bei Erbrechen.
- Analgetika und Spasmolytika (siehe Gallenkolik S. 415).
- Kalkulierte Antibiotikagabe (nach Abnahme von Blutkulturen): z.B. Ceftriaxon (z.B. Rocephin) 1 × 2 g i.v. *oder* Amoxicillin (z.B. Augmentan, Augmentin) 4 × 1(–2) g i.v. + Metronidazol (Clont, Flagyl) 3 × 500 mg i.v. *oder* Piperacillin (z.B. Pipril) 3–4 × 2(–4) g i.v.
- Thromboembolieprophylaxe (S. 103).
- ▶ *Hinweis:* Keine absolute Bettruhe, sondern Mobilisation, Atemgymnastik.

Interventionelle Therapie

► **Cholezystitis:**
- *Indikationen:* Patienten mit hohem Operationsrisiko und akalkulöser Cholezystitis bei operierten oder schwerverletzten Intensivpflegepatienten.
- *Cholezystostomie:* Perkutane Drainage der Gallenblase mit einem Pigtail-Katheter unter sonographischer Kontrolle. Vor Katheterentfernung röntgenologische Überprüfung der Wiederdurchgängigkeit des Ductus cysticus. Bei Steinfreiheit ist keine Cholezystektomie notwendig!

► **Cholangitis:** Interventionelle Therapie Methode der Wahl! Ziel ist die Wiederherstellung des Galleabflusses.
- *Bei Choledocholithiasis:*
  - ERC (S. 321) und Papillotomie mit Steinextraktion (*alternativ:* perkutane transhepatische Steinextraktion). Bei gleichzeitiger Cholezystolithiasis im beschwerdefreien Intervall Cholezystektomie (s. u.).
  - Gelingt die Steinentfernung nicht, Anlage einer nasobiliären Sonde oder eines Plastik-Stents.
- *Bei Gallengangsstenose (maligne/benigne):*
  - ERC (S. 321) und Schienung des D. choledochus durch Stenteinlage.
  - Einlage einer nasobiliären Sonde → Ableitung des Gallesekrets und Möglichkeit der Spülung.
  - PTC mit perkutaner Drainage zur Ableitung des Gallesekrets (PTCD, S. 319).

Operative Therapie

► **Indikationen:**
- Jede *akute Cholezystitis* und deren *Komplikationen*.
- *Chronische Cholezystitis* einschließlich Typhus-Cholezystitis (Dauerausscheider).
- *Cholangitis:* Nach Versagen der interventionellen Therapie; im Intervall nach Papillotomie bei Choledocholithiasis und gleichzeitiger Cholezystolithiasis.

► **Operationszeitpunkt bei akuter Cholezystitis**:
- *Notfalloperation:* Bei Gallenblasenempyem, Perforation, Sepsis, Gallensteinileus (nur Ileus beheben!).
- *Frühoperation:* Jede unkomplizierte Cholezystitis innerhalb von 72 h nach stationärer Aufnahme, sobald Diagnose gesichert und sofern keine schwerwiegenden Kontraindikationen vorliegen.

- *Intervall-Operation:* Cholezystektomie im entzündungsfreien Intervall nach Durchführung der konservativen Therapie (i.d.R nach ca. 6 Wochen Latenz). Indiziert bei hohem Operationsrisiko oder zu später Diagnosestellung (>72 h).
- ◪ *Hinweis:* Die Frühoperation hat keine Nachteile. Die Komplikationsrate ist geringer und entspricht derjenigen der Intervall-Cholezystektomie. Die Umsteigerate von einer laparoskopischen zur offenen Cholezystektomie ist bei einer Frühoperation etwas höher, dafür ist sie rationeller, erspart dem Patienten eine zweite Hospitalisation und ist daher auch bedeutend kostengünstiger.

▶ **Operationsprinzipien:**
- *Akute und chronische Cholezystitis:*
  - Laparoskopische Cholezystektomie (S. 836).
  - *Alternative:* Konventionelle Cholezystektomie (S. 839).
  - ◪ *Hinweis:* Beide Verfahren werden bei einem Steinnachweis im intraoperativen Cholangiogramm bzw. in der intraoperativen Sonographie mit einer Gallengangsrevision (S. 841) kombiniert.
  - ◪ *Cave:* Bei der Operation der chronischen Cholezystitis besteht die Gefahr, den D. hepaticus und die A. hepatica wegen Vernarbung und Verziehung zu verletzen (besonders bei atypischem Verlauf)! Bei unübersichtlichen Verhältnissen laparoskopische Weiterführung nicht erzwingen, sondern Umsteigen auf offene Operation.
- *Cholangitis:*
  - Bei Choledocholithiasis: Laparoskopische Cholezystektomie (S. 836) in Kombination mit intraoperativer laparoskopischer Gallengangsrevision bzw. laparoskopische Intervall-Cholezystektomie nach präoperativer endoskopischer Steinentfernung (s. o.).
  - Bei stenosierender Choledochusstenose (maligne/benigne): Biliodigestive Anastomose (S. 843).

▶ **Nachbehandlung:**
- Kostaufbau bei guter Darmfunktion (Darmgeräusche).
- Fortführen der Antibiotikatherapie je nach Befund für 2–3 Tage.

Prognose

▶ Ein cholezystischer Schub klingt unter konservativer Therapie häufig innerhalb von 6–8 Tagen ab.
▶ Nach durchgemachter Cholezystitis besteht immer die Gefahr eines Rezidivs mit evtl. Komplikationen. Deshalb bei Verzicht auf eine Frühoperation immer die elektive Cholezystektomie im entzündungsfreien Intervall anstreben, sofern die Kontraindikationen nicht persistieren und überwiegen.
▶ Nach Cholezystektomie sind die Patienten geheilt, da das krankheitsverursachende Organ entfernt worden ist.
▶ **Letalität:**
- *Akute Cholezystitis:* Bei >70-jährigen Patienten ohne operative Sanierung 10%.
- *Cholangitis:* Bei adäquater Therapie 3–11%, abhängig von den Begleiterkrankungen.

23.4 Gallenblasenkarzinom

Grundlagen

▶ **Ätiologie:** Langjährige Cholezystolithiasis (Gallensteine in 90% nachweisbar); besonders hohes Risiko bei „Porzellangallenblase" (S. 417); Gallenblasenadenome.
▶ **Histopathologie:** Meist Adenokarzinome (90%), seltener Plattenepithelkarzinome.

▶ **Epidemiologie:** Seltener Tumor. Altersgipfel liegt zwischen dem 60. bis 70. Lj. Verhältnis w : m = 4 : 1.

▶ **Metastasierung/Ausbreitung:**

- *Per continuitatem* in die angrenzenden Lebersegmente und Nachbarorgane-/-strukturen.
- *Lymphogen* (früh!): D. cysticus → portale, peripankreatische und paraaortale Lymphknoten.
- *Hämatogen:* Über die Venen im Gallenblasenbett zur V. portae → Leber; weitere bevorzugte Organe sind Lunge, Skelett, Niere, Nebenniere, Milz, Haut und Ovarien.

Tabelle 23.1 · TNM-Klassifikation des Gallenblasenkarzinoms

T = Tumor = Primärtumor

T_x	Primärtumor kann nicht beurteilt werden
T_0	kein Anhalt für Primärtumor
T_{is}	Carcinoma in situ
T_1	Beschränkung auf Gallenblasenwand
	• $T_{1a:}$ Tumor infiltriert Schleimhaut
	• $T_{1b:}$ Tumor infiltriert Muskulatur
T_2	Tumor infiltriert perimuskuläres Bindegewebe
T_3	Tumor infiltriert Serosa und/oder Leber (≤ 2 cm) und/oder ein Nachbarorgan
T_4	Tumor infiltriert V. portae oder A. hepatica oder 2 oder mehr Nachbarorgane/-strukturen

N = Noduli = regionale Lymphknoten

N_x	regionäre Lymphknoten können nicht beurteilt werden
N_0	keine regionären Lk-Metastasen, pN_0 mindestens 3 untersucht
N_1	Lk-Metastasen im Lig. Hepatoduodenale

M = Metastasen = Fernmetastasen

M_X	Metastasenstatus unbekannt
M_0	keine Fernmetastasen nachweisbar
M_1	Fernmetastasen inkl. Metastasen in nicht regionalen Lymphknoten

Klinik

▶ Spätsymptome! Dumpfe, rechtsseitige Oberbauchschmerzen, ggf. Koliken, Übelkeit und Erbrechen. Leistungsknick, Gewichtsverlust, Stauungsikterus, Anämie, tastbarer Tumor.

Diagnostik

▶ *Hinweis:* Das Gallenblasenkarzinom wird oft als Zufallsbefund bei Cholezystektomie wegen Cholelithiasis entdeckt!

► **Obligate Untersuchungen:**
  - *Klinische Untersuchung* (S. 312): Evtl. schmerzlose Gallenblasenvergrößerung und Ikterus („*Courvoisier-Zeichen*") bei Ummauerung des Gallenganges.
  - *Labor:*
    – GOT ↑, GPT ↑, BSG ↑.
    – Bei Cholestase: γ-GT ↑, AP ↑, LAP ↑, direktes Bilirubin ↑.
    – Tumormarker: Ca 19 – 9, CEA (siehe Tab. 38.3, S. 705).
  - *Sonographie:* Starr verdickte Gallenblasenwand mit echoarmen irregulären Strukturen im Lumen; unregelmäßige Form der Gallenblase. Meist Steinnachweis (S. 414).
  - *Spiral-CT:* Bei unklarem sonographischem Befund; Leberbefall, Metastasen?
  - *Röntgen-Thorax in 2 Ebenen:* Ausschluss von Lungenmetastasen.
► **Ergänzende Untersuchungen:**
  - *ERC* (S. 321): Bei Cholestase; Befall intra- und extrahepatischer Gallenwege?
  - *PTC* (S. 319): Ersatzmethode, falls ERC (S. 321) nicht möglich ist.
  - *MRC* (S. 318): Beste Aussagekraft bezüglich Tumorausdehnung und Anatomie.

Differenzialdiagnosen

► **DD des Verschlussikterus:** Siehe Leitsymptom Ikterus (S. 388).
► **Chronische Cholezystitis** (S. 416).

Operative Therapie

🔲 *Hinweis:* Bei Diagnosestellung sind bereits 70% aller Patienten inoperabel! Bei T_4- und N_1- und M_1-Tumoren ist eine Operation sinnlos.
► **Indikationen und Operationsprinzip:**
  - *T_{is}- und T_1-Tumoren* (T_{1a} und T_{1b}): Cholezystektomie ist ausreichend (wenn zufällig im Rahmen einer Cholezystektomie entdeckt → keine Nachresektion notwendig).
  - *T_2-Tumor und spätere Stadien:* Resektion des Gallenblasenbettes mit einem Sicherheitsabstand von 3 cm oder eine Leberresektion (Segment IVb und V) mit Lymphknotendissektion im Lig. hepatoduodenale.
  🔲 *Hinweis:* Bei pT_2-, selten bei pT_3-Tumoren ist eine Reoperation nach Zufallsbefund bei der Cholezystektomie indiziert.
  - *T_3-Tumor:* Mitentfernung des D. choledochus bei Infiltration.
► **Nachbehandlung:** Keine adjuvante Therapie bekannt.

Palliativmaßnahmen

► **Interventionelle Verfahren:**
  - Endoskopisches Einlegen einer Endoprothese in die Tumorstenose (ERC, S. 321) distales Ende der Prothese in der Regel im Duodenum.
  - Perkutane transhepatische Drainage mit Stenteinlage und interner transtumoraler Galleableitung in das Duodenum (PTCD, S. 319). Ersatzmethode, falls endoskopische Verfahren nicht möglich sind, da Gefahr der Cholangitis.
► **Operative Verfahren** (*biliodigestive Anastomose*): Falls interventionelle Verfahren nicht möglich oder erfolglos sind. Abhängig von den anatomischen Gegebenheiten Hepato- bzw. Hepatikojejunostomie (S. 843) oder Choledochojejunostomie mit Roux-Y-Anastomose.
► **Chemotherapie:** Bei Patienten im ordentlichen Allgemeinzustand.

Prognose

► Schlecht, da selten kurative Operation möglich.
► 5-Jahres-Überlebensrate: T_{1a}: 100%, T_{1b}: ca. 70%, T_2: 20%, T_3, T_4 sowie N_+: Heilung selten möglich.

23.5 Gallengangskarzinom

Grundlagen

► **Ätiologie:** Gehäuftes Auftreten bei intrahepatischen parasitären Infektionen (z.B. Leberegel), primär sklerosierender Cholangitis, Caroli-Syndrom, langem Common-Channel. In der Regel sehr langsam wachsend.
► **Einteilung der Gallengangskarzinome nach Lokalisation:**
  • *Unteres Drittel:* Karzinom im retroduodenalen Abschnitt.
  • *Mittleres Drittel:* Karzinom im Hauptteil des Ductus choledochus.
  • *Oberes Drittel* (50%!): Karzinom kranial des Ductus cysticus, Hauptlokalisation Hepatikusgabel (= *Klatskin-Tumoren).*
► **Einteilung der Klatskin-Tumore nach Bismuth:**
  • *Typ I:* Befall des proximalen Ductus hepaticus communis, Hepatikusgabel tumorfrei.
  • *Typ II:* Befall auch der Hepatikusgabel, die Hepatikushauptäste sind tumorfrei.
  • *Typ III:* Tumor befällt auf einer Seite (*Typ IIIa* = rechts; *Typ IIIb* = links) den Hepatikushauptast.
  • *Typ IV:* Tumorbefall beider Hepatikushauptäste.
► **Histopathologie:** Meist Adenokarzinome.
► **Epidemiologie:** Seltener Tumor, 2–3 Fälle/100000 Einwohner/Jahr. Verhältnis m : w 2–3 : 1.

Tabelle 23.2 · **TNM-Klassifikation des Gallengangskarzinoms**

T = Tumor = Primärtumor

T_X	Primärtumor kann nicht beurteilt werden
T_0	kein Anhalt für Primärtumor
T_{is}	Carcinoma in situ
T_1	Tumor auf das subepitheliale Bindegewebe oder die fibromuskuläre Schicht beschränkt
T_2	Tumor infiltriert das perifibromuskuläre Bindegewebe
T_3	Tumor infiltriert die Leber, Gallenblase, Pankreas und/oder unilaterale Äste der V. portae (rechts oder links) oder A. hepatica propria (rechts oder links)
T_4	Tumor infiltriert eine oder mehrere Nachbarstruktur(en): Hauptstamm der V. portae oder ihrer Äste bilateral, A. hepatica communis oder Nachbarorgane/-strukturen wie Kolon, Magen, Duodenum, Abdominalwand

N = Noduli = regionale Lymphknoten

N_X	regionäre Lymphknoten können nicht beurteilt werden
N_0	keine regionären Lymphknotenmetastasen
N_1	regionäre Lymphknotenmetastasen

M = Metastasen = Fernmetastasen

Fortsetzung ►

Tabelle 23.2 · Fortsetzung

M_X	Fernmetastasen können nicht beurteilt werden
M_0	keine Fernmetastasen
M_1	Fernmetastasen

Klinik

► Meist schmerzlos einsetzender Verschlussikterus und tastbar vergrößerte Gallenblase (= *Courvoisier-Zeichen*) bei Choledochus-Befall.
► Evtl. dumpfe, rechtsseitige Oberbauchschmerzen, Diarrhö.
► Als Spätsymptome Leistungsknick, Anämie, tastbarer Tumor.

Diagnostik

► **Obligate Untersuchungen:**
  • *Klinische Untersuchung* (S. 312): Verschlussikterus + tastbar vergrößerte Gallenblase ("Courvoisier-Zeichen").
  ▶ *Hinweis:* Das Karzinom des distalen Choledochus ist vom Pankreaskopfkarzinom kaum zu unterscheiden (S. 437).
  • *Labor:* Leukozytose, CRP ↑, BSG ↑, Cholestaseparameter ↑ (direktes Bilirubin, AP, LAP, γ-GT), Transaminasen ↑, Tumormarker: CEA, CA-19 – 9.
  • *Sonographie:* Echoarme Raumforderung im Lig. hepatoduodenale. Unscharfe Begrenzung des Duktus, in der Regel Cholestase mit erweiterten Gallengängen. Evtl. extraluminale Ausdehnung, Metastasen.
  • *ERC* (S. 321): Lokalisation der Stenose (karottenförmig).
  • *PTC* (S. 319): Ersatzmethode, falls ERC (S. 321) nicht möglich ist.
► **Ergänzende Untersuchungen** (→ Abklärung der Operabilität)
  • *Spiral-CT oder MRT:* Extraluminale Ausdehnung, Metastasen?
  • *MR-Angio und MRCP* (S. 318): Gefäßinfiltrationen? Lokalisation?

Differenzialdiagnosen

► **DD des Verschlussikterus:** Siehe Leitsymptom Ikterus (S. 388).
► **Pankreaskopfkarzinom** (S. 437): Bei Karzinomen des distalen Choledochus.

Operative Therapie

► **Indikation:** Jedes Gallengangskarzinom, dessen Inoperabilität nicht gesichert ist.
► **Operationsprinzipien:**
  • *Karzinome im distalen Drittel:* Radikale Duodenopankreatektomie (Whipple-OP, S. 440): En-bloc-Exstirpation von Pankreaskopf und -korpusanteil mitsamt Duodenum, partieller Antrektomie, Cholezystektomie und Lymphadenektomie. Reanastomosierung durch Gastro-, Pankreatiko- und Hepatikojejunostomie.
  • *Karzinom im mittleren Drittel* (meistens klein, da frühzeitig Ikterus): Resektion (inkl. Cholezystektomie) und Hepatikojejunostomie (S. 843).
  • *Karzinom im oberen Drittel* (Klatskin-Tumoren): Resektionsausmaß abhängig von der Tumorausdehnung (Typ I – IV).
    – *Typ I:* Resektion der Hepatikusgabel und Hepatojejunostomie. Meistens nicht möglich wegen Gefäßinfiltration.
    – *Typ II:* Zusätzlich Mitentfernung des Lobus caudatus. Erlaubt die bessere Präparation der Gefäße. In Ausnahmefällen kann die Operation mit einem kurzstreckigen Gefäßersatz kombiniert werden.

– *Typ III* (Infiltration eines Hepatikushauptastes): Zusätzlich Hemihepat-
ektomie.
– *Typ IV* (Infiltration beider Hepatikushauptäste): Eine kurative Resektion nicht
mehr möglich (→ Palliativmaßnahmen, s. u.).

Palliativmaßnahmen

▶ **Interventionelle Verfahren:**
  ◪ *Hinweis:* Interventionelle Verfahren haben eine geringere Morbidität und Letali-
    tät als chirurgische Verfahren und sollten daher immer zuerst versucht werden!
  • Endoskopisches Einlegen einer Endoprothese in die Tumorstenose (ERC, S. 321),
    distales Ende der Prothese in der Regel im Duodenum.
  • Perkutane transhepatische Drainage mit Stenteinlage und interner transtumora-
    ler Galleableitung in das Duodenum (PTCD, S. 319). Ersatzmethode, falls endo-
    skopische Verfahren nicht möglich sind.
▶ **Operative Verfahren** (biliodigestive Anastomose): Falls interventionelle Verfahren
  nicht möglich oder erfolglos sind. Abhängig von den anatomischen Gegebenheiten
  Hepato- bzw. Hepatikojejunostomie (S. 843) mit Roux-Y-Anastomose.

Prognose

▶ Schlecht, da selten kurative Operation möglich.
▶ 5-Jahres-Überlebensrate < 5 % im Gesamtkrankengut.
▶ 5-Jahres-Überleben der Patienten von radikal operierten distalen Karzinomen
  30 – 40 %.

24 Pankreas

24.1 Anatomie

▶ **Einteilung:**
- *Pankreaskopf mit Proc. uncinatus:* Liegt in der Konkavität des Duodenums rechts der V. portae.
- *Pankreaskörper:* Liegt zwischen rechtem Rand der V. portae und linkem Rand der Aorta, zieht in Höhe des 2. LWK über die Wirbelsäule hinweg (→ hier bes. rupturgefährdet) und bildet die Rückseite der Bursa omentalis.
- *Pankreasschwanz:* Reicht von links der Aorta bis zur Milz.

▶ **Lage:** Sekundär retroperitoneal (nur auf der Vorderfläche von Peritoneum überzogen).

◨ *Hinweis:* Der Kopf des Pankreas ist mit dem Duodenum fest verbunden, sodass das Organ nur wenig verschieblich und daher besonders verletzungsgefährdet ist.

▶ **Ausführungsgänge:**
- *D. pancreaticus* (Hauptausführungsgang; *Synonym:* D. Wirsungianus): Durchzieht das gesamte Organ (*Dicke:* 2 mm). Dieser mündet i.d.R gemeinsam mit dem D. choledochus in der Papilla Vateri in das Duodenum (S. 412).
- *Akzessorischer Ausführungsgang* (D. Santorini): In 40 % d. F. vorhanden. Drainiert den kranialen Pankreaskopf und mündet oberhalb des Hauptausführungsgangs separat in das Duodenum.

▶ **Arterielle Blutversorgung:**
- *Pankreaskopf:* Kranial aus der A. pancreaticoduodenalis superior posterior und anterior (aus A. gastroduodenalis) und kaudal aus der A. pancreaticoduodenalis inferior anterior und posterior (aus A. mesenterica superior). Beide Arterien anastomosieren untereinander (sog. „Pankreasarkade").
- *Pankreaskörper und -schwanz:* Aus Ästen der A. lienalis (aus Tr. coeliacus) → Rr. panreatici, A. pancreatica dorsalis, A. pancreatica magna, A. pancreatica inferior.
  ◨ *Hinweis:* Variable Gefäßversorgung!

▶ **Venöser Abfluss:**
- *Pankreaskopf:* Über V. mesenterica superior → V. portae.
- *Pankreaskörper und -schwanz:* Über V. lienalis → V. portae.

▶ **Lymphabfluss:**
- *1. Station:* Peripankreatische Lymphknoten:
  – *Pankreaskopf:* Nll. pancreaticoduodenales superiores und inferiores.
  – *Pankreaskörper und -schwanz:* Nll. pancreatici superiores und inferiores, Lk am Milzhilus.
- *2. Station:* Lymphknoten im Bereich der Leberpforte, Mesenterialwurzel, Tr. coeliacus, paraaortal.

▶ **Chirurgische Zugangswege:** Um das Pankreas zu erreichen, ist eine Eröffnung der Bursa omentalis notwendig. Diese kann über 3 Wege erreicht werden:
- Zugang von ventral über eine Durchtrennung des Ligamentum gastrocolicum (=Durchtrennung des Omentum majus) zwischen Magen und Colon transversum.
- Zugang von kranial über eine Durchtrennung des Omentum minus.
- Zugang von kaudal über eine Durchtrennung des Mesocolon transversum.
- Zugang von dorsal nach Mobilisierung des Duodenums und Durchtrennung des Treitz-Bandes.

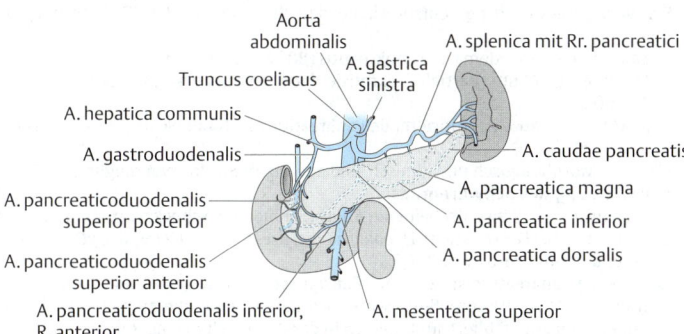

Abb. 24.1 · Arterielle Blutversorgung des Pankreas

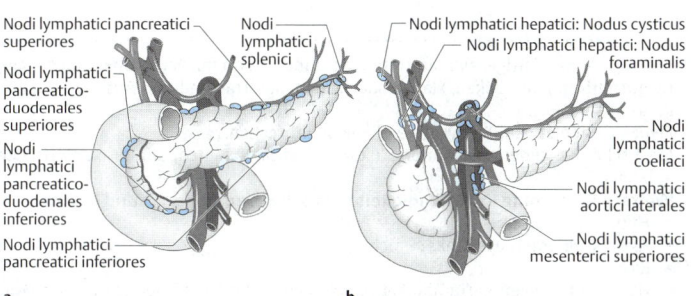

a   **b**

Abb. 24.2 · Lymphabflusswege der Bauchspeicheldrüse. (a) Peripankreatische Lymphknoten; (b) Lokalisation der wichtigsten Lymphkonotenstationen des Pankreas (Sammellymphknoten)

24.2 Akute Pankreatitis

Grundlagen

▶ **Definition:** Akute Entzündung der Bauchspeicheldrüse durch eine vorzeitige am falschen Ort stattfindende Aktivierung von Pankreasenzymen mit Selbstandauung des Organs und des umgebenden Fettgewebes.

▶ **Ätiologie:**
- *Gallenwegserkrankungen=biliäre Pankreatitis* (ca. 45%): Häufigste Ursache ist die Choledocholithiasis (v. a. präpapilläre Steine, siehe S. 412); Papillenstenose.
- *Chronischer Alkoholabusus* (30%).
- *Idiopathisch* (20%). Evtl. bei „Pancreas divisum" (fehlende Verschmelzung der Pankreasgänge mit Drainage des Pankreaskorpus durch den Ductus Santorini).
- *Postinterventionell* nach ERCP (S. 321).
- *Seltenere Ursachen:* Trauma, Medikamente (z. B. Asparaginase, Tetrazykline, Amiodaron, Chlorothiazid, Steroide), virale Speicheldrüsenerkrankungen (z. B. Mumps), Hyperparathyreoidismus, Hyperlipidämie, Malaria, zystische Fibrose.

▶ **Schweregradeinteilung** (entsprechend den Befunden in der CT/Endosonographie):

- *Stadium I:* Akute ödematöse Pankreatitis (80 – 85 %, Letalität 0 %).
- *Stadium II:* Akute partiell nekrotisierende Pankreatitis (15 – 30 %, Letalität 15 – 50 %).
- *Stadium III:* Akute nekrotisierende Pankreatitis mit Totalnekrose (15 – 30 %, Letalität > 50 %).

◻ *Hinweis:* Morphologisch und klinisch sind alle Übergangsformen möglich!

▶ **Einschätzung des Schweregrads:**

- Im klinischen Alltag entscheidend: *Klinik* (Schmerzen, Schocksymptomatik), *CRP* (> 120 mg/l), LDH (Anstieg), *Hypokalziämie*, *Kreatinin* (> 1,2 mg/dl), *pO$_2$* (Abfall), Befund im *Kontrast-CT* (S. 317)?

  ◻ *Hinweis:* Pankreatitis-spezifische (Ranson score, Imrie score) und nicht spezifische (APACHE II score, SAPS score) Scoring-Systeme, die zum Vergleich von Kollektiven gut etabliert sind, spielen in der Praxis selten eine Rolle.

▶ **Verlauf:** Einmaliger Schub oder akut-rezidivierend. Prognostisch zu trennen vom akuten Schub einer chronischen Pankreatitis (S. 432). Unterscheidung klinisch, aber im frühen Krankheitsstadium nicht immer möglich.

Klinik

◻ *Leitsymptome:* Heftige, akut auftretende Schmerzen im mittleren Oberbauch, häufig gürtelförmig in Rücken, Flanke oder Thorax ausstrahlend und Anstieg der Pankreasenzyme (s. u.).

▶ Fieber, Gesichtsflush, Tachykardie, Übelkeit, Erbrechen.

▶ Elastische Bauchdeckenspannung („*Gummibauch*"), Meteorismus, paralytischer Subileus.

▶ **Weitere Symptome in Abhängigkeit vom Schweregrad (s. o.) und Ursache:**

- Hypotonie, Schock.
- Aszites, Pleuraerguss (links > rechts).
- Ikterus.
- Hauteinblutungen periumbilikal (*Cullen-Zeichen*) oder im Bereich der Flanken (*Grey-Turner-Zeichen*) bei schwerer hämorrhagischer Pankreatitis → prognostisch ungünstiges Zeichen!

Komplikationen der akuten Pankreatitis

▶ **Frühkomplikationen:**

- *Akut nekrotisierende Pankreatitis:* Kreislaufschock (Volumenmangel, Einschwemmung vasoaktiver und toxischer Substanzen) mit Entwicklung einer Verbrauchskoagulopathie, respiratorischer Insuffizienz, akutem Nieren- und Leberversagen (*Multiorganversagen*).
- Bakterielle Infektion der Nekrosen mit Gefahr der Sepsis.
- Arrosion von Gefäßen mit akuter Blutung.
- Pfortader- und Milzvenenthrombose.
- Paralytischer Ileus (S. 353).

▶ **Spätkomplikationen** (nach ca. 2 – 4 Wochen oder später):

- Abszess- und Fistelbildung.
- Diabetes mellitus.
- Pseudozysten (S. 435).
- Übergang in eine chronische Pankreatitis (bei aethyltoxischer Genese), siehe S. 432.

Diagnostik

▶ **Anamnese:** Akute Oberbauchschmerzen, konstant und zunehmend, Fieber, Übelkeit. Evtl. Auslösung der Beschwerden durch opulente Mahlzeit (mit Alkohol oder bei Gallensteinen).

▶ **Klinische Untersuchung** (S. 312): Befunde siehe Klinik.

▶ **Labor:**
- *Lipase i.S.:* Pankreasspezifisch! Enzymanstieg > 3-fache der Norm spricht für Pankreatitis (evtl. sekundär erniedrigt bei Totalnekrose).
- *α-Amylase i.S. und U.:* Nicht pankreasspezifisch (Zusammensetzung aus verschiedenen Isomylasen) Enzymanstieg > 3-fache der Norm spricht für Pankreatitis (evtl. sekundär erniedrigt bei Totalnekrose). Erreicht schneller den Normbereich als Lipase.
- ◨ *Beachte:* Normale Amylase- bzw. Lipasewerte schließen eine Pankreatitis *nicht* aus! Weder die Lipase- noch die Amylasewerte korrelieren mit der Schwere der Pankreatitis. *Falsch positive Amylaseerhöhung* bei Niereninsuffizienz und durch Medikamente! Erhöhte Amylasewerte bei Parotitis (Speichelamylase!), akutem Abdomen, Coma diabeticum, Alkoholintoxikation. *Lipaseerhöhung* bei Niereninsuffizienz, akutem Abdomen (Ileus).
- *Serumkalzium:* In schweren Fällen erniedrigt.
- *Leukozytose* (oft > 20 000/µl), Leukozytensturz bei Sepsis.
- *CRP* ↑: C-reaktives Protein Bei ödematöser leichter Pankreatitis < 100 mg/l. Ein Anstieg des CRP > 120 mg/dl ist fast beweisend für nekrotisierende Form. *Konsequenz:* Das CRP ist der beste Verlaufsparameter für die Entwicklung von Pankreasnekrosen.
- *Retentionsparameter* (Kreatinin, Harnstoff) ↑.
- *Cholestaseparameter* ↑ (direktes Bilirubin, γ-GT, AP, LAP) bei Cholestase.
- *Blutbild:* Hämoglobin ↑/Hämatokrit ↑ (häufig ↑ durch Plasmaverlust); Thrombozyten ↓ bei beginnender Sepsis.
- *Hyperglykämie* bei Diabetes mellitus.

▶ **Sonographie:**
- Screening-Methode zur initialen lokalen Abklärung (Sensitivität bei Pankreatitis ca. 60 %).
- *Befunde:* Pankreas vergrößert, aufgelockert, unscharf begrenzt (Ödem)? Evtl. Nachweis von Nekrosen (echoarm), peripankreatischer Flüssigkeit, Aszites, Pleuraergüssen, Abszessen, Pseudozysten. Ggf. Nachweis von Gallengangssteinen, erweitertem Gallengang (→ biliärer Pankreatitis).

◨ *Hinweis:* Häufig schlechte Schallbedingungen durch den krankheitsbedingten Meteorismus!

▶ **CT mit KM:**
- Beste Methode mit hoher Sensitivität bei V.a. nekrotisierende Pankreatitis (Klinik/CRP > 120 mg/l).
- *Morphologische Kriterien siehe Sonographie.* Nekrosen stellen sich als nicht perfundierte Areale dar (→ KM-Aussparung); Verwischungen der Pankreasgrenzen durch Fettgewebenekrosen (bis in den parakolischen Raum).

▶ **Röntgenuntersuchungen:**
- *Abdomenübersicht im Stehen:* Evtl. hoher Subileus, Verkalkungen (→ pathognomonisch für chronische Pankreatitis!), Gallensteine.
- *Röntgen-Thorax:* Evtl. Pleuraerguss (v.a. links), linksseitiger Zwerchfellhochstand, basale Pneumonie, Plattenatelektase. ARDS (bei fortgeschrittener nekrotisierender Pankreatitis).

▶ **Ergänzende Untersuchungen:**
- *Feinnadelpunktion* (Ultraschall- oder CT-gesteuert): Gewinnung von Material zur Bakteriologie bei Sepsis und/oder V.a. infizierte Nekrosen.

- *ERCP* (S. 321) *bei V.a. biliäre Genese:* Papillenstein? Ggf. Papillotomie in derselben Sitzung.

Diagnostik im Verlauf (v. a. bei schwerer Verlaufsform)

► **Mehrmals täglich:**
- *Schmerzanamnese:* Neuauftreten, Zunahme?
- *Klinische Untersuchung:* Abdomenpalpation, Auskultation (Darmgeräusche?), Blutdruck, Puls, Temperatur, Flüssigkeitsbilanz, ZVD.

► **Mindestens täglich** (ggf. häufiger → abhängig vom Verlauf):
- *Labor:* Blutbild, Elektrolyte (Na^+, K^+, Ca^{++}), Lipase oder Amylase, Kreatinin, Harnstoff, AP, γ-GT, GOT; direktes Bilirubin, Gesamteiweiß/Albumin, INR/Quick, PTT, Blutzucker, LDH, CRP, BGA.
- *Abdomen-Sonographie,* Durchführung am Krankenbett möglich, allerdings wenig aussagekräftig (am ehesten zum Nachweis von Pleuraergüssen).

► **Bei ungeklärter klinischer Verschlechterung:** CT Thorax und Abdomen.

Differenzialdiagnosen

► Alle Differenzialdiagnosen des **akuten Abdomens** (S. 137). V.a. müssen ein Hinterwand-Myokardinfarkt und ein Bauchaortenaneurysma ausgeschlossen werden („*high-priority*"-Ausschluss-Diagnostik).

► **Akuter Schub einer chronischen Pankreatitis** (S. 432).

Konservative Therapie

► **Basismaßnahmen:**
- Bettruhe, orale Nahrungskarenz (bei leichten Verläufen nur bei Auftreten von Übelkeit und Erbrechen!), ZVD-Anlage (S. 60), DK-Anlage (S. 68), Bilanzierung.
- ▣ *Hinweis:* Wiederaufnahme der enteralen Ernährung sobald wie möglich.
- Magensonde (S. 66) bei Erbrechen/Subileus.
- Enterale Ernährung (S. 79): Über Jejunalsonde (S. 81) unter Verwendung einer Ernährungspumpe (zunächst ohne Fett!).
- Flüssigkeits- und Elektrolytsubstitution (S. 102) unter ZVD-Kontrolle (*Ziel:* 6 – 10 cm H_2O).
- ▣ *Beachte:* Bei der akuten Pankreatitis besteht ein hoher Flüssigkeitsbedarf durch die Flüssigkeitssequestration in das Retroperitoneum (bis zu 10 l/d bei nekrotisierender Pankreatitis → Gefahr des hypovolämischen Schocks, s. u.!).
- *Analgesie:*
  - Metamizol (z.B. Novalgin) 500 – 1000 mg i. v.; Wiederholung alle 4 – 6 h; RR beachten!
  - Pethidin (Dolantin) 25 – 50 mg i. v.; Wiederholung alle 2 – 3 h.
  - ▣ *Cave:* Opiate sind wegen Papillenspasmus kontraindiziert (*Ausnahme:* Pethidin)!
- Ulkusprophylaxe mit PPI (z.B. Omeprazol [z.B. Antra] 2 × 40 mg i. v.).
- Thromboseprophylaxe (S. 103).

► **Intensivtherapie bei nekrotisierender Pankreatitis:**
- ZVK, DK, Magensonde, ggf. Pulmonaliskatheter zur besseren Steuerung. Volumentherapie!
- *Schocktherapie:*
  - Volumenersatz mit kristallinen und kolloidalen Infusionslösungen (S. 76), ggf. zusätzlich Albumin (S. 77) und FFP (S. 74).

– Katecholamintherapie zur Sicherstellung der Organperfusion: Dopamin, ggf. in Kombination mit Dobutamin; bei persistierender Kreislaufinsuffizienz Gabe von Noradrenalin.

- *Antibiotikatherapie:*
  – Indikationen: Nur bei Sepsis und/oder bakteriell nachgewiesenen infizierten Nekrosen.
  – Präparate: Z. B. Imipenem (Zienam) 3 × 500 mg/d i. v. oder Ciprofloxacin (z. B. Ciprobay) 2 × 200 mg i. v. für mindestens 7 – 10 Tage. ◪ *Beachte:* Vorher Blutkulturen abnehmen!
- *Analgesie:* Bei Versagen der o.g. Therapiemaßnahmen Anlage eines Periduralkatheters z. B. mit Gabe von Bupivacain (z. B. Carbostesin 0,25%, 5 – 10 mg/ h = 2 – 4 ml/h).
- *Azidosekorrektur* (S. 103).
- *Behandlung eines akuten Nierenversagen:*
  – Häufig Folge des Flüssigkeitsmangels → Bilanzierung und ggf. weitere Substitution (s. o.).
  – Steigerung der Diurese mit Furosemid (z. B. Lasix) 250 mg i. v.; ggf. Hämofiltration.
- *Kalziumsubstitution:* Calciumgluconat 10% (z. B. Calcium-Sandoz) i. v. nach Spiegel.
- *Respiratorische Insuffizienz:* Endotracheale Intubation und maschinelle Beatmung bei respiratorischer Insuffizienz.
- Behandlung einer Verbrauchskoagulopathie (S. 720).
- Behandlung eines paralytischen Ileus (S. 356).

Interventionelle Therapie

▶ **Indikation:** Biliäre Pankreatitis mit V.a. papilläres Konkrement und/oder zunehmende Cholestase.
▶ **Durchführung:** ERCP, Papillotomie und Steinextraktion.

Operative Therapie

▶ **Indikationen:**
- *Biliäre Pankreatitis.*
- *Akute nekrotisierende Pankreatitis:* Akute Blutung, akutes Abdomen (Hohlorganperforation, akute Blutung), Multiorganversagen trotz maximaler adäquater Intensivtherapie, Sepsis bei Nachweis infizierter Nekrosen (→ Feinnadelpunktion), im Spätverlauf bei Auftreten von Fieber, Sepsis und Nachweis von Abszessen in der Pankreasloge und parakolisch, Pankreaspseudozysten (S. 435).
▶ **Operationsprinzipien:**
- *Biliäre Pankreatitis:* Cholezystektomie (S. 836) als Frühoperation, sobald die akuten Zeichen (Fieber, Druckdolenz, Amylasenanstieg) verschwunden sind, i. d. R nach 2 – 4 Tagen. Abhängig vom Schweregrad der Pankreatitis ggf. auch später.
- *Pankreasrevision* (selten): Optimaler *OP Zeitpunkt* > 10. Tag nach akutem Erkrankungsbeginn, da die Nekrosen dann weitgehendst demarkiert sind und die Infektionsrate der Nekrosen ab der 2. Woche stark zunimmt). Zugang bei hämorrhagisch-nekrotisierender Pankreatitis über queren Oberbauchschnitt (S. 818)
- *Alternativen:* CT-gesteuerte oder minimal-invasive Abszess-Drainage.
▶ **Nachbehandlung bei exokriner Pankreasinsuffizienz:** Siehe S. 434.
◪ *Hinweis:* Die Entwicklung eines Insulinmangel-Diabetes (*endokrine Pankreasinsuffizienz*) ist auch nach nekrotisierender Pankreatitis selten.

Prognose

- ► **Biliäre Pankreatitis:** Gute Prognose, sofern Gallensteinleiden saniert.
- ► **Hämorrhagisch-nekrotisierende Pankreatitis:** Mit maximaler konservativer Intensivtherapie und in Kombination mit eventueller operativer Behandlung kann die Letalität in erfahrenen Zentren auf 10 – 15 % gesenkt werden.

24.3 Chronische Pankreatitis

Grundlagen

- ► **Definition:** Schubweise oder kontinuierliche progrediente Entzündung der Bauchspeicheldrüse, die zur Organinsuffizienz und -destruktion führt.
- ▶ *Hinweis:* Im Frühstadium häufig schwer von der akuten Pankreatitis (S. 427) zu differenzieren.
- ► **Ätiologie:**
  - *Chronischer Alkoholismus* (80 – 90 %): Wichtigster ätiologischer Faktor. Die kritische Menge liegt bei 60 – 70 ml Alkohol/d über Jahre. Die Alkoholart ist irrelevant.
  - *Idiopathisch* (20 %).
  - *Seltenere Ursachen:* Familiär, Mukoviszidose, Hyperparathyreoidismus, Gangstenose (reversibel!), Hyperlipidämie, Hämochromatose, Eiweißmangelernährung (Kwashiorkor).
- ► **Epidemiologie:** Überwiegend bei Männern; Altersgipfel 30. – 50. Lj.
- ► **Verlauf:**
  - Asymptomatisches Stadium (mehrere Jahre).
  - Stadium rezidivierender Entzündungsschübe (mehrere Jahre).
  - Stadium der exokrinen und endokrinen Pankreasinsuffizienz.

Klinik

- ▶ *Hinweis:* In 10 % völlig stumme, schmerzfreie Anamnese, besonders bei den nicht-alkoholischen Formen.
- ► **Leitsymptome:** Rezidivierende Schmerzen (nicht kolikartig!) in der Tiefe des Oberbauches, die häufig in den Rücken ausstrahlen. Dauer Stunden bis Tage. Auftreten häufig postprandial.
- ► **Gewichtsverlust** (verminderte Nahrungsaufnahme aus Angst vor Schmerzen, später verstärkt durch die exokrine Pankreasinsuffizienz).
- ► Völlegefühl, Übelkeit, Erbrechen.
- ► **Exokrine und endokrine Pankreasinsuffizienz (Spätfolge):**
  - *Exokrine Pankreasinsuffizienz:* Maldigestion mit Gewichtsabnahme, Steatorrhö (Stuhlfettgehalt > 7 g/d), Diarrhö, Flatulenz, Meteorismus, Vitaminmangelerscheinungen (ADEK).
    - ▶ *Hinweis:* Symptome einer Maldigestion treten bei einer Abnahme der exokrinen Pankreasfunktion auf < 10 % der Norm auf.
  - *Endokrine Pankreasinsuffizienz:* Diabetes mellitus.

Komplikationen

- ► **Chronische, therapieresistente Schmerzen** durch entzündliche Infiltration des Perineuriums.
- ► **Analgetikaabusus und Opiatabhängigkeit.**
- ► **Pankreaspseudozysten** (S. 435).
- ► **Stenosen:** D. pancreaticus, D. choledochus (→ Verschlussikterus, siehe S. 388), Duodenum/Kolon (→ hoher Dünndarmileus, Dickdarmileus, siehe S. 353).

▶ **Abszess-** und **Fistelbildung.**
▶ **Pfortader-** und **Milzvenenthrombose** → portale Hypertension mit Gefahr der Varizenblutung (S. 406), Splenomegalie (S. 445).
▶ **Pankreaskarzinom** (S. 437).

Diagnostik

▶ **Anamnese:** Sorgfältige Alkohol-Anamnese (Neigung zur Verharmlosung!).
▶ **Klinische Untersuchung** (S. 312): Untergewichtiger Patient. Zeichen eines chronischen Alkoholismus (z. B. Palmarerythem, Polyneuropathie)? Evtl. leichte Druckdolenz im mittleren und linken Oberbauch. Tastbare Resistenz bei Pankreaspseudozyste, ggf. Splenomegalie bei Milzvenen- oder Pfortaderthrombose.
▶ **Sonographie** (Abb. 24.3): Im Frühstadium und akuten Schub Pankreasvergrößerung, im Spätstadium atrophische Schrumpfung. Mit zunehmender Fibrose unregelmäßigere Organkonturen, inhomogene, vergröberte Echostruktur und Verkalkungen (evtl. mit Schallschatten). Dilatierter Pankreasgang (> 3 mm) mit Lumenunregelmäßigkeiten, ggf. Steinnachweis. Evtl. Nachweis von Pankreaspseudozysten (S. 435).
▶ **Abdomenübersicht:** Nachweis von Pankreasverkalkungen.
▶ **Labor:**
  ● Amylase und Lipase i. S. (im akuten Schub ↑), evtl. erhöhte Cholestaseparameter (direktes Bilirubin, γ-GT, AP, LAP), Hyperkalzämie bei Hyperparathyreoidismus.
  ● Glukosetoleranztest: Diabetische Stoffwechsellage?
  ● Stuhlanalyse: Elastase erniedrigt (Normwert: > 200 μg/g Stuhl); Neutralfett erhöht (Steatorrhö: > 7 g/d).
  ▣ *Hinweis:* Für die Elastasebestimmung müssen evtl. eingenommene Enzympräparate nicht abgesetzt werden.

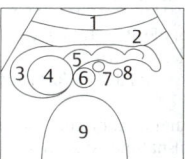 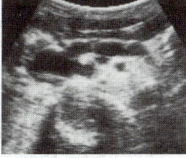

Abb. 24.3 · Sonogramm: Chronische Pankreatitis mit Gangerweiterung und Pseudozyste, mittlerer Querschnitt.
1 Bauchdecke, 2 Leber, 3 Pankreas, 4 Pseudozyste, 5 Ductus pancreaticus, 6 Aorta, 7 V. mesenterica superior, 8 A. mesenterica superior, 9 Wirbelsäule

▶ **Ergänzende Untersuchungen:**
  ● *CT oder MRT:* Karzinomausschluss; Nachweis von Pseudozysten (S. 435), Splenomegalie, portale Hypertension, Milzvenenthrombose u. a.
  ● *Endosonographie:* Karzinomausschluss. Duktektasien?
  ● *ERCP* (S. 321): Nachweis von Gangdeformationen, Steinen, Stenosen. Diagnosebestätigung in unklaren Fällen.
  ● *Sekretin-Pankreozymin-Test:* Direkte exokrine Pankreasfunktionsprüfung zur Bestimmung des Ausmaßes der exokrinen Pankreasinsuffizienz. *Vorteile:* Sehr sensitiv und spezifisch, daher auch in der Frühphase anwendbar. *Nachteile:* Teuer, invasiv und zeitaufwendig. Anwendung daher nur bei diagnostischer Unsicherheit.

Differenzialdiagnosen

▶ Akute rezidivierende Pankreatitis (S. 427).
▶ Pankreaskarzinom (S. 437): Verlauf in Einzelfällen ähnlich, klinische Differenzierung dabei sehr schwierig.
▶ Angina abdominalis (S. 528).

Konservative Therapie

▶ **Therapie des akuten Schubs:** Siehe S. 430.
▶ **Therapie der exokrinen Pankreasinsuffizienz:**
  • *Diät:* Alkoholabstinenz, eiweißreiche, fettarme Ernährung, häufige, kleine Mahlzeiten.
  ▷ *Beachte:* Alkoholabstinenz verlängert auch im fortgeschrittenen Stadium das Überleben!
  • *Pankreasenzymsubstitution* (magensaftresistente Mikropellets bzw. magensaftresistentes Granulat)*:* Ausreichende Lipasedosis (mind. 30000 IE/Mahlzeit) beachten! Dosis abhängig von Nahrungsmenge. (z. B. Kreon 25000 Kps. 3 × 2/d, Panzytrat 40000 Kps. 3 × 1/d) zu den Mahlzeiten.
  • Bei *Steatorrhö* mittelkettige Triglyceride, Lipasedosis erhöhen.
  • Ggf. fettlösliche Vitamine (ADEK) substituieren.
▶ **Therapie der endokrinen Pankreasinsuffizienz:** Diabetes-Diät, Insulin-Therapie, keine oralen Antidiabetika (→ Insulin-Mangel-Diabetes). Genaue Informationen, siehe CL Innere Medizin.
▶ **Therapie chronischer Schmerzen:** Siehe S. 95 ff.
▷ *Hinweis:* Die Substitution von Pankreasenzymen führt oftmals schon zur Schmerzreduktion (→ Sekretionsdruck ↓).

Interventionelle Therapie

▶ **Pankreasgangsteine:** ERCP (S. 321) und endoskopische Papillotomie und/oder extrakorporale Stoßwellenlithotripsie.
▶ **Pankreasgangsstenosen:** ERCP (S. 321) und Ballondilatation, ggf. mit Stenteinlage. Erfolg fraglich.
▶ **Arrosionsblutung:** Angiographische Lokalisation und Embolisation des blutenden Gefäßes als Notfallmaßnahme. Anschließend definitive Versorgung durch OP (s. u.).
▶ **Chronische, therapieresistente Schmerzen:** CT-gesteuerte Splanchnikus-Blockade.

Operative Therapie

▶ **Indikationen:** Therapieresistente Schmerzen (trotz Alkoholabstinenz), große Pseudozyste (S. 435), Kopfpankreatitis, Milzvenenthrombose, Cholestase (biliodigestive Anastomose, siehe S. 843), Duodenalstenose, Ulkusblutung (S. 330), pankreatogener Aszites, Blutung infolge Arterienarrosion bzw. Aneurysma spurium, Karzinomverdacht.
▶ **Operationsprinzipien:**
  ▷ *Hinweis:* Unterschieden werden die sog. *Drainageverfahren* (→ z. B. Pankreatikojejunostomie) von den *Resektionsverfahren* (→ Pankreaskopfresektion, ggf. partielle Duodenopankreatektomie). Drainageverfahren werden bevorzugt, wenn das Pankreas gleichmäßig verändert ist; *Voraussetzung* ist, dass der Pankreasgang ≥ 8 mm auf einer Länge von ≥ 7 cm erweitert ist. Resezierende Verfahren werden bei lokalisierten Prozessen (z. B. Kopfpankreatitis) und V. a. Karzinom bevorzugt.
  • *Pankreatikojejunostomie:* Breite Eröffnung des Pankreasgangs und Anastomose mit einer nach Roux-Y ausgeschalteten Jejunumschlinge. Wichtig ist, dass das Gangsystem auf der ganzen Länge eröffnet wird mit Anschrägen der Inzisions-

ränder, Ausräumen aller Steine im Hauptgang und Schaffen von breiten Verbindungen zu dilatierten Nebengängen und Pseudozysten. *Voraussetzung:* Pankreasgang ≥ 8 mm auf einer Länge von ≥ 7 cm.

▶ *Hinweis:* Zur Schmerzbekämpfung kann die bilaterale thorakoskopische Splanchniektomie erwogen werden.

- *Duodenumerhaltende Pankreaskopfresektion:* Methode der Wahl bei *Kopfpankreatitis* mit Pankreaskopfvergrößerung und biliärer und/oder duodenaler Stenose.
- Bei Karzinomverdacht intraoperative Stanzbiopsie und ggf. *partielle Duodenopankreatektomie* (Whipple-OP).

▶ *Hinweis:* Keine totale Pankreatektomie! Der pankreatoprive Diabetes hat eine hohe Letalität im Spätverlauf!

▶ **Operationsprinzipien (der Komplikationen):**
- *Cholestase:* Abhängig von der Stenoselokalisation → Hepatikojejunostomie (S. 843) oder Choledochojejunostomie.
- *Duodenalstenose:* Gastroenterostomie oder duodenumerhaltende Kopfresektion.
- *Milzvenenthrombose:* Splenektomie (S. 846).
- *Ulkusblutung:* Siehe S. 330.
- *Blutung in die Bauchhöhle oder in den Pankreasgang aus arrodierter Arterie bzw. Aneurysma spurium* (meist A. lienalis betroffen): Arterienligatur beidseits der Arrosion, evtl. Pankreasschwanz-Resektion.

▶ **Nachbehandlung:** Siehe konservative Therapie (S. 434).

Prognose

▶ Das Leiden ist meistens progredient und führt auch mit Behandlung und trotz Beheben von Komplikationen zur globalen Pankreasinsuffizienz. Der Langzeitverlauf und die Letalität werden im wesentlichen vom Alkoholkonsum bestimmt!

▶ Im Endstadium der schweren Pankreasinsuffizienz („ausgebranntes" Pankreas) verschwinden bei > 50 % der Patienten die Schmerzen spontan.

24.4 Pankreaspseudozysten

Grundlagen

▶ **Definition:** Höhlenbildung mit fibrosierter Wandung intra- oder peripankreatisch durch einen Trypsin induzierten Gewebezerfall und/oder Sekretaustritt aus eröffneten Gängen; keine Epithelauskleidung (DD: echte Zyste).

▶ **Ätiologie:** Akute nekrotisierende Pankreatitis (S. 428), rezidivierende akute Pankreatitiden (S. 427), Pankreastrauma (S. 473).

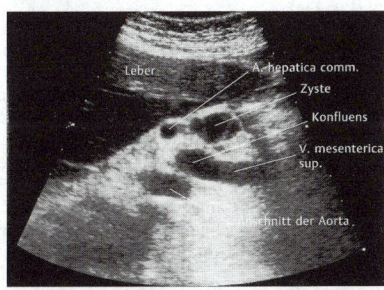

Abb. 24.4 · Pseudozyste im Pankreas-schwanz

▶ **Einteilung nach Lokalisation** (Differenzierung wichtig für die Therapie):
- *Intrapankreatische Pseudozyste:* Die Zystenwand besteht aus fibrosiertem Pankreasgewebe.
- *Extrapankreatische Pseudozyste:* Die Wand wird durch Pankreasoberfläche, Magenhinterwand und andere Organe gebildet; selten Ausdehnung bis in den Thorax.

Klinik und Befunde

▶ **Allgemeine Symptome:** Oberbauchschmerzen (80%), erhöhte Serumamylase (60%), Gewichtsverlust.
▶ **Komplikationen:** Verschlussikterus (Kompression des Ductus choledochus), Magen-Darm-Blutung (Durchbruch in den Magen), Milzvenenthrombose, pankreatogener Aszites (Perforation in die freie Bauchhöhle), Arrosionsblutung (A. lienalis, A. gastroduodenalis), Abszessbildung, Ruptur.

Diagnostik

▶ **Anamnese:** Akute oder chronische Pankreatitis, stumpfes Bauchtrauma, Gallensteinleiden und Alkoholabusus?
▶ **Klinische Untersuchung** (S. 312): Tastbare Resistenz.
▶ **Labor:** Amylase im Serum ↑.
▶ **Sonographie:** Echoarme oder echofreie Raumforderungen im und um das Pankreas. Größenbestimmung und Lokalisation (ca. 60% in der Pankreasloge, ca. 40% im Bereich ehemaliger Nekrosestraßen). DD zystischer Gebilde im Pankreas, siehe Tab. 24.1.

Tabelle 24.1 · Differenzialdiagnose zystischer Gebilde im Pankreas (Sonographie und/oder CT)

Diagnose	Befund
eingeschmolzene Nekrose nach akuter Pankreatitis (= unreife Pseudozyste)	inhomogener Inhalt, unscharfe Begrenzung
Pseudozyste	inhomogener oder homogener Inhalt, erkennbare fibröse Wand
Duktektasien	klein, ovalär, evtl. multipel
Zystadenom, Zystadenokarzinom	kugelig, homogener Inhalt, eindeutige Kapsel, evtl. papilläre Auflagerungen
eingeschmolzenes Karzinom (S. 437)	dickwandiger, kleiner Hohlraum

▶ **Ultraschallgesteuerte Feinnadelpunktion:** Sekretentnahme.
▶ **Ergänzende Untersuchungen:**
- *Zytologie und CEA-Bestimmung im Punktat:* CEA > 10 ng/ml spricht gegen eine Pseudozyste und für eine echte Zyste (Zystadenokarzinom).
- *CT oder MRT:* Leistungsfähigste Methode zur Erfassung der genauen Morphologie und zur Abgrenzung von Pankreaszystadenomen (S. 436).
- *ERCP* (S. 321): Zur Operationsplanung → *Fragestellungen:* Anschluss der Pseudozyste an das Gangsystem? Pankreasfistel? Werden bei der ERCP kommunizierende Höhlen nachgewiesen, ist eine OP innerhalb von 24 h indiziert (→ Gefahr der bakteriellen Kontamination!).

Differenzialdiagnosen

▶ Frische Einschmelzung (*unreife Pseudozyste*) oder Pankreasabszess bei akuter (nekrotisierender) Pankreatitis (S. 427).
▶ Chronische Pankreatitis mit Duktektasien.
▶ Pankreaszystadenom (schleimbildendes Zystadenom, S. 436): In >60% maligne.
▶ Pankreaskarzinom mit zentraler Einschmelzung (selten).

Konservative und interventionelle Therapie

▶ **Konservative Therapie:** Bei ausgebildeter Pseudozyste mit fibröser Wand aussichtslos; asymptomatische Pseudozysten <6 cm → sonographische Verlaufskontrolle.
▶ **Interventionelle Therapie:**
  ● *Indikationen:* Größe >6 cm oder symptomatische Pseudozyste bei geeigneter Lokalisation (in der Bursa omentalis bzw. Magenhinterwand gelegene Pseudozysten).
  ● *Unreife Pseudozyste (nach akuter Pankreatitis):* Sonographisch gesteuerte Punktion und Entleerung des Hohlraums.
  ● *Reife Pseudozyste (nach Ausbildung einer festen Kapsel) und geeignete Lokalisation:* Endoskopische zystogastrische Drainage mit Doppel-J-Katheter.

Operative Therapie

▶ **Indikationen:** Größe >6 cm bzw. Größenzunahme, symptomatische Pseudozyste, erfolglose endoskopische Drainage, Tumorverdacht.
◻ *Hinweis:* Die Zystenwand ist i. d. R nach 6 – 8 Wochen fest genug für eine Anastomosierung
▶ **Operationsprinzipien:**
  ● *Zystojejunostomie:* Innere Drainage durch Anastomosierung der eröffneten Pseudozyste mit einer Roux-Y-Schlinge (S. 833).
  ● *Zystenresektion:* In günstigen Ausnahmefällen (Pseudozyste im Pankreasschwanz) und bei Tumorverdacht.
  ● *Extrapankreatische Pseudozyste:* Drainage der Fistel im Pankreasparenchym mit einer Roux-Y-Schlinge in den Darm und Drainage der so von der Zufuhr abgeschnittenen extrapankreatischen Höhle mit einer Saug-Spül-Drainage (S. 789) oder mit einem Rundgummidrain nach außen.
▶ **Sonographische Therapiekontrolle** bei persistierenden oder rezidivierenden Beschwerden. Das langsame Verschwinden der Höhle kann so nachgewiesen werden.

Prognose

▶ Bei korrekter Dekompression und Drainage heilen die meisten Pseudozysten aus.
▶ Langzeitprognose abhängig vom Grundleiden.

24.5 Pankreaskarzinom

Grundlagen

▶ **Risikofaktoren:** Nikotinabusus (verdoppelt das Risiko), chronische Pankreatitis; Alkohol und Kaffee werden diskutiert, Beweise fehlen.
▶ **Einteilung nach Lokalisation:** Bedeutsam für die Klinik (s. u.)!
  ● *Pankreaskopfkarzinom* (am häufigsten): Unter diesem Sammelbegriff werden das duktale Pankreaskarzinom im Kopf und das Karzinom des intrapankreatischen Ductus choledochus subsumiert.

- *Karzinom der Ampulla Vateri* und *periampulläres Karzinom.*
- *Karzinom des Pankreaskorpus und der Pankreaskauda*: Eher selten.
► **Histopathologie:**
  - Ca. 95 % Adenokarzinome vom duktalen Typ.
  - In < 5 % Azinuszellkarzinome und Zystadenokarzinome.
► **Epidemiologie:** 10 – 12 Fälle/100 000 Einwohner/Jahr. m : w = 2 : 1. Altersgipfel 60. – 70. Lj. Zunehmende Tendenz!
► **Metastasierung:** Primär in regionäre Lymphknoten sowie retroperitoneal und in die Leber.
► **TNM-Klassifikation:** Siehe Tab. 24.2.

Tabelle 24.2 · TNM-Klassifikation des Pankreaskarzinoms

T = Tumor = Primärtumor (exkl. Ampulla Vateri)

T_x	Primärtumor kann nicht beurteilt werden
T_0	kein Anhalt für Primärtumor
T_{is}	Carcinoma in situ
T_1	≤ 2 cm, Tumor auf Pankreas begrenzt
T_2	> 2 cm, Tumor begrenzt auf Pankreas
T_3	Tumor breitet sich jenseits des Pankreas aus, aber ohne Infiltration des Truncus coeliacus oder der A. mesenteria superior
T_4	Tumor infiltriert Truncus coeliacus oder A. mesenteria superior

N = Noduli = regionale Lymphknoten

N_x	regionäre Lymphknoten können nicht beurteilt werden
N_0	keine
N_1	regionäre Lymphknotenmetastasen

M = Metastasen = Fernmetastasen

M_x	Metastasenstatus unbekannt
M_0	keine Fernmetastasen nachweisbar
M_1	Fernmetastasen vorhanden

T = Tumor = Primärtumor Ampulla Vateri

T_x	Primärtumor kann nicht beurteilt werden
T_0	kein Anhalt für Primärtumor
Tis	Carcinoma in situ
T_1	Tumor begrenzt auf die Ampulla Vateri oder den Oddi-Sphinkter
T_2	Tumor infiltriert in Duodenalwand
T_3	Tumor infiltriert in Pankreas
T_4	Tumor infiltriert in peripankreatisches Weichgewebe und/oder andere Nachbar-organe/-strukturen

N = Noduli = regionale Lymphknoten: w. o.

M = Metastasen = Fernmetastasen: w. o.

Klinik

▶ **Pankreaskopfkarzinom und Ampullenkarzinom:** Aufgrund der engen topographischen Beziehung zu den Gallenwegen i.d.R früher symptomatisch als Tumoren des Pankreaskorpus und der Kauda!
  - Erstsymptom ist in den meisten Fällen der schmerzlose, progrediente Verschlussikterus und eine tastbar vergrößerte Gallenblase (=*Courvoisier-Zeichen*).
  - Allgemeine Begleitsymptome: Inappetenz, Gewichtsabnahme, evtl. dumpfe abdominelle Schmerzen.
▶ **Karzinom in Pankreaskorpus/Pankreaskauda:** Symptome i.d.R erst im späten Tumorstadium!
  - Uncharakteristische, häufig in den Rücken ausstrahlende Schmerzen.
  - ▣ *Hinweis:* Permanente Rückenschmerzen sind ein Zeichen der Infiltration in das Retroperitoneum und damit der Irresektabilität! Dieses Karzinom kann nur durch frühzeitige aggressive Abklärung noch im operablen Zustand erfasst werden.
  - Evtl. Manifestation als rezidivierende Pankreatitis, evtl. mit Duktuserweiterung distal der Tumorstenose oder Pseudozystenbildung.
  - *Allgemeine Tumorzeichen:* Appetitlosigkeit, Gewichtsverlust, Leistungsknick, Aszites.
  - Thromboseneigung, häufige Thrombophlebitiden.

Diagnostik

▶ **Anamnese:** Symptome s.o.
▶ **Klinische Untersuchung** (S. 312): Bei Pankreaskopf- und Papillenkarzinom ggf. schmerzloser Ikterus und große, indolente Gallenblase (sog. *Courvoisier-Zeichen*).
▣ *Hinweis:* Das Pankreaskopfkarzinom bzw. das Papillenkarzinom ist vom Karzinom des distalen Choledochus (S. 423) klinisch kaum zu unterscheiden.
▶ **Labor:**
  - Cholestaseparameter (direktes Bilirubin, γ-GT, AP, LAP), GOT, GPT, Amylase, Lipase.
  - Tumormarker: CA 19 – 9 (!), CEA.
▶ **Sonographie** (wegweisende Untersuchung!): Homogen echoarme Raumforderung im Pankreasparenchym mit lokalisierter Auftreibung der Organkontur. Evtl. Invasion umliegender Strukturen. *Indirekte Zeichen:* Stauung des Pankreasgangs und der Gallengänge, Lebermetastasen, Aszites, Lymphknotenvergrößerungen, Stenosen benachbarter Gefäße.
▶ **Endosonographie** (Schallkopf im Magen oder Duodenum): Sehr sensitive Methode zur Erfassung umschriebener Pankreasprozesse, vergrößerter Lymphknoten und zur Feinnadelpunktion.
▶ **Abdomen-CT oder MRT:** Leistungsfähigste Pankreasuntersuchung! Darstellung der Tumorausdehnung.
▶ **Sonographie- bzw. CT-gesteuerte Feinnadelpunktion** (schlechte Sensitivität!): Nicht bei operablen Tumoren wegen Gefahr der Implantationsmetastasierung. Besser endosonographisch-gesteuerte FNP. Ggf. diagnostische Laparoskopie oder (letztlich) Laparotomie.
▶ **ERP** (S. 321): Methode der Wahl bei papillennahem Karzinom. Biopsieentnahme möglich. Zeigt Gangverschlüsse und -stenosen. Möglichkeit der Plastikstent-Einlage.
▶ **Staging-Untersuchung bzw. Abklärung der Operabilität:**
  - *Abdomen-CT:* Tumorgröße, Lymphknoten, Metastasen, Gefäßinfiltration?
  - *Röntgen-Thorax:* Lungenmetastasen? Pleuraerguss?

- *MR-Angiographie* (S. 515) bzw. *MRCP* (S. 318): Tumorausdehnung, Gangveränderungen, Gefäßabbrüche, Infiltration der V. portae und der Mesenterialgefäße?
- *Staging-Laparoskopie:* Durchführung im Zweifelsfall (unsichere Resektabilität), kombiniert mit intraoperativer Sonographie.

Differenzialdiagnosen

▶ Chronische Pankreatitis (S. 432).
▶ Pankreaspseudozyste (S. 435).
▶ Neuroendokrine Tumore (S. 441).
▶ Muzinöses Pankreas-Zystadenom: Schleimhaltig.
▶ Seröses Pankreas-Zystadenom: Kompaktes Erscheinungsbild, da die Zysten nur eine Größe von wenigen Millimetern aufweisen.

Operative Therapie

▶ **Indikationen:** Kurativ resektables bzw. V.a. kurativ resektables Pankreaskarzinom.
▶ **Kontraindikationen:** Fernmetastasen und Metastasen in nicht-regionäre Lymphknoten, Infiltration des Retroperitoneums und der Mesenterialwurzel. Schlechter AZ.
▶ **Operationsprinzipien:**
  - *Pankreaskopfkarzinom, Papillenkarzinom, periampulläres Karzinom:*
    - *Partielle Duodenopankreatektomie* (Whipple-Operation): En-bloc-Exstirpation von Pankreaskopf und -korpus mitsamt Duodenum, Magenteilresektion, (fakultativ) Gallenblase und D. choledochus. Mitnahme der peripankreatischen Lymphknoten sowie der Lymphknoten im Lig. hepatoduodenale.
    - ▷ *Hinweis:* Bei lange bestehendem Ikterus mit Leberzellschädigung präoperative Drainage durch endoskopische retrograde Gallenwegsschienung mithilfe einer Plastikstent-Einlage. Falls dies nicht möglich ist, perkutane transhepatische Drainage. Radikaloperation nach Besserung der Leberfunktion.
    - *Rekonstruktion:* Pankreatikojejunostomie, Hepatikojejunostomie, Gastrojejunostomie mit Braun-Fußpunktanastomose.
  - *T₁-Papillenkarzinom:* Transduodenale Papillenresektion.
  - *Korpus- oder Kaudakarzinom:* Distale Pankreasresektion (= Resektion von Kauda und Großteilen des Korpus plus Splenektomie, S. 846) und Entfernung der peripankreatischen Lymphknoten oder totale Duodenopankreatektomie (selten).
▶ **Adjuvante Therapie:** Radiochemotherapie.
▶ **Nachbehandlung:**
  - *Therapie der exokrinen Pankreasinsuffizienz:* S. 434.
  - *Therapie der endokrinen Pankreasinsuffizienz:* S. 434.
  - *Nachsorge:* Regelmäßige klinische Untersuchung. Weitergehende Untersuchungen erst beim Auftreten von Symptomen, da ein Pankreaskarzinomrezidiv nie resektabel ist.

Palliativmaßnahmen

▶ **Radiochemotherapie:** Bei inoperablen Tumoren ohne Fernmetastasen.
▶ **Chemotherapie:** Bei inoperablen Tumoren mit Fernmetastasen; bei Schmerzen ggf. in Kombination mit Strahlentherapie.
▶ **Interventionelle Therapie:** Bei Kontraindikationen zur OP (S. 440).
  - *Ikterus:* Wenn möglich endoskopische, ansonsten perkutane, transhepatische Gallengangsschienung und -drainage.
  - *Korpus- oder Kaudakarzinom:* Bei starken, nicht beherrschbaren Schmerzen thorakoskopische Resektion des N. splanchnicus major bilateral.
  - *Bei Schmerzen:* CT-gesteuerte Blockade des Plexus coeliacus.

► **Operative Maßnahmen:**
- *Magenausgangsstenose:* Laparoskopische Gastroenterostomie; häufig in Kombination mit biliodigestiver Anastomose (Hepatikojejunostomie, S. 843).

Prognose

► Letalität der partiellen Duodenopankreatektomie ≤ 5 %.
► 5-Jahres-Überlebensrate aller Patients (unabhängig vom Behandlungsmodus) 0,5 %.
► 5-Jahres-Überlebensrate nach R-0-Resektion < 15 %, in einzelnen neueren Studien 20 – 30 %.
► Medianes Überleben aller operierten Patienten ungefähr 1 Jahr.
► Günstigste Prognose beim periampullären Karzinom: Nach R-0-Resektion 5-Jahres-Überlebensrate 75 %.

24.6 Neuroendokrine Tumoren (NET) des gastropankreatischen Systems (GEP)

Grundlagen

► **Definition:** Ausgangspunkt der Tumoren sind neuroendokrine Zellen, die entweder eigene Organe bilden (Hypophysenvorderlappen, Inselsystem im Pankreas = „*Inselzelltumoren*") oder in verschiedenen Organen eingestreut liegen (z. B. Magen-Darm-Trakt, Schilddrüse, Nebenschilddrüse, Nebenniere, Bronchialsystem). Die Tumoren können sowohl hormonell aktiv mit typischer klinischer Symptomatik (siehe Tab. 24.3) als auch hormonell inaktiv sein.
► **Epidemiologie:** Selten. Inzidenz abhängig von der Art des GEP-NET: < 0,1 – 1,5/100 000 Einwohner/Jahr.
► **Dignität:** *Insulinom* (in > 90 % benigne), *Gastrinom* (in 60 % maligne), *VIPom* (in 80 % maligne), *Glukagonom* (in 70 % maligne), *Somatostatinom* (in 75 % maligne), *Karzinoid* (Appendix → meist benigne; übrige Lokalisationen → meist maligne; Lebermetastasen).
► **MEN-Syndrome** (multiple endokrine Neoplasien; *Synonym:* Multiple endokrine Adenomatose): Heriditäres (autosomal-dominant) Auftreten von Tumoren der neuroendokrinen Zellen in typischen Verteilungsmustern.
- MEN 1 (*Wermer-Syndrom*): Primärer Hyperparathyreoidismus (S. 227), endokrine Pankreastumore (Insulinom, Gastrinom, VIPom, Glukagonom, Somatostatinom u. a.), Hypophysentumoren.
- MEN 2a (*Sipple-Syndrom*): Medulläres Schilddrüsenkarzinom (S. 223), Phäochromozytom (S. 466), primärer Hyperparathyreodismus (S. 227).
- MEN 2b (*Gorlin-Syndrom*): wie MEN 2 a; zusätzlich Schleimhautneurinome, marfanoider Habitus.
► **Metastasierung** (intrapankreatische Lage): Regionäre Lymphknoten und Leber.

Klinik (siehe Tab. 24.3)

Tabelle 24.3 · Neuroendokrine Tumoren des gastropankreatischen Systems

Tumor (Hormon)	Syndrom	(Haupt-) Lokalisation	Klinik
Insulinom (85%) (Insulin)	organischer Hyperinsulinismus	Pankreas	hypoglykämische Anfälle, Bewusstseinsverlust (*DD:* Epilepsie), Schwitzen, Schwäche, Wesensveränderung *Whipple-Trias:* hypoglykämische Anfälle, BZ ↓, Besserung durch Glukosezufuhr
Gastrinom (5–6%) (Gastrin)	Zollinger-Ellison-Syndrom	Pankreas (80%), Duodenum, Magen	rezidivierende, häufig therapieresistente Magen-Darm-Ulzera, häufig an ungewöhnlichen Stellen, wässrige Durchfälle
VIPom (3–5%) (vasoactive intestinal Polypeptide)	Verner-Morrison-Syndrom	Pankreas, Retroperitoneum (Grenzstrang, Nebennierenmark)	therapieresistente wässrige Durchfälle („*pankreatogene Cholera*"), Hypokaliämie, Hypobis Achlorhydrie, Adynamie
Glukagonom (2%) (Glukagon)	Glukagonom-Syndrom	Pankreas	Diabetes mellitus, Dermatose (nekrolytisches Ekzem), Anorexie, Glossitis.
Somatostatinom (2%) (Somatostatin)	Somatostatinom-Syndrom	Pankreas, Duodenum	Diabetes mellitus, Steatorrhö, Cholelithiasis
Karzinoid (<1%) (Serotonin)	Karzinoid-Syndrom	Appendix (40%), terminales Ileum (30%), Rektum (20%), Bronchien (ca. 1–2%), Pankreas (selten)	*Symptome erst bei Lebermetastasen:* Flush, Teleangiektasien, Asthma, Zyanose, Diarrhö, Ödeme, kardial: Endokardfibrose, Trikuspidalinsuffizienz

▶ *Hinweis:* Nicht sezernierende neuroendokrine Tumoren sind häufig symptomlos und werden erst spät wegen ihrer Größe oder Metastasierung diagnostiziert.

▶ **MEN-Syndrome:** Abhängig von der Organbeteiligung (siehe S. 441).

▶ *Hinweis:* Im Vordergrund stehen Symptome des primären Hyperparathyreoidismus (S. 227) und/oder des medullären Schilddrüsenkarzinoms (S. 224) und/oder des Phäochromozytoms (S. 466).

Diagnostik

▶ **Nachweis der erhöhten Hormonproduktion:**
- *Insulinom:* Provozierte Hypoglykämie im 72-h-Fastentest (genaue Durchführung, siehe CL Innere Medizin).
- *Gastrinom:* Gastrinanalyse (S. 442).

- *Karzinoid:* Bestimmung von 5-Hydroxyindolessigsäure im 24-h-Urin ($>15\,mg/d$ sind beweisend).
- *Hormonbestimmung im Serum* mit Radioimmunassay, evtl. nach Provokation.
- *Chromogranin A* (zirkulierender Marker) – *Nachweis mit ELISA:* Spezifisch für neuroendokrine Tumoren.
- *Perkutane transhepatische Pfortaderkatheterisierung* und selektive, etagengetrennte Venenblutentnahme aus den Pfortaderzuflüssen mit quantitativer Hormonanalyse: Aufwendige, aber mit Abstand zuverlässigste Methode.

▶ **Lokalisationsdiagnostik:** (Endo-)Sonographie, CT, MRT, Gastrokoskopie, Bronchoskopie, Koloskopie, Somatostatin-(Octreotid-)Rezeptorszintigraphie, intraoperative Sonographie.

▶ **MEN-Syndrome:** Genanalyse bei Familienangehörigen.
- MEN 1: Mutation auf Chromosom 11q13 (Menin-Gen).
- MEN 2: Mutationen des RET-Protoonkogens auf Chromosom 10q11.2.

Konservative und interventionelle Therapie

▶ **Inoperable oder metastasierende maligne Tumoren:**
- *Gabe eines Somatostatinanalogon:* Octreotid (Sandostatin) $3 \times 0.1 – 0.2\,mg/d$ s.c. Hemmung der Hormonfreisetzung; antiproliferative Wirkung (*Nebenwirkung:* Gallensteinbildung).
- *Chemotherapie:* Streptozotozin (Zytostatikum mit spezifischer Wirkung auf neuoendokrine Zellen) $0.5\,g/m^2$ $1 \times$ pro Woche; bei guter Verträglichkeit Dosissteigerung auf $1\,g/m^2$ $2 \times$ pro Woche; Totaldosis $12\,g$. *Alternativen:* 5-FU oder Doxorubicin.
- *Chemoembolisation* von Lebermetastasen (Streptozotozin oder 5-FU + Lipiodol); in Erprobung.
- *Octreotid-Radionuklidtherapie* bei Somatostatin-Rezeptor-positiven-NET.

▶ **Besonderheiten bei den einzelnen NET:**
- *Insulinom* (präoperativ, bei Inoperabilität und bei Metastasierung): Hemmung der Insulinsekretion mit Diazoxid (Proglicem) $3 \times 100\,mg/d$ p.o.
- *Gastrinom* (präoperativ zur Überbrückung, Inoperabilität, Metastasierung): Protonenpumpenblocker (PPI), z.B. Pantoprazol (z.B. Pantozol) $3 \times 40\,mg$ oder Omeprazol (Antra) $3 \times 20\,mg$ p.o.
- *Karzinoid:* α-Interferon, Therapie der Durchfälle mit Methysergid, Prednisolon gegen Flush-Symptomatik.

Operative Therapie

▶ **Indikationen:**
- *Jeder hormonsezernierende Tumor ohne Metastasen:* Kurative Resektion.
- *Metastasierte hormonsezernierende Tumoren:* Tumor-Debulking.

▶ **Operationsprinzipien (bei Lage im Pankreas):**
- ▷ *Hinweis:* Intraoperative Sonographie bei jeder Operation!
- *Umschriebenes, gut abgegrenztes und eher oberflächlich liegendes Adenom:* Enukleation.
- *Große oder maligne oder multiple Tumoren:* Pankreasteilresektion, je nach Lage partielle Duodenopankreatektomie (S.440) oder distale Pankreasresektion (S.844) ggf. mit Lymphadenektomie.
- ▷ *Hinweis:* Totale Pankreatektomie nur in Ausnahmefällen! Der pankreatoprive Diabetes hat eine hohe Letalität im Spätverlauf!
- *Maligner hormonsezernierender Tumor mit Metastasen:* Die Exstirpation des Primärtumors ggf. mit Metastasenresektion („*Tumor-debulking*") kann gemeinsam mit einer Chemotherapie die Überlebenszeit deutlich verlängern (gilt nicht für hormonell inaktive Tumore).

► **Operationsprinzipien bei extrapankreatischer Lage:**

▶ *Hinweis Gastrinom:* Durch die effektive Säureblockade mit Protonenpumpenblockern ist die totale Gastrektomie als Behandlungsmethode des Zollinger-Ellison-Syndroms überholt.

● *Somatostinom:* Bei Lokalisation im Darm Resektion des betroffenen Abschnittes.

● *Karzinoid:* Mediane Laparotomie und Exploration des Abdomens. Chirurgisches Verfahren zur Entfernung des Tumors abhängig von der Lokalisation: z.B. Appendektomie (S.852); Dünndarmresektion, Hemikolektomie (S.865) + Lymphadenektomie.

► **Nachbehandlung:** Abhängig von der Art der durchgeführten Pankreasoperation: Nachbehandlung nach Duodenopankreatektomie (S.440); Nachbehandlung nach Pankreasschwanzresektion (S.846).

Prognose

► **Benigne neuroendokrine Tumoren:** Die Patienten sind nach Tumorexstirpation geheilt.

► **Metastasierende neuroendokrine Tumoren:** Die Kombination von Operation des Primärtumors (und evtl. der Metastasen) mit Chemotherapie kann zu sehr langen symptomfreien Intervallen führen. Bei hormonell inaktiven Inselzellkarzinomen beträgt die 5-Jahres-Überlebensrate knapp 60%.

25 Milz und Lymphknoten

25.1 Anatomie und Funktion der Milz

Anatomie

▶ **Lage:** Die Milz liegt intraperitoneal unter dem linken Rippenbogen direkt subdiaphragmal im linken hinteren Oberbauch. Ihre Lage ist abhängig von Atmung, Füllung von Magen und Kolon sowie Form des Brustkorbs.
▶ **Topographische Beziehungen:** Magen (→ Lig. gastrolienale), Zwerchfell (→ Lig. phrenicolienale), linke Kolonflexur (→ Lig. colicolienale), linke Niere, Pankreasschwanz.
▶ **Blutversorgung:**
  • *Arteriell:* A. lienalis (aus Tr. coeliacus) → am Milzhilus Aufteilung in 2–3 Hauptäste, anhand derer die Milz in verschiedene Segmente untergliedert wird.
  • *Venöser Abfluss:* V. lienalis (erhält Zuflüsse über die Vv. gastricae breves (→ Splenomegalie bei portaler Hypertension!), V. gastroepiploica sin., Pankreasvenen, V. mesenterica inf. → in V. portae.
▶ **Nebenmilzen:** Bei ca. 10–30% der Bevölkerung vorhandene akzessorische Milzen, die i. d. R im perilienalen Fettgewebe liegen.

Funktion

▶ **Abbau** überalterter Erythrozyten.
▶ **Phagozytose** von überalterten oder in ihrer Form veränderten bzw. durch Membran- oder Enzymdefekte geschädigten Blutzellen (v. a. Erythrozyten); Antikörper- oder Immunkomplex-beladene Blutzellen, mit Mikroorganismen befallene Blutzellen (z. B. Malaria).
▶ **Immunabwehr.**
▶ **Speicherung:** Thrombozyten, Granulozyten, Eisen.
▶ **Blutbildung** im Kindesalter und bei Erkrankungen des Knochenmarkes.

25.2 Splenomegalie

Grundlagen

▶ **Definition:** Vergrößerung der Milz, i. d. R sekundär als Folge einer Allgemeinerkrankung, selten infolge primärer Milzerkrankung oder umschriebener Krankheitsbilder (Milztumoren).
▶ **Größenbestimmung:** Erfolgt am schnellsten und einfachsten mittels Sonographie: Obere Grenzwerte: Dicke 4 cm, Querdurchmesser 7 cm, Länge 11 cm.
▶ **Hypersplenie-Syndrom (Hypersplenismus):** Die diffus vergrößerte Milz kann mit einer Sequestration von korpuskulären Blutbestandteilen einhergehen: Dies führt zu einer Reduktion der zirkulierenden Thrombozyten, Leukozyten und Erythrozyten, allein oder in Kombination. Schweregrad des Hypersplenismus und Milzgröße stehen in keinem direkten Zusammenhang.
▶ **Ursachen:** Siehe Tab. 25.1.

Tabelle 25.1 · **Ursachen der Splenomegalie**

	Mäßige Splenomegalie	Ausgeprägte Splenomegalie
häufige Ursachen	Virusinfektionen, portale Hypertension	hämolytische Anämien, chronisch myeloproliferative Erkrankungen, v. a. CML
seltenere Ursachen	Sepsis, maligne Lymphome, akute Leukämien, SLE, Sarkoidose, rheumatoide Arthritis (Felty-Syndrom)	Lipidspeicherkrankheiten, Kalar-Azar

Diagnostisches Vorgehen

► **Anamnese:** Vorerkrankungen (z.B. Hepatitiden, Tumorerkrankungen, Fettstoffwechselstörungen, Cholezystolithiasis), chronischer Alkohol-/Medikamentenkonsum, Leistungsknick, Gewichtsverlust (Malignom), Reise-/Berufsanamnese (Infektionen)?
► **Klinische Untersuchung:**
  • *Palpation der Milz:* Zur genauen Größenbestimmung unzuverlässig (Körperbau, Adipositas)!
  • *Palpation der Leber:* Hepatomegalie (S. 387)?
  • *Hinweise auf portale Hypertonie* (S. 406): Umgehungskreisläufe, Aszites?
  • *Palpation aller Lymphknotenstationen:* Lymphknotenvergrößerung?
► **Labor:** Blutbild, Differenzialblutbild, Retikulozyten, Transaminasen, CHE, Bilirubin, LDH, Eisen, Ferritin, Serum-Elektrophorese, Quick, Hepatitisserologie, Mononukleose, CMV, Toxoplasmose, HIV, ggf. Haptoglobin, Coombs-Test, Rheumafaktoren, antinukleäre Antikörper.
► **Abdomensonographie:**
  • *Milzgröße* (schnellste und häufig ausreichende Methode): Splenomegalie bei Länge ≥ 12 cm und Dicke (kürzeste Distanz Hilus – konvexe Oberfläche) ≥ 5 cm.
  • *Milzkontur:* Herdförmige Veränderungen? Ggf. Nachweis perisplenischer Flüssigkeit.
  • *Reflexmuster:* Homogen oder herdförmig? Je nach Grunderkrankung echoarm (lymphoproliferative Erkrankungen) bis echoreich (z.B. Tbc).
  • Leber, Gallenwege, Pfortadersystem, Lymphome?
► **Röntgen-Thorax:** Herzvergrößerung? Lymphome?
► **Weiterführende Untersuchungen** abhängig von der Verdachtsdiagnose.
▣ *Hinweis:* Bei *Computertomographie* beurteilen: Größe, Kontur, Tumor, Zyste? Gefäße und Lymphknoten am Hilus? Milzvene offen?

25.3 Operationsprinzipien – Milz

Milzerhaltende Operationen

► **Indikationen:** Traumatische und iatrogene Milzrisse. Die Erhaltung der Milz sollte in jedem Alter angestrebt werden.
▣ *Hinweis:* Eine organerhaltende Operation ist nicht indiziert bei Spontanruptur infolge Mononukleose, Leukämie etc.
► **Methoden:** Siehe Tab. 25.2.

Tabelle 25.2 · **Methoden der milzerhaltenden Operation**

oberflächliche Risse und Kapselabrisse (einzeln oder kombiniert)	• Kompression • lokales Hämostyptikum (Kollagenvlies, TachoSil) • Hitzekoagulation (z.B. Argonbeamer, S. 786; *Cave Infrarotkoagulation:* Durch direkten Gewebekontakt kommt es beim Abheben oft erneut zu Blutungen) • Elektrokoagulation • Fibrinkleber
tiefe Risse, ausgedehnte Parenchymzerstörung	• Naht: U-Nähte (S. 781). Splenorrhaphie: Einpacken der Milz in einem fest ansitzenden, konfektionierten, resorbierbaren Netz (Vicryl, Dexon)

Milzresektion

► **Indikationen:**
- Traumatische oder iatrogene Milzruptur, die mit lokalen blutstillenden Maßnahmen nicht beherrscht werden kann.
- Umschriebene, gutartige Milzaffektionen.

► **Operationsprinzip:** Selektive Hilusgefäßligaturen und Parenchymdurchtrennung unter Beachtung der streng segmentären Anordnung der Milzgefäße. Je nach Erforderung Polresektion, Hemisplenektomie oder Zweidrittelresektion.

Splenektomie (siehe S. 846)

► **Indikationen und Durchführung:** Siehe S. 846.
► **Präoperative Vorbereitung:**
- *Impfung* (Prophylaxe vor OPSI, S. 447):
  – Pneumokokken-Impfung (z.B. Pneumovax-23, Prevenar).
  – Meningokokken-Impfung (z.B. Mencevax ACWY, Meningitec).
  – Haemophilus-Impfung (z.B. Hiberix).
- *Zeitpunkt der Impfung:*
  – Mind. 2 Wochen vor einer elektiven Splenektomie.
  – 14 Tage nach einer beschleunigten oder notfallmäßigen Splenektomie.
  – Boosterimpfung nach 5 Jahren.
- *Penicillin-Langzeitprophylaxe bei Kindern:* Siehe S. 755.

► **Nachbehandlung:**
- *Thromboprophylaxe:* ASS 0,5 – 1 g/d bei Thrombozyten > 1 Mio/µl.
- Impfung, sofern präoperativ nicht durchgeführt (s.o.).

Postoperative Komplikationen nach Splenektomie

► **Pleuraerguss links** → Diagnostische und therapeutische Drainage.
► **Akute Pankreatitis** → Diagnostik und Therapie siehe biliäre Pankreatitis (S. 427).
► **Subphrenischer Abszess** → I.d.R. infiziertes Hämatom bei ungenügender Drainage → Indikation zur operativen Ausräumung.
► **Geringgradig erhöhtes Thromboserisiko.**
► **Postsplenektomiesyndrom** (OPSI-Syndrom = Overwhelming Post Splenectomy Infection): Foudroyant verlaufende Sepsis (häufig Pneumokokken, Meningokokken, Haemophilus) mit hoher Letalität (> 50%); betroffen sind v.a. ungeimpfte Kinder < 2 Jahren.

▣ *Beachte:* Das OPSI-Syndrom kann noch Jahre später nach der Splenektomie auftreten!

25.4 Lymphknotenvergrößerung

Grundlagen

▶ Vergrößerte Lymphknoten sind mit wenigen Ausnahmen Sekundärerscheinungen eines an anderer Stelle lokalisierten Primärprozesses oder Manifestationen einer generalisierten Lymphknotenerkrankung.

▶ Normal große Lymphknoten sind sonographisch nicht darstellbar und im Allgemeinen nur in den Leisten tastbar. Abgeklärt werden sollten vor allem neu entstandene Lymphknoten von einer Größe >1–2 cm, die sonographisch darstellbar sind („blink"), sowie tastbare Lymphknoten an anderen palpatorisch zugänglichen Stationen.

▶ **Häufigste Ursachen:**
  • *Lokal:* Lymphknotenmetastasen von Karzinomen (z. B. Mamma-Ca → Axilla, Lungen-Ca → Mediastinum), bakterielle Haut- oder Schleimhautinfektionen (v. a. Staphylokokken, Streptokokken).
  • *Generalisiert:* Maligne Lymphome, Virusinfektionen (z. B. Mononukleose, HIV).

▶ **Seltene Ursachen:** Tuberkulose, Lues, Leptospirose, Toxoplasmose, SLE, Sarkoidose, Lipidspeicherkrankheiten.

Diagnostik

▶ **Anamnese:**
  • Zeitliche Entwicklung der Lymphknotenvergrößerung:
    – Akute Entwicklung: Leukämien und virale oder bakterielle Infekte.
    – Schleichende Entwicklung: Lymphknotenmetastasen, maligne Lymphome, Tuberkulose und Sarkoidose.
  • Vorausgegangene Infektionskrankheiten oder andere Erkrankungen.
  • Trauma oder Infektion distal der Lymphknotenvergrößerung.
  • *Begleitsymptome:* Leistungsknick, allgemeines Krankheitsgefühl, Fieber, Nachtschweiß, Gewichtsverlust.
  • Berufsanamnese, Tierkontakte, Medikamenteneinnahme, Drogenabusus.

▶ **Klinische Untersuchung:**
  • *Palpation* der Lymphknoten und sämtlicher Lymphknotenstationen: Siehe Tab. 25.3.
  • *Untersuchung von Leber und Milz:* Hepato- und/oder Splenomegalie sprechen für maligne Lymphome und Leukämien, kommen jedoch auch bei entzündlichen Lymphknotenvergrößerungen oder Speicherkrankheiten vor.

Tabelle 25.3 · Lymphknotenpalpation: Mögliche Befunde und ihre Interpretation

Befund	Interpretation
Umschriebene Befunde	
umschrieben, weich, druckdolent, verschieblich	akut entzündliche Genese, im Bereich des Halses (z. B. entzündliche Herde in Zähnen oder Tonsillen)
umschrieben chronisch-entzündlich (verbacken)	Tuberkulose (mit Tendenz zur Einschmelzung und Perforation), Lues, Toxoplasmose, Aktinomykose

Fortsetzung ▶

Tabelle 25.3 · Fortsetzung

Befund	Interpretation
Umschriebene Befunde	
umschrieben, derb, indolent, verbacken	Karzinommetastasen (im Halsbereich insbesondere von Mund, Rachen, Hals, Larynx, Bronchialsystem, Ösophagus, Magen, Mamma, Thyreoidea)
Generalisierte Befunde	
generalisiert weich, druckdolent	Mononucleosis infectiosa, HIV-Infektion
generalisiert indolent (nicht verbacken)	Hinweis auf maligne Lymphome (Hodgkin oder Non-Hodgkin) oder Leukämien (insbesondere chronische Leukämien)

► **Labor:** Blutbild, Differenzialblutbild. *Je nach Verdachtsdiagnose* Blutkulturen, Transaminasen, LDH, CK, Gesamteiweiß, Serumelektrophorese, Mononukleose-Schnelltest, Zytomegalie-Antikörper, Hepatitis-Serologie, HIV-Test, Rheumafaktoren, antinukleäre Antikörper, ASL-Titer, Tine-Test, Tbc-Diagnostik, Urinstatus, Hämoccult-Test.

► **Abdomen-Sonographie:** Leber-/Milzgröße, Lymphome?

► **Röntgen-Thorax** in 2 Ebenen: Hilus-, Mediastinallymphome?

► **Weiterführende Untersuchungen** abhängig von der Verdachtsdiagnose:

- *Feinnadelpunktion und Zytologie:* Indiziert bei Malignomverdacht (nicht bei Tuberkulose, *cave* Fistelbildung!) zur raschen Grobdiagnose. Eine Typendifferenzierung beim malignen Lymphom ist hiermit nicht möglich.

▣ *Hinweis:* Ein negativer Befund schließt ein Malignom nicht aus!

- *CT oder MRT:* Indiziert bei ausgedehnten, unklaren Befunden.
- *Lymphknotenexstirpation:*
  - Indikationen: Diagnosestellung (histologische Typisierung) insbesondere bei unklaren Lymphknotenvergrößerungen mit Malignomverdacht. Einzige kurative Indikation: Lymphadenitis tuberculosa.
  - Operationsprinzipien: Exstirpation mit Hautschnitt direkt über dem palpablen Knoten. Einsenden als Nativpräparat!

26 Hernien

26.1 Grundlagen

Definition

▶ **Hernie:** Vorfall von (i. d. R) Bauchhöhleninhalt durch eine angeborene oder erworbene Lücke der Bauchwand. *Typische Anteile:* Bruchpforte, -sack, -inhalt und -hüllen (siehe Abb. 26.1a).

▶ **Sonderform Gleithernie:** Ein Teil des Bruchsacks wird durch das vorfallende Organ gebildet. Dies ist typischerweise bei retroperitonealen Organen der Fall, die nicht komplett mit Peritoneum bedeckt sind. Das Zäkum kann z. B. die laterale Wand eines indirekten Leistenbruchsacks rechts ausmachen und ist gleichzeitig Bruchinhalt Abb. 26.1b).

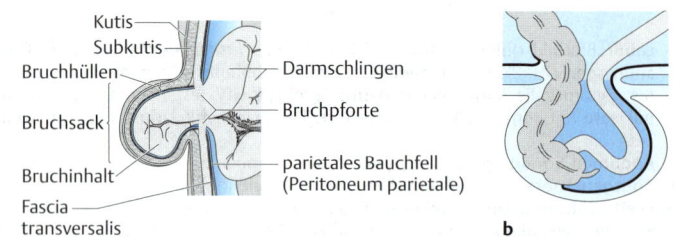

Abb. 26.1 · (a) Prinzipieller Aufbau einer Hernie. Die Lokalisation der Bruchpforte bestimmt ihren Namen (z. B. Leisten- oder Narbenhernie), (b) typische Gleithernie

Ätiologie

▶ **Angeboren (Hernia congenita):** Unvollständiger Verschluss der Bauchwand in utero, z. B. bei der „klassischen" indirekten Leistenhernie des Mannes.

▶ **Erworben (Hernia acquisa):** Sekundäre Instabilität der Bauchwand, z. B. in Narbenfeldern nach Operationen. Im Bereich einer potenziellen anatomischen Schwachstelle (*locus minoris resistentiae*), bei Störungen der Kollagenbiosynthese und/oder bei abnormer intraabdomineller Druckerhöhung, z. B. durch:
- Prostatahyperplasie mit Blasenentleerungsstörung, Kolonkarzinom, chronische Obstipation, Husten bei chronischer Emphysembronchitis, schwere körperliche Arbeit.
- Indirekt wegen intraabdomineller Volumenerhöhung bei Tumoren, Aszites, Schwangerschaft oder Adipositas.

▶ **Übersicht**: Siehe Abb. 26.2.

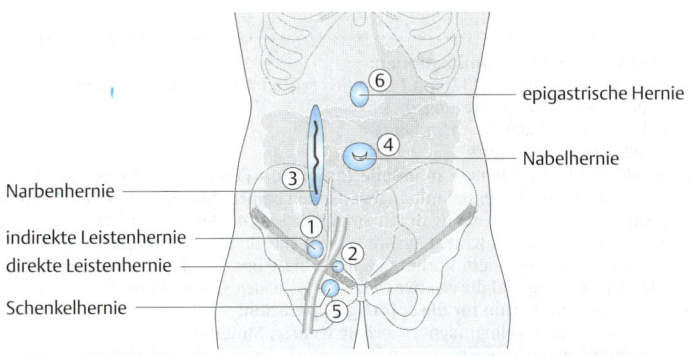

Abb. 26.2 · Die häufigsten Hernien

	Bezeichnung	relative Häufigkeit	Bruchpforte	bevorzugtes Geschlecht
①	indirekte Leistenhernie	60 %	oberhalb des Leistenbandes, lateral der epigastrischen Gefäße	♂
②	direkte Leistenhernie	15 %	oberhalb des Leistenbandes, medial der epigastrischen Gefäße	♂
③	Narbenhernie	10 %	Bereich einer OP-Narbe	
④	Nabelhernie	6 %	Nabel	
⑤	Schenkel-hernie	3 %	unterhalb des Leistenbandes	♀
⑥	epigastrische Hernie	3 %	Linea alba zwischen Xiphoid und Nabel	

Komplikationen

▶ **Inkarzeration** des Bruchinhalts → schmerzhafte, evtl. gerötete tastbare Vorwölbung. Kann zum mechanischen **Ileus** (S. 353) und bei begleitender Perfusionsstörung zur **Darmwandnekrose** mit nachfolgender **Perforation** und **Peritonitis** (S. 346) führen → akutes Abdomen (S. 137).

▣ *Beachte:* Je kleiner die Bruchpforte ist, umso leichter inkarzeriert die Hernie.

▶ (Richter-) **Littré-Hernie** (= Darmwandhernie): Nicht die ganze Zirkumferenz eines Darmwandstücks ist eingeklemmt → Inkarzeration ohne Ileus, aber mit evtl. Perfusionsstörung und nachfolgender Perforation.

▣ *Cave:* Littré-Hernien sind primär klinisch relativ unauffällig.

Therapie

▶ **Sofortige Operationsindikationen:**
  • Akutes Abdomen (S.137) mit Peritonitis (auch lokal), paralytischem Ileus, deutlicher AZ-Verschlechterung, u. Ä.
  • Inkarzerationsdauer >4 Stunden.
  • Sehr enge Bruchpforte.
▶ In allen anderen Fällen → **manuelle Reposition (Taxis)**: Unter größtmöglicher Entspannung des Patienten mit angewinkelten Beinen, Analgesierung (z.B. 1 Amp. Dolantin i.v.) und Ablenkung durch Smalltalk wird die Bruchpforte trichterförmig mit der linken Hand geschient, während die rechte die Hernie vorsichtig „ausmelkt" und schließlich reponiert. Vorher möglichst Blase und Darm entleeren. Eine _stationäre Beobachtung_ und die _elektive OP in den folgenden Tagen_ ist ratsam.
▶ **Sekundäre Indikation für die sofortige Operation:**
  • Die Reposition gelingt nicht innerhalb weniger Minuten.
  • Zweifel, ob die Reposition komplett geglückt ist (z.B. bei anhaltenden Schmerzen).
  • Auffälligkeiten während der postrepositionellen Beobachtungszeit, z.B. Auftreten von Abwehrspannung.

26.2 Hernia inguinalis

Grundlagen

▶ **Definition:** Hernie im Bereich des Leistenkanals (Leistenbruch).
▶ **Epidemiologie:** Die Leistenhernie ist die mit Abstand häufigste Bauchwandhernie. 90% der betroffenen Patienten sind Männer. Die Inguinalhernienoperation ist die am meisten durchgeführte Operation in der Viszeralchirurgie.
▶ **Anatomie des Leistenkanals** (Abb. 26.3):
  • _Decke:_ Mm. transversus et obliquus internus.
  • _Vorderwand:_ Aponeurose des M. obliquus externus und oberflächliche Bauchwandfaszie.
  • _Boden:_ Leistenband.
  • _Hinterwand:_ Fascia transversalis und Peritoneum.
◻ _Beachte:_ Das Prinzip aller Leistenhernienoperationen beruht auf der Verstärkung der Hinterwand.
  • _Inhalt:_
    – Beim Mann: Funiculus spermaticus (= Ductus deferens, A. et V. testiculares, A. ductus deferentis, Plexus pampiniformis, und der R. genitalis vom N. genitofemoralis).
    – Bei der Frau: Lig. teres uteri mit begleitender Arterie.
    – Bei beiden: N. ilioinguinalis und Vasa lymphatica.

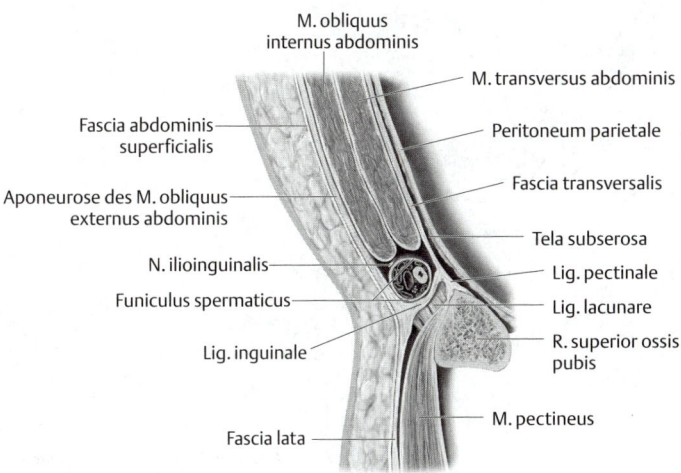

Abb. 26.3 · Anatomie des Leistenkanals im Sagittalschnitt

► **Formen der Leistenhernie:** Siehe Tab. 26.1.

Tabelle 26.1 · Formen der Leistenhernie

	Indirekte Hernie	Direkte Hernie
Ätiologie	*angeboren* (offener, d. h. persistierender Processus vaginalis. Typischer intraoperativer Befund: Die Samenstranggefäße verlaufen aufgesplittert auf dem Bruchsack und getrennt vom D. deferens) *oder* *erworben*	*erworben*
Innere Bruchpforte	Anulus inguinalis profundus (lateral der epigastrischen Gefäße)	Fossa inguinalis medialis (medial der epigastrischen Gefäße)
Äußere Bruchpforte	Anulus inguinalis externus (= superficialis)	
Besonderheit	der Bruchsack ist häufig von präperitonealen Lipomen begleitet	in der Mehrzahl wölbt sich das präperitoneale Fettgewebe nur durch die Bruchlücke vor

► **Leistenhernien bei Kindern:** Siehe S. 744.

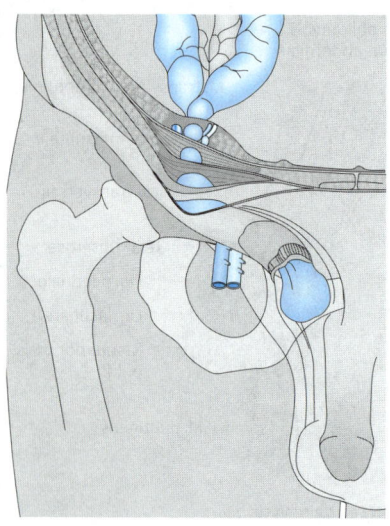

Abb. 26.4 · Schematische Darstellung einer indirekten Leistenhernie rechts

Klinik

► Ziehende Schmerzen in der Leiste, besonders beim Gehen und Sitzen.
► Mechanisch und/oder kosmetisch störende Vorwölbung.
► **Komplikation:** Inkarzeration des Bruchinhalts (S. 451).

Diagnostik und Differenzialdiagnosen

► **Klinische Untersuchung** im Stehen und im Liegen:
  • *Inspektion* der gesamten Leistenregion: Vorwölbung im Bereich des äußeren Leistenrings, die sich in den Skrotalansatz (bei der Frau ins Labium majus) ausdehnt. I.d.R. Blickdiagnose.
  • *Palpation* (Abb. 26.5): Wegen der Gravitation ist die Untersuchung im Stehen meist eindeutiger. Zeigefinger in den Leistenkanal einführen und den Patienten husten lassen. Der äußere Leistenring imponiert häufig weit, und man kann ggf. den Bruchsack oder einen Anprall spüren.
  • *Auskultation:* Darmgeräusche in einer hernienverdächtigen Schwellung?
► Evtl. Sonographie.
▢ *Beachte:* 15% der Betroffenen haben beidseitige Leistenhernien.
► **Ergänzende Untersuchungen:** Augenmerk auf evtl. Ursachen für eine intraabdominelle Druckerhöhung richten. Bei Männern > 50 Jahre ist die Prostatapalpation und sonographische Restharnbestimmung (normal bis 50 ml) obligatorisch.
► **Differenzialdiagnosen:**
▢ *Beachte:* Beim Leitsymptom „Schwellung in der Leiste" stehen die Hernien zahlen- und bedeutungsmäßig im Vordergrund.
  • *Leistenhoden* (S. 745).
  • *Varikozele*, *Hydrozele* (S. 744).
  • Bei der Frau: *Femoralhernie* (S. 456).
  • *Lymphknotenschwellung* (S. 448), entzündlich oder maligne.

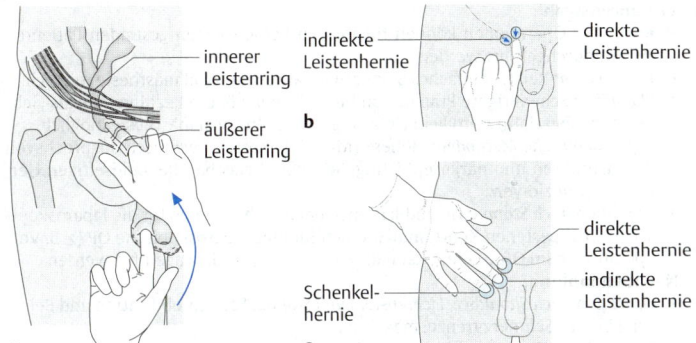

Abb. 26.5 · Untersuchung von Leistenhernien: (a) Palpation des äußeren Leistenrings (im Stehen!); (b) Differenzierung von indirekten und direkten Hernien per Palpation; (c) Typische Austrittspunkte der verschiedenen Hernientypen

- *Aneurysma.*
- Follikulitis, Varixknoten, Lipom, Hüftgelenkganglion, Senkungsabszess.

Operative Therapie

▶ **OP-Indikationen:**
- Im Prinzip jede Inguinalhernie in jedem Alter.
- Bei Risikopatienten nur im Fall von Inkarzeration bzw. Zustand nach Inkarzeration, Irreponibilität, starken Beschwerden oder sehr großer Hernie.

▣ *Hinweis:* Eine beidseitige Hernie sollte bei Jungen und jüngeren Männern mittels TEEP operiert werden. Damit ist das Risiko einer Hodenatrophie sehr gering.

▶ **Kontraindikation:** Prostatahyperplasie mit Restharn → zuerst die Prostata sanieren, um kein Hernienrezidiv zu riskieren.

▶ **Operationsprinzipien:**
  ▣ *Hinweis:* Die *Verstärkung der Leistenkanalhinterwand* erfolgt entweder:
    - von ventral wie bei Shouldice und Lichtenstein *oder*
    - von dorsal (=präperitoneal) mit Abdecken der Bruchlücken mittels eines Kunststoffnetzes (Stoppa, TAPP, TEP).

- *Operation nach Shouldice* (S. 876): Zugang von außen mit anatomischer Rekonstruktion der Schichten.
- *Operation nach Lichtenstein* (S. 879): Zugang von außen mit Einnähen eines Kunststoffnetzes.
- *Operation nach Stoppa:* Selten indiziert. Unterer Mittellinienschnitt ohne Eröffnung des Peritoneums. Seitliches Abschieben des Peritonealsacks von der hinteren Bauchwand mit Hernienreposition. Beidseitiges präperitoneales Abdecken aller potenziellen Bruchpforten mit einem großen Kunststoffnetz.
- *Laparoskopische Operationen:* Laparoskopische transabdominale (Prolene-) Netzplastik (TAP[P]) oder total extraperitoneale endoskopische Netzplastik (TE[E]P[P], S. 882).
- *Rezidivhernie:* Wenn der Primäreingriff „von außen" erfolgt ist, sollte das Rezidiv „von innen" operiert werden. Wenn Primäreingriff „von innen", dann Rezidiv „von außen" angehen.

► **Verfahrenswahl:**

◨ *Hinweis:* Die Operationen können theoretisch bei ansonsten gesunden Patienten ambulant durchgeführt werden.
- *Lichtenstein:* Relativ einfaches Standardverfahren. In Lokalanästhesie möglich.
- *Shouldice:* Schwierigere Präparation für Anfänger, höhere Rezidivquote als Lichtenstein, aber dafür wird kein Netz eingebracht. In Lokalanästhesie möglich.
- *Laparoskopische Methoden:* Höhere (Material-)Kosten, technisch anspruchsvoll durchzuführen und narkosepflichtig. Schneller belastbar. Bei beidseitigen Hernien oder Rezidiven.
- *Operation nach Stoppa:* Die Indikationen entsprechen denen für die laparoskopischen OPs; bestehen Kontraindikationen für eine laparoskopische OP (z. B. Voroperationen im OP-Gebiet), kann die OP nach Stoppa durchgeführt werden.

► **Nachbehandlung:**
- *Operation nach Shouldice, Lichtenstein und Stoppa:* Sofortmobilisation und Belastung bis zur Schmerzgrenze, max. 7 kg.
- *Laparoskopische Operation:* Keine Schonung notwendig.
- *Arbeitsunfähigkeit:*
  - Operation nach Shouldice, Lichtenstein und Stoppa: 2 Wochen, bei belastender körperlicher Arbeit 3 Wochen.
  - Endoskopische Operationen: 4 – 6 Tage, für schwere körperliche Arbeit 2 Wochen.

Prognose und Rezidivquote

► In Kliniken mit Ausbildungsfunktion (Durchführung der Operation vorwiegend durch Assistenten) bei **Shouldice** bis 8 %. bei **Lichtenstein** 4 % Rezidive, in spezialisierten Kliniken weniger.
► Für **TEP** wird die Quote von Früh- und Spätrezidiven mit 1 – 2 % beziffert.
► **Weitere Komplikationen:** Selten Dysästhesien und neuralgiforme Beschwerden (häufiger bei Lichtenstein als bei TEP).

26.3 Hernia femoralis

Grundlagen

► **Synonym:** Schenkelbruch.
► **Epidemiologie:** Stets erworben. Verhältnis w: m = 3: 1, Alter > 50 J.
► **Anatomie:**
- *Innere Bruchpforte:* Medialer Abschnitt der Lacuna vasorum (Anulus femoralis), der Bruchsack ist i. d. R medial der V. femoralis zu finden.
- *Äußere Bruchpforte:* Hiatus saphenus (= Fossa ovalis), Abb. 26.6.

Klinik

► **Klinik:** Siehe Leistenhernie, S. 452.
► **Komplikation:** *Inkarzerationen* sind wegen der kleinen Bruchpforte häufiger als bei der Inguinalhernie und lassen sich meistens nicht reponieren. Nicht selten liegt eine Littré-Hernie (S. 451) vor.

Diagnostik und Differenzialdiagnosen

► **Klinische Untersuchung** der gesamten Leistenregion inklusive der femoralen Bruchpforten:
- Sichtbare und palpable Schwellung unterhalb des Leistenbands am Oberschenkelansatz (Abb. 26.5).

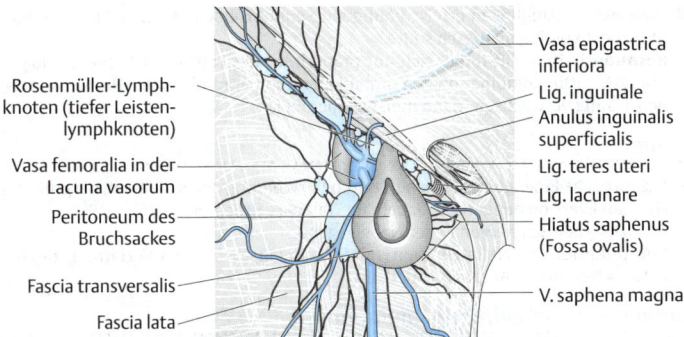

Abb. 26.6 · Hernia femoralis

- Rechts häufiger als links. In 20% treten Femoralhernien beidseitig auf. Nahezu 10% der Frauen und 50%(!) der Männer haben gleichzeitig eine Leistenhernie.
- ▶ *Beachte:* Bei unklarem Ileus einer älteren Dame immer an die Möglichkeit einer eingeklemmten Schenkelhernie denken. Die Palpation kann bei übergewichtigen Patientinnen sehr schwierig sein. Ziehende Schmerzen in Leiste und Oberschenkelinnenseite sind mögliche Hinweise → Sonographie.
- ▶ **Differenzialdiagnosen:** Siehe DD der Leistenhernien, S. 454.

Operative Therapie

- ▶ **OP-Indikation:** Jede Femoralhernie.
- ▶ **Operationsprinzipien:**
  - *TEP:* Siehe S. 882. Gilt heute als Standardverfahren, da hiermit alle Bruchpforten saniert werden können.
  - *Operation nach Lotheissen-McVay:*
    – Indikation: Bei Inkarzeration, wenn kein Netz implantiert werden darf.
    – Zugang von außen mit anatomischer Rekonstruktion der Schichten. In Lokalanästhesie möglich.
  - *Netzplastik nach Stoppa:* Siehe S. 455.
- ▶ **Nachbehandlung:** Siehe Leistenhernie (S. 452).
- ▶ **Prognose:** Lotheissen-McVay hat eine Rezidivquote von 4 – 5%. Die Operationstechniken mit Implantation eines Kunststoffnetzes haben eine deutliche Senkung der Früh- und Spätrezidive zur Folge.

26.4 Hernia umbilicalis

Grundlagen

- ▶ **Synonym:** Nabelbruch.
- ▶ **Epidemiologie:** w > m, Altersgipfel 40. – 50. Lj.
- ▶ **Prädisposition:** Schwangerschaft, Adipositas, weibliches Geschlecht, schwere körperliche Arbeit, Aszites.
- ▶ **Pathogenese:** Die embryonale Durchtrittsstelle der Nabelorgane durch die Bauchwand (*Anulus umbilicalis*) bildet sich normalerweise im Säuglingsalter zurück. Verbleibt eine weite Faszienlücke, kann eine Hernie resultieren.

- ◪ *Hinweis:* Bei Säuglingen erfolgt häufig ein Spontanverschluss im 1. Lj., weswegen man nicht voreilig operieren sollte.
- ▶ **Besonderheiten:** Oft findet sich nur präperitoneales Fett in der Lücke (analog zu Abb. 26.7). Die Kombination von umbilikaler und paraumbilikaler Hernie ist möglich. Häufig verwachsen (dann meist irreponibel).

Klinik

- ▶ Exzentrische Einengung des Nabels durch Vorwölbung der Nabelhaut, bei größeren Hernien Eversion der ganzen Nabelhaut. Tastbare Bruchlücke.
- ▶ Evtl. ziehende Schmerzen in der Nabelgegend.
- ▶ **Komplikation:** Netzinkarzeration (mit Schmerzen, evtl. livider Verfärbung des Nabels) → Nekrose → Abszess; evtl. Ileus.

Diagnostik und Differenzialdiagnosen

- ▶ **Klinische Untersuchung:**
  - *Inspektion:* Die Bauchpresse aktivieren lassen, z. B. indem der Patient im Liegen beide Beine gleichzeitig anhebt.
  - *Palpation.* Bei unklarem Befund (z. B. bei Adipositas) → Sonographie.
- ▶ **Differenzialdiagnosen:** Paraumbilikale (=epigastrische) Hernie (S. 458), Narbenhernie (S. 459).

Operative Therapie

- ▶ **OP-Indikation:** Nabelhernie >2 cm Durchmesser oder bei Beschwerden.
- ◪ *Hinweis:* Auch bei den Nabelhernien gilt, dass kleine Bruchlücken viel gefährlicher als große sind. Man sollte sie frühzeitig operieren.
- ▶ **Operationsprinzip:** Siehe Nabelhernien-Operation (S. 884).
  - Bruchlücke >2 cm: Netzplastik.
  - Bruchlücke ≤2 cm: Fasziendopplung nach Mayo.
- ▶ **Nachbehandlung:**
  - Adipöse Patienten mit großer Bruchlücke sollten postoperativ nur mit elastischer Bauchbinde mobilisiert werden.
  - ◪ Arbeitsunfähigkeit: Bei Büroarbeit 1 – 3 Wochen, bei schwerer körperlicher Arbeit länger (ca. 6 Wochen; abh. von Art der Arbeit, Adipositas, OP-Technik).

26.5 Hernia epigastrica

Grundlagen

- ▶ **Definition:** Faszienlücke in der Mittellinie (Linea alba) zwischen Processus xyphoideus und Nabel mit Austritt von präperitonealem Fettgewebe (sog. „Lipom") oder echter Hernie (Abb. 26.7).
- ▶ **Epidemiologie:** Im mittleren und höheren Alter (>50. Lebensjahr), häufiger bei Männern.
- ▶ **Paraumbilikale Hernie** =nabelnahe epigastrische Hernie.

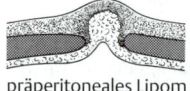
präperitoneales Lipom

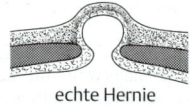
echte Hernie

Abb. 26.7 · Formen der epigastrischen Hernie

Klinik

▶ Häufig symptomlos. Typisch sind Schmerzen beim längeren Sitzen, z. B. bei Lastwagenfahrern.

▶ Vorwölbung zwischen Nabel und Sternum in der Mittellinie oder paramedian.

▶ *Hinweis:* Eine epigastrische Hernie darf erst zur Erklärung von Oberbauchbeschwerden herangezogen werden, wenn andere Ursachen (insbesondere ein Ulcus duodeni, S. 326) ausgeschlossen sind.

▶ **Komplikation:** Inkarzeration (S. 451) von Omentum oder Dünndarm, sehr selten Kolon.

Diagnostik und Differenzialdiagnosen

▶ **Klinische Untersuchung:**
  ● Siehe Nabelhernie, S. 458.
  ▶ *Hinweis:* Ist die Hernie Ursache von Schmerzen, sind die Patienten häufig selber in der Lage, die Bruchlücke exakt zu lokalisieren. Diese ist oft druckdolent.

▶ **Ergänzende Untersuchungen** bei diagnostischer Unsicherheit:
  ● *Sonographie des Abdomens* bei atypischen Beschwerden (*DD:* Gallenstein?).
  ● *Gastroskopie.*
  ● *Röntgenuntersuchung:* Abdomenübersicht oder Magen-Darm-Passage bei atypischen Beschwerden.
  ● *CT oder MRT:* Darstellung der Faszie und Faszienlücke bei sehr adipösen, nicht sicher zu palpierenden Bauchdecken.

▶ **Differenzialdiagnosen:**
  ● *Narbenhernie* (S. 459) nach oberer medianer Laparotomie.
  ● *Rektusdiastase:* Linea alba breit, Faszie stark verdünnt. Beim Pressen gleichmäßige Vorwölbung auf der ganzen Länge. Macht fast nie Beschwerden, deshalb in der Regel nicht behandlungsbedürftig. Operation (Fasziendoppelung, evtl. mit Kunststoffnetz-Unterlage) nur, wenn zusätzlich eine epigastrische Faszienlücke vorhanden ist, die geschlossen werden muss.
  ● *Nabelhernie* (S. 457): Ähnlicher Befund wie bei paraumbilikaler Hernie.

Operative Therapie

▶ **OP-Indikation:** Epigastrische Hernie mit Beschwerden.

▶ **Operationsprinzipien:**
  ● *Kleine Hernien:* Analog zu *Nabel*hernien (S. 884).
  ● *Große Hernien:* Analog *Narben*hernien (S. 888).

▶ **Nachbehandlung:**
  ● Adipöse Patienten mit großer Bruchlücke sollten postoperativ nur mit elastischer Bauchbinde mobilisiert werden.
  ● *Arbeitsunfähigkeit:* Büroarbeit 7 – 10 Tage; schwere körperliche Arbeit 4 Wochen (bei Adipositas ggf. länger).

26.6 Narbenhernie

Grundlagen

▶ **Epidemiologie:** Im Verlauf von bis zu 10 % aller Laparotomien. Die Hälfte tritt in den ersten 6 Monaten nach der OP auf.

▶ **Pathogenese:** Fehlen der Faszien- und Muskelschicht im Bereich einer Operationsnarbe, in der Regel durch sekundäre Dehiszenz der betreffenden Schicht. Im Laufe der Zeit Größenzunahme infolge von Retraktion der Faszien- und Muskelränder.

Nach jahrelanger Vernachlässigung kann der Großteil des Darms im Bruchsack liegen.

▶ **Ätiologie:**
- Meistens nach *Wundinfektion* (S. 181).
- Seltener nach Fasziennaht unter zu starker Spannung, bei erhöhtem intraabdominalen Druck oder Wundheilungsstörung.
- *Herniengefährdete Schnittführungen:* Median- und Pararektalschnitt.

▶ **Prädisposition:**
- Postoperativ Obstipation, starkes Husten, u.Ä.
- Postoperativ frühzeitige schwere körperliche Arbeit.
- Postoperative Anämie, Faktor VIII-Mangel.
- Eiweißmangel.

▶ **Aufbau:** Haut, Subkutis, Darmwand (Abb. 26.8a). Gelegentlich sogar ohne Serosa (dann ohne Bruchsack). Häufig mehrkammrig.

Klinik, Diagnostik

▶ **Klinik:** Vorwölbung der Narbe beim Anspannen der Bauchdecken. Spontane Reposition bei Entlastung.

▶ **Diagnostik:**
- *Klinische Untersuchung:*
  - Analog zur Nabelhernie: Siehe S. 458.
  - Inspektion: Haut sauber verheilt? Ekzem, Ulkus? Fadenfistel?
  - Palpation: Hernie reponibel? Ausmaß der Faszienlücke? Qualität der Faszienränder?
- Evtl. *CT* oder *MRT* zur genauen Beurteilung der Faszienränder, besonders bei adipösen Patienten.

Differenzialdiagnosen

▶ **Muskelhypotonie und -fibrose** im Operationsbereich: Infolge Denervation und/oder Devaskularisation bei schlechter Schnittführung. Vorkommen insbesondere nach Lumbotomie und nach Dorsalverlängerung eines Leistenschnitts.

▶ **Rektusscheidenhämatom:**
- *Ätiologie:*
  - Entstehung insbesondere unter Antikoagulation; oft ohne adäquates Trauma oder nach Husten bzw. Niesen.
  - Als Komplikation z. B. nach einer laparoskopischen Cholezystektomie bei Verletzung kleiner Gefäße durch einen Trokar in Kombination mit der medikamentösen Thromboseprophylaxe.
- *Diagnostik:* Sonographie.
- ▶ *Hinweis:* I.d.R. findet sich keine umschriebene Blutungshöhle, sondern eine diffuse Blutdurchtränkung des Gewebes.
- *Therapie:* Ein Hämatom, das keinen relevanten Druck in der Rektusscheide ausübt, nicht operieren, sondern die Spontanresorption abwarten (Kühlung, in der Frühphase abwechselnd mit Sandsack). Ggf. die Gerinnung optimieren.
- *Komplikation:* Infektion.

Operative Therapie

▶ **OP-Indikationen:** Jede Narbenhernie. *Voraussetzung:* Reizlose Haut, keine Fadenfistel, guter Allgemeinzustand u.Ä.

▶ **Operationszeitpunkt:** Frühestens $1/2$ Jahr nach Abheilung der primären Wunde (Narbenreifung).

► **Operationsprinzipien:**
- *Aseptische Verhältnisse* und *spannungsfreier Verschluss* sind wesentlich für den Erfolg der Operation.
- *Möglichkeiten:*
  - Verfahren der Wahl: Implantation eines *Polypropylennetzes in sublay-Technik* (Abb. 26.8b), S. 887. Die *onlay-Technik* (Abb. 26.8c) hat u. a. wegen häufigerer Infektionen schlechtere Resultate.
  - Direktverschluss: Wegen der hohen Rezidivrate nur bei sehr kleinen Hernien ratsam (z. B. bei Trokarnarben).
  - Lassen sich die Faszienlefzen nicht spannungsfrei verschließen, kann der Defekt in *inlay-Technik* (Abb. 26.8d) überbrückt werden. Um keine Verklebungen mit dem Darm zu riskieren, wird ggf. ein Teflonnetz implantiert.

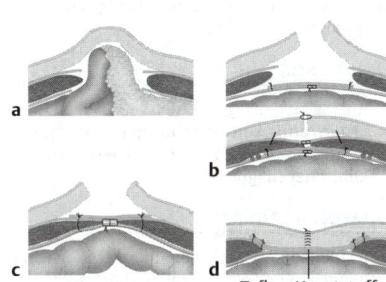

Abb. 26.8 · Narbenhernie und Techniken der Netzimplantation:
(a) Narbenhernie; (b) Sublay-Technik;
(c) Onlay-Technik; (d) Inlay-Technik

Teflon-Kunststoff

► **Nachbehandlung:**
- Mobilisation nur nach Anlegen einer Bauchbinde.
- Evtl. gelegte Entlastungsnähte frühestens nach 2 Wochen entfernen.
- *Arbeitsunfähigkeit:* Abhängig vom Ausmaß der Hernie und der Sanierung. Bei Notwendigkeit der Implantation von Fremdmaterial (Netz) evtl. 4–6 Wochen.

► **Prognose:** Bei netzfreien Techniken Rezidivquoten bis zu 50 %, nach sublay-Implantation ca. 5 %.

► **Prophylaxe:** Siehe S. 888.
- Verwendung von Stütznähten bei gefährdeten Patienten.
- Postoperatives Tragen eines Bauchgurtes während der Mobilisation.
- Striktes Verbot, nach der OP Lasten zu heben (für 4–6 Wochen).
- Ausreichende Ernährung, Absetzen – soweit möglich – heilungsbehindernder Medikamente (z. B. Kortison).

26.7 Seltene Hernien

Vorbemerkungen

► Bei lokalisierten Schwellungen sowie umschriebenen oder ausstrahlenden Schmerzen am Rumpf sind seltene Hernien differenzialdiagnostisch in Betracht zu ziehen.
► Diese Hernien entwickeln sich vor allem bei Patienten mit Schwund des retroperitonealen Fettgewebes, z. B. ältere Patienten mit erheblichem Gewichtsverlust.

Formen

▶ **Vordere Bauchwand:** Spieghel Hernie.
▶ **Lumbalgegend:** Hernia lumbalis.
▶ **Beckenboden:** Hernia obturatoria, Hernia ischiadica, Hernia perinealis.
▶ Sonderform **„Innere Hernien":** Entstehen meist in den Grenzbereichen von Intra-peritoneal- zu Retroperitonealraum. Der Darm kann in einer präformierten Bauch-felltasche eingeklemmt werden. *Typische Lokalisationen:*
  • Entlang der Flexura duodenojejunalis = *Treitz-Hernie.*
  • Im Foramen epiploicum (Winslowi).
  • Am ileozäkalen Übergang.
  • Oder iatrogen bei insuffizientem Verschluss einer Mesenteriallücke nach Darm-operation.
▷ *Beachte:* Innere Hernien inkarzerieren leicht und führen dann zu einem mecha-nischen Ileus (S. 353).

Diagnostik

▶ Analog zu den o.g. Hernien.
▶ **Ergänzende Untersuchungen:** Sonographie zur Unterscheidung von Hernien und soliden Tumoren bzw. CT (indiziert bei ungewöhnlicher Lokalisation und unsicherer klinischer Diagnose).

Operative Therapie

▶ **Indikation:** Wegen der Inkarzerationsgefahr immer gegeben. Das OP-Verfahren hängt ab von Lokalisation und Art der Hernie.
▷ *Hinweis:* Perineale Hernien bedürfen in der Regel proktologischer Zusatzoperatio-nen (z. B. eine Beckenbodenplastik).

27 Nebenniere

27.1 Anatomie und Diagnostik

Anatomie

▶ **Lage:** Die Nebennieren liegen auf dem oberen Nierenpol (retroperitoneal).
▶ **Blutversorgung:**
  - *Arteriell:* Aa. suprarenales sup. (aus A. phrenica inf.), Aa. suprarenales med. (aus Aorta) und Aa. suprarenales inf. (aus A. renalis).
  - *Venös:* V. suprarenalis (links: → V. renalis; rechts: → V. cava inf.).
▶ **Untergliederung:**
  - *Nebennierenrinde (NNR):* Zona glomerulosa (→ Aldosteron-Produktion), Zona fasciculata (→ Glukokortikoid-Produktion), Zona reticularis (→ Produktion von Sexualhormonen).
  - *Nebennierenmark (NNM):* Produktion von Adrenalin (80%), Noradrenalin (20%) und Dopamin.

Bildgebung

▶ **Sonographie:** Screeningmethode bei V.a. Tumoren der NNR oder des NNM. Die Treffsicherheit liegt bei Adenomen > 2 cm bei 60 – 80%.
  - ☐ *Cave:* Wegen Luftüberlagerung (Kolon) nicht immer schlüssig!
▶ **CT (mit KM):**
  - Größe, Kontrastmittelaufnahme, Homogenität, Tumor ein-/doppelseitig?
  - Hohe Treffsicherheit (> 90% der NN-Tumore > 0,5 cm sind darstellbar).
▶ **MRT:** Als Ergänzung zum CT.
▶ **Szintigraphie:**
  - *^{131}-6β-Jodomethylnorcholesterol-Szintigraphie:* Nachweis von NNR-Adenomen und -Hyperplasien.
  - *^{131}-J-Metajodbezylguanidin* (^{131}J-MIBG): Nachweis eines Phäochromozytoms (in > 90% der Marktumoren positiv).

Labordiagnostik

▶ **Hormonbestimmung:** Siehe Tab. 27.1.
▶ **Dexamethason-Kurztest:**
  - *Indikation:* Screeningtest bei V.a. Cushing-Syndrom (S. 465).
  - *Durchführung:* 1. Kortisolbestimmung (i. S.) um 20 Uhr. Um 23 Uhr Gabe von 1 mg Dexamethason (z. B. Fortecortin) und 2. Kortisolbestimmung (i. S.) um 8 Uhr am nächsten Morgen.
  - *Normal:* Plasmakortisol < 2 µg/dl → Suppression.
  - ☐ *Merke:* Eine normale Suppression des Serumkortisols schließt ein Cushing-Syndrom aus.
▶ **Dexamethason-Langzeittest:**
  - *Indikation:* Bei pathologischem Dexamethason-Kurztest zur Differenzierung zwischen adrenalem, zentralem oder ektopem Cushing-Syndrom (S. 465).
  - *Durchführung:* Gabe von 4×2 mg Dexamethason/d p. o. (z. B. Fortcortin) über 3 Tage. Bestimmung des Serumkortisols am Tag 1 vor Dexamethasoneinnahme und am 7. Tag um jeweils 8.00 Uhr morgens.

Tabelle 27.1 · **Normwerte der Hormone**

Hormon	Normwert
Aldosteron i.P.	2–15 µg/dl
ACTH i.S.	9–52 ng/l
Kortisol i.S.	
• 8.00	• 5–25 µg/dl[1]
• 16.00 im 24-h-Urin	• 3–12 µg/dl[1]
Kortisol i.U.	20–100 µg/24h[1]
Dehydroepiandrosteron (DHEAS)	• m: 0,3–0,85 µg/dl
	• w: 0,2–0,6 µg/dl
Katecholamine/Metanephrine	
• i. P.[2]	• <500 ng/l
• im 24-h-Urin (angesäuert mit 0,1 normaler HCl)	• <50 ng/l

[1] Der Plasmakortisolspiegel unterliegt einem zirkadianen Rhythmus mit einem Maximum um 6–8 Uhr morgens und einem Tiefpunkt um 24 Uhr

[2] Wichtig ist die richtige Abnahmetechnik, da es sonst vermehrt zu falsch-positiven Ergebnissen kommt: Verweilkanüle legen, 30–60 min warten, Patienten in Ruhe lagern, Blut abnehmen!

27.2 Nebennierentumoren

Grundlagen

▶ **Definition:** Benigne und maligne Neubildungen der Nebennierenrinde (NNR) oder des Nebennierenmarks (NNM) mit z. T. endokriner Aktivität und daraus resultierenden Funktionsstörungen.

▶ **Histologie:** NNR-Adenome, NNR-Karzinome, NNM-Tumoren, Metastasen (Mammakarzinom, Bronchuskarzinom, Melanom), maligne Lymphome, Histiozytome, Neuroblastome.

◻ *Hinweis:* Nebennierentumore werden meistens als Zufallsbefund bei einem aus anderer Indikation durchgeführten Sono, CT oder MRT entdeckt.

▶ **Epidemiologie:** Ca. 1% der Erwachsenen weisen im CT einen meist klinisch stummen und endokrin inaktiven Befund in den Nebennieren auf.
- *Endokrin aktive (funktionelle) Adenome:* < 1 Fall/100 000 Einwohner/Jahr.
- *Nebennierenrindenkarzinome:* 0,25 Fälle/100 000 Einwohner/Jahr.

Klinik

▶ **Endokrin aktive Adenome/NNM-Tumoren:** Abhängig vom produzierten Hormon:
- Primärer Hyperaldosteronismus, siehe S. 465.
- Cushing-Syndrom, siehe S. 465.
- Adrenogenitales Syndrom, siehe S. 465.
- Phäochromozytom, siehe S. 466.

▶ **Nebennierenrinden-Karzinom:** Meistens endokrin inaktiv. Symptome durch Größe und Verdrängung (Druckgefühl, aufgetriebenes Abdomen) und allgemeine Malignomsymptome AZ-Verschlechterung, Gewichtsabnahme, Anämie).

▶ **„Inzidentalom":** Symptomloser Zufallsbefund.

Primärer Hyperaldosteronismus (Conn-Syndrom)

- ▶ **Definition:** Gesteigerte autonome Aldosteronproduktion in der NNR.
- ▶ **Ätiologie:** Singuläres NNR-Adenom (70%), bilaterale idiopathische NNR-Hyperplasie (30%), *sehr selten:* NNR-Karzinome, extraadrenale oder multilokuläre Adenome.
- ▶ **Differenzialdiagnosen:** Sekundärer Hyperaldosteronismus: Stimulation des Renin-Angiotensin-Systems bei Nierenarterienstenose (S. 533), reninproduzierenden Nierentumoren, maligner Hypertonie, Hyponatriämie, Hypovolämie, Herzinsuffizienz.
- ▶ **Aldosteron-Wirkungen:** Natriumretinierend und kaliuretisch.
- ▶ **Epidemiologie:** Verhältnis m : w = 1 : 2; Altersgipfel 30. – 50. Lj.
- ▶ **Klinik:**
  - ▣ *Leitsymptome/-befunde:* Arterielle Hypertonie (Hypernatriämie, Hypervolämie) und Hypokaliämie.
  - • *Symptome der Hypokaliämie:* Polyurie, Polydipsie (= *Diabetes insipidus renalis*), Obstipation, Müdigkeit, Kopfschmerzen, metabolische Alkalose (Parästhesien), EKG-Veränderungen (ST-Senkung).
- ▶ **Diagnostik und Therapie:** Siehe S. 466, S. 467.

Cushing-Syndrom

- ▶ **Definition:** Klinische Manifestation einer chronischen, übermäßigen Sekretion oder Zufuhr von Glukokortikosteroiden.
- ▶ **Ätiologie:**
  - • *Exogene Zufuhr von Steroiden* (am häufigsten!).
  - • *Primäres, adrenales Cushing-Syndrom* (ACTH-unabhängig): Nebennierenadenom (15%; bei Kindern 70%).
  - • *Sekundäres, zentrales Cushing-Syndrom* (ACTH-abhängig): Hypophysenadenom (80%; zentrales Cushing-Syndrom = Morbus Cushing), ektope paraneoplastische ACTH-Produktion: 5% (z.B. Lungenkarzinom).
- ▶ **Epidemiologie:** Verhältnis m : w = 1 : 4; Altersgipfel 30. – 50. Lj.
- ▶ **Klinik:**
  - ▣ *Leitsymptome/-befunde:* Progressive Gewichtszunahme, Stammfettsucht, gerötetes Vollmondgesicht, Striae, arterielle Hypertonie, Osteoporose, Osteopenie, Menstruationsstörungen, Libidoverlust.
  - • Insulinresistenter Diabetes, Hypokaliämie, metabolische Azidose, Hyperlipidämie.
  - • Psychische Störungen (Depressionen, psychotische Störungen).
  - • Hyperpigmentation, Atherosklerose, Muskelatrophie, Myopathien, Infektionen (Immunsuppression), Wundheilungsstörungen, Neigung zu Akne, Furunkulose, Ulzera, Hirsutismus.
- ▶ **Diagnostik und Therapie:** Siehe S. 466.

Adrenogenitales Syndrom (AGS)

- ▶ **Definition:** Klinische Manifestation einer chronischen, übermäßigen Sekretion von Androgenen.
- ▶ **Ätiologie:**
  - • Angeborener Enzymdefekt (→ in 90% d.F. 21-Hydroxylase).
  - • Hormonproduzierender, meist maligner NNR-Tumor.
- ▶ **Pathophysiologie:** Cortisol ↓ (Synthese ist blockiert) → ACTH ↑ → NNR-Hyperplasie → Cortisol- und Aldosteronvorstufen ↑ → Umwandlung 17-Ketosteroiden mit androgener Wirkung → Gonadotropinfreisetzung ↓.

► **Klinik:**
- *Mädchen/Frauen (Virilisierung):* Hirsutismus, Akne, tiefe Stimme, Virilisierung des Genitale (Klitorishypertrophie), Amenorrhö.
- *Jungen/Männer:* Pseudopubertas praecox, Testisatrophie, Infertilität.
- ▶ *Pseudopubertas praecox:* Hodenatrophie (sek. Hypogonadismus durch Hemmung der Gonatropinfreisetzung) trotz verstärkter Entwicklung der sekundären Geschlechtsmerkmale.
- *Beide Geschlechter:* Durch die beschleunigte Knochenreifung (Testosteron ↑) sind die Patienten im Kindesalter groß, im Erwachsenenalter durch vorzeitigen Epiphysenschluss klein.

► **Diagnostik und Therapie:** Siehe S. 467.

Phäochromozytom

► **Definition:** Neuroektodermale Tumoren mit autonomer Katecholaminproduktion.
► **Ätiologie:**
- Sporadisch auftretende Phäochromozytome.
- Familiäre Formen mit autosomal-dominantem Erbgang: Isolierte Fälle, MEN Typ II.
- Familiäre Formen im Rahmen von Phakomatosen: Neurofibromatose, tuberöse Sklerose, Sturge-Weber-Syndrom, Hippel-Lindau-Syndrom.

► **Lokalisation:** > 85 % im Nebennierenmark; extraadrenale Lage (sympathische Ganglien, Paragangliom). Multifokales Vorkommen möglich.

▶ *Hinweis:* Die üblichen histologischen Kriterien lassen keine definitive Beurteilung der Dignität zu!

► **Klinik:** Schwer einstellbare paroxysmale oder persistierende arterielle Hypertonie, hypertensive Krisen; intermittierende oder permanente Kopfschmerzen, Schweißausbrüche, Erythem, Palpitationen, Unruhe, Angstgefühl.

► **Diagnostik und Therapie:** Siehe S. 467.

Lokalisationsdiagnostik

► Sonographie, CT, MRT.

▶ *Hinweis MRT:* Im T_2-gewichteten Bild höhere Signalintensität bei Phäochromozytom und Metastasen als bei Adenomen.
[131]Jod-MIGB-Szintigraphie: Bei V.a. Phäochromozytom.
[131]-6β-Jodomethylnorcholesterol-Szintigraphie: Bei V.a. NNR-Tumoren).

Endokrine Labordiagnostik

▶ *Hinweis:* Durchführung in der genannten Reihenfolge; Normwerte der Hormone, siehe S. 464

► **V.a. Conn-Syndrom:**
- *Screening:* K$^+$ i.S.↓/i. U. ↑, Na$^+$ i.S. ↑, metabolische Alkalose. Renin i. P. ↓, Aldosteron i. P. ↑ (▶ *DD:* Sek. Hyperaldosteronismus: Renin i. P. ↑, Aldosteron ↑ i. P).
- *Diagnosesicherung:* NaCl-Belastungstest (→ nach Zufuhr von 2 l NaCl 0,9 % kein Abfall des Aldosteronspiegels).
- *Weitere Differenzierung:* Orthostasetest.
- *Bei weiterer diagnostischer Unsicherheit:* Selektive Venenblutentnahme, Nebennierenszintigraphie (s. o.).

► **V.a. Cushing-Syndrom:**
- *Screening:* Dexamethason-Kurztest (S. 463).
- *Diagnosesicherung:* Freies Kortisol 24-h-Urin ↑, Plasmacortisol ↑.
- ▶ *Hinweis:* Aufgehobener Tagesschwankung der Kortisolkonzentration!
- *Weitere Differenzierung* (DD adrenales, zentrales, ektopes C.-S.).

▶ **V.a. Adrenogenitales Syndrom:**
- ACTH basal i. P. ↑, Kortisol i. S. ↓.
- Hormonvorstufen ↑:
  - ACTH-Kurztest: 17α-Hydroxyprogesteron-Anstieg (heterozygotes AGS: 260 – 1200 ng/dl; homozygotes AGS: > 1200 ng/dl).
  - Dehydroepiandrosteron (DHEAS) ↑.

▶ **V.a. Phäochromozytom:**
- Katecholamine im 24-h-Urin ↑.
- Katecholamine i. P. ↑.
- ▷ *Hinweis:* Bestimmung der Katecholamine am sensitivsten während eines hypertensiven Anfalls!

Konservative Therapie

▶ **Indikationen – Durchführung:**
- *Primärer Aldosteronismus bei bilateraler Hyperplasie:* Medikamentöse Dauertherapie mit Spironolacton (z. B. Aldactone) 100 – 400 mg/d und Antihypertensiva.
- *Adrenogenitales Syndrom:* Frühzeitiger Beginn einer lebenslangen Substitutionsbehandlung mit Glukosteroiden; bei Aldosteronmangel Substitution von Mineralkortikoiden. Bei Mädchen ggf. Gabe von Antiandrogenen.
- *Phäochromozytom:*
  - Bei Inoperabilität: Phenoxybenzamin (z. B. Dibenzyran) bis max. 100 mg/d (langsame Dosissteigerung abh. vom RR!, *NW:* u. a. orthostatische Dysfunktion, Miosis, Tachykardie, Impotenz, verstopfte Nase). *Alternativ:* α-Methyl-p-Tyrosin 0,5 – 4 mg/d (→ reduziert die Katecholaminausschüttung). Bei *Tachyarrhythmie* ggf. Betablocker (z. B. Dociton 15 – 45 mg/d).
  - ▷ *Beachte:* Keine β-Blockade ohne suffiziente α-Blockade!
  - Hypertensiver Notfall: Urapidil (Ebrantil) 25 mg (= 1 Amp.) langsam i. v. (ggf. nach 10 min wdh.); bei Tachykardie > 130/min zusätzlich Betablocker.
  - Bei Metastasen (palliativ): Polychemotherapie, ^{131}J-MIGB-Therapie, ggf. Gabe von Octreotid und α-Interferon.
- *Inzidentalome < 4 cm:* Regelmäßige Verlaufskontrolle (CT nach 6 – 12 Monaten).

Operative Therapie

▶ **Indikationen:** NNR-Adenome bei Morbus Conn, Cushing-Syndrom (adrenale und zentrale Form), Phäochromozytom, NNR-Karzinome, Inzidentalome > 4 cm.

▶ **Vorbehandlung:**
- *Conn-Syndrom:* Spironolacton 300 – 600 mg/d p. o. (z. B. Aldactone); Beginn 1 – 2 Wochen präoperativ. Hypokaliämie-Ausgleich (S. 102).
- *Cushing-Syndrom:* Hypokaliämie-Ausgleich (S. 102), Insulin nach BZ, Kortikosteroidsubstitution i. v. ab OP-Beginn (z. B. Hydrocortison 200 mg).
- *Phäochromozytom:* Hypovolämieausgleich (S. 75), α-Rezeptorblockade mit Phenoxybenzamin (z. B. Dibenzyran) 20 – 80 mg (langsame Dosissteigerung!); bei Tachyarrhythmie zusätzlich Betablocker (z. B. Dociton 15 – 45 mg/d); Beginn 2 Wochen präoperativ.

▶ **Operationsprinzipien:** Adrenalektomie (S. 874): Ein- oder doppelseitig, bevorzugterweise retroperitoneoskopisch (links) bzw. laporoskopisch (rechts). Beim Phäochromozytom ist auf eine vollständige chirurgische Entfernung des Tumors mit allen eventuell vorhandenen extraadrenalen Tumoren zu achten.

▷ *Hinweise Cushing-Syndrom:*
- Beim *zentralen Cushing-Syndrom* wird eine bilaterale Adrenalektomie nur nach erfolgloser Hypophysenrevision (transsphenoidale Adenomresektion oder totale Hypophysektomie) durchgeführt!

- *Bei ektoper ACTH-Produktion:* Primärtumorsuche und Tumorentfernung; bei Erfolglosigkeit bilaterale Adrenalektomie.

Postoperative Substitutionstherapie

► **Akut:**
- *Indikation:* Nach bilateraler bzw. einseitiger Adrenalektomie bei supprimierter kontralateraler NN (z. B. adrenales C.-S.).
- *Durchführung:* 2 Tage 100–200 mg Hydrocortison i. v. Anschließend rasche Reduktion in 10–20 mg-Schritten bis zur normalen Substitutionsdosis (37,5 mg) bzw. bis zur Erholung der kontralateralen NN. Bei Mineralkortikoidmangel zusätzliche Substitution von Fludrocortison 0,1 mg/d.
- ▣ *Beachte:* Bei Infektionen, anhaltender Hypotonie → Erhöhung der Hydrocortisondosis (Gefahr der Addison-Krise, S. 468).
► **Dauereinstellung:**
- Nach *einseitiger Adrenalektomie*: Vorübergehende Glukokortikoidsubstitution (z. B. 37,5 mg Hydrokortison).
- ▣ *Cave:* Langsames Ausschleichen (→ ansonsten Gefahr der Addison-Krise, S. 468).
- Nach *bilateraler Adrenalektomie*: Lebenslange Substitution von Gluko- und Mineralokortikoiden (Dosis abhängig von Klinik; Patientenausweis!).

Postoperative Komplikationen

► **Addison-Krise:**
- *Definition:* Lebensbedrohliche akute Exazerbation einer NNR-Insuffizienz; Auftreten z. B. postoperativ bei ungenügender peri- oder postoperativer Glukosteroidsubstitution nach bilateraler Adrenalektomie.
- *Klinik:* Übelkeit, Erbrechen, Pseudoperitonitis, Hypotonie bis zu Schocksymptomatik, Verwirrtheit, evtl. aufsteigende Lähmungserscheinungen, ausgeprägte Elektrolytverschiebungen (K^+ ↑, Na^+ ↓), Hypoglykämie, anfangs Hypothermie, später Exsikkose-Fieber, Delir, Koma.

> **❗ *Sofortmaßnahmen bei Addison-Krise:***
> ► Blutabnahme zur Sicherung der Diagnose (Cortisol, ACTH).
> ► Infusion von NaCl 0,9 % + Glucoselösungen (2–4 l/d).
> ► Hydrocortison initial 100 mg i. v., dann 100–200 mg/d in 5 % Glukose i. v. kontinuierlich über 24 h.
> ► Azidoseausgleich (S. 103), Thromboseprophylaxe (S. 103).

Prognose

► **Conn-Syndrom, Cushing-Syndrom und Phäochromozytom:** Blutdrucknormalisierung nur bei frühzeitiger Operation. Bei verspäteter Behandlung z. T. Persistenz einer Hypertonie mit gehäuften kardiovaskulären Komplikationen.
► **Nebennierenrindenkarzinom:** Ungünstige Prognose, da die Diagnosestellung meist erst im fortgeschrittenen Stadium erfolgt.

28 Abdomen: Traumatologie

28.1 Stumpfes Bauchtrauma

Grundlagen

▶ **Definition:** Isolierte oder kombinierte Verletzung des Abdomens durch direkte stumpfe Gewalteinwirkung oder Dezeleration.
▶ **Ätiologie:** In 80% Verkehrs- und Arbeitsunfälle durch Einklemmung, Überrolltrauma, Explosion, Sturz aus großer Höhe, Verschüttung.
▶ **Häufigkeit betroffener Organe:** Milz (25%), Nieren (15%), Leber (12%); seltener Magen-Darm-Trakt, Harnblase, Zwerchfell, Pankreas.

Klinik

▶ **Abhängig von den betroffenen Organen:** *Akute Blutungen* bei Parenchymverletzungen (→ Zeichen des hämorrhagischen Schocks, z. B. bei Leberruptur) manifestieren sich innerhalb von Minuten, *Hohlorganverletzungen* (z. B. Dünndarmruptur) innerhalb von Stunden und *Darmischämien* infolge von „stretch"-Verletzungen von Mesenterialgefäßen (→ Durchwanderungsperitonitis) innerhalb von Tagen.
▶ **Wacher Patient:**
  • Bauchschmerzen.
  • Evtl. Schulterschmerzen („*Kehr-Zeichen*"): Diese entstehen durch Reizung des N. phrenicus und sind ein indirektes Zeichen für eine Blutung in die freie Bauchhöhle (wenig zuverlässig!).
  • Evtl. peritonitische Zeichen (S. 347) bei Hohlorganverletzung.
▶ *Cave:* Das stumpfe Bauchtrauma kann bei Bewusstlosen übersehen werden und ist meist kombiniert mit extraabdominalen Verletzungen: Schädel, Thorax, Extremitäten, Becken.

Diagnostik

▶ **Klinische Untersuchung:**
  • *Voraussetzung:* Wacher, kooperativer Patient (nicht möglich bei Polytrauma, bewusstseinsgetrübten oder bewusstlosen Patienten, Schmerzmitteln, Sedativa).
  • *Management nach dem ATLS-Protokoll.*
    ▶ *Hinweis:* Sofern kein extraabdominaler Blutverlust erkennbar ist, spricht ein hämorrhagischer Schock für eine Blutung in die Bauchhöhle.
  • *Inspektion:* Prellmarken (Gurtmarken) oder Hämatome (Bauchdecke, Flanken, Rücken, Damm). Klinische Zeichen für eine Urethraverletzung (S. 511); Unmöglichkeit der Miktion trotz Harndrang → Hinweis auf Blasenruptur (S. 510).
  • *Palpation:* Druckdolenz, Peritonismus.
  • *Digital-rektale Tastuntersuchung.*
▶ **Labor:** Hb, Hkt (wiederholt bestimmen), Blutgruppe (Kreuzprobe), Blutbild, Elektrolyte, Gerinnung, Kreatinin/Harnstoff, BGA, Urinstatus.
▶ **Sonographie:** Standardverfahren im „Primary survey" (vgl. S. 129); *Alternative:* Diagnostische Peritoneallavage (DPL, S. 132).
▶ **Konventionelles Röntgen:** Im Rahmen des „Primary survey" → „Basic imaging") oder „Secondary Survey".
  • *Thorax:* Zwerchfellkonturen, Hämatopneumothorax, Rippenfrakturen, Mediastinalverbreiterung, Wirbelfrakturen, Magenblase bzw. Darmschlingen in der Thoraxhöhle.
  • *Becken:* Beckenfrakturen.

- *Abdomen* (im Stehen oder in Seitenlage): Bei hämodynamisch stabilen, wachen Patienten (falls kein CT möglich ist). Freie Luft subphrenisch bzw. unter der Bauchdecke, retroperitoneale Gasansammlung, Spiegelbildung.
► **Computertomographie des Abdomens** (Multislice-CT):
  - *Voraussetzungen:* Kooperativer, wacher Patient bzw. anästhesierter und hämodynamisch stabiler Patient.
  - *Befunde:* Freie Flüssigkeit oder Luft im Abdomen, Blut retroperitoneal, Rupturen von Leber, Milz, Pankreas, Nieren.
► **Urethrographie, Zystographie:** Bei V.a. Urethra- oder Blasenruptur und bei Beckenfraktur (S. 593).

> ❗ **Sofortmaßnahmen beim stumpfen Bauchtrauma:**
> ► ATLS-Protokoll (vgl. Versorgungsalgorithmus S. 128).
> ► Ggf. Thoraxdrainage (S. 64).
> ► Antibiotische Abdeckung: Bei V.a. Verletzung des Magen-Darm-Traktes oder Urogenitaltraktes (z.B. Ciprofloxacin 2×400 mg i.v.).

Konservative Therapie

► **Indikation:** Nur bei hämodynamisch stabilen Patienten mit erhaltenem Bewusstsein und fehlenden peritonealen Symptomen.
► **Durchführung:** Kontinuierliche, intensivmedizinische Überwachung; ausgetesteten EKs in Reserve.

Operative Therapie

► **Indikationen:**
  - Positive Sonographie/DPL (S. 132) oder Nachweis einer Hohlorganverletzung (freie Luft im Röntgen-Thorax oder CT).
  - Instabile Hämodynamik trotz adäquater Volumentherapie. Peritonitische Zeichen beim wachen Patienten.
▣ *Hinweis:* Eine erschöpfende Organdiagnose ist präoperativ weder möglich noch anzustreben!
► **Operationsprinzipien:**
  - *Explorative mediane Laparotomie* (ggf. abdominale oder thorakale Erweiterung durch Oberbauchquerschnitt bzw. Rippenbogendurchtrennung nach intrathorakal oder Sternotomie):
    – Systematische Inspektion der gesamten Bauchhöhle inkl. Eröffnung der Bursa omentalis zur Darstellung von Magenhinterwand und Pankreas.
    – Blutstillung, z.B. durch Tamponade, manuelle Kompression, Einflussdrosselung (Pringle-Manöver).
    – Kontaminationskontrolle bei Hohlorganverletzungen (temporäres Ausklemmen oder Klammernaht).
  ▣ *Hinweis:* Anwendung von „cell-saver"-Technik zur autologen Bluttransfusion nur nach Ausschluss einer Hohlorganläsion!
  ▣ *Hinweis:* Die operativen Verfahren richten sich nach der jeweiligen Organverletzung (Leber [S. 476], Duodenum und Pankreas [S. 473], Milz [S. 477], Darm [S. 479], Niere [S. 508], ableitende Harnwege [S. 509]) und nach dem Gesamtzustand des Verletzten.
  - Bauchhöhlenverschluss mit Drainage oder provisorisch mit Ethizip oder Abdominal-Vakuumverband.
  - Ggf. „second-look"-Operation nach 24 h.

Komplikationen

▶ **Abdominales Kompartmentsyndrom (ACS):** In 5% nach Abdominal- und oder Beckentrauma infolge von Nachblutungen, retroperitonealem Hämatom, Tamponaden oder massiver Volumengabe in protrahiertem Schock.
- *Klinik:* Gespanntes Abdomen, Beatmungsdruck ↑, Harnblasendruck ≥ 20 mm Hg, Oligurie (< 0,5 ml/kgKG/h), hämodynamische Instabilität.
- *Therapie:* Dekompressive Laparotomie; Prophylaxe: Nach perihepatischer oder Beckentamponade kein primärer Bauchverschluss, sondern Reißverschluss (z. B. Ethizip) oder abdomineller Vakuumverband, „second-look"-Operation nach 24 h.

▶ **Intraabdominaler Abszess** (S. 350)/**retroperitonealer Abszess** und **sekundäre Peritonitis** (S. 346): Selten, nach übersehenen Hohlorganverletzungen oder infolge Nahtinsuffizienz.

Prognose

▶ Abhängig vom abdominalen Schadensmuster, Zeitfaktor und den häufigen extraabdominalen Begleitverletzungen.

28.2 Penetrierendes Bauchtrauma

Grundlagen

▶ **Definition:** Isolierte (Einhöhlen-) oder kombinierte (mit Thorax: Zweihöhlen-) Verletzung des Abdomens durch Schuss, Stich, Splitter oder sonstige scharfe Gegenstände (z. B. Pfählungsverletzung).
▶ **Ätiologie:** Schuss-, Stich-, Splitterverletzungen (i. d. R in krimineller oder suizidaler Absicht) oder Pfählungsverletzungen (i. d. R durch Unfälle, z. B. Aufspießen an Zäunen oder Stangen).

Klinik

▶ Vgl. stumpfes Bauchtrauma (S. 469). *Zusätzlich:* Offene Wunden, evtl. Eviszeration von Organen.

Diagnostik

▶ **Anamnese:** Nach Unfallmechanismus (Schießerei, Messerstecherei, Explosion) und Ursache (Unfall, Delir, Suizidversuch) fragen.
▶ **Klinische Untersuchung:**
- *Management nach ATLS-Protokoll.*
- *Inspektion:* Differenzierung zwischen Schuss-, Stichwunde und Pfählungsverletzung. Immer Thorax, Flanken, Rücken, Damm absuchen!
▶ **Bildgebende Verfahren:** Röntgen-Thorax a.p., Becken. Weitere Untersuchungen (z. B. CT) im Einzelfall (*Voraussetzung:* Patient hämodynamisch stabil).
▶ **Diagnostische Laparoskopie:** Indiziert bei Stichwunden der vorderen und/oder seitlichen Bauch- und Thoraxwand („below nipple") und tangentialen Schusswunden, wenn klinisch und sonographisch keine Indikation für eine Laparotomie besteht und eine Verletzung des Peritoneum parietale ausgeschlossen werden soll.

! Sofortmaßnahmen bei penetrierendem Bauchtrauma:

► Vgl. stumpfes Bauchtrauma.

▣ *Beachte:* Messer und Pfählungsgegenstand erst unter Operationsbedingungen entfernen. Der Gegenstand muss bei der Bergung evtl. durchtrennt werden, um in situ belassen werden zu können.

Konservative Therapie

► **Indikationen:** Oberflächliche Wunden (Débridement). Zunehmend in Ballungszentren von penetrierenden Verletzungen (z. B. Südafrika) bei kreislaufstabilen Patienten ohne peritoneale Symptome.

► **Durchführung:** Engmaschige Überwachung!

Operative Therapie

► **Indikationen:** Immer bei Eröffnung des Peritoneum parietale (bei Stichverletzungen evtl. vorher eine diagnostische Laparoskopie falls Patient hämodynamisch stabil, s. o.), Eviszeration, Blutung aus Magen, Rektum oder Urogenitaltrakt.

► **Operationsprinzipien:**
  ● Exzision der Ein- und Austrittswunden und Débridement der Schuss- bzw. Stichkanäle. Entfernung nekrotischen Materials.
  ● Explorative Laparotomie (vgl. stumpfes Bauchtrauma, S. 469).
  ● Die Ein- und Austrittswunden nur auf peritonealem und faszialem Niveau verschließen!

Komplikationen und Prognose

► **Komplikationen:**
  ● *Intraabdominaler/retroperitonealer Abszess und sekundäre Peritonitis:* Meist nach übersehenen Hohlorganverletzungen oder infolge Nahtinsuffizienz.
  ● *Abdominales Kompartmentsyndrom:* Siehe S. 471.

► **Prognose:** Abhängig von den Organverletzungen.

28.3 Zwerchfellruptur

Grundlagen

► **Ätiologie:** Perakute intraabdominale Drucksteigerung durch stumpfes Abdominal-/Becken-/Thoraxtrauma (Inzidenz 1 – 5 %) oder penetrierende Zwerchfellverletzung (→ häufig Mitverletzung von abdominalen und thorakalen Organen).

▣ *Folge:* Eventeration von Abdominalorganen in den Thorax (= unechte Zwerchfellhernie ohne Bruchsack) mit Gefahr der Inkarzeration (*DD:* Echte Zwerchfellhernie, S. 323).

► **Lokalisation:** Meistens im Centrum tendineum, in 90 % d. F. ist das linke Zwerchfell betroffen, da es von abdominal her ungeschützt ist (rechte Seite = Schutz durch die Leber).

Klinik

► **Initial unspezifische Symptome** mit diffusen Abdominal- und Thoraxschmerzen, nachhinkender Atmung, auskultatorisch abgeschwächtes Atemgeräusch.
► *Cave:* Verletzung eines in den Thorax dislozierten Abdominalorgans bei Einlegen einer Thoraxdrainage!
► Bei rechtsseitiger Ruptur kann die Leber total oder partiell in den rechten Thoraxraum prolabieren (selten!): Folge sind hämodynamische Störungen im Pfortaderkreislauf und Leberparenchymschaden.

Diagnostik

► *Hinweis:* Oft verzögerte Diagnosestellung, da die Eventeration von Abdominalorganen meist mit einer Latenz von Stunden oder Tagen durch das abdomino-thorakale Druckgefälle und die Eigenperistaltik der Bauchorgane zustande kommt. Sie kann infolge einer Respiratorbehandlung (PEEP) „geschient" bleiben und erst nach der Extubation auftreten! Häufig wird sie erst intraoperativ bei der Versorgung von schweren abdominalen oder thorakalen Verletzungen gestellt.
► **Bildgebende Verfahren:**
  • *Thorax-Röntgen:* Verschattung, Zwerchfellhochstand, fehlende Zwerchfellkontur, Nachweis von Abdominalorganen im Thorax. *Cave:* In 50 % falsch negativ.
  • CT.
  • *Gastrografingabe* über Magensonde in Kopftieflage und Diskonnektion des Tubus: Dislokation des mit KM gefüllten Magens in die linke Pleurahöhle.

Operative Therapie

► **Indikation:** Jede nachgewiesene Zwerchfellruptur!
► **Operationstechniken:**
  • *Bei Frühdiagnose:* Obere mediane Laparotomie. Abdomen-Revision und Reposition luxierter Bauchorgane. Resektion inkarzerierter nekrotischer Darmanteile. Einreihige fortlaufende Naht oder Einzelknopfnaht mit resorbierbarem oder nicht resorbierbarem Material (Stärke 0 oder 1, S. 779) unter Fassen des Peritoneums. Einlegen von 2 Thoraxdrainagen.
  • *Bei Spätdiagnose* (> 2 Wochen): Rekonstruktion über Thorakotomie (dorsolateral ca. 7. ICR → Verwachsungen im Pleuraraum lassen sich besser lösen). Zweireihige fortlaufende Naht oder durchgreifende U-Nähte mit nicht resorbierbarem Nahtmaterial (S. 779), Ränder dachziegelartig überlappend. Bei größerer Spannung Einnähen eines Marlexnetzes.
► **Postoperative Komplikationen:**
  Zwerchfellparese bei Durchtrennung von größeren Phrenikusästen.
  • *Zwerchfellhochstand* bei zu groß bemessenem Marlexnetz.
  • *Reruptur* bei Nekrosebildung oder zu starker Spannung.

28.4 Pankreas- und Duodenalverletzungen

Grundlagen

► **Ätiologie:** Penetrierendes Bauchtrauma (75 %), stumpfes Bauchtrauma (Dezeleration über der Wirbelsäule bei Lenkrad- oder Lenkstangenaufprall, v. a. Kinder).
► **Häufigkeit:** 3 % (Duodenum) bzw. 7 % (Pankreas) aller Bauchtrauma, in > 80 % abdominelle Kombinationsverletzungen.

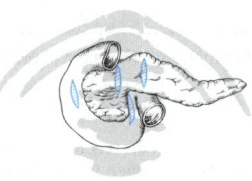

Abb. 28.1 · Typische Lokalisationen der traumatischen Duodenal- und Pankreasrupturen

Klassifikation

▶ **Pankreas:**
- *Nach Lokalisation:* Kopf, Korpus oder Schwanzbereich; proximal oder distal, wobei dorsal die V. mesenterica superior als Landmarke dient (Abb. 28.1).
- ◧ *Hinweis:* Das Pankreas rupturiert häufig über der Wirbelsäule mit sub- oder transkapsulären Parenchymrissen mit oder ohne Eröffnung des Dc. pancreaticus.
- *Nach Schweregrad:* Siehe Tab. 28.1.

Tabelle 28.1 · „Organ Injury Scale" (OIS) des Pankreas

Grad		Verletzungsbeschreibung
I	Hämatom	kleinere Kontusion ohne Gangverletzung
	Lazeration	oberflächliche Lazeration ohne Gangverletzung
II	Hämatom	größere Kontusion ohne Gangverletzung/Gewebeverlust
	Lazeration	größere Lazeration ohne Gangverletzung/Gewebeverlust
III	Lazeration	distale Durchtrennung mit Gangverletzung
IV	Lazeration	proximale Durchtrennung mit Gangverletzung, Parenchymverletzung mit Einbezug der Ampulla hepatopancreatica
V	Lazeration	Destruktion des Pankreaskopfes

▶ **Duodenum:**
- *Nach Lokalisation:* Pars superior (D1), descendens (D2), horizontalis (inferior) (D3) und ascendens (D4).
- *Nach Schweregrad* (Grad I–V nach „Organ Injury Scale" [OIS]): Unterschieden wird zwischen Hämatom und Lazeration, sowie nach dem Ausmaß (*Hämatom:* Begrenzung vs. Überschreitung eines Teils des Duodenums; *Lazeration:* % der Zirkumferenz). Grad V entspricht einer schweren Kombinationsverletzung (Pankreas und Duodenum) bzw. einer Devaskularisation des Duodenums.

Klinik und Diagnostik

▶ **Klinik:**
- Symptomatik abhängig vom Verletzungsmechanismus und -schweregrad.
- Intramurale Duodenalhämatome präsentieren sich klinisch mit einer Latenz von einigen Stunden bis Tagen als gastrointestinale Obstruktion.

► **Diagnostik:**
  ▶ *Hinweis:* Die Diagnose wird oft im Rahmen einer explorativen Notfall-Laparotomie gestellt!
  • *Pankreasamylase i. S.:* Bei Normwert in 95 % keine Pankreasverletzung, bei pathologischem Wert liegt nur in 10 % eine Verletzung vor.
  • *CT mit Gastrografinschluck* (Duodenum).
  • *ERCP:* Bei länger anhaltenden Symptomen oder Amylase ↑ zum Nachweis/Ausschluss einer Pankreasgangverletzung.

Konservative Therapie

► **Indikation**: Duodenum-Hämatome (Grad-I- evtl. -II-Verletzungen) nach Ausschluss einer Ruptur.
► **Durchführung:** Nahrungskarenz, Magensonde, parenterale Ernährung, engmaschige CT-Kontrollen.

Operative Therapie

► **Indikationen:** Penetrierendes Bauchtrauma; hämodynamisch instabiler Patient; V.a. stärkeres Oberbauchtrauma (→ Unfallhergang, Prellmarken) ohne Möglichkeit, die Symptomatik zu überprüfen (→ Bewusstseinseinschränkung, Polytrauma, Schock); schwere Oberbauchsymptomatik bei wachem Patienten unabhängig von der bildgebenden Diagnostik oder DPL; Persistenz der gastrointestinalen Obstruktion bei Duodenumhämatom nach 1 Woche.
► **Operationsprinzipien:** Mediane Laparotomie mit Exploration durch Eröffnen der Bursa omentalis und Kocher-Mobilisation (= Mobilisation des Duodenums von rechts her).
  • *Pankreasverletzungen:*
    – Grad I, II: Drainage mit oder ohne Parenchymnaht.
    ▶ *Cave:* Bei unerkannter Läsion des Dc. pancreaticus kann es zur Ausbildung von Pseudozysten (S. 435) kommen!
    – Grad III: Pankreaslinksresektion mit/ohne Splenektomie.
    – Grad IV, V: Segmentresektion und/oder innere Drainage durch pankreatikodigestive Anastomose (= Pankreatikojejunostomie) mit Roux-Y-Schlinge (S. 833); klassische oder pylorus-erhaltende Whipple-Operation nur bei Destruktion des Pankreaskopfes oder bei ausgedehnten Kombinationsverletzungen.
  • *Duodenal-Verletzungen:* Meist Direktnaht und Drainage, selten Segmentresektion mit Direktanastomose.
► **Nachbehandlung:**
  • Abhängig vom Ausmaß der Verletzungen und den durchgeführten Maßnahmen.
  • Evtl. „second-look"-Operation.
  • Somatostatin-Analoga (z. B. Octreotid): Indiziert bei schweren Pankreasverletzungen (Grad III–V) mit Fistelgefährdung → Hemmung der Pankreasenzymsekretion.

Komplikationen und Prognose

► **Komplikationen** (20–40 %): Fistelbildung (20–40 %), intraabdomineller Abszess (25 %), Pankreatitis (18 %), Pankreaspseudozysten (S. 435).
► **Letalität**: Abhängig vom Ausmaß der Organverletzung und Begleitverletzungen: 3–18 % (Pankreas); 17 % (Duodenum).

28.5 Lebertrauma

Grundlagen

▶ **Ätiologie:** Penetrierendes oder stumpfes Oberbauch- oder unteres rechtsseitiges Thoraxtrauma. In 90% d. F. sind Begleitverletzungen (z. B. rechtsseitige Rippenfrakturen, Lungenkontusionen, Milzrupturen, Schädel-Hirn- und Extremitätenverletzungen) vorhanden. Die isolierte Leberruptur ist eine Rarität.

▣ *Hinweis:* Verletzungen des extrahepatischen Gallengangssystems v. a. nach penetrierendem Trauma sind sehr selten.

▶ **Zweizeitige Leberruptur:** Perforation in die Bauchhöhle nach freiem Intervall von Stunden bis Tagen nach primär subkapsulärem Hämatom.

▶ **Klassifikation:**
- *Nach der Lokalisation:* Rechter Leberlappen 70% (Segmente V – VIII), linker Leberlappen 15% (Segmente I – IV), Leberhilus 15%.
- *Nach dem Schweregrad:* Siehe Tab. 28.2.

Tabelle 28.2 · Schweregradeinteilung der Leberverletzungen

Grad	Verletzungsbeschreibung
I (15%)	subkapsuläres Hämatom < 10% Oberfläche; Lazeration < 1 cm tief
II (55%)	subkapsuläres Hämatom 10 – 50% oder Parenchymblutung < 10 cm; Lazeration 1 – 3 cm tief
III (25%)	subkapsuläres Hämatom > 50%, mit aktiver Blutung oder Parenchymblutung > 10 cm; Lazeration > 3 cm tief
IV (3%)	Ruptur von 25 – 75% eines Leberlappens
V (2%)	Ruptur von > 75% eines Leberlappens; retrohepatischer Cava- oder Lebervenensterneinriss
VI (< 1%)	Leberavulsion (= Abtrennung der Leber von der V. cava)

Klinik

▶ **Wacher Patient:**
- Rechtsseitige Oberbauchschmerzen mit Ausstrahlung in die rechte Schulter (Kehr-Zeichen, S. 469).
- Ggf. Thoraxschmerzen bei zusätzlichen rechtsseitigen Rippenserienfrakturen.

▣ *Cave:* Hypovolämischer Schock nach mehreren Tagen bei zweizeitiger Leberruptur möglich!

Diagnostik

▶ **Anamnese:** Klinische Symptome s. o.

▶ **Klinische Untersuchung:** Abwehrspannung rechter Oberbauch, Flankendämpfung rechts.

▶ **Labor:** Hkt ↓, Hb ↓, Leukozyten ↑ (auf 20 000 – 30 000/µl).

▶ **Bildgebung:** *Sonographie* (freie Flüssigkeit, unterbrochene Leberkontur, Hämatom), *Multislice-CT mit KM* (*Voraussetzung:* Stabiler Patient), *Röntgen-Thorax* (Rippenfraktur?)

Konservative Therapie

▶ **Indikationen:** Hämodynamisch stabiler Patient nach CT-Abklärung mit Verletzungen I.–III.°, die folgende Kriterien erfüllen:
- Keine aktive Blutung, Hämatoperitoneum < 500 ml.
- Keine diffuse peritoneale Reizung bei wachem Patienten, keine anderen operationspflichtigen intraabdominalen Verletzungen, keine penetrierende Verletzung.

▶ **Durchführung:** Intensivstation! Bettruhe für 10–14 d, engmaschige Kontrollen von Hb, Hkt, Kreislaufparametern, wiederholte Sonographie-/(CT-)Kontrollen.

▶ *Hinweis:* Eine konservative Therapie ist in ca. 70% d. F. möglich. Evtl. Angiographie mit arterieller Embolisation.

Operative Therapie

▶ **Indikationen:** Kreislaufinstabilität, im Rahmen eines penetrierenden Bauchtraumas.

▶ **Operationsprinzipien:**
- Mediane Laparotomie (S. 816).
- Temporäre Einflussdrosselung (*Pringle-Manöver*) durch Ausklemmung des Lig. hepatoduodenale (tolerierbar ca. 30 bis max. 60 min) und manuelle Aortakompression; evtl. totale vaskuläre Isolierung durch thorakale Zugangserweiterung mit Okklusion der infra- und suprahepatischen Vena cava inferior.
- Direkte Blutstillung (Gefäßnaht, Durchstechungsnaht, Koagulation und Klebeverfahren).
- Mobilisierung der Leber und perihepatische Tamponade („*packing*").
- Gestielter „Omentum majus „flap": In große Läsion Netzzipfel zur Totraumverkleinerung, Blutstillung und Drainage legen.
- Atypische Resektion des zerstörten Areals (Resektionsdébridement) oder Segmentresektion oder Lappenresektion (indiziert bei Lebervenenausriss [Grad V/VI]); in ca. 3% nötig.
- Blutungsdrainage.
- Bei schweren Verletzungen temporärer Bauchdeckenverschluss (Ethizip, V.A.C.), „second-look"-Operation nach 24 h mit Tamponadenwechsel oder -entfernung.

Komplikationen und Prognose

▶ **Komplikationen:**
- Nachblutung, abdominelles Kompartmentsyndrom (S. 471), MOV.
- Leberabszess (infiziertes Hämatom), Galleleck, Hämobilie (arteriobiliäre Fistel → selektive Embolisation), Bilhämie (venobiliäre Fistel) oder Gallengangsstenose nach Wochen oder Monaten.

▶ **Letalität:** < 10%; bei zentralen Berstungen, Lebervenenabriss oder retrohepatischem Kavariss 50%.

▶ Größere Parenchymverluste haben keine bleibenden Nachteile.

28.6 Milzruptur

Grundlagen

▶ **Ätiologie, Pathogenese:**
- *Traumatische Milzruptur:* Häufigste Organverletzung beim stumpfen Bauchtrauma (25%); seltener beim penetrierenden Bauchtrauma (< 10%). Häufige intra- (30–60%) oder extraabdominale (80%) Begleitverletzungen.

- *Zweizeitige traumatische Milzruptur* (5%): Parenchymriss bei intakter Kapsel führt zu wachsendem intralienalem Hämatom, das Stunden, Tage, Wochen (80% innerhalb 2 Wochen), oder Monate nach dem Trauma zur Kapselruptur und freien intraabdominellen Blutung führt.
- *Iatrogene Milzruptur:* Im Rahmen von anderen Abdominal-, Thorax- oder Wirbelsäuleneingriffen.
- *Spontane Milzruptur* (=Ruptur nach inadäquatem Trauma oder ohne Trauma) bei Splenomegalie: Leukämien, Morbus Pfeiffer (Mononukleose), Malaria, Morbus Gaucher, Typhus, selten bei Gravidität.

► **Klassifikation der traumatischen Milzruptur:** Nach Schweregrad (Grad I – V nach „Organ Injury Scale" [OIS]).
- *Grad I – III:* Unterschieden wird zwischen *Hämatom* und *Lazeration* und nach dem Ausmaß (*Hämatom:* % der Organoberfläche; *Lazeration:* cm Tiefe).
- *Grad IV:* Intraparenchymatöses Hämatom mit aktiver Blutung oder Ruptur mit Hilusbeteiligung.
- *Grad V:* Milzzertrümmerung oder einer kompletten Devaskularisation.

Klinik

► Linksseitige Oberbauchschmerzen, ggf. mit Ausstrahlung in die linke Schulter (=Kehr-Zeichen [S. 469]).
▷ *Cave:* Plötzlich auftretender hämorrhagischer Schock nach Kapselriss.

Diagnostik

► **Klinische Untersuchung:** Peritonismus, ggf. Zeichen eines hämorrhagischen Schocks (S. 144).
► **Labor:** Hb ↓, Hkt ↓, massiver Leukozytenanstieg innerhalb von Stunden.
► **Sonographie:** Geeignetste Methode zum initialen Nachweis einer Milzruptur.
- *Befund:* Homogene, echoarme Raumforderung, die bei intakter Kapsel kappenförmig erscheint. Bei Kapselriss freie intraabdominelle Flüssigkeit; die Blutung kann durch das Lig. phrenicocolicum auf den linken Oberbauch begrenzt sein.
- ▷ *Beachte:* Kann eine Milzruptur nicht sicher ausgeschlossen werden, müssen innerhalb der ersten Stunden nach dem Trauma engmaschige Sonographiekontrollen durchgeführt werden (alle 30 – 60 min).
- Durch Umlagerung des Patienten kann eine vorher nicht erkannte Blutung akut exazerbieren!
► **Peritoneallavage:** Alternativ zur Sonographie.
► **CT (mit KM):** Bei hämodynamisch stabilen Patienten und unklarem Befund.

Konservative Therapie

► **Indikation:** Bei hämodynamisch stabilem Patienten nach CT-Abklärung mit Grad-I – III, evtl. Grad-IV-Verletzungen (Erwachsene 25%, Kinder 70%).
► **Durchführung:** Bettruhe für 5 – 10 Tage, engmaschige Kontrollen von Hb, Hkt, Kreislaufparametern (anfänglich Intensivstation) und wiederholte Sonographie-/(CT-)Kontrollen. Konservative Therapie erfolgreich in 90%.
► **Komplikationen** (15%): Zweizeitige Milzruptur, Milzabszess, Pseudoaneurysma, Pseudozyste.

Operative Therapie

► **Indikationen:** Jede spontane Milzruptur, Kreislaufinstabilität, im Rahmen einer explorativen Laparotomie bei Polytrauma, penetrierendes Bauchtrauma.

► **Operationstechniken:**
- Milz erhaltende Eingriffe (v. a. bei Kindern).
- Milzteilresektion (S. 447) bei Grad-I – III-, evtl. Grad-IV-Verletzungen.
- Splenektomie (S. 846): Grad-V-, evtl. Grad-IV-Verletzungen; Grad I – V-Verletzungen bei hämodynamisch instabilem Polytrauma, spontane Milzruptur.

► **Postoperative Komplikationen:**
- Nachblutung; Pneumonie, Atelektase; Pankreatitis, Pankreasfistel oder Magenperforation durch Mitverletzung des Pankreasschwanzes bzw. der großen Magenkurvatur; subphrenischer Abszess.
- *Blutbildveränderung nach Splenektomie: Leukozytose* für Wochen, Erythrozyten mit *Jolly-Howell-Körperchen, Thrombozytose* (geringgradig erhöhtes Thromboserisiko; bei Thrombozyten $> 1 \times 10^6/\mu l \rightarrow$ ASS [100 – 300 mg/d] und low-dose-Heparinisierung [S. 103]).
- *Postsplenektomiesepsis* (OPSI-Syndrom): Prophylaxe durch Impfung nach 2 Wochen obligatorisch (S. 447).

Prognose

► **Letalität:** Isolierte Verletzung der Milz bei rechtzeitiger Erkennung praktisch 0 %.

28.7 Darmverletzungen

Grundlagen

► **Ätiologie:** Penetrierendes Bauchtrauma (Schuss, Stich), stumpfes Bauchtrauma (Verkehrsunfall), Sturz aus Höhe (Dezeleration).

► **Lokalisation:**
- Am häufigsten ist der Dünndarm betroffen.
- Bei stumpfem Trauma v. a. in der Nähe des Treitz-Ligaments, des Zäkums, der Kolonflexuren oder des Sigmas (→ Aufhängungen).
- Jedes perineale Trauma (v. a. Pfählungs-, seltener Beckenverletzungen) kann zu Verletzungen am Rektum oder Anus führen.

► **Klassifikation:** Deserosierung, Kontusion, subseröse Einblutung, Wandnekrose (Ischämie), komplette Ruptur, inkomplette Ruptur (Läsion der Seromuskularis), Skelettierung der Mesenterialwurzel.

Klinik und Diagnostik

► **Klinik:**
- Peritonitis bei Ruptur; Ileus/Subileus (S. 353) bei subseröser Einblutung (vgl. stumpfes oder penetrierendes Bauchtrauma, S. 471).
- ◼ *Cave:* Bei stumpfem Bauchtrauma werden Darmverletzungen (v. a. hohe Jejunumläsionen) initial häufig übersehen und erst intraoperativ bei einer blutungsindizierten Laparotomie entdeckt bzw. verzögert bei Auftreten einer Peritonitis diagnostiziert.

► **Diagnostik:**
- *CT:* Sensitivität für Dünndarmverletzung nur ca. 70 %.
- *Rektal-digitale Untersuchung, Prokto- bzw. Rektosigmoidoskopie:* Immer intraoperativ bei perinealen Verletzungen.

Operative Therapie

► **Indikation:** Jede Darmverletzung.
► **Operationsprinzipien:** Mediane explorative Laparotomie, Übernähen, Resektion mit Anastomose, Spülen der Bauchhöhle (Dekontamination); ggf. „second-look"-Operationen. Entscheidung zur Kolostomie je nach Kreislaufstabilität, Verletzungsausmaß und Kontamination.
  ● *Dünndarm:*
    – Kleine Läsionen: Wundrandexzision und übernähen.
    – Größere Läsionen oder Mesenterialverletzungen: Resektion des betroffenen Darmabschnittes mit End-zu-End-Anastomose im Gesunden. Evtl. Rekonstruktion essentieller Mesenterialgefäße.
  ● *Kolon, Rektum, Anus:*
    – Übernähen, Resektion und Anastomose oder Sphinkterrekonstruktion; evtl. mit doppelläufiger Schutzkolostomie (zunehmend seltener indiziert).
    – Zweizeitiges Vorgehen (Vorgehen nach Hartmann, S.375): Resektion, endständiger Sigmoidostomie, Blindverschluss des distalen Stumpfes.
    ▣ *Hinweis:* Kolostomie-Rückverlegung meistens nach 6 Wochen bis 4 Monaten.

Komplikationen und Prognose

► **Allgemein:** Wundinfektion und Platzbauch (Bauchdeckenabszess; 15 – 20%) mit „open-abdomen"-Situation (*Vorgehen:* Vakuumverband), intraabdominale (evtl. retroperitoneale) Abszesse (5 – 15%), Bridenileus.
► **Dünndarm:** Selten Nahtinsuffizienz mit Peritonitis, nach ausgedehnter Dünndarmresektion Gefahr eines Kurzdarmsyndroms.
► **Kolon, Rektum:** Nahtinsuffizienz mit Stuhlfistel (2%), Stoma-Komplikationen in 5% (Nekrose, Retraktion, parastomale Hernie oder Abszess, Fehlposition).
► **Anus:** Sphinkterinsuffizienz, neurogene Inkontinenz (v. a. nach Beckentrauma).
► **Letalität:** Wird durch Begleitverletzungen bestimmt.

29 Proktologie

29.1 Anatomie

▶ **Analregion:**
- *Analrand:* Linea anocutanea (aborale Begrenzung des Analkanals) + ca. 5 cm breites Hautareal nach distal.
- *Analkanal (Canalis analis):* Von der Linea anocutanea (aboral) bis zur Junctio anorectalis.

▶ **Haut-Schleimhaut-Grenzen im Analkanal** (von aboral nach oral):
- *Anoderm:* Von der Linea anocutanea bis zur Linea dentata befindet sich mehrschichtiges, unverhorntes Plattenepithel ohne Haare oder Drüsen; dichte sensorische Innervation → sehr schmerzempfindlich.
- *Linea dentata:* Übergang des Anoderms in die Analschleimhaut (Übergangszone); individuell variierendes Muster aus mehrschichtigem, unverhorntem Plattenepithel, einschichtigem Zylinderepithel und rektaler Schleimhaut. Oberhalb der Linea dentata münden die Ausführungsgänge der Proktodäaldrüsen (v. a. dorsal)
- *Junctio anorectalis* (gewellter Verlauf; liegt am oberen Ende der 8 – 10 Columnae anales): Übergang zur Rektumschleimhaut.

▶ **Kontinenzorgan**
- *M. sphincter ani externus* (Pars subcutanea und Pars profunda): Willkürliche Innervation (N. pudendus). Die Pars profunda bildet mit dem M. puborectalis (s. u.) eine Einheit. ▶ *Hinweis:* Die Pars subcutanea kann ohne Beeinträchtigung der Kontinenz durchtrennt werden!
- *M. sphincter ani internus:* Unwillkürliche Innervation; Dauerkontraktion. ▶ *Hinweis:* Das unterste $1/3$ kann durchtrennt werden, ohne die Kontinenz zu beeinträchtigen!
- *M. puborectalis* („Puborektalschlinge"): Willkürliche Innervation; umfasst den anorektalen Übergang von dorsal und winkelt den Anus gegen das Rektum bei gefüllter Ampulla recti ab → Verstärkung des Verschlussmechanismus.
- ▶ *Hinweis:* Der M. puborectalis muss zur Aufrechterhaltung der Kontinenz bei der Operation unbedingt geschont werden!
- *M. levator ani.*
- *Corpus cavernosum recti* (Plexus haemorrhoidales): Arteriovenöses Gefäßgeflecht oberhalb der Linea dentata → Feinverschluss. Der arterielle Zufluss erfolgt aus Ästen der A. rectalis superior (s. u.); Einmündung bei 3, 7 und 11 Uhr in

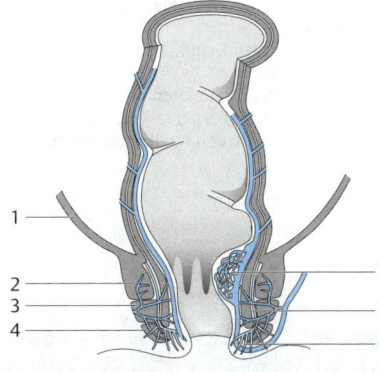

Abb. 29.1 · Anatomie der Analregion
(1 = M. levator ani, 2 = M. puborectalis,
3 = M. sphincter ani pars subcutanea,
4 = M. sphincter ani pars profunda,
5 = M. sphincter ani internus, 6 = Plexus
haemorrhoidalis inferior, 7 = Plexus
haemorrhoidalis superior)

SSL, der venöse Abfluss erfolgt über den Plexus rectalis inferior in die V. portae und V. iliaca interna (→ portokavale Anastomose, S. 410).

▶ **Arterielle Blutversorgung:**
- *A. rectalis superior* (aus A. mesenterica inferior): Versorgt das obere $^1/_3$ des Rektums und die oberen muskulären Anteile des Kontinenzorgans, die Schleimhaut sowie das Corpus cavernosum recti (s. o.).
- *Aa. rectales mediae* (aus A. iliaca interna) und *Aa. rectales inferiores* (aus A. pudenda interna): Versorgen die unteren $^2/_3$ des Rektums und den Anus.

▶ **Venöser Blutabfluss:**
- Über die V. rectalis superior → V. mesenterica inferior → V. portae.
- Über die Vv. rectales mediae und Vv. rectales inferiores → V. iliaca interna → V. cava inferior.

▶ *Hinweis:* Die Venen sind untereinander innerhalb der Rektumwand und durch den Plexus venosus rectalis miteinander verbunden → portokavale Anastomose (S. 410).

▶ **Lymphabfluss:**
- *Analrand und unterer Analkanal:* V.a. in inguinale Lymphknoten.
- *Oberer Analkanal:* V.a. in pararektale Lymphknoten.

29.2 Proktologische Diagnostik

Klinische Untersuchung

▶ **Patientenposition:**
- *Einfache Inspektion:* Linksseitenlage mit angezogenen Knien.
- *Pilonidalfistel:* Bauchlage oder Linksseitenlage.
- *Rektaluntersuchung:* Linksseitenlage, Steinschnittlage (Abb. 29.2) (Dokumentation der Befunde, z. B. 2 Uhr in SSL, 3 cm ab ano), Knie-Ellenbogen-Lage, evtl. Spezialuntersuchungstisch.

▶ **Inspektion:**
- *Haut:* Rötung, Schwellung, Hauterkrankung?
- *Rima ani* (ggf. Spreizen der Pobacken): Gerötet, geschwollen, druckdolent, Fistelöffnung (Mittellinie/Umgebung)? Sekret spontan, auf Druck?
- *Anus:*
  - Kotreste, Rötung, Hautveränderungen, Mariske, Kondylome, Fisteln, abnorme Schwellungen, sichtbare Gefäßknoten?
  - Patienten pressen lassen → prolabierende Gefäßknoten, Prolaps von Rektumschleimhaut oder Analhaut?

▶ **Palpation:**
- *Material:* Handschuh, Fingerling, Gleitmittel.
- *Durchführung:*
  - Analregion palpieren.
  - Patienten pressen lassen, Zeigefinger (Fingerling mit Vaseline) unter leichter Drehung in den Analkanal einführen.

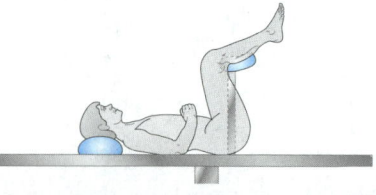

Abb. 29.2 · Steinschnittlage (SSL) zur Untersuchung von Mastdarm und Anus

- Prüfung der Puborektalisfunktion: Finger auf dorsalen proximalen Analkanal legen und Patient kneifen lassen.
- ▣ *Hinweis:* Treten beim Versuch des Einführens des Fingers umschriebene heftigste Schmerzen auf, ist dies ein dringender Hinweis auf eine Analfissur (siehe S. 487)! In diesem Fall Lokalanästhetikum (z. B. in Gelform) applizieren!
- *Beurteilung:*
  - Anus: Sphinktertonus, Schmerzen, Stenose, Resistenz?
  - ▣ *Beachte:* Hämorrhoiden sind nicht tastbar!
  - Ampulla recti: Schleimhaut fixiert, induriert, Douglas-Raum vorgewölbt, druckdolent? Prostata (Größe, glatt, höckrig, hart)? Resistenzen (Lage, Größe, untere Begrenzung, Oberfläche, Verschiebbarkeit gegen Unterlage)?
  - ▣ *Hinweis:* Vortäuschung pathologischer Resistenzen: Skybala (Kotballen), Pessare, Vaginal-Tampons, Blasenkatheter.
  - Nach Rückzug des Fingers: Blut/Schleim/auffälliger Stuhl am Fingerling? Klaffender Anus?

Endoskopie

▶ **Proktoskopie:**
- *Indikationen:* Perianale Blutungen, Beschwerden im Analbereich, ergänzende Untersuchung des Analkanals nach Koloskopie.
- *Durchführung:* Untersuchung des Analkanals mit starrem Instrument, ggf. Biopsie, ggf. therapeutische Maßnahmen. Obturator mit Gleitmittel bestreichen und unter Pressenlassen langsam vollständig einführen. Obturator herausziehen. Analkanal beim Zurückziehen des Proktoskops durch das Rohr inspizieren.
- *Beurteilung:*
  - Schleimhaut: Rötung, Ulzeration, Auflagerungen, Blutungsneigung?
  - Innere Hämorrhoiden, hypertrophe Papillen, Fissuren?
  - Palpieren von Krypten mit gebogener Knopfsonde: Schmerz, Eiteraustritt?
  - Perianalfistel: Sondierung innerer Fistelmündungen mit Knopfsonde, Injektion von Methylenblau zur Darstellung des Verlaufs.
  - Entnahme einer Biopsie aus tumorverdächtigen Veränderungen.

▶ **Rekto(sigmoido)skopie:**
- *Indikationen:* Perianale Blutungen, V. a. Tumoren, Stenosen, Divertikel, Polypen in Rektum oder Sigma, Fremdkörperentfernung.
- *Vorbereitung:* Entleerung der Ampulla recti mit Einmalklysma 30–60 Minuten vor der Untersuchung. Im Prinzip ist Rektoskopie ohne Sedierung durchführbar, aber dann häufig in Eindringtiefe limitiert.
- *Durchführung:* Untersuchung des Rektums und Sigmas mit starrem Instrument, ggf. Biopsie, ggf. therapeutische Maßnahmen. Lichtquelle am Rektoskop befestigen, Obturatorspitze mit Gleitmittel bestreichen und langsam einige cm einführen. Obturator entfernen, Optik aufschrauben, dann unter Sicht vorsichtig weiter vorschieben (Darm mittels Luftinsufflation aufdehnen). Kompressen bereithalten.
- *Komplikationen:* Perforation (mit OP-Konsequenz), Blutung, insbesondere nach Polypektomie.

▶ **Endosonographie:** Siehe S. 320.

Weitere diagnostische Verfahren

▶ **Manometrie** (des analen Sphinkters): Zur Differenzialdiagnose der Inkontinenz.
▶ **Sphinkter-EMG:** Ausschluss neurogener Ursachen der Inkontinenz.

Proktologie

29.3 Leitsymptome

Analekzem und Pruritus ani

▶ **Definition:** Akute oder chronische erosive Hautveränderung im Analbereich, die meistens mit Juckreiz einhergeht.
▶ **Ätiologie:** Siehe Tab. 29.1.

Tabelle 29.1 · Häufige Ursachen für Analekzem und Pruritus ani

Ursache	Weiterführende Untersuchung
▷ *Beachte:* Immer komplette klinische Untersuchung (S. 482), zusätzlich:	
Hämorrhoiden (S. 493)	Anamnese, Proktoskopie
Analfisteln (S. 491)	Proktoskopie, Endosonographie
Analfissur (S. 487)	
Anal-Rektalpolypen	Proktoskopie, Rektoskopie
anatomische Gegebenheiten (z. B. stark gefältelte Haut)	ggf. Proktoskopie
Venerische Infektionen:	Serologie, Kultur
• entzündliche Tumore (z. B. bei Lues I/II, Condylomata acuminata, Molluscum contagiosum)	
• Anitis und Proktitis (z. B. bei Gonorrhö, Chlamydien, Herpes simplex) Mykosen	
Stuhlinkontinenz (Anorektalprolaps, S. 485)	Anamnese, Proktoskopie, Endosonographie, Sphinktermanometrie, Sphinkter-EMG
Extraanale Ursachen:	
• Überempfindlichkeit auf Hygiene-Produkte oder Medikamente	Anamnese, Allergietestung
• Diabetes mellitus	Anamnese, Blutzuckertestung
• Cholestase	Cholestaseparameter (direktes Bilirubin, γ-GT, AP, LAP), Sonographie
• psychosomatisch	

▷ **Faustregel:** Symmetrische perianale Läsionen sind harmlos (Perianaldermatitis, Psoriasis, Mykosen), asymmetrische Veränderungen müssen biopsiert werden!

29.4 Rektal- und Analprolaps

Grundlagen

▶ **Definitionen:**
- *Analprolaps* (unechter Prolaps, Mukosaprolaps, Hämorrhoidalprolaps): Analhaut prolabiert ganz oder teilweise und kann Rektalschleimhaut nachziehen. Austritt anfänglich nur beim Pressen, nicht mehr als 1 – 3 cm über Hautniveau (siehe Abb. 29.3), später anhaltender Austritt. Sphinkterapparat i. d. R intakt, allerdings mit vermindertem Tonus.

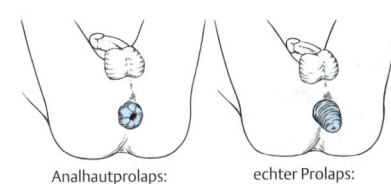

Abb. 29.3 · Aussehen des unechten und des echten Prolapses: Der Verlauf der Schleimhautfalten ist entscheidend!

Analhautprolaps: radiäre Schleimhautfalten

echter Prolaps: konzentrische Schleimhautfalten

- *Rektal- oder Anorektalprolaps* (echter Prolaps oder Totalprolaps): Invagination des mittleren Rektums, Ausstülpung aller Darmwandschichten, entweder Rektalprolaps oder Anorektalprolaps. Geschädigter Sphinkterapparat. Der Dünndarm folgt im Douglas-Raum nach: Perineale Hernie (Enterozele).

▶ **Ätiologie:**
- *Analprolaps:* Hämorrhoiden IV° (S. 494), Pressen bei Obstipation.
- *Rektal- oder Anorektalprolaps:* Ältere Patientinnen mit Beckenbodeninsuffizienz durch Geburten, Gewebealterung („aging") oder Pressen bei chronischer Obstipation. Chronische Diarrhö (Kinder), junge Frauen (gehäuft bei Anorexia nervosa).

Klinik

▶ Vorfall beim Pressen oder spontan. Die vorgefallene Rektumschleimhaut ist oft ödematös. Eine Reposition ist beim Rektumprolaps i. d. R möglich, beim Analprolaps hingegen nicht.
▶ Schleim- und Blutabgang.
▶ In ca. 50 % Stuhlinkontinenz (bei Analprolaps Schmierinkontinenz).
▶ Behinderte Entleerung (outlet obstruction) bei okkultem Prolaps.

Diagnostik

▶ **Anamnese:** Stuhlgewohnheit, spontane/manuelle Reposition, Kontinenz?
▶ **Klinische Untersuchung** (S. 482):
- Prolaps beim Pressen oder spontan, Schleimhautfältelung? Oft solitäres Rektumulkus anterior in Ampulla recti. Puborektalisfunktion (S. 481), Sphinkterverschluss?
- *Untersuchung auf Enterozele:* Zeigefinger in prolabiertes Dickdarmlumen einlegen und Patienten husten lassen → *positives Ergebnis:* Die anteriore prolabierende Wand wird dick, wenn der Enterozeleninhalt eintritt.
- *Koloskopie:* Präoperativ obligatorisch.

▶ **Ergänzende Untersuchungen:**
- *Dynamische Untersuchung des Beckenbodens:* Defäkographie (Aufnahmen in Ruhe, Beckenbodenkontraktion und Pressen).
- *Indikationen:* outlet obstruction (V.a. Rekto-/Enterozele oder okkulter Prolaps).

Differenzialdiagnosen

▶ Rektumkarzinom (S. 379), Analkarzinom (S. 496).
▶ Bei Kindern: Invagination mit Austritt des Invaginats aus dem Anus (S. 738).
▶ Defäkationsblock bei Enterozele.
▶ Dysfunktion der Puborektalisschlinge (spastischer Beckenboden, Anismus, anterior Anus = Sphinkterdysplasie).
▶ Inkontinenz ohne Prolaps.

> **!** **Sofortmaßnahmen bei irreponiblem Prolaps**
>
> ▶ **Erwachsene:**
> - Kopftief- und Bauchlagerung.
> - Kühlen.
> ▶ **Kinder < 5 Jahre:** Falls nötig Reposition in Narkose.

Konservative Therapie

▶ **Analprolaps:** Siehe Hämorrhoiden (S. 493).
▶ **Rektal- oder Anorektalprolaps:**
- *Bei jüngeren Erwachsenen:* Ballaststoffreiche Kost.
- *Bei Kindern < 5 Jahren* („4-S-Managment"): Stuhlweichmacher, Sitz (kindgerechter Toilettensitz), Sklerosierung (submuköse Injektion von 2 – 2,5 ml NaCl Lösung 15 % in jedem Quadranten 1 – 2 cm oberhalb der Linea dentata), selten Sutur (= Tabaksbeutelnaht subkutan um den im Rektum liegenden Zeigefinger).

Operative Therapie

▶ **Indikationen:**
- Jeder Prolaps beim älteren Erwachsenen.
- Therapieresistenter echter Prolaps bei Kindern > 5 Jahren und jüngeren Erwachsenen.
▶ **Operationsprinzipien:**
- *Analprolaps:* Hämorrhoidektomie (S. 895).
- *Rektal- und Anorektalprolaps:*
  – *Methode der Wahl:* Offene (transabdominelle) oder laparoskopische Rektopexie (Fixierung des Rektums am Sakrum mit oder ohne Hilfe eines Kunststoffnetzes), ggf. mit Sigmaresektion (S. 869).
  – *Alternative für alte Patienten:* Mukosektomie und Muskelraffung von anal (nach Rehn-Delorme). *Vorteil:* Durchführung in Spinal- oder Periduralanästhesie möglich.
▶ **Nachbehandlung:** Ballaststoffreiche Kost.

Prognose

▶ Prolapsrezidiv nach OP < 10 % (oft nur Mukosaprolaps).
▶ Kontinenz kehrt nach alleiniger Prolapskorrektur nur in ca. 50 % zurück.

29.5 Analfissur

Grundlagen

▶ **Definition:** Längsverlaufender Einriss des Anoderms, i. d. R bei 6 Uhr in SSL gelegen.
▶ **Ätiologie:**
  - Chronische Obstipation oder kryptoglanduläre Abszesse → akute Fissur → schmerzbedingt chronisch erhöhter Sphinktertonus → verhindert Ausheilen der Fissur → Chronifizierung mit Sphinktersklerose, distaler Hautverdickung und -schwellung (→ Vorpostenfalte, Mariske, S. 488).
  - Morbus Crohn (S. 368), Analkarzinom (S. 496), venerische Infektionen, sexuelle Praktiken: V. a. bei atypischer Lokalisation.

Klinik

▶ Starke Schmerzen während und nach der Defäkation (*Sphinkterkrampf!*), Pruritus ani, Nässen, ggf. leichte Blutung und Schleimabgang, schmerzbedingte Obstipation.

Diagnostik und Differenzialdiagnosen

▶ **Anamnese:** Defäkationsschmerz?
▶ **Klinische Untersuchung** (S. 482):
  - *Inspektion:* Vorpostenfalte in der hinteren Kommissur, nach leichtem Spreizen des Afters ist die Fissur i. d. R sichtbar.
  - *Rektal-digitale Untersuchung:* Sehr schmerzhaft → in Lokalanästhesie (S. 83); erhöhter Sphinktertonus.
  - ◪ *Hinweis:* Eine Proktoskopie ist i. d. R nicht notwendig.
▶ **Differenzialdiagnosen:** Rhagaden, Analkarzinom (S. 496), Analfistel (S. 491), Hämorrhoiden (S. 493), Analabszess (S. 490), venerische Infektionen.

Konservative Therapie

▶ **Indikationen:** Akute Analfissur, chronische kleine Fissuren.
▶ **Allgemeine Maßnahmen:**
  - *Normalisierung der Stuhlkonsistenz:* Ballaststoffreiche Kost, Weizenkleie, Leinsamen, Feigen, Dörrbirnen, reichlich Flüssigkeitszufuhr.
  - *Sitzbäder:* Wasser oder mit Zusatz, z. B. Kamille oder Kaliumpermanganat 1:10000.
  - *Stuhlregulierung* durch milde Laxanziengabe (z. B. 1×1 EL Obstinol M).
▶ **Spezielle Maßnahmen:**
  - *Salben:* Antiphlogistische, abschwellende Salben (z. B. Anaesthesin, Faktu), Nifedipin-Salbe 0,2% oder Diltiazem-Salbe 2%, Nitroglycerin-Salbe (0,2–1%; *cave:* Kopfschmerzen!) 2- bis 3-mal täglich perianal.
  - *Botulinum-Toxin A 20 E* intrasphinktär (→ Inkontinenz für einige Wochen).
    ◪ *Beachte:* Da diese Therapie sehr teuer ist, wird sie nur bei Versagen der Salbenbehandlung angewandt.
  - *Unterspritzung mit Lokalanästhetika* (z. B. 2 ml Xylocain 1%; *cave:* schmerzhaft!).

Operative Therapie

▶ **Indikationen:** Chronische Fissur, erfolglose konservative Therapie (nach 1–2 Monaten).
▶ **Operationsprinzipien:** Exzision des distalen Randwalls mit der Mariske (Drainagedreieck).

■ *Hinweis:* Eine laterale, submuköse Sphinkterotomie nach Parks in SSL bei 3 Uhr ist nur sehr selten indiziert.
► **Nachbehandlung:** Sitzbäder, evtl. sphinkterdrucksenkende Salben.

29.6 Perianalvenenthrombose

Grundlagen

► **Synonym:** Analvenenthrombose (fälschlicherweise häufig als „äußere Hämorrhoiden" bezeichnet).
► **Definition:** Schmerzhafte Thrombosierung des submukösen Venenplexus durch Rupturierung kleiner Venen.
► **Ätiologie:** Forcierter Pressakt, postpartal, nach übermäßigem Alkoholkonsum.

Klinik

► Akut auftretende schmerzhafte bläulich-livide Knotenbildung (evtl. mehrkammrig) am äußeren After mit perianalem Umgebungsödem. Der Knoten kann spontan oder auf Druck perforieren.
► Starke Schmerzen während der Defäkation, ggf. leichte Blutung während des Stuhlgangs.
■ *Mariske:* Schlaffe Hautfalten außen am Anus, die häufig als harmloser Residualzustand einer Perianalthrombose übrig bleiben (auch postpartal oder bei chronischer Analfissur, S. 487). Im Vergleich zu Hämorrhoiden füllen sie sich während der Bauchpresse nicht mit Blut. Sie sind nicht reponierbar; bei Symptomen (z. B. Ekzemen, Juckreiz) oder gestörter Analhygiene → elektrochirurgische Abtragung.

Diagnostik und Differenzialdiagnosen

► **Anamnese:** Defäkationsschmerz?
► **Klinische Untersuchung** (S. 482):
  • *Inspektion/Palpation:* Bläulich-livider Knoten mit Umgebungsödem, Mariske.
  • *Rektal-digitale Untersuchung:* Schmerzbedingt häufig nicht möglich.
  ■ *Hinweis:* Der bläulich-livide Knoten in Zusammenhang mit Schmerzen ist eine Blickdiagnose!
► **Differenzialdiagnose:** Hämorrhoiden (S. 493).

Therapie

► **Konservativ:**
  • *Indikation:* Ältere, fixierte Thrombosen (> 1 Woche).
  • *Durchführung:* Analgesierende, abschwellende Salben (z. B. Anaesthesin), Sitzbäder (S. 487), Stuhlregulierung durch milde Laxanziengabe (z. B. 1×1 EL Obstinol M).
► **Operativ:**
  • *Indikation:* Frische, nicht-fixierte Thrombose.
  • *Durchführung:* Stichinzision nach Unterspritzung mit 2–5 ml Lokalanästhetikum und Exprimieren des Thrombus.
► **Keine Nachbehandlung** notwendig.

29.7 Pilonidalfistel

Grundlagen

► **Synonyme:** Sinus pilonidalis, Steißbeinfistel, Haarnestgrübchen.
► **Definition:** Fistelndes Fremdkörpergranulom in der Steißregion.
► **Ätiologie:** Einspießung von abgebrochenen Haaren in das subkutane Fettgewebe im Bereich der Rima ani und Entwicklung eines Fremdkörpergranuloms, das sich infizieren kann (→ Abszessbildung).
► **Begünstigende Faktoren:** Adipositas, starke Körperbehaarung, starkes Schwitzen, sitzende Tätigkeit (→ gegeneinander reibende Nates), unzureichende Analhygiene.
► **3 Stadien:** Asymptomatisch – abszedierend – chonisch.

Klinik

◨ *Hinweis:* Klinische Manifestation erst bei Infektion!
► **Abszedierendes Stadium:** Abszessbildung mit Schwellung, Rötung und Schmerzen präsakral, ggf. spontane Perforation.
► **Chronisches Stadium:** Fistelbildung mit serös-eitriger Absonderung aus den Öffnungen.
► **Komplikation:** Maligne Entartung nach langem Verlauf möglich.

Diagnostik und Differenzialdiagnosen

► **Anamnese:** Sekret im Slip?
► **Klinische Untersuchung** (S. 482):
  • *Inspektion:* Die Primäröffnungen sind häufig als punktförmige Einspießungen an der Rima ani erkennbar. Gelegentlich ist der Defekt weit seitlich übergreifend mit Sekundäröffnungen (=Öffnungen von Fistelgängen) an den Nates (bes. nach unvollständiger OP).
  • *Palpation:* Im Abszessstadium tritt bei Druck Eiter oder seröse Flüssigkeit aus der Primäröffnung in der Rima ani aus.
  • Austasten mit einer Sonde zur Ausschätzung der Größe des betroffenen Areals (Fistelgänge?) → für den Patienten sehr unangenehm.
◨ *Hinweis:* Farbstoffinjektionen oder bildgebende Untersuchungen sind überflüssig!
► **Differenzialdiagnosen:** Analfisteln (S. 491), Fisteln bei Morbus Crohn, Hidradenitis suppurativa.

Operative Therapie

► **Akute Abszedierung:**
  • Inzision in Narkose. Débridement der Höhle und offene Nachbehandlung. Die Inzision muss so ausgeführt werden, dass die Wunde spontan klafft. Pilonidalfistelexstirpation im Intervall (S. 894).
  • *Alternativ:* Farbstoffinjektion und primäre Pilonidalfistelexstirpation. Offene Wundbehandlung.
► Jede **symptomatische Pilonidalfistel** bzw. **chronische therapieresistente Eiterung**: Pilonidalfistelexstirpation (S. 894).
► **Nachbehandlung:** Konsequente Enthaarung mit Epilationscreme (Rezidivprophylaxe!) im Bereich der Narbe, Analhygiene.

Prognose

► Keine Spontanheilung, eine Pilonidalfistel ohne Therapie persistiert lebenslang.
► Hohe Rezidivquote der Abszedierung ohne Therapie.

► Nach Pilonidalfistelexstirpation mit sekundärer Wundheilung sind Rezidive nahezu ausgeschlossen, da die entstehende Narbenplatte keine Haare hat. Ein Primärverschluss ist risikoreicher.

29.8 Perianalabszess

Grundlagen

► **Ätiologie:**
- *Proktodäaldrüseninfekt:* Entwicklung aus einer Entzündung bzw. einer Abflussstörung der intersphinktär in Höhe der Linea dentata gelegenen Proktodäaldrüsen bzw. ihrer Ausführungsgänge.
  - ▶ *Merke:* Der Abszess ist das akute Stadium des Proktodäaldrüseninfekts, die Analfistel (S. 491) das chronische Stadium.
- *Weitere:* Morbus Crohn (S. 368), Colitis ulcerosa (S. 368).

► **Lokalisation** (Abb. 29.4): Je nach Ausbreitung der Infektion von intersphinktär:
- Intersphinktärer Abszess.
- Perianaler (subkutaner) Abszess.
- Ischiorektaler Abszess (tief unter M. levator ani): Vollständige transsphinktäre Ausbreitung des Abszesses und Ausweichen nach dorsal in die Ischiorektalgrube.
- Supralevatorischer Abszess.
- Hufeisenabszess: Zirkuläre Ausbreitung des Abszesses auf die Gegenseite.

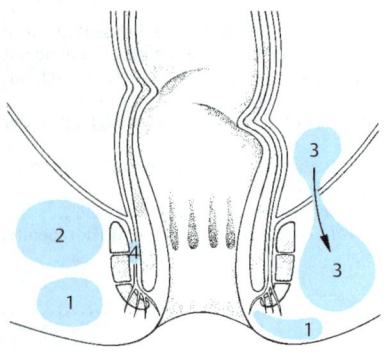

Abb. 29.4 · Lokalisation der anorektalen Abszesse: 1 perianal (subkutan); 2 ischiorektal; 3 supralevatorisch (mit infralevatorischem Durchbruch); 4 intersphinktär

Klinik

► **Allgemein:**
- Dauerschmerz mit lokalisiertem Druckpunkt,
- Unbehandelt: Reduzierter AZ, Fieber, Schüttelfrost, Leukozytose.

► **Besonderheiten:**
- *Perianaler Abszess:* Haut vorgewölbt, straff, gerötet und schmerzhaft, aber keine Fluktuation.
- *Intersphinktärer Abszess:* Defäkationsschmerz (Sphinkterspasmus, siehe Analfissur, S. 487).
- *Supralevatorischer Abszess:* Druck in der Ampulla recti. Evtl. Eiteraustritt aus dem Analkanal.

- *Ischiorektale Abszesse:* Dumpfe, bohrende Schmerzen im Bereich des Beckenbodens.

Diagnostik, Differenzialdiagnosen

► **Anamnese:** Lokalisierter Dauerschmerz perianal? Defäkationsschmerz?
► **Klinische Untersuchung** (S. 482):
  • *Inspektion:* Vorwölbung, Rötung, ödematöse Schwellung?
  • *Palpation:* Eiteraustritt aus/im Analkanal bei Druck?, Schmerzen bei lokalem Druck?
► **Proktoskopie:** Ausschluss anderer Ursachen und Erkrankungen.
☐ *Hinweis:* Untersuchung wegen Schmerzen oft erst in Narkose vollständig möglich.
► **Ergänzende Untersuchungen:** Endosonographie, MRT (v. a. bei Verdacht auf supralevatorischen Abszess).
► **Differenzialdiagnosen:** Furunkel, Hidradenitis suppurativa, infiziertes Atherom.

Operative Therapie

► **Indikationen:** Immer gegeben (dringlich!).
☐ *Hinweis:* Nicht auf Fluktuation oder „Abszessreifung", warten. Die straffe, dicke Perianalhaut lässt auch bei Einschmelzung keine Fluktuation zu.
► **Operationsprinzip** (*Abszessspaltung*): Ovaläre Exzision des Abszessdaches (*cave:* M. sphincter externus [S. 481]), Wundabstrich bei unklarer Ätiologie, Einlage von Tamponadestreifen und offene Wundbehandlung. Keine Fistelsuche!
► **Nachbehandlung:**
  • Tägliche Spülung, Sitzbäder, Stuhlregulierung durch milde Laxanziengabe (z.B 1×1 EL Obstinol M), Analhygiene.
  • Nach Abheilung Fistelsuche mittels Endosonographie und Fistelversorgung (S. 891).

Prognose

► Gut, sofern eine evtl. zugrunde liegende Analfistel saniert wird.

29.9 Analfisteln

Grundlagen

► **Definition:** Verbindung zwischen der Analschleimhaut (*innere Fistelöffnung*) und der perianalen Haut (*äußere Fistelöffnung*).
► **Ätiologie:**
  • Entwicklung aus einem Perianalabszess (S. 490) (chronische Form der Proktodealdrüseninfektion, siehe Perianalabszess, S. 490).
  • Selten aus rektalen Erkrankungen (extrasphinkterer Verlauf).
  • Weitere: Morbus Crohn (besonders ausgedehnte Fistelsysteme), Colitis ulcerosa, Darm-Tbc, nach Strahlentherapie, posttraumatisch, postpartal (→ anovaginal).
► **Einteilung:** Analfisteln führen meist von der Linea dentata nach außen. Einteilung entsprechend dem Verlauf des Fistelgangs in Bezug auf den Sphinkter:
  • *Intersphinktär:* Zwischen M. sphincter ani externus und internus.
  • *Transsphinktär* (häufigste Form): Durch M. sphincter ani externus unter Puborektalschlinge.
  • *Supralevatorisch:* Ausbreitung bis über die puborektale Schlinge unter Durchbrechung der Levatorplatte und nach kaudal subkutan.

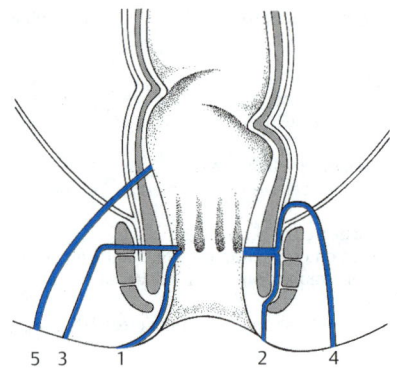

Abb. 29.5 · Lokalisation der Analfisteln:
1 perianal (subkutan); 2 intersphinktär;
3 transsphinktär; 4 supralevatorisch;
5 extrasphinktär

- *Extrasphinktär:* Sehr selten; Durchbruch der Levatorplatte; Fistelgang zwischen Rektum und Haut.
- ▶ *Hinweis:* Extrasphinktäre Fisteln werden besonders häufig bei Patienten mit chronisch entzündlichen Darmerkrankungen, Zustand nach Bestrahlung oder nach Trauma gefunden.
- *Subkutan:* Subkutaner Verlauf.
- ► **Lokalisation:** Die innere Öffnung liegt i. d. R bei 6 Uhr in SSL (dort befinden sich die meisten Proktodealdrüsen).
- ► **Goodsall-Regel:** Fisteln mit äußerer Öffnung dorsal der Horizontallinie in SSL verlaufen bogenförmig und münden bei 6 Uhr in den Analkanal. Fisteln mit perianaler Öffnung ventral verlaufen geradlinig auf den Analkanal zu. Übereinstimmung in 70 %.

Klinik und Komplikationen

- ► **Allgemeine Symptome:** Eitrige bis kotige Sekretion, diskrete Schmerzen, Juckreiz.
- ► **Komplikationen:** Rezidivierende Abszesse (S. 490).

Diagnostik und Differenzialdiagnosen

- ► **Anamnese:** Perianalabszess (S. 490) oder Morbus Crohn (S. 368) in der Vorgeschichte?
- ► **Klinische Untersuchung** (S. 482):
  - *Inspektion:* Eiternder Porus perianal,
  - *Palpation:* Subkutaner Strang, Verhärtung der Krypte am Ursprung im Analkanal tastbar.
- ▶ *Cave:* Wegen der Schmerzhaftigkeit soll der Fistelverlauf nicht sondiert werden! Stattdessen Luft- oder Farbstoffinjektion.
- ► **Proktoskopie, Rektoskopie:** Nachweis des Farbstoffs, Ausschluss anderer Ursachen und Erkrankungen.
- ► **Ergänzende Untersuchungen:** Endosonographie, MRT, Fistulographie (Röntgen-KM-Darstellung).
- ► **Differenzialdiagnosen:** Analfissur (S. 487), Pilonidalfistel (S. 489).

Operative Therapie

▶ **Indikationen:** Im Prinzip immer gegeben (außer bei asymptomatischer Fistel und negativer Einstellung des Patienten).

◨ *Cave:* Zurückhaltende Indikationsstellung bei Morbus Crohn (Rezidivgefahr)! Die Fisteln heilen hier häufig bei adäquater Therapie der Grunderkrankung spontan aus (S. 368).

▶ **Operationsprinzipien:**

• *Inter- und distale transsphinktäre Fisteln:* Ermittelung des Fistelverlaufs (siehe Goodsall-Regel, S. 892) durch intraoperative Palpation, Sondierung und Einspritzung von Methylenblau. Endosonographiebefund! Fistelspaltung mit Exzision des Fistelrandes und Curetage des Fistelgrundes. Offene Wundheilung.

◨ *Hinweis:* Insgesamt können bis zu $1/3$ des Sphinkterapparates gespalten werden ohne dass die Kontinenz beeinträchtigt wird. Wichtig ist, dass der M. puborectalis geschont wird!

• *Extrasphinktäre Fisteln*: Mehrzeitiges Vorgehen notwendig; Stoma-Anlage bis zur Ausheilung der inneren Fistelöffnung.

◨ *Beachte:* Keine Fistelspaltung möglich, da der M. puborectalis durchtrennt werden müsste → Inkontinenz!

• *Proximale transsphinktäre und supralevatorische Fisteln:* Fistulektomie bis zur inneren Fistelöffnung, Exzision der inneren Fistelöffnung und Naht eines Muskellappens auf die äußere Fistelöffnung.

• *Subkutane Fisteln:* Breite Fistelspaltung, offene Wundbehandlung.

▶ **Nachbehandlung:** Siehe Perianalabszess (S. 490).

Prognose

▶ Gut bei radikaler Operation und konsequenter Nachbehandlung.

29.10 Hämorrhoiden

Grundlagen

▶ **Definition:** Hyperplasie des Corpus cavernosum recti.

▶ **Ätiologie:**

• Chronische Obstipation (forciertes Pressen).
• Druckerhöhung im Sphinkter (z. B. Alkohol, Stress).
• Gravidität (v. a. periportal).
• Bindegewebsschwäche (konstitutionell, altersbedingt).

▶ **Begünstigende Faktoren:** Ballaststoffarme Kost, Adipositas, Stress, sitzende Tätigkeit.

▶ **Lokalisation:** Primäre innere Hämorrhoiden bei 3 Uhr, 7 Uhr und 11 Uhr in SSL.

▶ **Stadieneinteilung:** Siehe Tab. 29.2

Tabelle 29.2 · Stadieneinteilung der Hämorrhoiden

Stadium	Befund	Klinik und Komplikationen
I	sichtbare Vorwölbung in das Anallumen oberhalb der Linea dentata (nicht tastbar!); voll reversibel; nur proktoskopisch diagnostizierbar	• *Klinik:* Anale Blutung (meistens als Auflagerung auf dem Stuhl), evtl. Pruritus ani, keine Schmerzen • *Komplikationen:* Starker Blutung mit Anämie, bes. bei arterieller oder portaler Hypertension
II	beginnende Fibrose, beim Pressen prolabieren die Knoten aus dem Analkanal, spontane Reposition; die Knoten sind nicht mehr rückbildungsfähig	• *Klinik:* Höchstens dumpfe Schmerzen, Pruritus ani Brennen und Nässen, Perianalekzem, seltener Blutung • *Komplikationen:* Thrombosierung (schmerzhaft!), Inkarzeration
III	Spontaner Prolaps der Knoten bei Pressen und Defäkation nach außen, manuelle Reposition möglich	• *Klinik:* Selten Schmerzen, Pruritus ani und Schleimsekretion, Fremdkörpergefühl, sehr selten Blutung • *Komplikationen:* Thrombosierung (schmerzhaft!), Inkarzeration
IV	wie III, aber manuelle Reposition unmöglich; evtl. Analhautprolaps (S. 485)	• *Klinik:* Keine Schmerzen, Pruritus ani und Schleimsekretion, Fremdkörpergefühl, sehr selten Blutung • *Komplikationen:* Thrombosierung (schmerzhaft!), Inkarzeration, Inkontinenz

Klinik und Komplikationen (siehe Tab. 29.2)

Diagnostik

▶ **Anamnese:** Anale Blutung (helle Blutauflagerung), dumpfe Schmerzen, Prolaps, Pruritus?
▶ **Klinische Untersuchung** (S. 482):
  • *Inspektion:* Patient pressen lassen, Prolaps?
  • *Palpation:* Nur bei Inkarzeration oder Thrombose positiv (→ unkomplizierte innere Hämorrhoiden kann man nicht fühlen!). Erhöhter Sphinktertonus?
▶ **Proktoskopie**.
▶ **Rektoskopie bzw. Koloskopie:** Karzinomausschluss.
▣ *Merke:* Bei rektaler Blutung muss immer ein kolorektales Karzinom (S. 379) ausgeschlossen werden → Koloskopie.

Differenzialdiagnosen

▶ Analkarzinom (S. 496), Rektumkarzinom (S. 379), Rektumadenom (S. 376).
▶ Perianalthrombose (S. 488), Mariscen (S. 488).
▶ Entzündliche Analhauterkrankungen.
▶ Condylomata acuminata (aut lata).

Konservative Therapie

► **Unterstützende Allgemeinmaßnahmen:**
- Gute Analhygiene (Sitzbäder, S. 487).
- Stuhlregulierung: Einnahme von Quellmitteln (Kleie, Leinsamen, Feigen, Dörr-obst) mit reichlich Flüssigkeit, ggf. milde Laxanziengabe (z. B. 1 × 1 Essl. Obstinol M; *cave:* Perianaldermatitis durch laxanzieninduzierten Durchfall).
- Gewichtsreduktion.

► **Medikamentöse Therapie:**
- *Indikation:* Stadium I (*Methode d. 2. Wahl*).
- *Präparate:*
  – Antiphlogistische Salben (z. B. Faktu):
  – Suppositorien mit Lokalanästhetikum: z. B. Doxiproct 2 × 1 Supp./d oder Proc-to-Glyvenol 2 × 1 Supp./d.

► **Sklerosierungsbehandlung:**
- *Indikationen:* Stadium I (*Methode der 1. Wahl*).
- *Durchführung:* Wiederholte submuköse Injektion von 1 % Aethoxysklerol, 5 %iger Phenolmandelöl oder 5 %iger Chininlösung paravasal (nach Blond) oder suprano-dulär im Bereich des zuführenden Gefäßes (nach Bensaude).

► **Hämorrhoidenligatur:**
- *Indikationen:* Stadium II (*Methode der 1. Wahl*), Stadium III (*Methode der 2. Wahl*).
- *Durchführung:* Unterbindung der Schleimhaut oberhalb der Hämorrhoide mit einem Teil der Hämorrhoidenbasis mithilfe eines Gummirings. Durch die narbige Fibrose am Gefäßstiel wird die Schleimhaut fixiert und ein Abgleiten des Corpus cavernosum in den Analkanal verhindert.

  ▶ *Hinweis:* Die Gummibandligatur der Hämorrhoide selbst wird nicht mehr emp-fohlen (sehr schmerzhaft)!

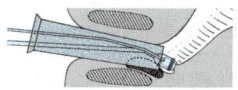 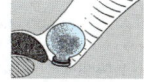

Abb. 29.6 · Elastische Ligatur einer Hämorrhoide

Operative Therapie

► **Indikationen:**
- Stadium III und IV
- Komplikationen: Inkarzeration, starke Blutungen, Analprolaps (S. 485).

► **Operationsprinzipien:**
- *Hämorrhoidektomie:* Offen nach Milligan-Morgan oder geschlossen nach Fergu-son.
- *Stapler-Hämorrhoidektomie nach Longo:* Siehe S. 897
- *Akute Blutung:* Blutungsquelle umstechen, evtl. inkarzerierten Knoten abtragen oder Gummibandligatur.
- *Inkarzeration:* Reposition. Alternativ (besser) Hämorrhoidektomie.
- *Analprolaps:* Hämorrhoidektomie (S. 895).

► **Nachbehandlung:** Gute Analhygiene (Sitzbäder, S. 487), Stuhlregulierung (ballast-stoffreiche, flüssigkeitsreiche Ernährung, 1 × 1 EL Obstinol M).

Prognose

► Postoperativ bei weichem, geformtem Stuhl kaum Rezidive.

29.11 Analkarzinom

Grundlagen

▶ **Ätiologie:** Humanes Papillomavirus 6, 18 (HPV), HIV (v. a. bei homosexuellen Männern), Zervix-Ca (5-fach erhöhtes Risiko für Anal-Ca).

▶ **Histopathologie:** Meist Plattenepithelkarzinomen 63%, kloakogene Karzinome 23%, Adenokarzinome 7%, Paget-Tumoren 2%, Melanome 2%, Basalzellkarzinome 2%.

▶ **Epidemiologie:** Selten. Nur 4% aller kolorektalen Tumore. Verhältnis m: w = 1 : 1,5 – 3; Altersgipfel 60 – 70. Lj. Analkanalkarzinom (75%) > Analrandkarzinome (25%).

▶ **Metastasierung:**
  ● *Lymphogen (früh):* Außerhalb der Linea dentata liegende Analkarzinome metastasieren primär inguinal, innerhalb liegende retroperitoneal.
  ● *Hämatogen:* Über die V. portae in die Leber, über V. cava in die Lunge.

▶ **Stadieneinteilung:** Siehe Tab. 29.3.

Tabelle 29.3 · TNM-Klassifikation des Analkarzinoms

T = Tumor = Primärtumor

T_X	Grad der Tumorinfiltration nicht bestimmbar
T_0	kein Anhalt für Primärtumor
T_{is}	Carcinoma in situ
T_1	Tumor ≤ 2 cm
T_2	Tumor > 2 cm und ≤ 5 cm
T_3	Tumor > 5 cm
T_4	Tumor infiltriert benachbarte Organe (z. B. Vagina, Urethra, Harnblase)

N = Noduli = regionale Lymphknoten

N_0	kein regionärer Lymphknotenbefall
N_1	regionärer Lymphknotenbefall perirektal
N_2	Lymphknotenbefall unilateral entlang A. iliaca interna und/oder Lymphknotenbefall inguinal
N_3	Lymphknotenbefall perirektal und inguinal und/oder Lymphknotenbefall bilateral entlang A. iliaca interna und/oder bilateraler Lymphknotenbefall inguinal

M = Metastasen = Fernmetastasen

M_0	keine Fernmetastasen nachweisbar
M_1	Fernmetastasen vorhanden
M_X	Metastasenstatus unbekannt

Klinik

▶ **Frühsymptome:** Schmerzen bei der Defäkation, Pruritus, leichte Blutung, Blutauflagerungen, Schleimsekretion, Fremdkörpergefühl, chronisches Ulkus.

▶ **Spätsymptome:** Stenose, Stuhlunregelmäßigkeiten (z. B. Stuhlinkontinenz, Bleistiftstuhl), Gewichtsverlust.

Diagnostik

► **Obligate Untersuchungen:**
- *Anamnese:* Schmerzen, Blutung, Bleistiftstuhl, Gewichtsverlust, Risikofaktoren (Analverkehr)?
- *Klinische Untersuchung* (S. 482):
  - Abdomenuntersuchung: Meteorismus, Subileus?
  - Inspektion: Von außen sichtbarer Tumor, Perianaldermatitis bei Sphinkterinsuffizienz oder Verformung des Analkanals.
  - Digital-rektale Untersuchung: Verdickung des Analrings, oft asymmetrisch und stenosierend. Bei der Palpation i. d. R wenig dolent. Oberfläche des Tumors bei Berührung, Reinigung usw. leicht verletzlich und blutend. Evtl. Ulkus. Ggf. Sphinkterinsuffizienz bei Sphinkterinfiltration?
  - Palpation der inguinalen Lymphknotenstationen.
- *Proktoskopie:* Möglichst rasche Biopsie und Histologie!
  - Kleine Läsionen (≤ 1 cm und isolierter Schleimhautbefall): Totalbiopsie.
  - Größere Läsionen und Infiltration in Muskulatur: Inzisions- oder Stanzbiopsie.
- *Koloskopie:* Zweittumoren im Kolon?
- *Transanale Endosonographie:* Tiefenwachstum, Lymphknotenmetastasen?
- *Labor:* Blutbild, Leberwerte, Tumormarker CEA, SCC.
- *Spiral-CT oder MRT Abdomen und Becken:* Tumor-Ausdehnung, Umgebungsinfiltration, Fernmetastasen.
- *Röntgen-Thorax* in 2 Ebenen: Lungenmetastasen?
► **Ergänzende Untersuchungen:** Gynäkologische Untersuchung, urologische Untersuchung bei fortgeschrittenem Tumor, Feinnadelpunktion oder Exzisionsbiopsie von vergrößerten inguinalen Lymphknoten.

Differenzialdiagnosen

► **Vorwachsendes Rektumkarzinom** (S. 379).
► **Benigne Erkrankungen der Analregion:** Hämorrhoiden (S. 493), Marisken (S. 488), indurierte Analfissur (S. 487), Perianalvenenthrombose (S. 488), prolabierende, hypertrophe Analpapille, Condylomata lata aut acuminata (v. a. bei HIV-positiven Patienten).
► **Andere Hauttumoren:** Morbus Bowen, Morbus Paget (Carcinoma in situ), bowenoide Papullose, Fibrom.
► **Malignes Melanom:** Ca. 1 % sämtlicher Anal-Malignome.
► **Kaposi-Sarkom:** V. a. bei HIV-positiven Patienten. I. d. R. zusammen mit Hautmanifestationen des Kaposi-Sarkoms.
► Infiltrierendes Vaginalkarzinom.

Konservative Therapie

► **Indikationen:**
- *Analkanalkarzinome:* Therapie der Wahl.
- *Analrandkarzinome:* Tumor > 2 cm ⌀ (→ Gefährdung der Kontinenz).
- ▶ *Vorteile gegenüber der OP:* Kein Verlust des Sphinkterapparates → keine postoperative Inkontinenz.
► **Durchführung:** Kombinierte Radiochemotherapie.
- *Radiotherapie:* Hochvoltbestrahlung mit 50,4 Gy (T_2) bzw. 55,8 Gy (T_3) oder 59,4 Gy (T_4).
- *Chemotherapie:* Mitomycin C und 5-Fluorouracyl.

▶ **Hinweis:** Bei Patienten mit Analkanalkarzinom und hochgradiger Tumorstenose oder kompletter Stuhlinkontinenz sollte vor Beginn der Radiochemotherapie eine Kolostomie angelegt werden.

● Biotische Überprüfung des Therapieresultates.

Operative Therapie

▶ **Indikationen:**
 ● *Analkanalkarzinome:* Ungenügendes Ansprechen auf oder Rezidiv nach Radio-/Chemotherapie („*Salvage*"-*Operation*").
 ● *Analrandkarzinome:* Tumor < 2 cm, N_0; ist der Tumor > 2 cm $\varnothing$, entspricht die Therapie der des Analkanalkarzinoms, da die Abgrenzung schwierig ist.
 ▶ **Hinweis:** Ausräumen der inguinalen Lymphknoten nur bei Befall indiziert. Keine prophylaktische inguinale Lymphadenektomie!
▶ **Operationsprinzipien:**
 ● *Analkanalkarzinom:* Abdominoperineale Rektumamputation.
 ● Inguinaler Lymphknotenbefall (M_0): Radikale inguinale Lymphadenektomie.
 ● *Analrandkarzinom* (< 2 cm, N_0): Lokale Exzision im Gesunden.
▶ **Nachbehandlung:** Individuell, stets interdisziplinär besprechen!

Palliativmaßnahmen

▶ **Chirurgische Maßnahmen:** Definitive doppelläufige Sigmoidostomie bei Tumorstenose zur Stuhlableitung.
▶ **Interventionelle Therapie:** Transanale Elektroresektion, Laser- oder Kryochirurgie zur Reduzierung einer lokalen Tumorstenose.
▶ **Chemotherapie** (Cisplatin und 5-FU) bei lokaler Tumorstenose oder Fernmetastasen.
▶ **Radiotherapie** zur Reduzierung einer lokalen Tumorstenose.

Prognose

▶ **5-Jahres-Überlebensrate nach Radiochemotherapie:**
 ● 80–90% für Frühstadien.
 ● 50–60% für fortgeschrittene Stadien.

30 Urogenitaltrakt

30.1 Basisdiagnostik

Urinanalyse

▶ **Materialgewinnung:** I.d.R. *Mittelstrahlurin* (S. 63). *Katheterurin* (S. 63) wird genommen falls kein Mittelstrahlurin gewonnen werden kann.

▶ **Urinteststreifen:** Siehe Tab. 30.1.

Tabelle 30.1 · Urinteststreifen

Parameter	Hinweis auf:
spezifisches Gewicht, Osmolalität *Norm:* 1000 – 1035 g/l	Konzentrationsfähigkeit der Niere, z. B. Isosthenurie mit Polyurie; erhöhte Konzentration bestimmter Substanzen im Urin (Kontrastmittel, Glukose, Protein)
pH *Norm:* <7,0	Abweichungen des pH-Wertes prädisponieren zur Harnsteinbildung z. B. bei Säurestarre (S. 502) oder Harnwegsinfektionen bei alkalischem Urin
Eiweiß (Albumin) *Norm:* Eiweißausscheidung ≤0,15 g/l.	• Mikroalbuminurie: 20 – 200 mg/l ▶ *Beachte:* Teststreifen erfassen erst eine Eiweißausscheidung >200 mg/l (=Makroalbuminuriebereich), d. h. ein positives Teststreifenergebnis sollte immer durch ein 24-h-Sammelurin abgeklärt werden, um eine Mikroalbuminurie auszuschließen
Hämoglobulin *Norm:* negativ	• Hämaturie (S. 506) • Myoglobinurie • Hämoglobinurie • Falsch positiv: Menstruationsblutung! ▶ *Beachte:* Da durch den Teststreifen nicht zwischen Hämoglobinurie, Myoglobinurie und Hämaturie unterschieden werden kann, muss bei positivem Ergebnis im Anschluss eine Sedimentuntersuchung (=Mikroskopie) erfolgen
Glukose *Norm:* negativ	Glukosurie spricht für Hyperglykämie (Diabetes mellitus → Nierenschwelle überschritten) oder verminderte Glukosereabsorption (→ tubuläre Nierenerkrankungen)
Nitrit *Norm:* negativ	Nachweis (ab 0,05 – 0,1 mg/dl) sprich für Harnwegsinfektion durch nitritpositive Keime. Negatives Ergebnis schließt eine Infektion nicht aus (z. B. nitritnegative Keime, Antibiotikatherapie) ▶ *Beachte:* 80 % der Harnwegsinfektionen sind Nitrit-positiv
Ketone *Norm:* negativ	• Diabetes mellitus (i. d. R gleichzeitig Glucosurie) • Fasten (ohne gleichzeitige Glucosurie)
Urobilinogen *Norm:* negativ	• Hämolyse • Leberschaden

▶ **Urinsediment (Mikroskopie):** Siehe Tab. 30.2.

Tabelle 30.2 · Urinsediment

Parameter	Hinweis auf:
Erythrozyten *Norm:* 0–5/µl bzw. 0–2/GF[1]	• Mikrohämaturie: >5 Erys/µl bzw. 2 Erys/GF • Erythrozytenmorphologie (gibt Hinweis auf Ursprung) • *Glomerulär:* Dysmorphe Erythrozyten (keulenförmig mit Ein- und Ausstülpungen) • *Postrenal:* Uniforme Erythrozyten (bikonkav, doppelkonturiert)
Leukozyten *Norm:* 0–3/µl bzw. <5/GF[1]	• Leukozyturie ist ein Hinweis auf Harnwegsinfektion oder bzw. nicht-bakterielle Entzündungen • Sterile Leukozyturie: Z. B. Analgetika-Nephropathie, Urogenital-Tbc, Schwangerschaft, Chlamydien, anbehandelter Harnwegsinfekt
Bakterien *Norm:* wenige	• Mittelstrahlurin: Bei sterilem Befund eindeutiges Ergebnis; zweimaliger Nachweis von ≥10^5 Keime ist suspekt → Kontrolle durch Punktionsurin aus der Harnblase • Punktionsurin: Jeder Keimnachweis ist pathologisch
Epithelien *Norm:* vereinzelt	• Polygonale Zellen: Renaler Ursprung • Übergangsepithelien (oft „geschwänzt"): Harnblase • Plattenepithelien: Urethra
Zylinder *Norm:* vereinzelt	• Erythrozytenzylinder: Pathognomonisch für eine Glomerulonephritis • Leukozytenzylinder: Häufig bei Pyelonephritis • Epithelzylinder: Unspezifisch, z.B. nach akuter Anurie, interstitielle Nephritis, nephrotisches Syndrom • Hyaline Zylinder: V.a. Proteinurie (auch bei Gesunden)

[1] Gesichtsfeld

Bildgebung

▶ **Sonographie** (Basisuntersuchung!): Z. B. Nachweis eines Nieren-, Harnleiter- oder Blasensteins, eines gestauten Nierenbeckenkelchsystems, Veränderungen der Niere, Prostata und Harnblase (Richtwerte, S. 315).

▶ **Abdomenleeraufnahme:** Bei V.a. Urolithiasis zum Nachweis röntgendichter Steine.

▶ **i. v.-Urogramm (= Ausscheidungsurographie):**
   ▷ *Hinweis:* Die i.v.-Pyelographie wird zunehmend durch die Sonographie ersetzt!
   • *Indikation:* Steinleiden, Harnwegsanomalien, V.a. Urotheltumore der oberen Harnwege (CT in anderen Bereichen, z.B. Nierenkarzinomdiagnostik, aussagekräftiger; auch zur Steindiagnostik wird zunehmend ein low dose nativ CT durchgeführt).
   • *Durchführung:* Intravenöse Applikation eines nierengängigen, jodhaltigen, nichtionischen Kontrastmittels und Dokumentation der Ausscheidung mittels Abdomenübersichtsaufnahmen nach 5 und 10 Minuten.
   • *Kontraindikation:* Serum-Kreatinin >200 µmol, Kontrastmittelallergie, Metformineinnahme, akute Kolik → Gefahr der Fornixruptur durch forcierte Diurese.

▶ **Retrograde Urethrozystographie:**
   • *Indikationen:* Abklärung subvesikaler Abflussstörungen, insbesondere bei V.a. Harnröhrenstriktur oder Harnröhrenverletzung.

- *Durchführung:* Über einen distal in die Harnröhre eingelegten Katheter wird ionisches Kontrastmittel retrograd in die Blase eingebracht (max. Druck < 50 cmH$_2$O). Unter Durchleuchtung werden die Anatomie der gestreckten Harnröhre sowie der Kontrastmittelübertritt in die Blase beurteilt.
- *Relative Kontraindikation:* Akuter Harnwegsinfekt.

30.2 DD: Nieren- und Harnleiterkolik

Grundlagen

▶ **Definition:** Schmerzen, die durch eine akute Obstruktion im Bereich des Harntrakts ausgelöst werden.
▶ **Pathogenese:** Akute Obstruktion → erhöhte Wandspannung proximal der Obstruktion (→ schmerzauslösend) → Zunahme der Amplitude und Frequenz der Hohlorgankontraktionen.
▶ **Ätiologie:** Urolithiasis (häufigste Ursache, S. 502), Papillennekrose (häufig bei Analgetika-Nephropathie), Tumorpartikel, Blutkoagel.
▶ **Klinik der typischen Nieren-Ureterkolik:**
  - *Kolik:* Krampfartige, wellenförmige, sich rasch steigernde Flankenschmerzen mit typischer Ausstrahlung (abhängig von der Konkrementlokalisation, siehe Tab. 30.3). Der Patient ist unruhig. kaltschweißig und versucht eine Position zu finden, in der die Schmerzen erträglicher sind. ◨ *DD:* Bei der peritonealen Reizung liegt der Patient ruhig mit angezogenen Beinen.
  - *Begleitsymptome:* Übelkeit, Erbrechen, Subileus (S. 356), Mikro-/oder Makrohämaturie.

Tabelle 30.3 · Schmerzausstrahlung in Abhängigkeit von der Konkrementlokalisation

Lokalisation	Schmerzausstrahlung
Nierenbeckenkelchsystem	Ober- bis Mittelbauch
oberes Harnleiterdrittel	Mittelbauch
mittleres Harnleiterdrittel	Leiste, Oberschenkelinnenseite
unteres Harnleiterdrittel	Skrotum bzw. Labien
prävesikal	Penisspitze (+ Blasenreizsymptome: Pollakisurie, Dysurie)

▶ **Differenzialdiagnosen:** Die Nieren- und Harnleiterkolik ist eine wichtige Differenzialdiagnose des akuten Abdomens (S. 137)!

✔ *Sofortmaßnahmen bei Kolik:*

▶ **Metamizol** (Novalgin) 1 g i. v. (langsam; cave: RR-Abfall!).
▶ **Pethidin** (z. B. Dolantin) 50 mg i. v.
▶ **Spasmolytika:** Butylscopolamin (z. B. Buscopan) 20 mg i. v.
◨ *Hinweis:* Spasmolytika alleine sind wirkungslos, da sie keinen Einfluss auf die erhöhte Wandspannung haben (*Ausnahme:* Intramurale Konkremente mit Blasensymptomen wie Pollakisurie und Dysurie). Daher dürfen sie immer nur in Kombination mit Analgetika gegeben werden.
▶ Ggf. zusätzlich **Diclofenac** (Voltaren) zur Reduktion der Schleimhautschwellung im Steinbett.

▶ Führen Medikamente nicht zur Schmerzlinderung: Druckentlastung des Hohlsystems durch Harnleiterschienung (Double-J-Stent).
▶ Ausreichende Flüssigkeitszufuhr.
▶ **Im schmerzfreien Intervall:** Bewegung (→ fördert Konkrementabgang), ggf. Gabe eines α-Blockers.
▶ *Hinweise:*
  ● Beim Urinieren möglichst ein Sieb verwenden (→ zum Auffangen des Konkrements → Analyse).
  ● Diuretika sind kontraindiziert: Diurese ↑ → Druck ↑ oberhalb der Obstruktion → Gefahr der Fornixruptur.

Urolithiasis

▶ **Definition:** Konkremente in der Niere oder den ableitenden Harnwegen.
▶ **Ätiologie:** Erhöhte Ausscheidung lithogener Substanzen (Ca^{2+}, Phosphat, Harnsäure, Zystin, Oxalat), verminderte Ausscheidung antilithogener Substanzen (Mg^{2+}, Zitrat) im Urin.
▶ **Prädisponierende Faktoren:** Siehe Tab. 30.4.

Tabelle 30.4 · Steinarten und prädisponierende Faktoren

Steinart	prädisponierende Faktoren
allgemein	Flüssigkeitsmangel, Veränderungen der Urodynamik (z. B. Harnabflussstörungen), Fremdkörper (z. B. Schienen oder Katheter, Fadenmaterial)
Kalziumoxalat (60 – 75 %)	Zitrat ↓ (Inhibitormangel), Malassimilation (intestinaler Ca^{2+}-Verlust → Oxalatabsorption ↑), primärer Hyperparathyreodismus,
Magnesiumammoniumphosphat (10 – 15 %)	alkalisierende Harnwegsinfektionen
Harnsäure (5 – 10 %)	purinhaltige Nahrung (z. B. Fleisch, Fisch, Innereien, Bier), Gicht, neoplastisch (→ Tumorzerfall); ▶ *Voraussetzung:* Urin-pH < 5,8 „Säurestarre") (ohne sauren Urin keine Harnsäuresteine)
Kalziumphosphat (2 – 5 %)	prim. Hyperparathyreoidismus, Immobilisation, renal-tubuläre Azidose
Zystin (1 – 3 %)	Zystinurie; ▶ *Voraussetzung:* Urin-pH < 5,8

▶ **Epidemiologie:** Zivilisationskrankheit, wesentlicher Einfluss sind Ernährungsgewohnheiten und Bewegungsmangel; Erkrankungsrisiko in der westlichen Welt bis zu 10 %; w : m = 1 : 2, die Erkrankungshäufigkeit nimmt mit dem Alter zu.
▶ **Klinik:** Siehe S. 501.
▶ **Komplikationen:**
  ● Harnwegsinfektion mit Gefahr der Urosepsis.
  ● Harnstau mit Fornixruptur.
▶ **Basisdiagnostik:**
  ● *Klinische Untersuchung:* Temperatur, Puls (↑ bei Urosepsis), Blutdruck (↓ bei Urosepsis).

- *Labor:* Urinstreifentest (Mikrohämaturie, Leukozyturie); Kreatinin i.S., CRP, BSG, Thrombozyten, PTT, Quick/INR präoperativ.
- *Sonographie:* Steinnachweis (echoreich mit Schallschatten), Größe, Lokalisation, Harnstau?
- *Abdomenübersicht:* Darstellung röntgendichter Steine (→ reine Harnsäure- und Zystinsteine sind nicht sichtbar).
- *i. v.-Urogramm* (S. 500):
    - Steinnachweis: Ca^{2+}-haltige Steine sind auf der Leeraufnahme erkennbar, röntgennegative Steine erkennt man nur an der KM-Aussparung (→ *DD:* Tumor, Koagel).
    - Steinlokalisation, Harnstau, Morphologie des Harntrakts: Wichtig hinsichtlich der Steinentfernung.
- ▶ *Hinweis:* i. v.-Urogramm erst nach Beendigung der Kolik durchführen, da es durch die KM-bedingte Diuresesteigerung zur Gefahr der Fornixruptur kommen kann.
- *Low-dose nativ CT:* Bei Kontraindikationen gegen KM als Alternative zur i. v.-Pyelographie.
- *Steinanalyse* abgegangener (→ Urin sieben) oder entfernter Steine: Infrarotspektrometrie oder Röntgendiffraktion.
- *Zur speziellen Diagnostik der einzelnen Steinarten:* Siehe Fachlehrbücher.
- ▶ **Sofortmaßnahmen bei Kolik:** Siehe S. 501.
- ▶ **Steinentfernung:**
- ▶ *Hinweis:* Bei normalen Harntrakt gehen 80 % der Steine ≤ 5 mm spontan ab! Nicht abgewartet werden sollte bei: Steine > 8 mm, rezidivierende, medikamentös nicht beherrschbare Koliken, Harnstau, fieberhafter Harnwegsinfekt.
    - *Extrakorporelle Stoßwellenlithotripsie* (ESWL): Methode der Wahl bei röntgenpositiven Steinen ≤ 2 cm (Konkrement muss ortbar sein!); ggf. vorher innere Harnleiterschienung mit Doppel-J-Katheter zur Sicherung des Harnabflusses.
    - *Perkutane Nephrolitholapaxie* (PNL): Sonographisch-gesteuerte Punktion des Nierenbeckenkelchsystems und nachfolgende Steinentfernung; indiziert bei Steinen > 2 cm, Kelchdivertikelsteine, Zystinsteinen (> 1 cm), pyeloureterale Abgangsstenose (Korrekturmöglichkeit).
    - ▶ *Hinweis:* Auch bei kleineren Steinen kann eine „Mini-PNL" durchgeführt werden, da hiermit eine höhere Steinfreiheit zu erwarten ist.
    - *Ureteroskopische Steinentfernung* (URS): Ureteroskopie und Steinextraktion mit Fasszange oder Körbchen (z. B. Dormia). Größere Steine werden vorher endoskopisch unter Sicht durch Ultraschall, Laser oder elektrohydraulisch desintegriert. Indiziert bei distalen Harnleiterkonkrementen > 5 mm, erfolglose ESWL, „verstopfter Ureter" (= Steinstraße) nach ESWL oder KI gegen ESWL (ungenügende Ortung der Steine).
    - *Operative Steinentfernung* (z. B. Pyelotomie): Sehr selten indiziert bei sehr großen, kompletten oder partiellen Ausgusssteinen.

30.3 DD: Akuter Harnverhalt

Grundlagen

- ▶ **Definition:** Die Harnblase kann trotz maximaler Füllung und Harndrang nicht entleert werden.
- ▶ **Ätiologie/Differenzialdiagnosen:** Siehe Tab. 30.5.

Tabelle 30.5 · Ätiologie und Differenzialdiagnosen des akuten Harnverhalts

Abflusshindernis	• Prostatahyperplasie • Blasentamponade • postoperative Strikturen nach Eingriffen an Blasenhals, Prostata oder Urethra • Prostatakarzinom • Prostatitis • Blasen-/Urethrastein (▶ *Hinweis:* Blasensteine sind meist Symptom einer Prostatahyperplasie; Urethrasteine sind eine Rarität)
neurogen	• neurogene Blasenentleerungsstörung im Rahmen verschiedener neurologischer Erkrankungen (z. B. multiple Sklerose, Hirninfarkt) • nach Spinalanästhesie
reflektorisch	durch Irritation der Prostata (z. B. nach Interventionen wie Urethrozystoskopie, Katheterisierung) oder des Blasenhalses kann es zu einem reflektorischen Harnverhalt kommen
traumatisch	Harnröhrenabriss
medikamentös	Anticholinergika, Spasmolytika (v. a. bei bestehender Abflussbehinderung)

Klinik

► Unfähigkeit die Harnblase zu entleeren trotz dringenden Harndrangs mit akuten Unterbauchschmerzen („Unterbauchtumor").
► Ist die Blase maximal gefüllt, versagt der Schließmuskel und es kommt zum Harnträufeln (Überlaufblase).
► Liegt eine Blasentamponade vor, kommt es ggf. zu Blut- oder Koagelabgang.
► **Komplikation:** Harnaufstau mit sekundären Veränderungen des oberen Harntrakts, die zu einer Verschlechterung der Nierenfunktion mit Zeichen der Urämie (S. 505) führen kann (= *akutes postrenales Nierenversagen*).

Diagnostik

► **Anamnese:**
  • Miktionsbeschwerden, Überlaufinkontinenz?
  • Bekannte Prostatahyperplasie, Prostatakarzinom, Steinleiden, neurologische Erkrankungen?
  • Operationen im Urogenitaltrakt?
  • Medikamenteneinnahme (Anticholinergika, Spasmolytika)?
► **Klinische Untersuchung:**
  • *Palpation:* Blase (Füllung, Hochstand)?
  • *Rektale Untersuchung:* Prostata (Größe, Konsistenz)?
► **Sonographie:** Blase (Füllung, Koagel, Tumor, Trabekulierung der Blasenwand?), Niere (Harnaufstau, Tumor?), Prostata (Größe?).

Therapie

► Sofortige Katheteranlage (transurethral [S. 68] oder suprapubisch [S. 69], falls keine Kontraindikationen).
► Bei V.a. traumatische Harnröhrenruptur oder entzündliche Genese sollte ein suprapubischer Blasenkatheter gelegt werden (S. 69).
► Weitere Therapie abhängig von der Ursache.

30.4 DD: Oligurie/Anurie

Grundlagen

▶ **Definitionen:** Verminderte/fehlende Urinausscheidung mit Anstieg der Retentionsparameter (Kreatinin, Harnstoff). Im fortgeschrittenen Stadium Anstieg des Kaliums und metabolische Azidose.
  - *Oligurie:* Urinausscheidung liegt $< 500\,ml/d$ bzw. $\leq 20\,ml/h$.
  - *Anurie:* Urinausscheidung liegt $< 100\,ml/d$.
▶ **Ätiologie/Differenzialdiagnosen:** Siehe Tab. 30.6.

Tabelle 30.6 · **Ätiologie und Differenzialdiagnosen der Oligurie/Anurie**

prärenal	• Exsikkose • Hypovolämie durch Volumenverluste (akute Blutungen, Erbrechen, Diarrhö, massive Diurese, Peritonitis, Pankreatitis, Verbrennungen) • Hypotonie (z.B. Schock unterschiedlicher Genese) • Nierenarterienverschluss • Hämolyse/Myolyse
renal	• Glomerulonephritis, Pyelonephritis • interstitielle Nephritis • allergische und toxische Nierenparenchymschäden • Zystennieren/Nierenzysten • Amyloidose
postrenal	• subvesikale Obstruktion: Prostatahyperplasie, -karzinom, Urethrastriktur, -karzinom, -fremdkörper, -klappen (bei Kindern) • supravesikale Obstruktion: Ureterstein, -tumor, -blut- oder Tumorkoagel, Ureterstriktur, Ureterabgangsenge ▶ *Hinweis:* Supravesikale Obstruktionen führen nur bei funktioneller Einzelniere zur Anurie, ansonsten Kompensation durch die zweite Niere

Klinik

▶ **Leitsymptom:** Nachlassende bis fehlende Urinausscheidung; bei infravesikaler Obstruktion Harndrang.
▶ **Komplikationen** (Urämiesymptome):
  - *Allgemein:* Schwäche, Gewichtsverlust, Infektionsanfälligkeit, Uringeruch (Foetor uraemicus).
  - *Kardiovaskulär:* Hypertonie, Herzinsuffizienz, Dyspnoe, Herzrhythmusstörungen (Elektrolytentgleisung $\rightarrow K^+ \uparrow$), Perikarditis, Perikarderguss.
  - *Lunge:* Lungenödem, Pneumonie.
  - *Gastrointestinal:* Übelkeit, Erbrechen, Gastroenteritis.
  - *ZNS:* Enzephalopathie mit Krampfanfällen, Verwirrtheit, Somnolenz, Polyneuropathie.
  - *Haut:* Pruritus.
  - *Blut:* Blutungsneigung, Anämie.

Diagnostik

▶ **Anamnese:** Vorerkrankungen (siehe Tab. 30.6)?
▶ **Klinische Untersuchung:** Ödeme, Urämiesymptome (s.o.), klopfschmerzhaftes Nierenlager, Blasenhochstand, rektale Untersuchung (Prostata-Größe).

▶ **Labor:**
- *Urin:* Urinsediment, Urinstatus, 24-h-Sammelurin.
- *Blut:* Blutbild, Kreatinin, evtl. Kreatinin-Clearance, Harnstoff, Elektrolyte, BGA, CK, LDH, Lipase, Elektrophorese, CRP.

▶ **Sonographie:** Niere, Blase, Prostata.
- Prärenale/renale Anämie: Leere Blase.
- Infravesikale Obstruktion: Mit Urin gefüllte Blase.
- Supravesikale Obstruktion: Stauung des Nierenbeckenhohlsystems, leere Blase.

▶ **EKG:** Herzrhythmusstörungen?

▶ **Röntgen-Thorax:** Lungenödem?

▶ **Nativ-CT:** Bei V.a. postrenales Abflusshindernis.

Therapie

▶ Bei Abflussbehinderung: Wiederherstellung der Urinableitung → abhängig von der Höhe der Behinderung transurethraler oder suprapubischer Blasenkatheter (S. 68, 69), Ureterkatheter (transvesikal), perkutane Nephrostomie.

▶ Korrektur des Flüssigkeits- und Elektrolythaushaltes (S. 102).

▶ Ggf. Akut-Dialyse (Shaldon-Katheter), v. a. bei prärenalen und renalen Ursachen.

◻ *Dialyse-Indikationen:* Hyperkaliämie, Überwässerung (Cava-Schall), bedrohliche Azidose, Urämiesymptome.

30.5 DD: Makrohämaturie

Grundlagen

▶ **Definition:** Sichtbarer Nachweis von Erythrozyten im Urin. Der Urin ist rot verfärbt.

◻ *Hinweis:* Eine *Mikrohämaturie* (=Erythrozyturie, nur mikroskopisch sichtbar) stellt keinen unmittelbar zu behandelnden Notfall dar und wird oft nur durch Zufall entdeckt (→ elektive urologische Abklärung).

▶ **Ätiologie:** Siehe Tab. 30.7

Klinik

▶ In der Regel schmerzlos!

▶ **Formen:**
- *Schmerzlose Makrohämaturie:* Tumore (Niere, Harnwege, Prostata, Blase), länger zurückliegende Traumata, Gerinnungsstörungen, Marschhämaturie.

Tabelle 30.7 · Ätiologie der Makrohämaturie

initiale Makrohämaturie (=zu Beginn der Miktion)	• *Prozesse in der Urethra:* Z. B. Stein, Trauma, Tumor, Entzündung, Striktur • *Prozesse in der Prostata:* Z. B. Hyperplasie, Tumor, Entzündung
terminale Makrohämaturie (am Ende der Miktion)	• *Prozesse am Blasenhals:* Z. B. Tumore, Entzündungen
totale Makrohämaturie (während der gesamten Miktion)	*Prozesse der Niere, Ureter, Blase:* Z. B. Tumore, Steine, Embolien, Traumata, Entzündungen • *Medikamente:* Z. B. Antikoagulanzien • *hämatologische Erkrankungen* • *Marschhämaturie*

- *Schmerzhafte Makrohämaturie:* Hämorrhagische Zystitis (+ Dysurie), Steinleiden (+ Koliken), akute Traumata.
► Koliken bei Stein-, Blut- oder Koagelabgang.

Differenzialdiagnose „Roter Urin"

► **Menstruationsblutung.**
► **Myoglobinurie** (Muskelverletzung): Das Serum ist klar, CK ↑.
► **Hämoglobinurie:** Das Serum ist rötlich (freies Hb ↓), Hämolyseparameter im Serum (LDH ↑, indirektes Bilirubin ↑, Retikulozyten ↑, Haptoglobin ↓).
► **Blutung aus der Urethra ohne Miktion:** Trauma, Tumor, Entzündung der distalen Urethra.
► **Anorektale Blutung.**
► **Ausscheidung verschiedener Nahrungsstoffe** (z. B. rote Beete).

Diagnostik

► **Anamnese:** Urologische oder andere Vorerkrankungen (siehe Tab. 30.7), Medikamenteneinnahme, Nahrungsmittel (z. B. rote Beete)?
► **Klinische Untersuchung.**
► **Urinuntersuchung:**
  - *Urinstreifentest:* Der Streifentest kann nicht zwischen Hämaturie, Hämoglobinurie und Myoglobinurie differenzieren. *Konsequenz:* Auf jeden positiven Streifentest muss eine Untersuchung des Urinsediments folgen.
  - *Urinsediment* (Mikroskopie): Siehe Tab. 30.2, S. 500.
  - *Urinzytologie:* Bei Patienten > 45 Jahren und V. a. Tumor und Nikotinanamnese.
  - *3-Gläser-Probe bei Makrohämaturie:* Differenzierung zwischen initialer, totaler und terminaler Makrohämaturie (siehe Tab. 30.7).
► **Labor:** Blutbild (Hb, Gerinnung!)
► **Sonographie:** Blase (Tumor, Stein, Koagel?), Prostata, Niere (Tumor, Stein?), Retroperitoneum.
► **CT, MRT:** Bei Tumorverdacht in der Sonographie.
► **i. v.-Urogramm:** V. a. Stein oder Nierenbeckenkarzinom.
► **Urethrozystoskopie:** V. a. Blasentumor.
◻ *Merke:* Jede schmerzlose Makrohämaturie muss zum Ausschluss eines Blasentumors endoskopiert werden!

Therapie

► **Starke Blutung:** Anlage eines transurethralen Spülkatheters und Blasendauerspülung.
► **Schmerzhafte Makrohämaturie:** Spasmoanalgesie, bei Infektnachweis Antibiose.
► **Kreislaufwirksame Makrohämaturie** (selten): Kreislaufstabilisierung.
► Weiteres Vorgehen abhängig von der Diagnose.

30.6 Inkarzerierte Leistenhernie (S. 451)

30.7 Akutes Skrotum

► Siehe Kinderchirurgie, S. 746.

30.8 Verletzungen der Niere

Grundlagen

▶ **Verletzungsmechanismus:**
  - *Perforierendes Nierentrauma* bei penetrierendem Bauch- oder Thoraxtrauma. Selten Anspießungsverletzung bei Rippenfrakturen.
  - *Stumpfes Nierentrauma* bei stumpfem Bauchtrauma: Berstungsruptur durch direkte Gewalteinwirkung (Flankentrauma), Dezelerationstrauma mit Hilusgefäßabriss oder Intimaläsion (indirekte Gewalteinwirkung).
  - ▷ *Merke:* Kindliche Nieren sind aufgrund der relativ großen Organmasse besonders gefährdet!
▶ **Klassifikation** nach Schweregrad: Siehe Tab. 30.8.

Tabelle 30.8 · „Organ injury scale" (OIS) der Nierenverletzung

Grad	Verletzungsbeschreibung
I	Kontusion, subkapsuläres Hämatom, intakte Nierenkapsel
II	Lazeration < 1 cm tief (Kortex-Läsion mit guter Kollateral-zirkulation), keine Läsion des Nierenbecken-Kelchsystems (NBKS)
III	Lazeration > 1 cm tief (Medulla-Läsion mit Unterbruch der Interlobärgefäße), keine NBKS-Läsion
IV	Lazeration mit NBKS-Läsion oder Segment-/Hilusgefäßläsion
V	komplette Nierenzerreißung oder Devaskularisation der Niere durch Avulsion der Hilusgefäße

Klinik

▶ Flankenschmerz und hämatombedingte -vorwölbung, Prellmarken, offene Wunden.
▶ Reaktiver paralytischer Ileus, Übelkeit, Erbrechen, Peritonismus.
▶ Blasentamponade, Oligurie, Anurie, Makrohämaturie (75%).
▶ Hypovolämischer Schock; allerdings häufig Selbsttamponade durch die Gerotasche Faszie → progredienter Schock daher Hinweis auf intraperitoneale Blutung oder Nierenstielabriss.

Diagnostik

▶ **Klinische Untersuchung:** Offene Wunden, Flankenschmerz, -wölbung, Prellmarken.
▶ **Labor:**
  - *Blut:* Blutbild, Retentionsparameter.
  - *Urinstatus:* Makrohämaturie (75%), Mikrohämaturie (15–20%), Koagelabgang.
  - ▷ *Beachte:* Hämaturie ist unsicheres Zeichen. Es besteht keine Korrelation zum Schweregrad des Nierentraumas (Hilusgefäßverletzungen gehen in 40% ohne Hämaturie einher).
▶ **Sonographie** (Screening/Verlauf): Retroperitoneale, perirenale oder intraperitoneale Flüssigkeit (Hämatom), ausgedehnte Parenchymläsion, subkapsuläres Hämatom, Blasentamponade.
▶ **i. v.-Pyelographie:** Bei kreislaufstabilen Patienten; KM-Austritt, Deformierung des Nierenhohlsystems, Organsveränderungen (Seitenvergleich).

► **CT mit KM:** Indiziert bei V. a. Nierenverletzung bei Kindern und kreislaufstabilem Erwachsenen mit penetrierendem oder stumpfem Traumata.
► **Selektive Nieren-Angiographie:** Bei kreislaufstabilem Patienten nach CT-Diagnostik zur interventionellen Katheter-Embolisation (Coils).

Konservative Therapie

► **Indikationen:** Grad I und II (98 % aller stumpfen Nierentraumata). Umstritten bei Grad III und IV (konservativ vermehrt Spätkomplikationen). Evtl. isolierte Stich- oder Schussverletzung Grad I und II.
► **Durchführung:**
  ● Bettruhe für 2 – 3 Tage.
  ● Kreislaufmonitoring, Labor-, Sonographie-, evtl. CT-Kontrollen.
  ● Antibiose je nach Verletzung und Klinik 1 – 3 Wochen; anfänglich Aminopenicillin (z. B. Augmentan 3×1,2 g i. v. oder 3×625 mg p. o.) oder Cotrimoxazol (z. B. Bactrim 2×2 Amp. i. v. oder Bactrim forte 2×1 Tbl. p. o.), anschließend gemäß Resistenzprüfung.

Operative Therapie

► **Indikationen:** Grad III oder IV bei Kreislaufinstabilität oder intraabdominellen Begleitverletzungen; immer bei Grad V.
► **Zugang:** Mediane explorative Laparotomie (ermöglicht im Gegensatz zur Lumbotomie die Kontrolle der intraabdominellen Begleitverletzungen).
► **Operationsprinzipien:**
  ● *Offene Nierenexploration:* Frühzeitige Nierenstiel-Kontrolle über Inzision medial der V. mesenterica inferior (evtl. Abklemmen der A. renalis), Nierenexploration über Mobilisation der ipsilateralen Kolonflexur und Eröffnen der Gerota-Faszie, Débridement von avitalem Parenchym, evtl. partielle Nierenresektion (Polresektion), evtl. Gefäßrekonstruktion, wasserdichter Verschluss des Nierenbecken-kelchsystems. Blutstillung (Durchstechung, Infrarotkoagulation, Fibrinklebung), Renorrhaphie (Parenchymadaptation durch Naht oder resorbierbares Netz), evtl. Defektdeckung mit gestieltem Omentumlappen, Drainage.
  ● *Nephrektomie:* Indiziert bei Grad V bzw. bei kreislaufinstabilem Patienten, wenn nierenerhaltende Maßnahmen zu zeitraubend sind. Vor Nephrektomie sonographisch oder durch „Single-shot"-IVP Funktion der zweiten Niere sicherstellen!

Prognose

► **Frühkomplikationen:** Urinom, Hämatom, paranephritischer Abszess, Sepsis, massive Hämaturie durch Blutung ins NBKS bei Pseudoaneurysma.
► **Spätkomplikationen:** Funktionsverlust der Niere, renale Hypertonie (5 %), Nephrolithiasis, Schrumpfniere, persistierender Harnwegsinfekt.

30.9 Ureterverletzungen

Grundlagen

► **Verletzungsmechanismus:** Fast ausschließlich *penetrierendes Trauma* oder *iatrogen* (v. a. laparoskopische Eingriffe, Koloneingriffe, Hysterektomien). Am häufigsten im pyelouretralen Anteil, seltener mittleres oder distales Drittel.

Klinik

- ► Symptomarm!
- ► Eine Hämaturie fehlt in 20–45%. $^2/_3$ aller Ureterverletzungen werden verspätet diagnostiziert!
- ► **Spätsymptome:** Druckschmerz, kolikartige Flankenschmerzen, tastbare Raumforderung (Urinom), Fieber, Peritonismus, Sepsis.

Diagnostik

- ► **Anamnese:** Passendes Trauma in der Vorgeschichte?
- ► **Bildgebung:** Sonographie (Flüssigkeitsansammlung?), CT (Extravasate?), retrograde Ureteropyelographie (höchste Sensitivität → exakte Lokalisation der Verletzung).

Konservative Therapie

- ► **Indikation:** Partielle Ruptur.
- ► **Durchführung:** Drainagesicherung durch Ureterschienung (pigtail) und Blasenableitung (transurethral/suprapubischer Katheter (Zytofix) für 10 Tage.

Operative Therapie

- ► **Indikation:** Komplette Ruptur.
- ► **Operationsprinzipien:** Evtl. notfallmäßig perkutane Nephrostomie und verzögert Ureterrekonstruktion.
  - Im *pyelouretralen Anteil* durch Nierenbeckenplastik.
  - Im *mittleren Drittel* durch spannungsfreie End-zu-End-Anastomose.
  - Im *distalen Drittel* durch Ureterreimplantation (falls möglich antirefluxive Implantation mit submukösem Tunnel).
  - Bei *Misslingen* (*langstreckige Läsionen*) Nierenautotransplantation in die Fossa iliaca oder Trans-Ureter-Ureterostomie mit Anastomose an kontralateralen Ureter.

Prognose

- ► **Bei Früh-Diagnose:** Abszesse, Urinom, Fisteln, Harnleiterstenosen.
- ► **Bei verspäteter Diagnose:** Verlust der Nierenfunktion, Sepsis.

30.10 Harnblasenverletzungen

Grundlagen

- ► **Verletzungsmechanismus:**
  - *Stumpfes Trauma:* „Explosionsverletzung" der uringefüllten Blase (→ dann meist intraperitoneale Ruptur am Blasendach) durch Unterbauchtrauma (z.B. Sicherheitsgurt).
  - *Penetrierendes Trauma:* Schuss, Stich, Pfählung.
  - >95% aller Harnblasenverletzungen entstehen als Begleitverletzung bei Beckenringverletzung (S. 593) mit Scherverletzung oder Perforation durch Knochenfragmente (→ dann in 85% extraperitoneale Ruptur); 15–25% aller Beckenringverletzungen gehen mit Harnblasenverletzungen einher.
- ► In 50% gleichzeitige Urethraverletzung (S. 511).
- ► **Klassifikation:** Intra- und extraperitoneale Blasenrupturen.

Klinik

▶ Anurie, imperativer Harndrang mit Blutabgang aus der Urethra und Unfähigkeit zur Miktion (= blutige Pseudoanurie), tastbarer Unterbauchtumor, ggf. Zeichen der Beckenfraktur (S. 593).
▶ **Bei interperitonealer Blasenruptur:** Peritonismus, paralytischer Ileus, Azotämie und Urämiesymptome durch peritoneale Urinresorption.

Diagnostik

▶ **Klinische Untersuchung:** Prellmarken, Wunden, Abwehrspannung, Hinweise auf Beckenverletzung (S. 593)?
▶ **Labor:** Hb-, Hkt-Abfall, Kreatinin- Harnstoff-Anstieg, metabolische Azidose?
▶ **Sonographie:** Blasentamponade, intraperitoneale Flüssigkeit.
▶ **Retrograde Urethro-Zystographie:** Vor Katheterisierung bei V.a. Urethra- oder Blasenverletzung.
▶ **CT Becken und Abdomen mit KM:** Gleichzeitige Bilanzierung von Becken- und Bauchtraumata.

Konservative Therapie

▶ **Indikation:** Kleinere extraperitoneale Rupturen.
▶ **Durchführung:** Drainage mit Dauerkatheter über 2–3 Wochen.

Operative Therapie

▶ **Indikationen:** Intraperitoneale Rupturen und extraperitoneale Verletzugen mit operationspflichtigen Begleitverletzungen (z.B. Beckenfrakturen).
▶ **Zugang:** Untere mediane explorative Laparotomie (sectio alta).
▶ **Intraperitoneale Ruptur:** Darstellen mittels Allisklemmen. Wasserdichter Verschluss durch 2-reihige Naht.
▶ **Extraperitoneale Ruptur:** Präparation des prävesikalen Spatium retropubicum. Blaseneröffnung an der Vorderseite in der Mittellinie. Rupturversorgung von innen (1- bis 2-reihig). Zystofix, Dauerkatheter (evtl. Spüldrainage) und prävesikale Drainage des Spatium retropubicum.

Prognose

▶ Urinphlegmone oder bakterielle Peritonitis (übersehene Blasenruptur).
▶ Neurogene Blasenentleerungsstörung, Blasendivertikel, Schrumpfblase.

30.11 Urethraverletzungen

Grundlagen

▶ **Verletzungsmechanismus:**
   • *Anteriore Urethra* (Pars penilis und bulbosa; infradiaphragmal): „straddle injury" (perineales Aufreittrauma) bei Sturz auf Fahrradrahmen, penetrierendes Trauma (Schuss, Stich) oder iatrogen beim Katheterisieren (via falsa).
   • *Posteriore Urethra* (Pars membranacea und prostatica; supradiaphragmal; beinhaltet Sphinktermechanismus): In 10 % bei Beckenringfrakturen durch Scherverletzung (v.a. beim Mann), perineale Pfählungsverletzungen oder iatrogen bei vaginalen Operationen.
▶ **Klassifikation:** Einteilung in komplette und inkomplette Rupturen.

Klinik

▶ Blutaustritt aus dem Meatus urethrae externus mit Harndrang (blutige Pseudoanurie).
▶ Volle Blase, hochstehender Blasenfundus.
▶ Starke Schmerzen.

Diagnostik

▶ **Klinische Untersuchung:**
  • *Inspektion, Palpation:* Prellmarke, Hämatom, volle Blase, hochstehender Blasenfundus.
  • *Digital-rektale Untersuchung:* Bei supradiaphragmaler Ruptur schwammiges Hämatom anstelle der Prostata → Dislokation von Blase und Prostata nach kranial (= „high-riding-prostate").
▶ **Sonographie:** Hochstehende Blase, Extravasate im kleinen Becken.
▶ **Retrograde Urethro-Zystographie:** Vor Katheterisierung bei V. a. Urethra- oder Blasenverletzung.
▶ *Hinweis:* Vor Katheterisierungsversuchen muss eine Urethraverletzung durch eine retrograde Urethro-Zystographie ausgeschlossen werden, um eine zusätzliche Traumatisierung und Keimverschleppung zu vermeiden!

Konservative Therapie

▶ **Indikation:** Inkomplette Ruptur (v. a. anteriore Urethra).
▶ **Durchführung:** Einmaliger Katheter-Platzierungsversuch, ansonsten Zytofix. Bei instabilem Patienten suprapubische Blasenkatheter (Zystofix) unter sonographischer Kontrolle.

Operative Therapie

▶ **Indikationen:** Bei kompletter Ruptur (v. a. posteriore Urethra) und operationspflichtigen Begleitverletzungen (Becken, Blase, Bauchorgane)
▶ **Operationsprinzip:** Durchzugsoperation (Realignement der Urethra.

Prognose

▶ **Urethrastriktur:** Nach konservativer Therapie einer anterioren in 30 %, einer posterioren Urethraruptur in 97 %; nach Durchzugsoperation in 50 %.
▶ **Erektile Dysfunktion** (Impotenz) und **Harninkontinenz:** Nach primärer Anastomose in 60 % bzw. 20 %, nach konservativer Therapie/Durchzugsoperation in 20–40 % bzw. 5 %; *Konsequenz:* Keine primären Anastomosen.

31 Gefäßsystem

31.1 Diagnostik

Klinische Untersuchung

- ► **Technik:** Prinzipiell im Seitenvergleich untersuchen.
- ► **Inspektion:**
  - *Haut:* Farbe (rosig, livide, weiß), trophische Störungen, Nekrosen, Ulzera, abnorme Pigmentation?
  - Abnorme Gefäßzeichnung (Varizen, Besenreiser)?
  - Ödeme? ▶ *Tipp:* Umfangsmessung im Seitenvergleich (Messpunkte genau festlegen, z. B. „3 cm unter Tuberositas tibiae").
- ► **Palpation:**
  - *Hauttemperatur* (auf Seitendifferenz achten).
  - *Pulse* (typische Palpationsstellen, siehe Abb. 31.1).
    - Pulsabschwächung, Pulsverlust, Schwirren (Fistel), Pulsationen (Aneurysma)?
    - ▶ *Beachte:* Zum Pulsverlust kommt es bei einer Stenosierung des Gefäßlumens von > 90 %.
  - *Venöses System:* Perforanslücken tastbar?
- ► **Auskultation** (typische Auskultationsstellen, siehe Abb. 31.1).
  - Stenosegeräusche?
  - Kontinuierliche Geräusche (z. B. bei AV-Fistel)?
  - ▶ *Hinweis:* Stenosegeräusche können vorgetäuscht werden durch zu festen Druck des Stethoskops auf die Arterien („*iatrogene Stenosierung*").

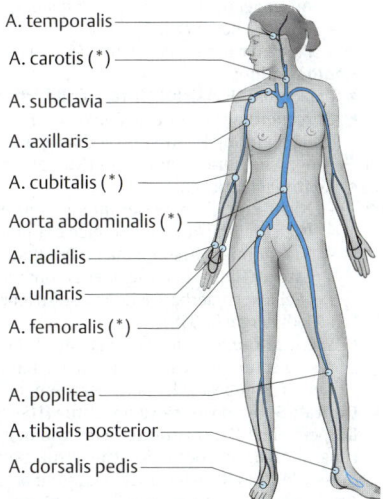

A. temporalis
A. carotis (*)
A. subclavia
A. axillaris
A. cubitalis (*)
Aorta abdominalis (*)
A. radialis
A. ulnaris
A. femoralis (*)
A. poplitea
A. tibialis posterior
A. dorsalis pedis

Abb. 31.1 · Gefäßstatus mit markierten Palpationsstellen (*= zusätzlich Auskultation)

Doppler- Duplex-Sonographie

▶ **Dopplersonographie:** Dauerschall wird von Blutkörperchen analog zu ihrer Flussgeschwindigkeit reflektiert. Eingangsdiagnostik in der Gefäßchirurgie/Angiologie, z. B. für Verschlussdruckmessungen (CBQ, S. 515).

▶ **Farbkodierte Duplexsonographie (FKDS):**
  • *Technik:* Kombination des zweidimensionalen Sonographie-Bilds mit der Dopplersonographie. Erfasst Blutfluss, Gefäßwände und umgebendes Gewebe.
  • *Indikation:*
    – Phlebologie: Thrombosediagnostik, Beurteilung postthrombotischer Veränderungen.
    – Arterien: Stenosegradbestimmung, Qualität der Gefäßwände, Nachweis von Aneurysmen und arteriovenösen Fisteln. Hämodynamische Messungen.
    – Kontrolle: Nachsorge radio-angiologischer oder gefäßchirurgischer Maßnahmen, Überprüfung von Hämodialyseshunts.

Weitere bildgebende Verfahren

▶ **Phlebographie** (der Beinvenen):
  • *Indikation:* Heute nur noch selten indiziert; ggf. ergänzende Methode zur Beurteilung des Venensystems v. a. bei V. a. tiefe Beinvenenthrombose und Suche nach Emboliequellen bei Lungenembolie.
  • *Durchführung:* Kontrastmittelgabe durch punktierte Vene des Fußrückens (*aszendierende Phlebographie*) und Anfertigung von Zielaufnahmen auf einem kippbaren Untersuchungstisch. *Analog:* Armvenenphlebographie.
  • *Komplikation:* Selten (< 1 % Thrombose/Thrombophlebitis).
  • *Kontraindikationen:*
    – Kontrastmittelbedingte: Allergie, Schilddrüsenüberfunktion und Niereninsuffizienz.
    – Ausgedehnte Infektion (z. B. Erysipel).
    – Chronisches Lymphödem.
    – Phlegmasia coerulea dolens (S. 544).

▶ **Angiographie:**
  • *Indikation:* Übersichtlichste Art der Arteriendarstellung.
  • *Durchführung:* Arterielle Punktion und Katheterisierung in Seldinger-Technik (S. 55) und Injektion eines jodhaltigen Kontrastmittels (S. 318). Häufigster Zugang: A. femoralis communis (Komplikationsrate unter 2 %).
  • *Kontraindikationen:*
    – Nicht-korrigierbare Gerinnungsstörung.
    – Weichteilinfektion im Bereich der Punktionsstelle (Hautpilz?).
    – Sackförmiges Aneurysma im Punktionsbereich.
    – Latente Hyperthyreose oder autonomes Adenom (Vorgehen, siehe S. 318).
    – Nicht-korrigierbare Niereninsuffizienz (Vorgehen, siehe S. 318).
    – Jodallergie (S. 318).
  • *Spezielle Komplikationen* (teils mit OP-Konsequenz): Lokale Nachblutung, Aneurysma spurium, Ausbildung einer arterio-venösen Fistel, Gefäßdissektion, arterielle Thrombose oder peripherer embolischer Verschluss.

▶ **Digitale Subtraktionsangiographie (DSA):** Die Leeraufnahme („Maskenbild") des Körpers ohne Kontrastmittel wird von dem „Füllungsbild" nach Gefäßkontrastierung abgezogen, sodass Knochenstrukturen u. a. in den Hintergrund treten. Auf diese Weise stellt sich das Gefäßsystem besonders deutlich dar.

▶ **Alternativen zur traditionellen Angiographie:**
  • *Variationen der Angiographie:* Feinnadelangiographie (ohne Kathetereinlage → weniger traumatisierend, weniger Nachblutungen), intravenöse Kontrastmittel-

Applikationen (schlechtere Darstellung der Arterien, hoher KM-Bedarf), Anwendung spezieller Kontrastmittel (CO_2, Gadolinium-DTPA).

- *CT-Angiographie (CTA):* Darstellung (insb. der großen) Gefäße mit i. v. verabreichtem jodhaltigen Kontrastmittel. *Vorteil:* Weniger invasiv als arterielle Punktion bei DSA. *Nachteil:* Strahlenbelastung.
- *MR-Angiographie (MRA): Vorteil:* Nicht invasiv, ohne oder mit Kontrastmittel (CE-MRA) durchführbar, Darstellung in allen Ebenen möglich. Zunehmender Einsatz als Routineuntersuchung. *Nachteil:* Teuer und nicht in jeder Klinik vorhanden.

Weitere diagnostische Verfahren

▶ **Blutdruckmessung:** Bei Erstuntersuchung in der Gefäßchirurgie immer vergleichende Messung zwischen linkem und rechtem Oberarm. Eine Druckdifferenz von 30 – 50 mm Hg weist auf funktionell bedeutende Stenosen (z. B. der A. subclavia) hin. ▶ *Cave:* Eine zu schmale Manschette ergibt bei adipösen oder sehr muskelstarken Patienten einen zu hohen Wert.

▶ **Verschlussdruckmessung – Cruro-Brachialer-Quotient (CBQ):**
- *Durchführung:* Standarduntersuchung in der Gefäßchirurgie. Blutdruckmanschette am distalen Unterschenkel anlegen. Mit dem Taschendoppler nacheinander Fußpulse (A. tibialis posterior, A. dorsalis pedis) aufsuchen (Sonogel benutzen). Dopplerstift gut mir der Hand über dem jeweiligen Signal fixieren und Manschette aufblasen. Sobald Signal verschwindet, sehr langsam Luft aus Manschette ablassen. Wert notieren, bei dem Signal wieder hörbar. Analoges Vorgehen am Arm (A. brachialis). Knöchelarteriendruck durch höchsten Armarteriendruck teilen = CBQ.
- ▶ *Fehlerquelle:* Aufgrund der Mediasklerose werden bei Diabetikern oft falsch hohe Werte gemessen, sodass der CBQ bei ihnen nicht verwertbar ist.
- *Beurteilung:* Tab. 31.1.

Tabelle 31.1 · Beurteilung der CBQ-Werte

CBQ	Beurteilung
>0,9	normal
0,75 – 0,9	leichte Durchblutungsstörung → Fontaine-Stadium I – II
0,5 – 0,75	pAVK (S. 522) → Fontaine-Stadium II – III
< 0,5	schwere Durchblutungsstörung → etwa Fontaine-Stadium III – IV (bereits Nekrosen?) → schnelle Abklärung, operative Maßnahmen (wahrscheinlich) nötig

31.2 Leitsymptome

Beinschwellung (Tab. 31.2)

Tabelle 31.2 · Differenzialdiagnose der Beinschwellung (in der Reihenfolge ihrer Häufigkeit)

Differenzialdiagnose	Charakteristika
Varikosis und CVI (S. 541)	Druck- und Schweregefühl, Ödemneigung v. a. gegen Abend, nächtliche Wadenkrämpfe; *bei chronisch venöser Insuffizienz (CVI):* trophische Störungen und evtl. Ulcus cruris venosum

Tabelle 31.2 · Fortsetzung

Differenzialdiagnose	Charakteristika
Phlebothrombose (S. 544)	schmerzhafte Schwellung (Ausdehnung abh. von Thromboselokalisation), Schwere- und Spannungsgefühl, Zyanose, überwärmte Haut
Ödeme bei Rechtsherzinsuffizienz (RHI)	Unterschenkelödeme; weitere typische Zeichen der RHI: Gestaute Hals- und Zungengrundvenen, Pleuraerguss, Aszites (Stauungsleber), Stauungsgastritis, Proteinurie (Stauungsnieren).
Posttraumatische Schwellung	Trauma in der Vorgeschichte
Lymphödem	Ausbreitung des Ödems auf die Zehen (DD: venöses Ödem), im fortgeschrittenen Stadium Fibrosierung der Haut
Ödeme bei Niereninsuffizienz (NI)	Unterschenkelödeme; weitere typischen Zeichen der NI: Fluid lung, Urämiesymptome (Gastroenteropathie, Pruritus, Polyneuropathie, Perikarditis, Pleuritis); bei chronischer NI: Hypertonie, renale Anämie
CRPS (complex regional pain syndrome, S. 567)	(meist) Trauma in der Vorgeschichte, Schmerzen (v. a. nachts; Besserung durch Hochlagerung), Ödeme, Dysästhesie, Paresen, autonome Dysfunktion (Schweißsekretionsstörung, Hautüberwärmung, trophische Störungen)
Proteinmangel	Proteinurie (nephrotisches Syndrom); Proteinsynthesestörungen (Leberinsuffizienz, z.B. bei Leberzirrhose [S. 391]); Mangelernährung (erniedrigter kolloidosmotischer Druck → generalisierte Ödeme)
Phlegmasia coerulea dolens (S. 544)	plötzlich auftretende starke schmerzhafte Schwellung, Zyanose, kalte Haut, Ischämie, Venenstauung, Paresen

Tabelle 31.3 · Differenzialdiagnose von Schmerzen im Bein

Differenzialdiagnose	Charakteristika
Gefäßerkrankungen:	
● akuter Extremitätenarterienverschluss (S. 519)	6 × P (Pain, Pulselessness, Paleness, Paraesthesia, Paralysis, Prostration)
● periphere arterielle Verschlusskrankheit	Belastungsschmerzen (Claudicatio intermittens) distal der Stenose
● Phlebothrombose (S. 544)	dumpfe Schmerzen in der Wade und im Fuß beim Auftreten, die sich durch Hochlagerung der Extremität bessern, Schwere- und Spannungsgefühl, überwärmte Haut
● Phlegmasia coerulea dolens (S. 544)	heftige Schmerzen und starke Schwellung, Zyanose, kalte Haut, Ischämie, Venenstauung, Paresen
● Thrombophlebitis	schmerzhafte, oberflächliche Venenstränge, Rötung und Überwärmung
Neurologische Erkrankungen:	
● Spinalkanalstenose (Claudicatio spinalis)	intermittierende Schmerzen in den Beinen, die sich im Sitzen bessern, selten zusätzlich: Paresen und Sensibilitätsstörungen
● Wurzelkompressionssyndrom	Schmerzen im Bereich der LWS, die in das Bein ausstrahlen (ggf. Verstärkung durch Pressen, Husten); evtl. zusätzlich Sensibilitätsstörungen, Paresen (Peronaeuslähmung), Reflexabschwächung

Tabelle 31.3 · Fortsetzung

Differenzialdiagnose	Charakteristika
• Polyneuropathie	distal betonte, häufig strumpfförmige Parästhesien, evtl. auch ziehende Schmerzen, ggf. schlaffe Paresen, autonome Störungen

Weitere:

• Rheumatoide Arthritis	schmerzhaftes, gerötetes und geschwollenes Gelenk, Entzündungsparameter ↑ (CRP, BSG), CCP-Antikörper (in 96% nachweisbar), Rheumafaktor (in 70 – 80% pos.)
• Arthrose	gelenknahe Schmerzen, v. a. bei Belastung („Anlaufschmerz"), typische radiologische Befunde
• posttraumatisch	Trauma in der Vorgeschichte

Ulkus und Gangrän

▶ **Ulcus cruris venosum** (S. 189):
  • *Ätiologie:* Venöse Abflussstörung (postthrombotisches Syndrom [S. 544], chronisch venöse Insuffizienz).
  • *Lokalisation:* v. a. distaler medialer Unterschenkel (im Bereich der Cockett-Perforansvenengruppe, siehe S. 541).
▶ **Ulcus cruris arteriosum und Gangrän** (S. 190):
  • *Ätiologie:* v. a. periphere arterielle Verschlusskrankheit IV° (S. 522).
  • *Lokalisation:* Distaler lateraler Unterschenkel und im Bereich der Zehen und Fußsohle.
▶ **Malum perforans pedis:**
  • *Ätiologie:* Polyneuropathie, v. a. bei Diabetes mellitus, chronischem Alkoholabusus.
  • *Lokalisation:* v. a. im Bereich der Zehen und der Fußsohle (→ hohe Druckbelastung).
  ▣ *Hinweis:* Durch die zugrundeliegende PNP empfinden die Patienten keine Schmerzen!
▶ **Weitere Ursachen:** Infektiöses Ulkus, lymphatisches Ulkus (z. B. bei Lymphstau), neoplastisches Ulkus, traumatisches Ulkus.

31.3 Arteriovenöse Fisteln

Grundlagen

▶ **Definition:** Pathologische Kurzschlussverbindung zwischen arteriellem und venösem System, solitär oder multipel vorkommend.
▶ **Ätiologie:**
  • *Erworben:* Posttraumatisch (80%); selten Folge eines Aneurysmas oder einer Entzündung, iatrogen (Punktion).
  • *Angeboren* (20%): Am häufigsten in Gehirn und Lunge. Kann an den Extremitäten mit Gigantismus einhergehen (z. B. Klippel-Trenaunay-Syndrom, Weber-Syndrom).
▶ **Pathophysiologie:** Kurzschlusskreislauf mit deutlich niedrigerem Strömungswiderstand und Volumenverlust in das venöse System. Das Shuntvolumen ist abhängig von der Lokalisation (je zentraler desto höher) und der Größe und Anzahl der

Fistel(n). Folgen sind Steigerung des Herzzeitvolumens, periphere Vasokonstriktion, periphere Ischämie (*steal effect*), Vermehrung der zirkulierenden Blutmenge und Rechtsherzüberlastung (durch Steigerung des Venendrucks).

Klinik

▶ Tastbares Schwirren, bei venöser Abstrombehinderung pulsierende Venen (sek. Varizen, siehe S. 541) periphere Ischämie.
▶ Zeichen der Rechtsherzbelastung: Siehe Tab. 31.2.

Komplikationen

▶ Rechtsherzinsuffizienz.
▶ Ulcus cruris venosum, Ödem und Stauungsdermatose.
▶ Aneurysmaentwicklung.
▶ Periphere arterielle Ischämie (Steal-Phänomen) mit der Entwicklung trophischer Störungen.

Diagnostik

▶ **Klinische Untersuchung** (S. 513):
  • *Palpation:* Tastbarer, pulsierender Tumor (bei Aneurysma).
  • *Auskultation:* Pulssynchrones Schwirren (Maschinengeräusch).
  • *Nicoladoni-Branham-Test:* Pulsverlangsamung und arterieller Blutdruckanstieg bei Fistelkompression (Shuntvolumen ↓). Das Maschinengeräusch verschwindet, wenn die Fistel komplett komprimiert wird.
▶ **Duplexsonographie/Farbduplex:** Im Farbduplex evtl. direkte Darstellung der Fistel möglich (mosaikartige Farbumschläge im Bereich der Fistel). Gesteigerter Fluss in fistelspeisender Arterie und abfließender Vene.
▶ **Angiographie:** Direkter Fistelnachweis (geschlängelter Arterienverlauf proximal der Fistel, zeitgleiche Venendarstellung), Therapieplanung.
▶ **MR-Angiographie**.

Therapie

▶ **Ziel:** Fistelausschaltung unter Erhalt von Arterie und Vene.
▶ **Interventionelle Therapie:**
  • *Indikation:* Angeborene AV-Fisteln (→ hohes Rezidivrisiko).
  • *Durchführung:* Angiographisch-interventioneller Shuntverschluss (Embolisation).
▶ **Operative Therapie:**
  • *Indikation:* Generell bei erworbenen AV-Fisteln.
  • *Operationsprinzipien:*
    – (Umstechungs-)Ligatur und Durchtrennung der Fistel: Von außen, transvenös, transarteriell.
    – Trennung von Arterie und Vene und Rekonstruktion (z. B. Patchverschluss).
    – Ligatur der versorgenden Gefäße proximal und distal der Fistel: Z. B. bei von Seitenästen der Hauptarterien gespeisten vaskulären Malformationen.
    – Sonderfall *Angioma racemosum:* Ligatur zu- und abführender Arterien/ Venen.

Prognose

▶ Je früher die Korrektur, desto geringere bleibende Schäden bzw. bessere Rückbildungstendenz der Myokard- und Gefäßschäden.

31.4 Akuter Arterienverschluss

Grundlagen

▶ **Definition:** Plötzliche Verlegung des Gefäßlumens mit Gefahr eines ischämischen Schadens im Versorgungsgebiet des betroffenen Gefäßes bereits nach kurzer Zeit (abhängig von der Ischämiedauer und -toleranz des Gewebes).

▶ **Ätiologie** (nach der Häufigkeit):

◻ *Merke:* Die häufigste Ursache für einen akuten Arterienverschluss ist eine arterielle Embolie, die zweithäufigste Ursache eine arterielle Thrombose auf dem Boden eines vorgeschädigten Gefäßes!

- *Arterielle Embolie* (in ca. 90% kardial bedingt): Prädisponierende Erkrankungen sind Vorhofflimmern und Z.n. Myokardinfarkt mit Vorhofthromben, Mitralvitien, dilatative Kardiomyopathie, künstliche Herzklappen, Herzwandaneurysma, Endokarditis; *seltener:* Vorgeschaltete Arterienaneurysmen; *Ausnahme:* Paradoxe Embolie bei Vorhofseptumdefekt.
- *Arterielle, lokale Thrombose:* Thromboseentstehung in Bereichen lokaler Gefäßwandveränderungen wie arteriosklerotische Plaque, Stenose, Aneurysmata, Dissektion, nach traumatischen Gefäßschäden.
- *Weitere Ursachen:*
  – *Gefäßtrauma:* Intimaverletzung und Verlegung des Gefäßlumens durch Intimaflap.
  – *Dissektion*: Aufspaltung der Arterienwandschichten unter Bildung eines zweiten (falschen) Lumens; ggf. Lumenverlegung; meist arteriosklerotisch bedingt, seltener posttraumatisch.

▶ **Am häufigsten von akuten embolischen arteriellen Verschlüssen betroffene Stromgebiete:**

- Akuter Verschluss im Stromgebiet der A. carotis interna: Zerebrovaskuläre Insuffizienz (TIA, PRIND, Apoplex).
- Akuter Extremitätenarterienverschluss (S. 519).
- Akuter Mesenterialarterienverschluss (S. 358).
- Akuter Verschluss der A. renalis: Akutes Nierenversagen.

Klinik (akuter Extremitätenarterienverschluss)

◻ *Allgemein gilt:* Arterielle Embolien führen i.d.R zu einer ausgeprägteren Symptomatik (→ gesundes Gefäßsystem → kein Kollateralkreislauf) als arterielle Thrombosen. Letztere entstehen auf dem Boden eines geschädigten Gefäßsystems, sodass es im Vorfeld zur Ausbildung eines kompensatorischen Kollateralkreislaufs kommt.

▶ **Komplettes Ischämiesyndrom:**

- „6 P" (= Pain, Pulselessness, Paleness, Paraesthesia, Paralysis, Prostration). Ischämietoleranzzeit 6 h.
- ◻ *Hinweis:* Während der Schmerz bei einer arteriellen Embolie ohne vorherige Claudicatio intermittens auftritt (→ kein Kollateralkreislauf, s.o.), findet sich in der Anamnese bei Patienten mit arterieller Thrombose typischerweise eine Claudicatio intermittens (→ Ausbildung eines Kollateralkreislaufs, s.o.).
- Temperaturdifferenz.

▶ **Inkomplettes Ischämiesyndrom:** Fehlen neurologischer Ausfallerscheinungen.

Komplikationen (akuter Extremitätenarterienverschluss)

▶ Herz-Kreislauf-Versagen.
▶ Ischämischer Gewebsschaden (reversibel/irreversibel).

▶ Kompartmentsyndrom mit sekundärem Gewebsschaden (S.565); mögliche Folgen sind ein irreversibler Gewebsuntergang, Verlust der Extremität, neurologische Schäden sowie muskuläre/narbige Kontrakturen.

Diagnostik (akuter Extremitätenarterienverschluss)

▶ **Obligate Untersuchungen:**
- *Anamnese:* Plötzliches Ereignis (Zeitpunkt wichtig!); Herzerkrankung (→ sprechen a.e. für arterielle Embolie), bekannte Gefäßerkrankung (→ sprechen a.e. für arterielle Thrombose), Voroperationen, Einnahme gerinnungshemmender Medikamente?
- *Klinische Untersuchung* (S.513, vgl. Klinik):
  - Pulsstatus (Arrhythmie?), Hauttemperatur, Blässe, Parästhesie, Motorik und Sensibilität (→ neurologisches Defizit?): Auf Seitendifferenz achten!
  - Kreislaufstabilität.
  - EKG (Vorhofflimmern? Frischer Infarkt?).
- ◰ *Hinweis:* Sprechen Klinik (fehlende Pulse bei vorhandenen kontralateralen Pulsen, absolute Arrhythmie) und Anamnese (keine pAVK, eruierbare Emboliequelle) eindeutig für eine Embolie, kann auf eine weitergehende Diagnostik verzichtet werden und der Patient sofort in den OP gebracht werden (→ keine Zeitverzögerung durch unnötige Diagnostik; Ischämietoleranzzeit beachten!). In unklaren Fällen, V.a. arterielle Thrombose und V.a. periphere Embolie (→ interventionelle Therapiemöglichkeiten) sollte eine weiterführende Diagnostik durchgeführt werden!

▶ **Weiterführende Diagnostik nur in unklaren Fällen:**
- *Doppler-/Duplexsonographie:* Pulsstatus, Verschlussdrücke, Dissektion, Stenose, Plaques, Thrombus, Arterienaneurysma?
- *Angiographie:* Im Zweifelsfall (z.B. inkomplettes Ischämiesyndrom, bekannte pAVK [→ V.a. arterielle Thrombose]), bei Interventionsmöglichkeit (→ arterielle Thrombosen, periphere Embolien, s.u.).

Differenzialdiagnosen (akuter Extremitätenarterienverschluss)

▶ Verschlechterung einer vorbestehenden pAVK (S.522).
▶ Spinales Wurzelreizsyndrom.
▶ Phlebothrombose (S.544): Extremität ist warm.
▶ Phlegmasia coerulea dolens: Extremität ist maximal geschwollen und livide verfärbt.
▶ Raynaud-Syndrom.

❗ Sofortmaßnahmen bei akutem Extremitätenverschluss

◰ *Beachte:* Keine i.m.- oder i.a.-Injektionen bei geplanter Fibrinolyse!
- 5000 – 10 000 IE Heparin i.v. (Bolus), danach weiter über Perfusor (z.B. 20 000 IE Heparin/d) → PTT-Kontrollen!
- Extremität tief lagern und Wattepolsterung (*Cave:* Keine Wärmeapplikation wegen Verkürzung der Ischämietoleranzzeit!).
- Schmerzbekämpfung: z.B. 50 – 100 mg Pethidin (Dolantin) i.v.
- Schockbekämpfung (*cave:* Plasmaexpander → begleitende Herzerkrankung mit Herzinsuffizienz bei arterieller Embolie!).
- Zügige Vorbereitung zur Operationen oder interventionellen Therapie.

Konservative und interventionelle Therapie (akuter Extremitätenarterienverschluss)

► **Fibrinolyse:**
- *Indikationen:*
  - Periphere Embolien mit inkomplettem Ischämiesyndrom: Am Arm unterhalb der A. cubitalis, am Bein unterhalb der A. poplitea.
  - Arterielle Thrombose mit inkomplettem Ischämiesyndrom.
- *Durchführung:* Systemisch (mit Streptokinase oder Urokinase) oder lokal als Katheter-Lyse direkt im Anschluss an eine Angiographie.
► **Katheter-Thromboembolektomie** meist in Kombination mit einer Katheter-Lyse als Alternative zur OP.

Operative Therapie (akuter Extremitätenarterienverschluss)

► **Indikation:** Komplettes Ischämiesyndrom. Auch im Zweifelsfall unverzüglich stellen (Ischämietoleranz).
► **Operationsprinzipien:**
- *Arterielle Embolie:* Transfemorale oder transbrachiale Freilegung, quere Arteriotomie bei intakter Gefäßwand bzw. längsverlaufende Inzision bei verletzter Gefäßwand und *indirekte Embolektomie mit Ballonkatheter* (Fogarty, S. 900). Anschließend Instillation verdünnter Heparinlösung in das zu- und abführende Gefäß und direkter Nahtverschluss. Eingriff in Lokalanästhesie möglich. Ggf. prophylaktische Fasziotomie (S. 566) bei langer Ischämie wegen Gefahr des Kompartmentsyndroms.
- *Arterielle Thrombose:* Thrombenarteriektomie (TEA, siehe S. 900), ggf. andere Gefäßrekonstruktionen (z. B. Bypass).
- ▶ *Hinweis:* Aufgrund der häufig kompensierten Ischämie (→ Kollateralkreislauf) OP mit aufgeschobener Dringlichkeit → zunächst weitergehende Gefäßdiagnostik, da fast immer eine AVK zugrunde liegt.
- Bei langer Ischämiedauer mit entsprechender irreversibler Gewebsschädigung kann in seltenen Fällen die primäre Extremitätenamputation indiziert sein.
- *Gefäßtrauma:* Siehe S. 547.
- *Dissektion* (Indikation nur bei Ischämie oder Rupturgefahr eines dissezierenden Aneurysmas): Fensterung (Schaffung eines sog. Reentry aus dem falschen Lumen), Protheseninterposition.

Nachbehandlung (akuter Extremitätenarterienverschluss)

► **Ergebniskontrolle** (kurzfristig) nach Wiederherstellung: Erneute Embolie, arterielle Thrombose?
► **Überwachung möglicher postoperativer Komplikationen** (Postischämiesyndrom):
- *Kompartmentsyndrom:*
  - Klinik, Logendruckmessung: Siehe S. 566.
  - Therapie: Kompartmentspaltung mit höchster Dringlichkeit.
  - Prophylaxe: Prophylaktische Fasziotomie.
- *Tourniquet-Syndrom:*
  - Entwicklung v. a. nach langer Ischämie ($>8-10$ h) mit struktureller Schädigung der Muskulatur und Entwicklung von Kontrakturen.
  - Folgen: Muskelödem, Azidose, Hyperkaliämie, Rhabdomyolyse → Gefahr der Entwicklung eines akuten Nierenversagens („*Crush-Niere*") → Intensivstation.
  - Prophylaxe: Ggf. primäre Amputation.

▶ **Postoperative Vollheparinisierung** (S. 106) und **Gabe von ASS** (100 mg/d). Ist eine Ausschaltung der Emboliequelle nicht möglich, orale Antikoagulation mit Cumarinen; Dauer je nach Ursache (S. 108).
▶ **Emboliequelle suchen und behandeln:** Echokardiographie (Herz?), Abdomensonographie (Aneurysma?).
▶ **Rehabilitation** bei funktionellen Schäden.

Prognose (akuter Extremitätenarterienverschluss)

▶ Abhängig vom Zeitpunkt der Intervention und vom vorbestehenden Gefäßzustand. Restitutio ad integrum möglich.
▶ Die Amputationsrate bei Extremitätenembolie liegt bei ca. 5 %.
▶ Die weitere Prognose hängt ab von der Grundkrankheit (Emboliequelle).

31.5 Akuter Viszeralarterienverschluss (siehe S. 358)

31.6 Arterielle Verschlusskrankheit (AVK) der unteren Extremitäten

Grundlagen

▶ **Definition:** Chronische Einengung des Gefäßlumens peripherer Arterien; häufig begleitend multilokuläres Auftreten (Koronarien, Hirnarterien).
▶ **Synonym:** Periphere arterielle Verschlusskrankheit (pAVK).
▶ **Ätiologie:**
  ● *Arteriosklerose* (80 %) und ihre Risikofaktoren:
    – *Hauptrisikofaktoren:* Rauchen, familiäre Belastung, arterielle Hypertonie, Hypercholesterinämie (LDL ↑, HDL ↓), Diabetes mellitus, Hyperurikämie, Alter.
    ◨ *Hinweis:* Rauchen ist der wichtigste Einzelrisikofaktor (3-fach erhöhtes Risiko gegenüber Nichtrauchern!).
    – *Zusätzliche Risikofaktoren:* Stammbetonte Adipositas, männliches Geschlecht, Stress, Bewegungsmangel, Niereninsuffizienz, CRP ↑, Lipoprotein (a) > 30 mg/dl, Fibrinogen > 300 mg/dl, Hyperhomocysteinämie, Infektionen (z. B. Chlamydia pneumoniae; umstritten).
  ● *Seltenere Ursachen:* Thrombangiitis obliterans, Vaskulitiden (Riesenzellarteriitis), Angioneuropathien (Morbus Raynaud).

Klinik

◨ *Leitsymptom:* **„Claudicatio intermittens"** = Schmerzen bei Belastung (*Belastungsischämie*).
▶ Der Patient empfindet die Symptome dabei jeweils eine „Etage" tiefer als der Stenose-/Verschlussprozess lokalisiert ist. Einteilung in verschiedene Typen:
  ● *Beckentyp* (Bifurkationssyndrom, Leriche-Syndrom): Schmerzen im Gesäß und Oberschenkel, Potenzstörungen → Verschluss der Aorta und A. iliaca (fehlende Pulse ab Leiste).
  ● *Oberschenkeltyp:* Schmerzen in der Wade → Verschluss der A. femoralis, A. poplitea (fehlende Pulse ab A. poplitea).
  ● *Unterschenkeltyp:* Schmerzen in der Fußsohle, Zehen → Verschluss der Unterschenkel- und Fußarterien (fehlende Fußpulse).

▶ Schmerzlinderung durch Hängenlassen der Extremität, dadurch ödematöse Schwellung der abhängigen Partien (Unterschenkel, Fuß).

▶ Extremität ggf. kühler und blasser, Haut ggf. marmoriert.

▶ Trophische Störungen: Akrale oder Drucknekrosen, verzögerte oder komplizierte Wundheilung nach Bagatellverletzungen.

◩ *Hinweis:* Begleiterkrankungen können Symptomatik beeinflussen, z. B. Herzinsuffizienz mit verstärkter peripherer Ischämie, fehlende Schmerzen bei diabetischer Neuropathie.

▶ **Stadieneinteilung nach Fontaine:** Siehe Tab. 31.4

Tabelle 31.4 · Stadieneinteilung der pAVK nach Fontaine

Stadium	Kriterien
I	Beschwerdefreiheit, z. T. Verminderung oder Fehlen der peripheren Pulse
IIa	Claudicatio intermittens, schmerzfreie Gehstrecke > 200 m
IIb	Claudicatio intermittens, schmerzfreie Gehstrecke < 200 m
III	Ruheschmerz, Belastung sehr schmerzhaft
IV	Nekrose, Gangrän

▶ **Komplikationen:**
- *Ulcus cruris arteriosum* und *Gangrän:* v. a. distaler lateraler Unterschenkel und an Zehen oder Ferse (pAVK Stadium IV); Gefahr der bakteriellen Superinfektion.
- *Arterielle Thrombose bei vorbestehender Stenose:* Arterienverschluss mit plötzlicher Verschlechterung bei Arteriosklerose (→ S. 519).

Diagnostik (Untersuchungen immer im Seitenvergleich)

▶ **Anamnese:**
- *Schmerzanamnese:* Schmerzfreie Gehstrecke (Claudicatio-intermittens-Distanz [CID]), Ruheschmerz, langsame Progredienz oder akutes Ereignis?
- *Vorangegangene Interventionen.*
- *Risikofaktoren:* Nikotinkonsum, Begleiterkrankungen (z. B. Hypertonus, Diabetes mellitus)?

▶ **Klinische Untersuchung:**
- *Inspektion:* Blässe, trophische Störungen (z. B. Ulzera), u. U. Gangrän (→ mikrobiologischer Abstrich!), Adipositas.
- *Palpation:* Hauttemperatur, Pulsstatus, Empfindungsstörungen (diabetische Neuropathie, Ischämie), Venenverhältnisse (als möglicher Ersatz).
- *Auskultation* (über Abdomen, supraaortale Arterien, A. iliaca, A. femoralis): Stenosegeräusche?
- *Lagerungsprobe nach Ratschow:* Der Untersucher hebt beide Beine des liegenden Patienten nach oben; dieser kreist für ca. 5 min aktiv mit den Füßen. Anschließend setzt der Patient sich auf und lässt die Beine hängen. ◩ *Hinweis auf eine pAVK:* Muskelschmerzen, ausgeprägtes, schnelles Abblassen, verzögerte reaktive Hyperämie nach Absenken (> 5 s), verzögerte Venenfüllung (> 10 s).

▶ **Blutdruckmessung** (S. 515).

▶ **Verschlussdruckmessung** (Bestimmung des krural-brachialen Quotienten[CBQ], siehe S. 515):
- Hinweis auf AVK ist ein CBQ in Ruhe < 0,9 (nicht verwertbar bei diabetischer Angiopathie); Hypertonus (BD/RR-Kurve?).

- Ist der CBQ trotz typischer Claudicatio-Symptomatik normal, sollte die Untersuchung nach kurzfristiger Belastung des Patienten (z. B. Kniebeugen) wiederholt werden.
- ► **Gehtest:** Standardisierte Gehstreckenbestimmung (Laufband, 4 km/h und 2,5 % Steigung, kardiales Problem?).
- ► **Farbduplexsonographie** (S. 514): Keine generelle Anwendung zur Dokumentation einer AVK, da sehr aufwendig. *Indikationen:*
  - Vor geplanter Gefäßrekonstruktion (exakte Lokalisation und Beurteilung der hämodynamischen Relevanz einzelner Stenosen), Nachweis von Plaques, Ulzera, Thrombosen (Einsparung von Angiographien).
  - Untersuchung der Hirnarterien (ggf. prophylaktische Intervention → siehe Karotisstenose, S. 530).
- ► **B-Bild-Sonographie Abdomen:** Aneurysmaausschluss.
- ► **Labor:** Blutzucker-Tagesprofil, Blutfette (Triglyceride, Gesamtcholesterin, LDL, HDL).
- ► **Akrales Lichtplethysmogramm:** Periphere Dekompensation?
- ► **DSA**-Angiographie oder **MR-Angiographie:** Vor geplanter Gefäßrekonstruktion (ergänzt durch Farbduplexsonographie) oder interventionellen Maßnahmen.
- ► **Röntgen:** Osteitis-Ausschluss im Stadium IV.
- ► Abklärung bzw. Behandlung häufiger und relevanter Nebenerkrankungen (Risikofaktoren).
- ▷ *Cave:* Koronare, myokardiale und Kreislaufinsuffizienz!

Differenzialdiagnosen

- ► **Phlebothrombose:** Warme Haut, Besserung durch Hochlagerung der Extremität.
- ► **Neurologische Erkrankungen:** Z.B. Claudicatio spinalis (Spinalkanalstenose), Wurzelreizsyndrome, Polyneuropathie, Bandscheibenprolaps.
- ► **Orthopädische Erkrankungen:** Coxarthrose, Gonarthrose, Arthrose der Wirbelgelenke.

Allgemeines Therapiekonzept

- ► **Ziel:** Besserung der Ischämiesymptomatik und Aufhalten einer Progression der Arteriosklerose (Verhinderung von Herzinfarkt und Schlaganfall!).
- ▷ *Grundlagen für jedes Stadium:*
  - Konsequentes Ausschalten bzw. die Reduktion der Arteriosklerose-Risikofaktoren!
  - Thrombozytenaggregationshemmung: ASS 100 – 300 mg/d (Sekundärprophylaxe von Rezidivverschlüssen bei AVK und Primärprophylaxe des Hirninfarkts und Herzinfarkts); bei ASS-Unverträglichkeit: Clopidogrel (Plavix) 75 mg/d.
  - Sorgfältige Fußpflege (Haut fetten, passendes Schuhwerk etc.), Verletzungen und Infektionen vermeiden, Beine nachts tieflagern, ggf. mit Watte polstern (wichtig v. a. in den Stadien III und IV).

Tabelle 31.5 · **Therapiesynopsis der AVK (stadienabhängig)**

Stadium	Therapie (immer ASS 100 – 300 mg/d; *bei ASS-Unverträglichkeit:* Clopidogrel [Plavix] 75 mg/d)
I	keine
IIa	konservative Therapie (Gehtraining, Rheologika), bei Erfolglosigkeit im aortoiliakalen Bereich ggf. Revaskularisation

Stadium	Therapie (immer ASS 100–300 mg/d; *bei ASS-Unverträglichkeit:* Clopidogrel [Plavix] 75 mg/d)
IIb	konservative Therapie (Gehtraining, Rheologika), bei Erfolglosigkeit Revaskularisation
III	Revaskularisation, konservative Therapie (Prostaglandine, Hämodilution, Schmerztherapie, Wundbehandlung)
IV	Revaskularisation, Nekrosektomie, ggf. Amputation (Majoramputation möglichst vermeiden); konservative Therapie (Prostaglandine, Hämodilution, Schmerztherapie, Antibiotikatherapie, Wundbehandlung)
	▶ *Therapieprinzip „IRA":* **I**nfektbekämpfung, gefäß**c**hirurgische **R**ekonstruktion, **A**mputation

Tabelle 31.5 · Fortsetzung

Konservative Therapie (ab Stadium II)

▶ **Gehtraining** (Förderung der Kollateralenbildung): Definierte Gehstrecke mehrmals täglich bis zum Einsetzen von Schmerzen zurücklegen, nach Erholung wiederholen (**Kontraindikation:** Stadium III und IV).
  • *Prostaglandine* (Stadium III und IV, wenn keine Revaskularisation durchgeführt werden kann oder diese erfolglos war): Z. B. Prostaglandin E$_1$ (Prostavasin) 2 Amp. (40 µg) in 250 ml NaCl 0,9 % über 2 Stunden 2 × tgl. über 14 Tage.
▶ **Periduralanästhesie/-blockade** (Stadium III): Schmerzbekämpfung und Sympathikolyse bei allgemeiner Inoperabilität oder fehlenden Rekonstruktionsmöglichkeiten.
▶ **Infektionsbekämpfung** (Stadium IV): Antibiotikatherapie nach Antibiogramm, lokale Wundbehandlung.

Interventionelle Therapie

▶ **Perkutane transluminale Angioplastie (PTA):**
  • *Indikationen:* Kurzstreckige und konzentrische Stenosen.
  • *Durchführung:* Aufweitung mit Ballonkatheter unter DSA-Kontrolle; ggf. mit lokaler Thrombolyse und Stent-Implantation. Danach Anlegen eines Druckverbandes und Bettruhe für 12 h.
▶ *Cave:* Immer in OP-Bereitschaft!
▶ **CT-gesteuerte lumbale Sympathikolyse:** Adjuvant zu anderen rekonstruktiven Eingriffen bei Inoperabilität oder bei fehlender Rekonstruktionsmöglichkeit zur Förderung von Kollateralflüssen; die Ganglien werden unter CT-Kontrolle zwischen LWK 2 und 4 durch Anästhetika-Injektion infiltriert (Therapieeffekt kurzfristig reversibel) oder durch Alkohol-Injektion verödet (längerfristige Wirkung).
▶ **Alternative:** Retroperiteneoskopische Sympathektomie.

Operative Therapie

▶ **Indikationen:**
  • *Absolut:* Stadium III und IV.
  • *Relativ:* Stadium IIb; bei Stenosen und Verschlüssen im aortoiliakalen Bereich ggf. auch im Stadium IIa.
▶ *Hinweis:* Keine primären Amputationen ohne angiographische Überprüfung gefäßchirurgischer Rekonstruktionsmöglichkeiten!

▶ **OP-Vorbereitungen:**

- Wenn vertretbar, ASS-Therapie rechtzeitig absetzen (1 Woche präoperativ); ggf. Umstellung auf Heparin (Stadium II).
- Trockene Zehengangrän trocken halten, ggf. Infektbekämpfung.
- Präoperative Diabetes-Einstellung optimieren (S. 100).
- 2 – 4 Erythrozytenkonzentrate (EK) bereitstellen (ggf. Eigenblutspende).
- Antibiotikaprophylaxe (Single shot): Siehe S. 110.
- Perioperative Antibiotika nach Antibiogramm (in Stadium IV).
- Keine (!) Antithrombosestrümpfe.
- Bei OP-Aufklärung beachten: Keine Heilung der Grunderkrankung (Arteriosklerose), ggf. Verschlechterung (Gliedmaßenverlust, Infektion), Potenzstörungen bei aortalen/iliakalen Eingriffen.
- OP-Lagerung: Besonders auf gute Polsterung von Gliedmaßen mit arteriosklerotischen Veränderungen achten.

▶ **Operationsprinzipien der arteriellen Rekonstruktion:**

- *TEA* = Thrombendarteriektomie: Ausschälung der arteriosklerotischen inneren Gefäßwandschichten (Gefäßspatel, Ringdesobliterator).
  - Offene TEA: Im Bereich der Arteriotomie.
  - Halb geschlossene TEA: Über den Bereich der Arteriotomie hinaus (meist zentralwärts, Ringstripper).
  - Eversions-TEA: Nach Abtrennung der Arterie an der Gefäßgabel wird diese Arterie ausgestülpt und so die innere, arteriosklerotische Schicht abgestreift (z. B. A. carotis interna). Anschließende Reanastomosierung.
- *Interponat* (siehe Abb. 31.2): Nach Resektion des betroffenen Gefäßabschnittes wird im anatomischen Gefäßlager der Gefäßersatz eingefügt (Vene, Kunststoff).
- *Bypass* (siehe Abb. 31.2): Umgehung eines Arterienverschlusses oder einer Stenose durch Einsatz von autologem oder körperfremdem Material (Vene, Kunststoff). Peripher autologes Material bevorzugen (z. B. V. saphena).
  - Anatomisch: Der Bypass wird unmittelbar neben dem Nativgefäß positioniert (z. B. aortoiliakal, femoro-popliteal).
  - Extraanatomisch: Umgehung erfolgt i. d. R durch Kunststoffbypass (ringverstärkt) außerhalb des anatomischen Lagers im subkutanen Fettgewebe. Einsatz bei erhöhtem allgemeinen Operationsrisiko oder bei zu erwartenden lokalen Problemen (z. B. nach Radiatio, nach Explantation infizierten Prothesematerials).
- *Erweiterungs-/Patch-Plastik* (siehe Abb. 31.2): Eine Längs-Arteriotomie wird meist durch das Einnähen eines Patches verschlossen (Vene, Kunststoff). Die

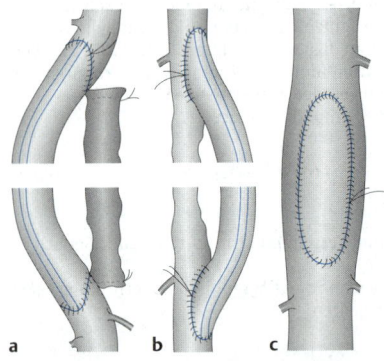

Abb. 31.2 · Rekonstruktionsverfahren:
(a) Interponat; (b) Bypass;
(c) Patch-Plastik

a   b   c

Breite des Patches bestimmt den Grad der Erweiterung (z. B. Profundaplastik). Sie soll nicht größer sein als das ursprüngliche Lumen (*Cave:* Aneurysmatische Dilatation, Strömungsturbulenzen, Rezidivverschluss).

► **OP-Verfahren je nach Verschlusslokalisation und Ausdehnung:** Siehe Tab. 31.6.

▶ *Merke:* Bei Mehretagenverschlüssen/-stenosen Rekonstruktion zentral beginnen.

Tabelle 31.6 · OP-Verfahren abhängig von der Verschlusslokalisation

Infrarenale Aorta	• offene TEA • Bypass: aorto-(bi)iliakal, aorto-(bi)femoral (Kunststoff-Prothese)
A. iliaca	• offene/halb offene TEA (Alternative zum Bypass bei segmentalen Verschlüsse, Stenosen) • Bypass: aorto-(bi)femoral, extraanatomischer cross-over Bypass iliako- oder femoro-femoral, extraanatomisch axillo-(bi)femoral (Kunststoff-Prothese)
A. femoralis superficialis/ Profundaabgangsstenose	• Erweiterungs-Patchplastik von A. femoralis communis und Profundaabgang (Venen-/Kunststoff-Patch) • Bypass (bei langstreckiger Stenose, Verschluss): femoro-popliteal (PI) oberhalb Knie (Kunststoff-Prothese, autologe Vene)
A. poplitea und krurale Gefäße	• femoro-poplitealer Bypass (PIII) unterhalb Knie (autologe Vene, Kunststoff-Prothese ringverstärkt) • femoro-cruraler Bypass (auf die A. tibialis anterior oder posterior; distal-crural), anatomisch oder extraanatomisch (autologe Vene: Saphena magna-reversed/-in situ/-nonreversed; konische Kunststoff-Prothese; spezielle Anastomosentechniken: Z. B. Linton-Patch) • Bypass als composite graft (zentral Kunststoff plus peripher autologe Vene) Bypass als jump graft (femoro-popliteal auf PI mit Kunststoff und von PI nach krural mit Vene)

► **Nachbehandlung:**
- *Verlegung auf Intensivstation* bei aortalen und iliakalen Eingriffen!
- *Gewichtsadaptierte Heparinisierung* mit NMH (S. 106) für 3 Tage bei Eingriffen distal der Beckenetage. Ggf. anschließende Einstellung auf eine Dauerantikoagulation (s. u.).
- *Dauerantikoagulation:*
  - ASS 100 – 300 mg/d, bei Aspirin-Unverträglichkeit Clopidogrel (Plavix) 1×75 mg/d.
  - Nach Gefäßdilatation und Stenteinlage Clopidogrel (Plavix) 1×75 mg/d für 4 Wochen.
  - Bei Kniegelenk-überschreitenden Bypässen oder Verwendung nicht autologem Bypass-Material orale Antikoagulanzien (S. 107). *Cave:* Compliance, Kontraindikationen klären; siehe S. 107!
- *Mobilisation* ab 2. postoperativem Tag.
- *Tägliche Wundkontrollen.*
- *Erfolgskontrolle:* Duplexsonographie, CBQ (S. 515), Gehstrecke, ggf. DSA.

Gefäßsystem

- *Sekundäre Grenzzonenamputation* nach Demarkierung (Stadium IV), ggf. plastische Deckung.
- Später ambulante Betreuung in einer Spezialambulanz in 3–12-monatlichen Abständen.

▶ **Postoperative Komplikationen:**
- Wundinfekt, Lymphfistel (v. a. inguinal), Rezidiv-Verschluss.
- *Protheseninfekt* (< 2%): Teilweise erst Monate bis Jahre nach Implantation. *Vorgehen:*
  - Operative Spülbehandlung (Spül-Saug-Drainagen [S. 789], Vakuumversiegelung [S. 33]) und Deckung mit Omentum majus kann erfolgreich sein.
  - Bei nicht beherrschbarem Infekt: Vollständige Entfernung des Prothesenmaterials und extraanatomischer Bypass unter sicherer Umgehung infizierter Gewebebezirke, ggf. Extremitätenamputation.
  - ▶ *Cave:* Ein Protheseninfekt ist wegen des Blutungsrisikos aus dem entstehenden Anastomosendefekt immer lebensbedrohlich!

Amputation

▶ **Indikationen:** Bei fehlender Rekonstruktionsmöglichkeit, ausgedehnten Nekrosen oder Infektionen (*„life before limb"*).
▶ **Amputationshöhe:** Möglichst peripher, aber in sicher ausreichend durchblutetem Bereich (→ ggf. erneute Angiographie).
▶ **Nachbehandlung:**
- *Bekämpfung des Phantomschmerzes* (Alternativen):
  - Saroten, Calcitonin (z. B. Karil) 100–200 mg i. v. (bis zu 5×im Abstand von 3 Tagen).
  - Bei Therapieresistenz: Opiate.
- Ab 3. postoperativem Tag Stumpf konisch wickeln.
- *Kontraktionsprophylaxe:* Konsequente Schmerztherapie, Stumpf flach lagern, ggf. mit Hilfe eines Sandsacks.
- Anschlussheilbehandlung und Prothesenversorgung einleiten.

Prognose

▶ **5-Jahres-Offenheitsrate nach Bypass-OP:**
- *Becken:* Kunststoffbypass 80–90%.
- *Oberschenkel:* Kunststoffbypass 40–60%; Venenbypass 60–75%.
- *Unterschenkel:* Kunststoffbypass 10–35%; Venenbypass 50–70%.
▶ Bei konsequenter Einstellung der Risikofaktoren und Behandlung der begünstigenden Begleiterkrankungen sowie optimaler Ausnutzung der konservativ-physikalisch-physiotherapeutischen Möglichkeiten kann eine Stagnation der arteriosklerotischen Prozesse erreicht werden, selten sogar eine Besserung des ursprünglichen Befundes.

31.7 Chronischer Viszeralarterienverschluss (Angina abdominalis)

Grundlagen

▶ **Definition:** Ischämiebedingte, kolikartige Schmerzanfälle, v. a. bei erhöhtem Blutbedarf (= postprandial). Seltenes Krankheitsbild!
▶ **Synonym:** Ortner-Syndrom, Claudicatio abdominalis.

► **Ätiologie:** Die Stenosierung von 2 der 3 zum Magen-Darm-Trakt führenden Arterien (Truncus coeliacus, A. mesenterica superior und inferior) auf dem Boden einer generalisierten Arteriosklerose oder seltener eines Entrapment-Syndroms ist typische Voraussetzung für die Entwicklung einer Angina abdominalis.

🔲 *Hinweis:* Bei einem langsam zunehmenden Verschluss nur einer Arterie kommt es meist zur kompensatorischen Kollateralenbildung → Ausbleiben der Angina abdominalis.

Klinik

► Kolikartige Bauchschmerzen, insbesondere postprandial. *Konsequenz:* Gewichtsverlust und Angst vor dem Essen.
► **Ortner-Trias:** Schmerz, Malabsorption, Gefäßgeräusche abdominal.

Diagnostik

► **Anamnese:** Arteriosklerotische Erkrankungen (KHK, Claudicatio intermittens, zerebrale Ereignisse, Gefäßoperationen), postprandiale Schmerzen?
► **Klinische Untersuchung** (S. 513): Evtl. paraumbilikales Stenosegeräusch.
► **Duplexsonographie der Gefäße** (A. mesenterica sup. in der Regel von geübtem Untersucher gut beurteilbar): Ausmaß und Richtung des arteriellen Blutflusses können durch einen geübten Untersucher zuverlässig festgestellt werden.
► **MR-/CT-Aortographie mit selektiver Darstellung der 3 Abgänge:** Truncus coeliacus, A. mesenterica superior, A. mesenterica inferior. Seitenbild entscheidend!

Differenzialdiagnosen

► Ulcus duodeni (S. 326), mechanischer Subileus (S. 356), Cholelithiasis (S. 412), chronische Pankreatitis (S. 432), Nephrolithiasis (S. 502), Porphyrie.

Therapie

► **Interventionelle Therapie:**
  • *Indikation:* Kurze Abgangsstenosen der A. mesenterica superior.
  • *Durchführung:* Ballondilatation, ggf. Stent.
► **Operative Therapie:**
  • *Indikationen:* Klinische Symptome und angiographisch gesicherte Stenose einer oder mehrerer Viszeralarterien. Ein Verschluss der A. mesenterica inferior wird nur in den seltensten Fällen bei gleichzeitigem Verschluss weiterer Viszeralarterien operiert.
  • *Operationsprinzipien:*
    – Endarterektomie und Erweiterungsplastik.
    – Aortomesenterialer oder -trunkaler Bypass: Bei zentralem Arterienverschluss. Bypass möglichst mit autologer Vene.
    – Neoimplantation des Truncus oder der A. mesenterica superior in die Aorta durch direkte Anastomose.

Prognose

► Bestimmt durch das Fortschreiten der arteriosklerotischen Grundkrankheit.

31.8 Karotisstenose

Grundlagen

▶ **Definition:** Im Allgemeinen wird darunter eine (hämodynamisch relevante) Verengung der A. carotis interna verstanden. Lokalisation meist im Abgangsbereich aus der A. carotis communis (Karotisbifurkation).

▶ **Ätiologie:**
- *Arteriosklerose* (häufigste Ursache; Risikofaktoren (siehe S. 522) mit Plaquebildung, ggf. mit Entwicklung eines Intima-Ulkus und konsekutiver Thrombenbildung mit Embolisationsgefahr.
- ◨ *Hinweis:* Die arterielle Hypertonie ist der wichtigste Einzelrisikofaktor.
- *Seltener:* Fibromuskuläre Dysplasie, Arteriitis.

▶ **Physiologie:** Der Anteil der Karotiden an der Hirndurchblutung beträgt ca. 85% (15% gehen über die A. vertebralis).

Klinik

▶ Oft asymptomatisch und Zufallsbefund.

▶ Kontralaterale Halbseitenausfälle (Hemiparese), Sprachstörungen (Aphasie), ipsilaterale einseitige Blindheit (Amaurosis fugax); kurzzeitig vorhanden mit vollständiger Rückbildung (TIA), sind sie oft Vorboten eines manifesten Hirninfarkts.

▶ **Stadieneinteilung:** Siehe Tab. 31.7.

Tabelle 31.7 · Stadieneinteilung der Symptome bei Karotisstenose

I	asymptomatische Stenosierung
IIa	transitorische ischämische Attacke (TIA), innerhalb 24 Stunden reversibel
IIb	prolongiertes reversibles ischämisches neurologisches Defizit (PRIND), innerhalb 1 Woche reversibel
III	progredienter Infarkt („stroke in progression"), neurologisch instabil, teilweise reversibel
IV	vollständig abgelaufener Infarkt, bleibendes neurologisches Defizit 4 Wochen nach ersten Symptomen

Diagnostik

▶ **Anamnese:** TIA, PRIND, Amaurosis fugax; Arteriosklerose-Risikofaktoren (S. 522), andere arteriosklerotische Manifestationen (z. B. pAVK, KHK), Trauma.

▶ **Klinische Untersuchung** (S. 513):
- *Auskultation:* Stenosegeräusch, Blutdruck beidseits, kompletter Pulsstatus (Seitenvergleich!).
- *Klärung der Koronardurchblutung:* EKG, Belastungs-EKG; ggf. Koronarangiographie.
- *Neurologische Untersuchung:* Neurologisches Defizit (Dokumentation!); Prüfung der Facialisäste (pfeifen lassen, Zähne zeigen), Reflexprüfung (gesteigerte Muskeleigenreflexe, positiver Babinsky-Reflex), orientierender Sehtest.
- Begleiterkrankungen (kardial).

▶ **Duplexsonographie:** Stenosegrad, Stenosemorphologie (Ulkus, soft plaque), Verschluss, Verlaufsanomalien (kinking, coiling).

▶ **DSA-/MR-Angiographie:** Darstellung der supraaortalen Gefäße einschließlich der intrakraniellen Versorgung (Kollateralen, Shunts, Tandemstenosen), Stenose. (*Cave:*

Niereninsuffizienz bei konventioneller Angiographie; Patientenvorbereitung, siehe S.318.)

► **CCT oder kraniales MRT:** Ischämieareal, Alter des Infarkts, Ausschluss einer Einblutung.

Konservative Therapie

► **Indikationen:** Asymptomatische Stenose ($<70\%$).
► **Therapie:**
  • *Asymptomatische Stenose* (Stadium I)*:* ASS 1 ×100 mg/d p.o.
  • *Dissektion:* Vollheparinisierung (S.106) bis zur Stabilisation.

Interventionelle Therapie

☑ *Hinweis:* Frühergebnisse annähernd gleichwertig zur Operation. Spätergebnisse nicht definitiv gesichert.
► **Techniken:** Perkutane transluminale Angioplastie (PTA) und Stentimplantation (alleinige PTA reicht nicht aus). Durchführung der PTA, siehe S.525.

Operative Therapie

► **Indikationen:**
  • *Stadium I* (asymptomatische Stenose): $>70\%$ Stenosegrad, Stenoseprogredienz in der Verlaufskontrolle.
  • *Stadium II* (symptomatische Stenose).
  • *Stadium III:* Indikation umstritten, da perioperatives Apoplexrisiko und Letalität deutlich erhöht; wenn OP, dann innerhalb der ersten 6–12 h.
  • *Stadium IV:* Bei hochgradiger Stenose und guter neurologischer Rückbildung zur Rezidivprophylaxe (2. gleichseitiger Infarkt oft tödlich).
► **Operationsprinzipien** (in Vollnarkose oder Lokalanästhesie):
  • *Lokale (konventionelle) TEA:*
    – *Freilegung:* Schnitt am Vorderrand des M. sternocleidomastoideus; vorsichtige (*cave:* Auslösung von Embolien!) Freilegung von A. carotis communis, interna und externa nach Abdrängung der V. jugularis interna nach lateral und Durchtrennung der kreuzenden V. facialis; Identifikation von N. vagus, N. hypoglossus, ggf. Durchtrennung der Ansa cervicalis.
    – Systemische Heparingabe (100 IE/kg KG).
    – Anschlingen der Aa. carotis communis, interna und externa mit Gefäßzügeln.
    – Probeclamping (für 4 min). Im Zweifelsfall Operation mit Shunteinlage ($\to$ Umgehung des OP-Bereiches).
    – Längsarteriotomie, TEA und ggf. Verschluss durch Patchplastik.
  • *Eversions-TEA:*
    – *Freilegung:* Siehe konventionelle TEA (S.900).
    – Absetzen der Interna an der Bifurkation, Entwicklung des Plaquezylinders durch Umstülpen, anschließend Reanastomosierung (direkte Naht).
  • *Voraussetzungen:* Kontrollierte Hypertonie ($RR_{syst.}$ ca. 160 mm Hg abhängig von Ausgangssituation), Vermeidung intraoperativer hypotoner Phasen.
  • *Mögliches intraoperatives Monitoring bei OP in Narkose* (Kontrolle der Hirnperfusion): Somato-sensorisch evozierte Potenziale (SSEP), EEG, transkranielle Dopplersonographie, intraluminale und/oder Stumpfdruckmessung in der A. carotis interna, Probeclamping (im Zweifelsfall Shunteinlage, s.o.), bei Durchführung in Lokalanästhesie ständige Kontrolle der Hirnfunktion beim wachen Patienten.

► **Nachbehandlung:**
- *Überwachung auf Intensivstation* für 24 h: Neurologie, Herz-Kreislauf, Blutgerinnung.
- *Gerinnungshemmung:* Heparinisierung mit NMH (S. 106). Überlappend Dauertherapie mit ASS 100–300 mg/d p. o. beginnen.
- *Postoperative Qualitätskontrolle:* Duplexsonographie ab 5. Tag postop.
- *Bei postoperativen neurologischen Symptomen:* Duplexsonographie (ggf. MRA, MRT) und bei extrakraniellem Verschluss sofortige operative Revision.
- Nachbetreuung in Spezialambulanz (Duplexsonographie).

► **Spezifische Komplikationen:**
- Intraoperativer Hirninfarkt bei asymptomatischer Stenose < 3 %.
- Nervenläsionen (N. vagus, N. recurrens, N. hypoglossus, N. glossopharyngeus).
- Nachblutung, Wundheilungsstörungen.

Prognose

► **Apoplexrate im Spontanverlauf bei symptomatischer Stenose:** 29 % innerhalb von 18 Monaten ohne Korrektur, 9 % nach Korrektur einschließlich intraoperativer Ereignisse.

► **Re-Stenoserate:** 5–10 % innerhalb von 5 Jahren.

► **Sterberate durch generalisierte Arteriosklerose innerhalb von 5 Jahren:** Bis ca. 40 % (überwiegend kardial bedingt).

31.9 Vertebralisstenose

Grundlagen

► **Definition:** Über 4 Segmente verteilte Stenosen der A. vertebralis mit unterschiedlichen Auswirkungen abhängig von der Kollateralisation.

► **Ätiologie:**
- *Arteriosklerose:* Häufigste Ursache im zentralen Segment (V1; Vertebralisabgangsstenose; Prävalenz 15 %).
- *Seltener:* Kompression von außen (knöchern, muskulär) (→ V2/V3 [HWK 3–6]; Prävalenz 1 %), Trauma, Dissektion.

Klinik

◼ *Hinweis:* Meist asymptomatisch! Symptome nur bei > 75 %iger Stenose und Hypoplasie, gleichzeitiger Stenose, Verschluss, Fehlen der gegenseitigen A. vertebralis oder inkomplettem Circulus arteriosus Willisii.

► **Symptomatik:** Schwindel, Gangunsicherheit, Tinnitus, Sehstörungen (Doppelbilder), sog. „drop attacks", Sprachstörungen, Ataxie, Hinterhauptkopfschmerz, Depression, Amnesie, Sensibilitätsstörungen der Hand.

Diagnostik

► **Anamnese und klinische Untersuchung:** Wegen der unspezifischen und vielfältigen Symptome (s. o.) gemeinsame Abklärung mit Neurologen, Radiologen, Kardiologen, Augen- und HNO-Ärzten.

► **Duplexsonographie:** Stenosegrad, Lokalisation, Seitendifferenz (Beurteilung v. a. des zentralen Segments V1)

► **DSA-/MR-Angiographie:** Lokalisation, Morphologie (Plaque), Dissektion, Kompressionsphänomene, Kollateralisation.

► **Transkranielle Dopplersonographie:** Darstellung des Circulus arteriosus Willisii.

Therapie

► **Indikationen:** ◻ *Hinweis:* Strenge Indikationsstellung, da eine gute Kollateralisation vorliegt! Symptomatische Stenosen bei gleichzeitigen Verschlüssen der kontralateralen A. vertebralis bzw. der Karotisstrombahn.
► **Interventionelle Therapie:** Perkutane transluminale Angioplastie (PTA, S. 525) mit Stenteinlage.
► **Operationsprinzipien (V1-Läsionen):**
  • *Vertebrokarotidale Transposition:* Bei abgangsnahen Stenosen (80% d. F.). Supraklavikulärer Zugang, End-zu-Seit-Anastomose zwischen A. vertebralis und A. carotis communis.
  • Seltener: Lokale TEA und Erweiterungspatchplastik (über supraklavikulären Zugang).
► **Ernstzunehmende perioperative Komplikationen:** Verletzung Grenzstrang (→ Horner-Syndrom), N. vagus (→ Rekurrensparese), D. thoracicus (→ Chylothorax, Lymphfistel, v. a. links supraklavikulär), N. phrenicus (→ Zwerchfellparese), Armplexusschäden.

31.10 Nierenarterienstenose (NAST)

Grundlagen

► **Definition:** Ein- oder beidseitige (hämodynamisch relevante) Stenose der A. renalis; meist aortennah lokalisiert.
► **Ätiologie:**
  • *Arteriosklerose* (ca. 70%): Aortennahe Stenosen; v. a. ältere Patienten, m > w.
  • *Fibromuskuläre Dysplasie* (ca. 20%): Periphere Stenosen, v. a. jüngere Frauen (< 40 Jahre), häufig doppelseitig.
  • *Seltener:* Aortenaneurysma, (Aorten-) Dissektion, Knickstenosen (z. B. Wanderniere), konnatal, Trauma.
► **Pathophysiologie:** Die renale Hypoperfusion führt über eine gesteigerte Reninsekretion zur Aktivierung des Angiotensin-Aldosteron-Systems und zur Auslösung einer renovaskulären Hypertonie (→ *Goldblatt-Mechanismus*).

Klinik und Komplikationen

► **Hypertonie:** Oft abrupter Beginn und akzelerierter Verlauf, v. a. diastolisch erhöhte Werte (> 120 mm Hg) mit fehlender nächtlicher RR-Absenkung, medikamentös schwer einstellbar (> 2 Antihypertonika), Fundus hypertonicus Grad III oder IV.
► Gelegentlich Zufallsbefund bei angiologischen Untersuchungen aus anderer Ursache (asymptomatische Stenose).
► **Komplikationen:**
  • Langsame Entwicklung einer *Niereninsuffizienz* mit verkleinerter betroffener Niere (vaskuläre Schrumpfniere).
  • Ca. 5% der *dialysepflichtigen* Patienten haben ursächlich eine NAST.

Diagnostik

► **Anamnese:** Bekannte arteriosklerotische Gefäßerkrankungen (z. B. pAVK, KHK), Familienanamnese.
► **Klinische Untersuchung** (S. 513): Auskultation (paraumbilical); in bis zu 40% Stenosegeräusch.
► **Labor:** K⁺-Bestimmung (*Hypokaliämie*): Geringe Sensitivität und Spezifität, aber möglicher Hinweis ("daran denken!").

► **Sonographie:** Verkleinerte betroffene Niere.
► **Duplexsonographie:** Identifikation der Stenose, hämodynamisches Strömungs-profil, Stenosegrad.
► **Angiographie** (als i.a.-DSA, CT-/MRT-Angiographie oder selektive Nierenarterio-graphie):
  • *Indikation:* Bei klinisch begründetem V.a. NAST oder verdächtigen Screening-ergebnissen.
  • *Aussagen:* Lokalisation und Morphologie der Stenose, Tandemstenosen (→ defi-nitive Diagnose!), Therapieplanung.
  • *Seitengetrennte Reninbestimmung* (aus der Nierenvene) zum Nachweis der funk-tionellen Bedeutung der NAST: ◨ *Fragestellung:* Wird der erhöhte Blutdruck tatsächlich durch die NAST ausgelöst? *Befund:* Eine Seitendifferenz (Quotient >1 zugunsten der stenosierten Niere) ist ein Hinweis auf eine funktionelle hä-modynamische Relevanz der Stenose.

Interventionelle Therapie

► **Indikationen:** Bei hämodynamisch relevanter Stenose zur Revaskularisation immer gegeben (große Erholungspotenz der Niere); Rezidivstenosen.
► **Kontraindikationen:** Größere arteriosklerotische Plaques (Gefahr der Ablösung mit Embolisierung), Verschluss, Nierenarterienaneurysma, Kinking.
► **Therapieverfahren** der ersten Wahl ist die perkutane transluminale (transfemorale oder transbrachiale) Angioplastie (PTA), ggf. mit Stentimplantation; auch beidseitig mit kurzem Intervall möglich; „technische Erfolgsrate" um 90%.
► **Komplikationen** (3–10%): Arterielle Thrombose der Nierenarterie, periphere Em-bolien, Dissektion, Perforation und Aneurysma spurium, Stentdislokation; gelegent-lich (vorübergehende) Funktionsverschlechterung durch Kontrastmittelbelastung; lokale Komplikationen an der Punktionsstelle.

Operative Therapie

► **Indikation** (heute selten): Kontraindikation der PTA (s.o.), fehlgeschlagene PTA, interventionelle Unerreichbarkeit (Aortenverschluss und supraaortale Stenosepro-blematik).
► **Operationsprinzipien:**
  • Freilegung der Nierengefäße.
  • *Bypass* (autologe Vene, Dacron): Aorto-renal, spleno-renal (links) oder hepatiko-renal (rechts).
  • *Alternativ:* Lokale (transaortale) TEA und Erweiterungspatchplastik (z.B. im Zu-sammenhang mit einer Aortenrevaskularisation) bei aortennaher Stenose oder Resektion mit aortaler Reinsertion.
► **Komplikationen:** Perioperative Letalität ca. 1–2%; Bypassthrombose, Nachblu-tung.

Prognose

► Normalisierung bzw. Besserung des Blutdruckes (in Abhängigkeit von der vorheri-gen Dauer der Hypertonie): Ca. 8%, bei fibromuskulärer Dysplasie bessere Ergeb-nisse.
► Besserung der Nierenfunktion in ca. 70%.
► Restenoserate ca. 10%.
► Prognose quoad vitam abhängig von den sekundären Hypertonieschäden, auch auf die anderen Organe (insb. Koronarien).

31.11 Bauchaortenaneurysma (BAA)

Grundlagen

▶ **Definition:** Durch pathologische Wandveränderungen hervorgerufene Erweiterung aller Wandschichten (*=echtes Aneurysma*) der abdominalen Aorta > 3 cm Querdurchmesser; in 95 % infrarenal lokalisiert.
- *Echtes BAA:* Fusiform, sakkiform, imflammatorisch.
- *Falsches BAA:* Nahtaneurysma, traumatisch, bakteriell-entzündlich (mykotisch), penetrierendes Ulkus des Aortenwand.

▶ **Ätiologie:**
- *Arteriosklerose* (am häufigsten): Hauptrisikofaktor ist die arterielle Hypertonie; familiäre Häufung (29 % erstgradig Verwandte).
- *Seltener:* Infektiös (z.B. Salmonellen = sog. mykotisches Aneurysma; *cave:* keine Pilzinfektion!).
- *Sonderform:* Inflammatorisches Aneurysma (3 – 5 %); unklare Genese mit fibrosierender Entzündung der aneurysmatischen Aortenwand, keine Infektion; Zusammenhang mit Morbus Ormond? Gleich hohes Rupturrisiko; oft Begleitsymptome durch entzündliche Einbeziehung von Umgebungsstrukturen (z. B. Ureterstenosen).

▶ **Epidemiologie:** 10 % der Hypertoniker > 65 Jahre haben ein BAA. Inzidenz 40/100000 Einwohner/Jahr (0,04 %).

▶ **Rupturrisiko** (in %/Jahr):
- Aortendurchmesser < 4 cm: 0 %.
- Aortendurchmesser 5 – 6 cm: 3 – 15 %.
- Aortendurchmesser 7 – 8 cm = 20 – 40 %.
- Aortendurchmesser ≥ 8 cm = 30 – 50 %.

▶ **Einteilung infrarenaler Aortenaneurysmen:** Siehe Tab. 31.8.

Tabelle 31.8 · Heidelberger-Klassifikation des infrarenalen Bauchaortenaneurysmas

Typ I	Aneurysma der infrarenalen Aorta ohne Einschluss der Bifurkation
Typ IIa	Aneurysma reicht bis an Bifurkation heran
Typ IIb	Aneurysma mit Einschluss der Bifurkation
Typ IIc	Einbeziehung der A. iliaca communis
Typ III	jedes infrarenale Aneurysma ohne infrarenalen „Hals"

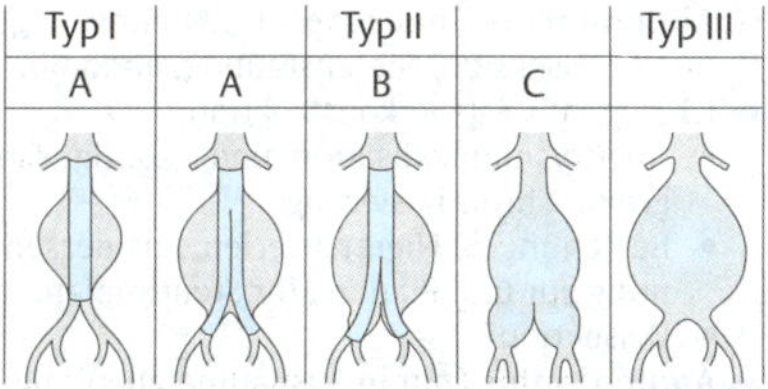

Abb. 31.3 · Heidelberger-Klassifikation des infrarenalen Bauchaortenaneurysmas (siehe auch Tab. 31.8)

Klinik

► Oft asymptomatisch (80%); Zufallsbefund z. B. bei der Palpation oder abdominellen Sonographie.
► Tastbarer pulsierender Tumor im Mittelbauch.
► Rückenschmerzen, in die Beine ausstrahlend (*cave:* Fehldiagnose Wirbelsäulenerkrankung!).
► Flankenschmerzen (*cave:* Fehldiagnose Nieren- oder Uretererkrankung!).
► Seltener Bauchschmerzen (viszerale Ischämie).
► *Cave:* Drohende Ruptur bei Distension oder Dissektion!

Komplikationen

► **Distension:** Schmerzen (Wandspannung ↑) → *cave:* Hypertonus.
► **Dissektion:** Einriss der inneren Aortenwandschichten (Intima, Media), meist ausgehend von einem aufgebrochenen arteriosklerotischen Plaque, Einblutung in die Aortenwand und ggf. Schaffung eines „falschen Aortenlumens".
► **Ruptur:**
  • *Gedeckte Ruptur:* Akut einsetzende starke Rückenschmerzen, ggf. mit Ausstrahlung in Oberschenkel und meist die linke Flanke und progrediente Schocksymptomatik. Häufig Einblutung in den *retroperitonealen Raum* (→ ca. 1 – 1,5 l Blutverlust durch Selbsttamponade).
  • *Freie Ruptur (in die Bauchhöhle):* Fulminante Schocksymptomatik und schneller Verblutungstod. Die Patienten erreichen selten lebend das Krankenhaus.
  • Seltener Einbruch in das *Duodenum* (→ Zeichen der gastrointestinalen Blutung, S.150). Bei Ruptur in die *V. cava* kein Blutverlust (Hb stabil!), Zeichen der akuten Rechtsherzüberlastung, ggf. Steal-Phänomen der unteren Extremitäten. Letalität (der lebend die Klinik erreichenden Patienten) 40 – 60%. ► *Hinweis:* Wichtige DD des akuten Abdomens, siehe S.137.
► **Periphere Embolisation** aus dem thrombotischen Aneurysmainhalt mit konsekutivem Arterienverschluss (S.519).
► **Hydronephrose** bei Ureterkompression.

Diagnostik und Differenzialdiagnosen

► **Anamnese:** Bekannte arteriosklerotische Gefäßerkrankungen und Symptome (z. B. pAVK → Claudicatio intermittens, KHK → Angina pectoris, Angina abdominalis), Arteriosklerose-Risikofaktoren (S.522).
► **Klinische Untersuchung** (S.513):
  • *Palpation* (vorsichtig!): Pulsierender abdomineller Tumor, Pulsstatus, Schmerzen (Bauch, Rücken, linke Flanke).
  • *Auskulation:* Pathologische Gefäßgeräusche, Blutdruck (Hypertonie?).
► **Labor:** Nierenfunktion (!), Hyperlipoproteinämie.
► **Abdominelle Sonographie:** Aneurysmagröße, -lokalisation und Längsausdehnung, Dissektion, Nierenstauung; abdominelle Begleiterkrankung.
► **CT** (ggf. mit 3-D-Rekonstruktion):
  • Aneurysmalokalisation und -konfiguration (fusiform/sacciform), Aneurysmagröße, Thrombosierung.
  • Beziehung zu Nierenarterien, Ausmessen der Aorta und des Aneurysmas (→ Eignung zur und Planung für Stentimplantation).
  • Dissektion?
► **Angiographie** (nur in Ausnahmefällen): Beurteilung der von der Aorta abgehenden Gefäße, v. a. Nierenarterien, begleitende Stenosen oder Verschlüsse; Gefäßanomalien,

► **OP-Vorbereitung:** Lungenfunktion, EKG, Belastungstests, TEE, Röntgen-Thorax in 2 Ebenen, Sonographie der extrakraniellen hirnversorgenden Arterien, Bereitstellung von Blutkonserven; anästhesiologisches Konsil.

► **Gezielte Suche nach weiteren arteriellen Aneurysmen** (thorakale Aorta, Becken-achse, A. poplitea).

► **Differenzialdiagnosen:** Bei Schmerzen (Distension, Dissektion, Ruptur) alle DD des akuten Abdomens (S. 137).

Konservative Therapie

► Konsequente Blutdruckeinstellung, Vermeiden körperlicher Belastungen (v. a. Bauchpresse u. Ä.); Stuhlgangsregulierung.

► Regelmäßige sonographische Verlaufskontrollen (alle 3 – 6 Monate).

► Patienten- und Angehörigenaufklärung über Art eventueller Symptomatik bzw. Rupturzeichen.

Interventionelle Therapie

► **Indikationen:** Infrarenales Aneurysma Typen I, IIa, IIb (siehe Tab. 31.8), ansonsten wie für die operative Therapie (s. u.).

► **Kontraindikationen:** Typen IIc und III (siehe Tab. 31.8); Kinking (Schlängelung) des Aortenhalses und der Iliakalarterien; allgemeine Inoperabilität des Patienten; in-flammatorisches und mykotisches Aneurysma.

► **Voraussetzungen:** Maximaler ⌀ der normalen Aorten = 3 cm (→ ansonsten ist keine Verankerung der Prothese möglich); minimaler Abstand zwischen A. renalis und Aneurysma = 2 cm.

► **Durchführung:**

- Angiographisch-interventionelle Platzierung eines beschichteten Stents in die aneurysmatische Aorta über einen (operativen oder auch perkutanen) inguinalen Zugang.

- ☑ *Beachte:* Die benötigte Stentgröße muss vorab nach der bildgebenden Diagnostik vermessen und individuell hergestellt werden.

- Andocken mehrerer Stents ist möglich.

- *Entscheidend:* Sichere Abdichtung der Aorta am Aneurysmahals (*cave:* Nieren-arterienabgänge) und distal.

- Eingriff immer (!) in Bereitschaft zur sofortigen operativen Intervention.

Operative Therapie

► **Indikationen:**

- *Akut (sofort):* Jede gedeckte oder auch freie Perforation sofort – einzige Über-lebenschance.

- *Dringlich (innerhalb von 24 h):* Symptomatisches Aneurysma.

- *Elektiv:* Asymptomatisches Aneurysma bei einem Durchmesser > 5 cm (bei Män-nern) und > 4,5 cm (bei Frauen), abhängig vom allgemeinen Operationsrisiko; Operation bei Wachstumstendenz in den Verlaufskontrollen und bei sacciformer Konfiguration.

- ☑ *Hinweis:* Keine Elektivoperation, wenn das allgemeine OP-Risiko höher ist als das Rupturrisiko!

► **Operationstechnik:**

- Mediane Laparotomie (S. 816) oder links-retroperitoneale Freilegung.

- Nach Identifikation der Nierengefäße und Blutungskontrolle (Clamping, Anäs-thesie vorinformieren) Längseröffnung des Aneurysmas. Ggf. Ausräumung von Thromben und Umstechung rückblutender Lumbalarterien und (nach Perfusi-onstests, Rückblutung) der A. mesenterica inferior. Anschließend Implantation einer aorto-aortalen Linear- oder aorto-iliakalen (-femoralen) Y-Prothese (primär dichte Kunststoffprothese) in sog. Inlay-Technik.

▶ *Inlay-Technik:* Anastomosierung der Prothese innerhalb des eröffneten Gefäßlumens (aortal, iliacal); die Aneurysmawand wird über dem Implantat mit einer Naht verschlossen.

- Flushmanöver vor endgültiger Fertigstellung der distalen Anastomose und Vorabinformation der Anästhesie vor Blutstromfreigabe.
- Anschließend Verschluss des Retroperitoneums über der Prothese (kein Kontakt mit Darm).

▶ **Intra- und postoperative Komplikationen:** Massivblutung, ischämische Kolitis (A. mesenterica inferior), Nierenversagen, Lungen- und Herzversagen (durch Clampingmanöver und Reperfusionsphänomen), periphere Mikroembolien („trashfoot"), aorto- (protheto-) duodenale Fistel, Querschnittlähmung (durch spinale Ischämie), Protheseninfektion, Erektions- und Ejakulationsstörungen, Anastomosenaneurysma, Narbenhernie, Prothesen- und Gefäßverschluss; Endoleak, Migration/Kinking nach endovaskulärer Therapie.

Prognose

▶ Frühletalität bei elektiver Operation ca. 3 %.
▶ Frühletalität bei operativer Versorgung einer Ruptur ca. 35 – 75 %.

31.12 Aortendissektion

Grundlagen

▶ **Definition:** Intima- und meist auch Mediaeinriss führen zur Aufspaltung der Arterienwandschichten zwischen Media und Adventitia, sodass ein zweites (falsches) Lumen entsteht. Es kommt zur Einblutung zwischen die Gefäßwandschichten mit oder ohne Wiederanschluss an das richtige Gefäßlumen. Folge der Dissektion kann eine Stenosierung oder Verschluss der Aorta und/oder ihrer abgehenden Arterien mit entsprechender Ischämie der Organe und Gewebe sein.

▶ **Ätiologie:** Arteriosklerose, seltener Marfan-Syndrom, Infektionen (Lues), Trauma (z. B. Dezeleration), arterielle Hypertonie, Mediadegeneration, idiopathische zystische Medianekrose, Riesenzellarteriitis, systemischer Lupus erythematodes, Schwangerschaft, iatrogen.

▶ *Hinweis:* Die arterielle Hypertonie ist der wichtigste Einzelrisikofaktor!

▶ **Einteilung** (Tab. 31.9):

Tabelle 31.9 · Einteilung der Aortendissektion

Einteilung nach DeBakey

Typ I	Dissektion betrifft die gesamte Aorta (von Aorta ascendens bis einschließlich der Aorta descendens in variabler Ausdehnung)
Typ II	Nur Aorta ascendens betroffen
Typ III	Nur Aorta descendens betroffen; Ausdehnung bis zu den Aa. iliacae möglich

Einteilung nach Stanford

Typ A (80 %)	Entry im Bereich der Aorta ascendens oder des Aortenbogens (= DeBakey-Typ I, II)
Typ B (20 %)	Entry im Bereich der Aorta descendens (= DeBakey-Typ III)

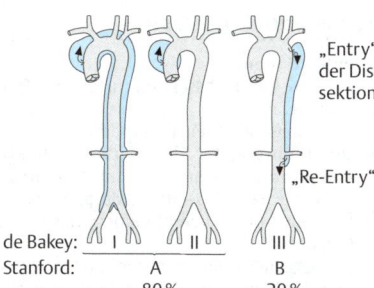

"Entry" der Dissektion

"Re-Entry"

Abb. 31.4 · Aortendissektion: (a) Typ A nach Standford (DeBakey-Typ I/II); (b) Typ B nach Standford (DeBakey-Typ III hier bis zur Aortenbifurkation reichend)

de Bakey: I — II — III
Stanford: A (80%) — B (20%)

▶ **Formen:** Unterschieden werden die akute (bis zu 2 Wochen nach dem akuten Ereignis) und die chronische Aortendissektion (ab der 3. Woche Thrombosierung des falschen Lumens).

Klinik

▶ Selten asymptomatisch.
▶ **Akuter heftigster Thoraxschmerz:**
  ● *Typ A (n. S.):* V.a. retrosternal mit Ausstrahlung in die vorderen Halsweichteile.
  ● *Typ B (n. S.):* V.a. zwischen die Schulterblätter mit Ausstrahlung in den Rücken, den linken Arm und das Abdomen.
▶ Ggf. Puls- und Blutdruckdifferenz (Typ A n. S.) und Kreislaufschock.

Komplikationen

▶ **Typ A (n. S.):** Herzbeuteltamponade, Aortenklappeninsuffizienz, Myokardinfarkt (→ Verlegung der rechten Koronararterie), zerebrale Insuffizienz (→ Verlegung der Aortenbogenarterien).
▶ **Typ B (n. S.):**
  ● *Akut:* Hämatothorax, Einblutung in Abdomen oder Mediastinum, Mesenterialinfarkt, akutes Nierenversagen, neuromuskuläres Defizit (→ Verlegung der Rückenmarksarterien), Ischämie der Beine (→ Verlegen der Iliakalgefäße).
  ● *Chronisch:* Wird die akute Dissektion nicht operativ versorgt, kommt es innerhalb von 2–5 Jahren bei 20–40% der Patients zur Dilatation des falschen Lumens und Aneurysmabildung mit Thrombosierung (=*chronisches Stadium*).

Diagnostik und Differenzialdiagnosen

▷ *Hinweis:* Keine Zeit verlieren!
▶ **Anamnese** (falls möglich): Plötzliche heftigste Thoraxschmerzen, lang bestehender Hypertonus?
▶ **Labor:** D-Dimere, Troponin, Leukozyten, CRP.
▶ **EKG:** Ausschluss Herzinfarkt.
▶ **Röntgen-Thorax:** Mediastinalverbreiterung, ggf. Perikarderguss?
▶ **Angio-CT** (mit KM) von Thorax und Abdomen (möglichst mit 3-D-Rekonstruktion): Ausdehnung der Dissektion; Einbezug der Gefäßabgänge?
▶ **Transösophageale Echokardiographie** (TEE): Vorteil → Nachweis einer evtl. Aortenklappeninsuffizienz; Nachteil → die distale Ausdehnung der Dissektion kann nicht bestimmt werden.
▶ **Differenzialdiagnosen:** Alle DD des akuten Thoraxschmerz, siehe S.154.

Konservative Therapie

▶ **Indikationen:**
- Akute Typ-B-Dissektion (n. S.) ohne Organkomplikationen oder drohende Rupturgefahr.
- Chronisches Aneurysmastadium.

▶ **Durchführung der Akuttherapie:** Intensivstation!
- Blutdruck senken: $RR_{syst.}$ um 100 mm Hg (z. B. Metoprolol [Beloc] 1 – 2 Amp. i. v.).
- Analgesie: Z. B. 5 – 10 mg Morphin i. v.

▶ **Überwachung:** Nierenfunktion, Gastrointestinaltrakt, Neurologie und peripherer Gefäßtrakt.

▶ *Hinweis:* Im chronischen Stadium kommt es auf eine adäquate Blutdruckeinstellung und eine konsequente Kontrolle des aortalen Befundes an (→ Röntgen-/CT-Thorax).

Interventionelle Therapie

▶ **Indikation:** Lokale Typ-B-Dissektion als Alternative zur Operation.

▶ **Durchführung:** Angiographisch-interventionelle Platzierung eines gecoverten Stents in die dissezierte Aorta über einen (operativen oder auch perkutanen) inguinalen oder axillären Zugang.

Operative Therapie

▶ **Absolute OP-Indikation:**
- *Typ-A-Dissektion (n. S.):* Absolute OP-Indikation → OP ist einzige Überlebenschance!
- *Typ-B-Dissektion (n. S.):* Bei Auftreten akuter Komplikationen (Aortenruptur, ischämische Komplikationen, unbeherrschbare Schmerzen und/oder Hypertonie).

▶ **Elektive OP-Indikation:** Typ-B-Dissektion bei drohender Ruptur (Aortendurchmesser 5 – 6 cm bzw. rasche Zunahme des Durchmessers), neurologische Ausfälle.

▶ **Operationsprinzipien** (3 grundsätzliche Methoden):
- Resektion des dissezierten Aorta-Anteils, Einsatz einer vaskulären Prothese und End-zu-End-Anastomose. Die Aortenwand wird ggf. durch Teflonfilzstreifen stabilisiert.
- Offener Aortenersatz, ggf. in Kombination mit einem Klappenersatz bei Aortenklappeninsuffizienz.
- Fensterungsoperationen: Eröffnung der Aorta, Fensterung des ins Lumen dissezierten Segels, sodass ein Reentry des Blutes in das richtige Lumen möglich ist.

▶ **Intra- und postoperative Komplikationen:**
- *Typ-A-Dissektion:* Blutungen, zerebrale Ischämie und akutes Herzversagen.
- *Typ-B-Dissektion:* Querschnittlähmung, Blutung, Ischämie der viszeralen und/ oder Extremitätenstrombahn.

▶ **Nachsorge:**
- Regelmäßige postoperative Kontrollen (CT-Thorax).
- Konsequente Blutdruck-Einstellung (→ internistische Mitbetreuung).
- Keine Antikoagulation notwendig (*Ausnahme:* Mechanischer Aortenklappenersatz).
- Überwachung: Neurologie, Gefäßstatus, Organfunktionen (Niere, GI-Trakt).

Prognose

▶ **Typ-A-Dissektion:** Ohne OP versterben 50 % der Patienten innerhalb der ersten 48 h, > 90 % innerhalb von 1 Monat an Aortenruptur.

▶ **Typ-B-Dissektion:** Bessere Prognose. Nach 1 Monat konservativer Therapie leben noch > 80 % der Patienten. Nach 1 Jahr leben bei asymptomatischer und konservativ behandelter Dissektion noch 94 %, nach 5 Jahren noch 86 %. In der Hochrisikogruppe (absolute OP-Indikation) beträgt die 30-Tages-Letalität ca. 14 – 50 %.

31.13 Varikosis

Grundlagen

▶ **Definition:** Unregelmäßige schlauch- oder sackförmige Erweiterung der epifaszialen Venen mit geschlängeltem Verlauf; Auftreten vorwiegend an der unteren Extremität. Als Stammvarikosis werden variköse Veränderungen der V. saphena magna und/oder parva bezeichnet.

▶ **Ätiologie:**
- *Primäre Varikosis:* Venenwandschwäche, erhöhter intravasaler Druck und Klappeninsuffizienz; begünstigend wirken Schwangerschaft, Adipositas, langes Stehen; familiäre Disposition.
- *Sekundäre Varikosis:* Als kompensatorische Kollateralisierung bei Vorliegen eines Abflusshindernisses im tiefen Venensystem, meistens als Folge einer tiefen Venenthrombose = TVT (*postthrombotisches Syndrom*). Seltener bei Tumorkompression oder AV-Fisteln (→ Überlastung des venösen Systems).

▶ **Erscheinungsformen der Varikosis:**
- *Stammvarikosis* (= Klappeninsuffizienz der V. saphena magna und parva): Variköse Veränderungen der V. saphena magna (medialer Ober- und Unterschenkel) und/oder parva (Unterschenkelrückseite).
- *Perforansvarikosis* (= Klappeninsuffizienz der Perforansvenen): Seitenastvarizen.
- ▶ *Hinweis:* Die Perforansvenen verbinden das oberflächliche mit dem tiefen Venensystem. Lokalisation, siehe Abb. 31.5.
- *Retikuläre Varizen:* Netzartige Erweiterungen subkutaner Venen, v. a. in der Kniekehle und an der Außenseite des Ober- und Unterschenkels (hämodynamisch irrelevant).
- *Besenreiservarikosis:* Kleinste netzartige intradermale Venenerweiterungen, v. a. auf der Rückseite des Oberschenkels (hämodynamisch irrelevant).

▶ **Einteilung der Stammvarikosis nach Hach** nach dem distalen Insuffizienzpunkt (V. saphena magna): Siehe Tab. 31.10.

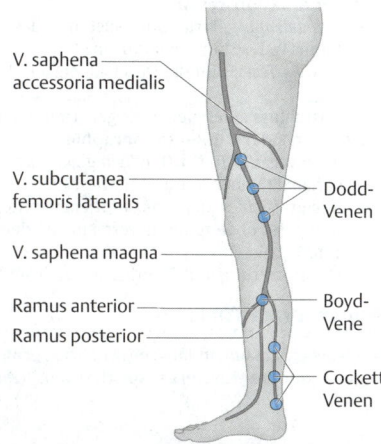

V. saphena accessoria medialis

V. subcutanea femoris lateralis

Dodd-Venen

V. saphena magna

Ramus anterior

Ramus posterior

Boyd-Vene

Cockett Venen

Abb. 31.5 · Lokalisation der Perforansvenen

Tabelle 31.10 · **Einteilung der Stammvarikosis nach Hach**	
Stadium I	proximaler Oberschenkel (Mündungsklappeninsuffizienz).
Stadium II	variköse Veränderungen der V. saphena magna bis zum distalen Oberschenkel
Stadium III	variköse Veränderungen der V. saphena magna bis zum proximaler Unterschenkel
Stadium IV	variköse Veränderungen der gesamten V. saphena magna bis zum Fuß

Klinik

► Druck- und Schweregefühl des betreffenden Beines, Schmerzen und Ödemneigung, nächtliche Wadenkrämpfe, Juckreiz und Brennen, Dysästhesien.
► ◪ *Hinweis:* Die Beschwerden treten häufig nach längerem Stehen auf.
► Kosmetische Beeinträchtigung durch sichtbare Konvolute (bei primärer Varikosis häufig einziges Symptom).

Komplikationen

► **Thrombophlebitis.**
► **Tiefe Beinvenenthrombose** (infolge einer aszendierenden Thrombophlebitis) mit Gefahr der Lungenembolie.
► **Blutung** aus verletzlichen Konvoluten.
► Entwicklung einer **chronisch venösen Insuffizienz** mit trophischen Störungen (Hautinduration und -pigmentierung, Stauungsdermatitis, Ekzem, Hautatrophie) bis hin zum **Ulcus cruris venosum** (v. a. distaler medialer Unterschenkel).

Diagnostik

► **Anamnese:** Typische Beschwerden (s. o.), trophische Störungen, Initiationszeitpunkt (Schwangerschaft, Trauma: Thrombose), Thrombophlebitiden.
► **Klinische Untersuchung** (am stehenden Patienten):
  • Ausdehnung der varikösen Veränderungen, distaler Insuffizienzpunkt, Perforantes, trophische Störungen der Haut (s. o.).
► **Venenfunktionstests:**
  • *Trendelenburg-Test:* Untersuchung des oberflächlichen Venensystems; Perforans- oder Stamminsuffizienz?
  • *Perthes-Test:* Prüft die Durchgängigkeit des tiefen Venensystems (→ wichtig vor OP).
  • Ausschluss einer gleichzeitigen arteriellen Verschlusskrankheit (S. 522).
► **Doppler- oder Duplexsonographie:**
  • *Nachweis der freien Durchgängigkeit des tiefen Venensystems:* Strömung atemvariabel? Venen komprimierbar?
  • *Nachweis einer Klappeninsuffizienz:* Reflux beim Valsalva-Pressversuch; Bestimmung des oberen und unteren Insuffizienzpunktes zur Stadieneinteilung (siehe Tab. 31.10).
  • Identifizierung und Zuordnung von insuffizienten Perforansvenen.

Konservative Therapie

► ◪ *Hinweis:* Zustand oft langzeitig haltbar, echte Verbesserungen sind selten!
► **Konsequente Kompressionstherapie** (Kompressionsstrümpfe Klasse 2 nach Maß).

► **Sklerosierungsbehandlung** bei retikulären oder Besenreiservarizen: Zunächst 1 – 2 ml Luft injizieren (=*Airblock*), anschließend Injektion von Sklerosierungsmittel (z. B. Äthylsklerol) in die Varize, manuelle Kompression und Anlegen eines Kompressionsverbands (▶ *Cave:* Paravasale Injektion und Injektion in das tiefe Venensystem unbedingt vermeiden!).

Operative Therapie

► **Indikationen:** Symptomatische Varizen (bei Stammvarikosis, Perforansinsuffizienz): Varizenblutung, Varikophlebitis, Stauungsdermatitis, Ulcus cruris venosum (möglichst nach Abheilung).
► **Kontraindikationen:** Allgemeine Inoperabilität; Verschluss des tiefen Venensystems (→ sekundäre Varikosis!); arterielle Durchblutungsstörungen.
► **Operationsprinzipien:**
  ● *Stammvarikosis* (Crossektomie und Saphenektomie; Ausmaß siehe Tab. 31.11): Einmündung der V. saphena magna/parva in die V. femoralis bzw. V. poplitea freilegen; V. saphena magna/parva und alle Seitenäste proximal der Einmündung absetzen und ligieren (*Crossektomie*). Inzision knapp unterhalb des distalen Insuffizienzpunktes und Babcock-Sonde zum Venenstripping einführen (*Saphenektomie*). Freilegung, Ligatur und Durchtrennung der insuffizienten Perforansvenen.

Tabelle 31.11 · Operationsprinzipien bei Stammvarikosis

Hach I	Crossektomie
Hach II	Crossektomie und Saphenektomie Oberschenkel
Hach III und IV	Crossektomie und Saphenektomie

  ● *Seitenastvarikosis:* Selektive Exhairese („Stichinzision").
  ● *Perforansveneninsuffizienzen:* Ligatur/Umstechung („Stichinzision").
  ● *Bei therapieresistentem oder rezidivierendem Ulcus cruris:* Fasziotomie oder Dermatofasziektomie nach Hach.
  ● *Aszendierende Thrombose der V. saphena* mit Gefahr der tiefen Venenthrombose: Notfallmäßige Crossektomie. ▶ *Hinweis:* Vorher sichergehen, dass das tiefe Beinvenensystem frei durchgängig ist!
► **Nachbehandlung:**
  ● Frühestmögliche Mobilisation.
  ● Niedermolekulares Heparin über 10 Tage (1 ×1 Amp. s.c. tgl.).
  ● Elastisches Wickeln der Beine (Langzugbinden) bis zum Abschluss der Wundheilung, danach Kompressionsstrümpfe der Klasse II nach Maß für ca. 3 Monate.
  ● Langes Stehen vermeiden; wenn aus beruflichen Gründen unvermeidlich, Tragen von Kompressionsstrümpfen Klasse II (auch langzeitig).
► **Postoperative Komplikationen:** Wundheilungsstörungen, Parästhesien (Läsion des N. saphenus), Lymphfistel.
▶ *Hinweis:* Ein Rezidiv der Varikosis ist immer möglich. Auftreten meistens als Seitenastvarikosis, möglicherweise gespeist über neu aufgetretene Perforansinsuffizienzen bzw. eine allgemeine Venenwandschwäche. Vor Rezidiv-OP Durchführung derselben Diagnostik wie vor Primär-OP.

31.14 Phlebothrombose

Grundlagen

▶ **Definition:** Thrombose im Bereich des tiefen Venensystems (>90% entstehen in den Venen des Beines und Beckens sowie der V. cava inferior).

▶ **Phlegmasia coerulea dolens** (Sonderform): Komplette Thrombose aller Venen einer Extremität mit sekundär eintretender arterieller Thrombose und Ischämie. Auftreten bei Mehretagenthrombosen, z.B. als paraneoplastisches Syndrom.

▶ **Ätiologie:**
- *Gefäßwandschäden:* Angiitis, traumatisch, medikamentös (Zytostatika).
- *Hyperkoagulabilität* (Thrombophilie): Faktor-V-Leiden, Prothrombin-Mutation, AT-III-Mangel, Protein-C-/-S-Mangel, Hyperhomocysteinämie, Antiphospholipidsyndrom, erhöhte Blutviskosität (Polyglobulie), HIZ II (S.105).
- *Blutstromverlangsamung:* Immobilisation, Herzinsuffizienz (auch nach frischem Infarkt), Kompression mit Abflussbehinderung (Halsrippe, Daueranstrengung, z.B. Holzhacken), Hämatome, Tumore.
- *Weitere Risikofaktoren:* Östrogene (Schwangerschaft, Kontrazeption), Nikotin, Malignome (insb. abdominell).

Klinik

▶ **Phlebothrombose:** Schwere- und Spannungsgefühl, Schwellung, Glanzhaut, leichte Zyanose und überwärmte Haut distal der Thrombose, Schmerzen in der Wade und Fußsohle beim Auftreten.

▶ **Phlegmasia coerulea dolens:** Klassisch sind starke Schwellung, Zyanose der Extremität und heftige Schmerzen; motorische Ausfälle, kalte Haut, Venenstauung.

Komplikationen

▶ **Lungenembolie:** Klinik, Stadieneinteilung, Diagnostik und Therapie, siehe S.116.

▶ **Postthrombotisches Syndrom:** Chronisch venöse Insuffizienz mit (sekundärer) Varikosis, trophischen Störungen bis hin zum Ulcus cruris venosum (v.a. medialer Innenknöchel).

▶ **Phlegmasia coerulea dolens:** Schock, Verbrauchskoagulopathie, Gangrän; hohe Letalität.

Diagnostik

▶ **Anamnese:** Risikofaktoren, frühere Thrombose?

▶ **Klinische Untersuchung** (S.513): Symptome und klinische Zeichen sind unspezifisch, v.a. bei immobilisierten Patienten!
- Überwärmte, zyanotische, geschwollene Extremität.
- *Typische klinische Zeichen:* Wadenkompressionsschmerz (Meyer-Zeichen), Wadenschmerz bei Dorsalflexion des Fußes (Homans-Zeichen), Fußsohlenschmerz bei Druck auf mediale Fußsohle (Payr-Zeichen).

▶ **Doppler- und Duplexsonographie** der Venen und Arterien (!): Methode der Wahl; Thrombusnachweis (Wandadhärenz, frei flottierend), kein Blutfluss.

▶ **Phlebographie:** In sonographisch unklaren Fällen, zur OP-Planung.

▶ **Labor:** D-Dimere ↑ sprechen für eine Thrombose (*cave:* Erhöhte D-Dimere finden sich auch postoperativ, bei Tumoren und einer disseminierten intravasalen Gerinnung [DIC, S.720], unauffällige D-Dimere schließen eine frische Thrombose mit hoher Wahrscheinlichkeit aus (vgl. Lungenembolie, S.116).

Differenzialdiagnosen

► **Arterieller Gefäßverschluss** (S.519): Kühle Extremität.
► **Erysipel:** Sich ausbreitendes Erythem, Fieber.
► **Lymphödem** (z.B. posttraumatisch, postoperativ, postinfektiös, nach Strahlenthe-
rapie, neoplastisch): Ödem greift im Vergleich zum venösen Ödem auf Zehen über.
► **Posttraumatische Schwellung, postthrombotisches Ödem.**
► **Beckenvenensperre:** Beinvenenstauung durch Abflusshindernis im Beckenvenen-
bereich (Tumoren, Beckenvenensporn, Narben, Fibrose).
  • *Klinik:* Schwere- und Spannungsgefühl der unteren Extremität(en), Beinödem.
  • *Diagnostik:* Doppler- und Duplexsonographie, CT-Becken (Tumoren?), Phlebo-
    graphie, Angiographie (Aorta und Beinarterien).
  • *Therapie:* Fibrinolyse, operative Thrombektomie innerhalb von 1–2 Wochen
    nach Thrombosierung. ◪ *Hinweis:* Bei rezidivierender Lungenembolie interven-
    tionelle, transjuguläre Implantation eines Cavaschirms. Ursachenbehandlung
    (Tumor etc.).

Konservative Therapie

► **Allgemeinmaßnahmen:**
  • *Bettruhe mit Hochlagern der Extremität:* bei frei flottierenden Thromben, Ober-
    schenkel- und Beckenvenenthrombose. Nicht bei isolierter Unterschenkel- und
    Armvenenthrombose; max. 1 Woche.
  • *Stuhlregulierung:* Kein Pressen; milde Laxanziengabe (z.B. 1×1 EL Obstinol M).
  • *Kompressionsbehandlung:* Bein/Arm wickeln, später Kompressionsstrumpf nach
    Maß (KI: Phlegmasia coerulea dolens).
► **Vollheparinisierung** (S.106) über mind. 5 Tage und überlappende Einstellung auf
eine **orale Antikoagulation** (S.107). Dauer der oralen Antikoagulation, siehe S.108.
Bei KI gegen eine orale Antikoagulation Low-dose-Heparinisierung (S.106).
► **Thrombolysetherapie:**
  • *Indikationen:* Mehretagenthrombose, Thrombosealter < 7 Tage, junge Patienten
    (→ erleben mit hoher Wahrscheinlichkeit ein postthrombotisches Syndrom).
  • *Kontraindikationen:* Siehe KI „therapeutische Heparinisierung", S.105.
  ◪ *Hinweis:* Bei Streptokokken-Infekt oder Streptokokken-Lyse innerhalb der letzten
    6 Monate → Urokinase.
  • *Präparate und Dosierung:* Siehe Tab. 31.12.
  • *Begleitende Vollheparinisierung* (S.106) nach PTT: Bei Urokinase-Lyse parallel zur
    Fibrinolysetherapie, bei Streptokinase-Lyse zwischen den Therapiezyklen. Nach
    Lyseerfolg Absetzen der Thrombolytika und Fortführen der Heparintherapie.

Operative Therapie

► **Indikationen und Operationsprinzipien:**
  • *Bein-Beckenvenenthrombose* (Thrombosealter <7 d): Venöse Thrombektomie
    (Fogarty-Katheter).
  • *Phlegmasia coerulea dolens:* Venöse, ggf. auch arterielle Thrombektomie und Fas-
    ziotomie.
  • *Flottierender Thrombus:* Thrombektomie.

Tabelle 31.12 · Thrombolyse

Präparate (Alternativen)	Initialdosis	Erhaltungsdosis
Streptokinase	250 000 IE über 30 min i. v.	100 000 IE/h i. v. bis zum Lyseerfolg (i. d. R nach 1 – 3 Tagen; ggf. bis Tag 6)
UHSK-Lyse[1]	250 000 IE über 30 min i. v.	1,5 Mio. IE/h über 6 h (= 9 Mio. IE/d) bis zum Lyseerfolg (i. d. R nach 1 – 3 Tagen; ggf. bis Tag 5)
Urokinase	500 000 IE über 20 min i. v.	100000 IE/h bis zum Lyseerfolg (i. d. R nach 12 Tagen; ggf. bis Tag 14); ▶ Hinweis: Dosisreduktion, wenn Fibrinogenspiegel < 50 mg/dl

[1] Ultrahohe Streptokinasetherapie; bei Beckenvenen- und Kavathrombosen Verwendung eines passageren Cava-Schirmes, da relativ hohe Lungenembolierate (bis 5 % unter UHSK-Lyse)

Nachbehandlung

► Thromboembolieprophylaxe mit oralen Antikoagulanzien (S. 107).

31.15 Dialyse-Shunts

Definition

► Chirurgische Anlage einer arteriovenösen Fistel zur Schaffung eines permanenten großlumigen Gefäßzuganges bei Patienten mit chronisch terminaler Niereninsuffizienz zur Langzeithämodialyse.

▣ *Hinweis:* Zur Durchführung akuter Dialysen (z. B. bei ANV, Intoxikationen) wird ein doppellumiger Shaldon-Katheter verwendet.

Operationsprinzipien

► **Arteriovenöse Fistel nach Cimino** („Cimino-Shunt"): Siehe S. 902.
► **Arteriovenöser Shunt mit Interponat.**
► **Arterio-arterielle Fistel:** Sehr selten indiziert; bei ungeeigneten Venenverhältnissen.

▣ *Hinweis:* Ist ein peripherer Gefäßzugang zur Langzeithämodialyse nicht möglich (z. B. Infektionen am Arm, Steal-Phänomen, rezidivierende Shuntthrombosen), kann ein **zentralnervöser Gefäßzugang** mit Einlage der Katheterspitze im rechten Vorhof gelegt werden („**permanent implantierter Dialysekatheter**".

Postoperative Nachbehandlung

► **Überprüfen der Shuntdurchgängigkeit:** Auskultatorisches Schwirren über dem offenen Shunt.
► **Shunt-Training:** Wiederholtes proximales Abbinden in den ersten 4 Wochen führt zur Dilatation des Shunts.
► **Erste Shunt-Punktion nach OP:**
  • *Cimino-Shunt:* I.d.R. nach 2 – 4 Wochen (Wand muss ausreichend stabil und Shunt muss dilatiert sein).
  • *Prothesen-Shunt:* Frühestens nach 2 – 4 Wochen (vollständiges Einheilen des Interponats abwarten!).

▷ *Beachte:* Zu frühe Shunt-Punktionen führen zu Blutungen, Verschlüssen und Aneurysmabildung. Einstichstellen variieren!

Shunt-Komplikationen

▶ **Shuntthrombose:**
- *In der Fistel:* Operative Revision. Abhängig von den Gefäßverhältnissen Thrombektomie oder Shuntneuanlage weiter proximal.
- *Im Interponat:* Sofortige Reoperation und Thrombektomie; bei unmittelbar postoperativ aufgetretener Shuntthrombose Zugang über eine Anastomose; im Spätverlauf Zugang durch das Interponat. Kontrolle der Anastomosenlumina mit Fogartykatheter. Nach der durchgeführten Thrombektomie Angiographie; insb. Kontrolle des venösen Abstroms.

▶ **Infektionen:** I.d.R. primär umschriebene Infektionen an den Punktionsstellen. Lokale Sanierung nicht erfolgsversprechend. *Vorgehen:* Bei Prothesenshunt Exstirpation des Interponats und Neuanlage am anderen Arm; bei Cimino-Shunt abhängig von der Gefäßanatomie, der Durchgängigkeit und dem Blutfluss entweder Neuanlage am gleichen Arm weiter proximal oder am anderen Arm.

▶ **Aneurysmabildung:** Schwächung der Gefäßwand durch wiederholte Punktionen mit Perforations- und Emboliegefahr. *Vorgehen:* Bei kurzstreckigen Aneurysmen Resektion und End-zu-End-Anastomose, bei langstreckigen Aneurysmen Neuanlage oder Einsatz eines Interponats.

▶ **Steal-Phänomen:** Arterielle Durchblutungsstörungen distal des Shunts. Häufig durch eine zu weite Anastomose. *Vorgehen:* Neuanlage der Anastomose, Einengung des venösen Schenkels.

31.16 Arterienverletzungen

Grundlagen

▶ **Definition:**
- *Direkte Gefäßverletzung* (ca. 95 % d.F.) durch penetrierende (z. B. Messer, scharfe Frakturkanten) oder stumpfe Gewalteinwirkung (z. B. Kontusionen, Kompression).
- *Indirekte Verletzung* durch Überdehnung, Dezeleration u.Ä.
- ▷ *Hinweis:* Nicht selten ist bei einer Arterienverletzung die Begleitvene mit verletzt. Berücksichtigung bei der Rekonstruktion!

▶ **Klassifikation:** Siehe Tab. 31.13.

▶ **Häufigkeit:** Bei etwa 0,3 % aller Unfälle ist mit Arterienverletzungen zu rechnen, die Dunkelziffer ist möglicherweise höher (eine Verletzung großer Stammarterien kann unmittelbar zum Tode führen). Chronische Folgezustände werden häufig erst spät oder gar nicht erfasst (s. u.).

Klinik

▶ **Allgemeinsymptome:** Blutungsschock, Schmerzen, Querschnittsymptomatik (Aortenruptur).

▶ **Lokale Symptome:** Arterielle hellrote pulsierende Blutung bei direkten Gefäßverletzungen, Hämatombildung, Ischämie, offene Wunde über Gefäßverlauf, Knochenfrakturen in Gefäßnähe, Luxationen.

Tabelle 31.13 · Klassifikation von Arterienverletzungen (nach Vollmar)

Grad Charakterisierung *penetrierendes Gefäßtrauma*	Klinik	äußere Blutung	periphere Ischämie
1 äußere (ggf. auch mittlere) Gefäßwand-schicht durchtrennt, primär keine Blutung, keine Ischämie		∅	∅
2 spalt- oder lochförmige Eröffnung des Lumens, arterielle Blutung, evtl. periphere Ischämie		+++	∅ (+)
3 vollständige Durchtrennung der Arterie, evtl. Spontanstillstand der arteriellen Blutung nach Minuten, komplette periphere Ischämie		++	+++
stumpfes Gefäßtrauma			
1 Quetschung oder Einriss der Intima, meist keine hämodynamische Relevanz, ggf. sekundäre arterielle Thrombose, Restitutio ad integrum möglich		∅	∅
2 Intima- und Mediaverletzung, Entwicklung einer arteriellen Thrombose mit peripherer Ischämie		∅	(+)
3 vollständige Arterienzerquetschung, nur Adventitia erhalten, komplette periphere Ischämie		∅ oder +	+++

Komplikationen

▶ **Kompartmentsyndrom** (S.565).
▶ **Wundinfektionen**.
▶ **Abhängig von der Ischämiedauer:** Nervenschäden, Muskelnekrosen; akrale Nekrosen.
▶ **Chronische Folgeschäden:** Chronischer Arterienverschluss (S.522), Aneurysma-entwicklung (S.535), arteriovenöse Fistelbildung (S.517).

Diagnostik

▶ *Hinweis:* Keine Zeit verlieren, sondern rasch handeln (Ischämietoleranzzeit der Extremitäten 6 h)!
▶ **Anamnese:** Unfallhergang und -mechanismus?
▶ **Klinische Untersuchung** (S.513):
  • Verletzungsmuster, Lokalbefund (Pulsstatus?).
  • Neurologische Untersuchung (Dokumentation!): Begleitende Nervenverletzungen (bes. an den Extremitäten)?
▶ **TEE:** Thorakale Aorta; Gefäßruptur, Dissektion, Verschluss, Lokalisation?
▶ **Dopplersonographie** der Extremitäten.
▶ **Ggf. Angiographie** (auch intraoperativ): Lokalisation der Verschlusses, Therapie-planung.
▶ **Röntgen-Thorax:** Mediastinalverbreiterung (V.a. Aortenruptur); Hämatothorax?
▶ **Angio-CT Thorax/Abdomen:** Gefäßruptur, Dissektion, Verschluss, Lokalisation?
▶ **Sonographie Abdomen/Thorax:** Intraabdominelle Flüssigkeit, Hämatom, Hämatothorax?

Konservative Therapie

> **!** ***Sofortmaßnahmen bei Arterienverletzungen***
> ► **Blutungskontrolle:**
>   • Digitale Kompression, aseptischer Druckverband (evtl. pneumatisch mit Blutdruckmanschette), keine unkontrollierten Tourniquets!
>   • Bei sichtbarer Blutung gezielte Anlage atraumatischer Gefäßklemmen (S. 787). Keine blinden Klemmenmanöver mit traumatischen Klemmen!
> ► ❏ *Beachte:* Keine Hochlagerung, keine Kühlung oder Überwärmung!
> ► **Schockbehandlung:** Siehe S. 145.
> ► **Blutkonserven bereitstellen.**

Operative Therapie

► **Indikationen:** Die Verletzung ist die Indikation!
► **Behandlungsprinzipien:** Im Zweifelsfall Probefreilegung; angestrebt wird die Gefäßrekonstruktion (Arterien und Vene!), wenn möglich sollte ein autologer Gefäßersatz (Vene) verwendet werden; ggf. Gefäßligatur.
► **Operationsprinzipien:**
  • *Perioperative Antibiotikaprophylaxe* (S. 110).
  • Verwendung eines *Cell-savers* (S. 786): Besonders bei thorakalen und abdominalen/retroperitonealen Verletzungen.
  • *Zugang:* Primär zentral vom Verletzungsbereich (Blutungskontrolle).
  • ❏ *Cave:* Die Länge des geschädigten Bereiches ist oft größer (stumpfe Gewalteinwirkung) → Gefäß komplett explorieren (Hinterwand!) und nach Zweitläsionen fahnden!
  • *Weiteres Vorgehen ist abhängig vom Verletzungsmuster:*
    – Primäre Naht: Bei scharfer, glatt berandeter, umschriebener Schnittverletzung möglich.
    – Versorgung mit Patch (Vene, Kunststoff): Z. B. bei lokal begrenzter Defektläsion.
    – Resektion des zerstörten Gefäßes und angeschrägte End-zu-End-Anastomose der Gefäßenden oder Interponat.
    – Thrombektomie (Appositionsthrombus).
    – Gefäßligatur nur bei sichergestellter ausreichender Kollateralversorgung.
  • Immer *Weichteildeckung* anstreben.
  • *Nahttechnik:* Resorbierbares Fadenmaterial verwenden (S. 779). Im Kindesalter Einzelknopfnähte. Zur Technik der Gefäßnaht siehe S. 899.
  • ❏ *„Life before limb":* Keine aufwendigen peripheren Rekonstruktionen bei vitaler Bedrohung aus anderer Ursache!
  • Ggf. *primäre Faszienspaltung* (nach langer Ischämiedauer, bei begleitend ausgedehntem Weichteiltrauma) zur Prophylaxe eines Kompartmentsyndroms (S. 565).
  • *Rekonstruktionserfolg kontrollieren:* Palpation und Dopplerkontrolle der peripheren Pulse, im Zweifelsfall Angiographie.
► **Nachbehandlung:**
  • *Antibiotika:* Fortführen der Antibiotikatherapie entsprechend den Verlaufsbefunden.
  • *Blutgerinnungskontrollen* und ggf. Therapie.
  • *Heparinisierung* (S. 105) adaptiert an aktuellen Gerinnungsstatus.
  • *Tetanusschutz* kontrollieren und ggf. nachimpfen (S. 720).

▶ **Postoperative Komplikationen:** Tourniquet-Syndrom (S. 521.), Kompartmentsyndrom (S. 565), Nachblutung, Infektionen des Weichgewebshämatoms, Nahtaneurysma, Protheseninfektionen, thrombotischer Re-Verschluss.

Prognose

▶ Amputationsrate nach Rekonstruktion unter zivilen Bedingungen bei 5 – 30 %, Restitutio ad integrum möglich.
▶ Je nach Ischämiedauer bleibende Nervenschäden, Muskelkontrakturen.
▶ Sekundärruptur, Entwicklung eines Spätaneurysmas (Naht, Gefäßwandschädigung), arteriovenöse Fistelentwicklung.
▷ *Hinweis:* Insgesamt wird die Prognose durch den ischämischen Schaden des Versorgungsgebietes, Begleitverletzungen, die Erfahrung des Chirurgen und ein optimales interdisziplinäres Notfallmanagement bestimmt.

32 Grundlagen der Wund- und Frakturbehandlung

32.1 Weichteilwunden

Grundlagen

▶ **Verletzungsmechanismus:** Direkt durch scharfe oder stumpfe Gewalteinwirkung oder indirekt durch Traktion (z. B. Luxation) oder Frakturen .
▶ **Betroffene Strukturen:** Haut, Subkutis, Faszien, Muskulatur, Nerven, Gefäße.

Klassifikation

▶ Einteilung nach ihrer qualitativen Wundcharakteristik und der beim Trauma einwirkenden kinetischen Energie (Tab. 32.1).

Tabelle 32.1 · Klassifikation der Weichteilverletzung

Geschlossene Weichteilverletzung	Offene Weichteilverletzung
„low" bis „high energy": Kontusion, Quetschung, Schürfung, Ablederung/ Décollement (=„avulsion", „degloving")	• „low energy": Schnitt-, Stich-, Bisswunden • „low" bis „high energy": Schürf-, Risswunden, Pfählungs-, Schussverletzungen • „high energy": Zerreißungswunde („crush", Explosion), traumatische Amputation

▶ Verletzung peripherer Nerven werden nach Sneddon eingeteilt (→ therapeutische und prognostische Bedeutung): Siehe Tab. 32.2.

Tabelle 32.2 · Klassifikation der Nervenverletzungen nach Sneddon

Definition und Pathophysiologie	Prognose
Neuropraxie: Erhaltene anatomische Kontinuität, unterbrochene Nervenleitfähigkeit	I.d.R. Erholung nach 6–12 Wochen
Axonotmesis: Unterbrochene Kontinuität der Axone bei erhaltenen übrigen Leitstrukturen	Regeneration von der Verletzung aus nach distal; Geschwindigkeit: 1 mm/d
Neurotmesis: Durchtrennung des gesamten Nervs	unvollständige Regeneration (max. 1 mm/d)

32.2 Wundversorgungskonzepte

Primärversorgung frischer Wunden

▶ **Indikation/Zeitfenster:** Grundsätzlich innerhalb von 6 h nach dem Trauma möglich und sinnvoll. *Ausnahmen:* Siehe Indikationen offene Wundversorgung.
▶ *Beachte:* Tetanusschutz überprüfen und ggf. auffrischen (S. 720).

▶ **Durchführung** (unter strenger Asepsis!):
- Wundinspektion, DMS-Kontrolle, ggf. Abstrichnahme.
- *Reinigung der Wundumgebung und Enthaarung* (nicht Augenbraue!).
- *Desinfektion* (Kategorie III): Haut reinigen, entfetten, rasieren oder enthaaren; 2×Desinfektionsmittel auftragen und jeweils 2,5 min einwirken lassen; sterile Handschuhe und Mundschutz tragen.
- *Anästhesie:* Abhängig von der Wundausdehnung Lokal- bis Allgemeinanästhesie.
- *Operative Wundausschneidung nach Friedrich:*
  - Sparsame Abtragung (2–3 mm) kontusionierter, ischämischer Wundränder, Reduktion der Keimbesiedlung (Spülung mit Ringerlaktat, evtl. Wasserstoffperoxyd oder PVP-Präparaten), Fremdkörperentfernung.
  - ☑ *Merke:* An Händen und Gesicht möglichst keine Exzision!
  - Erweiterungsinzisionen zur Exploration von Wundtaschen, ggf. Anlage einer Blutsperre (S. 777).
  - Drainage-Einlage in Hohlräume, insbesondere subkutan (v. a. bei Décollement).
  - Bei traumatischer Bursa-Eröffnung: Bursektomie.
  - Bei Gelenkeröffnung: Spülung (Ringerlösung), Drainage-Einlage, Gelenkverschluss durch Synovialisnaht; Hochlagerung, Ruhigstellung (Schiene), breite Antibiotikaprophylaxe.
  - Primäre Versorgung aller verletzten Strukturen: Gefäße (Nahttechnik, S. 899), Nerven (Nahttechnik, S. 782), Sehnen (Nahttechnik, S. 782).
- *Schichtweiser Wundverschluss:* Zunächst schichtweise Adaption korrespondierender Geweberänder in der Tiefe; lockere adaptierende Hautnaht (S. 781); trockener Verband.

Offene Wundversorgung

▶ **Indikationen:** Wundalter >6 h, Bisswunden, Stich- und Schnittwunden (*Ausnahme:* Kopf und Gesicht → primäre Wundbehandlung), Schussverletzungen, stark verschmutzte Wunden.

☑ *Beachte:*
- Tetanusschutz überprüfen und ggf. auffrischen (S. 720).
- *Bissverletzungen:* Antibiotikaprophylaxe (z. B. Augmentan 3×375 mg/d) für eine Woche, da hier ein hohes Infektionsrisiko besteht (Menschenbiss > Hundebiss > Katzenbiss).
- Auf die Möglichkeit der Hepatitis C-, B-, und HIV-Übertragung bei Menschenbissen achten.

▶ **Stufe I – Débridement:**
- Spinal-/Plexus-/Allgemeinanästhesie.
- *Desinfektion:* Siehe S. 778.
- Operative Wundausschneidung nach Friedrich: Siehe S. 552.
- ☑ *Beachte:* Haut sparsam, Subkutis großzügig; keine Exzisionen im Gesicht!
- Faszienspaltung bei gespannten Muskellogen (S. 566).
- Fremdkörperentfernung.
- *Wundreinigung:* Ringerlösung, Betaisadonna-Lösung, Lavasept, evtl. unter Jet-Spülung.

▶ **Stufe II – offene Wundkonditionierung:**
- Einlage feuchter Mullkompressen.
- Abdecken mit Epigard.
- VAC (S. 33) zur optimalen Drainage von Hohlräumen.
- „Second-look"-OPs in kurzen Intervallen (2–4 d), bis optimale Wundverhältnisse erreicht sind.

► **Stufe III – definitiver Wundverschluss:**
- *Voraussetzungen:* Rückbildung der posttraumatischen klinischen Entzündungs-zeichen, sauberer Granulationsrasen und Wundgrund.
- Adaptierender, spannungsfreier Wundverschluss nach Einlage von Drainagen.
- *Bei Dehiszenz, Spannung oder Defekt* (Alternativen):
  - Dynamische Hautnaht über Widerlager (z.B. Silikonstäbe, Redon-Schläuche) parallel zum Wundrand mit sukzessivem Nachspannen der Nähte.
  - Kontinuierlicher Hautverschluss mittels Skin-Stretching-Systemen.
  - Hauttransplantation: Vollhaut, Spalthaut, allogenes und heterologes Dermis-äquivalent, kultivierte Keratinozyten.
  - Hautlappenplastiken: Lokoregionärer oder freier Hautlappen.

Amputation

► **Indikationen:** Als ultima ratio bei schweren Extremitätenverletzungen, traumati-scher Amputation (ggf. Replantation, siehe S. 682), Gefäßerkrankungen (pAVK Sta-dium IV, akuter Gefäßverschluss, Gefäßverletzung, Gangrän, nicht beherrschbare Infektion), Gasbrand.

► **Amputationshöhe:** So peripher wie möglich, da bei längerem Stumpf ein längere Hebelarm besteht; die Haut über dem Stumpf sollte eine normale Sensibilität oder zumindest eine Schutzsensibilität haben.
- *Amputationsgrenze am Unterschenkelstumpf:* Ideal zwischen Mitte und oberer Drittelgrenze der Tibia (→ Wadenmuskulatur zur Deckung).
- *Oberschenkelstumpf:* Exartikulation im Kniegelenk oder Amputation auf Höhe des unteren Drittels des Oberschenkelschaftes.

► **„Mangled Extremity Severity Score" (MESS):** Siehe Tab. 32.3.
- Bietet Hilfe bei der Entscheidung zwischen primärer Amputation oder aufwen-diger Rekonstruktion bei schwer verletzter unterer Extremität.
- Punktzahl ≥ 7: Laut Studien positiver Voraussagewert von nahezu 100% für Am-putation.

Tabelle 32.3 · Mangled Extremity Severity Score

Schaden	Score
Knochen-Weichteil-Schaden	
geringe Energie: Einfache Fraktur; „low velocity" Schusswunde	1
mittlere Energie: Offene/multiple Frakturen mit starker Dislokation	2
hohe Energie: „high velocity" Schusswunde, Quetschung	3
Hochrasanztrauma: Zusätzlich schwere Kontamination, Avulsion	4
Hämodynamik	
Normotension	0
transiente Hypotonie	1
persistierende Hypotonie	2
Extremitätenischämie	
keine	0
geringe: Abgeschwächte Pulse, ausreichende Perfusion	1

Fortsetzung ▶

Bewegungssystem: Grundlagen der Wund- und Frakturbehandlung

Tabelle 32.3 · **Fortsetzung**

Schaden	Score
mäßige: Fehlende Pulse, Parästhesien, verminderte Kapillarfüllung	2
fortgeschrittene: kühl, Paralyse, Parästhesien bis fehlende Sensibilität	3
Alter	
< 30 Jahre	0
30 – 50 Jahre	1
> 50 Jahre	2

► **Amputationstechnik:**
- *Offen (mehrzeitig):* Bei subtotalen oder totalen Amputationen mit großem Weichteilschaden mit „Second-look"-OPs (evtl. Nachamputation).
- *Geschlossen (einzeitig):* Bei Fingeramputationen.
- Bei Absetzung des Knochens enostale und periostale Gefäßversorgung schonen.
- Durchstechungsligaturen der Gefäßstümpfe und Ligaturen großer Nerven 2 cm oberhalb der Knochenstumpfebene.
- Myoplastische Deckung des Stumpfendes, evtl. Myodese (= Fixation einzelner Muskelgruppen am Knochen).
- Spannungsfreier Hautverschluss mit intakter Schutzsensibilität: Nur so ist eine frühzeitige (6 – 8 Wochen) prothetische Versorgung garantiert.

Operative Versorgung peripherer Nervenverletzungen (siehe S. 782)

32.3 Wundheilungsstörungen (siehe S. 180)

32.4 Frakturenlehre – Grundlagen und Diagnostik

Definitionen

► **Fraktur:** Kontinuitätsunterbrechung eines Knochens.
► **(Sub)-Luxation:** Unvollständige oder vollständige Diskontinuität der Gelenkpartner.
► **Luxationsfraktur:** Kombinationsverletzung.

Ätiologie

► **Frakturen:**
- *Traumatische Frakturen:* Entstehung durch direkte oder indirekte Gewalteinwirkung auf den Knochen.
- *Pathologische Frakturen:* Fraktur ohne adäquates Trauma im krankhaft veränderten Knochen (z. B. Knochentumoren, Osteoporose).
- *Ermüdungsfrakturen:* Entstehung durch langdauernden repetitiven Stress, z. B. Frakturen der Mittelfußknochen („Marschfrakturen") bei Soldaten und Langstreckenläufern.

▶ **Luxationen:**
- *Traumatische Luxationen:* Direkte oder indirekte Gewalteinwirkung.
- *Habituelle Luxationen:* Luxationen ohne adäquates Trauma bei prädisponieren-den Frakturen (z. B. Gelenkdysplasie, Bandinstabilität).
- *Rezidivierende Luxationen:* Bei prädisponierenden Faktoren (→ habituelle Luxationen) oder infolge posttraumatischer Gelenkinstabilitäten bei adäquatem Unfallereignis.

AO-Klassifikation

▶ Siehe bei den einzelnen Frakturen in den Kapiteln.

Frakturen mit Weichteilschaden

▶ **Verletzungsmechanismus:** Reicht der Weichteilmantel bei einem Trauma nicht zur Wuchtvernichtung aus, entstehen neben dem Weichteilschaden (S. 551) zusätzlich Frakturen. Diese können ihrerseits durch dislozierte Fragmente oder Hämatomdruck Sekundärverletzungen am Weichteilmantel verursachen. Die Schwere des Weichteilschadens lässt sich erst während der operativen Revision definitiv feststellen (→ keine adäquate Repräsentation der wahren Gewebezerstörung durch offensichtliche Hautveränderungen). Bei Hautdurchtrennung wird von offenen Frakturen gesprochen.

▶ **Schweregradeinteilung geschlossener Frakturen:** Siehe Tab. 32.4.

Tabelle 32.4 · Schweregradeinteilung geschlossener Frakturen (nach Tscherne und Oestern)

Grad 0	keine oder unbedeutende Weichteilverletzung, indirekte Gewalteinwirkung, einfache Frakturform
Grad I	oberflächliche Schürfung oder Kontusion durch Fragmentdruck von innen, einfache bis mittelschwere Frakturform (z. B. Luxationsfraktur des OSG)
Grad II	tiefe kontaminierte Schürfung oder Kontusion durch direkte Gewalteinwirkung, drohendes Kompartmentsyndrom, mittelschwere bis schwere Frakturform (z. B. Stückfraktur durch Stoßstangenanprall)
Grad III	ausgedehnte Hautkontusion, Quetschung oder Zerstörung der Muskulatur, subkutanes Décollement, manifestes Kompartmentsyndrom, Verletzung eines Hauptgefäßes, schwere Frakturform (z. B. Trümmerfraktur bei Überrolltrauma)

▶ **Schweregradeinteilung offener Frakturen:** Siehe Tab. 32.5.

Tabelle 32.5 · Schweregradeinteilung offener Frakturen (nach Gustilo und Anderson)

Grad I	Durchbrechung der Haut von innen nach außen (Hautläsion < 1 cm); nicht verschmutzt, minimale Muskelkontusion; einfache Quer- oder kurze Schrägfraktur
Grad II	ausgedehnter Weichteilschaden mit Lappenbildung oder Décollement (Hautläsion > 1 cm); geringe bis mäßige Muskelquetschung; einfache Quer- oder kurze Schrägfraktur mit kleiner Trümmerzone

Fortsetzung ▶

Bewegungssystem: Grundlagen der Wund- und Frakturbehandlung

Tabelle 32.5 · Fortsetzung	
Grad III	ausgedehnter Weichteilschaden unter Einbeziehung von Haut, Muskulatur und neurovaskulären Strukturen; oft Rasanztrauma mit schwerer Gewebequetschung
	• A: großer Weichteilschaden, Knochen noch mit vitalem Periost bedeckt
	• B: großer Weichteilschaden, Knochen liegt deperiostiert über weite Strecken frei; massive Kontamination
	• C: es liegt gleichzeitig eine rekonstruktionspflichtige Arterienverletzung vor

Diagnostik

▶ **Klinische Untersuchung:**
- *Allgemeine Untersuchung des Bewegungsapparates:* Siehe S. 8.
- *Klinische Frakturzeichen:* Siehe Tab. 32.6.
- ▣ Klinische Luxationszeichen: Deformität, federnde Fixation, leere Gelenkpfanne, abnorme Lage des Gelenkkopfes.

Tabelle 32.6 · Klinische Frakturzeichen	
Sichere Frakturzeichen	**Unsichere Frakturzeichen**
Fehlstellung	Schmerz
abnorme Beweglichkeit	Schwellung
sichtbare freie Knochenenden	Hämatom
Crepitatio (= Knochenreiben)	eingeschränkte Funktionsfähigkeit

- ▣ *Hinweis:* Beschränken Sie Ihre Untersuchung der verletzten Extremität auf das Nötigste! Wiederholte und unnötige Untersuchungen verstärken das Gewebetrauma, evtl. begleitende Gefäß- und Nervenverletzungen und die Schmerzen!
- *DMS-Kontrolle* (obligat!): Distal der Fraktur immer die **D**urchblutung (→ Gefäßverletzung), **M**otorik und **S**ensibilität (→ Nervenverletzung) überprüfen (im Seitenvergleich!) und dokumentieren!
- *Bei Weichteilverletzung:* Konsistenz- und Druckschmerzprüfung der Muskellogen, ggf. Logendruckmessung (→ Kompartmentsyndrom, S. 565)!

▶ **Röntgen Skelettaufnahmen:**
- *Indikationen:*
  - V.a. Fraktur, Gelenkluxation.
  - Beurteilung der Knochenheilung (Kallusbildung, Pseudoarthrosenbildung).
  - Postoperativ zur Überprüfung der Lage des OS-Materials.
- *Standard* ist die *Röntgenaufnahmen in 2 Ebenen* (a.p. und seitlich). Bei V.a. bestimmte Frakturformen *Spezialaufnahmen* anfordern: Z. B. Kahnbeinserie bei V.a. Os-scaphoideum-Fraktur (S. 665). Die benachbarten Gelenke sollten mitabgebildet werden, um Rotationsfehler bzw. Kombinationsfrakturen auszuschließen.
- ▣ *Tipp:* Bei Kindern sollte bei Unsicherheit die gesunde Extremität zum Seitenvergleich mitgeröntgt werden!
- *Radiologische Frakturzeichen:* Siehe Tab. 32.7.

Tabelle 32.7 · **Radiologische Frakturzeichen**	
Frische Fraktur	• Unregelmäßigkeiten
	• Unterbrechungen und Impressionen der Kortikalis
	• Aufhellungslinien
	• Zerstörung der trabekulären Spongiosastruktur
	• Fragmentdislokation
	• Abtrennung, Überlagerung und Verkeilung der Fragmente
	• Stufenbildung
Alte Fraktur	• Verdickung der Kortikalis
	• abgerundete, sklerosierte Fragmente
	• Kallusgewebe

▶ **CT** (ggf. mit 3-D-Rekonstruktion) – *Indikationen:*
- Mit konventioneller Röntgentechnik schwer zu beurteilende Regionen (ISG, Wirbelsäule).
- Schwierige Gelenkfrakturen, Kalkaneus, Tibiakopf.
- OP-Planung.

▶ **MRT** – *Indikationen:*
- *Weichteiltraumata:* Muskelverletzungen, Bandverletzungen, Sehnenverletzungen.
- *Skeletttraumata:* Spongiosafrakturen, osteochondrale Frakturen, Osteonekrosen.
- *Gelenktraumata:* Z. B. Kreuzbandrupturen, Meniskusläsionen, Knorpelläsionen.

▶ **Sonographie:** Nachweis von Weichteilveränderungen (z. B. Bursitis, Tendovaginitis, Sehnenrupturen, Muskelfaserrisse, Hämatome, Serome, Abszesse).

▶ **Diagnostische Arthroskopie:**
- *Prinzip:* Untersuchung des Gelenkraums mithilfe eines speziellen Endoskops und Auffüllen des Gelenkes mit Ringer-Lösung (seltener CO_2). Durchführung in Regional- oder Allgemeinanästhesie.
  - ◨ *Vorteil:* Direkt im Anschluss können ggf. minimal invasive chirurgischer Eingriffe durchgeführt werden (z. B. Teilmeniskektomien, rekonstruktive Kreuzband-Ersatzplastiken).

▶ **Skelettszintigraphie:**
- *Prinzip:* Beurteilung des Knochenstoffwechsels mithilfe ^{99m}Technetium(Tc)-markierter Phospatkomplexe, die nach i.v.-Gabe nach 2–3 h in den Knochen eingebaut werden. Bei der *Granulozytenszintigraphie* werden mit ^{111}Indium- oder ^{99m}Tc-markierten Antikörpern markierte Granulozyten eingesetzt (→ spezifische Darstellung entzündlicher Prozesse).
- *Indikationen:* V.a. Osteomyelitis (→ Granulozytenszintigraphie), Beurteilung der Frakturheilung.

32.5 Allgemeine Therapieprinzipien

Reposition
<!-- .... -->

▶ **Luxationen:** Sofortige Reposition, ggf. in Allgemeinnarkose und Muskelrelaxation (Hüftluxation [S. 598], Schulterluxation [S. 642], Ellenbogenluxation [S. 657]).

▶ **Frakturen:**
- *Indikationen für eine möglichst rasch Reposition:* Druck der Knochenfragmente auf Nervenstrukturen, Gefäße oder Haut.

- *Gedeckte Reposition:* I.d.R. wird zunächst versucht eine gedeckte Reposition durch Zug und Gegenzug und perkutane Manipulation in Bruchspalt- Regional- oder Allgemeinanästhesie durchzuführen.
- *Offene Reposition:* Bei Repositionshindernis (z. B. Weichteilinterposition) und den meisten Gelenk- und Abrissfrakturen (gedeckt kaum anatomisch zu reponieren) muss offen reponiert und direkt im Anschluss operativ stabilisiert werden.
- ▶ *Reposition unter Durchleuchtung:* Bestimmte Frakturen können direkt unter Durchleuchtung durch Zug und Gegenzug manuell reponiert werden (z. B. distale Radiusfraktur, Luxationsfraktur des OSG, Unterschenkelschaftfraktur). Da der Patient hierfür ausreichend analgesiert werden muss, sollte ein Anästhesist hinzugezogen werden (Analgosedierung mit Dormicum und Ketanest). Dabei muss unbedingt darauf geachtet werden, dass keine Drehfehler, Achsenknicke und Distraktionen verbleiben. *Cave:* Bei häufigen Repositionsversuchen steigt das Risiko für ein CRPS (S. 567).

Allgemeinmaßnahmen

- ▶ **Volumensubstitution** bei Blutverlust.
- ▶ **Analgetikagabe** in ausreichender Dosis: Z. B. Dolantin 50 mg i. v.

Vorgehen bei offenen Frakturen und großem Weichteilschaden

- ▶ **Präoperativ:**
  - Wunde steril abdecken (z. B. Mullkompressen, sterile Folie).
  - ▶ *Beachte:* Dieser Verband sollte bis zur definitiven operativen Versorgung nicht mehr entfernt werden!
  - Bei starker Blutung Kompressionsverband über die sterile Wundabdeckung anlegen. *Cave:* Keine strangulierende Abbindungen!
  - Analgesie: Z. B. Dolantin 50 mg i. v.
  - Antibiotikaprophylaxe (z. B. Cephazolin 2 g i. v.).
  - Tetanusschutz überprüfen und ggf. nachimpfen (S. 720).
  - Reposition der Fraktur und/oder Luxation, Schienung.
  - Röntgendiagnostik.
- ▶ **OP-Vorbereitungssaal:**
  - Notverband unter sterilen Bedingungen entfernen, Abstrichentnahme.
  - OP-Technik festlegen (abh. von Weichteilsituation und Röntgenbild), ggf. Amputation erwägen (ab MESS ≥ 7, S. 553).
  - Umgebende Haut mechanisch reinigen (Ringerlaktat, sterile Bürste, Einmalrasierer); nach Handschuh- und Bürstenwechsel → Frakurfragmente spülen und ausbürsten, Extremität desinfizieren, in steriles Tuch wickeln, ggf. Anlage einer Blutsperre.
- ▶ **OP-Saal:**
  - Extremität erneut desinfizieren.
  - Intensives Weichteildébridement und Spülung (ggf. mit Jet-System), Exzision avitaler Muskulatur; Amputate ggf. als Transplantatquelle verwenden.
  - Osteosynthese (je nach Fraktur- und Weichteilsituation): Marknagel, Platte oder Fixateur externe.
  - Wundverschluss:
    – Primär falls spannungsfreie Naht möglich
    – Provisorischer Hautverschluss (z. B. VAC oder Kunsthaut [Epigard]).
  - „Second-look"-OP (einmal oder mehrmals alle 48 h): Je nach Befund Nachdébridement, sekundärer Wundverschluss, definitive OS, frühzeitige Weichteildeckung (Lappenplastiken und/oder Hauttransplantation), sekundäre Amputation.

32.6 Prinzipien der konservativen Frakturbehandlung

Retention

▶ **Funktionelle Frakturbehandlung:**
- *Indikationen:* Stabil eingestauchte Frakturen oder durch einen kräftigen Weichteilmantel ausreichend geschiente Brüche.
- *Durchführung:* Nach Abklingen der akuten Schmerzen kann ohne weitere Ruhigstellung mit einer funktionellen Übungsbehandlung begonnen werden und z. B. durch Nutzung der Schwerkraft, des Auftriebes im Wasser oder den Einsatz von Orthesen beschleunigt und unterstützt werden.
- *Beispiele:* Subkapitale Humerusfraktur (S. 650), eingestauchte SHF (S. 600).

▶ **Ruhigstellung:** Gipsschiene (S. 41), Kunststoffschiene (S. 44) oder Verbänden (S. 37):
- *Indikationen:* Frakturen ohne Dislokationsneigung.
- *Durchführung:* Gipsschiene (S. 41), Verbände (S. 37).

▶ **Extensionsbehandlung:** Siehe S. 48.

32.7 Prinzipien der operativen Frakturbehandlung (Osteosynthese)

Spickdrahtosteosynthese

▶ **Prinzip:** Minimalinvasive, perkutane Frakturreposition und -retention im metaphysären und epiphysären Bereich der langen Röhrenknochen. Im diaphysären Bereich kleiner Röhrenknochen auch als Markraumschienung (S. 562) anwendbar.

◧ *Hinweis:* Durch eine Spickdrahtfixation lässt sich nur eine *Adaptationsstabilität* erreichen, eine interfragmentäre Kompression ist nicht möglich. Daher ist immer eine zusätzliche Fixation, z. B. in Form eines Gipsverbandes oder eines weiteren OS-Verfahrens (z. B. Zuggurtung) notwendig.

▶ **Technik:**
- Reposition unter Bildverstärkerkontrolle.
- Stichinzision und zwei oder mehrere versetzte Kirschner-Drähte bis in die gegenüberliegende Kortikalis einbohren. *Cave:* Der Kreuzungspunkt der K-Drähte darf nicht in der Frakturebene liegen, da sonst Instabilität gegeben ist.
- Drahtenden abklemmen, abbiegen und im Subkutangewebe versenken.

▶ **Nachbehandlung:** Zusätzliche Fixation (s. o.), Drahtentfernung nach Frakturheilung.

Zuggurtungsosteosynthese

▶ **Prinzip:** Erzeugt eine dynamische, d. h. bewegungsabhängige Kompression. Die Bruchflächen einer mit Spickdraht-OS reponierten Fraktur werden durch eine zusätzlich gespannte Drahtschlinge unter axialen Druck gesetzt. Voraussetzung für die Wirksamkeit ist die postoperative Bewegung der verletzten Extremität, da die Drahtschlinge Muskelzug in dynamische Druckkraft umwandelt. Typische Anwendungsgebiete sind die Olekranon- und Patellafraktur (S. 655, S. 608). Die OS ist *übungsstabil*.

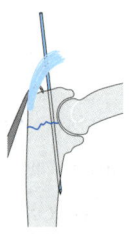
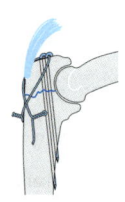

Abb. 32.1 · Zuggurtungsosteosynthese einer Abrissfraktur des Olekranon

▶ **Technik:**
- Spickdraht-OS (s. o.). K-Drähte aber nicht versenken!
- Queres Bohrloch durch den Knochen distal der Fraktur senkrecht zu den K-Drähten bohren.
- Durchzug eines flexiblen Drahtes, mit dem die noch aus dem Knochen herausstehenden K-Drähte proximal der Fraktur umfahren werden.
- Flexible Drähte kreuzen und spannen.
- K-Drähte im Subkutangewebe versenken.

▶ **Nachbehandlung:** Funktionelle Weiterbehandlung (s. o.), Metallentfernung nach 6 – 8 Monaten.

Schraubenosteosynthese

▶ **Schraubentypen:** Siehe Tab. 32.8.

Tabelle 32.8 · Schraubentypen

	Kortikalisschraube	Spongiosaschraube
Anwendungsbereich	Diaphyse	Epi-/Metaphyse
Beschreibung	Vollgewindeschraube (durchgehendes Gewinde mit unterschiedlichem ∅)	Teilgewindeschraube (dünner Schaft, tiefes Gewinde größere Gewindesteighöhe)
Standardschrauben (∅ mm)	1,5/2,0/2,7/3,5/4,5	3,5/6,5

▶ **Fixationsprinzip der Zugschrauben-OS:** Für eine interfragmentäre Kompression darf das Schraubengewinde den Knochen nur im schraubenkopffernen Fragment greifen. Dabei wird für die *Kortikalisschraube* (durchgehendes Gewinde!) in der schraubenkopfnahen Kortikalis ein erweitertes Gleitloch gebohrt, in dem die Schraube gleiten kann. In die Kortikalis der Gegenseite wird ein Gewindeloch gebohrt, in dem das Schraubengewinde festsitzt und so zwischen dem Gleit- und Gewindeloch eine Kompression erzeugt. Mit der Spongiosaschraube ist das Prinzip der interfragmentären Kompression von spongiösem Knochen ohne Bohren eines Gleitlochs zu erreichen, da der relativ dünne Schaft im Bohrloch gleiten kann.

▷ *Hinweis:* Im Schaftbereich reicht eine interfragmentäre Zugschrauben-OS alleine nicht aus (vgl. Neutralisationsplatte, S. 561).

▶ **Fixationsprinzip der Stellschrauben-OS:** Fixiert z. B. eine Platte gegen einen Knochen oder stellt zwei Knochen auf Distanz gegeneinander (z. B. Tibia und Fibula bei Syndesmosensprengung); über die gesamte Schraubenlänge wird mit gleichem Durchmesser aufgebohrt und das Gewinde geschnitten.

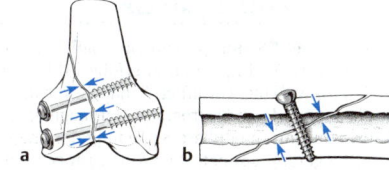

Abb. 32.2 · Zugschraubenosteosynthese: (a) Spongiosaschraube in der Epiphyse; (b) Kortikalisschrauben in der Diaphyse (Gleitloch und Gewindeloch)

a   b

Plattenosteosynthese

▶ Platten dienen der dauerhaften Retention von Knochen- und Gelenkfragmenten nach Reposition. Die OS ist *übungsstabil*. Nach ihrer biomechanischen Funktion können gleiche Platten unterschiedliche Wirkungsarten einnehmen (s. u.).

▶ **Durchführung:**
  • *Offene Operation.*
  • *Minimal invasive perkutane Plattenosteosynthese* („MIPPO", biologische OS): Die Platten werden über kleine Stichinzisionen perkutan eingeschoben, ohne dass die Frakturzone eröffnet werden muss, gedeckte Reposition bei liegendem Implantat und Fixation der Platte im Sinne eines Fixateur interne über Stichinzisionen. Verwendet werden v. a. LCP (S. 561) oder LISS (S. 608). *Vorteile:* Weniger Traumatisierung, keine weitere Beeinträchtigung der kortikalen Durchblutung.

▶ **Neutralisationsplatte:** Die primäre Stabilisation erfolgt durch interfragmentäre Zugschrauben (s. o.). Die Platte schützt die OS vor Torsions-, Scher- und Biegekräften durch Umleitung der Kraft auf den gesunden Knochen.

▶ **Abstützplatte:** V. a. bei OS an epi- und metaphysären Frakturen. Die primäre OS erfolgt mit Zugschrauben, Abstützplatten dienen der Kraftumleitung aus dem angrenzenden Gelenk zur Diaphyse des betroffenen Knochens.

▶ **Kompressionsplatte:** Platten, die durch Verspannung bei der Querfraktur interfragmentären Druck ausüben. Die Kompression erfolgt entweder durch den Einsatz eines Plattenspanners oder nach dem Prinzip der *DC-Platten* (dynamische Kompression): Die spezielle Geometrie des Plattenlochs (Längsloch) bewirkt beim Festschrauben der Platte an den Knochen eine definierte Verschiebung der Platte gegen den Knochen und damit eine interfragmentäre Kompression.

▶ **Zuggurtungsplatte:** Soll die auf die Frakturzone auftretenden Zugkräfte aufnehmen. Voraussetzung ist, dass die knöcherne Abstützung der gegenüberliegenden Kortikalis ausreicht, die Kompression aufzunehmen.

▶ **Überbrückungsplatte:** Sichert bei ausgedehnten Trümmerzonen Länge und Stellung des Knochens.

▶ **Winkelstabile Platte:** Wirkungsweise ähnlich wie Fixateur interne (S. 563), die Schrauben sind über eine Gewindeverbindung zwischen Schraubenkopf und Plattenloch fest fixiert, sodass gegenüber der Platte keine Relativbewegung (insb. keine Kippbewegung) auftreten kann. Sie sind v. a. als Abstützplatte bei gelenknahen Frakturen und als Überbrückungsplatte bei komplexen Frakturen insb. in Gelenknähe geeignet. *LC-Platten* („locking compression plate") sind winkelstabile Spezialplatten. Durch biomechanische Vorteile (90°-Winkelstabilität der Schraube, weniger Schraubenlockerung, keine genaue Plattenbiegung nötig, sehr geringe Auflagefläche mit noch besserer periostaler Durchblutung) sind besonders geeignet bei Osteoporose, metaphysären Frakturen mit kleinen Fragmenten, zur MIPPO (s. o.) und bei periprothetischen Frakturen.

▶ **Winkelplatten** (z. B. 130°-/95°-Winkelplatte): Sie finden Anwendung zur Versorgung von Frakturen des proximalen (z. B. pertrochantäre Fraktur) und distalen Femurs.

Bewegungssystem: Grundlagen der Wund- und Frakturbehandlung

Marknagel-Osteosynthese

▶ Marknagel-OS sind prinzipiell möglich bei Schaftfrakturen von Femur, Tibia und Humerus. Die Implantation erfolgt i.d.R als geschlossene Marknagelung, d.h. die Fraktur wird nicht eröffnet. Abhängig von der Einbringungsroute unterscheidet man die antegrade und retrograde Marknagelung.

▶ **Prinzip:** Intramedulläre Schienung der Fragmente durch einen Kraftträger. Durch Verriegelung können Rotations-, Längen- und Achsenabweichungen vorgebeugt werden.

▶ **Technik der aufgebohrten Marknagelung:**
- Zugang über minimale Hautinzision, Eröffnung des Markraums mit dem Pfriem oder dem kanülierten Bohrer.
- Führungsspieß über die reponierte Fraktur in das distale Hauptfragment einbringen, Markhöhle schrittweise aufbohren (*cave:* Trümmerzonen mit nicht rotierendem Bohrkopf passieren!).
- Nagellänge bestimmen und Marknagel einschlagen.
- *Verriegelung:* Bei Rotationsinstabilität oder Verkürzungsgefahr (zentrale Trümmerzone) Marknagel durch Einführen von Querbolzen nach Stichinzision und entsprechender Vorbohrung proximal und distal verriegeln (= *statische Verriegelung*).

▷ *Tipp:* Wenn proximal nur ein Verriegelungsbolzen im schlitzförmigen Loch des Marknagels liegt, kann sich das Fragment unter Belastung etwas verkürzen. Dadurch entsteht eine dynamische, axiale Kompression, die den Knochendurchbau beschleunigt (= *dynamische Verriegelung*).

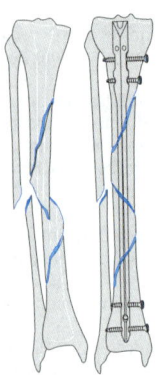

Abb. 32.3 · Marknagelung einer Unterschenkelfraktur mit proximaler und distaler Verriegelung

► **Technik der unaufgebohrten Marknagelung:**
- Marknagelung ohne Markraumaufbohrung. Der Markraum wird mit einem speziellen Instrument eröffnet.
- Danach wird der Marknagel mit einem Zielbügel weitgehend von Hand eingestoßen und über die reponierte Fraktur in das distale Hautfragment vorgeschoben. *Cave:* Unbedingt auf eine mögliche Diastase im Frakturbereich achten!
- Die OS wird nur durch Verriegelung des Marknagels stabil.

► **Nachbehandlung:**
- Einfache Schaftfrakturen sind nach Marknagelung i. d. R *belastungsstabil.*
- Entfernung des Marknagels nach komplikationslosem Verlauf nicht vor dem 24. Monat.

Externe Fixation

► **Indikationen:** Schwere Weichteilschäden (offene und geschlossene Frakturen, S. 555), komplexe Trümmerfrakturen, Polytrauma (S. 127), infizierte Frakturen, septischer Patient, Repositionshilfen bei OS von Gelenkfrakturen, auxiliäre Abstützung bei zweifelhafter Stabilität minimaler OS, Kallusdistraktion.

► **Prinzip:** Stabilisierung der Hauptfragmente durch äußere Kraftträger (Stangen/Rohre), die frakturfern perkutan eingebohrte Schanz-Schrauben und Steinmann-Nägel mittels Backen verbinden. Heute werden für die meisten Lokalisationen (Humerus, Unteram, Femur, Tibia) *unilaterale Fixateure* verwendet (1 – 2 Rohre und Schanz-Schrauben).

► **Technik:**
- ▶ *Hinweis:* Den Fixateur möglichst an einer Stelle mit dünnem Weichteil- und Muskelmantel anlegen, da dort die tiefen Weichteile nicht gefährdet werden und ein Durchschneiden der Muskulatur die freie Beweglichkeit behindert.
- Stichinzisionen sind obligat. Bohrung nur durch Hülse (Weichteilschutz).
- Jede Schanz-Schraube muss durch die Markhöhle hindurch gebohrt, d. h. in 2 Kortikales verankert sein. Je größer der Abstand zwischen den Schanz-Schrauben in einem Fragment, desto besser die Stabilität.
- Die Rohre müssen möglichst körpernah angelegt werden, dadurch entsteht eine optimale Stabilität zur Kraftübertragung.
- Mit der externen Fixation wird eine *Übungsstabilität* erreicht.

► **Nachbehandlung:**
- Die Haut an den Nageleintrittsstellen darf nicht gespannt sein. Evtl. Stichinzision erweitern.
- Frühe Mobilisation und Teilbelastung.

► **Komplikationen:**
- *Infektionen der Implantationseintrittsstelle (Pintrack-Infektion):* Häufigste Komplikation. Bleibt i. d. R lokal, kann aber zur Implantatlockerung und damit zur Instabilität führen. *Prophylaxe:* Regelmäßig kontrollieren und pflegen!
- *Weichteilverletzungen:* Gefährdete Strukturen vor der ersten Kortikalis müssen durch Erweiterung der Stichinzision freigelegt und weggeschoben werden. Tiefe Weichteilverletzungen sind bei sorgfältiger Bohrung extrem selten.

Fixateur interne

► **Indikationen:** Frakturen der Wirbelkörper der BWS und LWS.
► **Prinzip:** Die Stabilisierung der Fraktur erfolgt nach demselben Prinzip wie beim Fixateur externe, allerdings liegt der Fixateur im Körper, d. h. die Stangen, Rohre, Nägel und Schrauben werden im Weichteilmantel versenkt.

Dynamische Hüftschraube (DHS)

► **Indikation:** OS von Schenkelhalsbrüchen und pertrochantären Frakturen (siehe Abb. 34.3, S. 602).
► **Prinzip:** Halbgeschlossenes Verfahren; die im Femurkopf eingebrachte Schraube gleitet in der Lasche der am Femur befestigten Platte. Unter Belastung kommt es zur Kompression der Fragmente und damit zur schnelleren Heilung.

Kallusdistraktion

► **Indikationen:** Extremitätenverkürzungen, Achsenfehlstellungen, ossäre Defekte.
► **Prinzip:** Gliedmaßenverlängerung bzw. Überbrückung langstreckiger Defekte an Röhrenknochen durch Transport eines vitalen, osteotomierten Knochensegmentes mit einer Zuggeschwindigkeit von 1 mm/d unter Bildung eines Kallus-Regenerates, welches anschließend kontrolliert, dynamisiert und stabilisiert wird.

32.8 Frakturkomplikationen

Komplikationen der Frakturbehandlung

► **Komplikationen durch Immobilisation:**
  • *Tiefe Beinvenenthrombose* (S. 116) und *Lungenembolie* (S. 116). ▶ *Prophylaxe:* Thromboseprophylaxe (S. 103).
  • *Muskelatrophie und Gelenkversteifung.* ▶ *Prophylaxe:* Postoperativ Motorschiene, frühfunktionelle Nachbehandlung, Krankengymnastik.
  • *Dekubitus* (S. 188).
► **Zu enge Anlage von Gips- und Kunststoffschienen:** Kompression von Gefäßen und Nerven. ▶ *Prophylaxe:* Polsterung besonders gefährdeter Areale (S. 188).

Verzögerte Frakturheilung

► **Verzögerte Frakturheilung** („delayed union"): Ausbleibende Frakturkonsolidierung nach 5 – 6 Monaten.
► **Pseudoarthrose** („non union"): Ausbleibende Frakturheilung nach 8 Monaten.
  • *Hypertrophe (aktive) Pseudoarthrose:* Folge von Instabilität im Frakturbereich. Die gut durchbluteten Fragmentenden bemühen sich durch überschießende Kallusbildung um eine ausreichende Stabilität.
  • *Atrophe (avitale/inaktive) Pseudoarthrose/Defektpseudoarthrose:* Ursache sind Fragmentnekrose durch eine gestörte Blutversorgung und Instabilität mit der Konsequenz eines regressiven Abbaus der Fragmentenden.
► **Ätiologie:** Mangelnde Ruhigstellung/instabile Osteosynthese, mangelnde Blutversorgung, großer Weichteilschaden, Infektionen, Weichteilinterposition, großer Substanzverlust, hohes Alter, Steroideinnahme, Alkoholabusus, Chemotherapie, Radiatio, Osteoporose.
► **Klinik:**
  ▶ *Leitsymptom:* Falschbeweglichkeit im ehemaligen Frakturbereich.
  • Schmerz, Schwellung, Rötung, Gebrauchsminderung.
► **Diagnostik:** Klinische Untersuchung, Röntgen, CT, Szintigraphie.
► **Therapie:**
  • *Verzögerte Frakturheilung:* Biologische Aktivierung durch Stoßwellen- oder Magnetfeldtherapie.
  • *Hypertrophe Pseudoarthrose:* Stabile Osteosynthese.
  • *Atrophe Pseudoarthrose:* Débridement + stabile Osteosynthese + Spongiosaplastik + Gabe von Knochenwachstumshormonen (BMP); bei großem Defekt Knochentransplantation oder Kallusdistraktion.

Stellungsabweichungen

▶ **Ätiologie:** Knochenverlust, ungenügende Reposition oder Retention, ausbleibende Knochenbruchheilung (S. 564), Implantatversagen, Nachsintern der Fraktur nach Metallentfernung, posttraumatische Arthrose.

▶ **Klassifikation:**
- *Änderungen der Länge* (in mm): Verkürzungen, Verlängerung.
- *Querachse* (in Grad°): Valgus-Varusfehlstellung.
- *Sagittalachse* (in Grad°): Ante- oder Rekurvation.
- *Längsachse* (in Grad°): Innenrotation, Außenrotation.
- *Seitlicher Versatz* (in mm).

▶ **Klinik:** Grobe Stellungsabweichungen, Funktionsbehinderung, Schiefstand, posttraumatische Arthrose durch unphysiologische Gelenkbelastung.

▶ **Diagnostik:**
- *Klinische Untersuchung:* Gelenkmessung in Neutral-Null-Stellung (S. 7) im Seitvergleich.
- *Bildgebung:* Röntgen, CT.
- ▫ *Merke:* Wesentlich ist die klinische Funktionsbeurteilung: Werden wichtige Bewegungsausmaße erreicht (z. B. 90° Kniebeugung)? An der unteren Extremität ist es wesentlich, dass die Neutralstellung der Gelenke durchlaufen werden kann, da es ansonsten zu persistierenden Beschwerden führt und eine vorzeitige Arthrose droht (z. B. Außenrotationsfehlstellung des Oberschenkels → Neutralstellung am Knie- und Sprunggelenk werden nicht mehr erreicht).

▶ **Therapie:**
- ▫ *Hinweis:* Geringgradige Stellungsabweichungen werden toleriert; allgemein gilt: Valgus ist günstiger als Varus; Extension ist günstiger als Flektion.
- *Indikationen:* Höhergradige Stellungsabweichungen (Indikation abh. von Alter, funktionellem Anspruch, Lokalisation, Gesamtverletzung, Erfolgsprognose).
- *Operationsprinzip:*
  - Osteotomie und stabile OS.
  - Bei hochgradiger Arthrose Entscheidung zwischen Arthoplastik (an der oberen Extremität), Gelenkersatz (z. B. TEP an der Hüfte) oder Arthrodese. Bei Inoperabilität orthopädisch-technische Versorgung (Arthrodese-Schuh, Schienenversorgung).

Kompartmentsyndrom

▶ **Definition:** Gewebedruckerhöhung in geschlossenen, von Faszien umschlossenen Muskellogen, die zu einer Mikrozirkulationsstörung führt. Folge ist ein vorübergehender oder dauerhafter Funktionsverlust von Nerven und Muskeln bis hin zum Gewebeuntergang.

▶ **Ätiologie:**
- *Verkleinerung des Kompartiments:* Einschnürende Verbände, Verschluss eines Fasziendefektes, Blutsperre, Lagerung, zirkuläre Verbrennungen oder Erfrierungen.
- *Inhaltsvermehrung eines Kompartiments:* Blutungen (orale Antikoagulanzien, Gefäßverletzung), Infusionsbehandlung (z. B. Arthroskopie), Ödem bei erhöhter Kapillarpermeabilität (Ischämie-Reperfusionsschaden z. B. beim Schock, Muskeltraining [= funktionelles Kompartmentsyndrom], Tetanus, Eklampsie, Verbrennung, Schlangenbiss).
- *Kombination von Blutung und Ödem:* Fraktur, Weichteilverletzung, Marknagel, Osteotomie.

▶ **Typische Lokalisationen:**
- *Obere Extremität:* Dorsale und ventrale Oberarmloge, Unterarmbeuger- (= Volkmann-Kontraktur) und Streckerlogen, Mm. interossei, Thenar.

- *Untere Extremität:* Mm. glutei, dorsale und laterale Oberschenkellogen, Tibialis-anterior-Loge, Peronäusloge, Tibialis-posterior-Loge (= tiefe dorsale Loge), M.-triceps-surae-Loge (oberflächliche dorsale Loge), Mittelfuß.
  - ▶ *Hinweis:* Aufgrund der straffen Faszienverhältnisse sind v. a. die Skelettmuskulatur des Unterschenkels und Fußes gefährdet.
- ▶ **Klassifikation:** Siehe Tab. 32.9.

Tabelle 32.9 · Klassifikation des Kompartmentsyndroms (KS)

Stadium	Klinische Merkmale	Druckdifferenz in der Logendruckmessung
drohendes KS	verhärtete Muskulatur, Muskeldehnungs- und -kompressionsschmerz; bohrende Schmerzen, angedeutetes neurologisches Defizit (Parästhesien, Paralyse)	$< 30\,mm\,Hg$
manifestes KS	voll ausgeprägtes neurologisches Defizit	$> 30\,mm\,Hg$

- ▶ *Beachte:* Bei der Interpretation der Logendruckwerte müssen auch die Kreislaufverhältnisse beurteilt werden: Die Differenz zwischen RR_{diast} und dem Logendruck sollte nicht $\leq 30\,mm\,Hg$ liegen, da es ansonsten zu Störungen der Mikrozirkulation kommen kann; von einem manifesten KS sind also v. a. Patienten mit einer verminderten peripheren Durchblutung (Schock, Polytrauma) betroffen!
- ▶ **Klinik** (5 P in Anlehnung an arteriellen Verschluss [S. 519]):
  - *Pain:* Bohrende, stechende Schmerzen, Schwellung und Spannungsgefühl.
  - *Pain with stretch:* Muskeldehnungsschmerz.
  - *Paresthesia:* Gefühlsstörungen (z. B. zwischen Dig. I und II bei Unterschenkel-KS → N. peronaeus).
  - *Paresis:* Motorische Ausfälle.
  - *Pulses intact:* Fußpulse lassen sich auch bei manifesten KS tasten!
- ▶ **Diagnostik:**
  - *Klinische Untersuchung:* Befunde (s. o.).
    - ▶ *Hinweis:* Bei gefährdeten Patienten müssen die klinischen Parameter (s. o.) in geringen Zeitintervallen (halbstündlich oder stündlich) kontrolliert und dokumentiert werden (mit Namen des Untersuchers und Untersuchungszeitpunkt)!
  - *Subfasziale Logendruckmessung* (Normwert: $< 10\,mm\,Hg$): Einstechen der Druckmesssonden in flachem Winkel in die Muskellloge mit dem zu erwartenden Druckmaximum (bei Frakturen in Frakturnähe; bei sek. Wundverschluss oder Faszienlückenverschluss an der Logenperipherie) und in der Nachbarloge.
- ▶ **Konservative Therapie:**
  - *Indikationen:* Logendruck $< 30\,mm\,Hg$.
  - *Durchführung:* Anheben der Extremität zur Druckentlastung (*cave:* Keine Hochlagerung!), Spalten konstringierender elastischer oder Gipsverbände, adäquate Volumentherapie, Antiphlogistika, Hämofiltration bei Rhabdomyolyse.
- ▶ **Operative Therapie:**
  - *Indikationen:* Logendruck $> 30\,mm\,Hg$ (absolut); $< 30\,mm\,Hg$ (relativ).
  - *Operationsprinzip:*
    - – Konsequente und ausgedehnte Dermatofasziotomie in ganzer Länge aller betroffenen Kompartimente über uni- oder bilaterale Fasziotomie (Zugänge am Unterschenkel, siehe Abb. 32.4).
      - ▶ *Vitalitätszeichen der Muskulatur:* Kontraktilität. Konsistenz, Kolorit, Kapillardurchblutung.

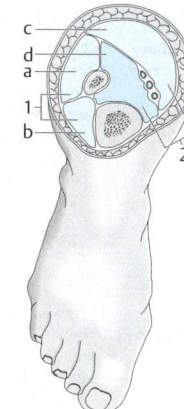

Abb. 32.4 · Zugänge zur Dermatofasziotomie am Unterschenkel. 1) anterolateraler Zugang zur Entlastung der Peronäusloge (a) und M. tibialis anterior-Loge (b); 2) posteromedialer Zugang (▶ *Cave:* V. saphena magna, N. saphenus) zur Entlastung der M. triceps surae-Loge (c) und M. tibialis posterior-Loge (d)

- – Osteosynthese evtl. Frakturen.
- – Sorgfältiges und wiederholtes Débridement.
- – Offene Wundbehandlung (z. B. Kunsthaut [Epigard]) oder VAC (S. 33) und „second-look"-OP alle 48 h.
- – Sekundärer Wundverschluss, evtl. dynamischer Hautverschluss (Skinskretcher) oder Deckung mit Spalthaut.

▶ **Komplikationen und Prognose:** Bei frühzeitiger OP vollständige Ausheilung möglich; bei verspäteter OP partielle oder vollständige Muskel- oder Nervennekrosen (Infektionsbegünstigung, Crush-Niere, neurologische Defizite), Kontrakturentwicklung und Deformitäten.

Complex regional pain syndrome (CPRS)

▶ **Frühere Bezeichnung:** Algodystrophie, M. Sudeck, Sympathische Reflexdystrophie.
▶ **Definition:** Reaktive, neurogen-dystrophische Erkrankung, bei der es zu einer Perfusionsstörung der Weichteile und Knochen im Extremitätenbereich kommt.
▶ **Ätiologie:**
  - • *Posttraumatisch:* Nach Frakturen, Luxationen, Nervenläsionen, wiederholte oder brüske Repositionen, einschnürende Verbände, langdauernder Frakturschmerz, langdauernde Operationen.
  - • Idiopathisch.
▶ **Klinik, Diagnostik und Therapie:** Siehe Tab. 32.10.
▶ **Prognose:**
  - • *Frühzeitige Therapie:* Gute Ergebnisse.
  - • *Verspäteter Therapiebeginn:* Funktionseinschränkung, Fehlstellung, Kontrakturen.

Tabelle 32.10 · Complex regional pain syndrome (CRPS)

Stadium	Klinik	Diagnostik	Therapie
I Entzündung	Ruheschmerz (v.a. nachts), verstärkt durch Bewegungen teigige, ödematös, überwärmt, livide Haut, Hyperhidrose und Hypertrichose Nagelwachstumsstörungen	Röntgen: Kaum Veränderungen (kleinfleckige Osteoporose) Knochenszintigraphie (Diagnosesicherung in der Frühphase möglich!)	Ruhigstellung in Funktionsstellung, Hochlagerung, Schmerztherapie (Antiphlogistika, evtl. Calcitonin, Sympathikolyse), physikalische Therapie (▶ *Beachte:* Keine forcierten Bewegungen, keine Wärme!)
II Dystrophie	Bewegungsschmerz, beginnende Gelenkversteifung, Muskelatrophie, Ödem rückgängig, Haut blass, glänzend, Rückgang der Hyperhidrose und Hypertrichose	Röntgen: Rückgang der Kortikalis, Demineralisierung (fleckige Knochenatrophie)	Aktive und passive Bewegungsübungen unter Analgesie, funktionelle Schienen
III Atrophie	kaum Schmerzen, Muskelatrophie und Gelenkeinsteifung mit Kontrakturen, Haut atrophisch, dünn, blass, zyanotisch	Röntgen: Deutliche diffuse Osteopenie, stark ausgedünnte Kortikalis	Passive Mobilisation, plastische Korrektur versteifter Gelenke

Osteitis (siehe S. 717) und infektiöse Arthritis (siehe S. 718)

33 Traumatologie von Schädel, Wirbelsäule und Rückenmark

33.1 Schädel-Hirn-Trauma

Grundlagen

▶ **Definition:** Durch Gewalteinwirkung auf den Kopf verursachte Hirnfunktionsstörung mit oder ohne morphologisch fassbare Schädigung des Gehirns und seiner Hüllen einschließlich des Schädels und der Kopfschwarte.

▶ **Ätiologie/Verletzungsmechanismus:** Die häufigsten Ursachen sind Verkehrsunfälle (50%) und Stürze (30%).

◪ *Merke:* Das SHT ist die häufigste Todesursache bei Patients < 45 Lj. (meist Männer). Mehrfachverletzte Patienten weisen in 75% ein SHT auf.

▶ **Pathogenese:**
- *Primärläsionen:* Fokale oder diffuse Hirnschädigungen durch direkte oder indirekte Krafteinwirkung (z. B. Blutungen, Kontusionen, diffuser Axonschaden).
- *Sekundärläsionen:* Durch Blutverlust und gesteigerten intrakraniellen Druck (ICP; durch intrakranielle Blutung, Hirnödem) kommt es zu einem reduzierten zerebralen Perfusionsdruck (CCP) mit Hypoxie des Gehirns und zerebralen Funktionsstörungen, die als Folge einer Infarzierung des Gehirns irreversibel werden können.

▶ **Einteilung:**
- *Geschlossenes SHT:* Dura ist intakt, ggf. Schädelfrakturen und Verletzungen der Kopfschwarte.
- *Offenes SHT:* Offene Verbindung zwischen Außenwelt und Subduralraum. *Voraussetzung:* Verletzung der Dura in Kombination mit einer Eröffnung des Schädels (z. B. Schädelbasisfraktur, Kalottenfraktur, penetrierende Verletzungen).
  ◪ *Sichere Hinweise auf ein offenes SHT:* Rhino- bzw. Otoliquorrhö, offene Wunden mit Austritt von Hirngewebe und Lufteinschlüsse im CCT oder Röntgen ("Pneumatozephalus").

Schweregradeinteilung

▶ **Schweregradeinteilung anhand des Glasgow Coma Scale:** Siehe Tab. 7.17, S. 163.
- *Leichtes SHT* = (80%) = GCS 13 – 14.
- *Mittelschweres SHT* = (10%) = GCS 9 – 12.
- *Schweres SHT* = (10%) = GCS 3 – 8.
  ◪ *Merke:* Unabhängig vom GCS-Wert liegt ein schweres SHT immer vor bei offenem SHT, weiter werdenden Pupillen posttraumatisch, Halbseitensymptomatik.
▶ **Schweregradeinteilung nach klinischen Gesichtspunkten, Dauer der Bewusstseinsstörung und Rückbildung der Symptome:** Siehe Tab. 33.1.

Tabelle 33.1 · Schweregradeinteilung des SHT nach Tönnis und Loew

Grad	Dauer der Bewusstlosigkeit	Rückbildung der Symptome	Weitere Symptome
I° = leichtes SHT	< 5 min	vollständige Rückbildung innerhalb von 5 d	Vegetative Symptome, Kopfschmerzen, antero- und retrograde Amnesie

Tabelle 33.1 · Fortsetzung

Grad	Dauer der Be- wusstlosigkeit	Rückbildung der Symptome	Weitere Symptome
II° = mittel- schweres SHT	bis 30 min	vollständige Rück- bildung innerhalb von 5–30 d	Kreislauf- und Atemstörungen, Herd- zeichen (Paresen, Pyramidenbahn- zeichen, Reflexdifferenzen)
III° = schweres SHT	> 30 min, evtl. über Tage bis Wochen	Verbleiben von per- manenten Schäden	motorische Unruhe, Herdsymptome, Kreislauf- und Atemstörungen, vege- tative Störungen (Thermoregulati- onsstörungen, hormonelle Dysregu- lationen, Störungen des Elektrolyt- und Wasserhaushaltes), evtl. Hirn- ödem. ▶ *Hinweis:* Betroffen sind Groß- und evtl. Stammhirn

Morphologische Klassifikation

▶ **Klassifikation des SHT anhand morphologischer Kriterien in der Bildgebung:** Siehe Tab. 33.2.

Tabelle 33.2 · Morphologische Klassifikation des SHT (Übersicht)

Verletzungen der Hüllen	● Kopfschwartenverletzungen ● Schädelfrakturen (S. 577)
geschlossene Hirnverletzung	● diffuse axonale Verletzung = „shearing injuries" (S. 571) ● Contusio cerebri (S. 571) ● Compressio cerebri (S. 571) ● intrazerebrales Hämatom (S. 572) ● epidurales Hämatom (S. 572) ● subdurales Hämatom (S. 572) ● Subarachnoidalblutung (S. 572)
offene Schädel-Hirnverletzung	

Klinik verschiedener Manifestationsformen

▶ **Kopfschwartenverletzung:** Siehe S. 577.
▶ **Schädelfrakturen:** Siehe S. 577.
▶ **Schädelprellung:**
  ● *Definition:* Geschlossene Kopfverletzung ohne Nachweis einer Hirnverletzung.
  ● *Klinik:* Keine Bewusstlosigkeit, keine Amnesie, leicht bis stark ausgeprägte vege- tative Symptome (Schwindel, Übelkeit, Erbrechen).
▶ **Commotio cerebri:**
  ● *Definition:* Diffuse reversible funktionelle Gehirnstörung ohne morphologische Veränderung.
  ● *Klinik:* Siehe SHT I° (Tab. 33.1).

► **Diffuse axonale Verletzung** („shearing injuries"):
- *Definition:* Diffuser Hirnschaden durch Beschleunigungstrauma bei frei beweglichem Schädel. Nur im CT und MRT nachweisbar.
- *Klinik:* Möglicherweise Ursache für prolongierte Bewusstseinsstörungen, oft auch ohne bildgebenden Nachweis einer intrakraniellen Läsion.

► **Contusio cerebri:**
- *Definition:* Im CCT nachweisbare fokale Hirnschädigung („Coup" und „Contre coup").
- *Klinik:* Abhängig vom Schweregrad SHT II° – III° (siehe Tab. 33.1); neurologische Ausfälle („Herdsymptome") abhängig von der Lokalisation. Durch lokale subarachnoidale Blutungen kommt es i. d. R zur Ausbildung eines Meningismus.

► **Compressio cerebri:**
- *Definition:* Sekundäre Hirnschädigung durch Druck (Hirnödem/Blutung).
- *Klinische Zeichen der intrakraniellen Drucksteigerung:* Zunehmende motorische Unruhe, Blutdruckanstieg, langsame unregelmäßige Atmung, Bradykardie, Pupillendifferenz, weite nicht reagierende Pupillen.

► **Einklemmungssyndrome** (Tab. 33.3):
- Kann ein intrakranieller Druckanstieg nicht ausgeglichen werden, kann es zur Verlagerung bzw. Einklemmung des Mittel- bzw. Zwischenhirns im Tentoriumschlitz bzw. der Medulla oblongata im Foramen occipitale kommen.

Tabelle 33.3 · Einklemmungssyndrome

Syndrom	Vigilanz	Motorik	Pupillen/ Hirnstammreflexe	Vegetativum
Zwischen-hirnsyn-drom	Sopor	spontane Massenbe-wegungen, Beuge-Streck-Synergismen, Muskeltonus ↑	Miosis, erhaltene Hirn-stammreflexe	RR, Herzfrequenz, Atmung unregel-mäßig
Mittelhirn-syndrom	Koma	ungezielte Massenbe-wegungen, Streck-krämpfe der Extremitä-ten und des Rumpfes	Dissoziation von Augen-bewegung und Pupillen-reaktion (Mittel- bis Weit-stellung; erloschener Lichtreflex), Korneal- und Würgereflex auslösbar	Dysregulation von Kreislauf und At-mung, vegetative Entgleisungen
Pontines Syndrom	Koma	leichte Streckbewe-gungen auf Schmerz-reize, Muskeltonus ↓	Lichtstarre, mittelweite Pupillen, fehlender vesti-bulookulärer und okulo-zephaler Reflex	siehe Mittelhirn-syndrom
Bulbär-hirnsyn-drom	Koma	fehlende Streckkräm-fe, keine Reaktion auf Schmerzreize	maximal weite, lichtstarre Pupillen	Dysregulation, Atem- und Kreis-laufstillstand

- *Apallisches Syndrom* (Coma vigile, vegetatives oder dezerebriertes Stadium): Bei fortschreitender Einklemmung des Mittelhirns im Tentoriumschlitz (Mittelhirn-syndrom) kommt es zu einer funktionellen Entkoppelung von Hirnmantel und Hirnstamm mit Reduktion der Hirnfunktion auf meso-dienzenphale Funktionen (Augenöffnen ohne Kontaktaufnahme oder Fixation, orale Automatismen).

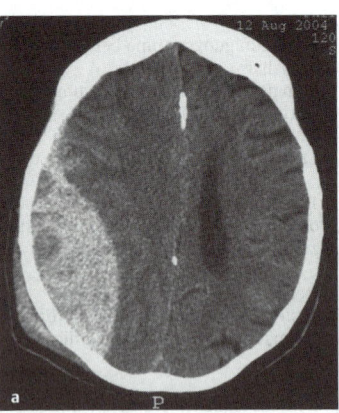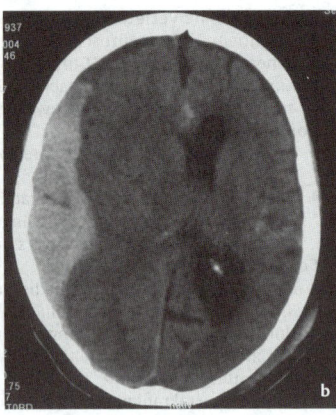

Abb. 33.1 · CT-Befund eines akuten Epidural- (a) und Subduralhämatoms (b)

► **Intrazerebrales Hämatom:**
- *Definition:* Entstehen i.d.R durch sekundäre Einblutung in den Kontusionsherd, häufig mit erheblicher Verdrängungspotenz und perifokalem Ödem.
- *Klinik:* Siehe Compressio cerebri.

► **Epiduralhämatom (EDH):**
- *Definition:* Blutung zwischen Dura mater und Schädelkalotte durch Abscherverletzung der A. cerebri media (meistens bei Kalottenfraktur). Häufig temporal (75%). Im CCT typische bikonvexe Struktur (siehe Abb. 33.1b).
- *Klinik:* Evtl. „freies lucides Intervall" von bis zu 6h („patients who talk and die"). Der Patient ist nach dem SHT zunächst wach und spricht, bevor es zu einer Bewusstseinstrübung mit homolateraler Mydriasis und kontralateraler Parese kommt.

► **Subduralhämatom (SDH):**
- *Definition:* Sickerblutung aus venösen Kortexgefäßen oder Brückenvenen zwischen Hirnoberfläche und Dura mater. Im CCT breitflächige, konkave Struktur mit großer Ausdehnung über die Gehirnoberfläche, ggf. Mittellinienverlagerung (siehe Abb. 33.1a).
- *Klinik:* Meist protrahierter Verlauf, tiefere Bewusstlosigkeit als bei EDH, selten lucides Intervall.

► **Traumatische Subarachnoidalblutung:**
- *Definition:* Häufig als Begleiterscheinung bei einer akuten Subduralblutung mit subduraler und subarachnoidaler Einblutung oder bei schwerer Hirnkontusion.
- *Klinik:* Kopfschmerzen; Meningismus, Bewusstseinsstörungen, fokale Hirnnervenausfälle.

! *Akutdiagnostik und Sofortmaßnahmen beim Schädel-Hirn-Trauma*

► **Orientierende körperliche Untersuchung:**
- Überprüfung von Atmung, Blutdruck, Herzfrequenz, Temperatur, Bewusstseinszustand (GCS).
- Suche nach weiteren Organverletzungen im Rahmen eines Polytraumas (→ interdisziplinäre Versorgung).

▶ **Cave HWS-Verletzung:** Bis zum sicheren Frakturausschluss (Röntgen oder CT) sollte immer von einer Fraktur der HWS ausgegangen werden: *Konsequenz:* Niemals klinische Prüfung auf Meningismus oder Puppenkopfphänomen! Jedes schwere SHT oder Polytrauma muss mit einem Schanz-Kragen versorgt werden!

▶ **Atemwegsmanagement:**
- *GCS ≤ 8/Bewusstlosigkeit:* Endotracheale Intubation und maschinelle Beatmung.
- *GCS > 8:* Großzügige Indikationsstellung zur Intubation. O_2-Gabe über Nasensonde oder Maske.
- ▶ *Cave:* Wegen möglicher HWS-Verletzung Intubation unter *HWS-Protektion:* Intubation durch Anästhesisten und Immobolisation der HWS unter vorsichtigem axialen Zug durch einen zweiten Helfer. Nach Intubation wieder Fixation im Schanz-Kragen.

▶ **Kreislaufmanagement:** *Ziel:* Mittlerer arterieller RR: ≥ 90 mm Hg; RRsyst ca. 120 mm Hg. Venöse Zugänge (≥ 18 G) legen und Gabe von Ringer oder NaCl 0,9 %.

▶ **Analgesie und Sedierung:**
- *Bei intubierten Patienten* (Fentanyl + Midazolam): Zur Narkoseeinleitung 2 – 10 µg/kg KG Fentanyl i. v. + 0,1 – 0,2 mg/kg KG Midazolam i. v.; Als Dauerinfusion 0,1 – 0,4 mg/h Fentanyl i. v. + 0,05 – 0,2 mg/kg KG Midazolam iv.
- *Bei spontan atmenden Patienten:* Ketamin (vorsichtig titrieren!).

▶ **Wundversorgung:**
- Fremdkörper in Wunde belassen.
- Offene Verletzungen mit Austritt von Hirngewebe feucht und steril abdecken.
- Spritzende Blutungen provisorisch stillen (Verband, Klemme).

▶ **Monitoring:** EKG, Pulsoxymetrie, Blutdruck.

Diagnostik und Differenzialdiagnosen

▶ **Lokalstatus:**
- Rissquetschwunden, offene Wunden evtl. mit Austritt von Hirngewebe.
- *Bei frontobasaler Fraktur:* Monokel-/Brillenhämatom, Rhinoliquorrhö.
- *Bei Felsenbein-Längsfraktur* (häufig): Mastoidhämatom, Hämatotympanon oder Trommelfelleinriss mit Blutung und/oder Otoliquorrhö, Mittelohrschwerhörigkeit, Fazialisparese (10 – 20 %).
- *Bei Felsenbein-Querfraktur* (selten): Akute Innenohrschwerhörigkeit, Vestibularisausfall mit Spontannystagmus zum gesunden Ohr, Fazialisparese (50 %), evtl. Rhinoliquorrhö.

▶ **Hirnfunktionsstörungen:** Im Rahmen des „D" des „primary survey" und beim „secondary survey" (S. 133) werden folgende klinische Parameter erfasst:
- *Psychopathologisches Syndrom:*
  - Vigilanzstörungen: Zunächst Abnahme der Reaktion auf optische, dann auf akustische und zuletzt auf Schmerzreize. Einteilung in *bewusstseinsklar, somnolent, soporös* und *komatös* (Definitionen, siehe Tab. 7.17, S. 163). Beurteilung und Verlaufsbeobachtung nach GCS (auch Dokumentation des initialen GCS am Unfallort).
  - Orientierungsstörungen: Zu Zeit, Ort, Situation und eigener Person.
  - Gedächtnisstörungen: Retrograde und anterograde Amnesie (Erinnerungslücken) für den Zeitraum vor bzw. nach dem Unfallereignis.
  - Durchgangssyndrom: Reversible posttraumatische Funktionspsychose mit Störungen von Orientierung, Gedächtnis, Antrieb, Affektivität und Auftreten von paranoid-halluzinatorischen Erscheinungen.

- *Neurologische Ausfälle:* Pupillenbefund (Größe, Form, Lichtreaktion), Reflexstatus, Motorik (evtl. „Lateralisieren"= einseitig schwächeres Bewegen von Extremitäten), Sensibilität.
- *Vegetatives Syndrom:* Schwindel, Brechreiz, Kreislaufinstabilität, Störung der Wärmeregulation.
▶ **CCT** (Weichteil- und Knochenfenster):
  - *Bei GCS ≤ 14:* Stets CT ohne vorheriges Röntgen.
  - *Bei GCS von 15:* CT bei Kopfschmerzen, Amnesie für das Unfallereignis, nachgewiesener Fraktur, klinisch nicht ausreichende Beurteilbarkeit der Vigilanz (Alkohol, Drogen, Sedativa), Einnahme von Antikoagulanzien.
▶ **Röntgen** (ggf. zusätzlich zum CCT-Knochenfenster bei GCS von 15): Schädel und HWS in 2 Ebenen, ggf. Spezialaufnahmen (Felsenbein, Schläfenbein [Schüllers/Stenvers], Orbita, Dens axis, NNH).
  - ◫ *Hinweis:* Stets Röntgen oder CT der HWS, da 5% der Patienten mit SHT auch HWS-Frakturen haben.
▶ **Differenzialdiagnosen:** Andere Auslöser einer quantitativen Bewusstlosigkeit, siehe S.164.

Konservative Therapie

▶ **Leichtes SHT mit unauffälligem CT:** Ambulante Nachsorge.
▶ **Leichtes SHT ohne CT:**
  - Stationäre Aufnahme für 24 h mit neurologischer Überwachung, bei GCS-Abfall → CT.
  - Symptomatische Therapie: Antivertiginosa, Antiemetika, Analgetika (*cave:* Kein ASS).
▶ **Mittelschweres SHT mit pathologischem CT ohne OP-pflichtige Läsion:**
  - Stationäre Aufnahme, CT-Kontrolle innerhalb der ersten Wochen und nach 3 Monaten.
  - *Symptomatische Therapie:* Intensivstation!
    – ZVK (S.56), Magensonde (S.66), Blasenkatheter (S.68), arterieller Gefäßzugang (BGA, Elektrolytkontrollen, RR-Monitoring).
    – Monitoring von EKG- und Sauerstoffsättigung.
    – Bei Hypotonie: Zunächst Volumengabe (Ringer oder NaCl 0,9%); bei Persistenz Katecholamine (z.B. Dopamin initial 4–6 µg/kg KG/min.
    – Elektrolyte im Normbereich halten.
    – Serumsmolalität täglich kontrollieren (Ziel: 320–350 mosm/l).
    – Normoglykämie erzielen bzw. aufrechterhalten.
    – Ulkusprophylaxe (S.326).
▶ **Schweres SHT** (zusätzlich Maßnahmen, s. o.)
  - *Intubation und suffiziente Beatmung* (Ziel: S_aO_2 >95%, pO_2 >75 mm Hg).
  - *Analgosedation:* Siehe S.768.
  - *Antibiotische Abschirmung.*
  - *Neuromonitoring:*
    – Registrierung des intrakraniellen Drucks (ICP) über eine ICP-Sonde (S.575).
    – Indirektes Abschätzen des zerebralen Perfusionsdrucks (CPP): CCP = Mittlerer arterieller Perfusionsdruck (MAP) – ICP (*Ziel:* >80 mm Hg).
    – Registrierung der arteriovenösen zerebralen O_2-Differenz über Bulbus-jugularis-Oxymetrie.
    – Ableitung eines EEGs (bei Pathologie → Gabe von Antikonvulsiva) und somatosensorisch evozierten Potenzials (SEP).
    – CT-Kontrollen.

- *Stufenprotokoll bei gesteigertem ICP* (> 15 mm Hg > 5 min):
  - Vertiefen der Analogsedation (S. 768).
  - CT-Kontrolle zum Ausschluss eines neu gebildeten oder vergrößerten Hämatoms mit Operationsindikation.
  - Liquordrainage bei vorhandener intraventrikulärer Hirndrucksonde (evtl. neue Sonde legen), 2-ml-weise.
  - Mannitol 20 % i. v. unter Beachtung der Serumosmolalität.
  - Stufenweise Hyperventilation (bis $pCO_2 = 3,0$ kPa).
  - Hypothermie bis 33 °C.
  - Barbituratkoma unter kontinuierlicher EEG-Kontrolle (*cave:* hohe Sepsisgefahr durch Pneumonieentwicklung!).

Operative Therapie

▶ **Monitoring des intrakraniellen Druckes** (ICP):
- *Indikationen:* SHT mit GCS < 9 und pathologischem CT, SHT mit GCS < 9 und unauffälligem CT, aber Bewusstseinsverlust >6 h, SHT mit kontrollierter Beatmung im Anschluss an eine Kraniotomie, SHT mit Mehrfachverletzungen und pathologischem CT, bei denen eine lang dauernde extrakranielle Operation durchgeführt wird.
- *Durchführung:* Rasur des Schädels, Desinfektion und steriles Abdecken. Inzision in der „Mitte-Pupillen-Linie" 1,5 cm vor der Koronarnaht, Abschieben des Galea-Periosts von der Tabula externa mit scharfem Raspatorium und Einsetzen eines Wundspreizers. Bohrloch und Einbringen einer subdural, parenchymal oder intraventrikulär liegenden Sonde.
- ▣ *Cave:* Verletzungen von Gehirnarealen durch „Via-falsa-Punktion" bei Hirndrucksonde!
- *Normaler ICP:* 0 – 10 mm Hg; ICP > 20 mm Hg sind immer pathologisch.

▶ **Bohrlochtrepanation:**
- *Indikation:* Symptomatisches, chronisches SDH (S. 572).
- *Durchführung:* Hämatom- bzw. Hygromevakuation über 2 – 3 fronto-parietale, evtl. temporale Bohrlöcher mit Durafenestrierung in Narkose oder Lokalanästhesie. Einlage einer Drainage. Kopf zur Förderung der Gehirnentfaltung für 48 h flach lagern.

▶ **Kraniotomie:**
- *Definition:* Operative Eröffnung des Schädels.
- *Indikationen:*
  - Akutes intrakranielles, raumforderndes Hämatom: Mittellinienverlagerung >5 mm („midline shift"), verstrichene basale Zisternen, ICP dauerhaft ≥25 mm Hg zu halten).
  - Offenes SHT.
  - Impressionsfrakturen (> Kalottendicke).
  - Frontobasale Fraktur: Frontobasale Revision (S. 579).
  - Generalisiertes Hirnödem (als ultima ratio trotz maximaler intensivmedizinischer Therapie): Dekompressive Kraniotomie ggf. mit sog. „innerer Dekompression" (partielle Resektion des Frontal- oder Temporallappens).
- *Osteoplastische Kraniotomie zur Hämatomevakuation:* Frontotemporoparietale „Standardkraniotomie". Abheben des Schädeldeckels. Bei EDH Absaugen des Hämatoms, bei SDH und intrazerebralem Hämatom Duraeröffnung und Hämatomevakuation durch Absaugen, Blutstillung, Einbringen einer ICP-Sonde und Duraverschluss. Bei geringem Hirnödem: Einsetzen der Kalotte (= *osteoplastische Kraniotomie*) und Refixation. Bei ausgeprägtem Hirnödem: Entfernung der Kalotte (= *osteoklastische Kraniotomie*) und Lagerung in Tiefkühler oder Versenkung

des Kalottendeckels in sukutaner Tasche im linken Unterbauch; Schädeldachplastik nach 6 Monaten.

- *Débridement bei offener Kalottenimpressionsfraktur/penetrierender Schädel-Hirn-Verletzung:* Erweiterung der Wunde durch Hilfsschnitte. Débridement der Weichteile und der Kalotte (*cave:* imprimierte Knochensplitter wegen Gefahr einer nicht kontrollierbaren Blutung nicht einzeln herausziehen!). Kraniotomie und Débridement, Blutstillung (▶ *Hinweis:* Verletzungen des Sinus sagittalis superior → massive Blutungen! Hämostase durch Tamponade mit einem ad hoc gewonnenen Muskel- oder Perikraniumlappen, der in das Leck gepresst und mit Situationsnähten festgehalten wird!). Duraverschluss mit autologem Fascia-lata-Transplantat (verschmutzte Kalottentrümmer dürfen nicht wieder verwendet werden!).
- *Kalottenimpressionsfrakturen bei unverletzter Dura:* Imprimierte Kalottenfragmente entfernen, Kalottenrand ggf. reinigen, Kraniotomie und Dura exploratorisch eröffnen zur Verifikation einer Contusio cerebri oder Entleerung eines SDH.
▶ **Intraoperative Komplikationen:** Intraoperative Blutungen (evtl. letal bei Verletzungen des Sinus sagittalis) oder Luftembolie.

Spätkomplikationen/Spätfolgen

▶ **Postkommotionelles/postkontusionelles Syndrom:**
- *Symptome:* Konzentrationsschwierigkeiten, Schwindel und Lichtscheu nach leichtem SHT bzw. ggf. zusätzlich fokale neurologische Defizite nach mittelschwerem oder schwerem SHT (z. B. Wesensveränderungen nach Frontalhirnverletzung, Anosmie und Amaurose nach frontobasaler Fraktur).
- *Verlauf:* Nach leichtem SHT können die Symptome Wochen bis Monate persistieren. Nach mittelschwerem bis schwerem SHT können die neurologischen Defizite ggf. dauerhaft persistieren oder sich langsam und partiell zurückbilden, selten sogar zunehmen.
▶ **Chronisches subdurales Hämatom:**
- *Symptome:* Kopfschmerzen, progredientes Psychosyndrom, Konzentrations- und Merkfähigkeitsstörungen, fortschreitende Bewusstseinsstörung, Entwicklung von Halbseitenzeichen. Häufig bei älteren Patienten, häufig bei Einnahme von Antikoagulanzien.
- *Maßnahmen:* CCT, Bohrlochtrepanation (S. 575).
▶ **Posttraumatische Meningitis:** Bei jedem offenen SHT besteht die Gefahr, eine posttraumatische Meningitis zu entwickeln.
- *Symptome:* Kopfschmerzen, erbrechen, Nackensteifigkeit, Temperaturerhöhung.
- *Maßnahmen:* CT, Lumbalpunktion (Zellzahl und Eiweiß im Liquor ↑, Bakteriologie, Zytologie), kalkulierte Antibiotikatherapie.
▶ **Posttraumatischer Hirnabszess:** Nach offenem SHT auch noch Jahre später möglich.
- *Symptome:* Krampfanfälle, Kopfschmerzen, Übelkeit, Erbrechen, ggf. Fieber.
- *Maßnahmen:* Suche nach Dura-Fistel (spezielle MR-Sequenzen, Liquor-Szintigraphie), Antibiotika, Abszess-Drainage, ggf. Kraniotomie und Exstirpation.
▶ **Posttraumatische Epilepsie** (25%):
- *Ursache:* Intrazerebrale Narbenbildungen, Hirnödem, Elektrolytverschiebungen. Die Qualität der Anfälle hängt von Lokalisation und Ausdehnung des geschädigten Areals ab.
- *Maßnahmen:* EEG, neurologisches Konsil, ggf. Einstellung auf Antiepileptika.
▶ **Posttraumatischer Hydrozephalus** (5%):
- *Symptome:* Nachlassen der Konzentration und des Gedächtnisses, Koordinationsstörung, zunehmender Persönlichkeitsverlust.
- *Maßnahmen:* CCT, Shuntanlage (externe Liquordrainage).

Prognose

▶ Die Prognose eines SHT wird durch das Ausmaß der Primär- und Sekundärläsionen sowie durch das Alter des Patienten bestimmt. Nach schwerem SHT liegt die Letalität bei ca. 40 %, mit dem Alter steigend.

33.2 Kopfschwartenverletzungen

Kopfplatzwunde

▶ **Ätiologie:** Stumpfe Gewalt mit Quetschung des Gewebes.
▶ **Klinik:** Häufig starke Blutung!
▶ **Diagnostik:**
  - Steriles Austasten der Wunde mit einer Pinzette (Stufenbildung, Impressionen)?
  - Röntgen Schädel in 2 Ebenen.
  - Abklärung des Tetanusschutzes (S. 720).
▶ **Therapie:**
  - Blutstillung zunächst durch manuelle Kompression, z. B. mit einer angefeuchteten Kompresse.
  - Wundreinigung, Fremdkörper entfernen, Rasur, Infiltrationsanästhesie (S. 84).
  - Ggf. sparsame Wundrandexzision bei stark zerfetzten Wundrändern.
  - Durchgreifende Einzelknopfnähte und Verband.
  - Fäden ex nach ca. 5 – 7 Tagen.

Skalpierungsverletzung

▶ **Definition:** Décollement mit Abscherung der Kopfhaut.
▶ **Ätiologie:** Stumpfe Gewalt, Sturz, Verkehrsunfälle.
▶ **Diagnostik:**
  - Klinische Untersuchung (Stufenbildung, Impression?).
  - Röntgen Schädel in 2 Ebenen, CCT (Ausschluss einer intrakraniellen Blutung).
  - Abklärung des Tetanusschutzes (S. 720).
▶ **Therapie:** Replantation. Bei Nekrose Spalthauttransplantation oder Verschiebeplastik.

33.3 Schädelfrakturen

Allgemeine Übersicht

▶ **Einteilung nach Form/Pathogenese:** Fissuren, Spalt-, Berstungs-, Stück-, Biegungs-, Impressions- und Trümmerfrakturen.
▶ **Einteilung nach ihrer Lokalisation:** Siehe Tab. 33.4

Tabelle 33.4 · **Einteilung der Schädelfrakturen (nach Lokalisation)**
Kalottenfraktur (S. 578)

Schädelbasisfrakturen
- frontobasale Frakturen (S. 578)
- laterobasale Frakturen (= Felsenbeinlängs- und -querfrakturen, S. 578)

Fortsetzung ▶

Tabelle 33.4 · Fortsetzung

Frakturen des Gesichtsschädels
- Mittelgesichtsfrakturen
-

Kalottenfraktur

▶ **Ätiologie:** Stumpfe Gewalteinwirkung.
▶ **Klinik:** Platzwunden, Prellmarken, bei Impressionsfraktur tastbare Delle.
▷ *Beachte:* Durch Abscherverletzungen der A. cerebri media häufig Entwicklung eines epiduralen Hämatom (S. 572)!
▶ **Diagnostik:** Röntgen in 2 Ebenen, CCT.
▶ **Therapie:**
- Lineare Frakturen, geschlossene Impressionsfrakturen (< Kalottendicke), keine einspießenden Fragmente: Stationäre Aufnahme für 24h mit neurologischer Überwachung.
- Offene Impressionsfraktur (> Kalottendicke): Operatives Vorgehen, siehe S. 576.
- Geschlossene Impressionsfrakturen: Operatives Vorgehen, siehe S. 576.

Schädelbasisfraktur

▶ **Ätiologie:** Stumpfe Gewalteinwirkung auf den Schädel, am häufigsten im Rahmen von Verkehrsunfällen.
▷ *Hinweis:* Häufig in Kombination mit Mittelgesichtsfrakturen (S. 579).
▶ **Einteilung:**
- *Frontobasale Fraktur.*
- *Laterobasale (Felsenbein-)Fraktur:* Felsenbein-Längsfraktur (häufig), Felsenbein-Querfraktur (selten).
▶ **Klinik:**
- *Frontobasale Fraktur:* Monokel-/Brillenhämatom, Blutung aus Nase und Rachen, Rhinoliquorrhö, ggf. Augenmuskellähmung, Anosmie (→ Abriss der Fila olfactoria).
- *Felsenbein-Längsfraktur:* Mastoidhämatom, Hämatotympanon oder Trommelfelleinriss mit Blutung und/oder Otoliquorrhö, Mittelohrschwerhörigkeit, Fazialisparese (10–20%).
- *Felsenbein-Querfraktur:* Akute Innenohrschwerhörigkeit, Vestibularisausfall mit Schwindel und Spontannystagmus zum gesunden Ohr, Fazialisparese (50%), evtl. Rhinoliquorrhö.
▷ *Hinweis:* Bei Liquorrhö immer V.a. auf Schädelbasisfraktur!
▶ **Komplikationen:** Visusverlust, Anosmie, Karotisblutung bei Keilbeinhöhlenfraktur, Rhino- und Otoliquorrhö, Pneumatozephalus, Meningitis, Hirnabszess, Meningo-Enzephalozele.
▶ **Diagnostik:**
- Schwieriger Nachweis auf konventionellen Röntgenbildern. In der CT Nachweis von Luft unter der Dura bzw. im Gehirnparenchym („Pneumenzephalus").
- *Nachweis der Liquorrhö:* Blut aus Nase/Ohr auf Gazekompresse hat wässrigen Hof, Glukosestreifentest zum Glukosenachweis (*cave:* bei stark blutenden Patienten oft schwer auswertbar, da der Blutglukosegehalt im Blut doppelt so hoch ist wie im Liquor!).

▶ **Konservative Therapie:**
- *Indikationen:* Schädelbasisfraktur ohne Dislokation (*radiologische Voraussetzungen:* Keine Verwerfungen im Bereich der vorderen Schädelgrube, Pneumokranium nach 3 d vollständig resorbiert), laterobasale Liquorfistel, kurz dauernde (< 24 h) frontobasal Liquorfistel.
- *Durchführung:* Stationäre Überwachung, antibiotische Abschirmung

▶ **Operative Therapie:**
- *Indikationen:* Frontobasale Frakturen mit Verwerfungen der vorderen Schädelbasis, frontobasale Liquorfisteln bei Persistenz > 24 h.
- *Operationstechniken:*
  - Frontobasale Revision: Bifrontale Kraniotomie, Débridement von Frontalhirn und Knochenfragmenten, Duraplastik unter Verwendung eines Perikraniumlappens oder von Fascia lata.
  - Frontobasale Liquorfisteln: Transnasaler-transethmoidaler Zugang und Sanierung der Fistel.

Mittelgesichtsfrakturen

▶ **Ätiologie:** Direktes Trauma (z. B. Lenkradanprall, Faustschlag), häufig im Rahmen eines Polytraumas, pathologische Frakturen (z. B. Tumoren).
▶ **Einteilung:**
- Lokalisierte Frakturen des Jochbeins bzw. -bogens (= *laterale Mittelgesichtsfrakturen*), der Orbitawände (insb. des Orbitabodens = „*blow-out-fracture*") und des Nasenbeins.
- Zentrale Mittelgesichtsfrakturen (klassische Einteilung nach LeFort): Siehe Tab. 33.5.
- ▷ *Hinweis:* In der Praxis treten diese Frakturen häufig kombiniert mit lateralen Mittelgesichtsfrakturen auf.
- Nichtklassifizierbare Trümmerfrakturen.

Tabelle 33.5 · Einteilung der zentralen Mittelgesichtsfraktur nach LeFort

LeFort I = dentoalveoläre Absprengung	Maxillaquerfraktur mit Absprengung des Oberkiefers und der Gaumenplatte (Fraktur verläuft in Höhe des Kieferhöhlen- und Nasenbodens)
LeFort II = pyramidale Absprengung	pyramidale Absprengung der Maxilla inkl. der knöchernen Nase (Fraktur verläuft durch Nasenbein und beide Orbitaböden)
LeFort III = kraniofaziale Absprengung	Absprengung des gesamten Gesichtsschädels von der Schädelbasis (Fraktur verläuft durch Jochbogen, Orbita und Nasenbein); Siebbeinzellen eröffnet; häufig gleichzeitige Jochbogenfraktur

▶ **Klinik:**
- *Zentrale Mittelgesichtsfrakturen:*
  - Weichteilschwellung, Blutung aus Mund und Nase.
  - Stufenbildung, Abflachung des Mittelgesichts, abnorme Beweglichkeit, Krepitation, Okklusionsstörungen (Pseudoprogenie), Protrusio bulbi, Monokelhämatom (→ Blutung in die Orbitaboden).

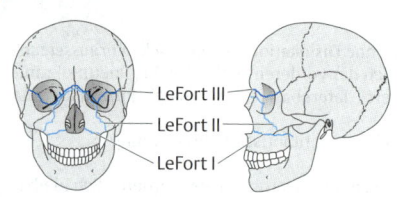

LeFort III
LeFort II
LeFort I

Abb. 33.2 · Einteilung der Mittelgesichtsfrakturen nach LeFort

▷ **Cave:** Häufig starke Blutungen aus Nase, Nasopharynx und Mund (→ Verletzung der A. maxillaris)!
- *Jochbeinfraktur:* Stufenbildung infraorbital bei Dislokation, Abflachung des Mittelgesichts, Sensibilitätsstörungen (V_2), Monokelhämatom (→ subkutane Einblutung). *Cave:* häufig begleitende Orbitabodenfraktur!
- *Jochbogenfraktur* (i.d.R kombiniert mit Jochbeinfraktur): Abflachung im lateralen Mittelgesicht, Kieferklemme (→ Ansatz der Kaumuskulatur).
- *Orbitawandfraktur:* Stufenbildung, Bulbusverlagerung, i.d.R nach kaudal und
dorsal (Enophthalmus), Augenmuskeleinklemmung mit Doppelbildern, Mo-
nokelhämatom, Hyposphagma, Sensibilitätsstörungen (V_2).
- *Nasenbeinfraktur:* Deformität (Schief-, Sattel-, Plattnase), abnorme Beweglich-
keit, Schwellung, Hämatom, Nasenbluten (→ behinderte Nasenatmung).
▶ **Komplikationen:**
- *Mittelgesichtsfrakturen:*
  - Mitbeteiligung der Schädelbasis mit Duraeinriss: Liquorrhö, Liquorfistel →
  aufsteigende Infektionen (Meningitis, Hirnabszess).
  - Läsionen des N. opticus (LeFort II/III), Anosmie bei Abriss der Fila olfactoria.
  - Aneurysma der A. carotis interna.
  - Verlegung der Atemwege durch die Weichteilschwellung.
- *Orbitawandfraktur:* Visusverlust durch Sehbahnschädigung, persistierende Dop-
pelbilder.
- *Nasenbeinfraktur:* Septumhämatom mit Superinfektion und Entwicklung eines
Septumabszesses → Knorpelnekrose („Sattelnase"), Meningitis. Septumdeviati-
on mit behinderter Nasenatmung.
▶ **Diagnostik:**
- *Röntgen:* Schädel in 2 Ebenen, NNH (→ Siebbeinzellen), Orbitaübersicht, Ober-
kiefer.
- *CT* (koronar und axial).
- *Nachweis der Liquorrhö:* Siehe S. 578.
- *Konsile:* Für die involvierten Fachdisziplinen.
▶ **Therapie:**
- *Mittelgesichtsfrakturen:* Interdisziplinär (MKG-Chirurg, Neurochirurg, HNO).
  - Großzügige Intubationsindikation, vollständig luxierte Zähne entfernen und
  in NaCl aufbewahren (ggf. spätere Reimplantation); Zahnersatz entfernen,
  Blutstillung (Ligatur der A. maxillaris, Tamponade von Nase, Nasenrachen-
  raum und Mundhöhle).
  - Herstellung einer regelrechten Okklusion: Drahtbogenkunststoffschiene mit
  intermaxilläre Verdrahtung; bei fehlender Bezahnung: Prothesenschienen
  und Miniplatten-Osteosynthese.
  - Miniplattenosteosynthese der Mittelgesichtsfrakturen.
- *Jochbeinfraktur:*
  - Undislozierte Fraktur: Kühlung, abschwellende Salben, Antiphlogistika, Ru-
  higstellung durch weiche Kost.
  - Dislozierte Fraktur: Miniplatten-Osteosynthese.

- *Orbitawandfraktur:*
  - Nicht dislozierte Fraktur ohne Hernie: Schnäuzverbot, abschwellende Nasentropfen, Antiphlogistika.
  - Dislozierte Fraktur, Hernie: Ersatz des Orbitawanddefektes durch eine dünne Scheibe aus autogenem Knochengewebe oder allogenem Hartgewebe oder alloplastischem Material. Anheben des Orbitainhaltes durch Unterfüttern von Fascia lata oder einer dünnen Kunststoffscheibe.
  - ▶ *Hinweis:* Bei einer Kompression des N. opticus Gabe von Kortikosteroiden in hoher Dosierung. Führt dies zu keiner Besserung → operative Dekompression.
- *Nasenbeinfraktur:*
  - Nicht dislozierte Fraktur: Abschwellende Nasentropfen.
  - Dislozierte geschlossene Fraktur: Reposition, endonasale Tamponade und elastischer Verband.

Unterkieferfraktur

- ▶ **Ätiologie:** Direktes Trauma, v. a. Verkehrsunfälle. Häufig Mehrfachbrüche bis Trümmerfrakturen.
- ▶ **Lokalisation:** Gelenkfortsatz > Kieferwinkel > Eckzahnregion > Kinnregion > Alveolarfortsatz.
- ▶ **Klinik:**
  - Schmerzhafte Fehlstellung, Okklusionsstörungen, Schwellung, Sensibilitätsstörungen (V$_3$).
  - Bei *Kiefergelenkfraktur:* Kieferklemme (erschwerte Mundöffnung), *einseitige Fraktur:* Abweichung des Unterkiefers zur erkrankten Seite, *beidseitige Fraktur:* Abweichen des Unterkiefers nach kaudal. Ggf. Blutung aus dem äußeren Gehörgang.
- ▶ **Komplikationen:**
  - *Atemwegsverlegung* durch Zurücksinken der Zunge/Mundbodenmuskulatur bzw. Blutungen (cave: Aspiration!).
  - *Infektionen:* Osteomyelitis, Knochenabszess.
  - *Ankylose* mit dauerhafter Kieferklemme.
- ▶ **Diagnostik:** Röntgen Schädel in 2 Ebenen, Spezialaufnahmen des Kiefergelenks. Bei Polytrauma CT (Knochen- und Weichteilfenster, axiale Schnittrichtung).
- ▶ **Konservative Therapie:**
  - *Indikationen:* Undislozierte Frakturen im voll- oder teilbezahnten Gebiss.
  - *Durchführung:* Mandibulomaxilläre Schienung mit Drahtbogenkunststoff- oder Prothesenschiene.
  - ▶ *Hinweis:* Unterkieferfrakturen gelten immer als offene Frakturen, da über das Paradontium eine Verbindung zur Mundhöhle besteht. *Konsequenz:* Antibiotische Abschirmung!
- ▶ **Operative Therapie:**
  - *Indikationen:* Dislozierte Frakturen, zahnloser Unterkiefer, Mehrfachfrakturen, Gelenkbeteiligung.
  - *Operationsprinzipien:* Miniplatten-Osteosynthese (*cave:* Bei Gelenkbeteiligung Ruhigstellung für höchstens 10 d, da ansonsten eine eingeschränkte Mundöffnung droht).

Bewegungssystem: Traumatologie von Schädel, Wirbelsäule und Rückenmark

33.4 Verletzungen der Wirbelsäule – Grundlagen und Diagnostik

Grundlagen

► **Inzidenz:** Ca. 6/100000/Einwohner.
► **Ätiologie/Verletzungsmechanismus:** Die häufigsten Unfallursachen sind Verkehrsunfälle (meist junge Männer und Polytrauma [25%]), Sturz aus der Höhe, Sportunfälle oder Bagatellunfälle bei älteren Frauen (Osteoporose).
► **Verletzungsmuster:** An der HWS überwiegen diskoligamentäre, an der BWS und LWS ossäre Verletzungen. Häufigkeiten nach Lokalisation: Atlas (C1) 1%; Axis (C2) 3%; mittlere/untere HWS 6%; BWS 10%; thorakolumbal und LWS 80%.

Diagnostisches Vorgehen bei V.a. Wirbelsäulen-Verletzungen

🔲 *Merke:* HWS-Verletzungen werden häufig übersehen, 25% weisen zudem eine zweite WS-Verletzung weiter kaudal auf.
► **Klinische Untersuchung:**
• *Inspektion, Palpation:* Hautkontusionen, Hämatome, Achsenabweichungen der Dornfortsätze, Lückenbildung zwischen Dornfortsätzen, Gibbusbildung, Druck-, Klopf-, Stauchungsschmerz, schmerzhafte Bewegungseinschränkung?
• *Orientierende neurologische Untersuchung:* Sensible, motorische Ausfälle?
► **Röntgen der kompletten Wirbelsäule:**
• Aufnahmen in 2 Ebenen unter besonderer Berücksichtigung des zervikothorakalen und thorakolumbalen Übergangs.
• Transorale Aufnahme des Dens a.p. (=Denszielaufnahme).
• Evtl. Funktionsaufnahmen der HWS unter Durchleuchtung: Bei V.a. auf eine instabile Verletzung oder zur Abklärung des Instabilitätsgrades einer bekannten Verletzung.
🔲 *Hinweis:* Systematische Beurteilung der traumatisierten Wirbelsäule nach der *ABCS-Regel*: „*A*lignement abnormalities" (vordere und hintere Wirbelkörperlinie, spinolaminäre Linie (posteriore Begrenzung des Spinalkanals) und Linie, die die Dornfortsätze verbindet), „*B*ony integrity abnormalities" (Fraktur), „*C*artilage or joint space abnormalities" (prädentaler Abstand, Bandscheibenraum, Gelenkspalt der Wirbelgelenke, leere Gelenkfacetten, interspinöser oder interlaminärer Abstand), „*S*oft-tissue abnormalities" (Verlagerung der Trachea oder Larynx, paravertebraler und prävertebraler Weichteilschatten, z.B. HWS seitlich auf C3-Höhe normal < 5mm).
► **CT mit sagittaler, koronarer sowie 3D-Rekonstruktion:** Bei nachgewiesenen oder vermuteten ossären Verletzungen bzw. bei kreislaufstabilen intubierten Patienten ohne vorhergehende konventionelle Aufnahme.
► **MRT:** Bei neurologischen Ausfällen, Diskrepanz zwischen klinischen und radiologischen Befunden und Abklärungen möglicher Verlagerungen des Discus intervertebralis akut (RM-Zerreißung, -Ödem, -Einblutung, epidurale oder subdurale Blutung) oder im Verlauf.
► **Angiographie bzw. Angio-MRT:** Bei V.a. Läsion der Aa. vertebralis oder carotis.
► **Neurophysiologie** (evozierte Potenziale): Bei V.a. RM-Läsion (siehe RM-Verletzung, S. 588).

33.5 Verletzungen der Wirbelsäule – Klassifikation und Therapie

Allgemeine Therapierichtlinien

► **Erstmaßnahmen am Unfallort:**
- Bei der Bergung und Rettung sollten unnötige Bewegungen der Wirbelsäule unbedingt vermieden werden.
- Lagerung des Patienten möglichst in Rückenlage.
- Hyperflexion/-extension der HWS vermeiden und harte oder steife Zervikalstütze anlegen („cervical protection" nach ATLS®).
- Transport auf Vakuummatratze (Umlagerung mit Schaufeltrage oder mithilfe von 3 Helfern).
- Keine Repositionsversuche am Unfallort!
- ▶ *Hinweis:* Die Gabe von ultrahochdosiertem Methylprednisolon nach dem NASCIS-Schema III wurde aufgrund fehlender evidenz-basierten Daten bei Wirbelsäulenverletzungen mit neurologischer Symptomatik verlassen.
► **Erstmaßnahmen in der Klinik bei HWS-Luxationsfrakturen:** Sofortige manuelle Reposition unter axialem Zug und evtl. axiale Extension (bis zur definitiven Operation) mit Gardner-Wells-Zange, auch als Repositionshilfe bei der Operation einsetzbar.
► **Allgemeine Indikation zur operativen Therapie:**
- *Notfallmäßig:* Inkomplettes neurologisches Defizit und Myelonkompression durch Fehlstellung und/oder Einengung des Spinalkanals.
- *Verzögert:* Instabile Frakturen.

Frakturen der Okzipitalkondylen

▶ *Hinweis:* Selten, leicht zu übersehen.
► **Klinik:** Nackenschmerzen, prävertebrales Hämatom; bei Kombination mit AOD (s. u.) und Schädel-Basis-Fraktur (S. 578) (häufig!) Hirnnervenausfälle.
► **Therapie:** Bei isolierter Fraktur konservativ mit weicher Zervikalstütze (Schanz-Kragen) für 6 Wochen; bei gleichzeitiger AOD (s. u.).

Atlantookzipitale (C0/C1) Dissoziation (AOD)

► Selten; v. a. bei Kindern und Jugendlichen mit meist ventraler, seltener axialer oder dorsaler Dislokation (teilweiser oder vollständiger Trennung der Schädelbasis von der HWS).
► **Klinik:** Ausgeprägte Weichteilschwellungen im Kopf- und Halsbereich, oft Hirnstammsymptome, Überlebensrate < 1 %.
► **Therapie:**
- *Konservativ:* Bei Kindern geschlossene Reposition mit axialem Zug und Halo-Fixateur oder Minerva-Gips (Kopf-Brust-Gipsverband) für 2 Monate.
- *Operativ:* Bei Erwachsenen dorsale okzipitozervikale Fusion (z. B. Cervifix oder Y-Platte) mit autogener Knochentransplantation.

Atlasfrakturen

► **Einteilung:** Siehe Tab. 33.6.
► **Klinik:** Bewegungsschmerz- und -einschränkung, Nackenschmerzen, bei RM-Kompression neurologische Ausfälle.
► **Therapie:**
- *Konservativ:* Bei stabiler nicht dislozierter Fraktur harte Zervikalstütze (Philadelphiakragen) für 6 Wochen.

- *Operativ:* Bei instabiler (dislozierter) Atlasfraktur dorsale transartikuläre Verschraubung C1/C2 nach Magerl ohne Fusion.

Tabelle 33.6 · Atlasfrakturen (Klassifikation nach Gehweiler)

Typ I	isolierte Fraktur des vorderen C1-Bogens
Typ II	isolierte Fraktur des hinteren C1-Bogens
Typ III	kombinierte Frakturen des vorderen und hinteren C1-Bogens als 2-, 3-, und 4-Teil-Frakturen (*Jefferson-Fraktur*); instabil bei Ruptur oder ossärem Ausriss des Lig. transversum atlantis (*radiologisches Instabilitätszeichen:* Massa lateralis des Axis > 7 mm nach lateral verlagert)
Typ IV	isolierte Fraktur der Massa lateralis
Typ V	isolierte Fraktur des Processus transversus

Atlantoaxiale Dislokation (AAD)

- **Klassifikation nach Fielding/Hawkins:** Translatorische (atlanto-dentaler Abstand > 3 mm) oder rotatorische Dislokation ohne oder mit Verschiebung des Atlas nach vorne oder dorsal (ohne bzw. mit Ruptur des Lig. transversum atlantis).
- **Klinik:** Bewegungsschmerz und -einschränkung, Nackenschmerzen. Bei RM-Kompression (→ häufig bei Ruptur des Lig. transversum atlantis) neurologische Ausfälle.
- **Konservative Therapie:** Bei rotatorischer ADD ohne Ruptur des Lig. transversum atlantis geschlossene Reposition mit axialem Zug und Halo-Fixateur oder Minerva-Gips (Kopf-Brust-Gipsverband) für 2 Monate.
- **Operative Therapie:** Bei Ruptur des Lig. transversum atlantis dorsale atlanto-axiale Fusion mit Cerclagen nach Brooks oder Gallie (mit zwei bzw. einem eingeklemmten Knochenspan), evtl. zusätzlich transartikuläre Verschraubung C1/C2 nach Magerl.

Densfrakturen

- **Einteilung:** Siehe Tab. 33.7.
- **Klinik:** Bewegungsschmerz und -einschränkung, Nacken- und Kopfschmerzen; bei RM-Kompression neurologische Ausfälle.
- **Konservative Therapie:**
  - *Typ I:* Weiche Zervikalstütze (Schanz-Kragen) für 6 Wochen.
  - *Typ III:* Harte Zervikalstütze (Philadelphia-Kragen) für 6 Wochen.
  - *Instabiler „tiefer" Typ III* (= Schrauben-OS nicht möglich): Geschlossene Reposition mit axialem Zug und Halo-Fixateur oder Minerva-Gips (Kopf-Brust-Gipsverband) für 2 Monate.
- **Operative Therapie:** Typ II und dislozierter Typ III: Ventrale Zugschrauben-OS. Bei KI zur ventralen OS: Dorsale Fusion wie bei AAD (S. 584)

Tabelle 33.7 · Densfrakturen (Klassifikation nach Anderson/D'Alonzo)

Typ I	Fraktur der Densspitze
Typ III	Fraktur des Processus odontoideus oberhalb der Basis. ■ *Hinweis:* Häufigste Form (²/₃), hohe Pseudarthroserate, oft bei transdentalen Luxationsfraktur
Typ III	Frakturverlauf im Axiskörper

Axisringfrakturen (traumatische Spondylolisthese)

► **Einteilung:** Siehe Tab. 33.8.
► **Klinik:** Bewegungsschmerz und -einschränkung, Nacken- und Kopfschmerzen; bei RM-Kompression neurologische Ausfälle.
► **Konservative Therapie:**
  • *Typ I/II ohne Verletzung des vorderen Längsbandes, ventrale Dislokation 3–4 mm:* Weiche Zervikalstütze (Schanz-Kragen) für 6 Wochen.
  • *Typ II ohne Verletzung des vorderen Längsbandes, ventrale Dislokation 3–4 mm:* Geschlossene Reposition mit axialem Zug und Halo-Fixateur oder Minerva-Gips (Kopf-Brust-Gipsverband) für 2 Monate.
► **Operative Therapie:**
  • *Typ II mit Zerreißung des vorderen Längsbandes:* Dorsale Verschraubung nach Judet.
  • *Typ III oder hochgradig instabile Axiskörperfrakturen:* Geschlossene Reposition und ventrale interkorporelle Spondylodese C1/C2. Falls Reposition nicht möglich, dorsale offene Reposition und ventrale Spondylodese.

Tabelle 33.8 · Axisringfrakturen (Klassifikation nach Effendi)

Typ I (65 %, stabil)	Axisringfraktur ohne oder mit minimaler (< 3 mm) Verschiebung des Wirbelkörpers. Bandscheibe und vorderes Längsband intakt. *Unfallmechanismus:* Hyperextension und axiale Kompression („Nussknackerfraktur")
Typ II (28 %, instabil)	Axisringfraktur mit ventraler Dislokation des Fragments, Bandscheiben-Zerreißung mit (Hyperextension) oder ohne (Hyperflexion) Läsion des vorderen Längsbandes
Typ III (7 %, sehr instabil)	Dislokation des Axiskörpers nach ventral mit ein- oder beidseitiger verhakter Verrenkung der kleinen Wirbelgelenke C2/C3. Für die Hyperextensionsverletzungen wurden auch die Begriffe „*hanged man's fracture*" oder „*la fracture du pendu*" geprägt

Frakturen des Axiskörpers und seiner Gelenkfortsätze

► Koronare, sagittale und quere Frakturverläufe oder Abrissfrakturen („teardrop"-Verletzungen: „Wirbel weint über die zerrissenen Weichteile in seinem Bewegungssegment.").
► **Klinik:** Bewegungsschmerz und -einschränkung, Nacken- und Kopfschmerzen; bei RM-Kompression neurologische Ausfälle.
► **Therapie:** Bei Berstungsfrakturen geschlossene Reposition mit axialem Zug und Halo-Fixateur oder Minerva-Gips (Kopf-Brust-Gipsverband) für 2 Monate.

Frakturen/Luxationen (C3 – C6)

◻ *Hinweis:* Die Verletzungstypen entsprechen denen der BWS und LWS (S. 586).
► **Klinik:**
  • Nackenschmerzen, Bewegungsschmerz, Abstützen des Kopfes mit den Händen, Klopf- und Druckschmerz über dem verletzten Wirbelkörper, Muskelspasmus.
  • *Komplikation:* Retropharyngeales Hämatom mit Dysphagie.
► **Konservative Therapie:** Bei stabilen Frakturen (Typ-A-Frakturen; Ausnahme, siehe operative Therapie) weiche Zervikalstütze (Schanz-Kragen) für 6 Wochen.

Bewegungssystem: Traumatologie von Schädel, Wirbelsäule und Rückenmark

► **Operative Therapie:**
- *Indikationen:* Absolut bei Typ B- und Typ C-Frakturen (instabil); relativ bei Typ A2- und A3-Frakturen mit geringer Instabilität und bei A1-Frakturen mit stärkeren Knickbildungen (> 15°).
- *Durchführung:* Abhängig von der Lokalisation Dekompression von Rückenmark und Nervenwurzeln, ventrale oder dorsale Spondylodese mit Platte und autogenem Knochenspan.

HWS-Schleudertrauma (HWS-Distorsion)

► **Definition:** Beschleunigungstrauma (Hyperextension und -flexion) der HWS durch forcierte Bewegung bei Auffahrunfällen.
► **Einteilung, Klinik und Therapie:** Siehe Tab. 33.9.

Tabelle 33.9 · HWS-Distorsion

	Grad I	Grad II	Grad III
Schädigungsmuster	Gefügestörung (Schädigung des Weichteilmantels und der Muskulatur)	ggf. zus. Einrisse der Gelenkkapsel, Gefäßdissektion, retropharyngeales Hämatom	zus. diskoligamentäre Verletzungen, Wirbelkörperfrakturen, RM-Verletzungen
Klinik	freies Intervall (mehrere h), dann Nacken-, Kopf- und Bewegungsschmerz, Fehlhaltung, vegetative Symptome	kein freies Intervall, zus. zu I sek. Haltungsinsuffizienz der HWS-Muskulatur, Dysphagie, Parästhesien in Arm und Hand	wie II, aber primäre Haltungsinsuffizienz der HWS-Muskulatur; evtl. motorische und sensible neurologische Ausfälle und Reizsymptome
Dauer der Symptomatik	< 4 Wochen	bis 4 Wochen	> 1 Monat
Therapie	Schanz-Kragen für 1–2 d; danach Kragen über Tag kurzfristig abnehmen (Intervall abh. von den Beschwerden steigern!); Rotlicht, Fango, Antiphlogistika, Krankengymnastik		Schanz-Kragen für 4–6 Wochen, Krankengymnastik; ▶ *Hinweis:* Therapie abh. von Komplikationen (z. B. Frakturen)

Verletzungen der Brust- und Lendenwirbelsäule

► Die **Klassifikation** erfolgt in Anlehnung an das Zwei-Säulen-Modell von Whitesides: Ventrale Säule mit Druckbeanspruchung (Wirbelkörper und Bandscheiben) und dorsale Säule mit Zugbeanspruchung (Wirbelbögen, -fortsätze, kleine Wirbelgelenke, dorsale Bänder). Siehe Tab. 33.10.
► ▶ *Beachte:* Typ-B- und -C-Frakturen sind immer instabil und werden daher operativ versorgt! Bei Typ-A2- und -A3-Frakturen kommt es auf das Ausmaß der Fraktur und damit den Grad der Instabilität an!
► **Klinik:** Spontane Schmerzen, Druckschmerzen, Muskelspasmen und Bewegungsschmerzen.
► **Komplikationen:**
- RM-Kompression mit neurologischen Ausfällen bis hin zur Paraplegie.
- Retroperitoneales Hämatom: Reflektorische Anspannung der Bauchdecken, paralytischer Ileus → Bild des akuten Abdomens (S. 137).

Tabelle 33.10 · Klassifikation von BWS- und LWS-Frakturen (nach Magerl)

Gruppe	Erläuterung
Gruppe A	Wirbelkörperkompressions-Verletzungen: Von den Verletzungen ist nur die vordere Säule betroffen ● A1: Impaktionsfraktur ● A2: Spaltfraktur ● A3: Berstungsfraktur
Gruppe B	Distraktionsverletzungen durch Flexion und Hyperextension: Vordere und/oder hintere Säule sind betroffen. ● B1: hintere ligamentäre Distraktion durch Flexion ● B2: hintere ossäre Distraktion durch Flexion ● B3: vordere Distraktion durch die Bandscheibe durch Hyperextension
Typ C	Rotationsverletzungen: Beide Säulen sind betroffen. Durch die Zerreißung aller Bandstrukturen besteht eine Instabilität gegen axiale Drehung und Translation. ● C1: Kombination Typ A ● C2: Kombination Typ B ● C3: Kombination mit Abscherbrüchen

► **Konservative Therapie:**
- *A1- und A2-Frakturen:* Symptomatische Therapie und funktionelle Nachbehandlung.
- *A3-Frakturen:* Thermoplastisches Vollkontaktkorsett für 2 Monate. Alternativ (aufwendig, gute Compliance des Patienten nötig): Aufrichtung nach Böhler (analgesierter Patient wird im Durchhang gelagert) und Anpassen eines Gipsmieders für 3 – 4 Monate (alle 2 – 3 Wo. wechseln).

► **Operative Therapie:**
- *Dorsale Spondylodese* (Fixateur interne → übungsstabil): Typ B-Frakturen; bei A2- und A3-Frakturen mit Kyphosegefahr und C-Frakturen i. d. R kombiniert mit zweizeitiger ventraler Spondylodese. Mit dieser Methode wird eine Übungsstabilität erreicht. Bei neurologischen Ausfällen Laminektomie zur Dekompression des Spinalkanals bzw. Foraminotomie zur radikulären Dekompression.
- ▶ *Hinweis:* Beim Polytrauma mit hochgradig instabiler WS-Verletzung sollte zur Vermeidung sekundärer Schäden eine Primärstabilität hergestellt werden: Frühzeitige dorsale Instrumentierung als „day-one-surgery", S. 135), zwischen dem 5. und 10. Tag ventro-laterale Komplettierung.
- *Ventro-laterale Spondylodese* (→ belastungsstabil): Als Komplettierung oder als alleiniges Verfahren bei A3-Frakturen zur Rekonstruktion der ventralen Säule mit kortiko-spongiösem Span, allogenem Knochen oder Metallimplantaten (z. B. Cage). Bei alleiniger ventraler Spondylodese zusätzliches winkelstabiles Implantat einbringen.
- *Kyphoplastik* (perkutane Ballondilatation) oder *Vertebroplastik* (perkutane Injektion von Knochenzement) von dorsal bei Osteoporosefrakturen Typ A.

Nachbehandlung

► **Allgemein:** Physiotherapie zur Stärkung der paravertebralen Muskulatur.
► **Nach operativer Therapie:** Bei ventral monosegmentaler Spondylodese Materialentfernung von dorsal nach 9 Monaten (CT-Kontrolle bezüglich Durchbau).

Prognose und Komplikationen

▶ Intra-/postoperative Blutungen (A. vertebralis, Segmentgefäße).
▶ Infektionen ($< 5\%$).
▶ Postoperative neurologische Ausfallssymptome (z.B. Schluckstörungen, Läsionen des N. laryngeus recurrens, Horner-Syndrom HWS) bzw. Verschlechterung einer bereits bestehenden Symptomatik.
▶ Implantat-Fehllage oder -Versagen (je 5–10%).
▶ Postoperative Pseudarthrosen (5–10%).

33.6 Verletzungen des Rückenmarks

Anatomie

▶ Im kraniozervikalen Übergang macht das RM nur $^1/_3$ des Wirbelkanaldurchmessers aus.
▶ Die größte *Spinalkanal-Enge* liegt zwischen Th$_4$ und Th$_8$, hier liegt zusätzlich eine „kritische Zone" der RM-Durchblutung.
▶ Am Abgang der Nerven für die Extremitäten weist das RM zwei Verbreiterungen auf, die sog. *Intumescentia cervicalis* (Höhe HWK 4 bis BWK 1 und *Intumescentia lumbalis* (Höhe BWK 10–12).
▶ Das eigentliche RM endet auf Höhe der Unterkante von L$_1$ (*Conus medullaris*), distal davon bilden die lumbalen und sakralen Wurzeln die *Cauda equina*.
▶ Es bestehen 31 paarig angelegte *Spinalnerven*: 8 zervikale, 12 thorakale, 5 lumbale, 5 sakrale und 1 coccygealer. Die Nervenwurzeln ziehen fast waagrecht vom RM weg. Die Spinalnerven treten immer unterhalb des zugehörigen Wirbelkörpers aus dem Wirbelkanal aus.

Grundlagen

▶ **Inzidenz:** Traumatische Querschnittlähmungen schwanken zwischen 10–50 Patienten/1 Mio. Einwohner.
▶ **Ätiologie:** Siehe Verletzungen der HWS (S. 583). ◾ *Merke:* Bei Verletzungen der oberen HWS treten seltener neurologische Defizite auf als bei solchen der mittleren und unteren HWS (40% komplette, 30% inkomplette Lähmungen) oder des thorakolumbalen Übergangs (20% Lähmungen).
▶ **Schweregradeinteilung der RM-Verletzungen:**
  ● *Commotio spinalis:* Kein morphologisches Substrat.
  ● *Contusio spinalis:* Läsion ohne andauernde Kompression.
  ● *Compressio spinalis:* Anhaltende Kompression auf das RM durch knöcherne Strukturen, Bandscheibengewebe oder selten durch Hämatome (epidural, subdural)
  ● *Vollständige RM-Durchtrennung.*
▶ **Klassifikation der Querschnittlähmung:**

Tabelle 33.11 · **Klassifikation der Querschnittlähmung (nach dem Frankel-Einteilungsschema, modifiziert von der American Spinal Association [ASIA])**	
kompletter Querschnitt	● *Grad A:* keine motorische oder sensible Funktion in den sakralen Segmenten S4 bis S5
inkompletter Querschnitt	● *Grad B:* sensible Funktionen erhalten, aber keine motorische Funktion mehr unterhalb des neurologischen Niveaus. Ausdehnung bis in die sakralen Segmente S4/S5

Tabelle 33.11 · **Fortsetzung**	
inkompletter Querschnitt	• *Grad C:* motorische Funktion sind unterhalb des neurologischen Niveaus erhalten. Ein Großteil der Kennmuskeln unterhalb des neurologischen Niveaus haben einen Aktivitätsgrad < 3 (S. 590) • *Grad D:* motorische Funktion sind unterhalb des neurologischen Niveaus erhalten. Ein Großteil der Kennmuskeln unterhalb des neurologischen Niveaus haben einen Aktivitätsgrad ≥ 3 (S. 590)
normal	*Grad E:* normale sensible und motorische Funktionen

Klinik

▶ **Commotio spinalis:** Sensibilitätsstörungen, Reflexdifferenzen, Rückbildung der Symptomatik innerhalb von 48 – 72 h.

▶ **Akuter spinaler Schock:** Passagere schlaffe Tetra- (zervikale Läsion) oder Paraplegie (thorakale Läsion), Areflexie, Störung vegetativer Funktionen unterhalb der Läsion (periphere Vasodilatation, Bradykardie, Hypotonie [sog. „neurogener Schock"]), Harnverhalt mit Überlaufblase, Mastdarmlähmung.

◻ *Beachte:* Bei Läsionen der Segmente C1 – C4 besteht zudem eine vollständige Atemlähmung, bei solchen der Segmente C5 – C8 eine reine Zwerchfellatmung mit Ausfall der thorakalen Atemexkursionen.

▶ **Querschnittssyndrom:** Innerhalb von Tagen bis 6 Wochen nach „spinalem Schock" kommt die Reflextätigkeit unterhalb der Läsion wieder in Gang (als erster der Bulbuskavernosusreflex, S. 590). Folgen sind eine spastische Para- oder Tetraplegie und Hyperreflexie und pathologische Reflexe (z. B. Babinsky). Die spinalen Automatismen begünstigen das Auftreten von Gelenkkontrakturen (Beuge- und Streck-Reflexsynergien) und führen zu reflektorischen Blasen- und Darmentleerungen.

▶ **Inkomplettes Querschnittssyndrom:** Aufgrund der somatotopischen Anordnung der langen Bahnen im RM-Querschnitt werden sechs verschiedene RM-Syndrome mit unterschiedlicher Prognose abgegrenzt (Tab. 33.12).

Tabelle 33.12 · **Syndrome einer inkompletten traumatischen RM-Lähmung**	
Syndrom	**Symptomatik**
zentrales (häufig)	bilaterale Para- oder Tetraparese (Arme stärker betroffen als Beine); bilateral aufgehobenes Schmerz- und Temperaturempfinden, Lage- und Vibrationsempfinden erhalten (*dissoziierte Sensibilitätsstörung*); sakrale Aussparung (S. 590). Rückbildung in 75 %, Ausfälle der Arme persistieren i. d. R
vorderes	komplette Lähmung, dissoziierte Sensibilitätsstörung (siehe zentrales Syndrom). Rückbildung in nur 10 %.
hinteres	Störung des Lage- und Vibrationsempfindens und der Feinmotorik.
Brown-Séquard (selten)	ipsilaterale Parese sowie Störung von Lage- und Vibrationsempfinden und kontralaterale Störung des Schmerz- und Temperaturempfindens (*dissoziierte Sensibilitätsstörung*). Partielle Rückbildung (> 90 %) der motorischen und sensiblen Ausfälle, Normalisierung der Blasen- und Darmfunktion

Fortsetzung ▶

Bewegungssystem: Traumatologie von Schädel, Wirbelsäule und Rückenmark

Tabelle 33.12 · Fortsetzung

Syndrom	Symptomatik
Conus medullaris (S3–S5)	frühzeitige symmetrische Reithosenanästhesie, leichte Parese, leichte Schmerzen (perianal und Hüftregion), Miktions-, Defäkations- und Sexualfunktionsstörungen
Cauda equina	späte asymmetrische radikuläre Ausfälle mit Reithosenanästhesie, schwerer Parese, starken Schmerzen

▶ *Hinweis: Bei Kindern* kommen inkomplette oder komplette Querschnittlähmungen auch ohne nachweisbare radiologische (konventionell, CT, MRI) Veränderungen vor (→ *SCIWORA-Syndrom*=„spinal cord injuries without radiographic abnormalities"), die auf die unterschiedliche Elastizität des RM, Bandapparates und Knochen im Kindesalter zurückzuführen sind.

Diagnostik

▶ **Neurologische Diagnostik:** ▶ *Ziel:* Bestimmung von Höhe und Ausprägung der Querschnittlähmung.
  • Überprüfung der Segmente oberhalb S2 anhand der Dermatome, Kennmuskeln und Reflexe. Die Läsionshöhe entspricht dem untersten intakten Segment (Abb. 33.3).
  • Nachweis einer „sakralen Aussparung" zur DD kompletter vs. inkompletter Querschnitt: Sorgfältige Kontrolle des Anogenitalbereichs (S3–S5) initial sowie nach 24h. Hinweise für inkompletten Querschnitt:
    – Erhaltene oder wiederkehrende perianale Sensibilität in den Dermatomen S3–S5.
    – Wiederkehrender Bulbuskavernosusreflex (S3/S4) (→ Kneifen am Penisschaft oder kurzer Zug am Blasenkatheter führen zu einer Kontraktion des M. sphincter ani externus) und Analreflexes (S5).
    – Erhaltene oder wiederkehrende Großzehenbeugung (S2).
  • *Überprüfung der Motorik:* Einteilung der Muskelkraft nach Paresegrade (siehe Tab. 33.13).
  ▶ *Hinweis für Querschnittlähmung bei Bewusstlosen:* Schlaffer Muskeltonus, fehlende Abwehrreaktionen auf Schmerzreize, eine reine Bauchatmung oder ein Priapismus.

Tabelle 33.13 · Paresegrade (nach British Medical Research Council)

Grad	Kriterien
0	keine Muskelaktivität (Paralyse)
1	tastbare oder sichtbare Kontraktionen ohne Bewegungserfolg
2	Bewegungen bei Ausschaltung der Schwerkraft
3	Bewegungen gerade gegen die Schwerkraft
4	Bewegungen gegen Widerstand
5	normale Kraft

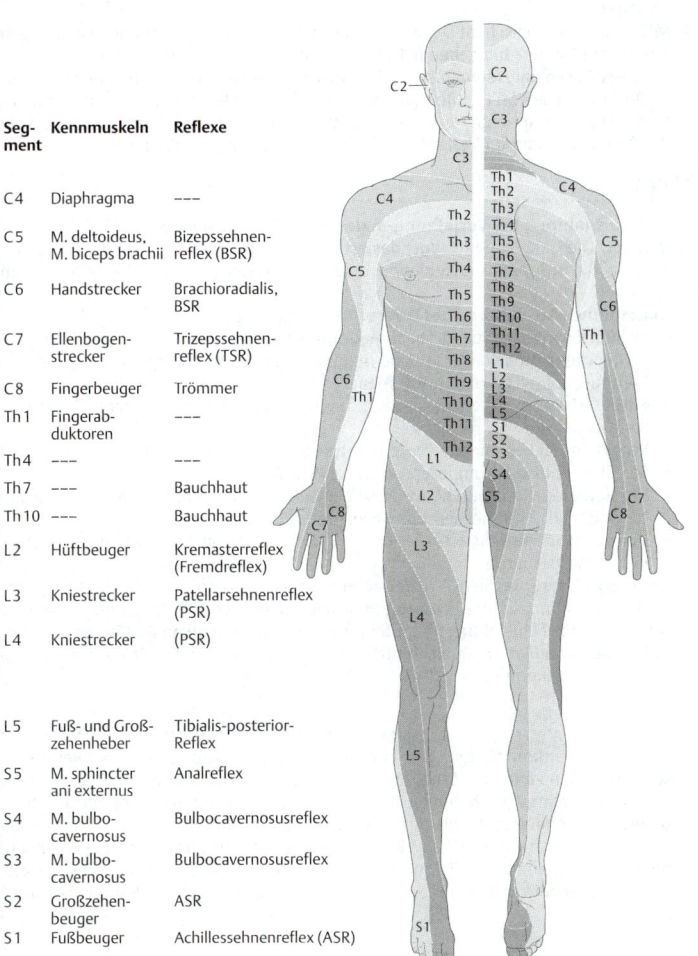

Segment	Kennmuskeln	Reflexe
C4	Diaphragma	– – –
C5	M. deltoideus, M. biceps brachii	Bizepssehnen-reflex (BSR)
C6	Handstrecker	Brachioradialis, BSR
C7	Ellenbogen-strecker	Trizepssehnen-reflex (TSR)
C8	Fingerbeuger	Trömner
Th1	Fingerab-duktoren	– – –
Th4	– – –	– – –
Th7	– – –	Bauchhaut
Th10	– – –	Bauchhaut
L2	Hüftbeuger	Kremasterreflex (Fremdreflex)
L3	Kniestrecker	Patellarsehnenreflex (PSR)
L4	Kniestrecker	(PSR)
L5	Fuß- und Groß-zehenheber	Tibialis-posterior-Reflex
S5	M. sphincter ani externus	Analreflex
S4	M. bulbo-cavernosus	Bulbocavernosusreflex
S3	M. bulbo-cavernosus	Bulbocavernosusreflex
S2	Großzehen-beuger	ASR
S1	Fußbeuger	Achillessehnenreflex (ASR)

Abb. 33.3 · Dermatome, Kennmuskeln und Reflexe der Rückenmark-Segmente

► **Röntgen.**
► **MRT:** Bei neurologischem Defizit, v. a. wenn die Ursache der Ausfallerscheinungen durch keine andere bildgebende Untersuchung geklärt werden konnte.
► **Evoziert Potenziale** (somatosensorisch evozierte Potenziale = SSEP; motorisch evozierte Potenziale = MEP): Messung der zentralen (Hinterstränge resp. Pyramidenbahnen) und peripheren Nervenleitung; indiziert bei Bewusstlosen zur Diagnostik der RM-Läsion oder im Verlauf zur frühen Einschätzung der Prognose.

Therapie

► **Erstmaßnahmen bei Verletzungen der Wirbelsäule:** Siehe S. 583.
▣ *Hinweis:* Die Gabe von ultrahochdosiertem Methylprednisolon nach dem NASCIS-Schema III wurde aufgrund fehlender evidenz-basierter Daten bei RM-Verletzungen verlassen.
► **Allgemeine Maßnahmen bei Querschnittlähmung:**
  • Dekubitusprophylaxe mit Schaumgummimatratze, Wechsellagerung, Hautpflege, Trockenhalten von Gesäß und Inguinalfalten, Ferse frei lagern.
  • Spitzfußprophylaxe evtl. mit Schiene.
  • Katheterisieren wegen Blasenlähmung, frühzeitige suprapubische Harnableitung (S. 69).
  • Wegen initial bestehender Darmparalyse tägliche Darmentleerung forcieren.
  • Medikamentöse Thromboseprophylaxe (S. 103).
  • Physiotherapie mit Durchbewegung der Gelenke zur Verhinderung von Kontrakturen und als Thromboseprophylaxe, Atemtherapie.
  • Verlegung in spezialisiertes Zentrum zur Rehabilitation, Umgestaltung der häuslichen Infrastruktur.
► **Operative Therapie:** Siehe Wirbelsäulenverletzungen (vgl. HWS, S. 583, BWS/LWS, S. 586). Notfallmäßig bei inkomplettem neurologischen Defizit und Myelonkompression durch Fehlstellung und/oder Einengung des Spinalkanals. Verzögerte Operation bei kompletter Querschnittlähmung, radikulärem Syndrom bei mechanischer Wurzelkompression.

Prognose

► Tritt nach einer kompletten Querschnittlähmung innerhalb von 24–48 h keine Besserung ein, kann mit einer Erholung nicht mehr gerechnet werden. Bei inkompletter Querschnittlähmung Erholung in 60 % mit initial (3 Mo.) raschem Verlauf, anschließender Abflachung und meist Erreichung des Endstadiums nach 1 J. Syringomyelie bei 4 % (10 J. nach v. a. zervikaler RM-Läsion Bildung eines über mehrere Segmente reichenden Hohlraums), die zu erneuten Schmerzen, aufsteigender Sensibilitätsstörung, seltener zur Zunahme einer Lähmung oder vegetativen Funktionsstörungen führt.

34 Traumatologie – Becken und untere Extremität

34.1 Beckenringverletzung

Grundlagen

► **Verletzungsmechanismus:**
- Erhebliche Gewalteinwirkung auf das Becken (Verkehrsunfall, Sturz aus großer Höhe, Überrolltrauma).
- Die anteroposteriore Kompression führt zum Auseinanderweichen (→ Außenrotationsverletzung), die laterale Kompression zum Einwärtsdrehen (→ Innenrotationsverletzung) und die axial gerichtete Kraft zur vertikalen Verschiebung der Beckenhälften.
- Apophysenabrisse bei Adoleszenten oder offene Beckenringverletzungen (Schuss-, Durchspießungs-, Pfählungsverletzungen) sind selten.

► **Klassifikation nach Tile** (Einteilung nach Vorhandensein und Richtung der Instabilität):
- *Typ A* (60%) = Intakter dorsaler Beckenring (stabil):
  - A1: Abrissfrakturen der Spinae oder Tuber ischiadicum.
  - A2: Isolierte Beckenschaufel- und Schambeinast-Frakturen.
  - A3: Tiefe Querfrakturen des Kreuzbeins und Steißbeinfrakturen.
- *Typ B* (20%) = Dorsaler Beckenring inkomplett unterbrochen, partiell (rotations-)instabil:
  - B1 (Abb. 34.1a): Außenrotationsverletzung mit Symphysensprengung und Zerreißung der Ligg. sacroiliaca ventralia und interossea sowie sacrospinalia („open book").
  - B2 (Abb. 34.1b): Innenrotationsverletzung mit Fraktur im vorderen Beckenring (z.B. Schambeinast) und ventrale Impressionsfraktur des Os sacrum („lateral compression").
  - B3: Bilaterale Außen- (B1) und/oder Innenrotationsverletzung (B2).

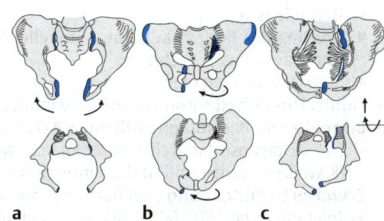

a   b   c

Abb. 34.1 · Instabile Beckenringverletzungen in Übersicht und Inlet-Projektion. (a) Typ-B1-Verletzung („open-book"-Verletzung mit Symphysenruptur und Verletzung der ventralen Kapsel-Band-Strukturen an den ISG); (b) Typ-B2-Verletzung (laterale Kompressionsverletzung mit Impression an der Ventralseite des ISG und Übereinanderschieben des gebrochenen vorderen Beckenrings); (c) Typ-C-Verletzungen („Vertical-Shear"-Verletzungen mit vollständiger Dissoziation einer Beckenhälfte, die sich nach vertikal verschiebt und dabei um die Querachse rotiert)

- *Typ C* (20%, Abb. 34.1c)= Komplette Unterbrechung des dorsalen Beckenrings, komplett (rotations- und vertikal-) instabil („vertical-shear"):
  - C1: Unilateral, Gegenseite stabil.
  - C2: Unilateral, Gegenseite partiell instabil.
  - C3: Bilateral.

Klinik

▶ **„Einfache" Beckenverletzungen** (rein osteoligamentär; 90% d.F.):
- Druckschmerz, ggf. Instabilität bei gleichzeitiger Kompression beider Becken-kämme.
- Äußere Verletzungen, Kontusionsmarke, Hämatom (lokal, Skrotum, Labien, perineal).
- Beckeninkongruenz, Beinlängendifferenz, Fehlstellung.

▶ **„Komplexe" Beckenverletzungen** (10% d.F.) mit:
- *Läsionen des Haut-Muskelmantels.*
- *Verletzungen des Harnröhre und der Blase und des Darmtraktes*: Blutungen aus Harnröhre, Anus, Scheide, Rektum.
- *Verletzungen großer Gefäße oder Nervenbahnen:* Störung der Durchblutung, Motorik und Sensibilität eines oder beider Beine.
- *Morel-Lavallé-Läsion:* Ausgedehntes Décollement am Becken mit Ablösung der Subkutis von der Faszie mit Höhlen- und Hämatombildung, vermehrt Hautnekrosen und Infekte (bis 50%).
- *Massenblutungen* im Spatium praevesicale (→ paravesikaler Venenplexus) und retroperitoneal (→ spongiöse Frakturzone und präsakraler Venenplexus, nur in 10% arteriell) ohne Selbsttamponade wegen fehlender Kompartimentierung, Verlust des stabilen Widerlagers und Totraumbildung bei Typ-C-Verletzungen.
- *Traumatische Hemipelvektomie:* Komplette oder inkomplette traumatische Abtrennung einer Beckenhälfte mit Zerreißung der iliakalen Gefäße und des Plexus lumbosacralis.

Diagnostik

▶ **Schwer verletzte Patienten:** Management nach ATLS®-Protokoll (S.129).
▶ **Klinische Untersuchung**:
- Befunde (s.o.).
- Prüfung der Beckenstabilität. Manuelle Kompression des Beckens in sagittaler und transversaler Richtung.
- Stets rektale Untersuchung (S.8).
▶ **Labor:** Hb- und Hkt-Kontrollen! Kreuzblut, Gerinnung.
▶ **Bildgebende Basisdiagnostik nach ATLS®** (S.132): Sonographie und Beckenübersicht (→ Diagnose dadurch in 90% möglich). ▶ *Hinweis:* Querfortsatzfrakturen des 5. LWK weisen auf Instabilität des hinteren Beckenringes hin.
▶ **Erweiterte Bildgebung (bei hämodynamisch stabilen Patienten):**
- *Inletaufnahme* (40–60° fußwärts geneigter Zentralstrahl): Beckeneingangsebene, Rotationsfehlstellungen.
- *Outletaufnahme* (kopfwärts geneigter Zentralstrahl): Beckenausgangsebene, Translationsfehlstellungen.
- *CT:* Klassifikation der Beckenringverletzung (▶ „BC-Problem": B2- und C-Typ-Verletzungen sind teilweise schwierig voneinander zu unterscheiden); Ausschluss abdominaler Zusatzverletzungen.
- *Retrograde Urethrographie, Zystographie* (S.134) bei Blutungen aus der Urethra.

- *Angiographie* bei arteriellen Blutungen (→ Embolisation) oder bei peripherer Ischämie.
- *Prokto-Rektoskopie* bei V.a. anorektale Verletzung, evtl. *vaginale Spekulumuntersuchung.*

> **! Notfallmaßnahme bei Beckenringverletzungen**
>
> ► Bei instabilen Beckenfrakturen **geschlossene Reposition** (Längszug, Innenrotation, laterale Kompression) und Retention durch angeformte Vakuummatratze oder Tücher; „Pelvic binder".

Konservative Therapie

► **Indikationen:** Typ-A-Frakturen, laterale Kompressionsfrakturen (Typ-B2-, Typ-B3-Frakturen), Symphysenrupturen mit Diastase < 2,5 cm.
► **Durchführung:** Thromboseprophylaxe (S.103), Mobilisation mit Teilbelastung (diese kann die Schmerzen lindern und ist deswegen für 2–3 Wochen sinnvoll).

Operative Therapie

► **Indikationen:** Offene Frakturen, Beckenverletzungen mit Verblutungsgefahr, instabile Beckenringverletzungen (B1/C).
► **Notfall-Beckenzwinge** („antishock pelvic clamp"):
  - *Indikationen:* TypB1- und -C-Frakturen zur temporären äußeren Stabilisierung (= provisorische Notfallstabilisierung).
  - *Durchführung:* Verankerungsdorne in Höhe des ISGs auf der Verbindungslinie Spina iliaca ant. sup. und der verlängerten Hinterkante des Trochanter major durch beidseitige Stichinzisionen einbringen. Nach geschlossener Reposition Spannarme zusammenschieben und das Becken durch Eindrehen der Gewindehülsen komprimieren.
► **Fixateur externe** (S.563): Typ-B1-Verletzungen zur schnellen, minimal invasiven Stabilisierung von vorne.
► **Anatomische Rekonstruktion und permanente Stabilisierung:**
  - ▷ *Hinweis:* Bei der operativen Versorgung einer Typ-C-Fraktur hat die Stabilisierung des hinteren Beckenrings Priorität vor der des vorderen Beckenrings!
  - *Plattenosteosynthese* (S.561): ISG, Symphyse, Schambeinäste, Os ilium.
  - *Schraubenosteosynthese* (S.560): ISG-Luxationen, Sakrumlängsfrakturen.
  - *Fixateur interne* (S.563): Transforaminale Sakrumfraktur.
► **Tamponade** („packing"):
  - *Indikation:* Persistierende Kreislaufinstabilität trotz adäquater Volumensubstitution und Beckenzwinge oder Fixateur externe.
  - *Durchführung:* Mediane Laparotomie und Austamponierung des kleinen Beckens, des Spatium praevesicale und der parakolischen Rinnen beidseits. Provisorischer Bauchdeckenverschluss mit Ethizip oder Abdominal-V.A.C.
► **Hemipelvektomie:** Bei traumatischer subtotaler oder totaler Hemipelvektomie chirurgische Vervollständigung der Amputation.
► **Versorgung von Begleitverletzungen der Weichteile, großer Gefäße, anorektal oder des Urogenitalsystems:**
  - Bei Morell-Lavalé-Läsion ausgedehntes Débridement mit Drainagen oder Vakuumverband (V.A.C.).
  - Bei offenen Verletzungen des Dammes Schutzkolostomie wie bei anorektalen Verletzungen.
► **„Second-look"-Operationen:** Geplante Umwandlung einer provisorischen in eine definitive Osteosynthese (z.B. Fixateur externe → Symphysenplatte), wiederholte

Wunddébridements bei offenen Frakturen oder Décollements, Wechsel oder Entfernung von Bauchtüchern, Bauchdeckenverschluss.

Nachbehandlung

► Orale Antikoagulation (S. 107) für 3 Monate.
► Funktionell mit Teilbelastung (15 kg) für 6 Wochen (abhängig von Fraktur und OS auch bis zu 12 Wochen); Thromboembolieprophylaxe mit Cava-Schirm 10 d posttraumatisch, anschließend NMH oder orale Antikoagulation für 3 Monate.
► **Metallentfernung:** Fixateur externe spätestens nach 6 Wochen, Symphysenplatte nach 6 Monaten, andere OS-Materialien belassen.

Prognose und Komplikationen

► **Komplikationen:** Thromboembolie, Infektion, abdominelles Kompartmentsyndrom (S. 471), Hernien, OS-Versagen, chronische Schmerzen („low back pain"; ISG-Arthrose, -Pseudoarthrose), Beinlängendifferenz, neurologische Defizite, Miktionsstörungen und erektile Störungen v. a. bei Sakrumlängsfrakturen Typ II/III.
► **Letalität abhängig von Verletzungstyp:** A-Typ (< 5 %), B-Typ (15 %), C-Typ und komplexe Beckenverletzungen (20 %), traumatische Hemipelvektomie (70 %). *Ursachen:* Verblutung, Sepsis, Multiorganversagen, Lungenembolie.

34.2 Azetabulumfraktur

Grundlagen

▣ *Zweipfeilerstruktur* nach Letournel: Orientierung der beiden (vorderer und hinterer) Pfeiler entspricht einem auf dem Kopf stehenden „Y".
► **Verletzungsmechanismus:** Starke Krafteinwirkung über den Schenkelhals und Femurkopf.
  • *Krafteinwirkung von vorne bei gebeugter Hüfte:* Armaturenbrettverletzung („dash-board-injury") mit dorsaler Hüftluxation (*Komplikation:* Läsion des N. ischiadicus) und Abscherung des dorso-kranialen Pfannenrandes.
  • *Krafteinwirkung von der Seite:* Zentrale Luxation mit Azetabulumtrümmerfraktur.
► **Klassifikation nach Judet und Letournel:** Siehe Tab. 34.1.

Tabelle 34.1 · Klassifikation der Azetabulumfrakturen (nach Judet und Letournel)

Grundformen	Kombinationsformen
hintere Pfannenrandfraktur (14 %)	hintere Pfeilerfraktur + hinterer Pfannenrand (5 %)
hintere Pfeilerfraktur (11 %)	Querfraktur + hinterer Pfannenrand (7 %)
vordere Pfannenrandfraktur (2 %)	T-Fraktur (8 %)
vordere Pfeilerfraktur (13 %)	vordere Pfeilerfraktur + hintere Hemiquerfraktur (3 %)
Querfraktur (17 %) mit unterschiedlicher Frakturhöhe bezüglich der Fossa acetabuli (transtektal, juxtatektal, infratektal)	Zweipfeilerfraktur (20 %) = alle gelenktragenden Fragmente verlieren ihren Kontakt zum hinteren Beckenring der betroffenen Seite

Klinik

▶ Schmerzhafte Einschränkung der Hüftbeweglichkeit, Belastbarkeit meist aufgehoben.
▶ Bei Luxation fixierte, federnde Fehlstellung des Beines.
▶ Häufig **Begleitverletzungen** (75 %): Speziell *Kettenverletzungen* (Vorfuß-, Kalkaneus-, Tibiakopf-, Schenkelhals- oder Wirbelfrakturen, Kniebinnenläsionen [v. a. hinteres Kreuzband] oder primäre *Nervenschäden* (N. ischiadicus und N. peroneus, 15 %).

Diagnostik

▶ **Klinische Untersuchung:** Befunde s. o.
▶ **Bildgebende Verfahren in der Akutdiagnostik:**
  ● Beckenübersicht.
  ● Ergänzend *Ala-* (Becken 45° zur verletzten Seite gedreht → Beurteilung von ventralem Pfannenrand und hinterem Pfeiler) und *Obturatoraufnahme* (Becken 45° zur gesunden Seite gedreht → Beurteilung von dorsalem Pfannenrand und vorderem Pfeiler).
▶ *Hinweis:* Zeigt das Röntgen eine Luxation → notfallmäßige geschlossene Reposition (s. u.) vor weiterführender Bildgebung!
▶ **Bildgebende Verfahren nach Reposition:** CT mit dreidimensionalen Rekonstruktionen.

> **Sofortmaßnahmen bei Luxation: Sofortige geschlossene Reposition in Vollnarkose und Muskelrelaxation.**

Konservative Therapie

▶ **Indikationen:** Undislozierte bzw. minimal dislozierte Frakturen mit gut zentriertem Hüftgelenk, ohne Luxationstendenz, geringem Dislokationsrisiko und ausreichender Überdachung des Hüftkopfes, nicht rekonstruierbare Frakturen, ältere Patienten mit hohem Operationsrisiko.
▶ **Durchführung:** Funktionelle Nachbehandlung mit 15 kg Teilbelastung für 6 Wochen (→ undislozierte oder minimal dislozierte Vorderwand- oder tiefe Querfrakturen) bis 12 Wochen. Thromboseprophylaxe!
▶ **Suprakondyläre Extension:**
  ● *Indikationen:* Zentrale Luxation oder Luxationstendenz nach geschlossener Reposition (S. 557) bis zur definitiven operativen Versorgung. Operativ nicht rekonstruierbare Trümmerfrakturen für max. 3 Wochen.
  ● *Durchführung:* Einbringen eines Steinmann-Nagels am distalen Femur suprakondylär in Lokalanästhesie. Montage der Giebelschiene ans Bett, Extension mit $1/10$ bis $1/7$ des KG.

Operative Therapie

▶ **Indikationen:** Gelenkinstabilität mit Luxationsneigung oder artikulärer Fragmentinterposition, Gelenkinkongruenz.
▶ **Operationsprinzipien:**
  ● Offene Reposition über ventralen, dorsalen oder erweiterten Zugang (*cave:* erhöhte perioperative Morbidität bei erweiterten Zugängen!). Platten- und Schrauben-OS. Bei undislozierten Frakturen auch Röntgenbildverstärker oder CT-unterstützte (evtl. Computer-navigierte) minimalinvasive Verschraubungen möglich.

- • *Totalendoprothese:* Bei geriatrischen Patienten und ausgedehnten Zerstörungen der Pfanne, speziell bei Unfähigkeit zur Teilbelastung primärer (Pfannendachschale) oder sekundärer (nach Extensionsbehandlung oder minimaler OS [ossäres Widerlager]) Hüftersatz.
- ► **Nachbehandlung:** Mobilisation mit 15 kg für 12 Wochen. Unter Thromboseprophylaxe Flexionslimite (60°) für 4 Wochen, keine Metallentfernungen.

Komplikationen

- ► **Intraoperativ:**
  - • *Ventraler Zugang:* Inguinalhernie, Verletzung des N. cutaneus femoris lateralis (14%), N. obturatorius, A. obturatoria, A./V./N. femoralis.
  - • *Dorsaler Zugang:* Verletzung des N. ischiadicus (10%), N. glutaeus superior, A. glutaea superior; Il-Zugang:
- ► **Postoperativ:** Heterotope Ossifikationen (bis 60% bei ventralen oder erweiterten Zugängen), Thromboembolie (3 – 7%), Infektion (1 – 3%), Hämatom, Implantatfehllage, sekundäre Dislokation, Pseudoarthrose.

Prognose

- ► **Heterotope Ossifikationen:** Prophylaxe durch präoperative Bestrahlung (7 – 8 Gray) und Indomethacin (50 mg/d über 3 Monate).
- ► **Hüftgelenkarthrose** (3 – 24%), abhängig von Frakturtyp (dorsaler Pfannenrand prognostisch ungünstig) und der operativ erzielten Gelenkkongruenz (anatomisch ≤ 1 mm).
- ► **Femurkopfnekrose** (3 – 5%) abhängig von der Dauer der Luxation (6-h-Grenze).

34.3 Hüftgelenksluxation

Grundlagen

- ► **Verletzungsmechanismus:** Einwirkung massiver Gewalt (Verkehrsunfall oder Sturz aus großer Höhe).
- ► **Klassifikation:**
  - • *Dorsale Luxation* (85%) durch Knieanpralltrauma bei gebeugter Hüfte („dash-board injuries").
  - • *Ventrale Luxation* (15%) durch Krafteinwirkung bei abduziertem und außenrotiertem Bein.

Klinik

- ► Starke Schmerzen, Unfähigkeit, das Bein aktiv zu bewegen, Taubheitsgefühl im Bein, Beinfehlstellung und ggf. -verkürzung (siehe Tab. 34.2).
- ► **Mögliche Begleitverletzungen:**
  - • *Frakturen* (Abscherungen am Femurkopf, SHF, Abbrüche des dorsalen Pfannenrandes), Kettenverletzungen in 40% (Kalkaneus-Fuß-Knie-Hüfte).
  - • *Dorsale Luxation:* Ischiadikusparese (10 – 20%; v. a. der N. peronaeus-Anteil).
  - • *Ventrale Luxation:* A./V./N. femoralis.

Tabelle 34.2 · **Beinstellung bei Hüftgelenksluxationen**

Luxation	Beinstellung
dorsale Luxation	*Luxatio iliaca:* Bein adduziert, innenrotiert, beide Kniegelenke eng zusammenliegend
	Luxatio ischiadica: Bein adduziert, innenrotiert, das Knie liegt auf dem Oberschenkel der gesunden Seite
ventrale Luxation	*Luxatio pubica:* Bein abduziert, außenrotiert leicht verkürzt, extendiert
	Luxatio obturatoria: Bein abduziert, außenrotiert leicht verkürzt, flexiert

Diagnostik

► **Klinische Untersuchung:** Federnde Fixation des Beines in Fehlstellung, ggf. luxierter Femurkopf von außen tastbar, DMS-Kontrolle (N. ischiadicus!).
► **Bildgebende Verfahren in der Akutdiagnostik:** Beckenübersicht.
► **Bildgebende Verfahren nach Reposition (s. u.):**
  • *Beckenübersicht und CT* (Azetabulum-, Femurkopffraktur, Fragment-Interposition).
  • *MRT:* Bei instabilem Hüftgelenk und nicht erklärbarer Weitung des Gelenksspalts (Abriss des Labrum acetabulare, freie Knorpelfragmente); im Verlauf (Femurkopfnekrose?).

! Geschlossene Reposition bei Hüftgelenksluxation

► Nach Sicherung der Vitalparameter **sofortige geschlossene Reposition** in Allgemeinnarkose und Muskelrelaxation.
► **Dorsale Luxation** (Methode nach Böhler, Abb. 34.2): Der Patient liegt auf dem Rücken, Knie und Hüfte sind jeweils um 90° gebeugt. Breite Gurte achtertourförmig um das Knie des Patienten und den Nacken des Arztes legen, der über dem Patienten steht. Fixation des Beckens durch einen Assistenten. Durch langsamen Zug in Femurlängsrichtung (Richtung Zimmerdecke), Flexion des Hüftgelenkes auf 60°, geringe Rotationsbewegungen am Unterschenkel und Adduktion springt der Hüftkopf über das Azetabulum ins Gelenk (hörbares „Schnappen"). Anschließende Stabilitätsprüfung durch Druck auf das Knie bei flektierter Hüfte.
► **Ventrale Luxation:** Rückenlage des Patienten, das betroffene Bein ist gestreckt. Längszug, Adduktion und Innenrotation.
► **Nach Reposition:**
  • DMS-, Röntgen- und CT-Kontrolle! MRT-Kontrolle nach 3 Monaten (→ Ausschluss einer Femurkopfnekrose).
  • *Stabiles Hüftgelenk:* Lagerung in flacher Schaumstoffschiene, anschließend Nachbehandlung; siehe konservative Therapie .
  • *Instabiles Hüftgelenk:* Tibiakopf-Extension, Röntgendiagnostik und definitive operative Versorgung nach 2 – 7 d.

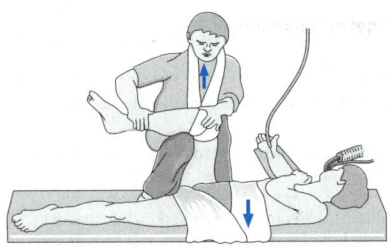

Abb. 34.2 · Reposition nach Böhler

Konservative Therapie

▶ **Indikation:** Fehlende Luxationstendenz ohne Frakturen.
▶ **Durchführung:** Mobilisation mit 15 kg Teilbelastung für 2 Wochen.

Operative Therapie

▶ **Indikationen:** Repositionshindernis (5%), Instabilität nach Reposition, Gelenkinstabilität mit Reluxationstendenz (→ evtl. temporäre Extension), Begleitverletzungen (z. B. Azetabulum-, Femurkopffraktur [Pipkin II] oder SHF).
▶ **Operationsprinzip:** Je nach Befund dorsaler, ventraler oder anterolateraler Zugang, Osteosynthese oder Gelenkdébridement.
▶ **Nachbehandlung:** Bettruhe und Thromboseprophylaxe bis Schmerzfreiheit; anschließend Teilbelastung mit 15 kg für 3 Wochen. Kontroll-MRT zum Ausschluss einer Femurkopfnekrose nach 3 Monaten (→ Titanimplantate verwenden).

Prognose und Komplikationen

▶ **Posttraumatische Arthrose:** 15% bei alleiniger Luxation, bis zu 90% bei zusätzlicher Azetabulum- oder Femurkopffraktur.
▶ **Femurkopfnekrose:** Abhängig von der Luxationsdauer 3–5% („6-h-Grenze").
▶ Postoperative Infektion, Läsion des N. ischadicus, heterotope Ossifikationen (Prophylaxe, siehe S. 598).

34.4 Femurkopffraktur

Grundlagen

▶ **Verletzungsmechanismus:** Als Begleitverletzung bei dorsalen Hüftluxationen (S. 598) oder Azetabulumfrakturen (S. 596). Häufigster Unfallmechanismus ist das Knieanpralltrauma am Armaturenbrett („Dashboard-Injury").
▶ **Klassifikation:**
  • *Abscherfrakturen eines Kopfsegments* (Einteilung nach Pipkin):
    – Typ I: Kaudal der Fovea (= außerhalb der Belastungszone).
    – Typ II: Kranial der Fovea (= innerhalb der Belastungszone).
    – Typ III: Typ I oder II mit Schenkelhalsfraktur (S. 600).
    – Typ IV: Typ I oder II mit Azetabulumfraktur (S. 596).
  • *Impressionsfrakturen* des Femurkopfs oder der subchondralen Zone.
  • *„Bone bruises"=„Knochenödeme"* (Mikrofrakturen der Trabekel): In der MRT deutlich erkennbare subchondrale/subkortikale Signaländerung (gesteigerte Flüssigkeitsansammlung und Hyperämie).
  • *Ossäre Ausrisse des Lig. capitis femoris.*

Klinik und Diagnostik (vgl. Hüftluxation, S. 598)

Konservative Therapie

▶ **Indikationen:** Pipkin-I-Fraktur bzw. ossärer Ausriss des Lig. capitis femoris ohne Repositionshindernis, Impressionsfraktur außerhalb der Belastungszone oder Knochenödem.
▶ **Durchführung:** Geschlossene Reposition, Mobilisation mit 15 kg Teilbelastung für 6 Wochen.

Operative Therapie

▶ **Operationsprinzipien:**
- *Repositionshindernis bei Pipkin-I-Frakturen bzw. ossärem Auriss des Lig. capitis femoris:* Offene Reposition und Schrauben-OS oder Fragmententfernung.
- *Pipkin-II- bis -IV-Frakturen:* Je nach Befund ventraler, dorsaler oder anterolateraler Zugang, offene Reposition, ggf. Entfernung kleiner Fragmente und Schrauben-OS des Femurkopfes. Bei Pikin-IV zusätzlich OS der Azetabulumfraktur (S. 596).
- *Pipkin-III/IV-Frakturen bei älteren Patienten und Arthrose:* Primäre oder sekundäre Hemiarthroplastik oder Totalendoprothese (S. 603).
- *Impressionsfraktur innerhalb der Belastungszone:* Operative Anhebung der Gelenkfläche und Spongiosaplastik (evtl. mit chirurgischer Hüftluxation = gezielte Freilegung des Gelenkes und Luxation des Hüftkopfes zur Beurteilung des Kopfes und des Azetabulums).
▶ **Nachbehandlung:** Bei kopferhaltender Operation mit Schrauben-OS Mobilisation mit 15 kg Teilbelastung für 8 – 12 Wochen. Kontroll-MRT zum Ausschluss einer Femurkopfnekrose nach 3 Monaten (→ Titanimplantate verwenden).

Prognose und Komplikationen

▶ Bei anatomischer Reposition und Ausbleiben einer avaskulären Femurkopfnekrose restitutio ad integrum möglich. Vgl. Azetabulumfraktur (S. 596) und Hüftluxation (S. 598).

34.5 Schenkelhalsfraktur (SHF)

Grundlagen

▶ **Verletzungsmechanismus:** Sturz seitlich auf die Hüfte bzw. das gestreckte oder abgespreizte Bein. Typische Fraktur bei *älteren Frauen* mit Osteoporose durch Sturz bei Synkope oder aus dem Bett (80%). Selten durch Hochenergieverletzungen bei *jungen Männern* (5%).
▶ **Klassifikationen:**
- *Anatomische Einteilung:* Mediale SHF (intrakapsulär), laterale (basozervikale) SHF (extrakapsulär).
- *Einteilung der medialen SHF nach Dislokationsrichtung und Stabilität:*
  – Abduktionsfraktur: Valgusstellung, meist verkeilt. Belastungsfähigkeit evtl. erhalten, geringes Risiko für Femurkopfnekrose.
  – Adduktionsfraktur: Varusstellung, Dislokation mit Beinverkürzung und Abkippen des Femurkopfes nach hinten. Dorsaler Spongiosadefekt. Erhebliches Risiko für Femurkopfnekrose.
  – Abscherfraktur: Sehr instabil. Pseudoarthrosegefahr!

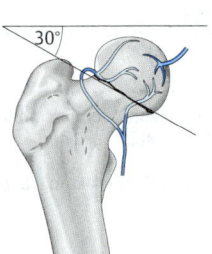 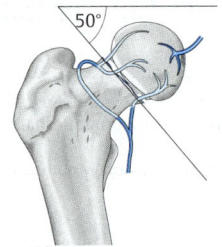 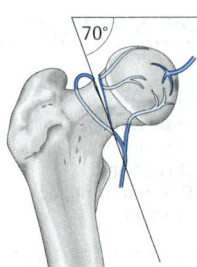

a Pauwels I   **b** Pauwels II   **c** Pauwels III

Abb. 34.3 · Klassifikation der SHF nach Pauwels

- *Prognoseorientierte Frakturstadien (= Dislokationsgrade) nach Garden:*
  - Garden I (12 %): Eingestauchte Abduktionsfraktur (valgisiert, gute Prognose).
  - Garden II (20 %): Nicht dislozierte Adduktionsfraktur.
  - Garden III (48 %): Partiell dislozierte Adduktionsfraktur ohne Zertrümmerung der dorsalen Kortikalis.
  - Garden IV (20 %): Komplette Dislokation mit Unterbrechung der Gefäßversorgung, hohe Femurkopfnekroserate.
- *Frakturtypen nach Pauwels*: Einteilung nach Neigung der Bruchebene zur Horizontalen; Aussage über Pseudarthroserisiko (nimmt von Typ I zu Typ III kontinuierlich zu):
  - Typ I; < 30°.
  - Typ II: 30–50°.
  - Typ III: > 70°.

Klinik

► **Instabile Adduktionsfrakturen:** Verkürztes (Trochanterhochstand) und außenrotiertes Bein. Schmerzen in Hüfte und/oder Leiste, insb. bei axialer Stauchung und passiver Bewegung, Verlust der aktiven Bewegung.
► **Stabile Abduktionsfrakturen** (Garden I): Keine Fehlstellung, erhaltene Beweglichkeit, evtl. ausstrahlende Schmerzen ins Kniegelenk.
► Häufig im Rahmen von Kettenverletzungen (z. B. SHF bei 5 % aller Femurschaftfrakturen).

Diagnostik

► **Klinische Untersuchung:** Befunde, s. o.
► **Bildgebende Verfahren:** Beckenübersicht, Hüfte a.p. und axial (Lauenstein). Bei pathologischen Frakturen zusätzlich Ganzaufnahme des Oberschenkels zum Ausschluss distal gelegener Osteolysen.

Konservative Therapie

► **Indikation:** Garden I mit axialer Dislokation des Femurkopfs nach dorsal < 10°.
► **Durchführung:** Lagerung des Beines in flacher Schaumstoffschiene (Außenrotation vermeiden!). Thromboseprophylaxe! Schmerzabhängige Mobilisation mit engmaschiger radiologischer Nachkontrollen (v. a. Erkennen einer dorsalen Dislokation).

Operative Therapie

▶ **Operationszeitpunkt:** Notfallmäßig bei kopferhaltender Operation einer dislozierten Fraktur, ansonsten programmierte Operation.
▶ **Kopferhaltende Osteosynthese:**
- *Indikationen:* Garden I mit axialer Dislokation des Femurkopfs nach dorsal $> 10°$, Garden II–IV bei Patienten < 65 Jahren, ggf. Garden II bei Patienten > 65 Jahren.
- *Operationsprinzip:* Gedeckte oder offene Reposition, perkutane oder offene Schrauben-OS mit Spongiosaschrauben; alternativ DHS (S. 564) bei medialer, v. a. bei lateraler SHF.
▶ **Alloplastischer Ersatz:**
- Hemiarthroplastik mit monopolarer (Femurkopfprothese) bzw. bipolarer (Duokopf-)Prothese: Garden II–IV bei Patienten > 65 Jahren, nach Scheitern einer konservativen oder kopferhaltenden operativen Therapie.
- Totalendoprothese bei zusätzlich vorbestehender Koxarthrose.
▶ **Nachbehandlung:**
- *Kopferhaltender OS:* Frühfunktionelle Nachbehandlung mit 15 kg Teilbelastung für 12 Wochen bei kooperativen Patienten (Thromboseprophylaxe!), ansonsten Vollbelastung.
- *Alloplastischer Ersatz:* Sofortige Vollbelastung.

Prognose und Komplikationen

▶ **Nach konservativer Therapie:** Sekundäre Dislokation (15%), Femurkopfnekrose (10–20%).
▶ **Nach operativer Therapie:** Bei kopferhaltender OS sekundäre Dislokation (5%), Femurkopfnekrose (30%), Pseudarthrose (5%); in 15% sekundäre Prothese nötig, Luxationen nach Frakturprothesen 4-mal häufiger als nach Totalprothesen bei Coxarthrose.
▶ **Perioperative Letalität:** 5% (v. a. tiefe Beinvenenthrombose, Lungenembolie, Pneumonie, Wundinfektion oder Protheseninfektion).

34.6 Pertrochantäre Femurfraktur

Grundlagen

▶ **Verletzungsmechanismus:** Siehe SHF (S. 600).
◻ **DD:**
- *Pertrochantäre Femurfraktur:* Proximale Oberschenkelfraktur, deren Bruchzone durch Trochanter major und minor verläuft.
- *Laterale SHF* (S. 600): Bruchzone verläuft oberhalb der Trochanteren, liegt aber außerhalb der Gelenkkapsel.
- *Subtrochantäre Femurfraktur:* Die Bruchzone beginnt unterhalb der Trochanteren und reicht bis zum Übergang proximales – mittleres Schaftdrittel.
▶ **AO-Klassifikation (31 A)** (Einteilung nach der Stabilität):
- *A1:* Einfache pertrochantäre Fraktur (stabil, eine Bruchlinie, gute mediale Abstützung).
- *A2:* Pertrochantäre Mehrfragmentfraktur (Tochanter minor völlig ausgebrochen, mediale Abstützung fehlt).
- *A3:* Intertrochantäre Fraktur (einfache oder schräge Mehrfragment- oder Querfraktur, „reversed fracture").
◻ **„reversed fracture":** Die Hauptfrakturebene verläuft umgekehrt, d. h. nicht in der Linie Trochanter major → Trochanter minor. Diese Frakturen sind hochgradig instabil.

Klinik und Diagnostik

► **Klinik:** Verkürztes und außenrotiertes Bein mit Verlust der Hüftbeweglichkeit; Rotations- und Stauchungsschmerz.
► **Diagnostik:**
- *Klinische Untersuchung:* Befunde s. o.
- *Röntgen:* Beckenübersicht, Oberschenkel a.p. (axiale (Lauenstein) Aufnahme schmerzhaft und verzichtbar!).

Konservative Therapie

► **Indikation:** Nur bei undislozierter oder unvollständiger Fraktur.
► **Durchführung:** Mobilisation mit 15 kg Teilbelastung für 6 Wochen mit Röntgenkontrollen (*cave:* Sekundäre Dislokation!).

Operative Therapie

► **Indikation:** Pathologische und dislozierte Fraktur.
► **Vorbereitung:** Rückenlage, Extensionstisch, gedeckte (Innenrotation, Längszug und Abduktion, evtl. leichte Flexion in Hüfte) oder offene Reposition.
► **Verfahrenswahl abhängig vom Frakturtyp.**
- *Dynamische Hüftschraube* (S. 564): V.a. bei A1-Frakturen. Bei zusätzlichem Abriss des Trochanter major DHS mit Zuggurtung oder Trochanterabstützplatte.
- *Gamma-Nagel oder proximaler Femurnagel* = PFN: Instabile und subtrochantäre (spezieller langer Gamma-Nagel bzw. PFN) Frakturen. Da der Kraftträger intramedullär liegt, ist keine mediale Abstützung der Fraktur notwendig, das Gleitschraubenprinzip bleibt dennoch gewahrt.
- *Winkelplatten-Osteosynthese* (95°-Kondylenplatte): Geeignet bei „reversed fractures" oder zur Verbundosteosynthese mit Knochenzement bei pathologischer Fraktur. Bei Letzterer ist eine zusätzliche stabile mediale Abstützung durch Zement oder primäre Valgisation erforderlich.
- *Hemiarthroplastik oder Totalendoprothese:* Alternative bei zusätzlicher Femurkopfnekrose oder Coxarthrose. Trochanterrefixation mit Zuggurtung.
- *Implantatversagen nach DHS oder PFN:* Valgisationsosteotomie.
► **Nachbehandlung:**
- *DHS, Gammanagel, PFN:* Mobilisierung am 1. postoperativen Tag. Beschwerde- und schmerzorientierte Teilbelastung bis zur Vollbelastung (primär Gehwagen, später Gehstützen).

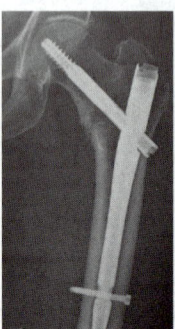
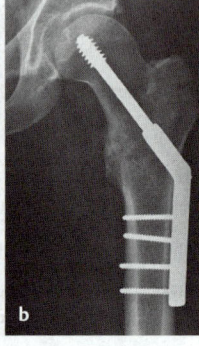

Abb. 34.4 · Pertrochantäre Fraktur: (a) Intramedulläre Osteosynthese mit Gamma-Nagel; (b) extramedulläre Osteosynthese mit DHS und 4-Loch-Platte

- *Winkelplatten-OS:* Keine Frühbelastung! Mobilisation mit 15 kg Teilbelastung für 8 – 12 Wochen.
- *Verbundosteosynthese:* Vollbelastung.

Komplikationen

► Wundinfektion (4 %), Hämatom (4 %), Implantatversagen; Pseudarthrose (4 %), Femurkopfnekrose (< 1 %). Reoperationen sind bei bis zu 10 % notwendig.

34.7 Femurschaftfraktur

Grundlagen

► **Verletzungsmechanismus:**
- Erhebliche Gewalteinwirkung, häufig bei Mehrfachfrakturen der unteren Extremität und bei Polytraumatisierten (Verkehrsunfälle, Sturz aus großer Höhe). 20 % offene Frakturen.
- Pathologische Frakturen bei Tumorpatienten; zunehmend periprothetische Frakturen.

► **AO-Klassifikation der Schaftfrakturen (Femurschaft = 32 A – C):**
- *A* = einfache Bruchform mit 2 Fragmenten: A1 = spiralförmig; A2 = schräg; A3 = quer.
- *B* = 2 Hauptfragmente (mit Kontakt zueinander) und 1 zusätzliches Keilfragment: B1 = Drehkeil; B2 = Biegungskeil; B3 = Keil fragmentiert.
- *C* = komplexe Fraktur mit zusätzlichen Fragmenten, Hauptfragmente ohne Kontakt zueinander: C1 = spiralförmig; C2 = etagenförmig; C3 = irregulär.

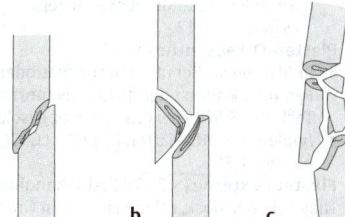

Abb. 34.5 · Schema zur AO-Klassifikation der langen Röhrenknochen   **a**   **b**   **c**

Klinik

⯈ *Cave:* Hoher Blutverlust auch bei isolierter Femurfraktur.
► Beinverkürzung und Verformung des Oberschenkels. Pathologische Beweglichkeit, starke Schmerzen, Unfähigkeit zur Hüft- und Kniebeugung.

Diagnostik

► Management gemäß ATLS®-Protokoll (S. 129).
► **Klinische Untersuchung:** Befunde s. o. Beurteilung des Weichteilschadens (S. 551), DMS-Kontrolle (ggf. Dopplersonographie); auf Zeichen eines Kompartmentsyndroms achten, ggf. Logendruckmessung (S. 566).

▶ **Röntgen:** Femur in 2 Ebenen, zusätzlich Hüft- (Beckenübersicht a.p.) und Kniegelenk in einer Ebene.
▶ **Angiographie:** Bei peripherer Pulslosigkeit und fehlendem Dopplersignal.

Konservative Therapie

▶ Volumenersatz (S. 75)!
▶ Kinder bis zum 3. Lj: Siehe S. 763.

Operative Therapie

▶ **Indikationen:** Femurschaftfrakturen bei Patienten > 3. Lj.
▶ **Vorbereitung:** Rücken- oder Seitenlagerung mit oder ohne Extensionstisch.
▶ Die **Verfahrenswahl** ist abhängig vom Frakturtyp, Begleitverletzungen, Patientenalter und Weichteilschaden.
▶ **Marknagel-Osteosynthese** (S. 562): Verfahren der Wahl bei diaphysären oder vielen metaphysären Femurfrakturen, Pseudarthrosen. Als zentraler Kraftträger und biologische Osteosynthese (minimal-invasiv, siehe S. 561). Primär oder sekundär nach Fixateur externe (s. o.).
  ● *Schaftfrakturen im 2.–4. Schaft-Fünftel:* Antegrade Marknagelung. Statische Verriegelung (S. 562) bei B- und C-Typ-Frakturen; dynamische Verriegelung (S. 562) bei A3-Frakturen; keine Verriegelung bei kurzen A2-Frakturen und Pseudarthrosen.
  ● *Subtrochantäre Femurfrakturen:* Marknagel mit modifizierbarer proximaler Verriegelung (z. B. unaufgebohrter Femurnagel [UFN] mit antegrader 130°-Verriegelung oder „spiral-blade"-Verriegelung, langer proximaler Femurnagel [PFN] und Gamma-Nagel).
  ● *Distale Femurfrakturen, zusätzlich komplexe Knieverletzung, Verlegung des antegraden Zugangs* (z. B. Hüftendoprothese): Retrograde Marknagelung mit Standard- oder Spiralklingenverriegelung (z. B. distaler Femurnagel [DFN]).
    – Kinder (3.–12. Lj.).
▶ **Platten-Osteosynthese** (S. 561):
  ● *Indikationen:* Bei offenen (primär oder als Verfahrenswechsel) subtrochantären Femurfrakturen oder distaler Femurfraktur. Als eingeschobene Platte in MIPPO-Technik (S. 561) bei offener oder geschlossener Trümmerfraktur.
  ● *Implante:* DC-Platten (S. 562), LC-DC-Platten (S. 561), LC-Platten, 95°-Winkelplatten, LISS.
▶ **Fixateur externe** (S. 563): Erstbehandlung beim Polytrauma mit schwerem hämorrhagischen Schock, offene Frakturen Grad III, logistische Gründe (bessere Lagerung auf Intensivstation), sekundär bei Komplikationen anderer Primärverfahren (z. B. Weichteilinfektionen, Osteomyelitis). Als definitives Verfahren bei Kindern ab 3. Lj. (S. 763).
▶ **Hinweis:** Frühzeitiger (innerhalb 2 Wochen) Verfahrenswechsel meist auf Marknagelung.

Nachbehandlung

▶ **Marknagel-OS:** Nach Marknagelung ohne oder mit dynamischer Verriegelung Vollbelastung, bei statischer Verriegelung 15 kg Teilbelastung für 2–4 Wochen, danach evtl. Dynamisierung und Aufbelasten. Metallentfernung frühestens nach 2 Jahren.
▶ **Platten-OS:** Mobilisation mit 15 kg Teilbelastung für 10–12 Wochen. Röntgenkontrollen und Steigerung der Belastung. Wenn nach 12 Wochen keine Konsolidierung (verzögerte Knochenheilung, S. 564) eingetreten ist, zusätzliche Spongiosaplastik oder Verfahrenswechsel auf Marknagel. Metallentfernung frühestens nach 2 Jahren.

Prognose und Komplikationen

▶ **Frühe Komplikationen:** Lagerungsschäden, Kompartmentsyndrom (S. 565), tiefe Beinvenenthrombose, akutes Lungenversagen (ARDS).
▶ **Späte Komplikationen:**
- Infektion (Fixateur externe in 5 %=Pin-tract-Infektion, Platte in 5–10 %, Nagel <2 %), Implantatlockerungen oder -bruch, Pseudarthrose, Achsenfehlstellungen, Drehfehler (10 % > 10°, Toleranz 15°), Beinverkürzungen > 1 cm (10 %).

34.8 Distale Femurfraktur

Grundlagen

▶ **Verletzungsmechanismus:**
- *Junge Patienten:* Hochrasanztrauma (Polytrauma); häufig offene Trümmerfrakturen (40 %).
- *Ältere Patienten:* Bagatellunfälle bei osteoporotischem Knochen, zunehmend periprothetische Frakturen.
▶ **AO-Klassifikation** (33 A–C):
- *A1–A3:* Extraartikuläre Fraktur (1 =einfach; 2 =Keil; 3 =Trümmerfraktur).
- *B1–B3:* Intraartikuläre, monokondyläre Fraktur (1 =lateral/sagittal; 2 =medial/sagittal; 3 =frontal).
- *C1–C3:* Intraartikuläre, bikondyläre Fraktur (1 =Spaltfraktur; 2 =einfach artikulär/metaphysär mehrfragmentär; 3 =Trümmerfraktur).

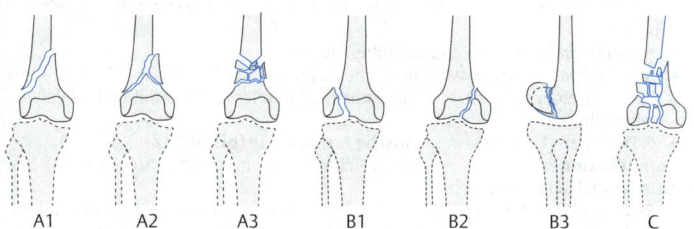

A1   A2   A3   B1   B2   B3   C

Abb. 34.6 · Distale Femurfraktur (siehe Text)

Klinik

☐ *Leitsymptome:* Verformte Kniekontur und Achsenabweichung, Schwellung, Gehunfähigkeit, starke Schmerzen.
▶ **Lokale Begleitverletzungen:** Patellafrakturen (15 %), Band-, Meniskus- oder Knorpelabscherverletzungen (sog. „flakes") (je 10 %), Nerven- oder Gefäßverletzungen (selten).
▶ Kettenverletzungen in 20 %.

Diagnostik

▶ **Röntgen:** Kniegelenk in 2 Ebenen, zum Ausschluss von Begleitverletzungen auch proximales Femur und Becken.
▶ **Dopplersonographie, Angiographie:** Bei V. a. Gefäßverletzungen.

Operative Therapie

► **Verfahrenswahl** abhängig vom Frakturtyp:
► **A-Frakturen:**
  • *A1-Frakturen:* Kondylen-Platten-OS mit Zugschraube.
  • *A2/A3-Frakturen:* Kondylen-Platten-OS, eingeschobenes LISS oder retrograde Marknagelung (DFN).
► **B-Frakturen:**
  • *B1- oder B2-Frakturen:* Zugschrauben-OS mit zwei 6,5-mm-Spongiosaschrauben + Abstützplatte.
  • *B3-Frakturen:* Spongiosazugschrauben-OS von vorne, bei maximaler Kniebeugung evtl. auch von dorsal (Schraubenköpfe im Knorpel versenkt).
► **C-Frakturen:** Rekonstruktion des Gelenkblocks mittels Schrauben-OS. Anschließend über offenen Zugang Kondylen-Platten-OS bzw. als minimalinvasives Verfahren eingeschobene Platte (LISS). Evtl. metaphysär primäre oder sekundäre Spongiosaplastik oder primäre Verkürzung bei metaphysärer Trümmerzone.
► **Polytrauma, offene Frakturen Gustilo III, rasche Skelettstabilisierung vor revaskularisierendem Eingriff:** Temporärer kniegelenksüberbrückender Fixateur externe.

Nachbehandlung

► Lagerung in 30–45°-Kniebeugung, Thromboseprophylaxe.
► Passive Mobilisierung ab 3./4. Tag post OP auf Bewegungsschiene, 15 kg Teilbelastung für 8–10 Wochen, bei Trümmerfrakturen 12 Wochen.

Prognose und Komplikationen

► **Prognose:**
  • *A-Frakturen:* I.d.R. problemlose Abheilung.
  • *B-Frakturen:* Selten posttraumatische Arthrose, die laterale B-3-Fraktur führt häufig zu einer sekundären Dislokation mit lateraler Knieinstabilität und Valgusfehlstellung.
  • C-Frakturen: Hohe posttraumatische Arthroserate (bis zu 60%).
► **Komplikationen:** Infekte je nach Weichteilschaden, Pseudarthrosen (10%) und posttraumatische Arthrose.
  • *Retropatellararthrose* (50%) infolge primären Knorpelverletzungen; sog. „*laterales Hyperpressionssyndrom*" der Patella durch Narbenzug im Zugang (→ „lateral release"), Rezessusverklebung mit Bewegungseinschränkung (→ arthroskopische Arthrolyse).
  • *Achsenfehlstellungen:* Behinderte Kniestreckung bei Rekurvationsstellung der Kondylenrollen (▶ **Merke:** Dies kann verhindert werden, indem bei der OS der M. gastrocnemius durch ca. 30°-Flexion im Kniegelenk entlastet wird; bei >15° suprakondyläre antekurvierende Korrekturosteotomie).

34.9 Patellafraktur

Grundlagen

► **Verletzungsmechanismus:**
  • Meist Kombination aus direkter und indirekter Gewalteinwirkung bei „dashboard"-Verletzung (Knieanpralltrauma) oder Sturz auf gebeugtes Knie.
  • Osteochondrale Abscherfraktur bei Patellaluxation (S. 610).

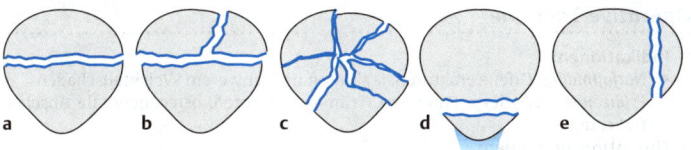

Abb. 34.7 · Patellafrakturen: (a) Querfraktur; (b) Mehrfragmentfraktur; (c) Trümmerfraktur; (d) Polfraktur (extraartikulär); (e) Längsfraktur

► **Klassifikation:**
- *Nach Bruchlinienverlauf, Fragmentanzahl und Gelenkbeteiligung:* Siehe Abb. 34.7.
- *Nach Dislokationsgrad:* Dislozierte (Stufenbildung >2 mm oder Diastase >3 mm); undislozierte, intraligamentäre Frakturen.

Klinik

☐ *Leitsymptom:* Unfähigkeit, das Bein zu strecken bzw. gestreckt zu halten (*cave:* Restfunktion durch Reservestreckapparat [Retinakulum]), Schmerzen, Instabilitätsgefühl.
► Lokale Frakturzeichen (Hämatom, Schmerzen), tastbare Delle (Fragmentdiastase), Gelenkerguss. Schürfungen und offene Wunden; hoher Anteil von offenen Frakturen und Frakturen mit geschlossenem Weichteilschaden.

Diagnostik

► **Klinische Untersuchung:** Befunde, s. o.
► **Röntgen** in 3 Ebenen (tangential jedoch oft nicht möglich). *DD* → Patella bipartita oder tripartita (typischerweise superior-lateral und beidseitig → Vergleichsaufnahme der gesunden Seite).

Konservative Therapie

► **Undislozierte (intraligamentäre) Frakturen:** Flexionslimite bis 40° für 3 Wochen, danach Steigerung, 15 kg Teilbelastung für 6 Wochen.
► **Massiver Hämarthros:** Kniegelenkpunktion unter strenger Asepsis zur Schmerzlinderung, besser evtl. arthroskopische Spülung, dabei auch Beurteilung der Stufenbildung und Diastase.

✔ **Durchführung einer Kniegelenkpunktion**

► **Lagerung:** Leichte Beugestellung des Kniegelenks mit Unterpolsterung der Kniekehle.
► **Punktion:** In Lokalanästhesie Einstich 2 Querfinger lateral und oberhalb der kranialen Begrenzung der Patella.
► Zügiges Vorschieben der Kanüle durch die fibröse Gelenkkapsel.
  ☐ *Hinweis:* Beim Erreichen des Gelenkraums spürt man ein deutliches Nachlassen des Widerstandes.
► Aspirieren der Gelenkflüssigkeit unter konzentrischem Ausstreichen des Gelenkraums (vollständige Entleerung!).
☐ *Beachte:* Auf steriles Arbeiten achten!

Operative Therapie

▶ **Indikationen:**
- *Notfallmäßig:* Offene Frakturen, Frakturen mit schwerem Weichteilschaden.
- *Frühzeitig:* Dislozierte Frakturen, Trümmerfrakturen, osteochondrale Abscherfrakturen.

▶ **Operationsprinzipien:**
- *Dislozierte Frakturen:* Reposition, Zuggurtung (S.559) oder Zugschrauben (S.560), selten Cerclage.
- *Trümmerfrakturen, die nicht exakt reponiert werden können:* Partielle Patellektomie und Refixation der Patellar- bzw. Quadrizepssehne.
- ▣ *Hinweis:* Totale Patellektomie mit Quadrizepsplastik nur in Ausnahmesituation.
- *Osteochondrale Frakturen bei Patellaluxationen:* Arthroskopisches Shaving (Glätten, Débridement), evtl. offene Refixation von großen Fragmenten.

▶ **Nachbehandlung:** Thromboseprophylaxe, isometrische Quadrizepsübungen, Bewegungsschiene, aktive Bewegungsübungen sobald wie möglich. 15 kg Teilbelastung oder axial Vollbelastung für 6 Wochen je nach Fraktur.

Prognose und Komplikationen

▶ **Prognose:** Frakturkonsolidierung in 6 – 8 Wochen.
▶ **Komplikationen:**
- Wundheilungsstörungen, Infektion, Lockerung des OS-Materials, Redislokation.
- Beuge- oder Streckdefizit: Nicht tolerabel → erhöhter retropatellärer Anpressdruck → frühzeitig arthroskopische Arthrolyse, evtl. laterales Retinaculum-„release".
- Pseudarthrose (partielle Patellektomie), bewegungsabhängige Schmerzen, Retropatellararthrose (totale Patellektomie).
- Complex regional pain syndrome (CRPS, S.567).

34.10 Verletzungen des Kniestreckapparates

Grundlagen

▣ *Hinweis:* Zum Kniestreckapparat gehören die Quadrizeps- und Patellarsehne und die Retinacula.

▶ **Verletzungsmechanismus der Sehnenrupturen:**
- Direkte (stumpf oder scharf) oder indirekte (Anspannungstrauma gegen Widerstand) Krafteinwirkung.
- Gehäuft bei Stoffwechselstörungen oder iatrogen durch wiederholte Steroidinjektionen. Häufig bei älteren Patienten mit degenerativen Sehnenveränderungen durch Mikrotraumen.
- *Patellarsehnenruptur:* Intraligamentäre Verletzung bei Kniegelenksluxation, unterer Patellapolabriss, Abriss von der Tuberositas tibiae (selten); bei Kindern: Abriss des Lig. patellae mit Knorpelbeteiligung („sleeve fracture") oder Abrissfraktur der Apophyse der Tuberositas tibiae.

▶ **Verletzungsmechanismus der lateralen Patellaluxation (PL):**
- *Pathomechanismus:* Lateralzug des M. quadriceps bei forcierter Innenrotation des Femurs, außenrotierter Tibia und flektiertem Kniegelenk. I.d.R. spontane Reposition bei Kniegelenksstreckung. Durch Zerreißung des medialen Retinaculums luxiert die Patella über den lateralen Femurkondylus. In 5% → osteochondrale Abscherfrakturen an der medialen Patellakante und am lateralen Femurkondylus.
- *Prädisposition:* V.a. bei Jugendlichen im Wachstumsalter.

- *Einteilung:*
  - Akute traumatische PL: Durch direkte Krafteinwirkung, sehr selten.
  - Akute dispositionelle PL: Patella- oder Femurkondylen-Dysplasie, Genu valgum oder recurvatum (großer femorotibialer sog. „Q-Winkel"), Patella alta, vermehrte Femurantetorsion und -innenrotation).
  - Rezidivierende PL: Bagatelltrauma bei Disposition.
  - Habituelle (kongenitalen) PL.

Klinik

▶ **Sehnenrupturen des Streckapparates:** Häufig geringe Schwellung oder Schmerzen. Aktives Streckdefizit, Unfähigkeit des sicheren Einbeinstandes, tastbare Delle an der Rupturstelle.
▶ **Patellaluxation:**
  - *Nicht spontan reponiert:* Tastbare Fehlstellung der Patella und fixierte Knie-Beugestellung, sehr schmerzhaft.
  - *Nach spontaner Reposition:* Lokaler Druckschmerz am medialen Retinaculum, abnorme Verschieblichkeit der Patella (*cave:* Reluxationstendenz), Hämarthros.

Diagnostik

▶ **Röntgen** des Knies in 3 Ebenen (a.p., seitlich, Patella tangential):
  - *Patellahochstand* bei Patellarsehnenruptur, nach Patellaluxation.
  - *Patellatiefstand* bei Quadrizepssehnenruptur.
  - *Verkippung der Patella nach lateral* in der Tangentialsicht nach Patellaluxation.
  - *Dysplasiezeichen.*
▶ **Sonographie:** Darstellung der Ruptur.
▶ **Diagnostische Arthroskopie:** Bei Patellaluxation zur Entfernung des Hämarthros und Beurteilung des Knorpels. Im Anschluss ggf. therapeutische Arthroskopie.
▶ **MRT:** Ausschluss einer osteochondraler Fraktur bei Patellaluxation.

Konservative Therapie

▶ **Inkomplette Rupturen der Quadrizepssehne:** Oberschenkeltutor (S. 48) in Streckstellung für 4–6 Wochen; Thromboseprophylaxe!
▶ **Erstmalige Patellaluxation** nach Ausschluss einer osteochondralen Fraktur mittels MRT: Evtl. Kniegelenkspunktion (S. 609) zur Entlastung des Hämarthros. Funktionelle Nachbehandlung mit Flexionslimite von 30° für 3 Wochen.

Operative Therapie

▶ **Akute Strecksehnenruptur:** Mediane Inzision und transossäre Sehnennaht mit kräftigem langzeitresorbierbarem Nahtmaterial (z. B. PDS). Bei Patellarsehnenruptur wird zur Verminderung der Zugbelastung zusätzlich eine Drahtcerclage (McLaughlin-Drahtschlinge) zwischen Patella und Tuberositas angebracht.
▶ **Laterale Patellaerstluxation:**
  - *Therapeutische Arthroskopie:* Arthroskopisch unterstützte Retinaculumnaht und Débridement von kleinen osteochondralen Frakturen. Refixation größere Fragmente.
  - *Evtl. offene Retinaculumnaht:* Geringere Rezidivquote (2% versus 8% arthroskopisch).
  - ▶ *Hinweis:* Eine zusätzlich laterale Retinakulotomie („lateral release") mindert die Rezidivrate nicht.
▶ **Rezidivierende laterale Patellaluxation:** Bei lateralisierter Patella erfolgt in offener Technik eine Medialisierung (ca. 20°) des Lig. patellae-Ansatzes an der Tuberositas tibiae, Fixation mit Schrauben-OS (OP nach Emsley) mit Längsspaltung des

lateralen Retinaculums (="*lateral release*") und medialer Retinaculumraffung und Vastus-medialis-obliquus-Plastik (VMO-Transfer).

Nachbehandlung

► **Quadrizepssehnenruptur:** Oberschenkeltutor für 6–8 Wochen (Thromboseprophylaxe), axiale Vollbelastung, danach intensive Bewegungsübungen.
► **Patellarsehnenruptur:** Frühfunktionelle Nachbehandlung mit 15 kg Teilbelastung und 30° Flexionslimit für 6 Wochen, anschließend Belastungsaufbau und Bewegungssteigerung bis zur Vollbelastung nach 12 Wochen; Metallentfernung nach 3–6 Monaten.
► **Laterale Patellaluxation:** Oberschenkeltutor (S. 48) in Streckstellung für 2 Wochen, danach passive Bewegungsübungen mit Flexionslimite von 60° für 4 Wochen.

34.11 Verletzungen des Kniebandapparates

Grundlagen

► **Funktionen:**
- Das *vorderes Kreuzband (VKB)* wirkt vor allem einer ventralen Subluxation in Streckstellung entgegen.
- Das *hintere Kreuzband (HKB)* wirkt einer dorsalen Subluxation in Beugestellung entgegen (▶ *Merke:* Wegen der rotationsnahen zentralen Position und der mechanischen Stärke ist das HKB das „wichtigste" Band des Kniegelenks.
- *Das mediale Seitenband (Lig. collaterale mediale; LCM)* ist der Hauptstabilisator gegen Valgusstress.
- *Das laterale Seitenband (Lig. collaterale laterale; LCL)* wirkt Varusstress entgegen. Unterstützt wird es hierbei vom Tractus iliotibialis, dem Lig. arcuatum und dem M. popliteus.

► **Verletzungsmechanismus:**
- *Vorderes Kreuzband* (90%): Verletzungen (intraligamentäre Elongation, Partial- oder Totalruptur, ossärer Ausriss) treten bei den verschiedensten Unfallmechanismen auf. Typisch: Forcierte Valgusflexion mit Außenrotation oder eine Varusflexion mit Innenrotation.
- *Hinteres Kreuzband* (10%): Im Rahmen von komplexen Knieverletzungen nach Hochrasanztraumen („dash-board injury", Knieanpralltrauma).
- ▶ *Hinweis:* Häufig sind Kombinationsverletzungen der verschiedenen Bänder untereinander oder mit Verletzungen der Menisken (→ anatomische Verbindungen des vorderen und hinteren Kreuzbandes mit dem Meniscus medialis und lateralis und des medialen Seitenbandes mit dem Meniscus medialis. Typische Verletzung ist das sog. *„unhappy triad":* Anteromediale Instabilität bei vorderer Kreuzbandruptur, Innenbandruptur und Innenmeniskusläsion.

Klinik

► **Vorderes Kreuzband:**
- Im Moment des Unfalls „Zerreißgefühl" mit Schmerzen, „Krachen" und anschließendem Weggehen des Kniegelenks („giving-way").
- Hämarthros, Streckhemmung oder eigentliche Blockade durch Korbhenkelriss des Meniskus (in 40–50% als Begleitverletzung), osteochondrale Fragmente, Einklemmung des VKB-Stumpfs.
► **Hinteres Kreuzband:** Intraligamentäre HKB-Verletzungen, speziell nach Hochrasanztrauma werden häufig klinisch verkannt. Lediglich knöcherne Bandausrisse

werden primär diagnostiziert. Bei chronischer posteriorer Instabilität diffuse Schmerzen.

► **Mediales Seitenband:** Typischer Druckschmerz am medialen Femurepicondylus.
► **Laterales Seitenband:** Gut palpabel in „Viererposition" (Schneidersitz). Isolierte Verletzungen sind sehr selten; praktisch immer gravierende Kombinationsverletzungen mit posterolateraler Instabilität.

Klinische Diagnostik (Stabilitätsprüfung)

► **Vorderes Kreuzband:**
• *Vorderer Schubladen-Test in 90°-Flexion:* Ventrale Translation mit weichem Anschlag der Tibia bei 90° gebeugtem Knie und 45° gebeugter Hüfte spricht für chronische VKB-Insuffizienz.
▶ *Beachte:* Bei frischer Ruptur der Kreuzbänder ist der Schubladentest aufgrund der schmerzbedingten Muskelverspannung nicht möglich.
• *Lachmann-Test:* Patient liegt auf dem Rücken und beugt das Knie um 15–30°. Der Untersucher hält den Oberschenkel fest und zieht die Tibia nach vorne. Eine ventrale Translation von >5 mm ohne harten Anschlag (weicher oder fehlender Anschlag) spricht für eine VKB-Insuffizienz oder Ruptur.
• *Pivot-Shift-Test* (v. a. bei chronischer anterolateraler Instabilität positiv): Patient in Rückenlage mit gestreckten Beinen. Unter Zug und Innenrotation des Kniegelenks am Schienbeinkopf wird eine Subluxation des Tibiakopfes nach vorne ausgelöst und das Bein anschließend gebeugt. Liegt eine Ruptur des VKB vor, kommt es bei etwa 30°-Beugung zu einer „spontanen" Reposition („Schnappen") des nach ventral subluxierten Tibiakopfes.
► **Hinteres Kreuzband:**
• *Dorsaler Durchhang-Test:* „Nachhintenhängen" des Tibiakopfes.
• *Hinterer Schubladentest in 90°-Flexion:*
 – Isolierte HKB-Ruptur: Maximale dorsale Translation in 90°-Knieflexion und 45°-Hüftbeugung.
 – Bei posterolateraler Instabilität: In 15–30°-Kniebeugung maximale hintere Translation, in 90°-Flexion maximale posterolaterale Rotation mit minimaler hinterer Schublade.
• *Aktiver Quadrizepstest nach Daniel:* Bei Streckung gegen Widerstand aus 90°-Flexion kommt es zu einer aktiven Reposition des Tibiakopfes aus der Subluxationsstellung.
• *Reversed (umgekehrter) Pivot-Shift-Test nach Jakob:* Unter Valgusdruck durch den Untersucher Flexion des Knies auf >60°, dabei führt eine Außenrotation des Fußes zur Subluxation des lateralen Tibiaplateaus nach hinten, durch Kniestreckung unter Valgusstress „schnappende" Reposition.
► **Mediales Seitenband** – *Valgusstress in 25°-Beugestellung* (Instabilitätsprüfung): Vermehrte mediale Aufklappbarkeit in Streckung und 25°-Flexion (+: 3–5 mm; ++: 6–10 mm; +++ >10 mm).
► **Laterales Seitenband** – *Varusstresstest in Streckstellung und 25°-Beugestellung:* Vermehrte laterale Aufklappbarkeit.

Bildgebende Diagnostik

► **Röntgen des Kniegelenks in 2 Ebenen:** V. a. auf knöcherne Bandausrisse der Tuberositas tibiae und Kantenfragment am Tibiakopf („Segond-Fraktur") achten.
► **CT** bei ossären Läsionen.
► **MRT (Arthro-MRT)/diagnostische Arthroskopie:** Bei unsicherer klinischer Diagnostik, v. a. bei V.a. Meniskusläsion (S. 617).

Konservative Therapie

- ▶ **Vorderes Kreuzband:** Bei sportlich inaktiven Patienten oder Wunsch des Patienten funktionelle Nachbehandlung mit Quadrizepstraining.
- ▶ **Hinteres Kreuzband:** Bei isolierter HKB-Ruptur und dorsaler Schublade < 10 mm funktionelle Nachbehandlung mit Quadrizepstraining.
- ▶ **Mediale Seitenbandläsion:**
  - *Grad-I/II- oder isolierte Grad-III-Läsionen:* Antiphlogistische Therapie, Vollbelastung.
  - *Grad-III-Läsionen:* Bewegungsorthese. Nach 6 Wochen klingen die Beschwerden i. d. R ab.

Operative Therapie des vorderen Kreuzbandes

- ▶ **Indikationen:** Komplexe Kniebandverletzungen, sportlich aktive (< 40 J.) Patienten, gleichzeitige Meniskusnaht.
- ▶ **Operationszeitpunkt:**
  - I. d. R. werden Kniebandverletzungen elektiv nach 6-wöchiger intensiver Physiotherapie (→ vollständige aktive Streckung und Flexion > 90°, abgeklungener Gelenkserguss) und einem arthroskopischem Débridement des Kreuzband-Stumpfs durchgeführt.
  - ☐ *Ausnahmen:* Ausgeprägte Instabilität, Knieluxation (S. 616), gleichzeitiger Meniskusriss.
- ▶ **Operationsprinzipien:**
  - *Direkte Naht oder augmentierte Naht* (Pes-anserinus-Sehnen oder Fascia lata): Weniger erfolgreich als Kreuzbandersatzplastik.
  - *Autologe VKB-Plastik:* Ligamentum patellae mit Knochenblöcken („bone-tendon-bone-graft") und „Notch"-Plastik (= Erweiterung der Interkondylargrube → soll Abscheren des Transplantats vermeiden); *Alternativen:* Semitendinosus-Sehne („hamstring"-Sehne) oder Quadrizepssehne; Entnahme am gleichen oder am Gegenknie.
  - ☐ *Hinweis:* Die Auswahl des Transplantats und der Implantationstechnik (arthroskopisch vs. Mini-Arthrotomie) wird kontrovers diskutiert. Entscheidend ist eine korrekte Platzierung und Vorspannung des Transplantats, um sekundäre Instabilitäten, Impingement mit Streckdefizit, Degeneration oder eine Arthroseentstehung zu verhindern.

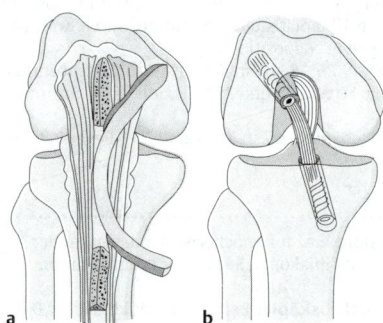

Abb. 34.8 · Ersatzplastik des vorderen Kreubandes: (a) Entnahme eines „bone-tendon-bone"-Transplantats aus dem Lig. patellae mit seiner tibialen und patellaren Knochenverankerung; (b) Das Transplantat wird durch die vorbereiteten Bohrkanäle eingezogen, die Knochenblöcke werden mit Interferenzschrauben stabil im Knochenkanal verklemmt

a   b

Operative Therapie des hinteren Kreuzbandes

► **Indikationen und Operationsprinzipien:**
  • *Knöcherne tibiale Ausrisse des HKB:* Dorsaler Zugang nach Trickey. Refixation mittels Schraube, „Krallen"-Platte oder unter Verwendung einer durch zwei getrennte Kanäle nach femoral geführten Naht.
  ☐ *Hinweis:* Die Indikation und Operationsprinzipien der *ligamentären Ruptur* werden kontrovers beurteilt:
  • *Akute (2–3 Wochen) Instabilität mit dorsaler Schublade > 10 mm:* Evtl. offene Naht mit Semitendinosusaugmentationsplastik oder HKB-Ersatzplastik (z.B. mit Patellarsehne und 2 Knochenblöcken; offen oder arthroskopisch).
  • *Chronische posteriore oder posterolaterale* (komplexe Schädigung von HKB und dorsolateralem Kapselkomplex) *Instabilität mit dorsaler Schublade > 10 mm:* HKB-Ersatzplastik.
  • *Chronische Instabilität und Genu varum:* Valgus-Osteotomie; ggf. spätere HKB-Ersatzplastik mit zusätzlicher posterolateraler Stabilisierung (Bizepstenodese).

Operative Therapie des medialen Seitenbandes

► **Indikationen und Operationsprinzipien:**
  • *Leistungssportler, Genu valgum, Z.n. medialer Totalmeniskektomie mit isolierter Grad-III-Läsion, ossäre Ausrisse mit Diastase > 3 mm, Kombinationsverletzungen mit therapiepflichtigen Meniskusrissen:* Adaptationsnaht mit evtl. Augmentationsplastik.
  • *Ausrissverletzungen:* Rahmen-, Ankernaht, Schrauben- oder „Krallen"-Platten-OS.
  ☐ *Hinweis:* Bei begleitenden Kreuzbandläsionen ohne Meniskusriss kann i.d.R auf eine Seitenbandnaht verzichtet werden.

Nachbehandlung

► **Nach Naht oder Ersatzbandplastik des vorderen Kreuzbandes:** Bewegungsschiene (0°–0°–90°), axiale Vollbelastung, isometrische Quadrizepsübungen, Kraftaufbau nach 6 Wochen.
► **Nach Naht/Augmentation oder Ersatzbandplastik des hinteren Kreuzbandes mit/ohne Seitenbandverletzung oder bei isolierter Seitenbandverletzung:** Postoperativ intensive Physiotherapie mit 15 kg Teilbelastung für 1 Woche, anschließend Vollbelastung mit Flexionslimite (CPM 0°–0°–60) für 4 Wochen.

Prognose und Komplikationen

► **Allgemeine Arthroskopiekomplikationen:** Hämarthros, Blutungen aus Stichkanälen, Nervenläsionen im Portalbereich, Infektionen.
► **Kreuzbandersatzplastik:**
  • Bei VKB in 90% gutes Ergebnis mit sekundärem Schutz vor Meniskusfolgeläsionen, bei HKB-Ersatz in 50% nicht zufrieden stellend.
  • Streckdefizit, Quadrizepsatrophie, Restinstabilität, Reruptur.
  ☐ *Hinweis:* Patellarsehnen-Transplantat → größere Stabilität, aber Gefahr der Patellafraktur- oder Patellarsehnenruptur (1%), Entnahmemorbidität (Schmerzen, Verletzung des Ramus infrapatellaris des N. saphenus) und in bis zu 40% Arthrofibrose (5–15%).

34.12 Kniegelenksluxation

Grundlagen

▶ **Verletzungsmechanismus:**
- Hochenergetische Sport- (z. B. Skifahren) und Verkehrsunfällen (Knieanprall-trauma) mit entgegenwirkender Kraft auf Tibia und Femur. Dabei kommt es zur vollständigen Zerreißung des VKB, HKB und der Kapsel-Band-Strukturen an mindestens einer Stelle (medial oder lateral).
- ◪ *Beachte:* Die Kniegelenksluxation ist ein **dringender Notfall**, häufig liegen gleichzeitig Gefäß-Nerven- und offene Verletzungen (je ca. 20 – 30%) vor.

▶ **Einteilung:** Dorsale > ventrale Knieluxation (= Luxationsrichtung des Tibiakopfes in Relation zum Femur).

Klinik

▶ Fehlstellung, Instabilität. Durch starke Kapselzerreißungen oft fehlender Hämarthros. Hinweise durch diffuse Schmerzen, Weichteilschwellung, Ekchymosen in der Fossa poplitea, Femur- und Tibiafrakturen oder Mehrfachverletzungen.

◪ *Cave:* Nach Spontanreposition an der Unfallstelle kann eine Knieluxation übersehen werden.

Diagnostik

▶ **Klinische Untersuchung:**
- *Stabilitätsprüfung* (S. 613). ◪ *Beachte:* Häufig sehr schmerzhaft, Untersuchung ggf. in Narkose.
- *DMS-Kontrolle:* Durchblutung, Motorik und Sensibilität überprüfen (→ Begleit-verletzungen der A. poplitea [bis zu 40%], N. peroneus [15 – 35%], N. tibialis).
- Auf Zeichen eines *Kompartmentsyndroms* achten, ggf. Logendruckmessung (S. 566).

▶ **Doppler-Sonographie der Bein- und Fußarterien.**

▶ **Röntgen Knie in 2 Ebenen.**

▶ **Evtl. Angiographie** nach Reposition: Dadurch jedoch keine OP-Verzögerung (6-h-Grenze); Durchführung ggf. auch intraoperativ.

Operative Therapie (in der angegebenen Reihenfolge)

▶ Sofortige **geschlossene Reposition** in Narkose. Vor und nach Reposition Prüfung des neurovaskulären Status.

▶ Anschließend **Immobilisation des Kniegelenks** mit gelenküberbrückendem Fixateur externe.

▶ Im Anschluss **gefäßchirurgische Versorgung**. Darstellung der gesamten A. poplitea und Rekonstruktion mittels Kunststoffgraft oder kontralateral entnommener V. saphena magna.

▶ Im Anschluss **Fasziotomie** sämtlicher vier Kompartimente bei Vorliegen oder drohendem Kompartmentsyndrom (S. 565).

▶ **Osteosynthese** von Frakturen des Femurs oder Tibiakopfes.

▶ **Kapsel-Band-Rekonstruktion** nach 2 – 3 Wochen.

▶ **Nachbehandlung:** Limitierter Bewegungsschiene (Flexions-limite von 60° für 4 Wochen) für 8 – 12 Wochen, Belastung je nach Begleitverletzungen.

Komplikationen und Prognose

▶ Amputationsrate 4 – 30%. Postischämische Schäden, Peroneus-Parese, funktionell behindernde Restinstabilität, Arthrose.

34.13 Meniskusläsion

Grundlagen

▶ **Verletzungsmechanismus:**
- *Primär traumatisch:* Kombination aus Rotation und axialer Belastung.
- *Sekundär traumatisch:* Als Folgeverletzung bei Knieinstabilität.
- *Primär degenerativer Meniskusschaden:* Inadäquates Trauma (Aufstehen aus kauernder oder sitzender Stellung) bei einem degenerativen Vorzustand (Knorpelabnützung, Varusgonarthrose).

▶ **Morphologische Klassifikation** (siehe Abb. 34.9):
- *Längsriss* (Vertikalriss); dieser kann sich zu einem *Lappenriss* bzw. einem *Korbhenkelriss* (Hinterhorn subluxiert unter Femurkondylus nach vorne) entwickeln.
- *Radiärriss* am inneren freien Rand und *Horizontalriss* in der Faserstruktur des Meniskus (v. a. bei degenerativem Meniskus).

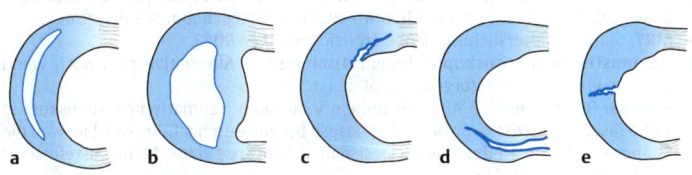

Abb. 34.9 · Typische Meniskusrisse in Aufsicht: (a) Längsriss; (b) Korbhenkelriss; (c) Hinterhornriss; (d) Vorderhornriss; (e) Querriss

Klinik

▶ *Leitsymptome:* Schmerz (durch Zug an Aufhängebändern; häufig Nachtschmerz durch unkontrollierte Rotationsbewegungen), Gelenkserguss, Blockaden (→ pathognomonisch für Korbhenkelriss), Reiben, Instabilitätsgefühl („giving-way" bei Drehbewegungen).

Klinische Diagnostik („Meniskuszeichen")

▶ *Hinweis:* Überprüft werden Druckschmerzen, Rotations-Kompressionsschmerzen und Beuge-Rotationsschmerzen. Die Tests sind unspezifisch, da das morphologische Substrat eines positiven Tests die perimeniskeale Synovialitis mit Irritation der freien Nervenendigungen ist.

▶ **Steinmann I-Zeichen:** Kniegelenk in 30° Beugung. Schmerzen im medialen Gelenkspalt bei forcierter Außenrotation (→ *Innenmeniskusläsion*) bzw. im lateralen Gelenkspalt bei forcierter Innenrotation (→ *Außenmeniskusläsion*).

▶ **Steinmann II-Zeichen:** Nach dorsal wandernder Druckschmerz bei Flexion des Knies (für medialen Meniskus leichte Außenrotation, für lateralen Meniskus leichte Innenrotation).

▶ **Bragard-Test:** Kniegelenk gebeugt. Verstärkung der Druckschmerzen am medialen Gelenkspalt durch Außenrotation und Streckung (→ *Innenmeniskusläsion*) bzw. am lateralen Gelenkspalt durch Innenrotation und Streckung (→ *Außenmeniskusläsion*).

▶ **Merke-Test** (*Rotationsschmerz mit Belastung*): Schmerzhafte Drehbewegung des Oberkörpers im Einbeinstand bei leicht flektiertem Kniegelenk. Schmerzen bei Innenrotation des Oberschenkels (→ *Innenmeniskusläsion*), bei Außenrotation (→ *Außenmeniskusläsion*).

▶ **Schmerzen bei Hyperextension bei Dorsalflexion des Fußes.**

▶ **Böhler-Krömer-Test**: Schmerz am medialen Gelenkspalt bei Adduktion im Knie (→ *Innenmeniskusläsion*) bzw. am äußeren Gelenkspalt bei Abduktion im Knie (→ *Außenmeniskusläsion*).

▶ **Payr-Zeichen:** Schmerzen im medialen Gelenkspalt bei Druck auf das gebeugte, außenrotierte Knie bei Patient im Schneidersitz (→ *Innenmeniskusläsion*).

▶ **McMurray-Test:** Patient in Rückenlage, Hüfte und Knie stark flektiert. Schmerzen bei Streckung des Knie in Außenrotation und Abduktion des Unterschenkels (→ *Innenmeniskusläsion*) bzw. in Innenrotation (→ *Außenmeniskusläsion*). „Schnappen" bei starker Flexion Hinweis für Hinterhornläsion, in Rechtwinkelstellung für Verletzung im mittleren Abschnitt.

▶ **Apley-Test:** Patient in Bauchlage, Knie 90° gebeugt. Drehung des Kniegelenks unter Zug oder Druck. Schmerz bei Außenrotation (→ *Innenmeniskusläsion*) bzw. bei Innenrotation (→ *Außenmeniskusläsion*).

Bildgebende Diagnostik

▶ **Röntgen des Knies in 2 Ebenen:** Ausschluss freier Gelenkkörper, Arthrose oder anderer Gelenkerkrankungen (Chondrokalzinose, Osteochondrosis dissecans).

▶ **MRT:** Standarduntersuchung. Hohe Treffsicherheit (>90%).

▶ **Diagnostische Arthroskopie:** Diagnostisch nur als Alternative zum MRT, wenn ohnehin ein operatives Vorgehen geplant ist.

◨ *Hinweis:* Bei Patienten < 40 J. mit hohem V. a. einen traumatischen Meniskusriss sollte rasch eine arthroskopische Diagnosesicherung durchgeführt werden, weil die Chancen auf eine Heilung beim basisnahen Längsriss dank Meniskusrefixation (S. 619) bei bis zu 80% liegen.

Konservative Therapie

▶ **Indikation:** Asymptomatische oder symptomarme (wenig Schmerzen, keine Blockaden), mithilfe der MRT diagnostizierte Meniskusrisse (kleine Längs- [5 – 10 mm] oder Radiärrisse [< 5 mm]).

▶ **Durchführung:** Physiotherapie, Antiphlogistika, Reduktion sportlicher Aktivitäten.

> ✔ **Repositionsmanöver zur Lösung einer Gelenkblockade**
>
> ◨ *Hinweis:* Gelenkblockaden entstehen häufig infolge eines Korbhenkelrisses.
> ▶ Kniegelenk maximal beugen, dann langsam strecken unter gleichzeitigem Aufklappen des betroffenen Gelenkspaltes (beim Innenmeniskusschaden Valgisation, beim Außenmeniskusschaden Varisation).
> ▶ Bei starken Schmerzen evtl. Injektion von Lokalanästhetika in die Gelenkkapsel (z. B. 1 ml Xylonest 1%).

Operative Therapie

▶ **Indikationen:** Symptomatische Meniskusläsionen, die der konservativen Therapie nicht zugänglich sind, Gelenkblockaden.

▶ **Offene Meniskus-Chirurgie:** Meniskusteilresektion oder -naht im Rahmen einer offenen Versorgung von Kapsel-Band-Verletzungen (S. 612) oder Tibiakopffrakturen (S. 619).

▶ **Arthroskopische Meniskusteilresektion:**
 • *Indikationen:* Zentrale Meniskusläsionen (avaskuläre Zone → ungeeignet für Naht → fehlende Heilung), degenerativer Meniskusschaden.
 • *Subtotale Resektion* (= Entfernung von >50%, zirkulärer Faserring bleibt erhalten): Bei nicht rekonstruierbaren, mehrfach zerissenen bzw. stark degenerativen Meniskusschäden.

- *Partielle Resektion* (> 50 % des Gewebes bleiben erhalten): Therapie der Wahl bei allen nicht nahtfähigen Meniskusläsionen.
- ▶ **Arthroskopische Meniskusrefixation:**
  - *Indikationen:* Symptomatische Längsrisse in der voll- oder teilvaskularisierten Zone bei Patienten < 40 J. (→ Reduktion des Arthroserisikos!).
  - *Technik:* „outside-in"-Technik oder „inside-out"-Technik (Fadennaht), biodegradierbare Implantate (Pfeile, Schrauben, Klammern) in „all-inside"-Technik. Förderlich ist das Anfrischen des Synovialrandes mittels „Shavers" und der Einsatz von synovialen Gewebebrücken oder Fibringerinnsels (dadurch zunehmend auch Rekonstruktionen bei zentraleren Rissen).

Nachbehandlung

- ▶ **Nach alleiniger Meniskusresektion:** Mobilisation nach Schmerzen, frühzeitige Vollbelastung.
- ▶ **Nach Meniskusrefixation:** 15 kg Teilbelastung für 6 Wochen mit Flexionslimite von 40° für 4 Wochen, keine Sportaktivitäten für 6 Monate.

Prognose und Komplikationen

- ▶ **Allgemeine Arthroskopiekomplikationen** (S. 615).
- ▶ **Bei/nach Meniskusresektion:** Abgerissene und nicht auffindbare Meniskusfragmente (häufig posteromedial).
- ▶ **Nach Meniskektomie:** Postmeniskektomie-Arthrose nach 20 Jahren.
- ▶ **Bei Meniskusnaht:** Gefäß-Nervenläsionen (N. saphenus, N. peronaeus), Reruptur (bei instabilem Kniegelenk in ca. 40 %, nach Kreuzbandplastik 5 – 10 %), bei Verwendung von Implantaten Implantatmigration, vermehrte Ergussbildung, Knorpelschäden.

34.14 Tibiakopffraktur

Grundlagen

- ▶ **Verletzungsmechanismus:** Axiale Kompression, Translation, Varus- oder Valgusstress.
- ▶ **Hinweis:** Im Rahmen eines komplexen Knietraumas kann es zu metaphysären und intraartikulären Doppelfrakturen der Tibia und des distalen Femurs („floating knee") oder zu Gelenkfrakturen mit schwerer Weichteilschädigung oder Knieluxation kommen.
- ▶ **Bruchformen:** Impressions-, Luxations- oder Trümmerfrakturen.
- ▶ **AO-Klassifikation (41 A – C):**
  - *A = extraartikuläre Fraktur* (10 %): A1 = Ausrissfraktur; A2 = metaphysär einfach; A3 = metaphysär mehrfragmentär.
  - *B = monokondyläre Fraktur* (65 %): B1 = reine Spaltung; B2 = reine Impression; B3 = Impression mit Spaltung.
  - *C = bikondyläre Fraktur* (25 %): C1 = einfach artikulär und metaphysär; C2 = einfach artikulär und metaphysär mehrfragmentär; C3 = mehrfragmentär artikulär und metaphysär (Trümmerfraktur).
- ▶ **Klassifikation der Luxationsfrakturen nach Moore:**
- ▶ **Hinweis:** Die femorotibiale Luxation oder Subluxation ist immer instabil und mit schweren Bandläsionen verbunden.
  - *Typ I:* Kondylenspaltbruch der dorsomedialen Tibiakopfkondyle; in 25 % Ruptur des hinteren oder vorderen Kreuzbandes.

- *Typ II:* Kompletter Kondylenbruch mit Einschluss der Eminentia; bei medialer in 25 %, bei lateraler Fraktur in 50 % Ruptur des vorderen Kreuzbandes.
- *Typ III:* Knöcherner Ausriss der lateralen Gelenkkapsel („Segond-Fraktur"); meist Ruptur des vorderen Kreuzbandes.
- *Typ IV:* Randimpressionsfraktur; immer mit Bandverletzung der Gegenseite.
- *Typ V:* Trümmerbruch mit Eminentia-Ausriss (sog. „four-part-fracture").

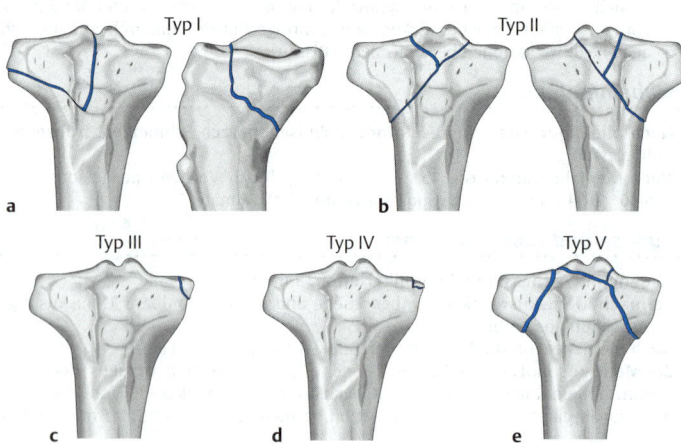

Abb. 34.10 · a–e Klassifikation der Luxationsfrakturen nach Moore (siehe Text)

Klinik

► Schwellung, Hämatom, Gelenkerguss, Fehlstellung.
► Kombinationsverletzungen mit Seitenband-, Kreuzband- oder Meniskusläsionen (25 – 30 %).
► Gefäß- oder Nervenläsionen und Kompartmentsyndrom (20 – 30 %).

Diagnostik

► **Klinische Untersuchung:** Befunde s. o. DMS-Kontrolle (→ Begleitverletzungen der A./V. poplitea, N. peronaeus), auf Zeichen eines Kompartmentsyndroms achten, ggf. Logendruckmessung (S. 566).
► **Röntgen des Kniegelenks** in 2 Ebenen.
► **Angiographie** bei V.a. Gefäßverletzung.
► **CT** mit 3D-Rekonstruktion zur OP-Planung.
► **MRT** bei Luxationsfrakturen zur Beurteilung des Bandapparates und der Menisken.

Konservative Therapie

► **Nicht dislozierte Frakturen oder Impressionsfrakturen** < **2 mm:** Funktionelle Nachbehandlung mit 15 kg Teilbelastung für 8 Wochen. Kniepunktion (S. 609) bei massivem Hämarthros zur Schmerzlinderung und Knorpelprotektion.
► **Instabile Frakturen bei OP-Kontraindikationen** (z. B. Weichteilprobleme, allg. erhöhtes OP-Risiko: Kalkaneusextension für 3 Wochen, danach Oberschenkelgehgips für weitere 6 – 8 Wochen mit steigender Belastung.

Operative Therapie

► **Indikationen:** Alle dislozierten Tibiakopffrakturen und Luxationsfrakturen.
► **Operationsprinzipien:**
- *Allgemein:* Rekonstruktion der Gelenkfläche, Spongiosaunterfütterung von gehobenen Imprimaten. Stabilisation mit Schrauben und Abstützplatten. Die Implantate können z. T. perkutan eingebracht werden (kanülierte Schrauben, LISS).
- *Offene Frakturen, schwerer Weichteilschaden, Knieluxation, Polytrauma:*
  - Primär gelenkübergreifender Fixateur externe.
  - Bei Gefäßläsion Rekonstruktion mit Veneninterponat oder Graft innerhalb von 6 h.
  - Dermatofasziotomie (S. 566) bei drohendem (immer nach Gefäßrekonstruktion) oder manifestem Kompartmentsyndrom.

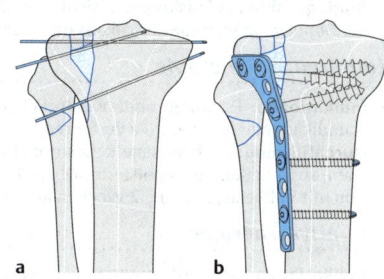

Abb. 34.11 · Operative Versorgung einer Tibiakopfimpressionsfraktur: (a) Die imprimierten Gelenkfragmente sind angehoben, der entstandene Knochendefekt ist mit einer Spongiosaplastik unterfüttert und die Fragmente temporär mit Kirschner-Drähten fixiert. (b) Definitive Montage einer Abstützplatte mit integrierten Zugschrauben

► **Nachbehandlung:**
- Bei gesicherter Wundheilung Bewegungsschiene mit Ziel der vollen Streckfähigkeit und Flexion bis 90°; nach Meniskusnaht 40°-Flexionslimite für 4 Wochen.
- Unter Thromboseprophylaxe 15 kg Teilbelastung für 6 Wochen bei Spaltfrakturen, 12 Wochen bei Impressionsfrakturen.
- Bei Luxationsfrakturen evtl. stabilisierende Orthese.

Prognose und Komplikationen

► Abhängig vom Schweregrad der Fraktur, möglichen Begleitverletzungen und dem Repositionsergebnis: Hautnekrose, Infektion, Achsenabweichung, Thrombose, Kompartmentsyndrom, neurovaskuläre Schäden, Pseudarthrose, Arthrose.

34.15 Unterschenkelschaftfraktur

Grundlagen

► **Verletzungsmechanismus:** Alle Arten direkter und indirekter Gewalt. Häufig Begleitverletzung bei Polytrauma, Kettenverletzungen, Mehretagenbrüche.
► **AO-Klassifikation** (42 A – C): Siehe Femurschaftfrakturen, S. 605.

Klinik

► **Typische Frakturzeichen** (S.556).
► **Weichteilschaden:** ◨ *Beachte:* Die Schienbeinvorderkante liegt ohne schützenden Weichteilmantel direkt unter der Haut; daher kommt es hier häufig (25%) zu offenen Frakturen.
► **Kompartmentsyndrom** (S.565); neurovaskuläre Läsionen.

Diagnostik

► **Klinische Untersuchung:** DMS-Kontrolle, Ausschluss eines Kompartmentsyndroms, ggf. Logendruckmessung (S.566).
► **Röntgen** in 2 Ebenen mit angrenzenden Gelenken.
► **Dopplersonographie** bei Minderdurchblutung.
► **Angiographie** bei Pulslosigkeit, sichtbarer Durchblutungsstörung, nicht eindeutiger Dopplersonographie zur Lokalisation der Gefäßverletzung.

Konservative Therapie

► **Indikationen:** Frakturen ohne wesentlichen Weichteilschaden; allgemeine Kontraindikationen für operative Verfahren.
► **Durchführung:** Geschlossene Reposition, Kalkaneusextension (3–4 kg) für 3 Wochen, anschließend ungepolsterter Oberschenkelgips für 8–12 Wochen, Mobilisation mit Vollbelastung; alle 2 Wochen Röntgenkontrollen.

Operative Therapie

► **Indikationen:** Standardverfahren bei allen Unterschenkel- oder Tibiaschaftfrakturen (Vorteil der Übungsstabilität).
   • *Notfallmäßig:* Offene Frakturen, Kompartmentsyndrom, neurovaskuläre Läsionen.
   • *Alle übrigen Indikationen:* Innerhalb von 6–8 h (falls mit Schwellung noch möglich).
► **Verfahrenswahl** abhängig vom Frakturtyp, Weichteilschaden und Allgemeinsituation des Patienten (Polytrauma, Alter):
► **Marknagel-OS** (S.562): Verfahren der Wahl bei Unterschenkel- oder Tibiaschaftfrakturen im 2.–4. Fünftel (primär oder nach initialer Fixateur-Behandlung) oder bei Pseudarthrosen nach gedeckter Reposition. Verriegelung je nach Frakturtyp (siehe Femurschaftfrakturen, S.605).
► **Bei Kindern:** Siehe S.764.
► **Platten-Osteosynthese:**
   • *Offene proximale oder distale Tibiafraktur:* Primär oder als Verfahrenswechsel als Neutralisationsplatte (S.561) mit zusätzlichen Zugschrauben, Abstützplatte (S.561) nach offener Reposition.
   • *Offene oder geschlossene Trümmerfraktur:* Eingeschobene Überbrückungsplatte (MIPPO-Technik; Verwendung von LCP oder LISS-PLT)
   ◨ *Hinweis:* Begleitende Fibula-Fraktur werden mitversorgt, wenn die Unterschenkelfraktur im unteren Viertel liegt.
► **Fixateur externe** (S.563):
   • *Indikationen:* Primär bei Polytrauma oder schwerem geschlossenen oder offenen Weichteilschaden, sekundär bei Komplikationen anderer Primärverfahren.
   • *Durchführung:* Fixateur externe, ausgedehntes Weichteildébridement, „second-look-OP" nach 48 h. I.d.R. Verfahrenswechsel auf Marknagel. Ausbehandlung mit Fixateur nur bei Komplikationen; dann Verwendung einer belastungsstabilen Konstruktion (z.B. V-Fixateur).
   ◨ *Hinweis:* Differenziertes Vorgehen bei offenen Frakturen, siehe S.558.

Nachbehandlung

► **Nach Marknagel-OS:** Siehe Femurschaftfraktur, S. 605.
► **Nach Platten-OS:** Siehe Femurschaftfraktur, S. 605.

Prognose und Komplikationen

► **Komplikationen:** Gefäß-Nerven-Schaden, Infektion, Kompartmentsyndrom (1 – 15 %), Rotations-(> 15° korrekturbedürftig), Varus-, Valgusfehlstellung (je > 5° korrekturbedürftig), Refraktur, Pseudarthrose.
► **Prognose:** In erster Linie abhängig vom Weichteilschaden.

34.16 Distale intraartikuläre Tibiafraktur (Pilonfraktur)

Grundlagen

► **Verletzungsmechanismus:** Axiale Stauchung bei Hochenergietrauma (Verkehrsunfälle, Stürze aus großer Höhe).
☐ *Hinweis:* In 25 % offene Frakturen, in ca. 50 % besteht ein schwerer Weichteilschaden.
► **AO-Klassifikation (= 43 A – C):**
  • *A* = extraartikuläre Fraktur: A1 = einfach; A2 = Keilfraktur; A3 = Trümmerfraktur.
  • *B* = Partielle Gelenkfraktur: B1 = reine Spaltung; B2 = Impression mit Spaltung; B3 = mehrfragmentär mit Impression.
  • *C* = Vollständige Gelenkfraktur: C1 = einfach artikulär und metaphysär; C2 = einfach artikulär und metaphysär mehrfragmentär; C3 = mehrfragmentär artikulär und metaphysär (Trümmerfraktur).

Klinik

► Gehunfähigkeit, Schmerzen, Fehlstellung.
► **Weichteilschaden:** Spannungsblasen, Kompartmentsyndrom, selten Gefäß-Nervenläsionen.
► Auf Kettenverletzungen (Talus, Kalkaneus) achten.

Diagnostik

► **Klinische Untersuchung:** DMS-Kontrolle, Beurteilung des Weichteilschadens; ggf. Logendruckmessung bei V. a. Kompartmentsyndrom (S. 566).
► **Röntgen:** Unterschenkel mit Sprunggelenk in 2 Ebenen.
► **CT:** Zur besseren OP-Planung.

Konservative Therapie

► **Undislozierte Typ-A1- und -B1-Frakturen:** Oberschenkelliegegips (S. 48) bis zur Abschwellung, anschließend Sarmientogips (S. 47) für 6 Wochen, 15 kg Teilbelastung bei Gelenkfraktur, ansonsten zunehmende Belastung. Thromboseprophylaxe.
► **Immer bei schlechtem AZ oder schlechter Weichteilsituation:** Geschlossene Reposition, Kalkaneusextension oder Fixateur externe (Ligamentotaxis = Begradigung und Schienung der Fragmente durch gespannten Weichteilmantel).

43-A Tibia distal, extra-artikuläre Fraktur

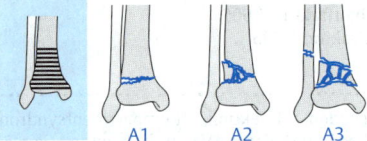

A1 ...., metaphysär einfach
A2 ...., mit metaphysärem Keil
A3 ...., metaphysär komplex

43-B Tibia distal, partielle Gelenkfraktur

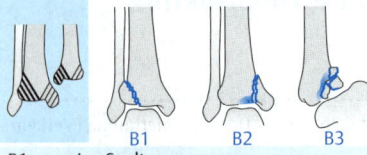

B1 ...., reine Spaltung
B2 ...., Impression mit Spaltung
B3 ...., mehrfragmentär mit Impression

43-C Tibia distal, vollständige Gelenkfraktur

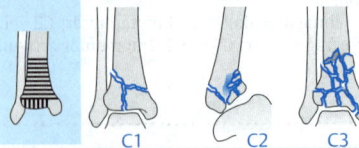

C1 ...., artikulär einfach, metaphysär einfach
C2 ...., artikulär einfach, metaphysär
     mehrfragmentär
C3 ...., mehrfragmentär

Abb. 34.12 · AO-Klassifikation der
distalen Tibiafraktur

Operative Therapie

▶ **Indikation:** Dislozierte Frakturen.
▶ **Operationsprinzipien:**
- *Minimalinvasive perkutane Schrauben- und/oder Platten-OS* (eingeschobene, spezielle winkelstabile Platten): Bei Typ-A2-, -A3-, -B1-, -B2- und -C1-Frakturen unter Berücksichtigung des Weichteilschadens.
- *Offene Reposition und Osteosynthese:* Dislozierte Frakturen mit intaktem Weichteilmantel (Typ-B- und -C-Frakturen) nach Abschwellung oder primärer Anlage eines Fixateur externe (zweizeitiges Verfahren). Vorgehen nach einem Stufenkonzept:
  - 1. Versorgung der Fibulafraktur (Platten-OS). Ziel: Wiederherstellung der korrekten Außenknöchellänge.
  - 2. Rekonstruktion der Tibiagelenkfläche.
  - 3. Auffüllen des metaphysären Defektes mit Spongiosa.

   – 4. OS des Innenknöchels und der distalen Tibia mit Kleinfragment-Platten (LC-DCP, S. 561) und Drittelrohr- oder winkelstabile Spezialplatten (LCP-distale Tibiaplatte, Pilonplatte).

- *Fixateur externe:* Offene Frakturen (Gustilo Typ II/III), schwerer geschlossener Weichteilschaden, Polytrauma. Geschlossene Reposition und gelenküberbrückender Fixateur externe unter Verkürzung zur Weichteilschonung, evtl. Dermatofasziotomie bei Kompartmentsyndrom als temporäres oder definitives Verfahren.

► **Nachbehandlung:** Postoperativ gespaltener Unterschenkelliegegips bis zur Wundheilung. Funktionelle, gipsfreie Mobilisation mit 15 kg Teilbelastung für 8 – 12 Wochen.

Komplikationen und Prognose

► **Komplikationen:** Arthrose (60%), Varus-/Valgusfehlstellung > 5° (20%), Wundheilungsstörungen (12%), verzögerte Frakturheilung (9%, S. 564), Infektionen (4 – 13%), Pseudarthrose (7%), Kompartmentsyndrom (1%, S. 565), Hämatome, CRPS (S. 567).
► **Prognose:** In ca. 65% gutes bis sehr gutes, in 25% schlechtes Endresultat.

34.17 Achillessehnenruptur

Grundlagen

► **Verletzungsmechanismus:**
- *Indirektes Trauma* (90%): Schneller Antritt, Auf- oder Absprung (typische Sportverletzung).
- 🔲 *Hinweis:* Häufig vorbestehende mechanische Mikrotraumen oder degenerative Schäden, evtl. anamnestische Steroidinfiltration.
- *Direktes Trauma* (10%): Schlag, Stoß, Tritt gegen gespannte Sehne.
- *Offene Durchtrennung* (selten).
- **Altersgipfel:** Meist 30- bis 50-jährige untrainierte Männer („Wochenend-Sportler").

► **Klassifikation:**
- Ruptur am Übergangsbereich zum M. triceps surae.
- Intratendinöse Sehnenruptur loco classico (2 – 5 cm proximal des Ansatzes).
- Distale Ruptur mit ossärem Ausriss des Kalkaneus (S. 633).
- 🔲 *Hinweis:* Teilrupturen sind sehr selten, meist reißt die Sehne komplett.

Klinik

► Plötzlicher Schmerz, „Knall" oder „Schlag", Schwellung, tastbare Delle.
► Sofortiger Kraftverlust bei der Plantarflexion v. a. im Einbandstand; (die Plantarflexion im Liegen ist allerdings noch aktiv durchführbar durch die Sehnen der übrigen Flexoren).
► Erhaltene Gehfähigkeit durch Kompensation der Sehnen der übrigen Flexoren; Zehenstand nicht möglich.

Diagnostik

► **Klinische Untersuchung:**
- *Negativer Thompson-Test:* Bei Kompression der Wade erfolgt bei Achillessehnenriss keine Plantarflexion.
- Tastbare Delle.

► **Sonographie** (Methode der Wahl): Ruptur darstellbar, Diastase der Sehnenenden messen.
► **Röntgen:** Fersenbein seitlich (ossäre Ausrissverletzung).
► **MRT:** Keine Routine; OP-Planung bei alten Rupturen.

Konservativ-funktionelle Therapie

► **Indikationen:**
  ● *Sonographie-abhängig:* Die Distanz der rupturierten Sehnenenden beträgt in Neutralstellung < 1 cm und durch 20°-Plantarflexion wird eine vollständige Adaptation der Sehnenstümpfe erreicht.
  ● *Sonographie-unabhängig:* Sportlich inaktive Personen, erhöhtes OP-Risiko, reduzierte Gewebeheilung (Kortison, Niereninsuffizienz, organtransplantiert, Diabetes mellitus).
► **Durchführung:** Unterschenkelgipsschiene in 20°-Plantarflexion für einige Tage. Nach Abschwellen Anpassen eines Spezialschuhes und Vollbelastung. Initiale Absatzerhöhung 3 cm; nach 2 Wochen Reduktion auf 2 cm; nach weiteren 2 Wochen Reduktion auf 1 cm für weitere 2 Wochen. Nach 8 Wochen Schuhabnahme. Physiotherapie ab 1. Woche. Klinische und sonographische Nachkontrollen alle 2 Wochen.

Operative Therapie

► **Indikationen:** Junge Sportler, schlechte Compliance für konservative Therapie, sonographische Diastase > 1 cm (10 %), offene Ruptur, beidseitige Rupturen, Ruptur > 1 Woche bzw. 3 Wochen (veraltete Ruptur), Reruptur.
► **Optimaler Operationszeitraum:** Innerhalb der ersten 48 h nach Ruptur.
► **Operationsprinzipien:**
  ● *Durchflechtungsnaht* mit langzeit-resorbierbarem Faden (z. B. PDS, Maxon; Stärke 1 – 0 oder 2 – 0) evtl. unter Verwendung der Sehne des M. plantaris longus (→ Verstärkungsplastik). Feine Adaptationsnähte der Sehne und des Peritendineums (resorbierbarer Faden; Stärke 4 – 0).
  ● *Knöcherner Sehnenausriss:* Refixierung mit Schrauben (S. 560).
  ● *Reruptur mit großer Diastase und alten Rupturen:* Resektion des Narbengewebes. Plastische Maßnahmen durch Mobilisation des proximalen Stumpfes durch VY-Plastik, Umkipp-Plastik (dorsale Hälfte proximal als Lappen entnehmen, um 180° nach unten kippen und am distalen Anteil der Sehne vernähen) oder Peronaeus-brevis-Plastik.
► **Nachbehandlung:**
  ● Unterschenkelliegegips in 20°-Plantarflexion bis zur Wundheilung; 2 Wochen Unterschenkelgehgips in 20°-Plantarflexion, 2 Wochen in 10°-Plantarflexion und 2 Wochen in Neutralstellung; hierbei wird für 3 Wochen mit 15 kg teilbelastet. Thromboseprophylaxe, solange Gips getragen wird.
  ● *Alternative:* Funktionelle Nachbehandlung im Spezialschuh (s. o.).

Prognose und Komplikationen

► Allgemeines Risiko einer **tiefen Beinvenenthrombose:** 3 %.
► **Reruptur:** Nach konservativ-funktioneller in 5 %, nach operativer Therapie in 2 %.
► **Nach operativer Therapie:** Wundrand- oder Hautnekrosen, Infektion evtl. mit Faden-Fistel (1 – 10 %), N. suralis-Schäden, schmerzhafte Narben.
▣ *Hinweis:* Die wenigsten Komplikationen entstehen nach OP innerhalb der ersten 48 h nach Ruptur und Verwendung resorbierbarer Fäden!

34.18 Malleolarfraktur

Grundlagen

► **Verletzungsmechanismus:** Supinations- oder Pronationstrauma kombiniert mit Ab- oder Adduktion und Rotation (Stolpern, Ausrutschen; 60 %) mit Subluxationen/ Luxationen der Talusrolle aus der Knöchelgabel.

► **Klassifikation:**
- *Laterale Malleolarfraktur:* Siehe Tab. 34.3.

Tabelle 34.3 · Klassifikation der lateralen Malleolarfraktur

Nach Danis und Weber → Orientierung an der Höhe der Außenknöchelverletzung	• *Typ A* (15 %): Unterhalb Syndesmose (keine Syndesmosenverletzung) • *Typ B* (60 %): Innerhalb der Syndesmose (mögliche Syndesmosenverletzung) • *Typ C* (25 %): Oberhalb der Syndesmose mit Verletzung der Membrana interossea und Syndesmose
Nach Lauge-Hansen → nach der Pathogenese	• Supination-Eversion (SE, 40–75 %) • Supination-Adduktion (SA, 10–20 %) • Pronation-Eversion (PE, 7–19 %) • Pronation-Abduktion (PA, 5–21 %)

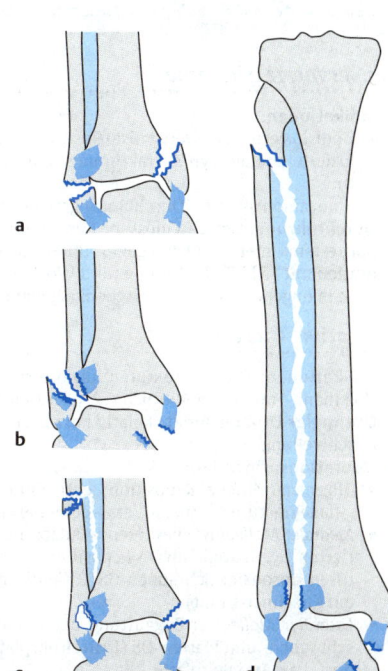

a

b

c

d

Abb. 34.13 · Malleoarfrakturen:
(a) Weber-A-Fraktur; (b) Weber-B-Fraktur; (c) Weber-C-Fraktur; (d) Maisonneuve-Fraktur

- *Maisonneuve-Fraktur* (Sonderform des Typ C): Hohe Fibulafraktur oder Luxation des proximalen Tibio-Fibular-Gelenks mit Ruptur der Membrana interossea, der Syndesmose, der Gelenkkapsel und des Innenbandes am Sprunggelenk.
- *Volkmann-Fraktur:* Bei 30% aller Knöchelfrakturen ossärer Ausriss der dorsalen Syndesmose oder Abscherfraktur der tibialen Hinterkante (= „Volkmann-Dreieck").
- *Ossärer Ausriss der vorderen Syndesmose:* Tibial (= „Tubercule de Chaput"); fibular (= „Wagstaffe-Fraktur").

Klinik

- ▶ **Leitsymptome:** Schmerz, Schwellung, Fehlstellung.
- ▶ **Luxationsfraktur:** Instabilität im OSG.

Diagnostik

- ▶ **Klinische Untersuchung:** Druckschmerz über Gelenkspalt bzw. proximalem Tibio-fibular-Gelenks (→ Maisonneuve-Fraktur).
- ▶ **Röntgen** (erst nach Reposition, S. 557):
  - *OSG „true"-a.p.* (→ medialer Gelenkspalt), 20°-Innenrotation-a.p. (→ lateraler Gelenkspalt mit korrekter Positionierung der Fibula in der Incisura fibuluae der Tibia) und seitlich.
  - *Unterschenkel mit Kniegelenk in 2 Ebenen:* Bei V.a. Maisonneuve-Fraktur.

> ❗ **Sofortige Reposition bei Luxationsfrakturen:** Sofortige geschlossene Reposition unter axialem Zug und Lagerung in Schaumstoffschiene.

Konservative Therapie

- ▶ **Indikationen:**
  - Undislozierte oder wenig dislozierte (< 2 mm) mediale Typ-A-Frakturen, undislozierte laterale Typ-A-Frakturen, stabile Typ-B-Frakturen (ohne mediale Fraktur).
  - Kontraindikationen (Durchblutungsstörung, Ulcus cruris, Vorfußinfektion).
- ▶ **Durchführung:** Ggf. geschlossene Reposition, Ruhigstellung in gespaltenem, ungepolstertem Unterschenkelliegegips unter Hochlagerung. Nach Abschwellung Mobilisation mit 15 kg Teilbelastung für 3 Wochen und Vollbelastung für weitere 3 Wochen in ungepolstertem Unterschenkelgehgips, Thromboseprophylaxe.

Operative Therapie

- ▶ **Indikationen:** Offene Frakturen, dislozierte Malleolarfrakturen. Versorgung der Volkmann-Fraktur bei Abbruch > $^1/_5$ der Gelenkfläche.
- ▶ **Optimaler OP-Zeitpunkt:** Relativ kurz nach dem Trauma (< 6 h); ansonsten nach Abschwellung.
- ▶ **Operationsprinzipien:**
  - *Allgemein:* Offene Reposition; evtl. Entfernung von chondralen Fragmenten („flake fractures"). Zuerst Versorgung der Außenknöchelverletzung!
  - *Medialer Malleolus:* Evertierende Adaptationsnähte bei eingeschlagenem rupturierten Lig. deltoideum (→ Repositionshindernis); Zuggurtung bei kleinen Frakturen; ansonsten Schrauben-OS (2 Kleinfragmentschrauben, evtl. 1 Schraube und ein Kirschner-Draht).
  - *Lateraler Malleolus:* Zuggurtung bei kleinen Typ A-Frakturen, ansonsten Zugschrauben- und Platten-OS (Drittelrohrplatte); lateral als Neutralisationsplatte, dorsal als Antigleitplatte.

- *Ruptur der vorderen Syndesmose:* Syndesmosennaht, bei ossären Ausrissen Refixation mit Mini- oder Kleinfragmentschrauben.
- *Volkmann-Fraktur:* Indirekte Verschraubung von ventral oder Reposition unter Sicht, Fixation mit Drittelrohrplatte als Abstützplatte über posterolateralen Zugang vor der Osteosynthese der Fibula.
- *Maisonneuve-Fraktur bzw. Typ-B- oder -C-Frakturen mit tibiofibularer Instabilität:* Wiederherstellung der korrekten Fibulalänge und Syndesmosennaht; bei Maisonneuve-Frakturen, Typ-B-Frakturen und vielen Typ-C-Frakturen zusätzliche Sicherung durch eine Stellschraube (bei Maisonneuve zwei) 2–4 cm proximal des Gelenkspalts bzw. oberhalb der Inzisur (Kleinfragment-Kortikalisschraube; Einbringen schräg von dorsal 30° nach ventral, am besten durch alle 4 Kortikales).
- *Offene Frakturen (Gustillo III) bzw. geschlossene Luxationsfrakturen mit kritischen Weichteilen:* Temporärer gelenküberbrückender Fixateur externe.

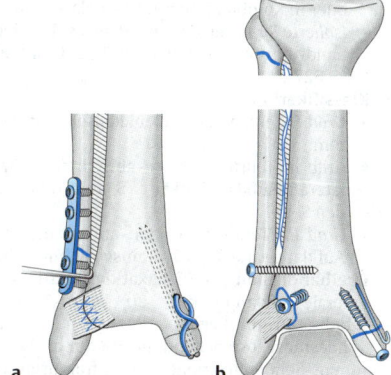

Abb. 34.14 · Unterschiedliche Versorgung von Malleoarfrakturen.
(a) Weber-B-Fraktur mit Naht der vorderen Syndesmose, Platten-OS lateral und Zuggurtungs-OS medial; (b) Weber-C-Fraktur mit knöcherner Refixation der vorderen Syndesmose, Stellschraube und Innenknöchel-OS mit 1 Schraube und 1 KD

► **Nachbehandlung:**
- *Intakte Syndesmose:* Nach Abschwellung im Unterschenkelliegegips (Thromboseprophylaxe!) funktionelle Nachbehandlung mit 15 kg Teilbelastung für 6 Wochen.
- *Syndesmosenruptur:* Ruhigstellung in Unterschenkelgehgips für 6 Wochen mit 15 kg Teilbelastung für 3 Wochen und anschließender Vollbelastung; falls Stellschrauben-OS Teilbelastung für die gesamten 6 Wochen. Thromboseprophylaxe.
- *Metallentfernung:* Stellschrauben nach 6 Wochen, Platten frühestens nach 6 Monaten.

Prognose und Komplikationen

► **Intraoperative Komplikationen:**
- Verletzung des N. peronaeus superficialis oder N. saphenus.
- Instabile OS bei Osteoporose.
- Verkürzung des Außenknöchels, Klaffen der Syndesmose.

► **Postoperative Komplikationen:**
- Infektion (1 %), Osteitis (S. 717), Pseudarthrose (Innenknöchel, 0,5 %), Thrombose, CRPS (S. 567).

- OSG-Arthrose abhängig vom Frakturtyp und Repositionsergebnis (Typ A: 5 %, Typ B: 10 %, Typ C: 30 %) → Arthrodese oder OSG-Prothese.

34.19 Bänderriss am oberen Sprunggelenk

Grundlagen

▶ **Verletzungsmechanismus:**
- *Außenknöchelbänder:* Supinationstrauma, „Umknicken" (= Plantarflexion, Adduktion und Inversion). Wiederholte Traumen führen schließlich zur *akuten antero-lateralen Rotationsinstabilität* (ALRI; 85 %).
- ◧ *Häufigkeit des Einreißens:* Lig. fibulotalare anterius (LFTA) > Lig. fibulocalcaneare (LFC) > Lig. fibulotalare posterius (LFTP).
- *Isolierte Syndesmosenbandrisse* (10 %): Hyperplantarflexion, beim „Umknicken" oder in Kombination mit Malleolarfrakturen (S. 627).
- *Isolierte Rupturen des Innenbandes* (Lig. deltoideum) sind äußerst selten; Innenbandrupturen entstehen i.d.R bei Luxation oder Luxationsfrakturen des OSG (S. 627).

▶ **Klassifikation:**
- *Grad I*: Zerrung der Gelenkkapsel oder des LFTA, minimale Schwellung, Hämatom.
- *Grad II*: Teilruptur oder -abrisse des LFTA und LFC, kompensierte Instabilität, laterale Aufklappbarkeit > 5° und Talusvorschub > 5 mm gegenüber der gesunden Seite.
- *Grad III*: Totalruptur oder -abrisse des LFTA und LFC, massiv instabil, laterale Aufklappbarkeit > 15°, Talusvorschub > 10 mm.

▶ **Dreibandläsion** (= OSG-Luxationsfraktur mit Rupturen aller drei Außenbänder): Laterale Aufklappbarkeit > 30°, bei zusätzlichem Riss des Lig. deltoideum Talusvorschub > 15 mm, Begleitverletzungen (Innenbandruptur, Verletzung der vorderen Syndesmose, osteochondrale Fraktur an Talus oder Tibia [„flake fractures"], M. peroneus-Sehnenluxationen, Abrissfrakturen an Fibula, Kalkaneus, Os metatarsale V).

Klinik und Diagnostik

◧ *Leitsymptome:* Schmerzen, Hämatom, Schwellung, Instabilitätsgefühl.

▶ **Anamnese:** Typischer Unfallhergang?

▶ **Klinische Untersuchung:**
- Druckschmerzen der Bandstrukturen.
- *Stabilitätsprüfung:*
  – Talusvorschub und laterale Aufklappbarkeit.
  – Außenrotationstest nach Frick: Bei 90° flektiertem Knie und OSG und fixiertem Unterschenkel Fuß passiv nach außen rotieren, bei Schmerzen V.a. Syndesmosenläsion.
  - ◧ *Hinweis:* Wegen Schmerz und reflektorischer Anspannung der Peronäalmuskulatur bei frischen Verletzungen unsicher → Durchführung ggf. in Lokalanästhesie.

▶ **Röntgen:** OSG a.p. (20° Innenrotation) und seitlich: evtl. gehaltene Aufnahmen unter Lokalanästhesie zur Bestimmung des Talusvorschubes und der Aufklappbarkeit.

▶ **Arthrographie:** Bei V.a. Syndesmosenläsion innerhalb 48 h. (KM-Austritt nach proximal.)

▶ **CT:** Bei „flake fractures".

◧ *Hinweis:* Die Arthroskopie und die MRT haben in der Akutdiagnostik der Band- und Syndesmosenläsion keinen gesicherten Stellenwert mehr; sie dienen der Beurteilung einer Arthrose bei chronischer Sprunggelenkinstabilität.

Konservative Therapie

▶ **Grad I/II:** Hochlagerung, Kühlung. Geschützte Vollbelastung durch Schienung („Aircast"), Bandagen oder Taping.
▶ **Grad III, isolierte Syndesmosenruptur ohne wesentliche Instabilität:** Gespaltener Unterschenkelliegegips bis zur Abschwellung, anschließend Vollbelastung mit Sprunggelenkorthese in Neutralstellung (z. B. OSG-wrap) für 4 – 6 Wochen.

Operative Therapie

▶ **Indikationen:** Dreibandläsionen, Grad-III-Verletzungen bei Sportlern, instabile isolierte Syndesmosenrupturen.
▶ **Operationsprinzipien:**
  • *Dreibandläsion:* Direkte Bandnaht intraligamentärer Rupturen mit U-Nähten (resorbierbarer Faden Stärke 2.0); transossäre Nähte oder Ankernähte bei periostalen Abrissen. Evtl. Versorgung des Lig. deltoideum mit temporärer KD-Transfixation.
  • *Instabile isolierte Syndesmosenruptur:* Naht und Stellschraube; bei hoher Fibulafraktur korrekte Wiederherstellung der Fibulalänge und zwei Stellschrauben (damit sich der Außenknöchel nicht um die Schraube dreht).
▶ **Nachbehandlung:**
  • *Dreibandläsion/Grad-III-Verletzung:* Siehe konservative Therapie der Grad-III-Läsionen.
  • *Syndesmosenruptur mit Stellschraube:* Siehe S. 560.

Komplikationen

▶ **Nach konservativer Therapie:**
  • *Anhaltende Belastungsschmerzen* (vorderes Sprunggelenkimpingement) bei 10 %.
  • Bei 10 % entwickelt sich im Verlauf eine *chronische Sprunggelenkinstabilität* (CSGI). Therapie:
    – Versuch der konservativen Weiterbehandlung.
    – Bei häufigem „Umknicken" intraoperatives Stufenkonzept: 1) Direkte Bandrekonstruktion evtl. mit Retinaculum-Augmentation; 2) Periostlappenplastik oder Tenodese (= Ersatz durch die halbierte Peronaeus brevis-Sehne).
    – Nachbehandlung: Unterschenkelgehgips mit Vollbelastung für 6 Wochen.
▶ **Nach operativer Therapie:** Infektion, Hämatom, Verletzungen der Nn. cutaneus dorsalis lateralis (N. saphenus) oder medialis (N. peronaeus superficialis), Instabilitätsarthrose des OSG.

34.20 Talusfrakturen

Grundlagen

◨ *Merke:* Schlechte Gefäßversorgung (wichtiger Prognosefaktor für Talusnekrose!): A. sinus tasi (A. tibialis anterior-Ast) für das Caput und A. canalis tarsi (A. tibialis posterior-Ast) für Collum und Corpus.
▶ **Verletzungsmechanismus:** Axiale Kompression und Dorsalextension bei Sturz aus der Höhe oder bei Frontalkollisionen („Bremsbein") (→ zentrale Frakturen), Scherbewegungen (→ periphere Frakturen).
▶ **Einteilung** (nach Lokalisation):
  • *Periphere Frakturen:* Abscherfrakturen des Processus posterior oder lateralis (→ häufig bei Snowboard-Unfällen mit Soft-Schuh „snowboard-ankle"), der Trochlea oder des Caput tali.
  • *Zentrale Frakturen:* Frakturen von Caput, Collum oder Corpus tali.

▶ **Klassifikation der zentralen Frakturen nach Hawkins:**
- *Typ I* (30 %): Nicht dislozierte Halsfraktur.
- *Typ II* (45 %): Halsfraktur mit Sub-/Luxation im USG (subtalar).
- *Typ III* (20 %): Halsfraktur mit Sub-/Luxation im USG (subtalar) und OSG (tibiotalar), meist nach dorsal.
- *Typ IV* (5 %): Halsfraktur wie Typ III mit Sub-/Luxation im Talonavikulargelenk.

Klinik

▶ **Allgemein:** Schwellung, Hämatom, Belastungsunfähigkeit (*cave:* Bei peripheren Frakturen können diese allgemeinen Verletzungszeichen primär fehlen).
▶ **Zentrale Fraktur:** Schwere Verletzung des Fußes (*cave:* Kompartmentsyndrom, S. 565), häufig im Rahmen von Kettenverletzungen; in 20 % offene Fraktur.
▶ **Luxationsfrakturen:** Sichtbare Fehlstellung.

Diagnostik

▶ **Klinische Untersuchung:** Befunde s. o.; DMS-Kontrolle; auf Zeichen eines Kompartmentsyndroms achten, ggf. Logendruckmessung (S. 566).
▶ **Röntgen:** OSG in 2 Ebenen, evtl. Schrägaufnahme (45° Innenrotation) zur Beurteilung des USG.
▶ **CT:** Axiale (→ längs verlaufende Frakturkomponente, Beurteilung des Talonavikulargelenks) und koronarer Schichtung (→ Beurteilung des USG).
▶ *Hinweis:* Bei Luxationsfrakturen muss vor Durchführung eines CT eine geschlossene Reposition erfolgen.

> ❗ **Sofortige Reposition bei Luxationsfrakturen**
> ▶ Notfallmäßige (< 6 h) geschlossene Repositionsversuch in Operationsbereitschaft durch forcierte Plantarflexion des Vorfußes.
> ▶ Die Reposition kann auch offen im Rahmen der operativen Versorgung erfolgen (→ vermindert Talusnekroserisiko).

Konservative Therapie

▶ **Indikationen:** Undislozierte periphere oder zentrale Frakturen.
▶ **Durchführung:** Nach Abschwellen Anlegen eines Unterschenkelgehgipses mit anmodellierter Fußwölbung für 8 Wochen, 15 kg Teilbelastung.

Operative Therapie

▶ **Zentrale Frakturen:**
- *Einfache Talushalsfrakur:* Offene Reposition (s. o.), Schrauben-OS mit zwei bis drei Kleinfragmentschrauben. Evtl. primäre KD-Fixation und Verwendung kanülierter Schrauben (vorzugsweise Titanimplantate).
- *Komplexe Talusfrakturen mit „Dom"-Beteiligung:* Innenknöchelosteotomie als Repositions-/Expositionshilfe; Versorgung der Talushalsfraktur (s. o.); anschließend Rekonstruktion der Osteotomie mit Kleinfragmentschrauben.
▶ **Periphere Frakturen:**
- *Abscherfrakturen am Taluskopf oder „flake"-Fraktur* (Domfraktur, Osteochondrosis dissecans): Ggf. Innenknöchelosteotomie als Repositions-/Expositionshilfe, Fixation mit resorbierbaren Stiften oder im Knorpel versenkten Minifragmentschrauben oder Resektion der Fragmente.
- *Frakturen des Processus lateralis und posterior:* Minifragmentschrauben oder Resektion der Fragmente.

► **Polytrauma, offene Frakturen mit schweren Weichteilschäden:** Reposition, KD-Spickung, evtl. Fixateur externe.

Nachbehandlung

► Nach Abschwellen je nach Frakturtyp funktionelle Weiterbehandlung mit 15 kg Teilbelastung für 8 Wochen (periphere Frakturen) oder 12 Wochen (zentrale Frakturen).
► Alternative: Ruhigstellung im Unterschenkelgehgips für max. 6 Wochen mit anschließender funktioneller Behandlung.

Prognose und Komplikationen

► Infekt, Pseudarthrose (3 %).
► **Talusnekrosen:** Periphere Frakturen (5 %), bei zentralen Luxationsfrakturen häufiger. Durch notfallmäßige Operationen konnte das Risiko gesenkt werden: Hawkins I: 0 – 10 %; Hawkins II: 20 % (früher bis 50 %); Hawkins III/IV: 30 %, (früher bis 100 %).
► **Tibiotalare oder subtalare Arthrosen**: Hawkins I (20 %); Hawkins II (50 %); Hawkins III/IV (75 %).
► **Früharthrodese** des OSG bei Talusdomnekrose, **Spätarthrodese** bei sekundärer Arthrose, evtl. auch tibiotalare Prothese.

34.21 Kalkaneusfraktur

Grundlagen

► **Verletzungsmechanismus:**
  • Axiale Gewalteinwirkung (Sturz aus großer Höhe) → Fersenbeinimpressionsfrakturen (in 15 % bilateral).
  • „Umknicken" → Fersenbeinrandfrakturen (selten).
► **Fünf Hauptfragmente:** Tuber-, Sustentaculum-, posteriores Facetten-, Processus anterior- und anteriores Facetten-Fragment.
► **Hinweis:** Das Sustentaculum tali-Fragment dient nach McReynolds für die Reposition der Gelenkfragmente als „Schlüsselfragment".
► **Klassifikation (nach Essex-Lopresti):**
  • *Extraartikulär:* Abrissfrakturen des Processus anterior, Sustentaculum oder Tuber calcanei (ossärer Achillessehnenabriss, „Entenschnabelfraktur").
  • *Intraartikulär* (75 %): Undislozierte Frakturen, Trümmerfrakturen, zentrale Frakturen („Tongue type" und „Joint-depression type").
► **Entstehung der zentralen Frakturen:** Siehe Abb. 34.15.

Klinik

► Verbreiterung/Schwellung des Rückfußes, Abflachung des Fußgewölbes, Hämatom an der Fußsohle, Belastungsunfähigkeit und aufgehobene Beweglichkeit im USG.
► Begleitverletzungen am Fuß, Kettenverletzungen (Talusfrakturen, Zusatzfrakturen in der Chopart- oder Lifranc-Linie), Weichteilschäden, selten Gefäß- und Nervenverletzungen, ggf. Kompartmentsyndrom.

Diagnostik

► **Klinische Untersuchung:** Befunde s.o., DMS-Kontrolle, auf Symptome eines Kompartmentsyndroms achten, ggf. Logendruckmessung (S. 566).
► **Röntgen:** Fersenbein seitlich und axial.

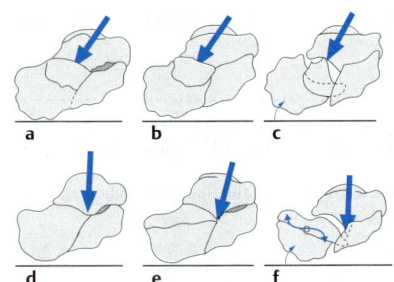

Abb. 34.15 · Entstehung zentraler Kalkaneusfrakturen. Durch keilartiges Eindringen des Proc. lateralis tali in den Kalkaneus entsteht am Vorderrand der posterioren Facette eine vertikale Primärfraktur. Durch weitere Krafteinwirkung und in Abhängigkeit von der Stellung des Rückfußes und der Muskelspannung entsteht entweder eine horizontale Spaltung des Tuber calcanei („*Tongue type*") oder eine bogenförmig nach kranial verlaufende Frakturlinie hinter der posterioren Facette. Das gelenktragende Fragment wird isoliert und schiebt sich unter Verkippung in den gespaltenen Kalkaneuskörper („*Joint-depression type*").

► **CT** (axiale und koronare Schichtführung): Zur Fraktur-Klassifikation (5 Hauptfragmente, 3 Gelenke, Dislokationsgrad) und OP-Planung.

Konservative Therapie

► **Indikationen:** Undislozierte extra- und intraartikuläre Frakturen, ggf. bei ausgesprochenen Trümmerfrakturen, Kontraindikationen zum operativen Vorgehen (z.B. Weichteilschaden).
► **Durchführung:**
  - *Grobe Varus- oder Valgusfehlstellung:* Geschlossene Reposition und Gipsverband für 6 Wochen
  - *Undislozierte Frakturen:* 15 kg Teilbelastung für 8 Wochen, evtl. Entlastung mit Gehapparat.

Operative Therapie

► **Abrissfrakturen, Entenschnabelfraktur, einfache Gelenkfraktur:** Offene Reposition, Schrauben-OS mit Kleinfragment-Spongiosaschrauben.
► **„Tongue type"- und „Joint depression"-Fraktur:** Offene Reposition; Spongiosaplastik bei subthalamischen Defekten; Stabilisierung durch Kleinfragment-Schrauben- und Platten-OS (Drittelrohrplatte oder spezielle Kalkaneusplatte), evtl. zusätzliche axiale Großfragment-Spongiosaschraube zur Stabilisierung der Primärfraktur.
► **Trümmerfrakturen, ältere Patienten mit Osteoporose, schwerer Weichteilschaden:** Geschlossene Reposition mit Steinmann-Nagel als Repositionshilfe und perkutane KD- (temporäre Transfixation des USG) oder Schrauben-OS.

Nachbehandlung

► **Abrissfrakturen, Entenschnabelfraktur, einfache Gelenkfraktur:** 15 kg Teilbelastung für 6 Wochen.
► **„Tongue type"- und „Joint depression"-Fraktur:** 12 Wochen 15 kg Teilbelastung nach sicherer Wundheilung.

► **Trümmerfrakturen, ältere Patienten mit Osteoporose, schwerer Weichteil-schaden:** Unterschenkelgehgips und 15 kg Teilbelastung für 6 Wochen, danach KD-Entfernung.

Prognose und Komplikationen

► Wundheilungsstörungen, Weichteilinfekt, chronische Osteomyelitis (S. 716). Post-traumatische Schmerzzustände durch Arthrose (bis 75 % subtalar; subtalare Arthro-dese), Valgusfehlstellung oder Impingement der Peronäus-Sehnen.

34.22 Verletzungen in der Chopart-Lisfranc-Gelenklinie

Grundlagen

► **Chopart-Gelenklinie:** Sie verläuft zwischen Talus und Os naviculare sowie zwi-schen Kalkaneus und Os cuboideum.
► **Lisfranc-Gelenklinie:** Sie umfasst die Tarsometatarsalgelenke zwischen Ossa cu-neiformia mediale, intermedium und laterale und Os cuboideum einerseits und der Basis der Ossa metatarsalia I – V andererseits.
► **Verletzungsmechanismus:** Axiale Stauchungsverletzungen (häufig Verkehrs-unfall [50 %], Sturz aus großer Höhe) oder Quetschtrauma (komplexes Fußtrauma: subtotale Amputation). In 10 % Supinations- oder Torsionsverletzungen. V.a. bei Patienten mit Polytrauma.
► **Klassifikation der Chopart-Verletzung nach Zwipp** (Einteilung nach dem Weg der luxierenden Kraft): Siehe Abb. 34.16.
► **Klassifikation der Lisfranc-Verletzung nach Hardcastle** (nach Gelenkinkongru-enz): Siehe Abb. 34.17.

Klinik

► Das klinische Bild reicht von fast unauffällig bis hochdramatisch mit schweren Weichteilläsionen und Kompartmentsyndrom (S. 565).
► Auftreten oft im Rahmen von Kettenverletzungen beim polytraumatisierten Patien-ten: ◘ **Cave:** Die Vorfußverletzungen (v. a. am „Bremsbein" bei Auffahrunfällen) werden initial häufig übersehen oder unterschätzt!

Diagnostik

► **Röntgen des Fußes in drei Ebenen:** Dorso-plantar (20° für Lisfranc-, 30° für Cho-part-Gelenk), streng seitlich und 45° schräg.

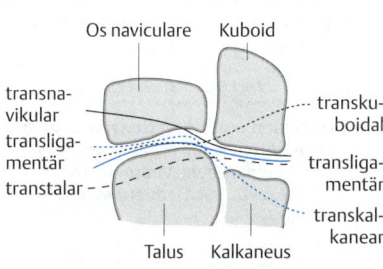

Abb. 34.16 · Klassifikation der Chopart-Verletzungen

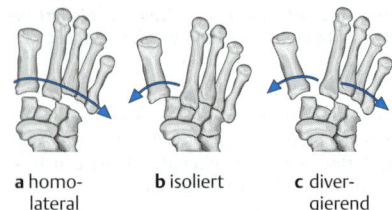

a homo-   **b** isoliert   **c** diver-
lateral   gierend

Abb. 34.17 · Klassifikation der Lisfranc-Verletzungen. (a) Typ A: Totale Inkongruenz (alle 5 Ossa metatarsalia sind homolateral nach lateral, dorsal oder plantar luxiert); (b) Typ B: Partielle Inkongruenz (B1 = mediale Dislokation des Os metatarsale I; B2 = laterale Dislokation der II.–V. Strahlen oder des II. und III. Strahls); (c) Typ C: Divergierende Inkongruenz (C1 = partielle Dislokation: I. Strahl nach medial und II. und III. Strahl nach lateral; C2 = totaler Dislokation: I. Strahl nach medial und II.–V. Strahl nach lateral)

► **CT:** Beurteilung von ossären Ausrissen, Subluxationen, Kompressionsfrakturen (v. a. Ossa naviculare, cuneiformia und cuboideum).

> ❗ *Notfallmäßige Reposition*
>
> ► **Bei allen dislozierten Verletzungen:** Versuch der geschlossenen Reposition.
> ► Ist eine geschlossene Reposition nicht möglich → offene Reposition zum frühestmöglichen Zeitpunkt.

Konservative Therapie

► **Indikationen:** Transligamentäre Chopart-Verletzungen, Lisfranc-Verletzungen ohne Relaxationstendenz nach geschlossener Reposition (s. o.).
► **Durchführung:** Nach geschlossener Reposition an Fußsohle anmodellierter Unterschenkelgehgips für 6 Wochen, 15 kg Teilbelastung, Röntgenkontrollen.

Operative Therapie der Chopart-Verletzungen

► **Indikationen:** Nicht reponible Luxationen, Luxationsfrakuren mit Verkürzung der lateralen oder medialen Fußsäule, Impressions- oder dislozierte Gelenksfrakturen, offene oder weichteilgefährdete Frakturen.
► **Operationsprinzip:** Gedeckte KD-OS oder Transfixation (temporäre Blockierung eines Gelenkes). Evtl. offene KD-, Mini- oder Kleinfragment-Schrauben- oder Platten-OS oder Transfixation, evtl. mit Spongiosaplastik.
► **Nachbehandlung:** Unterschenkelgipsschiene bis zur Wundheilung; danach Unterschenkelgehgips mit anmodelliertem Fußgewölbe und zunächst Teilbelastung mit 15 kg für 6 Wochen; Metallentfernung nach 6–8 Wochen; im Anschluss Vollbelastung für weitere 4 Wochen.

Operative Therapie der Lisfranc-Verletzungen

► **Indikationen und Operationsprinzipien:**
• *Komplextrauma des Fußes mit offenen Frakturen oder schweren Weichteilschäden* (evtl. Kompartmentsyndrom): Temporäre tibio-talare Transfixation mit Fixateur externe, evtl. mit Dermatofasziotomie und Kunsthaut- oder Vakuumverband-Einlage.

- *Reluxationstendenz nach geschlossener Reposition:* Perkutane KD-Transfixation v. a. des I., IV. und V. Strahls an die Ossa cuneiformia oder cuboideum. Bei Instabilität der Ossa cuneiformia evtl. quere Schraube.
- *Zusätzliche Os metatarsale-Frakturen:* Transfixationen mit Mini- oder Kleinfragmentplatten.

► **Nachbehandlung:** An Fußsohle anmodellierter Unterschenkelgehgips für 6 – 8 Wochen, 15 kg Teilbelastung, Metallentfernung nach 6 – 8 Wochen, danach Vollbelastung für weiter 4 Wochen im Unterschenkelgehgips.

Prognose und Komplikationen

► Behandlungsergebnisse abhängig vom Behandlungsbeginn (Unfalltag oder später) und von der Schwere der Verletzung.

► Verletzungen der Chopart-Linie haben eine bessere Prognose als die Verletzungen im Lisfranc-Bereich. Sehr häufig Arthrosen, vor allem um das Os naviculare und in den Mittelfußgelenken; die funktionellen Einbußen und verbleibenden Schmerzen korrelieren allerdings nicht mir dem Ausmaß der Arthrose.

34.23 Frakturen der Mittelfußknochen und Zehen

Grundlagen

► **Verletzungsmechanismus:**
- *Mittelfußknochen:*
  - Häufig als Zusatzverletzungen bei Lisfranc-Luxationsfrakturen. Isolierte Frakturen (z. B. Basisfraktur des Os metatarsale V → Ansatz des M. peronaeus brevis) sind selten.
  - Ermüdungsfraktur („Marschfrakturen") bei Soldaten und Langläufern.
- *Zehenfrakturen:* Isolierte Verletzung durch äußere Gewalt (Quetschverletzung, Anralltrauma).

► **Klassifikation:** Siehe AO-Klassifikation der Röhrenknochen (S. 605).

Klinik und Diagnostik

► **Mittelfußknochen:** Bei Polytraumatisierten werden Fußverletzungen häufig übersehen. Bei starker Schwellung immer an die Möglichkeit eines Kompartmentsyndroms (S. 565) denken.

► **Zehenverletzungen:** Subunguales Hämatom, Schmerzen, Belastungsunfähigkeit.

► **Röntgen:**
- *Mittelfußknochen:* Dorsoplantar, exakt seitlich und schräg mit 45° abgehobenem Fußaußenrand.
- *Zehenverletzung:* Vorfuß in 2 Ebenen.

► **CT** oder **MRT:** Bei V.a. Ermüdungsfraktur.

Konservative Therapie

► **Undislozierte oder gering disolzierte (Horizontalebene) Mittelfußfrakturen:** Unterschenkelgehgips mit anmodelliertem Fußgewölbe für 4 – 6 Wochen, Mobilisation nach Beschwerden.

► **Zehenverletzungen:**
- *Einzehenverletzung:* Geschlossene Reposition in Lokalanästhesie und Pflasterzügelverband (S. 40) mit Nachbarzehe für 2 Wochen; Schuh mit harter Sohle für 3 Wochen.
- *Mehrzehenverletzung:* Geschlossene Reposition in Lokalanästhesie und Pflasterzügelverband (S. 40); Hartstoffverband (Geisha-Schuh) für 3 Wochen.

Operative Therapie

▶ **Operationsprinzipien bei Mittelfußfrakturen:**
- *Metatarsale I-Fraktur:* Bei Schaftfraktur (am häufigsten) offene Reposition und Platten-OS. Bei subkapitalen oder Basis-Frakturen Schrauben- oder KD-OS mit oder ohne Transfixation des angrenzenden Gelenkes.
- *Metatarsale II-/III-/IV-Fraktur* (meist nach plantar dislozierte subkapitale Frakturen): I.d.R. geschlossene Reposition und intramedulläre Schienung mit KD (2er) über „inside-out"-Technik.
- *Metatarsale V-Fraktur:* Bei Schaftfraktur Platten-OS oder intramedulläre Schienung mit KD, bei Basisabrissfraktur mit Gelenksverwerfung Zuggurtungs- oder Zugschrauben-OS.

▶ **Operationsprinzipien bei Zehenfrakturen:**
- *Ossäre Ausrisse, Gelenk- oder Schaftfrakturen der Großzehengrundphalanx:* I.d.R. offene Reposition und Osteosynthese mit gekreuzten KD oder Minifragmentschrauben.
- *Zehenfrakturen mit Redislokationstendenz:* Axiale KD-Schienung.

▶ **Nachbehandlung:**
- *Mittelfußfrakturen:* Unterschenkelgehgips mit anmodelliertem Fußgewölbe für 4 – 6 Wochen, 15 kg Teilbelastung, Metallentfernung nach 6 Wochen.
- *Zehenfrakturen:* Hartstoffverband mit Vollbelastung, Metallentfernung nach 6 Wochen.

Prognose und Komplikationen

▶ Posttraumatischer Spreiz- und Plattfuß, schmerzhafte Druckstellen unter den Metatarsaleköpfchen, posttraumatische Osteitis nach offenen Frakturen und Pseudarthrose nach Metatarsale-V-Basisfrakturen.

35 Traumatologie – obere Extremität

35.1 Klavikulafraktur

Grundlagen

▶ **Verletzungsmechanismus:** Direktes oder indirektes (Sturz auf ausgestreckten Arm) Trauma; pathologische Fraktur.
▶ **Klassifikation:**
- *Lokalisation:* Laterales (15%), mittleres (80% → schwächste Stelle), mediales (5%) Drittel.
- *Klassifikation der lateralen Klavikulafraktur nach Jäger und Breitner:* Siehe Tab. 35.1.

Tabelle 35.1 · Klassifikation der lateralen Klavikulafraktur

Typ I	Fraktur ohne Bandverletzung (stabil)
Typ IIa	Fraktur mit Abriss der Pars conoidea des Lig. coracoclaviculare vom proximalen Fragment; instabil: das mediale Fragment disloziert nach dorso-kranial (Zug des M. sternocleidomastoideus), das laterale Fragment nach ventro-kaudal (Armgewicht + Zug des M. pectoralis major)
Typ IIb	Fraktur mit Abriss der Pars trapezoidea des Lig. coracoclaviculare vom lateralen Fragment (mäßig instabil)
Typ III	Fraktur knapp medial der intakten Ligamenta
Typ IV	Ausrissverletzung der lateralen Klavikula aus dem Periostschlauch (Pseudoluxation des ACG) bei Kindern und Jugendlichen

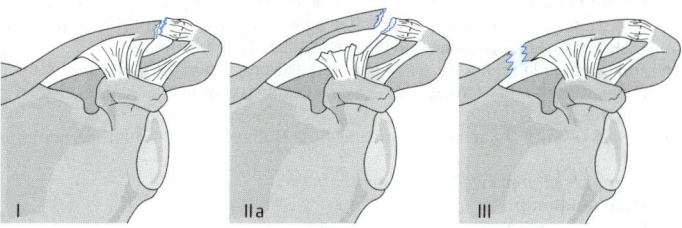

Abb. 35.1 · Klassifikation der lateralen Klavikulafraktur

Klinik

▶ Druckdolenz, Schwellung, Schmerzen bei Armbewegungen.
▶ Herunterhängen der Schulter.
▶ Häufig Hochstand des medialen Fragmentes (Zug des M. sternocleidomastoideus). *Cave:* Drohende Perforation, Begleitverletzungen (Hinweis auf Rasanztrauma) wie Gefäß-, Nervenverletzungen, Hämato-/Pneumothorax (3%), Rippen- oder Skapulafrakturen („floating shoulder") oder HWS-Verletzungen.

◨ *Floating shoulder* (=instabiler Schultergürtel): Das Schultergelenk hat jeglichen Kontakt zum Schultergürtel verloren. Auftreten nach Frakturen der Klavikula und des Skapulahalses.

Diagnostik

▶ **Klinische Untersuchung:** Stufenbildung, DMS-Kontrolle (A./V. subclavia, Plexus brachialis).
▶ **Röntgen:** a.p.-Aufnahme und 45°-Schrägaufnahme.
▶ **CT:** Bei klinischem Verdacht auf schwere Begleitverletzungen.
▶ **Angiographie:** Bei V.a. Gefäßverletzungen.

Konservative Therapie (>90%)

▶ **Indikationen:** Unkomplizierte Klavikulafrakturen des mittleren oder medialen Drittels; laterale Klavikulafrakturen Typ I, Typ IIb und Typ III.
▶ **Durchführung:** Ruhigstellung in Rucksackverband (S. 40) für 4 Wochen, alle 2 Tage nachspannen; Trauma-Weste (Orthogilet), Gilchrist- oder Desault-Verband (S. 40) bei lateralen Klavikulafrakturen für 14 Tage.

Operative Therapie

▶ **Indikationen:**
  • *Absolut:* Offene Fraktur, Durchspießungsgefahr, stark disloziertes Intermediärfragment, Gefäß- und Plexusverletzungen, pathologische Fraktur.
  • *Relativ:* Starke Dislokation (Verkürzung >15 mm, Knickbildung >20°), laterale Klavikulafrakturen Typ IIa (→ konservativ 30% Pseudarthrose) und Typ IV, Pseudarthrose, Refraktur, „Floating shoulder" (evtl. zusätzl. Versorgung der Glenoidfraktur), gleichseitige Rippenserienfrakturen (OS als schmerzfreie Verankerung der auxiliären Atemmuskulatur).
▶ **Operationsprinzipien:**
  • *Frakturen im mittleren Drittel:* 3,5 mm-Rekonstruktionsplatte (apikal=Zuggurtungsseite, je 3 Schrauben bikortikal in beide Hauptfragmente). *Alternative:* Intramedulläre Stabilisierung mit TEN (elastischer Titannagel).
  • *Frakturen im lateralen Drittel:* Wenn Verankerung von mindestens 2 Schrauben möglich ist → Platten-OS mit 3,5 mm-Rekonstruktions- oder winkelstabiler T-Platte.
  • *Kleines distales Fragment:* Zuggurtungs-OS, Drähte vom Akromion her einbringen.
  • *Laterale Frakturen Typ IV:* KD-Osteosynthese.
▶ **Nachbehandlung:**
  • Frühfunktionell Nachbehandlung.
  • Zuggurtungsdrähte nach 8 Wochen entfernen, Platten nur bei störendem Weichteilrelief (frühestens nach 18 Monaten).

Komplikationen und Prognose

▶ **Nach konservativer Therapie:** Fehlstellung mit kosmetischer Beeinträchtigung (Schulterverschmälerung oder sichtbare Vorwölbung), aber ohne funktionelle Nachteile, Pseudarthrose in 3%.
▶ **Nach operativer Therapie:** Direkte Verletzungen der Gefäße, des Plexus brachialis oder der Pleura (Pneumothorax), Infekt, Implantatmigration (v.a. KD), -lockerung oder -bruch, Narbenkeloid, Pseudarthrose, Refraktur nach Materialentfernung.

35.2 Verletzungen der Schlüsselbeingelenke

Grundlagen

▶ **Verletzungsmechanismus:**
- *Articulatio acromioclavicularis (AC-Gelenk):* Sturz auf dorso-kraniale Seite der Schulter bei adduziertem Arm (direktes Trauma); Sturz auf extendierten Arm (indirektes Trauma).
- *Articulatio sternoclavicularis (SC-Gelenk):* Indirektes Trauma mit Sturz auf den ausgestreckten Arm, direktes Anpralltrauma.

▶ **Klassifikation:**
- *AC-Gelenkverletzungen:* Siehe Tab. 35.2.
- *SC-Gelenkverletzung:* Posteriore und anteriore (Sub-)Luxation.

Tabelle 35.2 · Klassifikation der AC-Gelenkverletzungen (nach Tossy und Rockwood)	
Klassifikation nach Tossy	
Grad I	Überdehnung der Ligg. acromio- und coracoclavicularia; ohne Höhertreten des lateralen Klavikularandes *(Distorsion)*
Grad II	Ruptur des Lig. acromioclaviculare und Überdehnung des Lig. coracoclaviculare; Höhertreten des lateralen Klavikularandes um halbe Schaftbreite *(Subluxation)*
Grad III	Luxation im AC-Gelenk mit kompletter Ruptur der Ligg. acromio- und coracoclavicularia; Höhertreten des lateralen Klavikularandes um Schaftbreite *(Luxation)*
Klassifikation nach Rockwood	
Typ IV	zusätzlicher Abriss der Deltamuskelinsertion mit dorsaler Dislokation und evtl. Einklemmung (Entrapment) der Klavikula in einem Schlitz des M. trapezius
Typ V	zusätzliche Abrisse der Delta- und Trapeziusinsertionen mit ausgedehnter vertikaler und horizontaler Instabilität
Typ VI	Versetzung der lateralen Klavikula unter den Processus coracoideus mit Verhakung

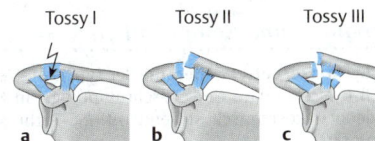

Abb. 35.2 · Akromioklavikularluxationen (Klassifikation nach Tossy)

Klinik

▶ **Allgemein:** Schwellung, sichtbare Fehlstellung, Hämatom, Druckdolenz.
▶ **AC-Luxation:** „Klaviertastenphänomen".
▶ **Begleitverletzungen:**
- *AC-Luxation:* Kompression der großen Armgefäße.
- *Posteriore SC-Luxation:* Trachea, Pleura, große Gefäße.

Diagnostik

▶ **AC-Gelenk:**
  • *Panoramaaufnahme:* Simultanes beidseitiges a.p.-Röntgen → vertikale Instabilität.
  • *Transaxilläre Aufnahme* → horizontale Instabilität.
  ◨ *Hinweis:* Belastungsaufnahmen mit 5 – 15 kg meist unnötig.
▶ **SC-Gelenk:**
  • Thorax-Röntgen in 2 Ebenen, Sternum seitlich.
  • CT bei Unsicherheit oder Komplikationen.

Konservative Therapie

▶ **AC-Gelenk – Typ I/II/III:** Kurze Ruhigstellung in Trauma-Weste für 1 Woche, Analgesie und anschließend funktionelle Therapie.
▶ **SC-Gelenk:** Bei komplikationsloser Luxation geschlossene Abduktions- oder Adduktionsreposition innerhalb von zwei Tagen in Narkose. Wenn die Luxation retinierbar ist, Anlage eines Rucksackverbands (S. 40) für 4 Wochen.
◨ *Merke:* Posteriore Luxation sind schwierig zu reponieren, aber einfach zu retinieren, anteriore Luxation einfach zu reponieren, schwierig zu retinieren.

Operative Therapie

▶ **AC-Gelenk:**
  • *Indikationen:* Typ IV – VI (absolut)¡ Typ III Indikation (relativ; „Über-Kopf-Arbeiten" und sportliche Exposition, aber nicht Kampfsport, → hohe Rezidivrate).
  • *Operationsprinzipien* (Alternativen):
    – Direkte Naht der Bänder mit temporärer Transfixation des AC-Gelenks (KD, Zuggurtung, Balserplatte).
    – Korakoklavikuläre PDS-Kordel oder Stellschraube.
    – Resektion des lateralen Klavikulaendes mit Transposition des Lig. coracoacromiale auf den lateralen Klavikulastumpf (OP nach Weaver-Dunn).
▶ **SC-Gelenk:**
  • *Indikation:* Gescheiterte geschlossene Reposition.
  • *Operationsprinzip:* Offene Reposition, evtl. Resektion des medialen Klavikulaendes, Naht der Ligg. costo- und sternoclaviculare und Retention mittels Platte oder Drahtcerclage.

Prognose und Komplikationen

▶ Bei **konservativer Therapie** der Typ III-AC-Verletzung in über 30 % Übergang in Typ II (→ sekundäre Gewebeschrumpfung); in 80 % funktionell gutes Ergebnis, evtl. jedoch kosmetisch störend; AC-/SC-Arthrosen möglich (präarthrotische Deformität).
▶ Bei **operativer Therapie** in > 20 % Komplikationen (Materialversagen, Drahtwanderung, Wundinfektion, Narbenkeloid).

35.3 Schulterluxation und -instabilität

Grundlagen

▶ **Verletzungsmechanismus:** Häufigste Luxation (50 % aller Luxationen).
  • *Traumatisch:* Sturz auf Arm/Schulter oder bei brüsken Außenrotations- und Abduktionsbewegungen im Schultergelenk.

- *Habituell:* Wiederholt auftretende Luxationen ohne adäquates Trauma bei prädisponierenden Faktoren (z. B. Bandinstabilität).
- *Rezidivierend:* Reluxationen mit adäquatem Unfallereignis durch Schäden nach Erstluxation (häufig nach Bankart-Läsion).

▶ **Klassifikationen der Luxation:**
- *Luxationsgrad:*
  - Subluxation: Humeruskopfmitte überschreitet Pfannenrand nicht.
  - Luxation: Komplette Trennung der Gelenkflächen.
  - Verhakte Luxation: Humeruskopf am Glenoid verhakt.
- *Luxationsrichtung:* Anteriore (95 %), posteriore (ca. 4 %, wird häufig verkannt), inferiore (Luxatio erecta oder axillaris), superiore Luxation; multidirektionale Luxation.
- *Klassifikation der Schulterinstabilität nach Gerber:* Siehe Tab. 35.3.

Tabelle 35.3 · Klassifikation der Schulterinstabilität nach Gerber

Typ I	chronische, verhakte Luxation
Typ II	unidirektionale Instabilität ohne Hyperlaxizität (ca. 60 %)
Typ III	unidirektionale Instabilität mit multidirektionaler Hyperlaxizität (30 %)
Typ VI	multidirektionale Instabilität ohne Hyperlaxizität (sehr selten)
Typ IV	multidirektionale Instabilität mit multidirektionaler Hyperlaxizität (5 %)
Typ VI	uni- oder multidirektionale, willkürliche Instabilität

▶ **Mögliche Begleitverletzungen bei anteriorer Schulterluxation:**
- *„Klassische" Bankart-Läsion* (80 %): Abriss des Labrum glenoidale-Kapsel-Komplexes vom vorderen unteren Pfannenrand.
- *Ossäre Bankart-Läsion oder -Fraktur* (3 %): Labrum bricht zusammen mit Teil des knöchernen Pfannenrandes ab.
- *Perthes-Läsion* (5 %): Der mediale Kapselursprung und das Periost reißen vom Skapulahals ab, ohne dass das Labrum glenoidale vom vorderen unteren Pfannenrand abhebt.
- *Hill-Sachs-Läsion:* Dorso-laterale Impression am Humeruskopf.
- *Rotatorenmanschetten-(RM-)Ruptur* (15 – 80 %); im Alter zunehmend.
- Isolierter Kapselriss (3 %), interligamentäre Kapselruptur, Abriss der Kapsel vom Ansatz am Humeruskopf (< 1 %).
- Abrissfraktur des Tuberculum majus oder Luxationsfraktur des Humeruskopfes, Verletzung der A. axillaris und/oder des N. axillaris.

▶ **Mögliche Begleitverletzungen bei posteriorer Schulterluxation:**
- Überdehnung der posterioren Kapsel.
- Ossäre Läsion am hinteren Pfannenrand.
- „Reversed" Bankart-Läsion.
- „Reversed" Hill-Sachs-Läsion (Malgaigne-Furche; antero-mediale Impression am Humeruskopf).

▶ Nach Matsen wird der **Symptomen-Komplex** und die Therapie mittels **Acronym** grob erfasst:
- *TUBS:* Traumatisch – unidirektionale Instabilität – Bankart-Läsion – „surgical repair".
- *AMBRII:* Atraumatisch – multidirektionale Instabilität – oft bilateral – Rehabilitation (als konservative Therapie) – inferiorer Kapselshift oder Intervallverschluss (als operative Therapie).

Klinik

▶ **Allgemein:** Starke Schmerzen im Bereich des Schultergelenkes, Bewegungsunfähigkeit, federnd fixierte Zwangshaltung des Armes.

▶ **Fehlstellungen** im Schultergelenk abhängig von der Luxationsrichtung:
- *Anteriore Luxation:* Abduktion und Außenrotation; Delle unter Akromion.
- *Posteriore Luxation:* Adduktion und Innenrotation; prominentes Korakoid, abgeflachte Schultersilhouette.
- *Luxatio erecta:* Nach oben fixierter Arm (*cave:* Häufig neurovaskuläre Begleitschäden!).

Diagnostik

▶ **Klinische Untersuchung:** DMS-Kontrolle!

▶ **Röntgen:** Schulter a.p. und Skapula-Y-Aufnahme. ▣ *Hinweis:* Röntgen immer vor und nach der Reposition durchführen!

▶ **CT**: Ausschluss einer ossären Bankart-Läsion oder von Frakturen.

▶ **Sonographie:** Ausschluss einer RM-Ruptur.

▶ **Arthro-MRT:** Beurteilung der Labrum- und Kapselläsion, Ausschluss einer RM-Ruptur; DD der Schulterinstabilität Typ II oder III.

Konservative Therapie

▶ **Indikationen:** Schulterinstabilität Typ III, V und VI; Typ II bei älteren Patienten, erhöhtem OP-Risiko oder mangelnder Compliance.

> **❗ Notfallmäßige geschlossene Reposition bei Schulterluxation**
>
> ▶ Durchführung unter **Analgesie** oder **i. v.-Kurznarkose**.
> ▶ **Repositionstechniken:**
> - *Selbstreposition:* Sitzender Patient, angezogene Beine, die Hand des luxierten Arms wird zwischen das Knie eingeklemmt, anschließend Zurücklehnen und Hüftstreckung.
> - *Reposition nach Arlt* (Abb. 35.3a): Zug am Arm bei flektiertem Ellenbogen, wobei Stuhllehne als Hypomochlion dient.
> - *Reposition nach Hippokrates* (Abb. 35.3b): Patient liegt auf dem Rücken, Zug am Arm mit eingestemmter Ferse in der Axilla als Hypomochlion.
> - *Reposition nach Kocher* (Abb. 35.4): Patient liegt auf dem Rücken; die Reposition erfolgt in vier Phasen (Adduktion, Außenrotation, Elevation, Innenrotation) am rechtwinkelig gebeugten Arm unter stetem Zug.
> ▶ **Nach der Reposition:** Obligatorisch DMS- und Röntgen-Kontrolle. Ruhigstellung bei jungen Patienten (< 30 Jahre) für 3 Wochen, bei älteren Patienten für 3–4 Tage z.B. mit Desault-Verband (S. 40); anschließend funktionelle Nachbehandlung.

Operative Therapie

▶ **Indikationen:**
- *Absolut:* Verhakte Instabilität (Typ I), begleitende Gefäßläsion (→ Notfall); Bankart-Fraktur, dislozierte (> 5 mm) Tuberculum majus-Fraktur, Subscapularis-Ruptur.
- *Relativ:*
  - Primärstabilisierung bei Patienten < 25 J.; Vorraussetzungen sind hohe Sportaktivität, gute Compliance, adäquates Trauma, Fremdreposition, Schulterinstabilität Typ II, Hill-Sachs-Defekt.

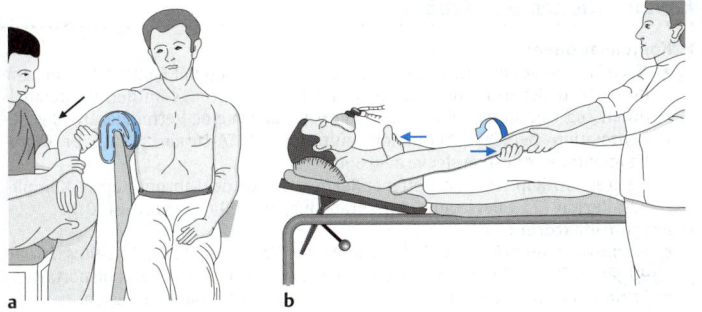

Abb. 35.3 · (a) Reposition nach Arlt; (b) Reposition nach Hippokrates

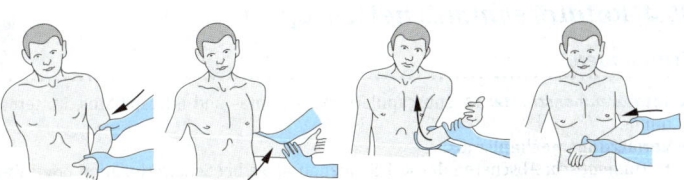

Abb. 35.4 · Reposition nach Kocher

– Postprimäre Stabilisierung bei chronisch rezidivierenden Luxationen oder Schulterinstabilität Typ IV; frühe Rekonstruktion einer RM-Ruptur.

▶ **Operationsprinzipien:**
- *Arthroskopisch:* Bilanzierung (diagnostisch) bei < 25-jährigen Patienten mit Erst-luxation und Versorgung von Bankart-Läsionen (therapeutisch).
- *Offene Operationsprinzipien bei anteriorer Luxation:*
  – *Rekonstruktion des Labrum-Kapsel-Komplexes:* Refixation des Labrums und der Kapsel mit Knochen-Ankern nach Anfrischen bzw. Fräsen einer Nut am Gle-noidrand und Raffung der ventralen Kapsel durch Übereinandersteppen der Kapselanteile (= Kapselshift).
  – *Rekonstruktion oder Vergrößerung des Glenoids:* Schrauben-OS einer Glenoid-Fraktur. Ein „J-Span" (nach Resch) wird über eine Nut im subchondralen Kno-chen des Glenoids eingemeißelt. Alternativ Aufbringen eines quaderförmigen Spans mit 2 Kleinfragmentschrauben auf das Glenoid.
  – *Behebung der Kopfimpression:* Heben und knöcherne Unterfütterung der Im-pression oder subkapitale Rotationsosteotomie nach Weber (Innenrotation des Humeruskopfes um 25°, hierdurch wird der Hill-Sachs-Defekt aus der Kontaktzone des anterioren Labrums herausgedreht und die dorsale Kapsel gestrafft).
▶ **Nachbehandlung:** Kurzfristige Ruhigstellung in Trauma-Weste, frühfunktionelle Therapie ohne Außenrotationsbewegungen in den ersten 6 Wochen.

Komplikationen und Prognose

► **Komplikationen:**
- Nach konservativer Therapie einer anterioren Luxation mit Bankart-Läsion kann durch Medialisierung des Labrums und Kapselsprungs an den Skapulahals durch Zug von intakt gebliebenem Periostschlauch eine Verminderung der Außenrotation bei 90° Abduktion auftreten =ALPSA-Läsion („Anterior labroligamentous periosteal sleeve avulsion)".
- Nach arthroskopischer oder offener Rekonstruktion des Labrum-Kapsel-Komplexes: Rezidiv (2%), Bewegungseinschränkung, Instabilitätsarthrose (10%).

► **Prognosefaktoren:**
- *Extrinsisch:* Alter (Rezidive bei konservativer Therapie: < 20-jährig 90%, 20- bis 40-jährig 60%, > 40-jährig 10%) und die Sportart (Kontakt-, Überkopfsportarten).
- *Intrinsisch:* Hill-Sachs-Defekt, ossäre oder „klassische" Bankart-Läsion.
  - ▫ *Hinweis:* Die Tuberculum majus-Fraktur ist günstig.

35.4 Rotatorenmanschettenruptur

Grundlagen

▫ *Rotatorenmanschette:* M. subscapularis, Mm. supra- und infraspinatus, M. teres minor.

► **Verletzungsmechanismus:**
- *Traumatisch:* Abscheren des RM-Sehnenansatzes bei Schulterluxation oder Abrissfrakturen der Tuberkula und exzentrische Zugbelastung angespannter Sehnenanteile (z. B. bei Innenrotation).
- *Degenerativ* (Tendinopathie):
  - Intrinsisch: Bei über 70-Jährigen RM-Ruptur der dominanten Schulter durch Sehnengewebsnekrose (>50%) aufgrund einer Durchblutungsstörung bei wiederholter Überbelastung (Überkopfarbeit oder -sportarten).
  - Extrinsisch (mechanisches Outlet-Impingement): Einengung des subakromialen Raumes von außen durch hakenförmiges Akromion, AC-Gelenkarthrose (Osteophyten, Akromionsporn), Os acromiale, Verdickung des Lig. coracoacromiale, Bursitis subacromialis.

► **Klassifikationen:**
- *Rupturlokalisation:*
  - Sektor A: M. subscapularis (→ Innenrotation).
  - Sektor B: M. supraspinatus (→ Abduktion).
  - Sektor C: Mm. infraspinatus und teres minor (→ Außenrotation).
- *Rupturpathogenese* (nach Neer und Poppen):
  - *Gruppe I*= Isolierte RM-Ruptur nach Trauma oder repetitiven Mikrotraumata.
  - *Gruppe II*= Kombination mit Schulterluxation.
  - *Gruppe III*= Sekundär nach M. supraspinatus-Outlet-Impingement.
- *Rupturausmaß:* Partielle oder komplette Ruptur; Defektgröße der kompletten Ruptur (nach Bateman): I = < 1 cm, II = 1 – 3 cm, III = 3 – 5 cm, IV = >5 cm.

Klinik

► **Frische Ruptur:** Pseudoparalyse (Unfähigkeit, den Arm zu heben).
► **Chronische Läsion:** Nachtschmerzen, Schulterschmerzen bei Überkopfarbeit.

Diagnostik

▶ **Klinische Untersuchung:**
- *Supraspinatus-Test:* 90°-Abduktion, 30°-Horizontalflexion, Innenrotation (Daumen zeigt zum Boden!); Spontanschmerz oder Schmerz bei weiterem Anheben gegen Widerstand.
- *0°-Abduktionsschmerz:* Der herabhängende Arm muss gegen den Widerstand des Untersuchers abduziert werden.
- *Drop-Arm-Sign:* Der passiv um 90° abduzierte Arm kann nicht aktiv gehalten werden.
- *Subskapularis-Test:* Innenrotation gegen Widerstand in 0°-Stellung und 90°-Abduktion.
- *Impingement-Test* (Hawkins): Forcierte Innenrotation des flektierten und adduzierten Arms.

▶ **Röntgen:** Schulter a.p./axial (akromiohumeraler Abstand (AHA): < 5 mm → operative Rekonstruktion unmöglich.

▶ **Sonographie:** Sehnendefekt/-ausdünnung, Bursitis subacromialis?

▶ **MRT:** Sehnendefekt, chronisch-degenerative RM-Verletzung?

Konservative Therapie

▶ **Indikationen:** Inaktive Patienten, Non-Compliance, begleitende „frozen shoulder", degenerativer Genese (langsamer Beginn).

▶ **Drei Phasen-Therapie:**
- Wiederherstellung eines schmerzfreien Bewegungsausmaßes (Analgetika, evtl. Steroide).
- Muskulärer Aufbau.
- Arbeits-/sportspezifische Belastungssteigerung.

Operative Therapie

▶ **Indikationen:** Akute traumatische RM-Ruptur (möglichst innerhalb der ersten 6 Wochen); nach gescheiterter konservativer Therapie bei degenerativer Ruptur.

▶ **Operationsprinzipien:**
- *Arthroskopische oder offene Sehnenrekonstruktion:*
  - Bei frischer Ruptur transossäre Refixation (Mitek-Anker) oder direkte, spannungsfreie Naht in < 30°-Abduktion.
  - Bei Defektschaden evtl. Verschiebeplastiken z.B. M. pectoralis major (anterosuperiore Defekte), M. deltoideus (kraniale Defekte), Mm. latissimus dorsi oder teres major (posterosuperiore Defekte).
- *Akromioplastik:* Ergänzend oder isoliert bei Impingementsymptomatik.

▶ **Nachbehandlung:** Nach Sehnenrekonstruktion Abduktionsschiene für 4 Wochen.

Komplikationen und Prognose

▶ **Komplikationen:**
- *Intraoperativ:* Selten Nervenverletzungen (N. axillaris, N. suprascapularis), gelegentlich Akromionfraktur.
- *Postoperativ:* Nachblutung, Infektion, „frozen shoulder", Deltoideusschwäche, Reruptur (nach 1. Sehnenrekonstruktion in 10–20%, nach 2. in 40%, nach 3. in 70–90%).

▶ **Prognose:** Eine konservative Therapie einer RM-Ruptur ist in 40% erfolgreich. Der wichtigste Outcome-Faktor ist die Rupturgröße (korreliert mit dem Alter des Patienten).

35.5 Skapulafraktur

Grundlagen

► **Verletzungsmechanismus:** Massive Gewalteinwirkung durch direktes Trauma. Abrissmechanismen an den Skapulafortsätzen. Glenoidfrakturen v. a. durch indirekte Mechanismen (z. B. Schulterluxation).

► *Hinweis:* Selten Fraktur (1 %), da durch kräftige Muskulatur geschützt.

► **Klassifikation nach Euler und Rüedi:**
  • *Gruppe A:* Korpusfrakturen.
  • *Gruppe B:* Fortsatzfrakturen: Spina, Coracoid, Acromion.
  • *Gruppe C:* Kollumfrakturen: C. anatomicum, C. chirurgicum, C. chirurgicum mit akromio-klavikulärer Instabilität („floating shoulder") durch begleitende a) Klavikulafraktur oder b) Ruptur der Ligg. coracoclaviculare und coracoacromiale.
  • *Gruppe D:* Gelenkfrakturen: Pfannenrandbrüche (Bankart-Fraktur; *DD* Bankart-Läsion: $< ^1/_3$ der Gelenkfläche), Pfannenbrüche („echte" Glenoidfrakturen) mit a) unterem Pfannenfragment, b) horizontaler Pfannenspaltung, c) korakoglenoidaler Blockbildung, d) Trümmerfrakturen, Kombination von Kollum- und Korpusfrakturen.
  • *Gruppe E:* Kombinationsfrakturen mit Humeruskopffrakturen.

Klinik

► Schmerzhafte Bewegungseinschränkung im Schultergelenk, Druck- und Stauchungsschmerz.
► **Begleitverletzungen** (95 %): Hämato-/Pneumothorax, Rippenfrakturen, Klavikulafraktur, Lungenkontusion!

Diagnostik

► **Röntgen:** Schulter a.p. und tangential.
► **CT:** Bei Kollum- und Glenoidfrakturen.
► **Elektromyographie (EMG):** Bei Frakturen des Collum chirurgicum (N. suprascapularis verläuft durch Incisura scapulae → Mm. supra- und infraspinatus).

Konservative Therapie (90 %)

► **Indikation:** In den meisten Fällen (*Ausnahmen:* Siehe operative Therapie).
► **Durchführung:** Ruhigstellung für 3 – 4 Tage in Trauma-Weste oder im Gilchrist- oder Desault-Verband (S. 40), anschließend frühfunktionelle Behandlung.

Operative Therapie

► **Indikationen:** Stark disloziierte (>1 cm oder >40°) Spina-, Corakoid-, Akromion-, Glenoid- oder Kollumfrakturen. Frakturen durch die Incisura scapulae mit Störungen des N. suprascapularis. „Floating shoulder": Oft nur Osteosynthese der Klavikula nötig.

► **Operationsprinzipien:**
  • *Ventraler Zugang:* Bei Pfannenrand- und Corakoidfrakturen Hautschnitt über dem Sulcus deltoideopectoralis, Durchtrennung des M. subscapularis-Ansatzes, evtl. Osteotomie des Corakoids, Kapsulotomie, Schrauben-OS.
  • *Dorsaler Zugang nach Brodsky:* Bei Glenoid- und Kollumfrakturen; Schnitt 2 cm medial des Akromions auf Skapulaspitze, Mobilisation der Pars spinalis des M. deltoideus, zwischen Mm. infraspinatus und teres minor Eingehen auf die Margo lateralis des Schulterblattes und Glenoids, Kapsulotomie und Schrauben-/Platten-OS.

- *Dorsohorizontaler Zugang nach Judet:* Bei Kombinationsverletzungen der Scapula; Hautschnitt vom Akromion entlang der Spina und dem Margo medialis bis zum unteren Schulterblattwinkel; der M. infraspinatus wird von dorso-kaudal beginnend aus seinem Bett gelöst und vom Skapulakörper geschoben (*cave:* N. suprascapularis), Platten-OS.

Prognose

► Günstig bei Korpus- und Kollumfrakturen, langwierig bei komplexen Frakturen, v. a. nach operativer Versorgung.

35.6 Bizepssehnenverletzungen

Grundlagen

► **Verletzungsmechanismus:**
  - *Läsion der langen Biszepssehne* (LBS) (>95%): Riss der langen Bizepssehne (LBS) durch rezidivierende Mikrotraumata bei degenerativen Veränderungen (94%); direktes Trauma (z. B. Sturz auf extendierten Arm [6%]).
  - *Distale Bizepssehnenruptur:* Durch erhebliche Gewalteinwirkung.
► **Klassifikation der Läsion der langen Bizepssehne:**
  - *Isolierte basisnahe Abrissverletzung der LBS.*
  - *SLAP-Läsionen* („superior labrum, anterior to posterior"): Abriss des Bizepssehnenankers gemeinsam mit dem Labrum.
  - *Kombinationsverletzung mit Rotatorenmanschettenruptur:* ► **Hinweis:** Die Ligg. coracohumerale (LCH) und glenohumerale superius (SGHL) bilden zwischen den Supraspinatus- und Subscapularissehnen eine Schlinge („pulley") um die LBS. Bei „pulley lesion" (Sub-)Luxationsgefahr der LBS.
  - *Proximale Bizepssehnenruptur im Sulcus intertubercularis.*
► **Klassifikation der distalen Bizepssehnenverletzung:** Die Ruptur erfolgt i. d. R direkt am knöchernen Ansatz.

Klinik und Diagnostik (Tab. 35.4)

Tabelle 35.4 · Klinik und Diagnostik der Bizepssehnenruptur

Klinik/Diagnostik	Proximale Ruptur	Distale Ruptur
Schmerz	I.d.R. schmerzarm (kurz dauernd) ► *Hinweis:* Bei persistierenden Beschwerden (>6 Wochen) SLAP-, Pulley- oder begleitende RM-Läsion	schmerzhaft
Funktionsverlust	Schulterabduktion und Ellenbogenflexion geringfügig eingeschränkt	Flexion und Supination im Ellenbogengelenk abgeschwächt bis aufgehoben
Verlagerung des Muskelbauches	in Richtung Ellenbogen	in Richtung Schulter
Röntgen	Schultergelenk in 2 Ebenen (Fraktur-Ausschluss), evtl. Sonographie	Ellenbogengelenk in 2 Ebenen
Arthro-MRT	bei persistierenden Beschwerden, evtl. diagnostische Schulterarthroskopie	

Konservative Therapie

▶ **Indikationen:** Beschwerdefreie Läsionen oder Rupturen der LBS bei älteren oder unsportlichen Patienten.
▶ **Durchführung:** Trauma-Weste für max. 1 Woche, danach funktionell.

Operative Therapie

▶ **Indikationen:** Jede distale Ruptur (!), proximale Bizepssehnenrupturen aus kosmetischen Gründen oder bei sportlichen Patienten.
▶ **Operationsprinzipien:**
  ● *Proximale Ruptur:* Nichtanatomische Refixation der LBS (Tenodese) an den Humerusschaft mittels transossärer Fixation, Knochenanker oder Schlüssellochplastik (→ Einhängen des geknoteten Sehnenendes in schlüssellochförmigen Humerusschaftschlitz), seltener Fixation auf die kurze Bizepssehne. Bei SLAP-, Pulley- oder RM-Läsionen arthroskopische/offene Labrum-Refixation oder RM-Rekonstruktion, evtl. mit Tenotomie der LBS und Akromioplastik.
  ● *Distale Ruptur:* Fixierung der Bizepssehne direkt an Tuberculum radii mittels Knochenanker (OP nach Thompson). Ausziehnaht schräg durch Tuberositas radii (OP nach Bunnell). Bohrlochdurchzug und Schlingenvernähung (OP nach Platt). Einzug der M. palmaris longus-Sehne in Tuberositas radii-Bohrkanal und Sehnenendfixation (OP nach Wilhelm).
▶ **Nachbehandlung:** Ruhigstellung für 6 Wochen im Oberarmgips.

Prognose

▶ **Proximale Ruptur der LBS:** Nach operativer Therapie wird im Vergleich zur konservativen Therapie eine verbesserte Kraft und Wiederherstellung der Kontur (Kosmetik) bei gleich guter Funktion erreicht.
▶ **Distale Ruptur:** Bei Reinsertion gute Funktion. Risiko von heterotopen Ossifikationen (8 %) und Nervenläsionen (4 %).

35.7 Proximale Humerusfraktur

Grundlagen

▶ **Verletzungsmechanismus:**
  ● Indirekt bei Sturz auf den ausgestreckten Arm, direkt durch Sturz auf das Schultergelenk.
  ● Abrissfrakturen (Tubercula majus oder minus) bei vorderer bzw. hinterer Schulterluxation.
▶ **Epidemiologie:** 5 % aller Frakturen. Steigende Inzidenz v. a. im Alter (Osteoporose, v. a. Frauen).
▶ **Klassifikation:**
  ● *Nach Neer:* Unterscheidung von vier Hauptfragmenten (Kalotte, Tuberculum majus, Tuberculum minus, Schaft) und ihren Dislokationsgrad: Siehe Tab. 35.5.
  ● Impressionsfrakturen (z. B. Valgus-impaktierte Frakturen) oder Splitterbrüche („head splitting") der Kopfkalotte werden gesondert aufgeführt.

Tabelle 35.5 · **Klassifikation der Humeruskopffraktur nach Neer**

Undislozierte Frakturen

| Gruppe I | alle Frakturen mit Dislokationen < 1 cm oder mit Winkelbildung < 45° (auch bei mehreren Fragments) |

Dislozierte Mehrfragmentfrakturen

Gruppe II	Frakturen der Kopfkalotte (Collum anatomicum), Dislokation > 1 cm. **▶ Cave:** Hohes Risiko der Kalottennekrose (Verletzung der Arteria arcuata (=Endast der A. circumflexa humeri anterior im Collum anatomicum)
Gruppe III	Frakturen am Collum chirurgicum mit Dislokation > 1 cm oder Winkelbildung > 45°
Gruppe IV	Abrissfraktur des Tuberculum majus, ggf. zusätzliche weitere Frakturen (3 – 4 Segmente)
Gruppe V	Abrissfraktur des Tuberculum minus, ggf. zusätzliche weitere Frakturen (2 – 4 Segmente)
Gruppe VI	anteriore oder posteriore Luxationsfrakturen mit entsprechender Fragmentanzahl

---

- *AO-Klassifikation* (11A – C): **▶ Hinweis:** Berücksichtigt das prognostisch wichtige Nekroserisiko der Kalotte:
  - *Gruppe A:* Extrakapsulär, zwei der vier Fragmente betroffen; keine Nekrosegefahr.
  - *Gruppe B:* Frakturen mit partieller Ablösung von Gelenkfragmenten (partiell intrakapsulär), drei von vier Fragmenten betroffen; geringes Nekroserisiko.
  - *Gruppe C:* Frakturen mit vollständiger Ablösung von Gelenkfragmenten (komplett intrakapsulär), vier Fragmente betroffen; hohes Nekroserisiko.

Klinik

▶ Schmerzen im Schulterbereich, Bewegungseinschränkung; nach einigen Tagen ausgedehntes Hämatom.
▶ **Begleitverletzungen:** N. axillaris (3 %), Plexus (5 %) oder Gefäßläsionen (5 %).

Diagnostik

▶ **Klinische Untersuchung:** DMS-Kontrolle.
▶ **Röntgen:** Schulter a.p. und Skapula-Y-Aufnahme (Neer-Aufnahme). Beurteilung der Anzahl und Dislokation der Fragmente und dorsalen Achsenabknickung.
▶ **CT:** Bei Mehrfragmentfrakturen für die Operationsplanung (kopferhaltende vs. prothetische Versorgung).

Konservative Therapie

▶ **Indikationen:** Primär stabile Frakturen (Gruppe I nach Neer) und durch Reposition stabilisierte, eingestauchte, extrakapsuläre Humeruskopffrakturen (z. B. impaktierte subkapitale 2-Fragmentfraktur).
▶ **Durchführung:**
  - Ggf. *Reposition* unter Zug und Druck auf das proximale Fragment.
  - *Ruhigstellung* in Trauma-Weste, Gilchrist- oder Desault-Verband (S. 40) für 1 Woche.

- Nach Röntgenkontrolle *frühfunktionelle Behandlung*: Pendeln, dann Übergang auf aktive Schulterbewegungen ohne aktive Außenrotation für 6 Wochen (alle 2 Wochen Röntgenkontrollen).

Operative Therapie

▶ **Indikationen:**
- *Notfall:* Nicht reponible Luxationsfrakturen, offene Frakturen, begleitende Gefäß- und Nervenverletzungen.
- *Elektiv:* Nicht stabil reponible subkapitale Humerusfrakturen, dislozierte (>5 mm) Tuberculum majus- oder minus-Frakturen (Impingement-Gefahr bzw. Behinderung der Innenrotation), dislozierte 3- und 4-Fragment-, Impressions- oder „head splitting"-Frakturen.

▶ **Operationsprinzipien:**
- *Minimal-invasiv:* Perkutane KD- oder Schrauben-OS.
- *Deltoideopektoraler Zugang nach Kocher:* Zugang der Wahl für die offene Reposition mit Ausnahme der T. majus-Fraktur (s.u.). Vorderer Zugang durch Sulcus deltoideopectoralis (*Leitstruktur:* Vena cephalica nach lateral halten) in Beach-chair-Position. Desimpaktierung der Frakturanteile, Reposition und Schrauben- und Platten-OS (z.B. Drittelrohrplatten, winkelstabile Spezialplatten), evtl. Zuggurtungen. Spongiosaplastik oder Zement bei großem Knochendefekt. Primäre Hemiarthroplastik bei nicht rekonstruierbaren Frakturen (v.a. 4-Fragment- und „head splitting"-Frakturen oder Impressionsfrakturen >40% der Kalottenfläche).
- *Superolateraler transdeltoidaler Zugang* („deltoid-split"): Bei isoliertem Abriss des Tuberculum majus direkte Refixation mit Schrauben oder Zuggurtung.
- *Intramedulläre Verfahren:* Z.B. PHN (proximaler Humerusnagel) bei subkapitalen Frakturen (C. chirurgicum).

Komplikationen und Prognose

▶ **Komplikationen:**
- Schmerzhafte *Bewegungseinschränkungen* bis hin zur *„frozen shoulder"* (Schultersteife) durch Verklebungen und Zerstörung der Gleitstrukturen durch zu lange Ruhigstellung.
- *Fehlstellungen oder Impingement* durch das OS-Material.
- *Weichteil- oder Knocheninfektionen* v.a. bei perkutaner KD-OS.
- *Humeruskopfnekrose* infolge Devitalisierung (ca. 40% bei 4-Fragment- und 50% bei Luxationsfrakturen) → sekundäre Hemiarthroplastik.

▶ **Prognose:**
- *Gute Prognose* bei unverschobenen Frakturen.
- *Schlechte Prognose* bei intrakapsulären Frakturen, 4-Fragment- oder „head splitting"-Frakturen bzw. begleitender Plexus- oder N. axillaris-Läsionen.

35.8 Humerusschaftfraktur

Grundlagen

▶ **Verletzungsmechanismus:** Indirekte (Spiralfraktur mit und ohne Drehkeil) oder direkte Krafteinwirkung (Quer-, Biegungs- oder Stückfrakturen mit mehr oder weniger starkem Weichteilschaden). Pathologische Frakturen (Tumormetastasen, juvenile Knochenzysten).

◪ *Hinweis:* Schussfrakturen sind durch Knochendefekte und Mitverletzung der benachbarten Nerven und Gefäße gekennzeichnet.

► **Zweigipflige Altersverteilung:** 3. Dekade bei Männern nach schwerem Trauma (5 % aller Frakturen beim Polytrauma), 7. Dekade bei Frauen nach einfachem Sturz.
► **AO-Klassifikation (12A-C):** Siehe AO-Klassifikation der Schaftfrakturen, S. 605.

Klinik

► **Typische Frakturzeichen:** Siehe S. 556.
► **Schonhaltung:** Arm im Ellenbogengelenk flektiert, supiniert, an Thoraxwand gepresst und durch Hand der Gegenseite gestützt.
► **Fallhand bei primärer Radialisparese** (11 %): Durch Zerrung, Interposition, Anspießung, selten Zerreißung des N. radialis.

Diagnostik

► **Klinische Untersuchung:** Frakturzeichen? DMS-Kontrolle.
► **Röntgen:** Oberarm in 2 Ebenen.
► **Angiographie:** Bei fehlenden Pulsen (z. B. bei Schussverletzungen).

Konservative Therapie

► **Indikationen:** „Unkomplizierte" Frakturen der Schaftmitte, gute Compliance (lange Behandlungszeit!), Patientenwunsch, v. a. jungen Patienten mit gutem Muskelmantel und geringen Schmerzen.
► **Durchführung:**
  • *Evtl. primäre Reposition:* Toleranzgrenzen der Fehlstellung: $1/2$ Schaftbreite, $10°$ Rotationsfehler und $30°$ (Erwachsene) bzw. $10°$ (Kinder) Achsenfehler.
  • *Ruhigstellung:* Gilchrist- oder Desault-Verband (S. 40) für 1–2 Wochen. Evtl. Nachreposition. Sarmiento-Brace für weitere 4–6 Wochen (= zirkuläre, individuell angepasste Kunststoffmanschette, die durch gleichmäßige, feindosierte Weichteilkompression die Fragmente schient).

Operative Therapie

► **Indikationen:**
  • *Absolut:* Polytrauma (bessere Pflege), offene Fraktur, Gefäßverletzung, Kettenfrakturen, beidseitige Frakturen, sekundäre Radialisparese, pathologische Fraktur.
  • *Relativ:* Kurze Quer- und Schrägfrakturen, proximale und distale Drehkeilfrakturen, primäre Radialisparese (umstritten; jedoch Spätrevision des Nervs, falls nach 8–12 Wochen keine Besserung), extreme Adipositas, Patientenwunsch, irreponible Frakturen, Pseudarthrose.
► **Platten-Osteosynthese** (breite oder schmale 4,5-mm-LCDC- oder LC-Platte mit/ohne Zugschraube):
  • *Proximale Frakturen bis Schaftmitte:* Antero-lateraler Zugang nach Henry, Beach-Chair-Lagerung, Hautinzision im Sulcus deltoideopectoralis nach distal, evtl. mit Splitting des M. brachialis am Übergang laterales/mittleres Drittel (möglich da Doppelinnervation durch N. radialis und musculocutaneus).
  • *Frakturen im mittleren und distalen Schaftdrittel, Radialisläsion:*
    – Dorsaler Zugang nach Henry, Bauchlage, Spalten der oberflächlichen Köpfe des M. triceps und Aufsuchen des N. radialis. Die Platte wird unter dem Nerv durchgeschoben.
    ▶ *Verlauf des N. radialis:* Dorsal zwischen dem medialen und lateralen Trizepskopf von kranial-medial nach distal-lateral.
    – *Medialer Zugang (selten)* aus kosmetischem Grund; weitere Vorteile: Rückenlage des Patienten, wenig traumatisierender, direkter Zugang zum mittleren und distalen Schaftdrittel und medialen Gefäßnervenbündel.

▶ **Intramedulläre Osteosynthesen** (z. B. unaufgebohrter Humerusnagel [UHN]): Geeignet bei Quer- und kurzen Schrägbrüchen im mittleren Schaftdrittel.

- *Anterograde Nagelung:* Beach-chair-Position, anterolateraler Hautschnitt (5 cm) mit „deltoid-split" (S. 652). Nageleintrittsstelle an der Spitze des Tuberculum majus. Distale Verriegelung unter Bildwandlerkontrolle, proximale Verriegelung mit Zielbügel.
- *Retrograde Nagelung:* Zugang dorsal proximal der Fossa olecrani.

▶ **Fixateur externe:**

- Bei schweren Weichteilverletzungen, Schussfrakturen, Polytrauma (Verfahrenswechsel im Verlauf) und als Rückzugsverfahren bei Komplikationen nach Platten-OS und Marknagelung.
- Pin-Insertionspunkte: Proximal anterolateral am Vorderrand des M. deltoideus, distal posterolateral am Rande der Trizepssehne (*Cave:* Verlauf des N. radialis).

Komplikationen und Prognose

▶ **Komplikationen:**

- *Iatrogene Radialisparese* (7 %) bei operativen Eingriffen, v. a. bei Plattenentfernungen.
- *Sekundäre Radialisparese* nach konservativer Therapie: Ummauerung und Druckschädigung durch Frakturkallus.
- *Pseudarthrosen* nach Osteosynthese (10 %) oder konservativer Behandlung (3 %).
- *Weichteil- oder Knocheninfektion* (5 %; v. a. Pin-Trakt-Infekt bei Fixateur externe); *Fehlstellungen.*

▶ **Prognose:** „Gutartigste" Fraktur der langen Röhrenknochen (gute Schienung der Fragmente durch den kräftigen Oberarmmuskelmantel).

35.9 Distale Humerusfraktur

Grundlagen

▶ **Verletzungsmechanismus:** Indirekte Gewalt durch Sturz auf den gestreckten oder leicht gebeugten Arm; direkte Gewalteinwirkung. Abhängig von der Stellung der Gelenkflächen und Richtung der einwirkenden Gewalt kommt es zu Abriss-, Abscher-, Impressions- oder Trümmerfrakturen.

▶ *Hinweis:* Problemfraktur, da neben intraartikulären Trümmerzonen häufig offene Fraktur (30 %) und osteoporotische Knochen (ältere Patienten).

▶ **AO-Klassifikation** (= 13 A–C):

- *Gruppe A* = Extraartikuläre Fraktur: A1 = apophysärer Ausriss; A2 = metaphysär einfach; A3 = metaphysär mehrfragmentär.
- *Gruppe B* = Monokondyläre Fraktur: B1 = lateral-sagittal (Condylus radialis); B2 = medial-sagittal (Condylus ulnaris); B3 = frontal.
- *Gruppe C* = Bikondyläre Fraktur: C1 = artikulär und metaphysär einfach; C2 = artikulär einfach, metaphysär mehrfragmentär; C3 = artikulär und metaphysär mehrfragmentär.

Klinik und Diagnostik

▶ **Klinik:** Schwellung mit schmerzhafter Funktionseinschränkung, Hämarthros und Fehlstellung. Gefäß- (7 %) Nervenläsion (4 %).

▶ **Diagnostik:** Röntgen-Ellenbogen a.p. (gestreckter, supinierter Arm) und seitlich (rechtwinklig gebeugter Arm mit Daumen nach oben).

Konservative Therapie

▸ **Indikationen:** Undislozierte stabile Frakturen, wenig dislozierte A2-Frakturen (evtl. geschlossene Reposition), allg. Kontraindikationen.

▸ **Durchführung:** Ruhigstellung primär im gespaltenen Oberarmgips (Ellenbogen 90°, Handgelenk in Funktionsstellung, Unterarm in Neutralstellung), nach Abschwellung zirkulärer Oberarmgips für 4 Wochen.

Operative Therapie

▸ **Indikationen:** Konservativ nicht zu reponierende oder retinierende suprakondyläre Humerusfrakturen, intraartikuläre, mehrfragmentäre und offene Frakturen, Gefäß-Nerven-Läsionen.

▸ **Operationsprinzipien:**
- *Typ-A1-Frakturen:* Zugschrauben über medialen (Darstellung des N. ulnaris) bzw. lateralen Zugang.
- *Typ-A2- bzw. -A3-Frakturen:* Dorsaler Zugang, Darstellung des N. ulnaris und V-förmige Olekranon-Osteotomie. Reposition, Zugschrauben- und Platten-OS. Reposition der Olekranon-Osteotomie und Fixation mit Zugschrauben oder Zuggurtung.
- *Typ-B1- bzw. -B2-Frakturen:* Über lateralen resp. medialen Zugang offene Reposition und Zugschrauben- evtl. auch Platten-OS.
- *Isolierte Fraktur des Capitulum humeri (Typ B3):* Erweiterter lateraler Zugang, exakte Reposition, von dorsal Stabilisierung mit zwei Zugschrauben.
- *Typ C-Frakturen:* Dorsaler Zugang mit Olekranon-Osteotomie, Darstellung des N. ulnaris. Anatomische Rekonstruktion der Trochlea mit Mini- und Kleinfragment-Zug- oder Stellschrauben. Anschluss an den Humerusschaft mit Rekonstruktionsplatte dorso-radial und latero-ulnar bzw. Drittelrohrplatte latero-ulnar. Reposition der Olekranon-Osteotomie und Fixation mit Zugschrauben oder Zuggurtung.
- *Schwerer Weichteilschaden, Kompartmentsyndrom, „floating elbow"* (instabile Frakturen des distalen Humerus und proximalen Unterarms), *Polytrauma* (falls Oberarmschiene nicht möglich ist): Gelenküberbrückender Fixateur externe.

▸ **Nachbehandlung:** Nach sicherer Weichteilheilung funktionell.

Prognose und Komplikationen

▸ Infekte, Parese (2%) oder Kompressionssyndrom des N. ulnaris, Implantatlockerung (2–12%), Pseudarthrose (2–6%) v.a. der Olekranon-Osteotomie, Bewegungseinschränkung (unbefriedigende Reposition, fehlplatzierte Schrauben, Gelenkkapselschrumpfung, heterotope Ossifikation), Arthrose.

35.10 Olekranonfraktur

Grundlagen

▸ **Verletzungsmechanismus:** Direktes Trauma (Sturz auf Ellenbogen); übermäßige Beanspruchung bei flektiertem Ellenbogen; Kombinationsverletzung bei Ellenbogenluxationen (6%).

Klinik

▸ Rasch einsetzende Schwellung, schmerzhafte Bewegungseinschränkung, aktive Streckung nicht möglich.

▸ Durch Zug des M. triceps häufig Distraktion der Fragmente.

Diagnostik

▶ **Klinische Untersuchung:** DMS-Kontrolle.
▶ **Röntgen:** Ellenbogengelenk in zwei Ebenen.

Konservative Therapie

▶ **Indikation:** Typ I-Frakturen mit Diastase < 2 mm.
▶ **Durchführung:** Oberarmgipsschiene (Ellenbogen 70°-Flexion, Unterarm in Neutralstellung) für 3 Wochen, engmaschige Röntgenkontrollen, anschließend funktionelle Behandlung.

Operative Therapie

▶ **Indikationen:** Dislozierte Frakturen mit Diastase. Notfallmäßig bei offenen Frakturen oder frischen Hautschürfungen.
▶ **Operationsprinzip:** Dorsaler Zugang, offene Reposition, Zuggurtungs- (S. 559) oder Zugschrauben-OS. Bei der Zuggurtung werden zwei parallel eingebrachte 1,6 mm-KD zur Rotations- und Translationssicherung und eine 1,2 mm-Drahtcerclage in Achtertour mit zwei Drahtzwirbeln verwendet.
▶ **Frühfunktionelle Nachbehandlung.**

Prognose und Komplikationen

▶ Wundheilungsstörungen, N. ulnaris-Irritationen, Implantatlockerungen, Drahtwanderung. Pseudarthrose, Bewegungseinschränkung, frühzeitige Arthrose bei verbleibenden Gelenkstufen.

35.11 Radiusköpfchen-/Radiushalsfraktur

Grundlagen

▶ **Verletzungsmechanismus:** Sturz auf die pronierte, dorsalflektierte Hand bei gestrecktem oder leicht gebeugtem Ellenbogen führt zu Abscher-, Impressions- oder Trümmerfrakturen des Radiusköpfchens oder Frakturen des Radiushalses. In ca. 25 % als Kombinationsverletzung bei Ellenbogenluxationen.

Klinik

▶ Ausgeprägte lokale Druckschmerzen, verstärkt bei Umdrehbewegungen. Eingeschränkte Pro- und Supination und Extension.
▶ **Begleitverletzungen:**
  • Ruptur der Membrana interossea auf der ganzen Länge mit Subluxation der Ulna im distalen Radioulnargelenk (*Essex-Lopresti-Verletzung*).
  • Abriss des ulnaren Kollateralbandes, Frakturen des Humerus, Olekranon.

Diagnostik

▶ **Klinische Untersuchung:** Stabilität des Ellenbogengelenks prüfen (Hinweis auf Bandläsionen).
▶ **Röntgen:** Ellenbogengelenk a.p. und seitlich (hinteres „fat pad" als indirektes Frakturzeichen.
▶ **CT:** Bei Unsicherheit.

Konservative Therapie

▶ **Undislozierte Frakturen:** Oberarmgipsschiene für wenige Tage (Schmerzlinderung) und evtl. Gelenkspunktion bei massivem Hämarthros. Anschließend funktionelle Nachbehandlung, Röntgenkontrollen.
▶ **Gering dislozierte Radiushalsfrakturen** (< 20°): Geschlossene Reposition und Oberarmgips für 3 Wochen.

Operative Therapie

▶ **Indikationen:** Instabile dislozierte Frakturen (> $^1/_3$ der Gelenkfläche betroffen, Stufenbildung > 2 mm).
▶ **Operationsprinzipien:**
  • In Rückenlage dorsoradialer Zugang nach Kocher.
  • *Minifragment-Schrauben-OS* (subchondral versenkt).
  • *Falls definitiv nicht rekonstruierbar:* Radiusköpfchenresektion und/oder Radiusköpfchen-Prothese (☐ *Beachte:* Vor Resektion Ausschluss einer Läsion des ulnaren Kollateralbandes, einer Proc. coronoideus-Fraktur oder einer Essex-Lopresti-Verletzung, da es ansonsten zu einer Proximalisation des Radius mit konsekutivem „Pseudovorschub" der Ulna kommen kann).
  • *Essex-Lopresti-Verletzung:* Radiusköpfchenrekonstruktion und temporäre Transfixation des distalen Radioulnargelenks. Falls nötig, Radiusköpfchenprothese.
    ☐ *Beachte:* Kontraindikation für Radiusköpfchenresektion, da ansonsten eine Proximalisation des Radius mit konsekutivem „Pseudovorschub" der Ulna stattfindet.
  • *Offene Frakturen oder schwere Ellenbogeninstabilität:* Gelenküberbrückender Fixateur externe.
▶ **Nachbehandlung:** Frühfunktionell, bei Ellenbogeninstabilität mit limitierter Bewegungsschiene.

Prognose und Komplikationen

▶ Intraoperatives Scheitern der Osteosynthese, N.-radialis-Verletzung, Implantatwanderung, Drehbehinderung, partielle Radiusköpfchennekrose, heterotope Ossifikation, radioulnare Arthrose.
▶ Nach Radiusköpfchenresektion Schmerzen im distalen Radioulnargelenk durch Pseudoulnavorschub.

35.12 Ellenbogenluxation

Grundlagen

▶ **Verletzungsmechanismus:** Sturz auf den ausgestreckten Arm (kombiniert mit Valgusstress und Supination).
☐ *Hinweis:* Zweithäufigste Luxation (20 %) nach Schulterluxation.
▶ **Klassifikation:**
  • *Ellenbogenluxation:* Reine Kapsel-Band-Verletzung; posteriore und posterolaterale Dislokation (90 %), ventrale, mediale, divergierende Dislokation).
  • *Ellenbogenluxationsfrakturen:* Zusätzlich Fraktur des Epicondylus ulnaris humeri (30 %; *cave:* Überdehnung des N. ulnaris), Radiusköpfchenfraktur (10 %), Proc.-coronoideus-Fraktur (10 %), Olekranonfraktur (6 %), kombinierte Radiusköpfchen- und Proc-coronoideus-Fraktur (10 – 15 %, sog. „terrible triad injury"), Fraktur des

lateralen Humerusepikondylus, Capitulum humeri-Fraktur oder Monteggia-Fraktur (S. 659).
- *Klassifikation der Processus coronoideus ulnae-Fraktur* (nach Regan/Morrey):
  - Grad I: Spitzenabbrüche.
  - Grad II: Frakturen auf halber Distanz zwischen Basis und Spitze.
  - Grad III: Basisfrakturen.

Klinik

▶ Weichteilschwellung; federnde Fixation und schmerzhafte Fehlstellung.
▶ Überdehnungsverletzung der Gefäße und Nerven (6 %).

Diagnostik

▶ **Klinische Untersuchung:**
  - DMS-Kontrolle.
  - Bandstabilität prüfen; Bandläsionen sind druck- und stressempfindlich (bei vollständiger Ruptur besteht eine Seiteninstabilität mit geringer Schmerzhaftigkeit).
▶ **Röntgen:**
  - *Ellenbogen in 2 Ebenen:* Im Seitenbild müssen 3 konzentrische Kreise (Sulcus trochlearis, Capitulum, Trochlea) zu sehen sein und das Caput radii muss sich in allen Ebenen zentral auf das Capitulum humeri projizieren, ansonsten V.a. Sub-/Luxation.
  - Evtl. *gehaltene Stressaufnahmen* zum Nachweis von Seitenbandläsionen.

Konservative Therapie

> **! Notfallmäßige geschlossene Reposition bei Ellenbogenluxation**
>
> ▶ Durchführung in **Leitungsanästhesie** oder **Allgemeinnarkose**.
> ▶ **Repositionstechnik** (Abb. 35.5):
>   - Fixation des Oberarms auf einer festen Unterlage durch Helfer.
>   - Längszug des supinierten Unterarms und zunehmender Flexion.
> ▶ **Nach Einschnappen:** DMS- und Röntgenkontrolle. Falls keine Reluxationstendenz zwischen 30°- und 100°-Flexion (mit Varus- und Valgusstress) Ruhigstellung in 60° Flexionsstellung in Oberarmgipsschiene. Nach 1 Woche passive Mobilisierung aus Gipsschiene.
> ▶ **Isolierte Fraktur des Proc. coronoideus Typ I oder II ohne Begleitverletzung:** Ruhigstellung in Oberarmgipsschiene für 3 Wochen.

Operative Therapie

▶ **Indikationen:** Offene Gelenkverletzungen, Verletzungen von Gefäßen und Nerven, drohendes Kompartmentsyndrom, Repositionshindernis, Ellenbogenluxationsfraktur, völlig instabile Gelenke, die nach Reposition nicht zu retinieren sind, hochgradige posterolaterale und mediale Instabilität.
▶ **Operationsprinzipien:**
  - *Extreme Weichteilschwellung und Kapselbandzerreißung:* Temporäre Transfixation des Gelenkes mit Fixateur externe. Alternativ Transfixation mit kräftigem KD, der von der dorsalen Seite des Olekranon durch den Proc. coronoideus ulnae schräg und durch die distale Humerusmetaphyse gebohrt wird. Ruhigstellung im Gipsverband.
  - *Ellenbogenluxation:* Lateraler (→ posterolateraler Instabilitätstyp) bzw. medialer Zugang (→ medialer Instabilitätstyp; *cave:* Darstellung des N. ulnaris) und Naht

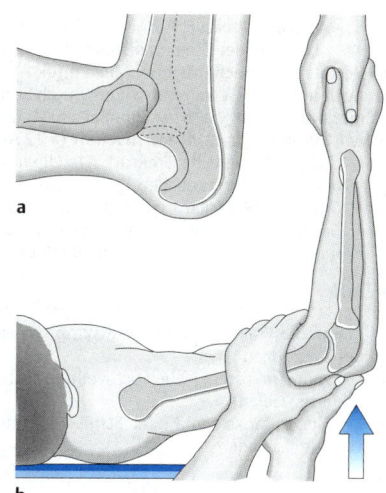

Abb. 35.5 · Reposition einer Ellenbogenluxation

des zerrissenen Kapsel-Band-Apparates; bei chronischer Instabilität Kapselraffung nach Osborne und Cotteril mit 2 – 3 transversalen Bohrlöchern.

- *Ellenbogenluxationsfrakturen:* Je nach begleitendem Frakturtyp günstigsten Zugang wählen.
  - Frakturen des Proc. coronoideus Typ III bzw. Typ II mit Begleitverletzungen: Offene Reposition über ventralen oder radialen Zugang. Häufig kann das abgescherte Fragment mit Kapsel- bzw. Brachialisansatz nur transossär fixiert werden, ansonsten Mini- oder Kleinfragmentschrauben oder -Platten.
  - Monteggia-Fraktur: Siehe S. 659.
► **Nachbehandlung:** Ruhigstellung im Oberarmgips für 1 Woche. Anschließend weitere 4 Wochen in Oberarmgipsschiene mit geführten Bewegungsübungen; evtl. limitierte Bewegungsorthese (blockierte Pro- und Supination).

Prognose und Komplikationen
....

► Abhängig vom Luxationstyp und Begleitverletzungen rezidivierende Luxation (2%), Kompartmentsyndrom, Ulnarisläsion, Gefäßläsion (10% Intimaläsion), heterotope Ossifikationen (Prophylaxe. S 598).

35.13 Unterarmschaftfraktur

Grundlagen
....

▣ *DD:*
- Fraktur beider Unterarmknochen (Radius + Ulna).
- Isolierte Schaftfrakturen von Radius oder Ulna.
- Luxationsfrakturen angrenzender Gelenke:
  - *Monteggia-Fraktur:* Proximale Ulnaschaftfraktur + Luxation des Radiusköpfchens.

– *Galeazzi-Fraktur:* Radiusschaftfraktur mit Ruptur der Membrana interossea + Luxation der Ulna im distalen Radioulnargelenk.

► **Verletzungsmechanismus:** Meist direkte Gewalteinwirkung. Luxationsfrakturen: Auch indirekte Gewalteinwirkung durch Sturz auf die ausgestreckte Hand bei proniertem (Monteggia) bzw. supiniertem (Galeazzi) Arm.

► **AO-Klassifikation Unterarmschaft (= 22 A-C):**
  • *Gruppe A* = Einfache Fraktur: A1 = Ulnafraktur; A2 = Radiusfraktur; A3 = Fraktur beider Unterarmknochen.
  • *Gruppe B* = Keilfrakturen (Einteilung analog zu A-Frakturen, s.o.).
  • *Gruppe C* = Komplexe Frakturen; C1 = Ulna mehrfach, Radius einfach; C2 = Radius mehrfach, Ulna einfach; C3 = beide Knochen mehrfach.

Klinik

► Klassische Frakturzeichen; Frühsymptom ist die schmerzhafte passive Streckung der Langfinger.
► Luxationsfrakturen: Neben Schwellung und Deformität Drehblockierung über dem luxierten Gelenk.
► Bei Hochrasanztrauma oder Schussverletzungen Gefäß-Nervenverletzungen und Weichteilschaden.

Diagnostik

► **Klinische Untersuchung:** DMS (ggf. Doppler); auf Zeichen eines Kompartmentsyndroms achten, ggf. Logendruckmessung (S. 566).
► **Röntgen:** Unterarm in 2 Ebenen inkl. Hand- und Ellenbogengelenk.
► **Angiographie:** Bei V. a. Gefäßverletzungen.

Konservative Therapie

► **Indikation:** Isolierte unverschobene Ulnaschaftfraktur im mittleren Drittel.
► **Durchführung:** Konsequente Ruhigstellung in Oberarmgips für 6 Wochen. *Alternativ:* Frühfunktionelle Behandlung.

Operative Therapie

► **Indikation:** Therapie der Wahl (anatomische Wiederherstellung und Übungsstabilität).
► **Zugänge:**
  • *Ulnazugang:* Hautinzision dorsal über Ulnakante, zwischen Mm. extensor und flexor carpi ulnaris eingehen.
  • *Dorso-radialer Zugang nach Thompson* (Radiusfrakturen im mittleren und distalen Schaftdrittel). Inzision zwischen Epicondylus radialis humeri und Processus styloideus radii, zwischen Mm. extensor digitorum communis und extensor carpi radialis brevis eingehen. Proximal auf M. supinator mit N. interosseus posterior achten.
  • *Ventraler Zugang nach Henry* (proximale Radiusfrakturen): Inzision zwischen Bizepssehne und Processus styloideus radii. Auf N. cutaneus antebrachii lateralis und Ramus superficialis n. radialis achten! Zwischen Mm. brachioradialis und flexor carpi radialis eingehen. Evtl. Spalten des Lacertus fibrosus.
  • *Dorsaler Zugang nach Boyd* (proximale Unterarmfrakturen): Inzision zwischen Olekranonspitze und Epicondylus lateralis humeri entlang der Ulnakante.
► **Platten-Osteosynthese:**
  • *Isolierte Unterarmschaftfraktur bzw. Fraktur beider Unterarmknochen:* 3,5-mm-LC-DCD oder LCP (S. 561) als Kompressionsplatte (S. 561) bei Typ A, als Neutralisationsplatte (S. 561) mit interfragmentärer Zugschraube bei Typ B oder als Über-

brückungsplatte (S. 561) bei Typ C. Mindestens 6, besser 8 kortikale Gewinde auf jeder Seite der Hauptfragmente. Beginn der OS an dem am leichtesten zu reponierenden Knochen (meist Ulna) beginnen.

- *Luxationsfrakturen:*
  - Galeazzi-Fraktur: Platten-OS der Radiusfraktur und ggf. offene Reposition des distalen Radioulnargelenks mit temporärer KD-Transfixation.
  - Monteggia-Fraktur: Platten-OS der Ulnafraktur und ggf. offene Reposition des Radiusköpfchens; bei Repositionshindernis Resektion oder Naht des Lig. anulare und der Gelenkkapsel.

► **Fixateur externe:** Bei Kettenverletzungen, Polytrauma, schweren Weichteilschäden als temporäre Fixation (ggf. gelenküberbrückend), nicht zur definitiven Versorgung geeignet.

► **Nachbehandlung:**
- Frühfunktionelle Nachbehandlung; bei Luxationsfrakturen Gipsruhigstellung für mindestens 2 Wochen.
- Metallentfernung: Frühestens 2 Jahre postoperativ.

Komplikationen und Prognose

► **Komplikationen:** Pseudarthrose (9 %), Funktionseinschränkung durch Brückenkallus (radioulnare Synostose in 6 %), Refraktur (3 %; v. a. bei zu früh ausgeführter Implantatentfernung), selten Nervenläsionen (N. radialis), Infekte, Kompartmentsyndrom.

► **Prognose:** Bei korrekt durchgeführter OS gute bis sehr gute Ergebnisse in 75 %.

35.14 Distale Radiusfraktur

Grundlagen

► **Verletzungsmechanismus:** Sturz auf extendiertes oder (selten) flektiertes Handgelenk.

◪ *Hinweis:* Häufigste Fraktur des Menschen!

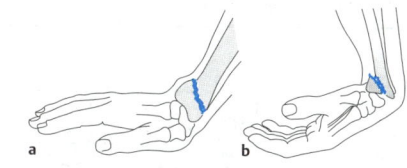

Abb. 35.6 · Verletzungsmechanismus der distalen Radiusfraktur.
(a) Extensionsfraktur (Colles-Fraktur);
(b) Flexionsfraktur (Smith-Fraktur)

a   b

► **AO-Klassifikation distaler Unterarm = 23 A – C:**
- *Gruppe A* = Extraartikuläre Fraktur (A1 = Ulnafraktur, Radius intakt; A2 = Radiusfraktur, einfach und impaktiert; A3 = Radiusfraktur, mehrfragmentär).
- *Gruppe B* = Partiell artikuläre Fraktur (B1 = sagittal [z. B. Chauffeur]; B2 = dorsale Kante [z. B. Barton]; B3 = volare Kante [z. B. reversed Barton]).
- *Gruppe C* = Vollständig artikuläre Fraktur (C1 = artikulär und metaphysär einfach; C2 = artikulär einfach, metaphysär mehrfach; C3 = mehrfragmentär).

► **Klassifikation der intraartikulären Frakturen nach Melone:** Unterschieden werden die vier Frakturkomponenten (Schaftanteil, Processus styloideus radii, dorso-mediales Fragment und palmar-mediales Fragment).

- *Typ I*: Undisloziert.
- *Typ II*: Mäßige bis schwere Verschiebung des medialen Komplexes nach palmar (IIa) oder dorsal (IIb).
- *Typ III*: Zusätzliches radiales Fragment.
- *Typ IV*: Rotation der Gelenkflächen.
- *Typ V*: Trümmerfraktur.

Klinik

► Schmerzhafte Schwellung und Bewegungseinschränkung, Instabilitätsgefühl. Dislokation nach dorsal (*Fourchette-Stellung*) oder radial (*Bajonett-Stellung*).
► Evtl. Sensibilitätsstörungen.

Diagnostik

► **Klinische Untersuchung:** DMS-Kontrolle (ggf. Doppler).
► **Röntgen:** Handgelenk in 2 Ebenen. Radiologische Zeichen, siehe Tab. 35.6.
► **Angiographie:** V.a. Ischämie.

Tabelle 35.6 · Radiologische Zeichen einer distalen Radiusfraktur

Dislokationszeichen
- dorsale oder volare Abkippung: Normaler volarer Neigungswinkel 10° im seitlichen Bild (Abb. 35.7)
- Radiusverkürzung bzw. Ulnavorschub: Normale Radiuslänge zwischen Ulnaköpfchen und Proc. styloideus radii 11–12 mm im a.p.-Bild
- flacher Radiusbasiswinkel: Normaler Böhler-Winkel 30° im a.p.-Bild

Instabilitätszeichen (nach Poigenfürst)
- dorsale Trümmerzone
- radioulnare Separation
- ulnare Desinsertion (Abriss des Proc. styloideus ulnae)
- Abscherfragmente dorsal oder volar
- Verlust der medialen (ulnaren) Säule bzw. Mehrfragmentfraktur

Gelenkstufe: < oder > 2 mm

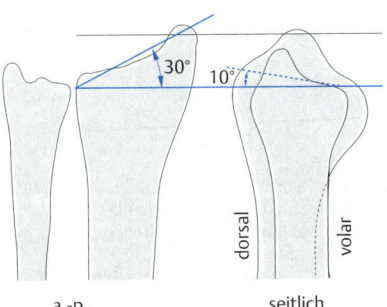

a.-p.   seitlich

dorsal   volar

Abb. 35.7 · Radiusgelenkwinkel nach Böhler

Konservative Therapie

▶ **Indikationen:** Stabile extraartikuläre Frakturen; gering dislozierte intraartikuläre Frakturen; lokale/allgemeine OP-Kontraindikationen.

▶ **Durchführung** (Abb. 35.8):
- Setzen der Bruchspaltanästhesie (Injektion 10–20 ml dorsoradial), i.v.-Block oder Plexusanästhesie.
- Extension mit 1–3 kg in sog. Mädchenfänger an Daumen und radialen Finger (→ vertikaler Zug).
- Nach 10–20 min evtl. spontane Reposition oder geschlossene Reposition mit „modellierendem" Druck unter Durchleuchtungskontrolle (auf Böhler-Winkel und volaren Neigungswinkel achten, siehe Abb. 35.7).
- Zunächst dorsale Unterarm-Gipsschiene (reiner Weißgips). Nach 3–4 Tagen Röntgenkontrolle; bei stabiler Situation Zirkularisieren des Unterarmgipses.
- Nach 7–10 Tagen Umgipsen mit nochmaligem Aufhängen der Hand an Mädchenfänger ohne Extension (nur Eigengewicht), neuer zirkulärer Unterarmgips, Röntgenkontrolle.
- Gipsbefristung auf insgesamt 4 Wochen nach Unfall.

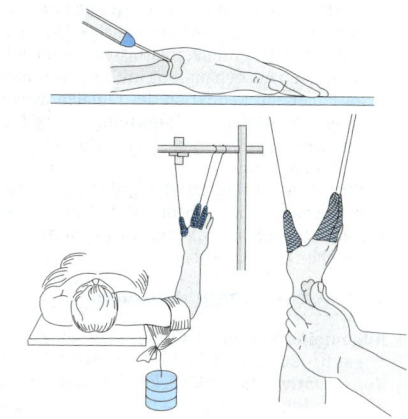

Abb. 35.8 · Bruchspaltenanästhesie und Reposition durch vertikalen Zug (Mädchenfänger) und direkten Daumendruck

Operative Therapie

▶ **Indikationen:**
- *Notfall:* Offene Frakturen, Karpaltunnelsyndrom oder Durchblutungsstörungen nach Reposition.
- *Elektiv* (ggf. primäre geschlossene Reposition): Instabile Frakturen, Flexionsfrakturen, dislozierte intraartikuläre Frakturen, irreponible Frakturen, sekundär dislozierte Frakturen, Trümmerfrakturen.

▶ **Operationsprinzipien:**
- *Allgemein:* Regional-, Plexus- oder Allgemeinanästhesie; Rückenlage; mit Armtisch geschlossene (s. o.) oder offene Reposition.
- *Perkutane Kirschner-Draht-OS:*
  - Bei A2-, A3-, B1-, C1-Frakturen.
  - KD-Fixierung über Processus styloideus radii und/oder ulnoradialer KD. Alternativ *Kapandji-Technik:* 3 KD von dorsal direkt in die Fraktur einbringen und

nach entsprechender geschlossener Reposition (s. o.) in den proximalen Radius eintreiben.

- *Schrauben-OS:* Abrissfrakturen des Proc. styloideus radii („Chauffeur-Fraktur") oder dorsoulnares Kantenfragment (ggf. unter arthroskopischer Kontrolle der Gelenkfläche).
- *Dorsale Platten-OS:*
  - A3-, B2- und C-Frakturen.
  - Dorsaler Zugang zwischen 3. und 4. Strecksehnenfach (in Verlängerung des 3. Strahls), offene Reposition evtl. mit querer Arthrotomie und Fixation zweier Mini- oder Kleinfragmentplatten (zunehmend LCP, S. 561) als Abstützplatten auf die radiale und ulnare Säule. Bei Trümmerzone zusätzliche Spongiosaplastik.
- *Volare Platten-OS:*
  - B3-Frakturen, zunehmend auch A3-, C1- und C2-Frakturen (dank winkelstabiler Platten).
  - Volarer Zugang zwischen M. flexor carpi radialis und Arteria radialis mit radialem Ablösen des M. pronator quadratus oder etwas radialer mit Spaltung des Karpaltunnels.
- *Fixateur externe:* Primäre Reposition und Stellung der Fragmente bei C3-Trümmerfrakturen und II.- bis III.-gradig offenen Frakturen zwischen Metakarpale II und Radiusschaft. Evtl. zusätzlich K-Drähte zur Gelenkflächenreposition. Bei akzeptablen Weichteilverhältnissen sekundär Platten-OS ggf. mit Spongiosaplastik. Ansonsten Ausbehandlung mit Ligamentotaxis durch den Fixateur für 2 Wochen; anschließend Reduktion des radialen Zugs und Ruhigstellung mit Fixateur für weitere 2 – 4 Wochen. Entfernung des Fixateur nach 4 – 6 Wochen je nach Fraktur. Intensive Physiotherapie im Anschluss.

▶ **Nachbehandlung:**
- *Perkutane K-Draht-OS:* Ruhigstellung in Unterarmgips oder Hartstoffverband für 4 Wochen, nach 6 Wochen Metallentfernung.
- *Schrauben-OS, dorsale und volare Platten-OS:* Hartstoffverband oder Gips für 4 Wochen oder funktionell.

Prognose und Komplikationen

▶ **Allgemeine Komplikationen:** Bewegungseinschränkung (abhängig vom Verfahren in 10 – 20 %), CPRS (S. 567), Handgelenksarthrose.
▶ **Konservative Therapie:** Sekundäre Redislokation evtl. mit Fehlverheilung und Bewegungseinschränkung (→ frühzeitiger Verfahrenswechsel, z. B. auf Platten-OS).
  ▣ *Hinweis:* Nachreposition erhöht CPRS-Risiko.
▶ **K-Draht-OS:** Infekte an Eintrittsstelle, Irritation des R. superficialis N. radialis, Ruptur der Extensor-pollicis-longus-(EPL-)Sehne, Korrekturverlust.
▶ **Schrauben-OS:** Irritation des R. superficialis N. radialis.
▶ **Dorsale Platten-OS:** EPL-Sehnen-Ruptur, Tendinitis, Fragment-Dislokation nach dorsal oder volar, Implantatlockerung, Korrekturverlust.
▶ **Volare Platten-OS:** Verletzung des Daumenastes des N. medianus, Wundhämatom, Karpaltunnelsyndrom (v. a. wenn keine primäre Spaltung), EPL-Sehnen-Ruptur.
▶ **Fixateur externe:** Pin-tract-Infektion, Irritation des Ramus superficialis N. radialis, Korrekturverlust.

35.15 Kahnbeinfraktur (Skaphoidfraktur)

Grundlagen

▶ **Verletzungsmechanismus:** Am häufigsten durch Sturz auf das extendierte Handgelenk, seltener durch Kurbelrückschläge bei der Arbeit.

◪ *Hinweis:* Die Kahnbeinfraktur ist die häufigste (90 %) und problematischste Handwurzelfraktur.

▶ **Klassifikation:**
- *Nach der Lokalisation:* Distales (5 %), mittleres (80 %), proximales Drittel (15 %).
- *Nach dem Frakturverlauf:* Horizontal-schräg, quer oder vertikal-schräg.

Klinik und klinische Untersuchung

▶ Schwellung, Tabatière-Druckschmerz, Daumenstauchungs-, Bewegungsschmerzen, Schmerzverstärkung bei Seitbewegung des Handgelenks nach radial.

◪ *Beachte:* Manchmal nur diskrete Symptomatik → Gefahr des Übersehens!

Diagnostik

▶ **Röntgen:** Handgelenk a.p. und seitlich. Kahnbeinserie in 4 Ebenen (a.p. mit geballter Faust, exakt seitlich und in 45° Pro- und Supination).

◪ *Hinweis:* Ist eine Fraktur radiologisch nicht direkt nachzuweisen, die Klinik spricht jedoch dafür → Kahnbeingips (S. 665) für 10 – 14 Tage → anschließend Röntgenkontrolle: I.d.R. ist die Fraktur dann sichtbar (Resorption des Frakturhämatoms), falls nicht → **CT**.

Konservative Therapie

▶ **Indikation:** Kahnbeinfraktur ohne OP-Indikation (s. u.), fehlendem radiologischen Frakturnachweis, aber klinischem Verdacht.

▶ **Durchführung:** Kahnbeingips. In den ersten 6 Wochen Oberarmgips mit Daumeneinschluss; anschließend Unterarmgips mit Daumeneinschluss für weitere 6 Wochen; Röntgenkontrolle, evtl. weitere Ruhigstellung.

◪ *Beachte:* Lange Ruhigstellung → lange Arbeitsunfähigkeit, Muskelatrophie und Einsteifung des Handgelenks; *Konsequenz:* Op-Indikation eher großzügiger stellen.

Operative Therapie

▶ **Indikationen:** Frakturdislokation, Diastase, perilunäre Luxationsfraktur, offene Fraktur, Kombinationsverletzung.

▶ **OP-Zeitpunkt:** So früh wie möglich, notfallmäßig bei irreponibler Luxationsfraktur/ offener Fraktur/Kompartmentsyndrom.

▶ **Operationsprinzipien:**
- Palmare Inzision und Einbringen einer Herbert-Schraube mithilfe eines Zielgerätes mit offener Reposition.
- Kanülierte Herbert-Schraube (Whipple-Schraube): Die kanülierte Schraube kann über einen K-Draht (perkutan oder über Inzision in der Tabatière nach geschlossener oder offener Reposition unter Durchleuchtungskontrolle) exakt positioniert werden.

▶ **Nachbehandlung:** Unterarmgips mit Daumeneinschluss für 4 – 6 Wochen; anschließend Bewegungsübungen. Belastung nach 8 – 10 Wochen.

Traumatologie – obere Extremität

Komplikationen und Prognose

▶ **Fragmentnekrose.**

▶ *Hinweis:* Da die Durchblutung des Kahnbeins v. a. durch Gefäße distal in den Knochen erfolgt, sind besonders Frakturen des proximalen Drittels prognostisch ungünstig.

▶ **Pseudarthrose:** Bei schräg-vertikalem Frakturverlauf ist das Pseudarthrose-Risiko durch Scherkräfte besonders erhöht.

35.16 Luxationen im Handwurzelbereich

Lunatumluxation und perilunäre Luxation

▶ **Verletzungsmechanismus:** Hochrasanztrauma oder Sturz auf meist überstreckte Hand.

▶ **Klassifikation:**
- *Lunatumluxation:*
  - Luxation nach palmar (häufig). *Cave:* Sensibilitätsstörung der vom N. medianus versorgten Finger (Dig. I – III)!
  - Luxatio nach dorsal (Strecksehnenruptur möglich!).
- *Perilunäre Luxation* (häufigste Handwurzelluxation): Am häufigsten nach dorsal; häufig in Kombination mit Frakturen des Os scaphoideum (De-Quervain-Luxationsfraktur) des Os capitatum, Os triquetrum und des Processus styloideus radii oder ulnae.

▶ **Klinik:** Verformungen des Handrückens, schmerzhafte Bewegungseinschränkung oder -aufhebung.

▶ **Diagnostik:**
- *Klinische Untersuchung:* DMS-Kontrolle, Überprüfung der Streck- und Beugesehnen (S. 673).
- *Röntgen:* Handgelenk in 2 Ebenen.
  - a.p.-Bild: Atypische Dreiecksform des Mondbeines und Unterbrechung der sog. karpalen Bögen.
  - Seitliches Bild: Luxierte Stellung des Mondbeines nach dorsal oder palmar.
  - Auf Frakturen oder Abrissfrakturen achten.

▶ **Therapie:**
- *Konservativ:*
  - Notfallmäßig bei jeder Lunatumluxation/perilunären Luxation.
  - In Plexusanästhesie Aushängen an „Mädchenfänger" mit 4 – 6 kg Gewicht für 20 min. Danach Versuch der geschlossenen Reposition unter Durchleuchtungskontrolle. Bei Erfolg Ruhigstellung in Oberarmgipsschiene mit Daumeneinschluss für 6 Wochen und anschließendem Unterarmgips mit Daumeneinschluss für weitere 6 Wochen.
- *Operativ:*
  - Lunatumluxation/perilunäre Luxation bei Misslingen der Reposition oder Reluxationstendenz: Perkutane temporäre skapholunäre K-Draht-Arthrodese. Offene Reposition über dorsalen Zugang, bei Irritationen des N. medianus Karpaltunnelspaltung über volaren Zugang. KD-Entfernung nach 4 Wochen.
  - Ossäre Ausrissfrakturen/Zusatzfrakturen: Schrauben- oder KD-Osteosynthese.
  - ▶ *De-Quervain-Luxationsfraktur* (absolute OP-Indikation!): Geschlossene Reposition (s. o.), dorsaler Zugang, Schrauben-OS des Kahnbeins (S. 560), evtl. temporäre K-Draht-Arthrodese bei Reluxationstendenz und Karpaltunnelspaltung bei N. medianus-Irritation. Ruhigstellung wie bei Lunatumluxation (s. o.).

- *Nachbehandlung:*
  - Ruhigstellung: Siehe konservative Therapie.
  - KD-Entfernung nach 4 Wochen.
► **Komplikationen:** In Abhängigkeit der Verletzungsform Bewegungseinschränkung, Kraftverlust, chronische Schmerzen, Lunatum- oder Skaphoidnekrose, Reluxation, radio-karpale Früharthrose bis zum karpalen Kollaps (=Aufhebung der Gefügestruktur der Handwurzelknochen).
► **Prognose:** Oft schlecht.

Skapholunäre Dissoziation (SLD)

► **Verletzungsmechanismus:**
  - Durch Sturz auf die gestreckte Hand, Anpralltrauma beim Ballsport oder als Begleitverletzung bei Radiusfrakturen kommt es zur Teil- oder Totalruptur des radioskapholunären Kapselbandkomplexes.
  - *Folge:* Karpale Instabilität, dorsale Kippung des Mondbeins mit volarer Drehung und volarer Kippung des Kahnbeins.
► **Klinik:** Schmerzen radiokarpal, Bewegungseinschränkung, Kraftminderung, Schnappphänomene und Gelenkknirschen beim Bewegen.
► **Diagnostik** – *Röntgen a.p.:* Diastase zwischen Kahn- und Mondbein >2 mm. Unter Durchleuchtung dynamische Instabilität zur Unterscheidung einer Teil- und Totalruptur prüfen. Vergleichsaufnahme des anderen Handgelenkes.
► **Therapie:**
  - *Teilruptur:* Gipsimmobilisierung für 6 Wochen. Bei V.a. Totalruptur Arthroskopie.
  - *Totalruptur:* Bandnaht und K-Draht-Fixierung des Kahn- und Mondbeines in anatomischer Stellung für 6 Wochen und Ruhigstellung.

35.17 Mittelhandfrakturen (MHK)

Grundlagen

► **Verletzungsmechanismus:** Sturz auf die Hand, Faustschlag.
► **Klassifikation:**
  - *AO-Klassifikation der kurzen Röhrenknochen:*
    - *Gruppe A* =Diaphysäre (Schaft-)Frakturen; A1 =einfach; A2 =mit drittem Fragment; A3 =mehrfragmentär.
    - *Gruppe B* = Metaphysäre Frakturen (extraartikuläre Basis- oder subkapitale Frakturen): B1 – 3 wie A1 – 3.
    - *Gruppe C* =Gelenkfrakturen (intraartikuläre Basis- oder Köpfchenfrakturen); C1 =unikondylär; C2 =bikondylär; C3 =mehrfragmentär mit evtl. Impression.
  - *Einteilung der MHK-I-Basisfrakturen:*
    - *Winterstein-Fraktur:* Extraartikuläre Schrägfraktur.
    - *Bennett-Fraktur:* Intraartikuläre Luxationsfraktur des Karpometakarpalgelenks I.
    - *Rolando-Fraktur:* Y-/T-förmige Fraktur durch das Karpometakarpalgelenk I.
  - *Klassifikation nach Frakturtyp:* Quer-, Torsions-, Schräg-, Mehrfragment-, Trümmer-, Defektfraktur.

Klinik

► Schwellung, oft am ganzen Handrücken. Dreh-, Rotationsfehler. Bei MHK I-Fraktur Verschmälerung der Kommissur I – II.

► **Fehlstellungen:**
- *Abkippung des distalen Fragments nach palmar* (→ Mm. interossei und Flexor-sehnen).
- *Schräg- oder Spiralbrüche:* Axiale Rotation des distalen Fragmentes und Verkür-zung des MHKs (→ Mm. interossei).
- *Basis- oder Schaftfrakturen des MHK I:* Luxation des Schaft-Hauptfragmentes nach proximal (→ Zug des M. abductor pollicis longus und Adduktion des Basis-Frag-mentes).

Diagnostik

► **Klinische Untersuchung:** ◘ *Tipp:* Finger maximal beugen lassen, da Fehlstellungen bei Extension ggf. unbemerkt bleiben.
► **Röntgen** der Finger a.p., seitlich und schräg.

Konservative Therapie

► **MHK I:** Nicht dislozierte Gelenk- oder gering dislozierte Schaftfrakturen → gespal-tener Unterarmgips mit Daumeneinschluss in „intrinsic-plus Stellung" (S. 46) für 4 Wochen.
► **MHK II – V:**
- Nicht dislozierte oder nach geschlossener Reposition stabile Frakturen → Unter-armgips in Intrinsic-plus-Stellung (S. 46) mit 2 oder 1 Nachbarfinger für 2 Wo-chen.

- Alternativ bei stabilen Frakturen: Funktionelle Behandlung.

Operative Therapie

► **Indikationen:** Irreponible (v. a. Gelenkfrakturen), instabile oder offene Frakturen.
► Operationsprinzipien:
- *MHK I:*
  - Perkutane K-Draht-OS; Ruhigstellung im Gipsverband für 4 Wochen.
  - Alternativ (v. a. bei Gelenkfrakturen): Offene Reposition über L-förmigen ra-diopalmaren Zugang mit K-Draht-/Schrauben-/Platten-OS. Falls stabil, funk-tionelle Nachbehandlung.
- *MHK II – V:*
  - Inzision im Intermetakarpalraum dorsal (→ zwei Knochen versorgbar). Mini-fragmentplatten-OS, alleinige Schrauben-OS bei basisnahen, Torsions- oder langen diaphysären Schräg-Frakturen. Funktionelle Nachbehandlung.
  - Alternative bei Schaftfrakturen oder subkapitalen Frakturen: Intramedulläre Schienung mit zwei stumpfen, vorgebogenen K-Drähten; Unterarmgips für 2 Wochen.
  - Bei Luxationsfrakturen evtl. temporäre K-Draht-Arthrodese.
- *Multiple MHK-Frakturen:* Minifixateur oder intramedulläre K-Drähte und querer Transfixationsdraht.

Prognose und Komplikationen

► **Komplikationen:** Redislokation, Infektionen, Fehlstellung, Pseudarthrosen, Bewe-gungseinschränkungen, CRPS (S. 567).
► **Prognose:** Sehr gut.

35.18 Fingerfrakturen

Grundlagen

▶ **Verletzungsmechanismus:** Direkte Gewalteinwirkung, axiale Stauchung, Luxation.

▶ **Klassifikation:**
- *AO-Klassifikation der kurzen Röhrenknochen* (Mittelhand und Finger): Siehe S.667.
- *Nach Lokalisation:*
  - Frakturen der Endphalanx: Nagelkranz-, Schaft-, Basisfrakturen mit Gelenkbeteiligung, Ausrissfrakturen der Beuge- und Strecksehnenansätze.
  - Frakturen der Mittel- und Grundphalanx: Trochlea- (Köpfchen), Schaft-, Basisfrakturen mit Gelenkbeteiligung.
- *Nach Frakturtyp:* Siehe S.667.

Klinik und Diagnostik

▶ **Klinik und klinischer Befund:**
- *Endglied:* Pralle Schwellung, klopfender Schmerz, subunguales Hämatom.
- *Mittelglied:* Zusätzlich Achsenabweichung, je nach Lokalisation (distal oder zentral des oberflächlichen Beugesehnen-Ansatzes) nach dorsal oder palmar.
- *Grundglied:* Meist Achsenabknickungen nach dorsal. Bei Schrägfrakturen zusätzlich Verkürzungen und seitliche Achsenabweichungen. Rotationsfehlstellungen (→ Überprüfung der Konvergenz der flektierten Fingerstrahlen zum Os scaphoideum).

▶ **Diagnostik** – *Röntgen:* Jeder Finger einzeln in 2 Ebenen.

Therapie

▶ **Nagelkranzfraktur und Nagel(bett)verletzung:**
- *Subunguales Hämatom:* Nageltrepanation mit Kanüle oder Büroklammer.
- *Offene Nagelbettverletzung:* Nagelbettrevision (Débridement) und anatomisch exakte Nagelbettrekonstruktion mit 6/0 Vicryl-Faden.
- *Nagelluxation:* Nagelreplantation (Nagel-überbrückende Naht und Basisnaht), bei Nagelverlust Kunstnagel (Infektprophylaxe bis zur Nagelneubildung).
- Ruhigstellung für 2 Wochen in Fingerschiene.

▶ **Trochlea-, Basis-, Schaftfrakturen:**
- *Stabile, undislozierte Frakturen:* Fingerschiene für 4 Wochen.
- *Dislozierte Frakturen:*
  - Geschlossene oder offene Reposition (streckseitiger treppenförmiger Zugang) und gekreuzte K-Draht-, Schrauben- oder Platten-OS. Bei Gelenkbeteiligung evtl. temporäre K-Draht-Arthrodese.
  - Fingerschiene für 4 Wochen. *Alternativ:* Funktionelle Nachbehandlung.

▶ **Ausrissfrakturen der Beuge- und Strecksehnenansätze:** Offen Reposition, K-Draht- oder Schrauben-OS, evtl. temporäre K-Draht-Arthrodese.

Prognose und Komplikationen

▶ Durch zu lange Ruhigstellung, evtl. in fehlerhafter Position Bewegungseinschränkungen bis Gelenksteife.

35.19 Kapselbandverletzungen (Luxationen) der Fingergelenke

Luxationen der Langfingergelenke

▶ **Verletzungsmechanismus:** Direkte oder axiale und schräg auftreffende Gewalteinwirkung.

▶ **Klinik:** Schwellung, schmerzhafte Bewegungseinschränkung: bei fixierter Luxation Fehlstellung. Ggf. Sensibilitäts-, Durchblutungsstörungen.

▶ **Diagnostik** – *Röntgen* der Finger a.p. und seitlich: Ausschluss einer ossären Beteiligung. Nach Reposition zum Ausschluss von Subluxationen durch eingeschlagene Kapselanteile.

▶ **Therapie:**
- *Endgelenk:*
  - Geschlossene Reposition durch Längszug. Bei Luxation nach dorsal ist keine Ruhigstellung erforderlich, nach palmar Ruhigstellung mit Stack-Schiene für 3 Wochen (→ wegen der Mitbeteiligung des Strecksehnenansatzes).
  - Bei offenen Verletzungen Naht und Ruhigstellung.

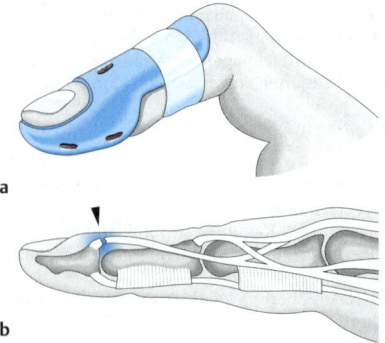

Abb. 35.9 · (a) Stack-Schiene; (b) Abriss der Streckaponeurose nach Endgelenkluxation

- *Mittelgelenk* (Verletzung der palmaren Platte sowie des Strecksehnenmittelzügels sind möglich):
  - Reposition und Ruhigstellung für 3–4 Wochen in 15–25° Beugung im Mittelgelenk. Frühfunktionelle Übungsbehandlung wegen Versteifungsgefahr.
  - Bei komplexer Bandinstabilität, offener Luxation oder größeren Abrissfragmenten: Naht der palmaren Platte, des Tractus intermedius der Streckaponeurose und/oder Kollateralbänder.
- *Grundgelenk:* Bei Repositionshindernis offene Reposition von volar. Ruhigstellung für ca. 2 Wochen.

Ulnare Seitenbandruptur des Daumens („Skidaumen")

▶ **Hinweis:** Häufigste Bandläsion der Hand.

▶ **Verletzungsmechanismus:**
- Gewalteinwirkung von ulnar (Sturz, häufig beim Skifahren); häufig in Kombination mit Ruptur der dorsalen Kapsel.

- Das distal ausgerissene Ligament kann zurückschlagen und unter der Adduktoraponeurose hervorluxieren (=*Stener-Defekt*). Ein Zusammenheilen ist aufgrund dieser Band-Dislokation nicht mehr möglich (→ bei Totalruptur immer OP).
► **Klinik:** Schwellung, sichtbares Hämatom, starker Bewegungsschmerz.
► **Diagnostik:**
  - *Klinische Untersuchung:* Stabilitätsprüfung durch Valgusstress bei gestrecktem und 30° flektiertem Daumen, da eine straffe palmare Platte Stabilität vortäuschen kann (Seitenvergleich!): >20–30° Aufklappbarkeit und Fehlen eines federnden Anschlags ist pathologisch; Stener-Defekt palpabel.
  - *Röntgen:* Ausschluss eines ossären Ausrisses. Gehaltene Aufnahmen nur im Seitenvergleich.
► **Konservative Therapie:** Bei Teilruptur Ruhigstellung für 3 Wochen in Gips/Orthese.
► **Operative Therapie**:
  - *Indikationen:* Totalruptur (Gefahr des Stener-Defektes, s. o.), Instabilität.
  - *Operationsprinzip* (Bandnaht): Ulno-dorsale, bogenförmige Inzision mit Schonung des subkutan gelegenen Radialisastes. Spaltung der Aponeurose des Adductor pollicis und Aufsuchen der Bandruptur. Bei Rupturen in Bandmitte U-Nähte (PDS 4/0), bei knochennahen Rupturen Adaptierung mittels Lengemann-Ausziehdrahtnaht; bei ossärem Ausriss Minifragmentschraube. Naht der ulno-dorsalen Gelenkkapsel. Adaptierung der Adduktoraponeurose. Ruhigstellung in Daumenschiene für 3–5 Wochen.

35.20 Strecksehnen-Verletzungen

Grundlagen

► **Anatomie:** Die Streckung und Beugung in Grund- (MCP), Mittel- (PIP) und Endgelenken (DIP) der Finger kommt durch ein komplexes Zusammenspiel des Extensorenapparates zusammen (Abb. 35.10):

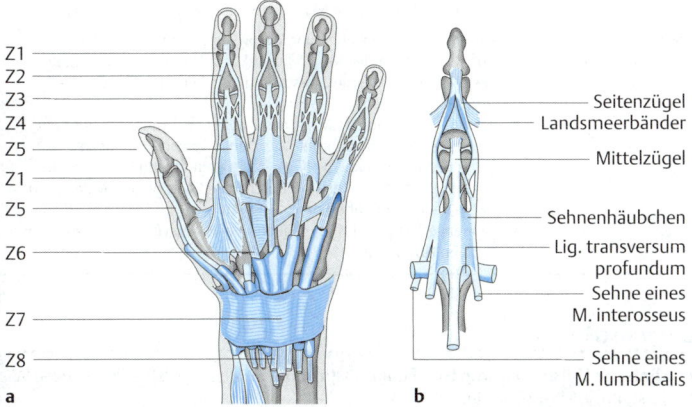

Abb. 35.10 · (a) Zoneneinteilung der Strecksehnen nach Verdan (▶*Beachte:* Problematisch sind die Bereiche über den Gelenken = ungerade Zahlen); (b) Extensorenapparat mit Intrinsic- und Extrinsic-Systemen

- *Extrinsic-System:* Lange Fingerstrecker mit Mittelzügel → Extension im Grundgelenk (MCP).
- *Intrinsic-System:* Mm. interossei und lumbricales → Flexion MCP, Extension PIP/DIP über Seitenzügel; Mm. abductor pollicis brevis, flexor pollicis brevis und adductor pollicis → Flexion MCP, Extension DIP des Daumens.
  - ▶ *Hinweis:* Finger können neben ihrer eigenen Strecksehne zusätzliche Anteile von der Nachbarsehne erhalten.
- ▶ **Verletzungsmechanismus:** Direkte Gewalteinwirkung durch Schnitt-, Säge- oder Stichverletzung, traumatische Rupturen, knöcherne Ausrisse.

Klinik (Tab. 35.7)

Tabelle 35.7 · Klinik der Strecksehnenverletzungen

Fingerabschnitt	Klinik
Endgelenk (*Zone 1, D1*)	• Endgelenk hängt herab (Hammerfinger) • Endgelenk-Streckdefizit bei Fixation des Mittelgelenks
Mittelglied (*Zone 2, D2*)	kein oder geringes Streckdefizit (nur wenn beide Seitenzügel durchtrennt sind!)
Mittelgelenk (*Zone 3*)	• bei Durchtrennung des Mittelzügels und/oder eines oder beider Seitenzügel hängt der Finger im PIP-Gelenk komplett herab, das Grundgliedköpfchen luxiert nach dorsal (*Knopflochdeformität*) • Testung durch Extension im PIP gegen Widerstand
Grundglied (*Zone 4*)	• Streckdefizit nur bei kompletter Durchtrennung der Aponeurose • Testung durch Extension im PIP gegen Widerstand
Grundgelenk (*Zone 5*)	• deutliches Streckdefizit, meist mit Gelenkeröffnung • Testung durch Extension im PIP gegen Widerstand
Handrücken (Zone 6), **Handwurzel und Handgelenk** (Zone 7)	• trotz kompletter Strecksehnendurchtrennung kein bzw. geringes Streckdefizit, da Finger über den Connexus intertendineus durch die benachbarten Strecksehnen mitgestreckt werden • Retraktion der Strecksehne nach proximal nur wenige Millimeter möglich, da der Connexus intertendineus dieses verhindert
Grund- bis Sattelgelenk des Daumens (*Zone D3–D5*)	• komplette Sehnenverletzung des *M. extensor pollicis longus* (→ Unfallfolge nach distaler Radiusfraktur): Deutliches Herabhängen des Daumenendgliedes. Testung durch Anheben des Daumens von der Tischebene • Sehnenverletzung des *M. extensor pollicis brevis*: Kann leicht übersehen werden, da auch der M. extensor pollicis longus im Grundgelenk streckt. ▶ *Hinweis:* Die Begrenzung der Tabatière stimmt nicht mehr. Testung durch Streckung gegen Widerstand bei gebeugtem Grundgelenk • Sehnenverletzung des *M. abductor pollicis brevis*: Schwächung der radialen Abduktion

Diagnostik

- ▶ **Klinische Untersuchung:** S.o.; Funktionsprüfung durch Fingerstreckung gegen Widerstand; DMS-Kontrolle.
- ▶ **Röntgen:** V.a. seitlich ossäre Ausrisse beachten.

Therapie

▶ **Endgelenk:**
- *Konservativ:* Konsequentes (!) Tragen einer Stack-Schiene für 6 Wochen.
- *Operativ* (Reinsertion am DIP)*:*
  - Indikationen: Dislozierter ossärer Ausriss, frische offene Verletzungen, fehlende Compliance mit Schiene, Fehlschlagen der konservativen Therapie.
  - Operationsprinzip: Z-förmige oder gerade Schnitterweiterung und Darstellung der beiden Sehnenenden bzw. der Ausrissstelle, Refixation größerer Knochenfragmente mit Titan-Minischraube oder des proximalen Sehnenstumpfes mit Lengemann-Ausziehdrahtnaht, evtl. KD-Fixierung des DIP in leichter Überstreckstellung.

▶ **Übrige Strecksehnenverletzungen:** Intratendinöse U-Naht (PDS 4/0) (*Ausnahme:* Geschlossene Durchtrennung des Mittelzügels → konsequente Ruhigstellung mit Mittelzügelschiene für 5 Wochen). Bei Strecksehnenverletzungen über dem PIP ggf. Nahtentlastung durch Lengemann-Ausziehdrahtnaht oder temporärer Arthrodese des PIP mit K-Draht. Bei knöchernen Ausrissen offene Reposition und OS mit feinen K-Drähten oder Mini-Titanschrauben.

▶ **Nachbehandlung:** Je weiter distal die Verletzung ist, desto länger muss eine Ruhigstellung erfolgen: Zone 1 → 6 Wochen; Zonen 2–3 → 5 Wochen; Zonen 4–5 → 4 Wochen; Zonen 6–8 → 3 Wochen.

Sekundäre Therapieformen

▶ **Sekundärnaht:** Sie kann auch noch nach mehreren Wochen versucht werden (gleiche Prinzipien wie bei Primärnaht [s. o.]).
▶ **Sehnentransplantationen und -umlagerungen** bei veralteten Strecksehnenverletzungen (siehe spez. handchirurgische Literatur).
▶ **Tenolysen** nach schweren Quetschungen, Infektionen und Verbrennung.

35.21 Beugesehnen-Verletzungen

Grundlagen

▶ **Anatomie/Einführung** (Abb. 35.11): Zone 1 grenzt im Bereich der Sehnenscheide am distalen Ringband an Zone 2, die von Bunnell als *„Niemandsland"* (→ früher kein primärer chirurgischer Eingriff) bezeichnet wurde. Heute wird diese Zone als *„Nichtjedermanns-Land"* bezeichnet, da jede Beugesehnenverletzung primär operativ versorgt wird; da Nähte in dieser Region häufiger zu Verwachsungen neigen, muss hier allerdings mit hoher Sorgfalt vorgegangen werden. Hier erfolgt die Blutversorgung über sog. Vincula tendinum (gefäßtragende Verbindungen in Sehnenscheidentunnel), Sehnengleitgewebe und synoviale Umschlagfalte, was ein möglichst atraumatisches Vorgehen beim Operieren erfordert.
▶ **Verletzungsmechanismus:** Schnitt-, Sägeverletzung, Sekundärruptur.

Klinik und Diagnostik

▶ **Klinik:** Verlust des Beugetonus, offene Verletzung, manchmal mit sichtbarem distalem Sehnenstumpf.
▶ **Diagnostik** – *Beugesehnentests:*
- Keine aktive Beugung möglich; aufgehobener Beugetonus → Durchtrennung beider Beugesehnen.
- Fehlende aktive Flexion im DIP bei Fixation der Mittelphalanx und des PIP → Durchtrennung der tiefen Beugesehne.

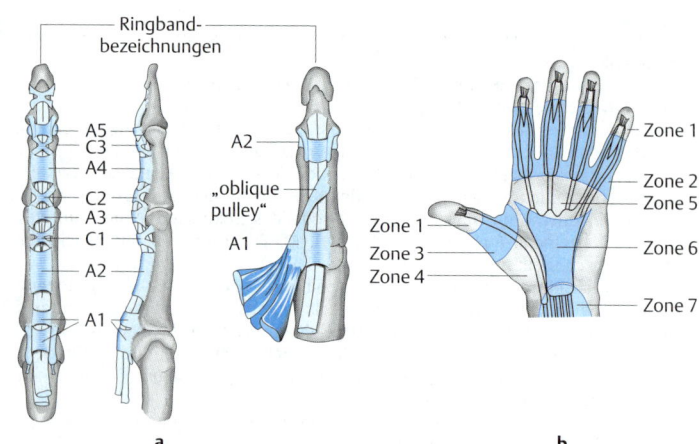

Abb. 35.11 · Übersicht über die Beugesehnenverhältnisse mit den Ring- (A1–5) und Kreuz-bändern (C1–3) und der Einteilung in 7 Zonen (nach Verdan)

- Fehlende aktive Flexion im PIP bei Fixation der übrigen gestreckten Finger → Durchtrennung der oberflächlichen Beugesehne.

Operative Therapie – Beugesehnennaht

▶ **Indikation:** Jede Beugesehnenverletzung, jeder Lokalisation!
▶ **Allgemeines:** Plexusanästhesie, möglichst primäre Beugesehnennaht, handchirurgische Erfahrung und Lupenbrille erforderlich.
▶ **Möglichkeiten:**
- *Primäre Beugesehnennaht:* Innerhalb von 24 h.
- *Verzögert primäre Beugesehnennaht:* Zwischen 2. und 14. Tag.
- *Frühsekundäre Beugesehnennaht:* Ab 15. Tag, sinnvoll bis zur 6. Woche.
▶ **Operationsprinzip:**
- Zickzackförmige Inzision zur Erweiterung der Wunde.
- Atraumatisches Präparieren mit feinen Instrumenten.
- Seitliche Inzision der Sehnenscheide, soweit notwendig unter Erhaltung der gefäßtragenden Vincula und der Ringbänder.
- Aufsuchen und Hervorluxieren des proximalen und distalen Stumpfes.
- Feine Kanülen quer durch die Sehnenenden in einiger Entfernung zur Verletzungsstelle stechen (→ verhindern das Zurückgleiten der Sehnenstümpfe).
- Falls notwendig, wird die Sehnenscheide L-förmig eröffnet. Dabei Schonung des A2- und A4-Ringbandes obligat. Werden wichtige Ringbänder reseziert, kann es zum Bogensehneneffekt („bow string"= fehlende Umleitung der Beugesehnen) kommen.
- Falls beide Sehnen durchtrennt sind, erfolgt im Fingerbereich zuerst die Naht der Superfizialissehne, im Hand- und Handgelenkbereich zuerst die Naht der Profundussehne.
- Wiedervereinigung der Sehnenenden mit zwei Nähten: Kernnaht z.B. nach Kirchmayr-Kessler mit 4/0 PDS und fortlaufende epitendinöse Adaptationsnaht mit 6/0 PDS.

► **Nachbehandlung:** Dynamische Schienenbehandlung nach Kleinert: (40°-Beugung im Handgelenk und 50° in den Fingergrundgelenken, Mittel- und Endgelenke sind frei beweglich) bis zum Ablauf 5. Woche, kombiniert mit aktiver Bewegungstherapie ab 3. Woche. Finger können aktiv gestreckt werden. Gummibänder ziehen die Finger passiv in die Beugung zurück.

Operative Therapie – Reimplantation der Profundussehne

► **Indikation:** Abriss oder endständige Durchtrennung der Profundussehne.
► **Operationsprinzipien:** Palmare Hautinzision, Darstellung des proximalen Stumpfes und Ausziehdrahtnaht (transossäre Reinsertion). *Alternativ:* Temporäre Endgelenksarthrodese.
► **Nachbehandlung:** Ruhigstellung in Finger- mit Unterarmgipsschiene. Evtl. später Übergang auf dynamische Schiene bzw. geführte und kontrollierte Therapie ab 3. Woche.

Sekundäre Therapieformen

► **Indikation:** Wenn eine Beugesehnennaht nach 4–6 Wochen nicht mehr möglich ist.
► **Möglichkeiten:** Ein- oder zweizeitige Beugesehnenersatzplastik (Sehnentransplantation), Sehnenumlagerung (Transposition), Tenodese, Arthrodese (siehe spez. handchirurgische Literatur).

Prognose und Komplikationen

► Ruptur 3 %, Infektion, Wundheilungsstörungen mit Hautnekrosen, Bewegungseinschränkungen.

35.22 Amputationsverletzungen an der Hand (siehe S. 681)

35.23 Fingerkuppendefekte

Grundlagen

► **Verletzungsmechanismus:** Rissverletzung durch tangentialen Kontakt mit Kreissäge, Fräsmaschine mit Substanzverlust. Schnittverletzungen. Ablederung durch Quetschverletzung.

Klinik und Diagnostik

► **Klinik:** Substanzdefekt der Fingerpulpa mit oder ohne Knochenbeteiligung.
► **Diagnostik:**
  • V.a. *klinische Untersuchung.*
  • *Röntgen* in 2 Ebenen bei Knochenbeteiligung.

Operative Therapie

◪ *Therapieziel:* (Primäre) Rekonstruktion einer ausreichend weichteilgedeckten, nicht schmerzhaften Tastfläche mit erhaltener Sensibilität; bei distalen Endgliededefekten muss immer eine Rekonstruktion angestrebt werden → unerlässlich für die taktile Wahrnehmung.

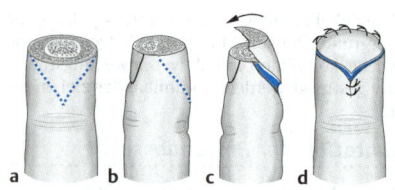

Abb. 35.12 · V-Y-Plastik. (a, b) V-förmiger Hautschnitt palmar (von vorne und seitlich); (c) Lappenverlagerung: erhalten geblieben sind Nerven, Gefäße und elastische Hautelemente; (d) Y-förmige Hautnaht unter Aussparung der seitlichen Schenkel

▶ **Operationsprinzipien:**
- *Defekt ohne Nagel- und Skelettbeteiligung:* Kontrollierte Sekundärheilung (epithelisierungsfördernde Verbände).
- *Querer Defekt mit freiliegendem Knochen:* V-Y-Plastik (Tranquilli-Leali-Plastik, Abb. 35.12).
- *²/₃-Amputation des Endgliedes:* Nachamputation, Thenarlappen (am Daumen neurovaskulärer Lappen).
- *Palmarer Defekt:* Vollhauttransplantat mit oder ohne „banana-flap" (= lokaler Verschiebelappen, bei dem das Unterhautfettgewebe aus der umhüllenden Haut des Transplantats herausmobilisiert wird), neurovaskuläre Insellappen, Cross-Finger-Lappenplastik bei Defekt des gesamten palmaren Endgliedes.
- *Dorsaler Defekt:* Nachamputation, Vollhauttransplantat.
- *Seitlicher Defekt:* Vollhauttransplantat mit oder ohne „banana-flap".
- ▷ *Beachte:* Hängt ein Haut-Weichteillappen noch am Finger, sollte dieser bei ausreichender Restdurchblutung refixiert werden! Fernlappen am Endglied sind kontraindiziert.

35.24 Infektionen im Bereich der Hand (Panaritium)

Grundlagen

▶ **Verletzungsmechanismus:**
- Häufig nach *Bagatellverletzungen.*
- ▷ *Prädisponierende Faktoren:* Diabetes mellitus, AIDS, i. v.-Drogenkonsum.
- *Kontaminierte Hautverletzungen:* Schürf-, Stich-, Schnitt- (Fleischmesser), Bissverletzungen (Mensch, Tier mit hochvirulenten Keimen), Fremdkörpereinsprengungen, offene Frakturen (unzureichendes Débridement), postoperativ.
▶ **Palmare Ausbreitung** (Abb. 35.13): Durch die Dicke der palmaren Haut und die vertikale Anordnung der Bindegewebesepten breiten sich Erreger und Ödem bei Verletzungen der Beugeseite nicht oberflächlich aus, sondern folgen dem Weg des geringsten Widerstandes in die Tiefe.
- Über den subkutanen Raum durch die Palmaraponeurose in den subaponeurotischen Raum (= oberflächlicher Hohlhandraum).
- Über die Beugesehnenscheiden des 2. Fingers in den Thenarraum.
- Über die Beugesehnenscheiden des 3., 4. und 5. Fingers zum tiefen Hohlhandraum und von dort in den Thenarraum.
- Aus dem tiefen Hohlhandraum können sich die Infekte nach proximal durch den Karpaltunnel in den Paronaraum (zwischen tiefen Beugern und Faszie des M. pronator quadratus) im distalen Vorderarm ausbreiten.
- Entstehung der V-Phlegmone: Siehe Abb. 35.13b.
▶ **Dorsale Ausbreitung:** Die Haut der Streckseite ist dünner, leichter verletzlich und ohne Septen, was zu einer oberflächlichen Ausbreitung führt.
▶ **Klassifikation:** Siehe Tab. 35.8.

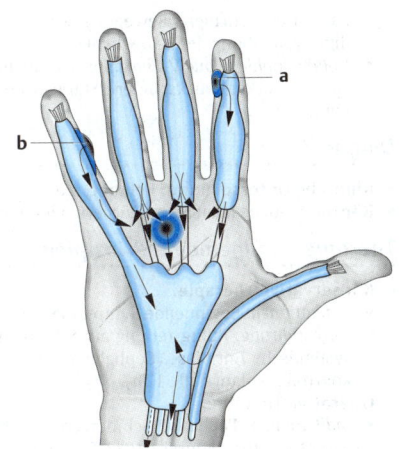

Abb. 35.13 · Ausbreitungswege von Infektionen im Bereich der Hand. (a) Infektion der Langfinger → Ausbreitung in tiefe Hohlhand → Karpaltunnel → Übergang auf Unterarm (Paronaraum); (b) V-Phlegmone: Sie entsteht bei Infektionen am Kleinfinger oder Daumen; die durchgehenden Beugesehnenscheiden/Sehnenscheidensack treffen sich im Bereich des Handgelenks → bei Durchbruch der Infektion kommt es zur V-förmigen Ausbreitung; auch hier ist ein Übergriff auf den Unterarm möglich

Tabelle 35.8 · Klassifikation der Infektionen im Bereich der Hand

Paronychie	laterale oder proximale Nagelwallinfektion
oberflächige Panaritien	• *Panaritium cutaneum:* Intrakutane, subepidermale Abszessbildung am Finger • *Panaritium subcutaneum:* Abszessbildung im subkutanen Gewebe. Dringt dieser über einen Fistelgang in die Kutis, spricht man vom *Kragenknopfpanaritium*
tiefe Panaritien	• *Panaritium tendinosum:* Sehnenscheidenphlegmone • *Panaritium ossale* (Finger-Osteitis, Osteomyelitis): Knochenaffektion durch direkte Verletzung des Knochens oder Ausbreitung eines subkutanen Panaritiums (im Röntgenbild Arrosion der Kortikalis sichtbar) • *Panaritium articulare* (Fingergelenkempyem): Gelenkbeteiligung durch direkte Verletzung oder Ausbreitung eines subkutanen Panaritiums • *Hohlhandphlegmone*

Klinik

▶ **Leitsymptom der lokalen Infektion:** Rubor, Tumor, Calor, Dolor (oft pochender Schmerz), Functio laesa.

▶ Zentrum der Infektion ist das Punctum maximum des Schmerzes und nicht der Schwellung (*cave:* Bei palmarer Infektion häufig keine Schwellung).

▶ Gewebeeinschmelzung bei pyogenen, abszedierenden Infektionen (Staphylococcus aureus, Streptococcus pyogenes, Mischinfektionen), Lymphangitis, Lymphadenitis.

▶ **Spezielle klinische Symptomatik:**
  • *Paronychie:* Auftreibung des lateralen Nagelwalles, Rötung, Schwellung, ggf. sichtbare Eiterblase.
  • *Sehnenscheidenphlegmone:* Der gesamte betroffene Abschnitt ist extrem druck- und klopfempfindlich, Finger werden i. d. R in Beugestellung gehalten, die passive Streckung löst heftigste Schmerzen aus.

- *Panaritium articulare:* Bewegungsschmerz im betroffenen Gelenk; ggf. vollständigen Aufhebung der Beweglichkeit.
- *Hohlhandphlegmone/V-Phlegmone:* Haut und Weichteile sind palmar prall gespannt, starker Druckschmerz. Starke Schmerzen bei aktiver und passiver Bewegung.

Diagnostik

▶ **Klinische Untersuchung:** Befunde, s.o.
▶ **Röntgen:** Suche nach Fremdkörpern oder ossäre Beteiligung.

Therapie – allgemeine Prinzipien

▶ **Konservative Therapie:**
- *Indikationen:* Beginnende Symptome und Lymphangitis.
- *Durchführung:* Ruhigstellung auf Schiene und Hochlagerung; bei Lymphangitis systemische Antibiose (Cephalosporin 2. oder 3. Generation); tägliche Befundkontrolle (anfangs alle 12 h).
▶ **Operative Therapie:**
- *Indikationen:* Pochende Schmerzen, sichtbare Eiteransammlung Zunahme der Symptome trotz konservativer Therapie (dringlich!).
- *Operationsprinzip:* Inzision, Exzision und Nekrosektomie, Drainage (Lascheneinlage oder Spüldrainagen).
- *Nachbehandlung:* Immobilisation (i.d.R volare Unterarmgipsschiene in Intrinsic-plus-Stellung, S. 46) mit täglicher Wundkontrolle; je nach Befund „second look" alle 24 – 48 h evtl. mit sekundärem Wundverschluss; Antibiose bei Sehnenscheiden-, ossärer oder Gelenkbeteiligung (nach Antibiogramm) Arthrodesen, Tenodesen oder rekonstruktive Eingriffe (z. B. Tenolyse, Knochenrekonstruktion) im Verlauf.

Spezielles Vorgehen

▶ **Paronychie:**
- Anfangs Ruhigstellung mit Fingerschiene und Betaisadona-Fingerbädern (1 – 2 × täglich) und täglicher Kontrolle.
- Bei Fortschreiten oder mangelnder Besserung: Laterale Inzision oder Keilexzision evtl. mit Penrose-Lascheneinlage (S. 789).
▶ **Panaritium cutaneum:** Einfache Abtragung; ◪ *Beachte:* Engmaschige Befundkontrolle zum Ausschluss eines Kragenknopfpanaritiums durch sorgfältige Suche nach Fistelgang in die Tiefe.
▶ **Panaritium subcutaneum:** Frühzeitige operative Versorgung durch mediolaterale Hautinzision dorsal des Gefäß-Nervenbündels in ausreichender Tiefe, evtl. Gegeninzision.
▶ **Sehnenscheidenphlegmone:** Frühzeitig operative Versorgung durch Eröffnung mit Zickzackschnitt, Entfernung des nekrotischen Gewebes (bei Synovialektomie möglichst Ringbänder erhalten), Einlegen einer Drainage (evtl. als Spüldrainage) und/oder Antibiotikakette, lockerer Wundverschluss. ◪ *Hinweis:* Bei zu spätem Handeln verbleiben erhebliche Bewegungsdefizite!
▶ **Panaritium ossale:** Radikales Ausräumen des nekrotischen Knochengewebes und Auffüllen mit einer Antibiotikakette.
▶ **Panaritium articulare:** Operative Gelenkrevision mit Entfernung von nekrotischem Gewebe und Antibiotikaketteneinlage. Später Arthrodese (Minifixateur).
▶ **Hohlhandphlegmone, V-Phlegmone:** ◪ *Merke:* Immer dringliche Operationsindikation! Schräge oder Zickzack-Hautinzisionen, Identifikation und Ausräumung von Abszesstaschen, evtl. Spaltung des Retinaculum flexorum bei Infektion des Paronaraums, ausreichende Drainage, evtl. Spüldrainage.

Prognose und Komplikationen

► Infektprogression, Nerven-Gefäßläsionen, Hautnekrosen, Amputation, CRPS (S. 567).

35.25 Karpaltunnelsyndrom

Grundlagen

► **Definition:** Kompression des N. medianus im Karpaltunnel.
► **Ätiologie:** Schwellungen (Synovialitis, Akromegalie, Ödeme bei Gravidität, Myxödem), Traumata (z. B. Radiusfraktur, Handwurzelluxationen, Frakturhämatom, posttraumatische Arthrose).

Klinik

► **Frühstadium:** Intermittierende Schmerzen und Parästhesien in den Fingern I – III; typisch: Parästhesia nocturna. Linderung durch Ausschütteln der Hand.
► **Fortgeschrittenes Stadium:** Persistierende Taubheit, Abduktions- und Oppositionsschwäche des Daumens (*Flaschengriff*), Atrophie des Thenars.

Diagnostik und Differenzialdiagnosen

► **Klinische Untersuchung:**
  • *Befunde:* Thenaratrophie, Sensibilitätsstörungen.
  • *Phalen-Test:* Symptomprovokation durch Hyperflexion/-extension im Handgelenk.
  • *Hofmann-Tinnell-Zeichen:* Dysästhesien bei Beklopfen des Karpaltunnels.
► **EMG** (Denervierungszeichen) und **NLG** (Verlängerung der motorischen und sensiblen Nervenleitgeschwindigkeit).
► **Röntgen:** Handgelenk in 2 Ebenen (Fraktur, Arthrose?).
► **Differenzialdiagnosen:**
  • Polyneuropathie, zervikale Radikulopathie C6/C7.
  • Kompression des N. medianus durch: Pronator-teres-Syndrom, Thoracic-outlet-Syndrom, Skalenussyndrom.

Konservative Therapie

► **Indikationen:** Frühstadium.
► **Durchführung:**
  • Nächtliche Ruhigstellung mit palmarer Handgelenksschiene.
  • Lokale Kortisoninjektion (z. B. 15 – 20 mg Triamcinolon in 5 ml NaCl).

Operative Therapie

► **Indikationen:** Fortgeschrittenes Stadium, erfolglose konservative Therapie.
► ◧ *Hinweis:* Bei schwangeren Patientinnen sollte immer erst abgewartet werden, ob die Symptome nach der Geburt verschwinden. Operation erst, wenn die Symptome auch nach der Entbindung persistieren.
► **Operationsprinzip:** Spalten des Lig. carpi transversum (offen oder minimal invasiv unter endoskopischer Sicht), evtl. Reduktion des hypertrophischen Sehnengleitgewebes.
► **Früh funktionelle Nachbehandlung.**

35.26 Morbus Dupuytren

Grundlagen

- ► **Definition:** Palmarfibromatose mit Beugekontraktur der Finger.
- ► **Ätiologie:** Unklar; genetische Prädisposition; Zusammenhang mit Alkoholismus, Lebererkrankungen, Diabetes mellitus, rheumatischen Erkrankungen, Induratio penis plastica.
- ► **Epidemiologie:** m: w = 5 : 1, Altersgipfel zwischen 40. und 50. Lj.
- ► **Typische Lokalisation:** Hohlhand, Dig. IV und V.

Klinik und Diagnose

- ► **Klinik:** Siehe Tab. 35.9.
- ► **Diagnose:** Typisches klinisches Bild.

Tabelle 35.9 · Stadieneinteilung (klinisch) des M. Dupuytren

Stadium	Klinik
I	Knötchen und Stränge, keine Streckhemmung
II	Kontraktur im MCP bis 30°, beginnende Streckhemmung im PIP, deutliche Strangbildung
III	Kontraktur im MCP und PIP
IV	ausgeprägte Beugekontraktur im MCP und PIP bei Hyperextension im DPI (= Krallenstellung), trophische Störungen

Operative Therapie

- ► **Indikationen:** Bei funktioneller Behinderung (keine prophylaktische OP!).
- ► **Operationsprinzipien:**
  - ● *Fasziotomie und Strangdurchtrennung:* Hohes Alter, schlechter AZ, isolierter Strang.
  - ● *Partielle Fasziektomie und Resektion der Palmaraponeurose:* Therapie der Wahl, allerdings hohe Rezidivquote.
  - ● *Totale Fasziektomie mit Resektion der gesamten Palmaraponeurose:* Aufwendige OP, allerdings niedrige Rezidivquote.
  - ▣ *Cave:* Intraoperative Verletzung von Nerven, Gefäßen und Sehnen.
- ► **Frühfunktionelle Nachbehandlung,** ggf. Krankengymnastik, nächtliche Lagerungsschiene in Streckstellung.

36 Traumatologie – Spezielle Situationen

36.1 Amputationsverletzungen – Replantation

Grundlagen

▶ **Verletzungstypen bei kompletter Abtrennung:**
- *Glattrandige Schnittverletzungen:* Beste Ausgangslage für Replantation.
- Amputationsverletzungen mit lokalisierter oder diffuser Quetschung.
- *Avulsionsamputation:* Ausrissamputation, eigentliche Skelettierungs- oder Deglovingverletzungen (Walzen-, Ringavulsionen).

▶ **Subtotale Amputation:** Weichteilmantel < 25 % der Zirkumferenz und fehlende Durchblutung, dadurch Revaskularisation notwendig.

Diagnostisches Vorgehen

▶ **Anamnese:**
- *Unfallzeitpunkt* (→ Anoxämiezeiten): Entscheidend für Replantationsversuch.
  - Mikroreplantation bei Amputat ohne Muskulatur (Finger): Ungekühlt 8 – 12 h, gekühlt (+ 4 °C) bis 24 h.
  - Makroreplantation bei Amputat mit Muskulatur: Ungekühlt 4 – 5 h, gekühlt (+ 4 °C) bis 8 h.
- *Unfallhergang.*

▶ **Klinische Untersuchung:**
- Vitalfunktionen (erheblicher Blutverlust bei Großamputation!).
- Wundinspektion und Prüfung der Sensomotorik und Durchblutung. Fotodokumentation.

▶ **Röntgendiagnostik:** a.p. und seitliche Aufnahme von Amputat und verletzter Extremität.

> ❗ *Sofortmaßnahmen bei Amputationsverletzungen*
>
> ▶ **Allgemein:** Kein Zeitverlust!, **Volumensubstitution** (S. 75), Analgesie.
> ▶ **Versorgung des Amputationsstumpfes:**
> - Sterile Kompressionsverbände, Hochlagerung.
> - ◨ *Beachte:* Keine Reinigungsversuche oder Anlage einer Blutsperre.
> ▶ **Versorgung des Amputates:** Amputat in sterile, trockene Kompressen wickeln. Diese werden in einen wasserundurchlässigen Plastikbeutel gelegt, der in einen zweiten Beutel mit Eiswasser gelagert wird. ◨ *Wichtig:* Kein direkter Kontakt des Amputatgewebes zum Eis.

Erstversorgung

▶ **Bestimmung des Versorgungsortes:** Verlegung (möglichst schnell) in ein Zentrum mit mikrochirurgischer Erfahrung (handchirurgische Abteilung) bei komplexer Handverletzung mit Beteiligung vaskulo-nervöser Strukturen und unklarem Verletzungsausmaß.

▶ **Indikationen zur Replantation:**
- *Absolut:* Abtrennung von Daumen, sämtlicher Langfinger, der Mittelhand, der ganzen Hand oder des ganzen Fußes. Jede Amputationsverletzung bei Kindern.
- *Relativ:* Abtrennung eines isolierten Langfingers bei intakten Nachbarfingern (*Ausnahme:* Besondere Funktion/berufliche Notwendigkeit), einzelner Endglieder, einzelner Langfinger mit zerstörten Grund- oder Mittelgelenken, Abtrennung eines gesamten Arms oder Beins.

► **Kontraindikationen zur Replantation**: Zusatzverletzungen von vitaler Bedeutung („life before limb"), unsachgemäße Behandlung oder ausgedehnte Zerstörung des Amputates, Amputationen jenseits der Nagelwurzel, massiver Weichteilschaden, fehlende Replantationswilligkeit oder Patientencompliance.

◼ *Hinweis:* Hohes Lebensalter ist per se keine Kontraindikation!

Replantation

► **Operationsprinzip:** Zuerst Präparation der einzelnen Strukturen an Stumpf und Amputat über Erweiterungsschnitte unter dem Mikroskop. Débridement von stark geschädigtem Gewebe.

► **Reihenfolge der Gewebeversorgung:**
- *Reinigung und Débridement* des Amputats; Desinfektion der die Wunde umgebenden Haut (◼ *Beachte:* Keine Desinfektion der eigentlichen Wunde!).
- *Skelettstabilisierung:* Dorsale Mini- und Kleinfragmentplatten.
- *Rekonstruktion der Beugesehnen* und falls möglich der Beugesehnenscheide.
- *Arterienrekonstruktion:* Spannungsfreie Einzelknopf-Adaptationsnähte mit 9/0 bis 11/0 Nylonfäden. Reperfusion kann 15 min dauern.
- *Nervenrekonstruktion.*
- *Rekonstruktion der Strecksehnen.*
- *Venenrekonstruktion.*
- *Wiederherstellung des Hautmantels.*

► **Nachbehandlung:**
- Heparinperfusor (10000 IE i. v.) und evtl. Aspirin (3×300 mg) über 5 Tage.
- Ruhigstellung.
- Antibiotikaprophylaxe je nach Wundexposition.

Komplikationen und Prognose

► **Frühkomplikationen:** Venöse Thrombosen (gestauter Finger mit zyanotischer Verfärbung und Spannungsblasen), arterielle Thrombosen (schlaffes und kühles Replantat), arterio-venöse Fisteln, Thrombosen peripher der Amputationsstelle mit Nekrosen, Nachblutungen, Totalnekrose trotz intakter Anastomose, Infektion.

► **Spätkomplikationen:** Verwachsungen der Beuge- und Strecksehnen, Rupturen der Beugesehnen, Ausbleiben der Reinnervation, Knochenresorption, Pseudarthrosen, Fehlstellungen, Ankylosen, instabile Gelenke.

► **Prognose:**
- Einheilung nach scharfer Amputation i. d. R gut.
- Ungünstig bei diffusem Gewebeschaden: Hohe Infektionsrate, Fibrosierung.
- Schlechteste Prognose bei Avulsionsamputationen.

36.2 Verbrennung

Grundlagen

► **Ätiologie:**
- *Am häufigsten:* Feuer (50 %), Verbrühungen (25 %).
- *Seltener:* Kontaktverbrennungen, Elektroverletzungen (Niederspannung < 1000 Volt, Hochspannung $1000 \geq$ Volt, Blitzschlag > 25 Mio. Volt), Explosionen, chemische Verbrennungen (Säure: Koagulationsnekrose); Lauge, Lösungsmittel: Kolliquationsnekrose), Strahlenschaden.

► **Epidemiologie:** Schwere Verbrennungen jährlich bei 1 – 4/20000 Einwohner.

Pathophysiologie

► **Primäre lokale Gewebebeschädigung** abhängig von Temperatur, Größe der Kontaktfläche, Dauer und Körperlokalisation (dicke Rückenhaut, dünne Augenlider) der Hitzeeinwirkung, Alter des Patienten (Kinder und Greise mit dünnerer Haut).

► **Sekundäre lokale Gewebebeschädigung** durch progressive Hautischämie (sog. „Nachbrennen").

► **Tertiäre Gewebebeschädigung** durch Infektionen der verbrannten Areale.

► **Lokale Schäden** (bei < 10 % der KOF): Ist die Schädigung der Haut von geringer Ausdehnung, stehen lokalen Probleme wie Ästhetik und Funktion im Vordergrund.

► **Verbrennungskrankheit:** Sind > 10 % der Körperoberfläche (KOF) verbrannt (ca. 25 % aller Verbrennungspatienten), kommen zu den lokalen Auswirkungen systemische Komplikationen durch Mediatorfreisetzung oder Inhalation von Noxen (Gase, CO bei unvollständiger Verbrennung, Zyanid bei Kunststoffverbrennung) hinzu:

- *Hypovolämischer Schock:* Intravasaler Flüssigkeitsverluste über die Wunden und ins Interstitium bei Kapillarschaden.
- *Stoffwechselstörungen:* Hypodyname Phase für ca. 18 h (Aggressions-Stoffwechsel) und anschließende hyperdyname Phase (Postaggressions-Stoffwechsel).
- *Sepsis.*
- *Multiorganversagen* und/oder *Inhalationstrauma mit ARDS* („acute respiratory distress syndrome") dazu.

Verbrennungsgrade

► **Verbrennungstiefe:** Nach der Verbrennungstiefe werden I.-, II.- und III.-gradige Verbrennungen unterschieden (Tab. 36.1). Bei noch größerer Tiefenausdehnung umfasst die Nekrose auch die Subkutis, die darunter liegenden Gefäße, Nerven, Sehnen und Muskulatur und schließlich auch Knochen und Gelenke (= IV. Grades).

Tabelle 36.1 · Charakteristik der Verbrennungstiefe

Kriterien	I°	IIa°	IIb°	III°
Verbrennungstiefe	Epidermis	oberflächlich dermal	dermal	„full thickness burns"
Hautfarbe	rot, wegdrückbar	rot, wegdrückbar	rot, weiße Stellen	weiß (rot), nicht wegdrückbar
Hautfeuchte	trocken	Blase (feucht)	Blase (feucht) trocken	trocken
Hautkonsistenz	weich	weich	weich/hart	hart
Schmerz	schmerzhaft	schmerzhaft	Sensibilitätsverlust	schmerzlos
Anhangsgebilde (Haare, Nägel)	halten	halten	halten schlecht	halten nicht
Heilung	in 6 Tagen, narbenfrei	in 10 Tagen, narbenfrei	in 3–5 Wochen, Narbenbildung	heilt nicht spontan, Narbenbildung
Therapie	konservativ	konservativ	operativ	operativ

Verbrennungsausdehnung

▶ Die verbrannte KOF (vKOF) kann bei Erwachsenen mit der Neuner-Regel nach Wallace abgeschätzt werden: Siehe Abb. 36.1.
▶ Zur Abschätzung der vKOF bei Kindern < 10 Jahre: Siehe S. 767.
▷ *Hinweis:* Genauer kann die Ausdehnung anhand von in Körperteilen und Lebensalter aufgeteilten Tabellen bestimmt werden.

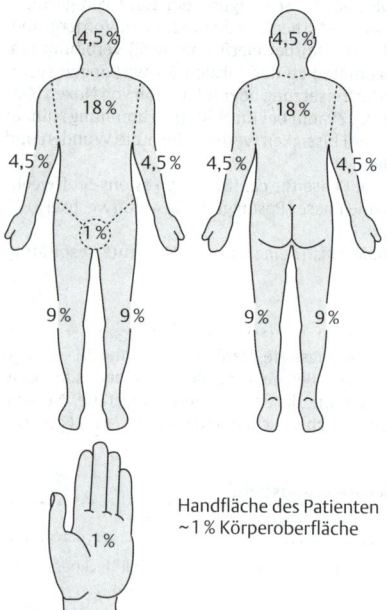

Handfläche des Patienten
~1 % Körperoberfläche

Abb. 36.1 · Abschätzung der verbrannten Körperoberfläche nach Wallace („Neunerregel")

Klinik

▶ **Lokale Symptome:** Siehe Tab. 36.1.
▶ **Allgemeinsymptome:** Tachykardie, Hypotension (durch Schock) *oder* Hypertension (durch starke Schmerzen).
▶ **Atemnot:**
  • Bronchospasmus und/oder Stridor durch Inhalationstrauma und Verbrennung der Atemwege.
  • Störung der Atemmechanik bei zirkulärer Verbrennung des Thorax.
▶ **Inhalationstrauma durch CO:**
  • CO-Hb 20 – 30 % → Kopfschmerzen.
  • CO-Hb 30 – 40 % → Benommenheit.
  • CO-Hb 40 – 60 % → komatöses Zustandsbild.
  • CO-Hb > 60 % → Kreislaufversagen.

Klinik und Diagnostik

▶ Management nach ATLS®-Protokoll (S.129); Unterscheidung zwischen *isolierten* Verbrennungen, Verbrennungen *mit Inhalationstrauma* oder Verbrennungen *im Rahmen eines Polytrauma*.

▶ **Festlegen der Verbrennungstiefe** (Tab. 36.1). ◪ *Tipp:* Ab III° werden beim Stich mit einer Nadel keine Schmerzen mehr empfunden („*Nadelstichprobe*"); ab IIb° lassen sich die Haare einfach herausziehen, da die Haarbälge zerstört sind („*Haartest*").

▶ **Festlegen der Ausdehnung** (% vKOF).

▶ Bei Blitztrauma auf charakteristische Blitzfiguren („farnkrautartige Tannenbaummuster"), bei zirkulären Extremitätenverbrennungen Gefahr eines Kompartmentsyndroms (S.565), bei Elektrounfällen auch elektrische Schädigungen mit Herzrhythmusstörungen (EKG) beachten.

▶ **Hinweise für das Vorliegen eines Inhalationstraumas sind:** Gesichtsverbrennungen, versengte Augenbrauen- und Nasenhaare, Husten mit rußigem Sputum, Heiserkeit, erhöhte Atemfrequenz;

▶ **Bronchoskopie:** Bei V.a. Inhalationstrauma zur Diagnosesicherung und Festlegung des Schweregrades:
  ● *Grad I:* Rötung, Ödem.
  ● *Grad II:* Zusätzlich Ischämien, Hämorrhagien, Blasen.
  ● *Grad III:* Zusätzlich Ulzerationen, Nekrosen.

Notfalltherapie am Unfallort

▶ **Intubation und Beatmung** – *Indikationen:*
  ● Verbrennungen > 50% der KOF.
  ● Tiefe Verbrennungen im Gesicht und am Hals (→ *cave:* Schwellungsgefahr und Gefahr der Atemwegsverlegung).
  ● Bewusstlosigkeit und Inhalationstrauma.

◪ *Cave:* Bei Inhalationstrauma maschinelle Beatmung mit positivem endexspiratorischen Druck (PEEP), evtl. inhalative Kortikosteroide (z.B. Budesonid 2–4 Hübe alle 5–10 min) oder Bronchospasmolytika (z.B. Fenoterol 2 Hübe p.i.); bei CO-Vergiftung Beatmung mit 100% O_2 (HWZ von CO 40 min; bei Raumluft 4 h).

▶ **Infusionstherapie:**
  ● Periphervenöse Zugänge, Kristalloide (z.B. Ringerlaktat); Dosierungserhalt nach der Parkland- oder Baxter-Formel:
    ◪ *Parkland- oder Baxter-Formel:* 4 ml/kg KG/% vKOF in den ersten 24 h nach Trauma, davon die Hälfte in den ersten 8 h; die Infusionsmenge für den zweiten Tag ergibt sich aus der angestrebten Urinmenge (0,5–1 ml/kg KG/h), der erwarteten Evaporations- (ca. 4 l/m² verbrannte KOF) und Exsudationsmenge (Brandwasser; ca. 1,5 l/m² verbrannte KOF).
  ● Bei Kindern: Siehe S.768.
    ◪ *Beachte:* Kolloidale Volumenersatzmittel (z.B. HAES) sind in der initialen Volumentherapie von Verbrennungen nicht indiziert.

▶ **Vorgehen bei hypovolämischem Schock:** Siehe S.146.

▶ **Analgesie:** Opioide, z.B. Morphin 5–10 mg i.v.

▶ **Kaltwasserbehandlung:** Kühlung der Verbrennungswunden mit Leitungswasser (12–18°) für 15–20 min; hierdurch Linderung des Schmerzes und Verhinderung des „Nachbrennens"; *cave* Unterkühlung bei Kleinkindern.

▶ **Sterile Abdeckung:** Verbrannte Körperareale nach der Kühlung mit steriler Folie (z.B. Metallinetücher) abdecken.

▶ **Verlegung:** Entscheidung anhand des Ausmaßes der Brandverletzung, ob der Patient in ein Krankenhaus oder Zentrum für Brandverletzte verlegt werden soll.

✓ **Indikationen für Verlegung in ein Zentrum für Brandverletzte**

▶ Verbrennungen II° und III° mit Ausdehnung > 20% der KOF bei Erwachsenen; mit Ausdehnung > 10% bei Kindern (< 10 Jahre), alten Patienten (> 50 Jahre) oder Patienten mit Vorerkrankungen (Herz-Kreislauf, Diabetes mellitus, Immunschwäche, medikamentöse Immunsuppression).

▶ Verbrennungen an besonderen Lokalisationen (Gesicht, Hals, Augen, Ohren, Hände, Fußsohlen, Genitalien, Perineum, große Gelenke).

▶ Inhalationstrauma, Elektro-, Blitz- oder chemische Unfälle. Verbrennungen mit wesentlichen Nebenverletzungen (Polytrauma).

Chirurgische Initialbehandlung

▶ Intensivmedizinische Betreuung! Ulkusprophylaxe (S. 326), Thromboseprophylaxe (S. 103), Tetanusschutz überprüfen und ggf. nachimpfen (S. 720).

▶ **Hinweis:** Antibiotika nur bei Anzeichen einer Infektion.

▶ Erneute Einschätzung der Verbrennungstiefe (S. 683) und der vKOF (S. 684).

▶ Desinfektion mit PVP-Jod-Seife.

▶ Abtragen von Brandblasen, Hautnekrosen und Haaren in Wundnähe.

▶ Wundabstriche und Fotodokumentation.

▶ Wundprotektion mit lokal antimikrobiell wirksamen Substanzen: Fettgaze oder PVP-Creme bei I° und IIa°; Silbersulfadiazin-Creme bei IIb° oder III°.

▶ Evtl. Escharotomie (Spalten von Verbrennungsschorf [Eschar]) oder Dermatofasziotomie, um den Gewebedruck zu senken; immer indiziert nach Hochspannungsunfällen.

Chirurgische Definitivbehandlung

▶ **Granulationsmethode:**
- *Indikation:* IIb°-III°-Verbrennungen.
- *Prinzip:* Etappenweise (alle 3–4 Tage) Schorfausdünnung mit Messer, Kupferlappen oder Bürste, temporäre Wunddeckung.

▶ **Tangentiale Exzision:**
- *Indikation:* IIb°-Verbrennungen.
- *Prinzip:* Die Nekrosen werden am 2.–4. Tag mit einem Dermatom in 0,2–0,4 mm Dicke abgetragen; sofortiger Wundverschluss mit Spalthaut; ▶ *Cave:* Hoher Blutverlust, deshalb nie > 30% der vKOF in einer Operation, stammbetont mit Adrenalin unterspritzen.

▶ **Tiefe (totale, epifasziale) Exzision:**
- *Indikation:* III°-Verbrennungen.
- *Prinzip:* Die Nekrosen werden im Gesunden zwischen dem 2. und 7. Tag abgetragen; primäre Vollhaut- oder Lappenplastik-Deckung.

▶ **Wunddeckungen:**
- ▶ *Spalthaut* (S. 206): Entnahme mit Dermatom möglichst dünn (0,2–0,3 mm). Flächengewinn und besseres Anmodellieren durch Meshen (1:1,5 oder 1:3); komprimierender Verband (nasse Watte oder V.A.C. [S. 33] auf Fettgaze für 5 Tage).
- *Passager Hautersatz bei mangelnder Spalthaut* (temporäre Wunddeckung v. a. bei > 30% vKOF): Spalthaut-Allograft; synthetische Membranen (z. B. Epigard); Dermisäquivalent Integra (oberflächliche Silikon-Membran und tieferer Schicht aus bovinen Kollagenfasern und Glykosaminoglykan → nach 3 Wochen Entfernung der Silikonschicht und Spalthaut auf Neodermis).
- *Alternativen zur Spalthaut:*
  - Vollhaut (S. 206): Bei kleinen, tiefen Verbrennungen im Gesicht, Hände, Füße oder Gelenke.

- – Autologe Keratinozyten: V.a. bei Verbrennungen mit 50 – 60% KOF, lange Kultivierungszeit (3 Wochen), hohe Kosten.
► **Nachbehandlung:** Fettende Salben, maßgeschneiderte Kompressionsverbände, Physio- und Ergotherapie zur Vermeidung von Kontrakturen. Funktionelle und ästhetische Korrekturen nach Narbenreifung ein Jahr nach Unfall.

Prognose und Komplikationen

► **Sepsis:** I.d.R. durch Staphylococcus aureus; besonders gefürchtet sind MRSA; häufigste Todesursache bei Verbrennungen (>50%).
► **Letalität:** Abhängig von Verbrennungstiefe, -ausdehnung, Patientenalter und Inhalationstrauma; bei 50% vKOF → Letalität 10 – 50% je nach Alter, bei Inhalationstrauma Erhöhung um 20%.
► Senkung der Morbidität und Letalität durch frühzeitigen Wundverschluss und früh-enterale (verhindert enterale bakterielle Translokation), kaloriengerechte (25 kcal/kg KG + 40 kcal/% vKOF bis zu einer Maximalausdehnung von 50%), qualitative (20 – 25% Proteine, 25 – 30% Fett, 50 – 55% Kohlenhydrate, Spurenelemente Zink und Selen) und immunmodulierte Ernährung.

36.3 Erfrierung und Unterkühlung

Grundlagen

► **Definition:**
  - *Erfrierung:* Lokaler Kälteschaden ohne Abfall der Körperkerntemperatur.
  - *Unterkühlung:* Abfall der Körperkerntemperatur < 35 °C (systemische Hypothermie).
■ *Hinweis:* Erfrierungen nehmen aufgrund vermehrter „outside"-Aktivitäten (Extremsportarten) und Anzahl von „homeless people" zu.
► **Risikofaktoren:** Alkoholkonsum, psychiatrische Erkrankungen, Drogenabusus und arteriosklerotische Gefäßveränderungen (Diabetes, Rauchen).
► **Pathophysiologie der Erfrierung:** Durch Bildung von extrazellulären Eiskristallen im Gewebe kommt es über eine osmotisch bedingte intrazelluläre Dehydratation zu einem mechanischen Zellschaden. Durch die sog. „hunting reaction" (= abwechselnde Vasokonstriktion und -dilatation) entwickelt sich unter dem Einfluss von Prostaglandinen und Thromboxanen eine progressive Hautischämie (dermale Mikrozirkulationsstörung).

Klassifikation und Klinik

► **Erfrierungsgrade:** Siehe Tab. 36.2.
■ *Hinweis:* Der Schweregrad der Erfrierung korreliert stärker mit der Expositionsdauer als mit dem Kältegrad. In 90% sind Hände und Füße betroffen (Akren), seltener Nase, Ohren, Wangen oder Penis.

Tabelle 36.2 · Stadieneinteilung der Erfrierung

Grad	betroffene Strukturen	Klinik
Grad I	Kutis; oberflächlich	zentrale Blässe mit umgebendem Erythem
Grad II	Kutis; oberflächlich	seröse Blasen (klare oder milchige Flüssigkeit) mit umgebendem Ödem und Erythem

Tabelle 36.2 · Fortsetzung

Grad	betroffene Strukturen	Klinik
Grad III	Subkutis; tief	hämorrhagische Blasen
Grad IV	Muskulatur, Knochen; tief	komplette Nekrosen mit Gangrän

► **Schmerzen:** Bei Grad I kehrt die Sensibilität innerhalb von Stunden zurück, klopfende und brennende Schmerzen können über Tage bestehen bleiben. Fortbestehende Anästhesie und Analgesie sprechen für tiefe, irreversible Kälteschäden.
► **Repetitive Kälteexposition:** sog. Frostbeulen im Gesicht, an Händen oder Füßen.
► **Stadieneinteilung der Unterkühlung** gemäß Temperaturmessung:
  ● *Leicht:* 35 – 32 °C.
  ● *Mittelschwer:* 32 – 30 °C.
  ● *Schwer:* < 30 °C.

Diagnostik

► Primär Ausschluss einer systemischen Hypothermie: Temperaturmessung, neurologische Untersuchung, Puls-, Blutdruckmessung, EKG.
► **Klinische Untersuchung** (Analgesie!): Prognostisch ungünstig sind dunkle Blasen und livide Hautverfärbung.
▣ *Hinweis:* Grad und Ausmaß der Erfrierung sind jedoch erst nach 3 – 4 Wochen sicher eruierbar.
► **Bildgebende Verfahren:**
  ● *Röntgen:* Ausschluss von Frakturen bzw. Nachweis ossärer Nekrosen.
  ● *MRT oder Technetium-Szinitigraphie* innerhalb der ersten Tage zur Beurteilung der Gewebevitalität bei V.a. tiefe Erfrierungen von proximalen Extremitätenabschnitten, um evtl. Indikation für ein frühzeitiges Débridement zu stellen.

Therapieprinzipien

► **Präklinische Phase:**
  ● Weitere Auskühlung des Patienten verhindern (→ Vermeidung weiterer lokaler Schäden).
  ● Polsterung und Schienung der betroffenen Extremität.
  ▣ *Beachte:* Keine Aufwärmversuche mit Wärmegeräten oder Reiben mit Tüchern oder Schnee.
► **Klinische Aufwärmphase:**
  ● *Erfrierung:* Aufwärmen erfrorener Körperteile durch Eintauchen in 40 – 42 °C warmes Wasserbad für 15 – 30 min, dabei ausreichende Analgesie und aktive Bewegungen, jedoch keine Massage.
  ● *Unterkühlung:*
    – Leichte bis mittelschwere Unterkühlung: Primär externe Aufwärmung (Einwickeln in warme, trockene Tücher).
    – Schwere Unterkühlung: Herz-Lungen-Maschine („active core warming“).
► **Postaufwärmphase:**
  ● Seröse Blasen débridieren; hämorrhagische Blasen belassen.
  ● Hochlagern der betroffen, in Gips ruhiggestellten Extremität.
  ● Tetanusprophylaxe (S. 720).
  ● Analgesie: Z.B. Morphin 5 – 10 mg i.v., Ibuprofen 400 mg p.o. alle 12 h.
  ● Antibiose: Penicillin 600 mg alle 6 h für 3 Tage.
  ● Wassertherapie in 40° C für 30 min täglich.

- Tägliche Fotodokumentation der Hautveränderungen.
- Rauchverbot.

▶ **Operative Therapie:**
- *In der Frühphase:* Maßnahmen zur Erhaltung der betroffenen Extremität (z. B. Fasziotomie bei Kompartmentsyndrom, chirurgisches Débridement bei feuchter Gangrän).
- *In der Spätphase:* Autoamputation oder Abtragung von trockenen Nekrosen oder Amputation von Gliedmaßen (Mumifizierung nach Monaten; „frostbite in january, amputate in july").

▶ *Hinweis:* Bei Kälteschäden von proximalen Extremitätenabschnitten je nach MRT-Befund evtl. frühzeitigeres Débridement, um die Amputationshöhe zu senken.

37 Chirurgische Transplantologie

37.1 Grundlagen

Indikationen und Voraussetzungen

▶ Erkrankung oder definitive Schädigung eines **lebenswichtigen Organs** (Lunge, Herz, Leber, Pankreas, Niere, Dünndarm), bei der der Patient in absehbarer Zeit nicht mehr ohne Organsubstitution leben kann.
- *Absolut* gilt dies für Lunge, Herz und Leber, da für diese Organe kein künstlicher Ersatz zur Verfügung steht, der länger als einige Stunden oder Wochen wirksam ist.
- *Relativ* gilt diese Forderung für Pankreas, Niere und Dünndarm, da die Funktion dieser Organe durch künstliche Mittel kompensiert werden kann, allerdings unter Verschlechterung der Lebensqualität.

▶ **Die Transplantation muss die einzige oder beste Möglichkeit sein,** dem Patienten zu helfen. Diese Indikation ist wiederum für Lunge, Herz und Leber absoluter als für die anderen Organe.

▶ Ausschluss **schwerer medizinischer Kontraindikationen**, die den Transplantationserfolg gefährden oder unmöglich machen. Ein Teil der Kontraindikationen ist allerdings durch vorherige Behandlung oder Operation abschwächbar oder eliminierbar.

▶ **Der psychische Zustand** muss erwarten lassen, dass der Patient nach der Transplantation die für den Erfolg entscheidenden immunsuppressiven Medikamente (S. 696) regelmäßig einnimmt. Diese Beurteilung muss für jeden Fall individuell erfolgen.

▶ **Das Alter** spielt hinsichtlich der mit zunehmendem Alter gehäuften Kontraindikationen eine Rolle. Hohes Lebensalter an sich ist keine Kontraindikation.

▶ **Aufklärung:** Selbstverständlich muss der potenzielle Transplantationskandidat vollständig über Vorteile, Risiken und alternative Behandlungsmöglichkeiten aufgeklärt werden. Die Indikation zur Transplantation wird nur gestellt, wenn der Patient dies ausdrücklich wünscht (oder bei Kleinkindern die Eltern dies wünschen).

37.2 Organspende

Rechtliche Grundlagen und Voraussetzungen (In Deutschland Transplantationsgesetz von 1997; in der Schweiz Gesetz von 2007)

▶ **Todeszeitpunkt** (bei Spende von Verstorbenen): Gesamthirntod (S. 692).

▶ **Non-Heart-Beating-Donor (NHBD):** Einzelne Länder (CH, NL) akzeptieren auch den akuten Kreislaufstillstand als Entnahmekriterium (v. a. für Nieren). Dies wurde in Deutschland wegen diagnostischer Unsicherheiten des Herztodes von der Bundesärztekammer verboten! In der Schweiz mit neuem Gesetz de facto unmöglich.

▶ **Zustimmung zur Explantation:**
- In Deutschland und in der Schweiz gilt die *erweiterte Zustimmungslösung:* Die Zustimmung erfolgt entweder vom *Verstorbenen selbst* oder von seinen *Angehörigen* nach seinem Tod. Dabei ist der (vermutete oder mündlich geäußerte) *Wille des Verstorbenen* entscheidend.
- Angehörige, die eine solche Entscheidung treffen, sollten in den letzten 2 Jahren vor Tod des Patienten auch in *persönlichem Kontakt* zu diesem gestanden haben.

- Im günstigsten Fall liegt ein *Organspenderausweis* des Verstorbenen vor (selten, ca. 5 %); in diesem Fall müssen die Angehörigen nur informiert, aber nicht um ihre Zustimmung gebeten werden.
- *Zeitpunkt des ersten Gesprächs:* Bei fortschreitendem Verlust der Hirnstammfunktion. Aufklärung über Voraussetzungen zur Organspende, Hirntoddiagnostik, Kontraindikationen, Sinn der Organspende.
- *Zeitpunkt der Entscheidung:* Kein Drängen! Genug Zeit lassen, damit der Tod des Angehörigen angenommen und verarbeitet werden kann.

► **Gewinnung und Vermittlung der Organe:**
- *Gewinnung:* Die unabhängige Koordinationsstelle (*Deutsche Stiftung für Organtransplantation* = DSO; in der Schweiz Swisstransplant) übernimmt den Transport der vermittlungspflichtigen Organe zu den Transplantationszentren.
- *Vermittlung:* Alle potenziellen Organempfänger sollten sich in einem Transplantationszentrum vorstellen und werden dort auf eine Warteliste aufgenommen. Mit Aufnahme in eine Warteliste erfolgt eine Meldung des Patienten als potenzielle Organempfänger bei *Eurotransplant* (Leiden/Niederlande); resp. Swisstransplant. Die Listen der einzelnen Zentren werden hier als *einheitliche Warteliste* geführt. Eurotransplantat und Swisstransplant vermitteln die Organe an die potenziellen Empfänger (Zuteilungskriterien, siehe S. 695).

► **Lebendspende:**
- *Voraussetzungen:* Einwilligungsfähigkeit, Volljährigkeit, Freiwilligkeit.
- Erlaubt unter Verwandten 1. und 2. Grades, Ehegatten und Verlobten bzw. anderen dem Spender nahe stehenden Personen.
- *Folgende Organe dürfen bei Lebendspende explantiert werden:* Niere, Teile der Leber, Lunge oder des Pankreas.
- ◗ *Beachte:* Das Leben des Organspenders darf unter keinen Umständen gefährdet werden.

► **Unterschiedliche Rechtslage:** Obwohl die biologischen und ethischen Voraussetzungen (Altruismus, kein Zwang, Chancengleichheit) einer Organspende universell sind, gelten in einzelnen Ländern unterschiedliche gesetzliche Regelungen und Protokolle. Beachte daher die nationale Gesetzgebung (*Internetlink:* www.transplantation-information.de; www.swisstransplant.org), Behörden und Koordinationsstellen für Organzuteilung.

Kriterien für Eignung zur Organspende

► **Lebendspenden:** Einwilligung, guter allgemeiner Gesundheitszustand, organspezifische Kriterien (Restfunktion, anatomische Voraussetzungen) und Ausschluss von Zwang.

► **Potenzielle Leichenspende:** Es kommt prinzipiell jeder Hirntote unabhängig von Alter, Geschlecht oder Herkunft in Betracht (bei entsprechendem nationalen Protokoll: Kreislauftote, siehe NHBD, S. 690). Häufig lässt sich die Transplantierbarkeit eines Organes erst bei der Organentnahme definitiv beurteilen. *Daher gilt:* Kein voreiliges Ablehnen eines Spenders!

► **Absolute Kontraindikationen für eine potenzielle Leichenspende:** Fehlende Einwilligung (siehe S. 690), generalisierte Infektionen (z. B. HIV, Pilzsepsis), aktives Malignom, Creutzfeldt-Jacob-Erkrankung und andere Prionen-Erkrankungen.

► **Typische Problemsituationen, in denen eine Organspende ggf. dennoch möglich ist** (Abschätzen des kumulativen Risikos durch das Fachteam):
- Ein *Einzelorganversagen* schließt eine Entnahme des gesunden Organe nicht aus.
- Altersextrem: Das *biologische* Alter (resp. Reservefunktion) eines Spenderorgans ist entscheidend (Beispiel: Eine erfolgreiche Transplantation einer über 80-jährigen Spenderleber ist möglich). Folglich existieren keine festen Altersgrenzen mehr.

- Meningokokken- oder Pneumokokkensepsis: Kann innerhalb von 24 h adäquat behandelt werden und stellt keine Kontraindikation dar.
- Positive Hepatitismarker (Anti-HCV, anti-HBs, anti-HBc) sind abklärungsbedürftig, schließen aber eine Organspende nicht aus (*Ausnahme:* Akute Infektion).
- Hepatitismarker: Hepatitis C (HCV RNA positiv oder anti-HCV positiv) wird übertragen, daher nur bei bereits Hepatitis C positiven Patienten in Betracht ziehen. „Ausgeheilte" Hepatitis B (anti-HBs, anti-HBc) kann in Hepatozyten reaktiviert werden (Medikamentöse Prophylaxe in Empfänger nötig), aber geringes Übertragungsrisiko für andere Organe. Akute Hepatitis (A, B, E) ist immer Kontraindikation.
- Bei Malignomen in der Vorgeschichte und niedriggradigen, aktiven Tumoren des ZNS (gilt nicht für Glioblastom) und der Haut kann das Übertragungsrisiko anhand des Zeitrahmens, Tumorstadiums und Gradings gut abgeschätzt werden.
- Kreislaufinstabilität (auch Stillstand) ist in Abhängigkeit der Dauer keine Kontraindikation.

Untersuchungen

▶ **Labor:** So früh wie möglich Blutentnahme (30 ml Nativblut, 30 ml ACD Blut, 50 ml Heparin Blut). Basisuntersuchungen:
- Blutgruppe, Rhesusfaktor, HLA-Typisierung, Crossmatch, BGA.
- *Serologie:* CMV (IgG, IgM), EBV (IgG, IgM) Anti-HS1, Anti-HS2, Anti-HBc, Anti-HBs, HbsAg, Anti-HCV, HSV 8, Toxoplasmose, Treponema pallidum, HTLV I und II.
- *Blutchemie:* Blutbild, Transaminasen, indirektes/direktes Bilirubin, LDH, alkalische Phosphatase, γ-GT, Lipase, Amylase, Albumin, Kreatinin, Harnstoff, Elektrolyte, Quick/INR, PTT, Fibrinogen, CRP, Blutzucker, Urinstatus.
▶ **Röntgen Thorax.**
▶ **EKG.**
▶ **Organspezifische Abklärungen** in Rücksprache mit der Koordinationsstelle: Z. B. Herzecho, Ultraschall der Leber, Pulmonalarteriendruck.
▶ **Hirntoddiagnostik.**

Hirntoddiagnostik

▶ **Dissoziierter Hirntod:** Völliger und irreversibler Ausfall der gesamten Hirnfunktion bei noch erhaltenen übrigen Organfunktionen. Er ist mit dem Tod des Individuums gleich zu setzen.
▶ **Protokoll zur Feststellung des Hirntods** (Dokumentationspflicht!): Herausgegeben von der Bundesärztekammer (zu finden unter www.bundesaerztekammer.de → Themen A-Z → Richtlinien, Leitlinien etc. → Richtlinien → Hirntod). In der Schweiz Richtlinien der SAMW.
▶ **Personelle Anforderungen:** Der klinische Teil der Hirntoddiagnostik muss durch zwei qualifizierte (= mehrjährige Erfahrung in der Behandlung von Patienten mit schweren Hirnschädigungen) und voneinander unabhängige Ärzte erfolgen.
▶ *Wichtig:* Hat der Patient bzw. seine Angehörigen einer Organspende zugestimmt (S. 690), muss nach Feststellung des Hirntodes mit den organerhaltenen Maßnahmen (S. 694) begonnen werden!
▶ **Voraussetzungen:** Vorliegen einer akuten schweren primären oder sekundären Hirnschädigung (ggf. belegende Untersuchungsbefunde wie CCT-Nummern protokollieren).
▶ **Ausschlussdiagnostik:**
- *Intoxikation:* Einsicht in die Krankenakte (Medikamentenapplikation, Anamnese, Vorbefunde?). Eine Intoxikation als Ursache der Symptomatik gilt als ausgeschlossen, wenn es für die Symptomatik eine klare Vorgeschichte gibt (z. B.

großes intrazerebrales Hämatom) und kein Hinweis auf eine Applikation relevanter Substanzen besteht.

▶ *Hinweis:* Im Zweifelsfall immer ein toxikologisches Screening (v. a. Benzodiazepine, Barbiturate, trizyklische Antidepressiva) und/oder Nachweis eines zerebralen Perfusionsstillstandes!

▶ *Cave:* Der Medikamentenspiegel korreliert nicht immer mit der Klinik! Nicht alle Substanzen können einfach und in nützlicher Frist nachgewiesen werden!

- *Relaxation, neuromuskuläre Blockade*: Im Zweifelsfall muss immer das Abklingen der Wirkung von Muskelrelaxanzien abgewartet werden.
- *Primäre Hypothermie* ($\leq 32\,°C$, aktuelle Körpertemperatur $< 34\,°C$): *Cave:* Bei bestehendem Hirntodsyndrom kann ein sekundärer Abfall der Körpertemperatur bis auf $35\,°C$ vorkommen. Eine Hirntoddiagnostik ist dann zulässig.
- *Metabolisches oder endokrines Koma:* V. a. Hinweise auf hypo- oder hyperglykämisches Koma (S. 164), Urämie (S. 505), Leberausfallkoma, Addison-Krise oder thyreotoxisches Koma (S. 218) müssen beachtet werden. Auf klinischen Kontext achten! Im Zweifelsfall Laboruntersuchungen veranlassen.
- *Kreislaufschock:* Zum Untersuchungszeitpunkt sollte ein RR_{syst} von mindestens 90 mm Hg bestehen (Wert protokollieren!).

▶ **Klinische Symptome des Ausfalls der Hirnfunktion:**
- *Bewusstlosigkeit (Koma):* Keine Reaktion auf Schmerzreize.
- *Beidseitiger Ausfall der Hirnstammreflexe:* Siehe Tab. 37.1.
- *Ausfall der Spontanatmung.*

Tabelle 37.1 · Erloschene Hirnstammreflexe bei Hirntod

Reflex	Erläuterung
Pupillenlichtreflex	beidseits weit oder mittelweit, keine Lichtreaktion (*cave:* Anwendung eines Mydriatikums muss ausgeschlossen sein!)
okulozephaler Reflex	bei passiver, rascher Kopfbewegung liegen die Bulbi starr in der Augenhöhle. Bei HWS-Instabilität kann alternativ eine *kalt-kalorische Vestibularisprüfung* erfolgen (vor der Untersuchung der Gegenseite 5 min warten!): Es dürfen keine Augenbewegungen erkennbar sein
Kornealreflex	Berühren der Kornea mit einem Wattestäbchen von der Seite führt nicht zum Lidschluss
Trigeminus-Schmerzreaktion	Reizung der Nozizeptoren in der Nasenschleimhaut mit einem Zahnstocher bleibt ohne Reaktion
Hustenreflex	Reize im Pharynx und tiefes Einführen eines Absaugkatheters führen nicht zum Hustenreiz

▶ **Irreversibilitätsnachweis** (siehe Tab. 37.2):
- *Beobachtung und klinische Untersuchung* (durch 2 Untersucher).
- *Apparative Zusatzdiagnostik:* ▶ *Hinweis:* Obligat bei Kindern < 2 Jahren, bei Erwachsenen ersetzt sie Beobachtungsphase.
  - Null-Linien-EEG.
  - Progredienter, konsekutiver Verlust der evoziierten Potenziale.
  - Feststellung einer zerebralen Zirkulationsstillstandes bei ausreichendem Perfusionsdruck (transkranieller Doppler, selektive zerebrale Angiographie).

Organerhaltende Maßnahmen beim hirntoten Spender

► **Kreislaufstabilisierung:**
- *Flüssigkeitszufuhr* (Ringer-Lactat, Glukose 5%) bis ZVD 10 – 12 mm Hg.
- Bei instabilem Kreislauf Gabe von *kolloidalen Volumenersatzmitteln* (z. B. HAES).
- *Katecholamine* sollten restriktiv eingesetzt werden, da sie das Spenderorgan negativ beeinflussen können. Bei persistierender Kreislaufinstabilität muss allerdings auf sie zurückgegriffen werden: Dopamin, Noradrenalin, wenn möglich kein Adrenalin.

Tabelle 37.2 · Irreversibilitätsnachweis in der Hirntoddiagnostik

Patientengruppe	Irreversibilitätsnachweis
Patienten > 2 Jahre	• *primäre supratentorielle Schädigung:* 2 Untersuchungen im Abstand von 12 h. *Alternative:* 1 Untersuchung durch 2 Untersucher + 1 apparative Zusatzuntersuchung
	• *sekundäre Hirnschädigung:* 2 Untersuchungen im Abstand von 72 h oder 1 Untersuchung durch 2 Untersucher + 1 apparative Zusatzuntersuchung
	• *primäre infratentorielle Hirnschädigung:* Klinische Untersuchung + obligat apparative Zusatzuntersuchung (Nachweis eines Null-Linien-EEGs *oder* eines zerebralen Perfusionsstillstandes)
Säuglinge und Kleinkinder (≥ 29 Tage, < 2 Jahre)	• Beobachtungszeit von 24 h obligat
	• bei Erst- *und* Zweituntersuchung EEG *oder* Nachweis eines zerebralen Perfusionsstillstandes (durch Dopplersonographie) obligat
Neugeborene (0 – 28 Tage)	• Beobachtungszeit von 24 h obligat
	• Zusatzuntersuchungen: Siehe Säuglinge und Kleinkinder

► **Kompensation des Diabetes insipidus:** Desmopressin (Minirin) 0,5 – 4 µg i. v.
► Triothyronin (T3): 4 µg i. v. als Bolus, Erhaltungsdosis 2 – 4 µg /h.
► Elektrolytentgleisungen (Hypernatriämie, Hypokaliämie) behandeln. Beachte irreversible Organschädigung durch Hypernatriämie!
► Hypothermie vorbeugen (Infusionen anwärmen, Wärmematte).
◘ *Merke:* Ziel der Spenderoperation ist eine speditive, sorgfältige Entnahme und kalte Konservierung der transplantationsfähigen Organe. Oft Multiorganentnahme mit anspruchsvoller Koordination zwischen verschiedenen spezialisierten Teams.

Reihenfolge der Organentnahme

► *1.* Thorakale Organe.
► *2.* Abdominelle Organe: Leber, Pankreas, Niere.

Ischämietoleranz

◘ *Merke:* Die kalte Ischämiezeit korreliert linear mit dem Langzeitresultat einer Transplantation (= optimale Organisation anstreben). Je marginaler ein Spenderorgan, desto kleiner die Ischämietoleranz.
► **Maximale Ischämietoleranz** (bei 4 °C in Konservierungslösung):
- *Nieren:* 24 – 36 h.
- *Herz:* 4 h.

- *Leber:* 16 h.
- *Pankreas:* 10 h.
- *Lungen:* 6 h.

► Bei eingespielter Zusammenarbeit zwischen Transplantationszentren und Koordinationsstellen genügen diese Zeiten für die Transplantation des entnommenen Organs irgendwo in Europa.

Organzuteilung (Organallokation)

► **Vorbemerkung:**
  - Die Zuteilung der Organe von Verstorbenen ist eine medizinisch-ethische Herausforderung.
  - Organe von Lebendspendern stellen demgegenüber kein Zuteilungsproblem dar, weil in dieser Situation der Empfänger immer bekannt ist (S. 691).
► **Zuteilungskriterien:**
  - *Kompatible oder identische Blutgruppe.*
  - *Negative Kreuzprobe* zwischen Spenderlymphozyten und Empfängerseren.
  - *Anpassen des virologischen Risikos* an individuelle Empfängersituation (z. B. CMV, EBV).
  - *Hepatitis* C ist mit allen Organen übertragbar (daher nur für bereits HCV positive Empfänger in Betracht ziehen). In der Virämie werden Hepatitis A, B und E ebenfalls mit allen Organen übertragen = Kontraindikation. Anti-HBs und/oder anti-HBc Positivität führen ohne medikamentöse Prophylaxe meist zur Virusreaktivierung in der Transplantatleber, nur sehr selten bei anderen Organen. Bei Reaktivierungsrisiko medikamentöse Prophylaxe (Immunsera, Nukleosidanaloga).
  - ▶ *Cave:* Eine HIV-Infektion des Spenders ist eine absolute Kontraindikation!
  - *Möglichst gute Übereinstimmung der HLA-Faktoren:* Dies gilt insbesondere für Niere, Pankreas und Dünndarm. Sie kann nicht angestrebt werden für Lunge, Herz und Leber, da die medizinische Dringlichkeit es nicht gestatten zu warten und die Langzeitresultate durch andere Faktoren bedeutend mehr beeinflusst werden..
  - *Passende Größe und Leistungsfähigkeit des Organs.* Dies gilt absolut für das Herz und eine zu kleine Lunge. Eine zu große Lunge kann operativ verkleinert werden, bei zu großer Leber behindert die Tiefe der rechten Leber den Bauchverschluss und die Atmung (Entfernung des linkslateralen Lappens daher nicht hilfreich). Für Nieren und Pankreas spielt die Größe praktisch keine Rolle.
  - *Qualität des Organtransplantats:* Ein Organ mit erholungsfähiger Funktionseinschränkung (z. B. Steatose der Leber, ischämische Schädigung) wird man eher einem Patienten zuteilen, der noch genügend funktionelle Reserven (gute Muskelmasse, wenig Ko-morbiditäten) ausweist, damit die kritische Phase der Organregeneration toleriert wird..
  - *Medizinische Dringlichkeit:* Dringlichkeit ist ein relativer Begriff, mit dem sorgfältig und zurückhaltend umgegangen werden muss. Hochdringlich (*high urgency*) ist für Patienten in akuter Lebensgefahr reserviert, die ohne Transplantation nicht mehr als drei Tage überleben würden.
  - Die Berücksichtigung einer *sozialen Dringlichkeit* (voll verdienend vs. arbeitslos, einflussreich und finanzkräftig vs. arm) ist abzulehnen, da sie der Gleichbehandlung aller Patienten widerspricht.
  - *Wartefrist:* Für den seltenen Fall, dass sich für ein bestimmtes Organtransplantat bei Beachtung aller aufgeführten Faktoren mehrere Empfänger gleich gut qualifizieren, erhält derjenige Patient das Organ, der länger auf der Warteliste stand.
  - *Punktesystem:* Große Austauschorganisationen (z. B. Eurotransplant) mit Hunderten von wartenden Patienten sind darauf angewiesen, die Patienten mit Punk-

ten nach einer vorgegebenen Skala zu bewerten, damit der Computer rasch und definitiv entscheiden kann.

37.3 Immunsuppression

Wirkstoffe

▶ **Hintergrund:** Transplantationen von fremden Organen (Allotransplantationen) sind nur sinnvoll und potenziell erfolgreich, wenn die körpereigene Immunabwehr gegen das fremde Organ unterdrückt wird.

▶ **Wirkstoffe** (siehe Tab. 37.3): Eigens zu diesem Zweck entwickelte chemische Substanzen sowie spezifische Antikörper und synthetische Nebennierenrindenhormone (Prednison).

▶ **Prinzip:**
- *Induktionstherapie:* Innerhalb der ersten 6 Wochen werden drei bis vier Medikamente aus verschiedenen Substanzgruppen in relativ hoher Dosierung verabreicht.
- *Erhaltungstherapie:* Im Anschluss an die Induktionstherapie erfolgt eine langsame Dosisreduktion auf eine niedrigere Erhaltungsdosis und Reduktion auf 2–3 Medikamente. Diese Therapie muss von den Patienten lebenslang eingenommen werden.
- *Therapie der Abstoßungsreaktion:* Zeitlich limitierte Verstärkung der Immunsuppression; i.d.R zunächst Einsatz von Kortikosteroiden in hoher Dosierung; *Alternativ:* Einsatz von polyklonalen oder monoklonalen Antikörpern. ▶ *Cave:* Lymphomrisiko.

▶ **Dosierungen:** Siehe entsprechende Fachliteratur.

Tabelle 37.3 · Immunsuppressiva (Auswahl)

Substanzgruppe	Wirkstoff (Auswahl)
Antimetaboliten	• Azathioprin (Imurek) • Mycophenolat Mofetil (CellCept) • Mycophenolat Natrium (Myfortic)
Calcineurin-Inhibitoren	• Ciclosporin (Sandimmun /Sandimmun Neoral) • Tacrolismus (Prograf)
TOR-Inhibitoren	• Sirolimus (Rapamune) • Everolimus (Certican)
Antikörper	• Basiliximab (Simulect) • Daclizumab (Zenapax) • Immunglobulin antithymocyticum (equin) (Atgam) • Immunglobulin anti-T-lymphocytikum (cuniculi) (ATG-Fresenius) • Murobonabum-CD3 (Orthoclone OKT3)
Kortikosteroide	Prednison (Decortin)

Komplikationen und Nebenwirkungen

- **Abstoßungsreaktionen:**
  - *Hyperakute Abstoßungsreaktion:* Innerhalb von Minuten bis Stunden. Ausgelöst durch präformierte zytotoxische Antikörper in der Zirkulation des Empfängers, die gegen Antigene des Spenders gerichtet sind. Thrombosierung kleiner Gefäße mit Nekrose. Dank routinemäßigem Crossmatch heute selten.
  - *Akute Abstoßungsreaktion:* Zelluläre Abstoßungsreaktion durch zytotoxische T-Zellen innerhalb der ersten postoperativen Tage bis Monate. Es kommt zur massiven zellulären Infiltration des transplantierten Organs. Klinisch kommt es zu Fieber, Schmerzen und Verschlechterung der Organfunktion. I.d.R. gutes Ansprechen auf hochdosierte immunsuppressive Therapie.
  - *Chronische Abstoßungsreaktion:* Auftreten Monate bis Jahre bei ca. 5–40% der Organe. Progredienter Funktionsverlust des Organs. *Kennzeichen:* Veränderungen und Verschlüsse der kleinen Arterien, Sklerosierung des Interstitiums und Verlust des funktionellen Parenchyms. Die Ursachen sind noch nicht völlig geklärt (Ischämiefolge, chronische Endothelzellreaktion). Es gibt keine spezifische Therapie; ggf. Replantation.
- **Infektionsgefahr** durch Schwächung der körpereigenen Abwehr gegen Infektionserreger. Schwere Infektionen sind die Haupttodesursache im ersten Jahr nach Organtransplantation.
- **Weitere Nebenwirkungen:** Nephrotoxizität, Myelotoxizität, gastrointestinale NW, Hypertonie, Dyslipidämie.

37.4 Spezielle Organtransplantation

Nierentransplantation

- **Indikationen:** Terminales oder präterminales Stadium einer chronischen Niereninsuffizienz.
- **Häufigste Ursachen:**
  - *Erwachsene:* Glomerulonephritiden, Zystennieren, diabetische Nephropathie, hypertensive Nephropathie, chronische Pyelonephritis.
  - *Kinder:* Missbildungen und Refluxnephropathie.
- **Zahlenmäßige Bedeutung:** Die Nierentransplantation ist die häufigste Organtransplantation (häufiger als alle anderen Organe zusammen). Sie ist (im Vergleich zur Dialyse) die kostengünstigste und am besten rehabilitierende Therapie des Nierenversagens.
- **Spender:** Neben Verstorbenen sind die Lebendspender eine zahlenmäßig wichtige Spenderkategorie. Tendenz weiter zunehmend, v. a. wegen des Mangels an Verstorbenen-Nieren. Vorteile der Lebendspende: Planbare Operation, evtl. Vermeiden der Dialyse (bessere Resultate bei vorzeitiger Transplantation, bessere Langzeitfunktionsraten von Lebendspendernieren mit weniger chronischer Abstoßung).
- **Chirurgische Technik:**
  - *Explantation:* En-bloc-Entnahme von Niere, Aorta, V. cava und Ureter. **Cave:** Anatomische Varianten. Ureter nicht devakulieren.
  - *Implantation:*
    - Erwachsene: Einpflanzen in die Fossa iliaca (rechts oder links) durch retroperitonealen Zugang mit Anschluss an die Iliakalgefäße und antirefluxiver Ureterozysto-Neostomie.
    - Kleinkinder: Aus Platzgründen Einpflanzen in die Fossa lumbalis durch transperitonealen Zugang i. d. R in Kombination mit Nephrektomie der Eigenniere. Anschluss an Aorta und V. cava und antirefluxiver Ureterozysto-Neostomie.

▶ **Prognose:**
- 1-Jahres-Überlebensrate > 95 %, nach 3 Jahren 90 – 95 %. Transplantatüberleben nach 1 Jahr 90 %, nach 5 Jahren 80 %.
- *Hauptprobleme:* Chronisches Transplantatversagen, Rezidiv der Grunderkrankung, Komplikationen der Langzeitimmunsuppression, Non-compliance.
- ▣ *Hinweis:* Die Chancen einer Retransplantation sind um 5 – 10 % schlechter.

Pankreastransplantation

▶ **Indikation:** Diabetes mellitus Typ I mit diabetischer Nephropathie (kombiniert mit Nierentransplantation). Andere Diabeteskomplikationen (z. B. diabetische Retinopathie, Neuropathie) sind bei frühzeitiger Transplantation zwar teilweise reversibel, die Transplantation wird in dieser Indikationsstellung in den meisten Ländern (auch D, A und CH) allerdings nicht von der Kasse übernommen.

▶ **Spender:** Verstorbene (Lebendspende umstritten). Für Inselzelltransplantation werden mehrere Pankreata benötigt (Inselzellmasse).

▶ **Chirurgische Technik:**
- *Pankreas-Organtransplantation:* Intraperitoneale Position eines pankreatikoduodenalen Transplantates en bloc, arterieller Anschluss an die Beckenstammgefäße oder Aorta, venöser Abfluss in Beckengefäße oder Pfortader (weniger Hyperinsulinismus). Ableitung des Transplantat-Duodenums direkt in den Darm. Hohe Funktionsrate, anfällig für lokale Komplikationen (Abszesse, Fisteln).
- *Inseltransplantation:* Die Inselzellen werden über die Pfortader in die Leber eingebracht. Funktionsrate niedriger, geringe Komplikationen (vorübergehender portaler Hochdruck).

▶ **Prognose:**
- 1-Jahres-Überlebensrate 95 %, nach 3 Jahren 85 – 90 %. Transplantatüberleben nach 1 Jahr 80 %, nach 3 Jahren 60 – 65 %.
- Hauptprobleme: Chronisches Transplantatversagen, Komplikationen der Langzeitimmunsuppression, Non-compliance.

Lebertransplantation

▶ **Indikationen:**
- *Chronische Lebererkrankungen:* Chronisch, progressives Versagen der Leberfunktion mit entsprechenden Komplikationen. Die Indikation ist gegeben bei Child-Pugh Klasse B oder Child-Pugh Klasse A (siehe Tab. 22.4, S. 391) plus einer dominanten Komplikation (z. B. rezidivierende Blutungen, schwerer Katabolismus, therapierefraktärer Pruritus, therapierefraktärer Aszites, limitiertes hepatozelluläres Karzinom). Beachte die prognostische Wertigkeit klinischer Parameter bei chronischer Hepatopathie (Tab. 37.4).

Tabelle 37.4 · Prognostische Wertigkeit klinischer Parameter bei chronischer Hepatopathie

	Überleben nach	
	1 Jahr	2 Jahren
refraktärer Aszites	35 %	25 %
spontan bakterielle Peritonitis	35 %	20 %
Child-Pugh Score > 10	50 %	
Albumin 2,7 – 3,2 g/ml	40 %	25 %
Albumin < 27 g/ml	15 %	< 10 %

- *Typische Erkrankungen:* HCV-, HBV-, Alkohol-assoziierte Zirrhose (bei dauerhafter Abstinenz), primär biliäre Zirrhose, primär sklerosierende Cholangitis, Autoimmunhepatitis, Hämochromatose, Morbus Wilson, α_1-Antitrypsinmangel, Galaktosämie, Tyrosinämie), Missbildungen (Gallengangsatresie, Alagille-Syndrom), ausgeprägte Zystenleber eventuell in Kombination mit Nierentransplantation.
- *Malignome:* Limitiertes hepatozelluläres Karzinom in Zirrhoseleber (maximal ein Herd < 5 cm ∅ oder 3 Herde ≤ 3 cm ∅; keine Gefäßinfiltration). Andere Tumore und Metastasen (neuroendokrine Tumore) nur im Rahmen von Protokollen. Cholangiokarzinom wegen sehr hoher Rezidivgefahr i.d.R. keine Indikation.
- *Fulminantes Leberversagen:* Fulminante Virushepatitis, toxische Leberschädigung (Paracetamol, Isoniazid, Antidepressiva, Antikonvulsiva, Knollenblätterpilz, Halothan, u.a.), akute Autoimmunhepatitis, akuter Schub eines Morbus Wilson, idiopathisches Versagen. *Beachte:* Bei fulminantem Leberversagen ist die Beurteilung der Spontangerinnung der wichtigste Prognosefaktor. Keine exogene Gerinnungssubstitution, bis Entscheid über Super Urgent Listung gefallen ist. In der Schweiz ist in Anlehnung an die französischen Kriterien der Faktor V (Vit. K unabhängig, kurze HWZ) entscheidend.

▶ **Zahlenmäßige Bedeutung:** Die Lebertransplantation ist die zweithäufigste Organtransplantation.

▶ **Spender:**
- Größtenteils Verstorbene, vollständiges Transplantat oder Split graft (für einen Erwachsenen und ein Kleinkind. Mindestens 35 % des Standard-Lebervolumens für sichere Transplantation nötig.
- Lebendspende möglich (eines ganzen Leberlappens), da die Leber ein hohes Regenerationspotenzial hat. Zahlenmäßige Bedeutung zunehmend wegen des Mangels an Verstorbenen-Lebern. Benötigte Lebermasse für Spender und Empfänger: > 0,8 % des Verhältnisses von Lebergewicht zu Patientengewicht.

▶ **Chirurgische Technik:**
- *Explantation:* Quere Oberbauchlaparotomie, schrittweise Dissektion und Durchtrennung von Leberarterie, Pfortader und Gallengang, eventuell unter Einsatz eines veno-venösen Bypasses oder vorübergehenden portosystemischen Shunts. Hepatektomie unter Mitnahme oder Erhaltung (Piggy Back Technik) der retrohepatischen Vena cava.
- *Orthotope Implantation* des Transplantates mit Rekonstruktion der Gefäße und des Gallenganges. Gallengangsanastomose direkt oder mittels Hepatikojejunostomie.

▶ **Besonderheiten:** Im Gegensatz zu anderen soliden Organtransplantationen brauchen Patienten nach Lebertransplantation nur eine minimale Langzeitimmunsuppression, die möglichst wenig nephrotoxisch sein sollte. Die chronische Abstoßung wird in < 5 % beobachtet. Prognostisch entscheidend ist die zeitgerechte Transplantation und das Rezidiv der Grunderkrankung (Hepatitis C, Tumorerkrankung, immunologische Erkrankungen, Alkoholrezidivismus).

▶ **Prognose:**
- 1-Jahres-Überlebensrate 85 – 95 %, nach 3 Jahren 75 – 85 %. Transplantatüberleben nach 1 Jahr 80 – 90 %, nach 3 Jahren 70 – 80 %.
- Die besten Prognosen finden sich bei chronischen Leiden, die nicht rezidivieren, die schlechteren Prognosen bei rezidivierenden Erkrankungen und fulminantem Leberversagen.
- Retransplantationen haben mit 10 – 15 % eine schlechtere Prognose.

Dünndarmtransplantation

▶ **Indikation:** Kurzdarmsyndrom (kongenitale Malformation, Dünndarmatresie, Aganglionose, ausgedehnte Dünndarmresektion wegen Volvulus, nekrotisierender Enterokolitis, Thrombose, Embolie, u. a.) mit Komplikationen der total parenteralen Ernährung (TPE).

▶ **Zahlenmäßige Bedeutung:** Sehr selten, da die Kontraindikationen meistens überwiegen.

▶ **Spender:** Multiorganspender, gegebenenfalls auch Lebendspende, da 150–200 cm Dünndarm genügen.

▶ **Chirurgische Technik:** In Abhängigkeit der Grunderkrankung sehr variable Technik. Anastomose der A. mesenterica superior und der V. mesenterica superior direkt an Aorta, resp. Pfortader. In der Regel Stomaanlage (Biopsien, Schutzfunktion).

Multiviszeraltransplantation

▶ **Indikationen:** Kurzdarmsyndrom mit TPE-induziertem Leber- und/oder Nierenversagen, Gardner-Syndrom (S. 377) mit nicht resezierbaren Tumoren, inoperable semimaligne Tumoren der Mesenterialwurzel.

▶ **Zahlenmäßige Bedeutung:** Äußerst selten indizierte Transplantationen.

Lungentransplantation

▶ **Indikationen:**
- *Unilaterale Transplantation:* Nicht infizierte parenchymale Erkrankungen im Endstadium, z. B. idiopathische Lungenfibrose, primäres Emphysem (α_1-Antitrypsinmangel), Sarkoidose, Histozytose X, Lymphangioleiomyomatose, u. a.
- *Bilaterale Transplantation:* Chronisch infizierte Parenchymerkrankungen, z. B. zystische Fibrose (Mukoviszidose), Bronchiektasen; alle vaskulären Erkrankungen mit irreversibel erhöhtem pulmonalem Gefäßwiderstand, z. B. primär und sekundäre pulmonale Hypertonie, u. a.

▶ **Spender:** Fast ausschließlich Verstorbene; erhöhte Anforderungen an die Infektfreiheit-Lebendspende möglich, v. a. eines Lungenlappens eines Erwachsenen für ein Kind.

▶ **Chirurgische Technik:**
- *Unilaterale Transplantation:* Thorakotomie (rechts oder links), Pneumonektomie der empfängereigenen Lunge, Einpflanzen des Transplantats mit Anastomosierung des Hauptbronchus, einer Vorhofmanschette mit den Mündungen bei den Lungenvenen und der A. pulmonalis.
- *Bilaterale Transplantation (bei chronischen Infekten indiziert):* Bilaterale anterolaterale Thorakotomie, verbunden durch quere Sternotomie. Dann Vorgehen analog der unilateralen Transplantation, schlechtere Seite zuerst. Oft ohne Herz-Lungenmaschine möglich.

▶ **Prognose:** Patienten- und Transplantatüberleben nach 1 Jahr 75–80 %, nach 3 Jahren 60 %.

Herztransplantation

▶ **Indikationen:** Terminale, medikamentös therapierefraktäre Herzinsuffizienz (NYHA III oder IV) bei:
- Kardiomyopathie, v. a. dilatative und ischämische Kardiomyopathie;
- komplexen, nicht korrigierbaren kongenitalen Herzvitien (ohne Eisenmenger-Reaktion);
- unbehandelbaren ventrikulären Herzrhythmusstörungen.
- Herztumoren: Benigne (nicht resektable) oder maligne (ohne Metastasierung).

► **Zahlenmäßige Bedeutung:** Nach Nieren und Leber dritthäufigste Organtransplantation.

► **Spender:** Herzen mit unauffälligem Kontraktionsverhalten, ohne Koronarsklerose und nicht unter hohen Katecholamindosen.

► **Chirurgische Technik:**
  • *Explantation:* Extrakorporaler Bypass, mediane Sternotomie, Exzision des Empfängerherzens mit Belassung der Vorhofhinterwand mit den Lungenvenenmündungen (und evtl. den Cavamündungen).
  • *Orthotope Implantation* des Transplantats mit Anastomosierung der Vorhöfe (Vv. cavae evtl. separat), der A. pulmonalis und der Aorta. Kurzzeitige Anlage eines Schrittmachers.

► **Prognose:**
  • Patienten- und Transplantatüberleben nach 1 Jahr 85%, nach 3 Jahren 75–80%.
  • Die Chancen einer Retransplantation sind um 30% schlechter.

Wichtige Adressen

► **Deutschland:**
  • *Deutsche Stiftung Organtransplantation* (www.dso.de).
    Eurotransplant (www.transplant.org): Auf der Homepage zunächst das gesuchte Organ und im nächsten Fenster „Transplantationszentren" anklicken. Zu jedem Zentrum werden die Tel.-Nr. des Transplantationsdienstes sowie Fax und Koordinationszentrale angegeben.
  • Bundesministerium für Gesundheit (www.bmgs.bund.de).

► **Österreich:**
  • Eurotransplant (www.transplant.org): Vorgehen s. o.
  • *Österreichisches Bundesinstitut für Gesundheitswesen* (www.oebig.at): *Adresse:* Stubenring 6, A-1010 Wien, Tel. 01 15 15 61 70.

► **Schweiz:**
  • *Universitätsspitäler von Basel, Bern, Genf, Lausanne* und *Zürich.*
  • *Nationale Koordination durch Swisstransplant* (Swisstransplant http://www.swisstransplant.org): Laupenstrasse 37, 3008 Bern. Tel. +41 3 13 80 81 30, Fax +41 3 13 80 81 32, E-Mail info@swisstransplant.org

38 Chirurgische Onkologie

38.1 Grundlagen

Definition

▶ Die chirurgische Onkologie befasst sich mit der Behandlung bösartiger Tumoren unter Berücksichtigung von Epidemiologie, Ätiologie, Pathogenese, Tumorbiologie, Prognose und Nachsorge.
▶ Die Behandlung sollte in aller Regel *interdisziplinär* erfolgen.

Tumorklassifikation

▶ **TNM-Klassifikation:** Siehe Tab. 38.1.
▶ **Präfixe:**
  ● *u*TNM: Einteilung nach endoskopischen Untersuchungen inklusive Endosonographie.
  ● *c*TNM: Einteilung nach bildgebender Diagnostik (Sonographie, CT, MRT, PET und andere).
  ● *y*TNM: Klassifikation erfolgt während oder nach einer initialen multimodalen Therapie.
  ● *p*TNM: Postoperativ-pathologische Einteilung; zusätzlich Angabe des histopathologischen Gradings G (S. 703).
▶ **Einteilung nach der Radikalität der Resektion:**
  ● *R_0-Resektion:* Radikale (= potenziell kurative) En-Bloc-Entfernung des Tumors und der regionären Lymphknoten ohne Eröffnen oder Aufbrechen des Tumors; makroskopisch und mikroskopisch kein nachweisbarer Residualtumor (= Entfernung im Gesunden).
  ● *R_1-Resektion:* Mikroskopisch nachweisbarer Residualtumor.
  ● *R_2-Resektion:* Makroskopisch nachweisbarer Residualtumor.
  ▣ *Hinweis:* Beim Ausmaß der Tumoroperation immer auch resultierende Lebensqualität des Patienten berücksichtigen: Ausführliches Gespräch (wenn möglich im Beisein von Angehörigen) mit dem Operateur notwendig!

Tabelle 38.1 · TNM-Klassifikation

T = Primärtumor-Ausdehnung

T_{is}	Carcinoma in situ (= Basalmembran nicht invasiert)
T_0	keine Anhaltspunkte für Primärtumor
T_x	die Mindestanforderungen für die Bestimmung des Primärtumors sind nicht erfüllt
T_{1-4}	Größe und Ausdehnung des Primärtumors (T_{1-3} Primärtumor i. d. R auf das Organ begrenzt; T_4 Primärtumor überschreitet Organgrenze)

N = regionäre Lymphknotenmetastasen

N_0	keine Anhaltspunkte für regionäre Lymphknotenbeteiligung
N_x	die Mindestanforderungen für die Bestimmung einer reg. LK-Beteiligung sind nicht erfüllt
N_{1-3}	Lymphknotenbefall (N_{1-2} Befall reg. Lymphknoten; N_3 Befall entfernter Lymphknoten)

Fortsetzung ▶

Tabelle 38.1 · Fortsetzung

M = Fernmetastasen

M_0	keine Anhaltspunkte für Fernmetastasen
M_x	die Mindestanforderungen für die Bestimmung von Fernmetastasen sind nicht erfüllt
M_1	Fernmetastasen vorhanden

L = Lymphgefäßinvasion

L_0	keine Anhaltspunkte für Lymphgefäßinvasion
L_x	die Mindestanforderungen für die Bestimmung einer Lymphgefäßinvasion sind nicht erfüllt
L_1	Lymphgefäßinvasion

V = Veneninvasion

V_0	keine Anhaltspunkte für Veneninvasion
V_x	die Mindestanforderungen für die Bestimmung einer Veneninvasion sind nicht erfüllt
V_{1-2}	V_1 = mikroskopische; V_2 = makroskopische Veneninvasion

▶ **Sentinel-Lymphknoten** (= Schildwächterlymphknoten):
- *Definition:* Erster LK im Abflussgebiet eines Primärtumors.
- *Auffinden des Sentinel-LK:* Entweder wird dem Patienten während der OP eine blaue Farbstoffsubstanz um das Tumorgewebe injiziert oder er erhält am OP-Vortag eine schwach radioaktive Substanz. Der Sentinel-LK kann so intraoperativ durch Blaufärbung oder über eine Strahlensonde erkannt und selektiv reseziert werden. Ist er tumorfrei, kann ggf. auf eine weitere LK-Resektion verzichtet werden.

▶ **Histopathologisches Tumor-Grading**: Gut differenziert (G_1), mäßig differenziert (G_2), schlecht differenziert (G_3), undifferenziert (G_4); G_x = Differenzierungsgrad kann nicht bestimmt werden.

▣ *Hinweis:* Die Prognose wird mit zunehmendem Entdifferenzierungsgrad schlechter.

Karnofsky-Index

▣ *Hinweis:* Der Karnofsky-Index dient in der Onkologie der Beschreibung des Allgemeinzustandes eines Tumorpatienten (Leistungsindex).

▶ Einteilung des Karnofsky-Index: Siehe Tab. 38.2.

Tabelle 38.2 · Karnofsky-Index

Index	Beschreibung
100%	der Patient ist voll leistungsfähig, Normalzustand
90%	geringe Krankheitssymptome, normale Aktivität möglich
80%	der Patient ist unter Anstrengung normal leistungsfähig
70%	eingeschränkte Leistungsfähigkeit, der Patient ist arbeitsunfähig, kann sich aber alleine versorgen
60%	Patient braucht gelegentlich pflegerische oder ärztliche Hilfe

Tabelle 38.2 · Fortsetzung

Index	Beschreibung
50%	der Patient benötigt regelmäßig pflegerische und ärztliche Hilfe, ist aber nicht dauerhaft bettlägerig
40%	der Patient ist bettlägerig
<30%	der Patient ist schwerkrank, Krankenhauspflege erforderlich
10%	der Patient ist moribund

Präoperative Diagnostik (Staging)

- ▶ **Ziele der präoperativen Diagnostik:**
  - *Allgemeine Operabilitätsabklärung.*
  - *Tumorklassifikation* (siehe TNM-Klassifikation, Tab. 38.1).
- ▶ **Staging-Untersuchungen:**
  - ◼ *Beachte:* Die Staging-Untersuchungen sind abhängig von der Lokalisation und den typischen Metastasenwegen des jeweiligen Primärtumors.
  - Gründliche klinische Untersuchung (Inspektion, Palpation).
  - Bildgebende Diagnostik (Sonographie, CT, MRT, PET u.a.) → cTNM.
  - Endoskopische Untersuchungen inklusive Endosonographie → uTNM.
  - *Zytologischer* (Feinnadelpunktion) oder *histologischer* (Biopsie) Tumornachweis („no meat, no treat"): In der Onkologie zur Behandlungsplanung obligat (!). *Ausnahmen:* Eindeutig operable, malignomverdächtige Tumoren in Lunge, Leber und Pankreas ohne Nachweis von Metastasen dürfen auch direkt operiert werden. Wenn immer möglich, sollte das Tumormaterial so rasch wie möglich in unfixiertem Zustand dem Pathologen übergeben werden. Dies gilt insbesondere bei V.a. Vorliegen eines malignen Lymphoms.
  - ◼ *Merke:* Nur die Histologie, wenn nötig ergänzt durch Spezialuntersuchungen (Immun-Histochemie, Hormon-Rezeptoren usw.) ergibt eine präzise und definitive Tumordiagnose!

Screening-Untersuchungen

- ▶ **Definition:** Screening = Sekundärprävention = Früherfassung von kleinen, symptomlosen, präklinischen und daher gut behandelbaren bösartigen Tumoren.
- ▶ **Anforderungen:** Einfach durchführbar, sehr komplikationsarm, unschädlich, billig, aussagekräftig.
- ▶ **Beispiele:** Portio-Abstrich bei der Frau, die Mammographie und die Koloskopie bei allen Risiko-Patienten (Karzinom in der eigenen oder Familien-Anamnese), Prostata-spezifisches Antigen (PSA) beim Prostata-Karzinom.

Tumormarker

- ▶ **Definition:** Substanzen, die von malignen Zellen oder vom Wirt als Antwort auf maligne Zellen produziert werden und sich im Blut, in Körperflüssigkeiten oder in Tumorzellen quantitativ messen lassen. Sie kommen im normal ausdifferenzierten Gewebe nicht oder nur in geringer Menge vor.
- ▶ **Ziele:** Erfolgsbeurteilung der Therapie und Früherfassung von Rezidiven und Metastasen (häufig), Prognose-Beurteilung (gelegentlich, z.B. Chromogranin A beim Karzinoidtumor), Diagnosestellung (selten, z.B. CA 125 beim Ovarialkarzinom, β2-Mikroglobulin bei malignem Lymphom).

► **Häufig verwendete Tumormarker:** Siehe Tab. 38.3.

Tabelle 38.3 · Tumormarker (Auswahl)

Abk.	Name	Tumoren
AFP	α_1-Fetoprotein	Leberzell-Ca (!), Keimzelltumoren
AP	alkalische Phosphatase	osteolytische Prozesse
β-HCG	humanes Chorion-gonadotropin	Keimzelltumoren
CA 15–3		Mamma-Ca (!), Ovarial-Ca
CA 19–9		Pankreas-Ca (!), Hepatobiliäres-Ca (!), Magen-Ca
CA 72–4		Magen-Ca (!), Ovarial-Ca
CA 125		Ovarial-Ca, Endometrium-Ca
	Calcitonin	medulläres Schilddrüsen-Ca (C-Zell)
CEA	karzinoembryonales Antigen	gastrointestinale Karzinome (!), Endometrium-Ca, Lungen-Ca, Mamma-Ca, Lebermetastasen (!), Schilddrüsen-Ca (anaplastisch, medullär)
CYFRA 21–1	Cytokeratin 19-Fragment	nicht-kleinzelliges Lungen-Ca, Blasen-Ca
MCA	Mucin-like Carcinoma-associated Antigen	Mamma-Ca
NSE	neuronspezifische Enolase	kleinzelliges Lungen-Ca NET
PSA	prostataspezifisches Antigen	Prostata-Ca
SCC	Squamous cell carcinoma Antigen	Plattenepithel-Ca (Lunge, Ösophagus, Gesichts-/Halsbereich, Zervix, Vulva, Anus)
TGB	Thyreoglobulin	papilläres Schilddrüsen-Ca
5-HIES	5-Hydroxy-Indol-Essigsäure	Karzinoid

38.2 Tumortherapie – Allgemeines

Therapieziele

► **Kurative Intention:** Ziel ist die Heilung.
► **Palliative Intention:** Operative/interventionelle/konservative Therapiemaßnahmen zur Milderung von Krankheitssymptomen. Ziel ist die Verbesserung der Lebensqualität bzw. Verlängerung der Lebenserwartung, nicht die Heilung.

Therapieverfahren

▶ **Chirurgische Tumortherapie:** Siehe S. 706.
▶ **Chemotherapie:** Siehe S. 708.
▶ **Strahlentherapie:** Siehe S. 711.
▶ **Multimodale Therapiekonzepte:** Siehe S. 712.
▶ **Palliative Tumortherapie:** Siehe S. 713.

Beurteilung des Therapieerfolges

▶ **Remission:**
  • *Komplett (CR):* Vollständige Rückbildung aller messbaren Tumormanifestationen.
  • *pCR:* Histopathologisch nachgewiesene CR.
  • *Partiell (PR):* Rückbildung sämtlicher messbarer Tumormanifestationen um mindestens 50%.
▶ **Kein Therapieansprechen (NC = „No Change"):** Tumorrückgang < 50%.
▶ **Progression (PD = „Progressive Disease"):** Tumorzunahme bzw. Auftreten neuer Tumorherde.
▶ **Rezidiv:**
  • *Definition:* Erneute Tumormanifestation nach primärer CR.
  • *5-Jahres-Überlebensrate (5-J-ÜR):* Bei den meisten Tumoren tritt das erste Rezidiv innerhalb der ersten fünf Jahre nach Therapieabschluss auf. Sind die Patienten nach 5 Jahren tumorfrei, gelten sie als geheilt.
  • *10-Jahres-Überlebensrate (10-J-ÜR):* Einige Tumoren (z. B. Mamma-Ca) metastasieren sehr spät. So spricht man hier erst nach Ablauf eines tumorfreien Zeitraums von 10 Jahren von Heilung.

38.3 Chirurgische Tumortherapie

Allgemeine Prinzipien

▶ **Sicherheitsabstand:** Ziel einer onkologisch-chirurgischen Turmoresektion ist die vollständige Entfernung des Tumors im Gesunden. Hierfür muss ein ausreichender Sicherheitsabstand eingehalten werden. Diese richtet sich v. a. nach der Tumorlokalisation und den anatomischen Gegebenheiten (z. B. Bindegewebssepten), soweit der Tumor diese nicht überschritten hat oder zu nahe an der Resektionsgrenze liegt. Fehlen anatomische Grenzen (z. B. beim Kolonkarzinom) richtet sich die Resektionsgrenze nach dem Abflussgebiet der Lymph- und Blutgefäße.
▶ **Radikale Lymphadenektomie:** Entfernung aller regionären Lymphknoten zur Verbesserung der Prognose und des postoperativen Stagings (→ postoperative Indikationsstellung zur adjuvanten Chemo- und/oder Strahlentherapie). I.d.R. muss hierfür ein Minimum (meist 12) an Lymphknoten entfernt *und* histologisch untersucht werden.
▶ **„No-touch-Technik":** Verhinderung einer intraoperativen Tumorzellausschwemmung durch frühzeitige zentrale Ligatur der Arterien und Venen, En-Bloc-Entnahme des Tumors und der Lymphknoten.

Organübergreifende Spezialgebiete: Chirurgische Onkologie

Kurative Operationen in der onkologischen Chirurgie

▶ **Voraussetzungen:** Exaktes intraoperatives Staging, Einhalten eines ausreichenden Sicherheitsabstandes, Vermeiden einer Tumorstreuung („No-touch-Technik")!
▶ **Operationsprinzipien:**
 • *Radikaloperationen:* En-bloc-Entnahme des Primärtumors unter Einhaltung eines ausreichenden Sicherheitsabstands und Mitnahme der regionären Lymphknoten.
 • *Erweiterte Radikaloperationen:* Siehe Radikaloperationen + Mitnahme von juxtaregionalen Lymphknoten und/oder angrenzenden Organen.
 • *Multiviszerale Resektionen:* Selten notwendig; gleichzeitige Entfernung von mehreren Organen (z.B. Magen + Milz, Kolon + Uterus).
 • *Eingeschränkte Radikaloperation:* Organerhaltung durch Einschränkung des Sicherheitsabstandes. Dieses Vorgehen ist nur bei kleinen, niedrigmalignen Tumoren oder im Rahmen eines multimodalen Therapiekonzepts (S. 712) indiziert.
▶ **Ausmaß der Resektion:** Siehe S. 702.
▶ Durch kombinierte Therapien (siehe dort) sollte ein möglichst organ- und funktionsschonendes Verfahren gewählt werden. Am wichtigsten ist jedoch stets die Heilung.

Weitere Operationsverfahren in der onkologischen Chirurgie

▶ **Metastasenchirurgie:**
 • Solitäre oder vereinzelte Metastasen, v.a. in Leber und Lunge, können/sollen wenn immer möglich radikal operiert werden.
 • Die OP-Indikation ist abhängig von: Lokalisation, Ausdehnung, Anzahl, tumorfreiem Intervall, initialem Tumorstadium und Grading des Primärtumors.
 • Immer interdisziplinär besprechen! *Voraussetzung:* Primärtumor unter Kontrolle.
▶ **Palliative Operationen:**
 • *Allgemein:* Nicht-radikale Operation (bei lokaler Inoperabilität, Fernmetastasen) zur Beseitigung von Tumor-Symptomen.
 • *Indikationen:*
  – Absolut: Z.B. Blutungen bzw. Stenosen (→ Ileusgefahr) im Gastrointestinaltrakt (→ Umgehungsanastomosen, Anus praeter-Anlage) oder operative Stabilisierung pathologischer Frakturen.
  – Relativ: Z.B. Resektion von Knochenmetastasen (→ Schmerzreduktion, Senkung des Frakturrisikos).
▶ **Zytoreduktive Chirurgie („debulking"):** Größtmögliche, palliative Entfernung von Tumormassen zur Erleichterung der Bestrahlung oder einer Chemotherapie. Indiziert v.a. bei Chemotherapie-sensitiven (z.B. Ovarialkarzinom) oder hormonell aktiven Tumoren (z.B. Karzinoid-Tumoren). Die Indikationsstellung erfolgt stets interdisziplinär.
▶ **Chirurgische Hilfseingriffe:** Diese dienen der Erleichterung der nicht operativen Tumorbehandlung, z.B. diagnostische Eingriffe beim malignen Lymphom, bei der Behandlung der Keimzelltumoren, Erleichterung der Bestrahlungsplanung: Markierung der Tumorausdehnung mit Metallclips oder der Ermöglichung der lang dauernden oder kontinuierlichen Chemotherapie durch Implantation von subkutanen Reservoirs (Port-Systeme).

38.4 Chemotherapie

Grundlagen

▶ Die Planung aller onkologischen Maßnahmen (OP, Chemo- und Strahlentherapie) sollte in einem „Tumor-Board" erfolgen (→ interdisziplinäres Vorgehen).
▶ **Allgemeine Durchführung:**
  • Zur Durchführung einer prä- oder postoperativen Chemo- und/oder Strahlentherapie wird der Patient i. d. R auf eine dafür spezialisierte Station verlegt.
  • Chemotherapien sollen wenn möglich im Rahmen von Studienprotokollen durchgeführt werden.
  ▷ *Beachte:* Keine Mischinjektionen/-infusionen verschiedener Zytostatika!
▶ Festlegung der **antiemetischen Begleittherapie** (S. 710).
▶ **Verabreichung der Zytostatika:**
  • *Intravenös* über sicheren Zugang (*cave:* Paravasate!); bei häufiger Gabe Anlage eines *Port-Systems.*
  • *Intraarterielle Perfusion* über Katheter (hohe lokale Wirkstoffspiegel direkt am Tumor; Einsatz z. B. bei Lebermetastasen).
  • *Intrakavitäre Chemotherapie:* Z. B. intrathekale, intrapleurale, intraperitoneale Instillation. Einsatz bei Befall seröser Häute oder zur Prophylaxe eines meningealen Befalls bei malignen Lymphomen.

Zytostatika

▶ **Häufig verwendete Zytostatika:** Siehe Tab. 38.4.
▶ **Allgemeine Nebenwirkungen:**
  • *Akut:* Übelkeit, Erbrechen, Fieber, allergische Reaktionen, Blutdruckabfall.
  • *Verzögert – reversibel:* Myelosuppression, Übelkeit, Erbrechen, Mukositis, Stomatitis, Alopezie, Enterokolitis, Hyperurikämie durch Zellverfall, Hautveränderungen (Pigmentierung, Hyperkeratosen, Erythem), Amenorrhö, Azoospermie, Funktionsstörungen von Niere, Leber, Lunge und Gerinnung.
  • *Chronisch – irreversibel:* Kardio-, Nephro-, Hepato-, Neurotoxizität, karzinogen, teratogen.
  ▷ *Cave:* Nekrosen bei paravenöser Injektion!
▶ **Spezifische Nebenwirkungen:** Siehe Tab. 38.4.

Tabelle 38.4 · Zytostatika

Wirkung	Spezifische Nebenwirkungen	Beispiele
Antimetabolite (z. B. Pyrimidin- und Purinantagonisten, Thymidilatsynthase-Hemmer)		
schleusen sich als „falsche Bausteine" in den Stoffwechsel ein → Hemmung der Nukleinsäuresynthese	*5-FU:* Dermatotoxizität, akute Kardiotoxizität, Hepatotoxizität, Hand-Fußsyndrom *Gemcitabin:* Hepatotoxizität *Capecitabine:* Hand-Fußsyndrom *Ralitrexed:* Asthenie	5-Fluorouracil (Fluorouracil), Gemcitabin (Gemzar), Capecitabine (Xeloda), Ralitrexed (Tomudex)
Antibiotika mit zytoxischer Wirkung – Anthrazykline		
Hemmung der Zellteilung via DNS-Interaktion („Interkalanzien")	Kardiotoxizität, lokale Gewebeschädigung (→ streng i. v. verabreichen!)	Doxorubicin (Adriblastin), Epirubicin (Farmorubicin)

Tabelle 38.4 · Fortsetzung

Wirkung	Spezifische Nebenwirkungen	Beispiele
Topoisomerase-I-Hemmer – Camptothecinderivate		
Induktion von Strangbrüchen	cholinerges Syndrom	Irinotecan (Campto), Topocetan (Hycamtin)
Alkylanzien		
Alkylierung von DNA, RNA und Proteinen, → Zellproliferation Tumorzellen ↓	*Cyclophosphamid:* Hämorrhagische Zystitis, Hepato-Nephro-Kardiotoxizität *Chlorambucil, Melphalan:* Lungenfibrose *Ifosfamid:* Hämorrhagische Zystitis, Cholestase, Neurotoxizität ▶ *Hinweis:* Prophylaxe der hämorrhagischen Zystitis mit Mesna (Uromitexan)	Chlorambucil (Leukeran), Cyclophosphamid (Endoxan), Ifosamid (Holoxan), Melphalan (Alkeran)
Platinverbindungen		
Vernetzung der DNA → Zellteilung ↓	Nephro-/Neuro-/Ototoxizität	Cisplatin (Platinol), Carboplatin (Carboplatin), Oxaliplatin (Eloxatin)
Vinca-Alkaloide (Spindelgifte) und Derivate		
Mitosehemmer: *Vinca-Alkaloide:* Hemmen Ausbildung des Spindelapparates *Taxane:* Hemmung des Mikrotubuli-Abbaus	*Vincristin/Doxetaxel/Paclitaxel, Etoposid:* Neurotoxizität *Etoposid:* Leberwerte ↑, RR ↓, Lungenfibrose	*Vinca-Alkaloide:* Etoposid/ VP 16 (Etopophos), Vincristin (Oncovin) *Taxane:* Docetaxel (Taxotere), Paclitaxel (Taxol)
Thyrosinkinase-Hemmer		
Blockade der intrazellulären Signalübertragung durch Hemmung der intrazellulären Tyrosinkinaseaktivität → Tumorzellvermehrung gestoppt	Ödeme, Kopfschmerzen, Abdominalschmerzen, Muskelspasmen; ▶ *Beachte:* Insg. deutlich weniger NW als bei klassischen Zytostatika	Imatinib (Glivec)

Hormontherapie

▶ **Gestagene:** Einsatz beim Endometriumkarzinom, fortgeschrittenem Mammakarzinom, Prostatakarzinom, Nierenzellkarzinom.
▶ **Antiöstrogene:** Palliative Therapie des metastasierten postmenopausalen Mammakarzinoms.
  Hinweis: Tamoxifen wird auch zur adjuvanten Therapie des Mammakarzinoms eingesetzt.
▶ **Aromatasehemmer:** Einsatz beim Mammakarzinom.
▶ **Antiandrogene:** Einsatz beim inoperablen Prostatakarzinom.
▶ **LHRH-Agonisten:** Palliative Therapie des Mamma- und Prostatakarzinoms.

Immuntherapie

▶ **Monoklonale Antikörper:**
- *Prinzip:* Maligne Zellen exprimieren auf ihrer Oberfläche spezielle Antigene, die von spezifischen Antikörpern erkannt werden. Auf diese Weise können selektiv Tumorzellen eliminiert werden.
- *Beispiele:*
  - Rituximab (MabThera): Monoklonaler AK gegen das CD20-Antigen. Einsatz bei verschiedenen Non-Hodgkin-Lymphomen, die CD 20 stark exprimieren.
  - Trastuzumab (Herceptin): Monoklonaler AK gegen den Her-2-Rezeptor. Einsatz v. a. beim Mamma-Ca.
▶ **Aktive Immunisierung:** Dem Patienten werden postoperativ Tumorantigene des eigenen Tumors injiziert. Ziel ist eine Stimulierung des Immunsystems. Experimentelle Anwendung beim kolorektalen Karzinom und Melanom.
▶ Injektion von **lymphokinaktivierten Killerzellen** (= mononukleäre Zellen, die zuvor durch IL-2 stimuliert wurden) oder **tumorinfiltrierenden Lymphozyten** (= T-Lymphozyten, die aus dem Tumorgewebe des Patienten extrahiert und durch IL-2 aktiviert wurden).
▶ **Zytokine:** Steigerung der Immunantwort des Patienten auf das Tumorgewebe durch Gabe von immunmodulatorisch wirkenden Zytokinen, insb. IL-2 und α-IF. Anwendung z. B. beim Nierenzell-Ca.

Angiogenese-Inhibitoren

▶ **Prinzip:** Durch Hemmung des Wachstumsfaktors VEGF wird die Neubildung von Blutgefäßen im Tumor verhindert.
▶ **Beispiel:** Bevacizumab (Avastin): Monoklonaler AK gegen VEGF.
▶ **Indikation:** Z. B. kolorektales Karzinom.
▶ **NW:** Asthenie, Durchfall, Übelkeit, Schmerzen, Wundheilungsstörungen, Magen-Darm-Perforation, gastrointestinale Blutungen, Hypertonie.

Antiemetische Begleittherapie

▣ *Hinweis:* Die Intensität der antiemetischen Prophylaxe richtet sich nach der emetogegen Potenz der eingesetzten Zytostatika.
▶ **Prophylaxe der akuten Emesis** (= Auftreten innerhalb der ersten 24 h nach Beginn der Chemotherapie):
- *Stufe I* (*geringe emetogege Potenz*): 30 min vor und 4 h nach Chemotherapiebeginn 10 mg Metoclopramid (MCP) p. o. oder 50 mg Alizaprid (Vergentan) p. o.
- *Stufe II* (*mäßige emetogege Potenz*): 20 mg Metoclopramid (MCP) p. o. oder 100 mg Alizaprid (Vergentan) p. o. vor und 4, 12 und 24 h nach Chemotherapiebeginn.
- *Stufe III* (*starke emetogege Potenz*): Einsatz von 5-HT3-Antagonisten, z. B. Ondansetron (Zofran) 8 mg in 100 ml NaCl 0,9 % i. v. vor und 4 bzw. 8 h nach Chemotherapiebeginn.
▶ **Prophylaxe der verzögerten Emesis** (= Auftreten später als 24 h nach Beginn der Chemotherapie): 40 mg Metoclopramid (MCP) p. o. für 3 – 5 Tage, ggf. zusätzlich Dexamethason (z. B. Fortecortin) 2 – 3 × 4 – 8 mg/d für 2 – 3 Tage p. o.

Agranulozytose unter Zytostatikatherapie

▶ **Definition:** Granulozyten $< 500/\mu l$.
▣ *Hinweis:* Der Tiefpunkt der Granulozyten („Nadir") wird i. d. R nach 10 – 14 Tagen erreicht.
▶ **Symptome:** Akut einsetzendes Fieber, Schüttelfrost, Schleimhaut- und Tonsillenulzerationen (*Angina agranulozytotica*).

► **Komplikation:** Entwicklung einer schweren Sepsis; besonders hohes Risiko bei Granulozyten < 100/μl.
► **Vorgehen:**
- *Expositionsprophylaxe:* Umkehrisolierung, Hygienemaßnahmen für Pflegekräfte, Ärzte, Besucher (Händedesinfektion, Mundschutz, Kittel).
- *Stomatitisprophylaxe* (z. B. Mundspülung mit Polyvidon-Jod), *antibakterielle Nasensalbe* (z. B. Turixin).
- *Orale Darmdekontamination:* Cotrimoxazol (Bactrim) 2×480–960 mg/d p. o. *Alternativ:* Ciprofloxacin (Ciprobay) 2×250–500 mg/d p. o.
- *Prophylaxe vor Pilzkontamination:* Z.B. Amphotericin-B-Suspension (Ampho-Muronal) oral, rektal und vaginal.
- *Bei Neutropenie < 500/μl:* Ggf. Gabe von GCF (Granulozyten-Kolonien-stimulierender Faktor, z. B. Neupogen) 1×5 μg/kg KG/d s.c.

38.5 Strahlentherapie

Applikationsformen

► **Teletherapie** (*perkutane Therapie*): Strahlenquelle befindet sich außerhalb des Körpers entfernt vom Tumor. Durch Anwendung der Mehrfeldertechnik wird eine optimale Schonung des gesunden Gewebes erreicht bei maximaler Zieldosis im Tumorgewebe.
► **Brachytherapie** (*Kurzdistanztherapie*): Strahlenquelle ist direkt am Tumor lokalisiert.
- *Interstitielle Brachytherapie:* Direktes Einbringen der Strahlenquelle im Tumorgewebe (permanent/temporär). Vorteil: sehr hohe Dosis im Zielgebiet. Einsatz als „Boost-Dosis" z. B. bei Anal- und Prostatakarzinomen, Mammakarzinom.
- *Intrakavitäre Brachytherapie* („Afterloading"): Die Strahlenquelle wird direkt in eine präformierte Körperhöhle eingebracht. Einsatz z. B. bei gynäkologischen Tumoren, Ösophaguskarzinom.

Nebenwirkungen

■ *Hinweis:* NW sind abhängig von der Dosis, der Lokalisation und der Größe des Bestrahlungsfeldes.
► **Akute NW** (nach Tagen bis Wochen): Appetitlosigkeit, Übelkeit, Erbrechen, Durchfall, Müdigkeit, Kopfschmerzen, Erythem, Pneumonitis.
► **Späte NW** (Auswahl):
- *Knochenmark:* KM-Insuffizienz.
- *Haut:* Fibrose, Ulkus.
- *Darm:* Strikturen, Stenosen, Ulzera, Adhäsionen.
- *Thorax:* Lungenfibrose.
- *Lymphgefäße:* Fibrose mit Abflussstörungen und Lymphödem.
- *Auge:* Katarakt.
- *Gehirn:* Enzephalitis.
- *Genetische Strahlenfolgen:* Erbleiden infolge genetischer Strahlenfolgen sind bislang nicht nachgewiesen → theoretisches Risiko. *Prophylaxe:* Vor Beginn der Strahlentherapie Entnahme und Einfrieren von Eizellen/Spermien.
- *Zweitmalignom:* Es besteht keine Schwellendosis (→ stochastisches Risiko). Wahrscheinlichkeit liegt < 1 %, sie erhöht sich bei Kombination mit Chemotherapie. Lange Latenzzeit.

▶ **Hinweis:** Durch individuelle Therapieplanung, Mehrfelderbestrahlung (s. o.) und fraktionierte Bestrahlung (Verteilung der Gesamtdosis auf mehrere Sitzungen über mehrere Wochen) bzw. hyperfraktionierte Bestrahlung (Bestrahlung mehrmals täglich) können die NW gemindert werden!

38.6 Multimodale Therapiekonzepte

Neoadjuvante Therapie

▶ **Definition:** Präoperative Chemo- und/oder Strahlentherapie, um die Operabilität zu erhöhen oder ggf. eine Tumorreduktion zu erreichen („Downstaging"), sodass eventuell noch eine kurative Tumorresektion vorgenommen werden kann.
▶ Heute üblich bei Knochentumoren, bei lokal fortgeschrittenen Mamma-, Ösophagus-, Lungen- und Rektum-Karzinomen.
▶ **Hinweis:** Anwendung wenn immer möglich in wissenschaftlichen Studien-Protokollen.

Adjuvante Therapie

▶ **Definition:** Postoperative (nach Abschluss der Wundheilung) Chemo-, Strahlen-, Hormon- und/oder Immuntherapie nach einer radikalen, potenziell kurativen Tumorresektion, um einem Rezidiv oder einer Metastasierung vorzubeugen und so die Heilungschance zu verbessern.
▶ **Hinweis:** Anwendung wenn immer möglich in wissenschaftlichen Studien-Protokollen.
  ● *Strahlentherapie:* Zur Reduktion des Lokalrezidiv-Risikos (z. B. bei Bindegewebe-Tumoren, beim Lungen- und Rektumkarzinom); keine Verbesserung des Überlebens.
  ● *Chemotherapie:* Zur Elimination vorhandener disseminierter Mikrometastasen; Verbesserung des Überlebens möglich, v. a. beim Mammakarzinom, beim fortgeschrittenen Kolon- und Rektumkarzinom (hier in Kombination mit Strahlentherapie).

Interventionelle Radiologie (Beispiele)

▶ **Hinweis:** Interventionell radiologische Eingriffe haben ausschließlich palliativen Charakter!
▶ **Selektive Embolisation** der Tumor-versorgenden Gefäße: Z. B. inoperable Lebertumore.
▶ **Chemoembolisation:** Embolisation der Tumor-versorgenden Gefäße durch ein Gemisch aus öligem Kontrastmittel und Chemotherapeutika. Das ölige KM führt zum Gefäßverschluss, sodass die Chemotherapeutika länger wirken können. Anwendung bei Lebertumoren und -metastasen.
▶ **Perkutane minimalinvasive Eingriffe:**
  ● *Methoden:* Radiofrequenzablation (Hitze), Kryotherapie (Kälte), Alkoholablation (chemische Zerstörung).
  ● *Indikationen:* Lokale Tumoren/Metastasen der Leber, Lunge, Weichteile und Knochen.
  ● *Kontraindikationen:* Gerinnungsstörungen, diffuse Metastasierung, resezierbare Metastasen.

38.7 Palliative Tumortherapie

Ziel

► Verbesserung der Lebensqualität bzw. Verlängerung der Lebenserwartung bei unheilbaren Tumoren.

Konservative Therapieverfahren

► **Schmerztherapie:** WHO-Stufenschema, siehe S. 95
► **Chemo-/Strahlentherapie:** Ziel ist z. B. die Tumorverkleinerung zur Wiederherstellung der Nahrungspassage bei Ösophagus-Ca oder zur Verminderung von Schmerzen (z. B. Kapselspannungsschmerz bei Leber-Ca). Tumorblutungen können durch eine lokale Bestrahlung gestoppt werden (*cave:* Der Effekt tritt erst nach einigen Tagen auf).

Interventionelle Therapieverfahren (Beispiele)

► **Endoskopie:** Stenoseerweiterung oder -überbrückung durch Stenteinlage, Bougierung oder Lasertechnik (z. B. Ösophagus-, Gallengangs- oder Trachea/Bronchus-Ca).
► **Perkutane minimalinvasive Eingriffe:** Siehe oben.

Chirurgische Therapieverfahren

► Palliative Operationen: Siehe S. 707.
► Zytoreduktive Operationen: Siehe S. 707.

39 Chirurgische Infektiologie

39.1 Differenzialdiagnose Fieber

Grundlagen

▶ **Definitionen:**
- *Fieber:* Erhöhung der Körperkerntemperatur auf > 38 C durch veränderte hypothalamische Wärmeregulation (Sollwertverstellung). Abhängig von Tagesrhythmik, Messverfahren (rektale Messung am genauesten) und Menstruationszyklus.
- Subfebrile Temperaturen: 37 – 38 C.
- *Unklares Fieber:* Fieber ohne wegweisende zusätzliche Symptome, Dauer ≥ 3 Wochen, vergebliche diagnostische Bemühungen.

▶ **Körpertemperatur – Normalwerte:**
- *Normothermie:* 36 – 37 °C.
- *Frühmorgens:* rektal 36,5 C, oral 36,2 C, axillar 36,0 C, aurikulär 36,8 C.
- *Nachmittags* 0,7 – 1 C höher; *nach Ovulation* mittlerer Anstieg um 0,5 C.

▶ **Häufigste Ursachen:**
- Infektionen (50 – 60 %).
- Malignome (20 – 30 %).
- Kollagenosen, Vaskulitiden (5 – 10 %).

▶ **Häufigste Ursachen bei nosokomial erworbenem Fieber:**
- Infektionen (Wundinfektion, Atem-, ableitende Harnwege, intravasale Katheter), Medikamente, Transfusionsreaktion, Thrombose, Lungenembolie, Atelektase.
- Postoperatives und posttraumatisches Resorptionsfieber (subfebrile Temperaturen) infolge Weichteilblutungen.

Diagnostisches Vorgehen bei ambulant erworbenem Fieber

▶ **Anamnese:** Vorangegangene Traumen, Operationen, Berufsanamnese, Tierkontakte, Auslandsaufenthalte, Medikamenteneinnahme. Zusätzlich Nachtschweiß, Gewichtsverlust?

▶ **Klinische Untersuchung:** Haut (Exanthem, Abszess?), Rachen (Tonsillitis?), Nasennebenhöhlen (Klopfschmerz?), tastbare Lymphknoten? Abdominaler Schmerz (Divertikulitis, Appendizitis?), Leber-, Milzvergrößerung? Rektale Untersuchung (Abszess?); ggf. gynäkologische Untersuchung.

▶ **Wiederholte Fiebermessungen** (6 × täglich):
- *Fiebertypen:* Siehe Tab. 39.1.

Tabelle 39.1 · Fiebertypen

Fiebertyp	Beschreibung	Beispiele
kontinua	Tagesschwankungen < 1 C	bakterielle und schwere virale Infektionen, z. B. Pneumokokkenpneumonie, Typhus abdominalis, Erysipel
remittierend	Tagesschwankungen > 1 – 2 C	septische Prozesse (Pyämie), Abszesse, Bronchopneumonie, Pyelonephritis (Urosepsis), Pleuritis, Wundinfekte
intermittierend	fieberfreie Intervalle	Cholangitis, Cholezystitis, Pyelonephritis, Malignome, Tuberkulose

Organübergreifende Spezialgebiete: Chirurgische Infektiologie

Tabelle 39.1 · Fortsetzung

Fiebertyp	Beschreibung	Beispiele
periodisch	mehrphasisch	Malaria, Rückfallfieber, Leptospirose
undulierend	wellenförmiger Verlauf mit Intervallen von mehreren Tagen	Brucellose, Pel-Ebstein-Fieber, Morbus Hodgkin

- *Fieberhöhe:*
    - *Subfebril* (< 38 C): Tuberkulose, Endocarditis lenta, rheumatisches Fieber, Resorptionsfieber, Hyperthyreose, lokale Infekte, Wurminfektionen etc.
    - *Hochfebril* (> 38,5 C): Alle schweren bakteriellen (Sepsis) oder virale Infektionen, Malaria, Pilzinfektionen.
► **Basisdiagnostik (Stufe I):**
- *Labor:* CRP, Blutbild, Differenzialblutbild, Transaminasen, alkalische Phosphatase, Bilirubin, LDH, Kreatinin, Harnstoff, Gesamteiweiß, Serumelektrophorese, TSH, Rheumafaktoren, antinukleäre Antikörper, ASL-Titer, Urinstatus + bakterielle Kultur, wiederholte Blutkulturen (mehrfach aerob/anaerob), Hämoccult-Test, Stuhl auf pathogene Keime, bei Tropenanamnese Malariadiagnostik („dicker Tropfen").
- *Abdomensonographie.*
- *Röntgen-Thorax* in 2 Ebenen.
► Erweiterte Diagnostik (Stufe II):
- *TEE:* Endokarditis, Vorhofmyxom?
- *Tbc-Diagnostik:* Tuberkulin-Test, Sputum, Magensaft, Urin.
- *Serologisches Screening:* z. B. Mononukleose, Hepatitis, HIV, Zytomegalie, Toxoplasmose, Salmonellose, Brucellose, Leptospirose, Psittakose.
- *HNO-Konsil*, Röntgen-NNH, zahnärztliche Untersuchung.
► **Erweiterte technische und invasive Diagnostik (Stufe III):**
- *CT-Thorax und -Abdomen:* Lymphome, Abszesse?
- *Lungenszintigraphie:* Lungenembolie?
- *Skelettszintigraphie:* Osteomyelitis, Spondylitis, Metastasen?
- *Endoskopie:* Gastroduodenoskopie (mit tiefer Duodenalbiopsie → M. Whipple), Koloskopie, Rektoskopie, Bronchoskopie, ERCP.
- *Biopsien* verdächtiger Organveränderungen, Lymphknoten.

Diagnostisches Vorgehen bei nosokomial erworbenem Fieber

► **Klinische Untersuchung:** V. a. Lungenauskultation, Inspektion von Wunden und Punktionsstellen.
► **Medikamente überprüfen.**
► **Labor:** BSG, CRP, Blutbild, Differenzialblutbild, Transaminasen, Bilirubin, Kreatinin, Urinstatus, Blutkulturen.
► **Abdomensonographie.**
► **Röntgen-Thorax** in 2 Ebenen.
► **Intravasale Katheter entfernen** und Katheterspitze zur mikrobiologischen Untersuchung einschicken.

Fiebersenkung (Antipyrese)

► **Indikationen:** Fieberpersistenz > 39 °C, Herzinsuffizienz, zerebrovaskuläre Insuffizienz.

▶ **Durchführung:** Paracetamol (Ben-u-ron) 500 – 1000 mg/d oder Metamizol (Novalgin) 10 – 20 Tpf. p.o.

39.2 Osteomyelitis

Akute Osteomyelitis

▶ **Definition:** Akute eitrige Knochenmarksentzündung.
▶ **Ätiologie:** Hämatogene Erregerstreuung (meist Staph. aureus) aus einem Eiterherd (z.B. Furunkel, Tonsillitis).
◪ *Hinweis:* Häufig im Kindes- und Jugendalter (direkte Ausbreitung von Meta- in Epiphyse durch fehlende Epiphysenfuge), im Erwachsenalter selten.
▶ **Klinik:**
  ● *Akuter Krankheitsverlauf:* Fieber, Schüttelfrost, Schmerzen, Funktionseinschränkung.
  ● *Abgeschwächter Krankheitsverlauf:* Entstehung eines abgekapselten Knochenabszesses („Brody-Abszess").
▶ **Komplikationen:**
  ● Markraumphlegmone.
  ● Systemische Aussaat → Sepsis.
  ● Spontanfrakturen, Wachstumsstörungen, Gelenkversteifung.
  ● Übergang in chronische Osteomyelitis (S.716).
▶ **Diagnostik:**
  ● *Labor:* CRP ↑, BSG ↑, Leukozytose.
  ● *Röntgen:* Im Akutstadium unauffällig; nach 2 – 3 Wochen Entkalkungen, später Sequesterbildung, Totenlade, ggf. Fisteldarstellung. *Brody-Abszess:* Umschriebener Rundherd.
  ● *MRT mit KM:* Markraumphlegmone.
  ● Granulozytenszintigraphie (S.557).
  ● Blutkultur.
▶ **Therapie:**
  ● *Sofortige hochdosierte Antibiotika:* Zunächst Cefazolin 1 – 1,5 g/d i.v.; später Umstellung nach Antibiogramm.
  ● *Brody-Abszess:* Abstrich, Débridement, Spülung, Einlage eines lokalen Antibioseträgers (z.B. Sulmycin-Träger), Drainage, ggf. Spongiosaplastik, systemische Antibiose.

Chronische Osteomyelitis

▶ **Ätiologie:** Siehe akute Osteomyelitis. Das Gleichgewicht zwischen der Virulenz des Erregers und der Immunabwehr des Patienten bestimmt darüber, ob es gelingt, die Entzündung lokal abzuschotten (→ chronische Osteomyelitis).
▶ **Pathogenese:**
  ● Der Infektionsherd bleibt auf den Knochen beschränkt.
  ● Folgen sind eine Arrosion der Kortikalis und Knochennekrose mit Sequesterbildung. Der Körper versucht den abgestorbenen Knochen durch neugebildeten Knochen abzugrenzen (→ „Totenlade").
  ● Subperiostale Abszessbildung.
  ● Durchbruch nach außen mit Fistelbildung.
▶ **Klinik:** Geringe AZ-Beeinträchtigung, lokale Induration von Haut und Weichteilen, Rötung, Schwellung, Fistelung mit Sekretion; wenig Allgemeinbeschwerden.
▶ **Diagnostik:**
  ● *Labor:* Kaum erhöhte Entzündungsparameter.

- *Röntgen:* Osteolysen, Sequester, Totenlade, Sklerosierung, periostale Verdickungen, unregelmäßige Konturen.
- *CT mit KM:* Abszess, Sequester, Knochendestruktion.
► **Therapie:**
- Abstrich, Resektion avitalen Knochens, Weichteildébridement.
- Temporärer Wundverschluss bei Weichteildefekt (VAC, S. 33).
- Nach Abklingen der akuten Entzündung autologe Spongiosaplastik.
- Definitiver Wundverschluss und Deckung von Weichteildefekten.

39.3 Osteitis

Akute Osteitis
....

► **Ätiologie:** Posttraumatisch (→ offene Frakturen!), postoperativ (→ Osteosynthese). Typischer Erreger ist Staph. aureus; häufig auch Mischinfektionen mit anaeroben Keimen.
► **Klinik:**
- *Initial:* Zunehmende Schmerzen, lokaler Druckschmerz, begleitende Weichteilschwellung, Rötung, Überwärmung im Bereich des befallenden Skelettabschnitts. Trübe Sekretion aus Wunde oder Drainage.
- *Bei hämatogener Aussaat:* Septisches Krankheitsbild mit hohem Fieber, Schüttelfrost.
► **Komplikationen:** Osteomyelitis, Markraumphlegmone, Übergang in chronische Osteitis.
► **Diagnostik:**
- *Labor:* CRP ↑, BSG ↑, Leukozytose.
- *Röntgen:* Im Akutstadium unauffällig; nach 2–3 Wochen Osteolysen und periostale Reaktionen.
- Granulozytenszintigraphie (S. 557).
- Blutkultur.
► **Erstrevision (hohe Dringlichkeit):**
- Abstrichgewinnung und radikales Débridement nekrotischer und minderdurchbluteter Weichteile. (*Cave:* Bei der Erstrevision primär keine ausgedehnte Knochenresektion.)
- Ausgiebige Spülung mit Ringerlösung, ggf. durch Wechseldruckspülung (z. B. Jet-Lavage).
- Stabile OS-Implantate können belassen werden, ggf. temporäre Stabilisierung mit Fixateur externe (S. 563).
- Ggf. Einlage lokaler Antibiotikaträger (z. B. Sulmycin-Vlies).
- Saug-Spül-Drainage (S. 789).
- Spannungsfreier Verschluss der Weichteile; falls dies nicht möglich ist → VAC (S. 33).
► **Geplanter Folgeeingriff (2–3 d nach Erstrevision):**
- Abstrichgewinnung, erneutes Weichteildébridement, Spülung und Einlage von Antibiotikaträgern (nach Austestung).
- Bei weiter bestehenden Infektzeichen, OS-Material und sicher avitalen Knochen entfernen und temporäre Anlage eines Fixateur externe (S. 563).
► **Systemische Antibiose:** Zunächst Cefazolin 1–1,5 g/d i. v.; später Umstellung nach Antibiogramm.

Chronische Osteitis
....

► **Ätiologie:** Siehe akute Osteitis. Das Gleichgewicht zwischen der Virulenz des Erregers und der Immunabwehr des Patienten bestimmt darüber, ob es gelingt, die

Entzündung lokal abzuschotten (→ chronische Osteitis). Auftreten >8 Wochen nach Fraktur bzw. OP.

► **Klinik:** Lokale Induration von Haut und Weichteilen, Rötung, Schwellung, Fistelung mit Sekretion; wenig Allgemeinbeschwerden.
► **Diagnostik:** Siehe chronische Osteomyelitis (S. 716).
▣ *Hinweis:* Im Röntgenbild auf Implantatlockerung achten.
► **Erstrevision:**
  ● Abstrich, Resektion avitalen Knochens, Entfernung von OS-Material, Weichteil-débridement.
  ● Stabilisierung durch Anlage eines Fixateur externe (S. 563).
  ● Temporärer Wundverschluss bei Weichteildefekt (VAC, S. 33).
  ● Ggf. rekonstruktive Gefäßeingriffe zur Verbesserung der Blutversorgung.
► **Definitive Sanierung und Stabilisierung** (ca. 2–8 Wochen nach Erstrevision):
  ● Deckung von Weichteildefekten.
  ● OS-Verfahrenwechsel (äußere → innere Fixationstechnik).
  ● Ggf. Kallusdistraktion (S. 564) bei Knochenverlust.

39.4 Infektiöse Arthritis

Grundlagen

▣ *Hinweis:* Die infektiöse Arthritis ist ein Notfall, da sie zur vollständigen Gelenkzerstörung und Ankylose führen kann.
► **Ätiologie:**
  ● *Primäre Arthritis:* Keimbesiedlung nach traumatischer oder iatrogener Gelenkeröffnung.
  ● *Sekundäre Arthritis:* Keimeinschwemmung hämatogen, per continuitatem.
► **Prädisponierend:** Begleitende Infektionen, Immunsuppression, Arthrose, rheumatoide Arthritis, Malignome, Diabetes mellitus, Alkoholabusus, kardiale, pulmonale, renale, metabolische Vorerkrankungen, HIV-Infektion.
► **Stadieneinteilung:** Siehe Abb. 39.1.

Klinik

► Ruhe- und Bewegungsschmerz, lokale Überwärmung, Gelenkerguss, evtl. Rötung, trübe Sekretion aus Drainagen oder Zugangsöffnungen nach Arthroskopie.
► Allgemeinsymptome (Fieber, Schüttelfrost bis hin zur Sepsis).

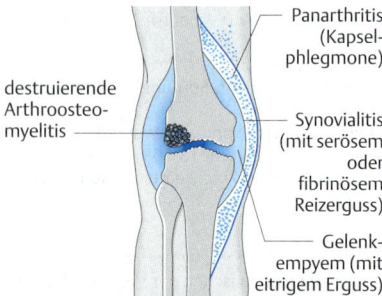

destruierende Arthroosteo-myelitis

Panarthritis (Kapsel-phlegmone)

Synovialitis (mit serösem oder fibrinösem Reizerguss)

Gelenk-empyem (mit eitrigem Erguss)

Abb. 39.1 · Stadien der infektiösen Arthritis

Diagnostik

▶ **Labor:** CRP ↑, BSG ↑, Leukozytose, Gerinnung, Blutkultur.
▶ **Röntgen** des Gelenks in 2 Ebenen.
▶ **Gelenkpunktion** und mikrobiologische Diagnostik des Punktats.
▶ Ggf. **Granulozytenszintigraphie** (S. 557).
▶ Großzügige Indikationsstellung zur **Arthroskopie**.

Therapie

▶ **Allgemeinmaßnahmen:** Kühlung, Antiphlogistika, Physiotherapie.
▶ **Synovialitis und Gelenkempyem:**
  • Mehrfache arthroskopische Gelenkspülungen ohne Antibiotikazusatz.
  • Zunächst kalkulierte systemische Antibiotikagabe (z. B. Rocephin 2 g i. v., alternativ Tacobac 3×4,5 g i. v.), später Umstellung gemäß Antibiogramm.
  • Bei Infektpersistenz: Radikale Synovektomie.
▶ **Panarthritis, destruierende Arthroosteomyelitis:**
  • Gelenkresektion und äußere Stabilisierung durch Fixateur externe (S. 563).
  • Ggf. Einlage eines temporären Platzhalters (z. B. Palacos-Zementplombe).
  • Nach Abklingen des Infektes definitive Versorgung durch Arthrodese; alloplastischer Gelenkersatz nach mehrmonatiger Infektfreiheit.
▶ **Nachbehandlung:** Physiotherapie, Analgesie, Kühlung.

Komplikationen

▶ Thrombose, Embolie, Fistelbildung, Gelenkdestruktion/-instabilität, Ankylose.

39.5 Sepsis

Leitsymptome

▶ Fieber, Schüttelfrost, Tachykardie, Bewusstseinsstörung, RR-Abfall, Gerinnungsstörung, Osler-Knötchen (= septische Mikroembolien, v. a. an Finger, Zehen, Retina), Petechien, septische Abszedierung (z. B. Niere, Milz, Lunge, ZNS), Nierenversagen, disseminierte intravasale Gerinnung, ARDS, Schock.

Spezielle Diagnostik

▶ **Eingrenzung des Sepsisherds:**
  • Röntgenthorax; Pneumonisches Infiltrat, Abszess?
  • Abdomensonographie: Niere, Leber, Galle, Pankreas, Milz?
  • Echokardiographie: Klappenvegetationen?
  • MRT.
  • Granulozytenszintigraphie.
  • Ggf. CT-Abdomen, CCT, Liquorpunktion, HNO-/Zahnstatus.
▶ **Mikrobiologie** (vor Beginn der Antibiotikatherapie!):
  • Wiederholte Blutkulturen (aerob/anaerob).
  • Urinstatus.
  • Punktion von Abszessen, Ergüssen, Aszites.
  • Abstriche nehmen, Fremdkörper entfernen und einschicken.
▶ **Labor:** AT III, Fibrinogen, Fibrinogenspaltprodukte, Laktat, BGA, Blutbild (Thrombozytensturz, Leukopenie?), Procalcitonin.
▣ *Merke:* Der Thrombozytenabfall ist der sensitivste Marker für den Beginn einer Sepsis!
▶ **EKG:** Rhythmusstörungen, Ischämiezeichen?

Therapie

- ▶ Intensivtherapie.
- ▶ Zugänge/Katheter entfernen/wechseln.
- ▶ Herdsanierung.
- ▶ Systemische Breitbandantibiose bis zum Erregernachweis (Tab. 39.3).
- ▶ Therapie der disseminierten intravasalen Gerinnung (DIC): Siehe Tab. 39.2.
- ☐ *Heparin und DIC:*
  - Heparin ist bei manifester DIC kontraindiziert! *Ausnahme:* Makrothrombosen.
  - Einsatz zur DIC-Prophylaxe: 200 – 500 IE/h i. v.
  - Nach überwundener DIC: Vollheparinisierung (S. 106) wegen reaktiver Hyperkoagulabilität (Thromboemboliegefahr!). AT III muss dabei über 80% der Norm liegen.

Tabelle 39.2 · Phasen und Therapie der DIC (nach Hahn, Checkliste Innere Medizin, Stuttgart: Georg Thieme; 2006)

Diagnostik/Therapie	Frühphase	Manifeste DIC mit reaktiver Hyperfibrinolyse
Labor	Thrombozyten ↓	Fibrinogen ↓, Thrombozyten ↓↓, Quick ↓, Fibrinogen ↓, AT III ↓ Fibrinogenspaltprodukte ↑, Fibrinmonomere ↑
Therapie (+ Grundkrankheit behandeln)	Heparin-Perfusor 10 000 IE/50 ml, 2 ml/h (auch prophylakt. bei Gefahr einer DIC)	• kein Heparin • wenn AT III <80% Substitution: Z. B. Kybernin, Atenativ: 1 IE/kg KG pro erwünschtem %-Anstieg • Frischplasma (S. 74): 500 ml initial, dann nach Quick und Fibrinogen, Ziel: Quick >50%, Fibrinogen >50 mg/dl • bei Quick <20% PPSB, z.B. Beriplex (S. 75): 1 IE/kg KG pro erwünschtem %-Anstieg • bei Thrombozyten <30 000/µl Thrombozytenkonzentrate (S. 74). Falls OP vorgesehen, Ziel >50 000 – 100 000/µl

39.6 Spezifische Infektionen

Tetanus

- ▶ **Erreger, Pathogenese:** Clostridium tetani; ubiquitär im Erdreich vorkommend, anaerob, sporenbildend. Verantwortlich für die Symptome ist das Neurotoxin. Eintrittspforte sind tiefe, mit Erde verschmutzte Wunden mit anaerobem Mikroklima, Sporen haften oft an Fremdkörpern (z. B. Holz, Nägel). Inkubationszeit: 2 – 20 Tage.
- ☐ *Meldepflicht:* Bei Erkrankung und Tod (in Deutschland).
- ▶ **Klinik:**
  - *Prodromalphase:* Fieber, Abgeschlagenheit, Kopfschmerzen, Erbrechen.
  - *Generalisierter Tetanus:* Kieferschmerzen, Kiefersperre (Trismus), Dysphagie, Risus sardonicus, tonisch-klonische Krämpfe durch minimale sensorische Reize, Opisthotonus, Nackensteife, Fieber.

Tabelle 39.3 · Kalkulierte Antibiotikatherapie bei Sepsis

Herd	Erreger	Antibiotika		
unbekannt	alle	Cephalosporin 3. Gen.	+ Vancomycin	+ Aminoglykosid
		Acylureidopenicillin	+ β-Lactamasehemmer	+ Aminoglykosid
Wunde/Abszess	Staphylokokken, Streptokokken, Anaerobier	Cephalosporin 2./3. Gen.	+ Vancomycin	+ Clindamycin
Venenkatheter, Shunt	Staphylokokken	Cephalosporin 2./3. Gen.	+ Vancomycin	
Lunge	*ambulant:* Pneumokokken, Haemophilus	Aminopenicillin Cephalosporin 2. Gen. Erythromycin	+ β-Lactamasehemmer	
	Nosokomial: Enterobakterien, Pseudomonaden, Staph. aureus	Cephalosporin 3. Gen.	+ Vancomycin	+ Aminoglykosid
Niere	E. coli, Enterokokken, Enterobakterien	Acylureidopenicillin Cephalosporin 3. Gen. Gyrasehemmer	+ β-Lactamasehemmer	+ Aminoglykosid + Aminoglykosid
Abdomen	Enterobakterien, Anaerobier, Enterokokken	Cephalosporin 3. Gen. Cephalosporin 3. Gen. Acylureidopenicillin Carbapenem	+ Clindamycin + Metronidazol + β-Lactamasehemmer	+ Aminoglykosid + Aminoglykosid + Aminoglykosid + Aminoglykosid
Verbrennung	Pseudomonas spp., Staph. aureus	Cephalosporin mit Pseudomonasaktivität Gyrasehemmer	+ Vancomycin + Vancomycin	+ Aminoglykosid + Antimykotikum + Aminoglykosid
Immunsuppression	Pseudomonas spp., Staph. aureus, Pilze	Cephalosporin mit Pseudomonasaktivität Cephalosporin mit Pseudomonasaktivität Carbapenem	+ Vancomycin + Clindamycin	+ Aminoglykosid + Antimykotikum + Aminoglykosid + Antimykotikum + Aminoglykosid + Antimykotikum

Organübergreifende Spezialgebiete: Chirurgische Infektiologie

▶ **Diagnostik:** Typische Klinik, Toxinnachweis im Tierversuch (oft ohne Ergebnis!), EMG (andauernde Aktivität, silent period ↓), Liquor, Blutwerte (CK beobachten, *cave:* Rhabdomyolyse!), Bildgebung ist unspezifisch verändert oder unauffällig.

▶ **Therapie:**
- Wunddébridement, offene Wundbehandlung.
- Passive Immunisierung: Tetanus Immunglobulin (Tetagam): 5000–10 000 IE/d i. m.
- *Antibiotikatherapie:* Metronidazol (Clont) 4×500 mg/d für 7–10 Tage. Alternativ: Penicillin G 1 Mio. IE alle g h i. v.
- *Symptomatisch:* Reizabschirmung, Sedierung, Relaxation, Sondenernährung, künstliche Beatmung, Intubation.

▶ **Prophylaxe:**
- *Grundimmunisierung:* Aktive Immunisierung gegen das Toxin (i. d. R im Kindesalter als Kombinationsimpfung mit Diphtherie und Pertussis = DTP). 3 Dosen Tetanus-Toxoid (z. B. Tetanol 0,5 ml i. m.) zum Zeitpunkt 0–4–6 Wochen – 12–24 Monate. Booster bei Verletzung nach 5 Jahren, sonst nach 10 Jahren.
- *Im Verletzungsfall bei fehlendem/unvollständigem oder unsicherem Impfschutz:* Simultan passive Immunisierung mit Tetanus-Immunglobulin (z. B. Tetagam 250 IE i. m.) und aktive Immunisierung mit Tetanol (0,5 ml i. m.) am gegenüberliegenden Arm/Bein. Zur Komplimentierung des Impfschutzes muss nach 2–4 Wochen und nach 1 Jahr die aktive Impfung mit Tetanol wiederholt werden.

▶ **Prognose:** In bis zu 50 % letaler Ausgang.

Gasbrand

▶ **Erreger, Pathogenese:** Clostridium perfringens, ubiquitär im Erdreich vorkommend, anaerob, sporenbildend. Verantwortlich für die Symptome ist das zytotoxische Toxin. Eintrittspforte sind tiefe, mit Erde verschmutzte Wunden mit anaerobem Mikroklima und schlechter Durchblutung. Inkubationszeit: 24–72 Stunden.

▶ *Meldepflicht:* Bei Erkrankung und Tod (in Deutschland).

▶ **Klinik:** Gasansammlung im Gewebe, das bei Berührung knistert, blau-grünliche, glasige Verfärbung der Haut, süßlich-faulig riechendes Wundsekret, rasender Wundschmerz und rasante Verschlechterung des AZ (Tachykardie, Zyanose, Hypotonie, Anämie, Ikterus, Schock).

▶ **Diagnostik:** Typische Klinik! Muskel- und Hautnekrosen, Schock, Erregernachweis im Muskel, Hämolyse; im Röntgenbild sichtbare Muskelfiederung.

▶ **Therapie:**
- *Chirurgisch:* Sofortiges Wunddébridement mit Entfernung des gesamten nekrotischen Gewebes, offene Wundbehandlung; in fortgeschrittenen Fällen Amputation der Extremität im Gesunden (S. 553).
- *Antibiotika:* Penicillin G 20–40 Mio. IE/d i. v.
- Intensivmedizinische Maßnahmen.
- Hyperbare Sauerstofftherapie.

▶ **Prophylaxe:** Débridement und ggf. offene Wundbehandlung von tiefen, verschmutzten Wunden mit Sekundärverschluss.

▶ **Prognose:** Ausbreitung der Erkrankung innerhalb von Stunden, Letalität auch bei zeitiger Behandlung 30–50 %.

Tollwut

▶ **Erreger, Pathogenese:** Rabiesvirus; die Übertragung des Virus erfolgt i. d. R durch infizierten Speichel (Biss) (Füchse, Hunde, Katzen), kann allerdings auch über Hautverletzungen oder direkten Schleimhautkontakt erfolgen. Die größte Gefahr besteht bei Bissen im Gesicht, Kopf und Hals. Inkubationszeit: 1–2 Monate (cave: selten bis zu mehreren Jahren).

▶ *Meldepflicht:* Namentlich bei Verdacht, Erkrankung und Tod.

▶ **Klinik:**
- *Prodromalphase:* „Grippaler Infekt", Schmerzen und Parästhesien im Bereich der Bisswunde.
- *Exzitationsphase* (80 %): Angst, Unruhe, Schlundkrämpfe, Opisthotonus, Speichelfluss, Hydrophobie, Schwitzen.
- *Paralyse-Stadium* (20 %): Schlaffe Paresen, Apathie, Bewusstseinsstörungen, Atem- und Kreislaufdysregulation.

▶ **Diagnostik:** Erregernachweis (Speichel, Blut, Liquor), Liquor (Pleozytose), Antigen-/RNA-Nachweis in Biopsien, EEG.

▶ **Therapie:**
- Symptomatische Intensivtherapie.
- Sofortige Reinigung und Spülung der Wunde (Seife, Polividon).
- So schnell wie möglich postexpositionelle Immunisierung bei Bissverletzungen bzw. Schleimhautkontakt: Simultan aktive Immunisierung (1 ml Vakzine [Rabivac] an Tag 0/3/7/14/28/90 i. m.) + passive Immunisierung (1 × 20 IE/kg KG Tollwut-Immunglobulin [Berirab]), 50 % um Bissstelle, 50 % i. m.

▶ *Hinweis:* I.d.R. wird das beißende Tier asserviert und für einige Zeit (Hunde und Katzen → 10 Tage) beobachtet. Entwickelt das Tier in dieser Zeit keine Tollwutsymptome, muss keine weitere Impfung beim Menschen erfolgen.

Nekrotisierende Fasziitis

▶ **Erreger, Pathogenese:** Meist hoch virulente β-hämolysierende Streptokokken der Gruppe A, z. T. Mischinfekt mit Proteus, E. coli, Pseudomonas aeruginosa oder Staphylococcus aureus. Eintrittspforte sind kleine Wunden, Insektenstiche, Injektionswunden und Dekubitalulzera.

▶ **Risikofaktoren:** Diabetes mellitus, Durchblutungsstörungen, Immunschwäche.

▶ **Klinik:** Starke Schmerzen an der Eintrittswunde, sich rasch (innerhalb von Stunden) ausbreitende, bläulich-livide Verfärbung der umliegenden Haut. Knistern bei Berührung (subkutanes Gas!), Hautnekrosen, Myositis, rapide Verschlechterung des AZ, septisches Krankheitsbild mit Schock.

▶ *Fournier-Gangrän:* Sonderform der nekrotisierenden Fasziitis im Bereich des äußeren Genitales mit rascher Gewebsnekrose.

▶ **Diagnostik:** Typische Klinik! Fasziennekrose mit Ausdehnung auf die Haut, mikrovaskuläre Thrombosen.

▶ **Therapie:**
- Sofortiges, aggressives Débridement der Wunde mit Exzision aller betroffenen Haut-, Subkutis- und Faszienanteile (Muskulatur in der Regel nicht betroffen!), evtl. Amputation.
- Offene Wundbehandlung.
- „Second-look"-OP nach wenigen Stunden und erneutes Débridement, falls nötig.
- i. v.-Antibiose (z. B. Penicillin G 6 × 5 Mega I.E.), Entnahme von Abstrichen.
- Intensivmedizinische Betreuung.

▶ **Prognose:** Letalität ca. 40 %. Höher bei Eintrittsstelle am Rumpf (Fournier-Gangrän), bei Befall der Extremitäten wegen der Möglichkeit zur Amputation besser.

40 Kinderchirurgie

40.1 Einleitung

Vorbemerkung der Autoren

▶ Es ist eine schöne Aufgabe, ein kinderchirurgisches Kapitel für die chirurgische Checkliste zu schreiben, weil **es sehr wichtig ist, dass auch Allgemeinchirurgen Kinder, wenn sie Patienten in ihren Abteilungen werden, sachgerecht und sorgfältig behandeln.** Andererseits ist es schwierig, weil die Kinderchirurgie zwar nur ein kleines Teilgebiet der Chirurgie darstellt, dieses jedoch vom Frühgeborenen bis zum Jugendlichen **alle Altersklassen** umfasst und von der Schädelprellung bis zur komplexen Neugeborenenfehlbildung, von der Appendizitis bis zur Tumorerkrankung ein **großes Spektrum von Krankheitsbildern** beinhaltet.

▶ Dieses Kapitel soll eine Orientierung zur Behandlung der häufigsten kinderchirurgischen Krankheitsbilder geben. Eine Beschäftigung mit weiterführender kinderchirurgischer Fachliteratur ersetzt es nicht.

▶ Jede chirurgische Klinik muss kritisch beurteilen, ob die fachlichen Voraussetzungen zur chirurgischen Therapie von Kindern im ärztlichen und pflegerischen Bereich gegeben sind, und ob grundsätzlich eine kindgerechte Behandlung geleistet werden kann.

40.2 OP-Aufklärung

Allgemeines (Siehe S. 97)

Besonderheiten bei Kindern

▶ Die OP-Aufklärung erfolgt mit den **Erziehungsberechtigten,** i.d.R mit den Eltern. Falls diese nicht erziehungsberechtigt sind, muss der gesetzlich bestimmte Vertreter sein Einverständnis geben.

▶ **Leben die Eltern getrennt,** muss die Aufklärung vom erziehungsberechtigten Elternteil unterzeichnet werden. Sind das beide, müssen auch beide unterschreiben *(cave!).*

▶ Falls die Eltern vor dringlichen Operationen nicht erreichbar sind, muss das Einverständnis vom diensthabenden Richter beim **Amtsgericht** eingeholt werden.

▶ Besteht unmittelbare Lebensgefahr (z.B. bei einem Polytrauma) darf ohne Einverständnis operiert werden.

40.3 Präoperative Vorbereitung

Anamnese und körperliche Untersuchung

▶ **Meist Fremdanamnese** (→ Eltern). Ältere Kinder können selbstverständlich in die Befragung mit einbezogen werden.

▶ **Inhalt:** Siehe S. 3.

▶ **Besonderheiten bei Kindern:**
  • *Frühgeburtlichkeit?*
  • *Impfstatus und Zeitpunkt der letzten Impfung?*

- ◻ *Beachte:* Vor einer elektiven Operation sollte der Abstand bei Lebendimpfstoff (z. B. Masern, Mumps, Röteln) mindestens 2 Wochen, bei Totimpfstoff (z. B. Pertussis, Diphtherie, Tetanus, Hämophilus inf. Typ B, Hepatitis B) mindestens 1 Woche betragen, sonst ist der Impferfolg nicht sicher. *Aber:* Bei dringenden Eingriffen stellt eine vor kurzem durchgeführte Impfung kein Hindernis dar!
- Gab es Kontakt zu Personen mit *ansteckenden Krankheiten,* z. B. mit Varizellen? Falls ja, kann man nach 3 Wochen sicher davon ausgehen, dass keine Infektion erfolgt ist.
- ► Es sollte prinzipiell eine **vollständige körperliche Untersuchung** erfolgen, siehe S. 5.

Laboruntersuchungen

- ► Folgende Diagnosen machen eine Blutentnahme bei ansonsten gesunden Kindern **unnötig**: Leistenbruch, Hydrozele, Retentio testis, Phimose, kleinere Hämangiome, die laserkoaguliert werden sollen.
- ► **Bei großen Eingriffen und Endoskopien mit Biopsie/Polypektomie:**
  - BB, Quick, PTT, ggf. Harnstoff, Kreatinin, Elektrolyte, Blutgasanalyse (BGA).
- ► **Sonderfälle:**
  - *Bei bestimmten Vorerkrankungen,* z. B. Gerinnungsstatus bei Blutungsneigung.
  - *Bei Dauermedikation,* z. B.: T_3, T_4, TSH ($\rightarrow$ bei Thyreostatika-Einnahme), Digoxin- bzw. Digitoxinspiegel ($\rightarrow$ bei Herzglykosid-Einnahme), Medikamentenspiegel-bestimmung ($\rightarrow$ bei Antiepileptika-Einnahme).
  - ◻ *Beachte:* Thrombozytenaggregationshemmer müssen 1 Woche präoperativ abgesetzt werden (ggf. Heparingabe, siehe S. 105).

Bildgebende Diagnostik

- ► Je nach Verdachtsdiagnose bzw. geplanter Operation.
- ► **Routine-EKGs** und **-Röntgen-Thoraces** sind bei Kindern nicht indiziert. *Ausnahme:* Kardiopulmonale Vorerkrankungen.
- ► Die **Abdomen-Sonographie** ist in vielen Fällen aussagekräftig und leicht durchführbar ($\rightarrow$ keine Narkose). *Ausnahme:* Übergewichtige Kinder.

Präoperative Darmentleerung

- ► Vor intra- und retroperitonealen Eingriffen sowie Laparoskopien: z. B. Mckroklist (5 ml), ggf. Practo-Clyss (120 ml) oder Einlauf.
- ◻ *Hinweis:* Kein Practo-Clyss bei Kindern < 2 Jahren und bei entzündlichen Darmerkrankungen!
- ► Vor Koloskopie, ggf. vor Darmresektion: Orthograde Darmspülung (Durchführung, siehe S. 100); $\rightarrow$ Kontrolle von Elektrolyten und BGA.

Präoperative Nüchternzeiten

- ► Festlegung durch die **Anästhesie**.
- ► **Kinder < 6 Monate:**
  - Bis 4 h präoperativ ist Milch erlaubt.
  - Bis 2 h präoperativ klare Flüssigkeit (Wasser, Tee, Apfelsaftschorle).
- ► **Kinder > 6 Monate:**
  - Bis 6 h präoperativ Nahrung (feste Nahrung, Milch).
  - Bis 2 h präoperativ klare Flüssigkeit.
- ◻ *Hinweis:* Gefährliche, aber bei richtiger Planung vermeidbare Folgen einer zu langen Nüchternperiode sind Blutdruckabfälle bei der Narkoseeinleitung und Hyperthermien während der Operation.
- ► **Prämedikation:** Festlegung durch die **Anästhesie**.

► **Kinder <6 Monate:** Keine Prämedikation nötig.
► Bei **Kindern >6 Monate** ist eine Anxiolyse mit *Midazolam* (z. B. Dormicum) empfehlenswert (schneller Wirkungseintritt und kurze Halbwertszeit):
  ● *Rektale Applikation:* 0,3 – 0,5 mg/kg; Verabreichung mit Applikator. Erste Zeichen der Sedation nach 5 min; Haupteffekt nach 10 – 15 min.
  ● *Orale Gabe* (bei Kindern >15 kg): 1×1 Tbl. à 7,5 mg. ☐ *Tipp:* Die Substanz schmeckt schlecht, deshalb ist es ratsam, die zermörserte Tablette in Sirup zu lösen. Haupteffekt nach 15 – 30 min.

Thromboseprophylaxe

► **Empfehlung:** Bei Kindern >40 kg z. B. Clexane 20 mg 1×1 s.c. und Thrombosestrümpfe.

Perioperative Antibiotikaprophylaxe (siehe bei Erwachsenen, S. 110)

40.4 Perioperative Infusions- und Transfusionstherapie

Infusionstherapie

☐ *Beachte:* Bei Kindern, insbesondere bei Neugeborenen und Säuglingen, führen fehlerhafte Infusionen wegen der eingeschränkten Kompensationsbreite wesentlich rascher zu schwerwiegenden Komplikationen als bei Jugendlichen oder Erwachsenen.
► Folgende **Unterschiede zum Erwachsenen** müssen bei der Planung einer Flüssigkeitstherapie bedacht werden:
  ● *Großer Extrazellulärraum (EZR):* Der relative Anteil des EZR beträgt beim Erwachsenen ca. 20 %, beim reifen Neugeborenen (NG) bzw. jungen Säugling 40 % und beim unreifen NG $\geq$50 %. Das Verhältnis Intrazellulärraum (IZR) zu EZR beträgt beim Erwachsenen etwa 2:1, beim Früh- und Neugeborenen etwa 1:1.
  ☐ *Cave:* Aufgrund des hohen Wasseranteils am Gesamtkörpergewicht führen abnorme Wasserverluste (z. B. Erbrechen, Diarrhö, lange Nüchternzeiten, intra- und/oder postoperative Verluste) bei Kindern rasch zu einer gefährlichen Dehydratation.
  ● *Größerer Natrium- und Chloridbedarf:* Natrium ist das führende Ion des EZR. Da dieser im Kindesalter erheblich größer ist, ist im Rahmen des erhöhten Flüssigkeitsumsatzes eine verstärkte Zufuhr von Natrium nötig.
  ☐ *Cave:* Bei zu geringer Natriumzufuhr Gefahr von Hirnödem und Krampfanfällen durch Hypoosmolarität im EZR.
  ● *Physiologische Nierenunreife,* die den Wasser- und Elektrolythaushalt beeinflusst.
    – Die glomeruläre Filtrationsrate (GFR) ist erniedrigt: Siehe Tab. 40.1.
    – Die tubuläre Konzentrationsfähigkeit ist erniedrigt.

Tabelle 40.1 · Altersabhängige glomeruläre Filtrationsrate (GFR)

GFR beim NG	23 ml/min/1,73 m² KOF
GFR beim Säugling	75 ml/min/1,73 m² KOF
GFR beim Erwachsenen	125 ml/min/1,73 m² KOF

- *Hoher Metabolismus:* Der Energieumsatz ist bei kleinen Kindern rund 3×höher als beim Erwachsenen.
- Als Kohlenhydrat sollte Kindern grundsätzlich nur Glukose gegeben werden. Dies gilt insbesondere für NG und Säuglinge, da sie andere Kohlenhydrate nicht verstoffwechseln können!

▶ Der **perioperative Flüssigkeitsbedarf** setzt sich zusammen aus:
- Dem Erhaltungsbedarf (s. u.).
- Defizit aufgrund der Nahrungskarenz.
- Intra- und postoperativen Verlusten (Urin, Perspiratio insensibilis, Magensaft, Flüssigkeitsverschiebungen in den dritten Raum, Blutung, Nachblutung).

▶ **Bestimmung des Erhaltungsbedarfs:** „4:2:1-Regel" (Tab. 40.2).

◻ *Tipp:* Infusionstherapie bei Kindern < 10 kg KG immer über Infusionspumpen!

Tabelle 40.2 · Bestimmung des Erhaltungsbedarfs

Körpergewicht	Erhaltungsbedarf/Stunde
< 10 kg	**4** ml/kg KG
10–20 kg	40 ml + **2** ml/kg KG (pro kg > 10 kg)
> 20 kg	60 ml + **1** ml/kg KG (pro kg > 20 kg)

▶ **Intra- und postoperative Infusionslösung:**

◻ *Hinweis:* Elektrolytfreie Lösungen (z. B. Glucose 5 %) sind bei Kindern kontraindiziert.
- Der *Natriumanteil* sollte bei 100 – 130 mmol/l liegen (z. B. Ringerlösung). Bei der Gabe von natriumarmen Infusionen besteht wegen der ausgeprägten Tendenz zur Wasserretention und den altersbedingt relativ hohen Flüssigkeitsmengen, die verabreicht werden müssen, die Gefahr einer Wasserintoxikation. Als Folge der Hypoosmolarität im EZR kann ein Flüssigkeitsabstrom in den Intrazellulärraum eintreten, der sich bei Kindern mit Hirnödem und Krampfanfällen manifestiert.
- Die *Kaliumzufuhr* beträgt 1 – 3 mmol/kg KG/24 h. Perioperativ und in Notfallsituationen sieht man meist von einer Kaliumsubstitution ab, da der Serumkaliumspiegel intraoperativ und unter Stress vielen Einflüssen unterliegt. Kalium sollte in der steady-state Phase bei ausgeglichenem Säure-Basen-Haushalt substituiert werden.

▶ **Individuelle Steuerung der Infusionstherapie:**
- Exakte Flüssigkeitsbilanzierung, Blutdruck, Herzfrequenz, ZVD (S. 60), klinisches Bild, Hautturgor, kapilläre Füllungszeit, Urinkonzentration, Serumosmolarität, Hämatokrit.
- *Urinausscheidung:* Sollte 1 – 2 ml/kg KG/h nicht unterschreiten.
- *Postoperative Laborkontrolle:* Hämatokrit, Elektrolyte, Harnstoff, Kreatinin, Blutglukose.

▶ **Präoperative orale Hydrierung:**
- Damit das Aspirationsrisiko bei der Narkoseeinleitung so gering wie möglich ist, müssen die *Nüchternzeiten* (S. 725), insbesondere bei jungen Säuglingen, möglichst genau eingehalten werden. Die letzte oral verabreichte Flüssigkeit sollte *gesüßter Tee* sein.
- Verzögert sich der Operationstermin oder wurde in der Nacht zuvor keine oder nicht ausreichend Flüssigkeit gegeben, *muss* bereits präoperativ eine *parenterale Substitution* erfolgen.

Transfusionstherapie

▶ **Grundlagen:**

▫ *Hinweis:* Blutverluste werden bei Kindern aller Altersklassen primär mit kristalloiden oder kolloidalen Lösungen ersetzt. Die Indikation zur Transfusion muss auch bei ihnen sehr streng geprüft werden.

- *Altersabhängigkeit des Blutvolumen:*
  - Frühgeborenes: Ca. 90 ml/kg KG.
  - Neugeborenes und Säugling: Ca. 80 ml/kg KG.
  - Kleinkind und Schulkind: Ca. 70 ml/kg KG.
- *Altersabhängigkeit des Hämoglobins und Hämatokrits:* Siehe Tab. 40.3.

Tabelle 40.3 · Altersabhängigkeit des Hämoglobins und Hämatokrits

Alter	Hämoglobin (g/l)	Hämatokrit (%)
1–4 Wochen	11–16	38
2–3 Monate	10–12 ▫ *Hinweis:* physiologische Trimenonanämie	32
5 Jahre	11–13	38
12 Jahre	12–14	40

▶ **Transfusionsindikation für EKs:**
- *Neugeborene:* Hb < 10,0 g/dl.
- *Säuglinge:* Hb < 7,0 g/dl.
- Ansonsten gesunde *Klein- und Schulkinder:* Hb < 6–7 g/dl.

▶ **Vorgehen:** ▫ *Beachte:* Ein sog. Erythrozytenkonzentrat (EK, S. 71) besteht nur zu ca. 60 % aus Erythrozyten.
- *Berechnung der Transfusionsmenge:* Siehe Abb. 40.1.

$$\text{EK (ml)} = \text{Blutvolumen (ml)} \times \frac{\text{wHkt (\%)} - \text{aHkt (\%)}}{100} \times \frac{100}{60}$$

wHkt = Wunschhämatokrit, aHkt = aktueller Hämatokrit

Abb. 40.1 · Formel zur Berechnung der EK-Transfusionsmenge bei Kindern

▫ *Merke:* 10 ml/kg KG EK erhöht den Hämatokritwert um ca. 10 %. 3 ml/kg KG EK erhöhen die Hb-Konzentration um ca. 1 g/dl.
- *Durchführung der EK-Transfusion:* Analog zu Erwachsenen (siehe S. 71). Bei Säuglingen und Kleinkindern Gabe über Perfusor.
- *Fresh frozen Plasma* (FFP, S. 74): Initiale Dosierung von 10–15 ml/kg KG. Indikation bei starken Blutverlusten mit Gerinnungsstörungen (z. B. DIC).
- *Thrombozytenkonzentrat* (TK, S. 74): Gabe bei diffusen Blutungen unter niedrigen Thrombozytenzahlen (< 50000/mm³). Initiale Dosierung von 10 ml/kg KG.

Hinweise

► Eine **Verwandtenblutspende** ist nicht empfehlenswert, da die Möglichkeit einer „graft-versus-host"-Reaktion (GVHD) größer und das Infektionsrisiko nicht kleiner als bei Fremdspendern ist.

► Die **präoperative Eigenblutspende und Hämodilution** sind bei Neugeborenen, Säuglingen und Kleinkindern nicht sinnvoll, da die Kooperation fehlt und es zudem technisch schwierig ist.

► Die Anwendung eines **Cellsavers** (S. 786) ist grundsätzlich möglich, meist benötigen die Kinder jedoch eine Transfusion, ehe die Blutmenge, die man zur Aufbereitung braucht, im Sammelreservoir ist.

► **Bestrahlung:** EK, TK und FFP müssen bei Früh- und Neugeborenen, Kindern mit Immundefekten bzw. -suppression und bei evtl. Verwandtenblutspenden bestrahlt werden, um eine GVHD zu verhindern.

40.5 DD: Schwellung am Kopf

Kopfschwartenhämatom (siehe Schädelhirntrauma, S. 751)

► **Klinik:** Häufigste Ursache im Säuglings- und Kindesalter, sog. „Beule" (= weiche, druckdolente, nicht verschiebliche Schwellung im Bereich des behaarten Kopfes oder der Stirn).

Hämangiom (siehe S. 771)

Dermoidzyste

► **Klinik:** Kleiner, subkutan gelegener, nicht druckschmerzhafter Tumor. Er ist gegen die Haut gut verschieblich, dem Periost fest aufsitzend.

► **Prädilektionsstelle:** Lateraler Rand der Augenbraue.

► **Operative Therapie:** Schnitt über dem punctum maximum der Schwellung, wenn möglich in der Augenbraue gelegen (kosmetisches Ergebnis!) und Exstirpation in toto.

◩ *Hinweis:* Die komplette Entfernung mit der bindegewebigen Kapsel ist essenziell → sonst Rezidivgefahr.

► **Prognose:** Wird die Dermoidzyste belassen, kann es langfristig zur Knochenarrosion kommen.

Ranula

► **Definition:** Retentionszyste der Glandula sublingualis.

► **Klinik:** Zystisches Gebilde (bis haselnussgroß) unter der Schleimhaut des Mundbodens, lateral des Zungenbändchens.

► **Operative Therapie:** Ausschälung der Ranula in toto → bei alleiniger Spaltung kommt es sicher zu einem Rezidiv.

> **✓ Häufiges Krankheitsbild: Kurzes Zungenbändchen**
> - ▶ **Definition:** Kurzes, straffes, weit vorn an der Zunge ansetzendes Frenulum linguae.
> - ▶ **Klinik:** Die Zunge kann nicht über die untere Zahnreihe geschoben werden; dies kann Einfluss auf die Sprachentwicklung haben.
> - ▶ **Operative Therapie:** Durchtrennung des Zungenbändchens.

40.6 DD: Schwellung am Hals

Mediane Halszyste

- ▶ **Definition:** Reste des embryonalen Ductus thyreoglossus (Abb. 40.2 a u. b).
- ▶ **Klinik:** Prall-elastische, nicht druckschmerzhafte, schluckverschiebliche _Schwellung_ am bzw. unter dem Zungenbein. Zum Zeitpunkt der Erstdiagnose evtl. Vorliegen eines _Abszesses_ (S. 193).
- ▶ **Diagnostik:** Klinischer Untersuchungsbefund, Sonographie.
- ▶ **Differenzialdiagnose:** Aberrierende Struma, Dermoidzyste.
- ▶ **Operative Therapie:**
  - • _Bei Infektion:_ Abszessinzision (S. 194).
  - • _Im entzündungsfreien Stadium:_ Resektion mit Teilentfernung des Zungenbeins.

Laterale Halszyste/-fistel

- ▶ **Definition:** Rudiment der zweiten Kiementasche (Abb. 40.2c).
- ▶ **Klinik:** Die Fistelmündung ist immer am Vorderrand des M. sternocleidomastoideus gelegen, oft sezernierend. Infektionsgefahr.
- ▶ **Diagnose:** Analog zu medianer Halsfistel/-zyste.
- ▶ **Differenzialdiagnose:** Lympadenitis colli, zystisches Lymphangiom (S. 731).
- ▶ **Operative Therapie:** Bei Abszess → Inzision. Im entzündungsfreien Zustand → Exzision.

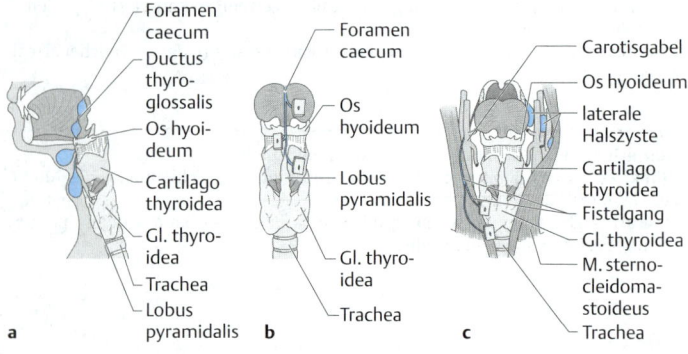

Abb. 40.2 · Anatomische Lage der typischen Halszysten und -fisteln: (a u. b) mediane; (c) laterale

Lymphadenitis colli

▶ **Definition:** Eitrige, i.d.R einseitige Lymphknotenentzündung am Hals (*Erreger:* häufig Staphylokokken, Streptokokken, selten Anaerobier).
▶ **Klinik:**
- Meistens *sekundär nach viralen oder bakteriellen Infektionen* der oberen Luftwege auftretend. Oft über Wochen vergrößerte Lymphknoten. *Fieber.*
- *Lokalisierte druckschmerzhafte Schwellung,* Hautrötung, Fluktuation (trotz zentraler Einschmelzung häufig brettharte Infiltration).
▶ **Diagnostik:** Klinische Untersuchung, Sonographie, MRT.
▶ **Differenzialdiagnose:** s.o.
▶ **Operative Therapie:** Inzision und Drainage (S.732). Antibiotische Behandlung nach Antibiogramm (intraoperativer Abstrich).

Zystisches Lymphangiom (=zystisches Hygrom)

▶ **Definition:** Tumor, der aus vielen z.T. kommunizierenden Lymphzysten besteht, die mit klarer Flüssigkeit gefüllt sind.
▶ **Klinik:**
- *Geschwulst am seitlichen Hals,* i.d.R hinter dem M. sternocleidomastoideus gelegen, hat unterschiedliche Größe mit unregelmäßigen Wachstumsschüben. Bei sehr großem Befund *akute oder chronische Atembehinderung.*
- Ca. 70% der Lymphangiome bestehen bereits *bei der Geburt.*
- Im Neugeborenenalter Gefahr der *plötzlichen Dyspnoe* durch akute Einblutung in den zystischen Tumor.
▶ **Therapie:** Exstirpation, evtl. Verödungstherapie.

40.7 DD: Erbrechen

Grundlagen

▶ Erbrechen ist **eines der häufigsten Symptome** im Neugeborenen- und Kindesalter.
▶ Erbrechen kann insbesondere beim Kind die verschiedensten Ursachen haben:
- Z.B. *Erbrechen bei Infektionen*: z.B. Otitis media, Pneumonie, Harnwegsinfekte, Meningitis.
- Z.B. *Erbrechen bei metabolischen Störungen*: z.B. Diabetes mellitus, Niereninsuffizienz.
- Z.B. *Erbrechen bei ZNS-Erkrankungen*: z.B. Hirntumore, intrazerebrale Blutungen.
- Z.B. *Erbrechen bei gastrointestinalen Erkrankungen:* z.B. Appendizitis, Ileus.
▣ *Konsequenz:* **Immer den ganzen Körper des Kindes untersuchen!**

Typische Krankheitsbilder

▶ Gastroösophagealer Reflux: Siehe S.732.
▶ Pylorusstenose: Siehe S.732.
▶ Invagination: Siehe S.738.
▶ Inkarzerierte Leistenhernie: Siehe S.744.
▶ Ileus: Siehe S.353.
▶ Angeborene Fehlbildungen (Atresien): Siehe S.733.

Gastroösophagealer Reflux (GÖR, engl. GERD, bei Erwachsenen: siehe S. 272)

▶ **Anamnese:** Schlaffes, nicht-galliges Erbrechen nach den Mahlzeiten, meist im ersten Lebensjahr.
▶ **Ursache:** Nicht-ausgereifter kardioösophagealer Sphinkter.
▶ **Diagnostik:**
- Abdomen-*Sonographie* mit Refluxprüfung.
- Obere *MDP* mit Refluxprüfung.
- *24 h-pH-Metrie* im Ösophagus (S. 273).
- *Ösophagoskopie* (S. 320) mit Biopsie (bei Säuglingen, Kleinkindern und Kindern in Narkose).

▶ **Therapie:**
- *Konservativ:* Langes Hochhalten nach den Mahlzeiten, Schräglagerung im Bett, Andicken der Nahrung mit Reisschleim, häufige, kleine Mahlzeiten und ggf. Gabe von Protonenpumpenhemmer (z. B. Antra in gewichtsabhängiger Dosierung).
- *Operativ:*
  - *Indikation:* Refluxösophagitis (S. 272) mit peptischer Stenose, rezidivierende Aspirationspneumonien, Gedeihstörung sowie Apnoen und Bradykardien, die durch GÖR ausgelöst sind.
  - *Operationsprinzipien:* Laparoskopische oder offene Antirefluxplastik (analog zu Erwachsenen).

Pylorusstenose

▶ **Ursache:** Hypertrophie der Ringmuskulatur des Pylorus.
▶ **Häufigkeit:** 2–4/1000 Lebendgeborene; m: w = 5 : 1.
▶ **Anamnese:** Beschwerdefreies Intervall nach der Geburt, ab der 2.–4. Lebenswoche zunehmend *schwallartiges, farbloses, nicht-galliges Erbrechen nach den Mahlzeiten.*
▶ **Klinik:**
- Meist dystrophe Säuglinge (evtl. Ausbildung von Stirnfalten, Abb. 40.3a).
- Sichtbare peristaltische Wellen im Oberbauch.

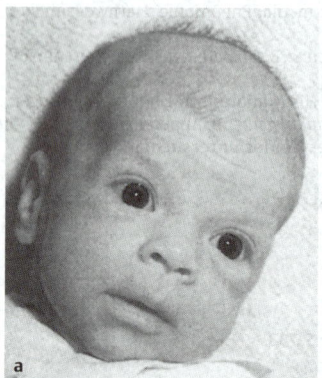
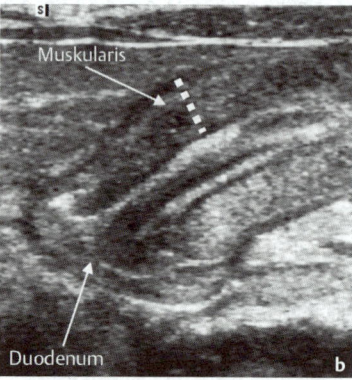

Abb. 40.3 · Pylorusstenose: (a) Typische quere Stirnfalten; (b) Sonographischer Befund der verdickten Pylorusmuskulatur

▶ **Diagnostik:**
- *Sonographie:* Typische Pyloruskokarde (Abb. 40.3b); evtl. obere *MDP* (falls Sonographie unklar).
- *Labor:* BGA (→ hypochlorämische Alkalose), Elektrolyte mit Chlorid.

▶ **Therapie:**
- *Präoperativ:* Nahrungskarenz, Magensonde (als Ablaufsonde) und Ausgleich der Blutgase und Elektrolyte.
- *OP-Verfahren:* Pyloromytomie nach Weber-Ramstedt (S. 910).

▶ **Nachbehandlung:** Beginn des Nahrungsaufbaus am OP-Tag.

Angeborene Fehlbildungen: Atresien

▶ *Wichtig:* Bei Verdacht auf Atresie ist die sofortige Verlegung in eine kinderchirurgische Klinik zur weiteren Diagnostik und operativen Therapie indiziert!

▶ **Ösophagusatresie:**
- *Definition:* Angeborene Obliteration der Speiseröhre, häufig mit Fistel zur Trachea assoziiert (Abb. 40.4).
- *Häufigkeit:* Ca. 1/4000 Lebendgeburten.
- *Pränatale Sonographie:* Hydramnion (= zu viel Fruchtwasser).
- *Klinik:*
  - Hypersalivation.
  - Eine Sondierung des Ösophagus bzw. die Ernährung sind nicht möglich. *Cave:* Bei V. a. Ösophagusatresie sind Ernährungsversuche kontraindiziert → Aspirationsgefahr (Hustenanfall bei Fütterungsversuch → Gefahr der Aspirationspneumonie).

▶ *Hinweis:* Die früher routinemäßig postnatal eingeführte Magensonde zum Ausschluss einer Ösophagusatresie ist sehr umstritten, da diskutiert wird, dass iatrogene Perforationen häufiger sind als die Atresien.

- *Diagnostik:* Röntgen-Thorax und Abdomenübersicht bei liegender Sonde, evtl. darüber Injektion von Luft oder KM (0,5 – 1,0 ml) → Darstellung des oberen Ösophagusblindsacks. Der Nachweis von Luft im Magen beweist das Vorliegen einer ösophagotrachealen Fistel. *Aber:* Fehlende Luft schließt eine Fistel nicht aus!

▶ *Beachte:* Suche nach begleitenden Fehlbildungen i. S. e. VACTERL-Syndroms (**v**ertebral, **a**nal, **c**ardial, **t**racheal, **e**sophageal, **r**enal, **l**imb).

▶ **Duodenalatresie:**
- *Klinik:* Aufgetriebener Oberbauch und galliges Erbrechen.
- *Diagnostik* (Abb. 40.5): In der Abdomenübersicht Blähung des Magens und des Bulbus duodeni (sog. „double bubble"); evtl. Sonographie.

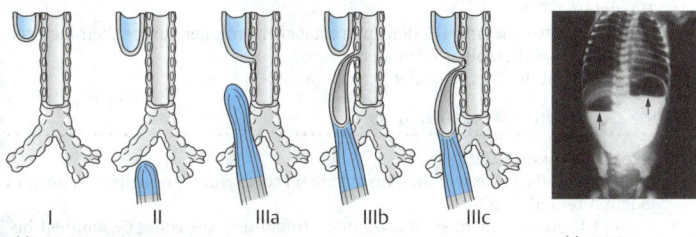

I	II	IIIa	IIIb	IIIc

Abb. 40.4   Abb. 40.5

Abb. 40.4 · Ösophagusatresie: (a) Klassifikation nach Vogt (I = vollständig fehlender Ösophagus; II = langstreckige Ösophagusatresie ohne Fistel; IIIa = Ösophagusatresie mit oberer ösophagotrachealer Fistel; IIIb = Ösophagusatresie mit unterer ösophagotrachealer Fistel; IIIc = Ösophagusatresie mit oberer und unterer ösophagotrachealer Fistel)

Abb. 40.5 · „Double bubble" bei Duodenalatresie

◨ *Differenzialdiagnose:* Volvulus (S. 740).
► **Dünn- und Dickdarmatresien:**
- Atresien sind im gesamten Darmverlauf möglich (auch mehrere in Reihe).
- *Klinik:* Galliges Erbrechen, evtl. Stuhlerbrechen.
- *Diagnostik:* In der Abdomenübersicht Spiegel (da mechanischer Ileus, S. 353).

40.8 DD: Gastrointestinalblutung

Grundlagen (Erwachsene, siehe S. 148)

► **Bluterbrechen** (Hämatemesis) und/oder **rektaler Blutabgang** bei ihren Kindern versetzt die Eltern in große, oft panische Angst.
► **Wichtige Fragen** in der Anamnese:
- *Handelt es sich wirklich um Blut?*
  - Rote Beete und Lebensmittelfarben können eine GI-Blutung vortäuschen.
  - Erbrochener Kirschsaft ähnelt einer Hämatemesis.
  - Einnahme von Eisenpräparaten (z. B. bei Anämien)?
- *Ist es das Blut des Patienten?* Neugeborene können Blut der Mutter während der Geburt schlucken und es dann erbrechen oder als Teerstuhl ausscheiden.
- *Stammt das Blut aus dem Gastrointestinaltrakt?* Untersuchung von Nase und Mundraum des Kindes, um ein Erbrechen verschluckten Blutes anderer Herkunft auszuschließen.
- *Wie viel Blut wurde wirklich verloren?* Die Menge wird generell oft überschätzt.
- Handelt es sich um Teerstuhl oder Blutauflagerung auf dem Stuhl?

Obere Gastrointestinalblutung

► **Refluxösophagitis** (bei GÖR, S. 732):
- *Prädilektionsalter:* Häufig im ersten Lebensjahr.
- *Klinik:* Rezidivierendes Erbrechen mit (meist geringer) Blutbeimengung. Oft Kinder mit zerebraler Behinderung.
► **Ulcus ventriculi/duodeni** (bei Erwachsenen: Siehe S. 326):
- *Prädilektionsalter:* Jedes Lebensalter.
- *Klinik:* Massiver Blutverlust möglich, oft stressbedingte Ulzera.
- *Weitere Ulkuskomplikation:* Perforation (S. 331) → akutes Abdomen.
- *Diagnostik:* Ösophagogastroduodenoskopie (ÖGD) zur Lokalisierung des Ulkus und Klassifizierung der Blutung nach Forrest (S. 330).
- *Therapie* (S. 572):
  - Konservative Therapie (H_2-Rezeptorenblocker, Protonenpumpenhemmer, ggf. Eradikationstherapie) → Pädiater.
  - Endoskopische Therapie oder ggf. Operation.

Untere Gastrointestinalblutung

► **Meckel-Divertikel** (S. 739):
- *Prädilektionsalter:* Meist in den ersten zwei Lebensjahren, prinzipiell jedoch in jedem Alter möglich.
- *Klinik:* Oft profuse, nicht schmerzhafte Darmblutung aus voller Gesundheit heraus.
► **Invagination:** Siehe S. 738.
► **Polypen** (bei Erwachsenen: Siehe S. 332):
- *Prädilektionsalter:* > 2 Jahre.

- *Histologie:*
  - Juvenile Polypen (ca. 80%): Polypen ohne Entartungstendenz.
  - Lymphoide Polypen (ca. 15%).
  - Adenomatöse Polypen: Entartungstendenz mit zunehmender Größe, oft fadenförmige Blutbeimengung im Stuhl.
- *Therapie:* Endoskopische Abtragung (→ Histologie).
► **Analfissur** (bei Erwachsenen: Siehe S. 487): Sehr häufig.
- *Prädilektionsalter:* Jedes Alter.
- *Ursache:* Sehr oft chronische Obstipation (S. 735).
- *Klinik:* Einriss von der Linea dentata bis zur Analhaut, meist an der hinteren, manchmal an der vorderen Kommissur gelegen. Blutauflagerung auf dem Stuhl.
- *Therapie:*
  - Sitzbäder, Stuhlregulierung, anästhesierende Salben (NSAR), Suppositorien.
  - Ggf. Sphinkterdehnung (in Narkose), Sphinkterotomie (sehr selten nötig).
► **Gastrointestinale Infektionen**: Z. B. Salmonellose → Pädiatrie.
► **Chronisch entzündliche Darmerkrankungen** (Morbus Crohn oder Colitis ulcerosa, bei Erwachsenen: Siehe S. 368):
- *Prädilektionsalter:* Eigentlich Erwachsenenalter, beide Erkrankungen sind aber prinzipiell in jedem Lebensalter möglich, auch schon bei Säuglingen (positive Familienanamnese?).
- *Klinik:* Perioden starker Bauchschmerzen und Phasen mit z. T. blutigen Durchfällen.
- *Diagnostik:* Koloskopie (bei V.a. Morbus Crohn auch ÖGD) mit Biopsieentnahme zur histologischen Untersuchung.

40.9 DD: Obstipation

Ursachen
....

► Auch bei Kindern tritt Obstipation meistens im Rahmen einer **Fehlernährung** auf: Zu geringe Flüssigkeitszufuhr, zu wenig Ballaststoffe (fast food), zu viel Süßigkeiten. Bei Erwachsenen: Siehe S. 356.
► **Psychologische Konflikte,** z. B. durch zu wenig Zuwendung der Eltern oder durch Probleme in der Schule.
► **Im Rahmen unterschiedlicher Krankheiten** kann eine Verstopfung auftreten: Z. B. bei neurologischen Erkrankungen wie einer Myelomeningozele, endokrinen Störungen wie Hypothyreose oder bei genetischen wie der Trisomie 21.
► Sie ist zudem eine häufige **Medikamentennebenwirkung**, z. B. bei Opiaten, Eisenpräparaten oder Phenobarbital.

Analfissur
....

► Durch die **schmerzhafte Defäkation** kommt es zum willentlichen Stuhlverhalt.
► In jedem Alter möglich, besonders im Säuglingsalter.

Morbus Hirschsprung
....

► **Synonym:** Megacolon congenitum, Aganglionosis coli.
► **Ätiologie:** Die Ganglienzellen wandern während der embryonalen Entwicklung vom ZNS aus in kranio-kaudaler Richtung und erreichen in der 12. SSW den Anus. Kommt es zum Stopp der Ganglienzellwanderung, bleibt das distal gelegene Segment *aganglionär* und imponiert funktionell eng (Abb. 40.6). An dieser Stelle fehlt die geordnete Peristaltik → Passagestillstand → Stuhlansammlung und Erweiterung proximal des aganglionären Abschnitts.

▶ **Häufigkeit:** 1/3000–5000 Lebendgeburten; m : w = 4 : 1.
▶ **Symptome:** Verspäteter Mekoniumabgang, Obstipation, stinkende Stühle, Erbrechen, ausladendes Abdomen.
▶ **Diagnostik:**
  • *Abdomenübersicht.*
  • *Kolonkontrasteinlauf:*
    – Sichtbarer Kalibersprung vom agangliönären zum vorgeschalteten Segment; in ca. 80 % erstreckt sich das agangliönäre Segment bis zum rektosigmoidalen Übergang (Abb. 40.6).
    – Sonderfall: Kein Kalibersprung bei totaler Kolonaganglionose.
  • *Endomanometrie* (= intraluminale Druckmessung).
  • *Rektumsaugbiopsie:* Nachweis der Aganglionose und einer erhöhten Azetylcholinesteraseaktivität.
  ▷ *Beachte:* Die Saugbiopsie kann die Aganglionose meist nur indirekt nachweisen durch die erhöhte Azetylcholinesterasereaktion.
▶ **Therapie:**
  • Es gibt verschiedene *OP-Verfahren* (→ kinderchirurgische Lehrbücher), *Prinzip:* Resektion des agangliönären Segments mit Wiederherstellung der Kontinuität (ggf. passagere Anlage eines Anus praeters).
  • *Sonderfall:* Bei ultrakurzem Segment evtl. nur Sphinkteromyektomie.

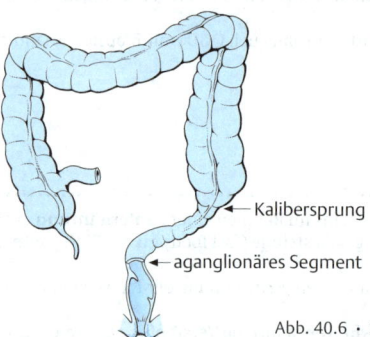

Kalibersprung

agangliönäres Segment

Abb. 40.6 · Schematische Darstellung des Kolons bei Morbus Hirschsprung im Rektum und Sigma

40.10 DD: Schmerz und Raumforderung in Abdomen und Retroperitoneum

Anamnese

▶ **Alter des Patienten** berücksichtigen (Neugeborenes, Säugling, Kleinkind, Schüler, Jugendlicher).
▶ **Dauer der Bauchschmerzen** (Stunden, Tage, Wochen, ist Nachtschlaf möglich?).
▶ **Lokalisation** der Schmerzen (Wandern der Schmerzen, Schmerzausstrahlung?).
▶ **Art** der Schmerzen (Dauerschmerz, kolikartig?).
▶ **Erbrechen** (wenn ja: blutig, gallig, Stuhl?).
▶ **Stuhlanamnese:** Durchfall (wenn ja: breiig, wässrig, schleimig?), Stuhlfarbe (blutig, Teerstuhl, entfärbt?).
▶ Zeitpunkt der letzten **Menstruation.**
▶ **Miktion** (schmerzhaft, Hämaturie, Harnverhalt?).

Akute Appendizitis (bei Erwachsenen: Siehe S. 365)

► Häufigste chirurgische Ursache für Bauchschmerzen im Kindesalter.
► Ein Auftreten ist in jedem Lebensalter möglich; **je jünger die Kinder sind,** desto schneller ist der klinische Verlauf und desto höher ist der Anteil an Perforationen.
▣ *Hinweis:* Immer das ganze Kind untersuchen, da extraabdominelle Erkrankungen (z. B. Pneumonie, Otitis media) Bauchschmerzen vortäuschen können.
► **Klinik und Diagnostik:** Siehe S. 365, S. 366.
▣ *Beachte:* „Appendizitis" ist eine klinische Diagnose. Jedes weitere diagnostische Mittel dient lediglich der Differenzialdiagnostik anderer Krankheitsbilder (z. B. schließt eine negative Sonographie keine Appendizitis aus). Eine Zweituntersuchung im zeitlichen Abstand ist bei Appendizitisverdacht obligat. Insbesondere bei nicht kooperativen Kindern empfiehlt sich eine Untersuchung im Schlaf (→ Erwachen durch Palpation?).
► **Differenzialdiagnose**: Obstipation, Enteritis.
▣ *Cave:* Das klinische Bild einer Enteritis schließt eine Appendizitis nicht aus!
► **Komplikationen:**
   • *Perforierte Appendizitis:*
     – Klinik: Reduzierter AZ, evtl. Exsikkose, Erbrechen, hohes Fieber, diffus druckschmerzhaftes Abdomen mit punctum maximum im rechten Unterbauch, diffuse Abwehrspannung („akutes Abdomen", S. 137), evtl. palpabler Konglomerattumor im rechten Unterbauch.
     – Diagnostik (S. 366): Labor (BB, CRP, Elektrolyte); Abdomensonographie: Freie Flüssigkeit? Ggf. Abdomenübersicht: Spiegel (S. 356)?
   • *Perityphlitischer Abszess* (S. 366).
► **Konservative Therapie:**
   • *Indikationen:* Unklare Bauchschmerzen ohne lokalisierte oder generalisierte Abwehrspannung.
   • *Durchführung:* Nahrungskarenz mit i. v.-Flüssigkeitszufuhr (S. 727), abführende Maßnahmen (Mikroklist, Practo-Clyss [Kinder > 2 J.], Einlauf), evtl. Magensonde legen. Hierunter bessern sich die Beschwerden oft und verschwinden schließlich ganz. Anschließend Nahrungsaufbau.
   ▣ *Hinweis:* Analgetika sind zu Beginn der Behandlungsperiode kontraindiziert, da die Symptome verschleiert werden könnten.
► **Operative Therapie:**
   • *Perioperative Antibiotikatherapie:*
     – Präoperativ einmalige Gabe von Metronidazol i. v. 7 mg/kg KG.
     – Intraoperativ bei Perforation/Peritonitis Erweiterung der antibiotischen Therapie mit Cefuroxim i. v. 50 mg/kg KG 2 ×/d und Metronidazol i. v. 5 mg/kg 2 ×/d.
     – Postoperativ ggf. Umstellung der antibiotischen Therapie nach Antibiogramm. Gabe bis zur Fieberfreiheit.
   • *Laparoskopische Appendektomie,* ggf. mit Drainage (S. 908):
     – Im Kindesalter können die meisten nicht perforierten Appendizes laparoskopisch entfernt werden.
     – Instrumentarium: 12,5-mm-Optik- und Bergungsthrokar sowie zwei 5-mm-Arbeitsthrokare (S. 908).
   • Ggf. offene Appendektomie (S. 855).
► **Postoperative Nachsorge:**
   • *Akute Appendizitis:*
     – Magensonde (fakultativ) für 12 – 24 h, Infusionstherapie.
     – Nach Entfernung der Magensonde langsamer Nahrungsaufbau und Reduktion der Infusionstherapie. Nach 24 h und Wohlergehen Tee → Zwieback → Brühe → Joghurt → Schonkost.

– Keine Fortsetzung der perioperativ begonnenen antibiotischen Therapie.
– Practo-Clyss (S. 725) am 3. postoperativen Tag, wenn bis dahin kein spontaner Stuhlabgang erfolgt ist.

● *Perforierte Appendizitis:*
– Magensonde bis zum Sistieren des galligen Rückflusses, Infusionstherapie. Nach Entfernung der Magensonde Beginn des Nahrungsaufbaus.
– Fortführung der antibiotischen Therapie, ggf. Umstellung nach Antibiogramm.
– Kontrolle von Elektrolyten, BB und CRP.
– Vor Entlassung: Kontrolle von BB, CRP, Abdomen-Sono.

Invagination
....

▶ **Definition:** Ein Darmanteil wird durch die Peristaltik teleskopartig in ein weiter distal gelegenes Darmsegment verlagert (Abb. 40.7). Meist schiebt sich das terminale Ileum in das Zäkum = ileokolische Invagination.

▶ **Anamnese:**
● Typische Erkrankung des 1. und 2. Lj. mit Häufung im 2. und 3. Trimenon (= 4.–9. Lebensmonat).
● Häufig Atemwegsinfektion oder Enteritis (sichtbare Lymphknoten in der Sonographie?) in der Vorgeschichte.
● Oft eutrophe Säuglinge.

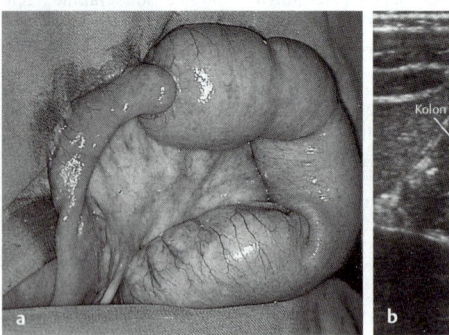 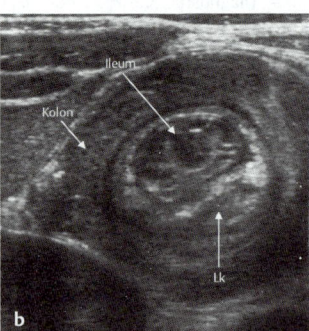

Abb. 40.7 · Invagination: (a) Dünndarminvagination: Intraoperativer Befund; (b) „Target-sign" in der Sonographie

▶ **Klinik:**
● *Plötzlicher Erkrankungsbeginn* aus voller Gesundheit heraus.
● *Kolikartige, heftigste Bauchschmerzen:* Erwachen aus dem Schlaf mit Anziehen der Beinchen. Die schmerzfreien Intervalle werden allmählich kürzer.
● *Erbrechen.*

▶ **Diagnostik:**
● *Untersuchung:*
– Tastbare walzenförmige Resistenz im rechten Unterbauch.
– Rektal: Blut oder himbeerroter Schleim am Fingerling (→ Zeichen der ischämischen Darmwandschädigung, Spätsymptom!).
● *Abdomensonographie:* Nachweis einer typischen Kokarde (sog. „Target-sign", Abb. 40.7b) im rechten Unter- oder Oberbauch.

- Evtl. *Abdomenübersicht:*
  - Freie Luft? → Perforation → OP-Indikation.
  - Spiegel? → bei ausgeprägter Spiegelbildung (→ Ileus, S.353) kein konservativer Repositionsversuch → OP.
► **Konservative Therapie:** Repositionsversuch in Analgosedierung bzw. Narkose.
▶ *Beachte:* Ein sicherer i. v.-Zugang ist obligat!
- *Durchführung:* Devagination durch Einlauf mit NaCl oder Luft unter Sono-Kontrolle.
  - ▶ *Komplikation:* Perforation.
► **Operative Therapie:**
- *Indikationen:* Nach erfolglosem konservativen Repositionsversuch, Reinvagination, Ileus, Perforation und bei älteren Kindern (da häufig sekundär bedingt, z. B. durch Meckel-Divertikel oder Lymphom).
- *Laparoskopie.*
- Ggf. *Laparotomie:*
  - Devagination und Ileoaszendopexie. Wenn die Appendix in das Invaginat einbezogen ist → Appendektomie (S.855).
  - Bei nekrotischem Darm → Darmresektion.
► **Postoperative Nachsorge:**
- *Nach konservativer Devagination:* 24 h Nahrungskarenz, Magensonde, Infusionstherapie, dann langsamer Nahrungsaufbau (NAB) beginnend mit Tee und Glukose, bei komplikationslosem Verlauf Entlassung am 2.–3. Tag möglich. Bei Wiederauftreten von Schmerzen → Kontrollsonographie.
  - Keine erneute Invagination → nochmals Nahrungskarenz.
  - Bei Reinvagination → Operation.
- *Nach offener Devagination:*
  - Ohne Darmresektion: Siehe Nachbehandlung nach konservativer Therapie.
  - Mit Darmresektion: Nüchtern für mindestens 24 Stunden, Infusionstherapie (S.726), Magensonde, ggf. antibiotische Therapie (z. B. Cefuroxim 50 mg/kg KG in 2×/d), langsamer NAB nach klinischem Befund.

Meckel-Divertikel
....

► **Definition:** Rest des embryonalen Ductus omphaloentericus, der als Ausstülpung der Darmwand im unteren Ileum (25–100 cm proximal der Ileozäkalklappe) mit eigenem Mesenteriolum imponiert.
► **Klinik:**
- Ist *oft symptomlos* und wird dann z. B. intraoperativ zufällig entdeckt.
- Kann durch *Komplikationen* auffällig werden. Dies ist in jedem Lebensalter möglich, passiert jedoch meistens in den ersten zwei Lebensjahren:
  - Aus voller Gesundheit heraus Absetzen von Teerstuhl oder frischem hellroten Blut aus peptischen Ulzera. Diese entstehen durch im Divertikel lokalisierte ektope Magenschleimhaut mit eigener HCl-Produktion. Oft keine begleitenden Bauchschmerzen, kein Erbrechen.
  - Akutes Abdomen (S.137), z. B. bei Ulkusperforation.
  - Divertikulitis.
  - Bridenileus (S.354) durch bindegewebige Stränge, die das Divertikel am Nabel oder Ileummesenterium fixieren.
  - Ausgangspunkt für Invagination (S.738).
► **Diagnostik:**
- *BB* (Anämie?).
- *Stuhlprobe:* Sichtbares Blut? Test auf okkultes Blut.
- *Abdomensonographie.*
- *Abdomenübersicht:* Freie Luft?, Spiegel?

- *Technetium-Szintigraphie* nach Stimulation mit Pentagastrin zum Nachweis ektoper Magenschleimhaut.
- ▣ *Beachte:* Eine Endoskopie (Gastroskopie, Koloskopie) bringt keine relevanten Erkenntnisse.
► **Therapie:** Laparoskopie oder Laparotomie und Entfernung des Meckel-Divertikels durch Keilresektion (häufig) oder Darmresektion (selten).
► **Postoperative Nachsorge:**
- Magensonde für 24 h, nüchtern lassen für mindestens 24 h, dann langsamer NAB abhängig vom klinischen Befund. Infusionstherapie (S. 726).
- *Antibiotische Therapie:* Keine nötig bei Blutung. Bei Z.n. Divertikulitis, Ileus oder Perforation z. B. mit Cefuroxim und Metronidazol.

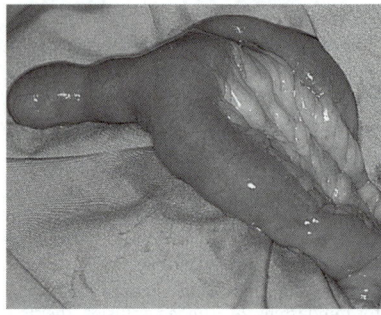

Abb. 40.8 · Meckel-Divertikel: Intraoperativer Befund

Volvulus

► **Definition:** Drehung des gesamten Darmkonvolutes oder mehrerer Darmschlingen um das eigene Mesenterium → mechanischer Ileus mit Darmischämie → akutes Abdomen (S. 137).
► **Ursache:** Oft Malrotation in der Embryonalentwicklung oder Briden.
▣ *Hinweis:* Meist sind Neugeborene betroffen, prinzipiell jedoch in jedem Lebensalter möglich.
► **Klinik:** *Plötzlicher* Krankheitsbeginn mit *kolikartigen Bauchschmerzen* und rezidivierendem *Erbrechen*. Blutige Stühle. Ausladendes, abwehrgespanntes (= akutes) Abdomen. Hochgestellte, „klingende" Darmgeräusche.
► **Diagnostik:** Abdomenübersicht im Hängen bzw. Stehen; evtl. Abdomensonographie.
► **Therapie:** Notfalllaparotomie mit Detorquierung des Darmkonvoluts, evtl. Darmteilresektion. Falls der gesamte Dünndarm betroffen ist → Entlastung durch einen Anus praeter und second look.
▣ *Sonderfall Sigmavolvulus:*
- Meist bei *Schulkindern.*
- *Akut* auftretende starke Schmerzen im *linken Unterbauch.*
- *Therapie:* Einlauf, dadurch oft Detorquierung mit sofortiger Beschwerdefreiheit.
▣ *Beachte:* Besteht der V.a. Volvulus und lässt sich dieser nicht sicher ausschließen, besteht immer eine absolute OP-Indikation.

Ovarialzysten- und Adnextorsion

► **Epidemiologie:** Ovarialzysten werden beim Neugeborenen oft sonographisch als Zufallsbefund festgestellt. Sie sind Ausdruck der mütterlichen Hormonaktivität und bilden sich meist spontan zurück. Häufig treten sie auch präpubertär auf.

► **Komplikationen:**
- Ovarialzystentorsion (*cave:* Adnextorsion mit Ischämie!).
- Ovarialzysteneinblutung.

► **Klinik:** Plötzlich einsetzende starke Unterbauchschmerzen mit deutlicher Abwehrspannung (akutes Abdomen, S.137), Erbrechen. Evtl. anschließend symptomfreies Intervall.

► **Therapie:** Laparoskopische Operation.
- *Ovarialzyste:* Falls eindeutig benigne, Eröffnung der Zyste und Entfernung des Zystenbalgs (→ Zytologie der Zystenflüssigkeit sowie Histologie einer Zystenwandbiopsie bzw. des Zystenbalgs veranlassen).
- *Ovarial-Tumor:* Bei einem Teratom ist evtl. eine Ausschälung möglich, ggf. Organentfernung. Malignome sind im Kindesalter sehr selten.
- *Adnextorsion:*
  - Bei einer nur kurz bestehenden Stieldrehung kommt es nach Detorquierung oft rasch zur Erholung.
  - Bei länger bestehender Torquierung mit hämorrhagischer Infarzierung und Organnekrose → Ovarektomie bzw. Adnektomie.
- *Eingeblutete Ovarialzyste:* Eröffnung der Zyste. Wenn möglich, den Zystenbalg entfernen. Eine Probe der Zystenwand zur histologischen Untersuchung geben.

Hämatokolpos bei Hymenalatresie

► **Epidemiologie:** Fehlbildung, die entweder in der Neugeborenenperiode oder in der Pubertät klinisch apparent wird.

► **Klinik:**
- *Neugeborenes:* Sichtbare Vorwölbung des gelblich-grauen Hymens aus der Vulva.
- *In der Pubertät:* Krampfartige zyklusabhängige Unterbauchschmerzen. Das Hymen wölbt sich durch das gestaute Blut als bläulich schimmernde Membran vor. Die Scheide ist durch das angesammelte Menstruationsblut aufgeweitet (=*Hämatokolpos*) und lässt sich als Unterbauchtumor von außen tasten.

► **Diagnostik:** Sonographische Erweiterung von Vagina und evtl. Uterus (=Hämatometra) durch Blutansammlung.

► **Operative Therapie:** Präoperativ transurethralen Blasenkatheter (S.68) legen. Kreuzförmige Inzision des Hymens und Säumung der Schnittränder.

Cholelithiasis (Erwachsene, siehe S.412)

► **Vorbemerkung:**
- Das Auftreten von Konkrementen in Gallenblase oder -gängen *im Kindesalter* ist *selten*.
- Häufiger bei *prädisponierenden Krankheiten* wie z.B. hämolytischen Anämien (Sphärozytose, Thalassämie, Sichelzellanämie), Mukoviszidose oder bei totaler parenteraler Ernährung.

► **Klinik und Diagnostik:** Siehe bei Erwachsenen S.413.

► **Therapie:**
- Nach Auftreten der ersten Kolik bei Gallenblasensteinen wird die *laparoskopische Cholezystektomie* (S.836) empfohlen.
- Bei papillennahen Konkrementen *ERCP mit Papillotomie* (S.321).

Hydronephrose

▶ **Definition:** Exzessive Ausweitung des Nierenbeckenkelchsystems durch Harnstauung.

◼ *Hinweis:* Kinder mit unklaren Bauchschmerzen werden prinzipiell häufig vorgestellt. Selten (aber eben doch regelmäßig) wird dabei erstmals (und oft zufällig) eine Hydronephrose diagnostiziert. Dies geschieht i. d. R sonographisch. Meist wird die Diagnose heute bereits pränatal oder in der Neugeborenenperiode gestellt.

▶ **Ätiologie:**
- *Ureterabgangsstenose:* Angeborene Stenose am Übergang vom Nierenbecken zum Ureter oder Kompression des Ureters am Abgang aus dem Nierenbecken durch ein aberrierendes Gefäß oder Bindegewebszüge.
- *Distale* (= prävesikale) *angeborene Ureterstenose.*
- *Vesikoureteraler Reflux.*
- *Ureterozele* (= submuköse Vorwölbung des Ureters in die Blase bei Ostiumstenose).
- *Urethralklappe* (S. 748).

▶ **Klinik:**
- Unter Umständen symptomlos (sonographischer Zufallsbefund).
- Rezidivierende Bauch- bzw. Flankenschmerzen mit Ausstrahlung in die Leiste.
- Erbrechen.
- Miktionsbeschwerden, rezidivierende Harnwegsinfekte.
- Rezidivierende Fieberschübe.
- Evtl. tastbarer Abdominaltumor.

▶ **Diagnostik:**
- *Labor:* BB, Harnstoff, Kreatinin, Urinstatus und -kultur.
- *Sonographie:* Siehe Tab. 40.4.

Tabelle 40.4 · DD sonographischer Befunde bei Hydronephrose

Befund	Verdachtsdiagnose
ein- oder beidseitige Nierenbeckenektasie (= NBE), Kelchdilatation, evtl. Parenchymreduktion	Ureterabgangsstenose
NBE mit Ureterdilatation	prävesikale Ureterstenose oder vesikoureteraler Reflux (VUR)
NBE, Ureterdilatation, sichtbare intravesikale Zele	Ureterozele
NBE beidseits, Ureterdilatation beidseits, Blasenwandhypertrophie	Urethralklappe

- *Miktionszystourethrographie* (MCU).
- *Eventuell:* I.v.-Pyelogramm, Nierenszintigraphie (Bestimmung der seitengetrennten Nierenfunktion und der Abflussverhältnisse), MRT (Klärung der anatomischen Verhältnisse bei komplexen Fehlbildungen, Bestimmung der seitengetrennten Nierenfunktion und der Abflussverhältnisse).

▶ **Therapie:** ◼ *Hinweis:* Einzelheiten zu den angegebenen OP-Verfahren finden Sie in kinderchirurgischen Büchern.

- *Ureterabgangsstenose:*
  - Beobachtung unter Sonographiekontrolle.
  - Fällt bei der Nierenszintigraphie die Aktivität 20 min nach Lasixgabe um weniger als 50 % des Ausgangswertes ab → OP-Indikation (z. B. Anderson-Hynes-Plastik).
- *Prävesikale Stenose:*
  - Sonographiekontrollen, im 1. Lj. ist evtl. eine Spontanheilung möglich (ggf. antibiotische Dauerprophylaxe).
  - Bei sonographischer Zunahme der Stauung, Parenchymreduktion oder szintigraphischem Funktionsabfall → OP-Indikation (Ureterneueinpflanzung nach Cohen bzw. Politano-Leadbetter).
- *Vesikoureteraler Reflux* (VUR):
  - Sonographiekontrollen, evtl. Spontanheilung in den ersten 4 – 5 Lebensjahren unter antibiotischer Dauerprophylaxe.
  - OP-Indikation bei Auftreten von Infektionen unter antibiotischer Dauerprophylaxe, Parenchymreduktion oder Funktionsabfall → Zystoskopie und Unterspritzung des betreffenden Ureterostiums (z. B. mit Deflux), Ureterozystoneostomie nach Cohen bzw. Politano-Leadbetter.
- *Ureterozele:* Zystoskopie und Ureterozelenspaltung.
- *Urethralklappe:* Siehe S. 748.

Urolithiasis

▶ **Vorbemerkung:**
- Im Kindesalter prinzipiell selten.
- Auftreten öfter bei Stoffwechselstörungen (z. B. Zystinurie) oder bei häufigen Harnwegsinfektionen.

▶ **Klinik, Diagnostik und Therapie:** Siehe bei Erwachsenen S. 502.

Nephroblastom (Wilms-Tumor)

▶ **Grundlagen:**
- Wilms-Tumoren sind *hochmaligne embryonale Nierentumoren.*
- Bei V.a. Nephroblastom → Verlegung in ein pädiatrisches Zentrum mit integrierter Kinderchirurgie! Die Behandlung muss nach Standardprotokollen erfolgen.

▶ **Klinik:** Bauchschmerzen (geringgradig bis heftig), palpabler Flankentumor und evtl. Hämaturie.

▶ **Diagnostik:** Sonographie, CT bzw. MRT.

DD: Pädiatrische Erkrankungen

◾ *Beachte:* Pädiatrische (= internistische) Krankheitsbilder können ein akutes Abdomen hervorrufen. Da keine chirurgische Ursache vorliegt, besteht keine OP-Indikation. Siehe auch bei Erwachsenen S. 137.

▶ **Häufige Krankheitsbilder:**
- *Pseudoperitonitis diabetica:* Glukose im Serum messen.
- *Hämolytisch-urämisches Syndrom* (HUS): Nachweis einer intravasalen Hämolyse.
- Abdominelle Krisen bei *Sichelzellanämie:* Nachweis einer hämolytischen Anämie und HbS.

40.11 DD: Schmerz und Raumforderung in Leiste und Skrotum

Grundlagen

▶ **Anamnese:** Alter des Patienten? Persistierende oder rezidivierende Schwellung? Schmerzhaft oder indolent?
▶ **Untersuchung:** Hautrötung? Druckschmerz? Fieber? Ist der Hoden deszendiert?

Leistenhernie (bei Erwachsenen: siehe S. 452)

◼ *Hinweis:* Die kindliche Leistenhernie ist immer angeboren und fast immer eine indirekte Hernie (S. 453).
▶ **Epidemiologie:** Gehäuftes Vorkommen bei Frühgeborenen.
▶ **Klinik:** Schwellung in der Leiste, z. T. ins Skrotum reichend. Verstärkt durch Pressen, Husten oder Schreien. Meist reponibel.
◼ *Beachte:* Oft ist bei Säuglingen und Kleinkindern der Hernienaustritt nicht provozierbar, sodass man sich auf die anamnestischen Angaben der Eltern und den Befund des Kinderarztes verlassen muss.
▶ **Therapie:** Elektive Leistenherniotomie (S. 905).
◼ *Beachte:* Bei Kindern < 1 Jahr (hohe Inkarzerationsgefahr!) oder bei einem Ovarvorfall (auch ohne Inkarzeration, tastet sich wie „Kirsche am Stiel") wird die geplante Herniotomie nach der Diagnosestellung empfohlen (*cave:* Ovarschädigung).
▶ **Inkarzerierte Leistenhernie:**
◼ *Beachte:* Kann man eine inkarzerierte Leistenhernie nicht sicher ausschließen, muss immer notfallmäßig eine operative Revision erfolgen!
- *Klinik:*
  - Besonders häufig im 1. Lj. auftretend.
  - Das Kind ist weinerlich und unruhig.
  - Pralle, sehr druckschmerzhafte Schwellung in der Leiste, evtl. bis ins Skrotum reichend. Die Haut über der Schwellung ist gerötet.
  - Evtl. Erbrechen.
- *Therapie:*
  - Reposition: Gabe von z. B. Midazolam (Dormicum) 0,4 mg rektal, nach 15 min Repositionsversuch (S. 452).
  - Falls die Reposition gelingt → Herniotomie nach 2 Tagen (sobald das Ödem abgeklungen ist). Falls nicht → sofortige Notfallherniotomie.
▶ **Differenzialdiagnose der Leistenhernie:**
- Kongenitale *Hydrozele* testis bzw. funiculi (S. 744).
- *Lymphadenitis* inguinalis (hier: Schwellung lateral des äußeren Leistenrings oder subinguinal).
- *Torquierter Leistenhoden* (S. 745).
◼ *Hinweis:* Die Diaphanoskopie erlaubt im Kindesalter keine sichere Differenzierung zwischen Hernie und Hydrozele.

Kongenitale Hydrocele testis bzw. funiculi

▶ **Anatomie:**
- Die *Hydrozelenwand* entspricht dem nicht obliterierten Processus vaginalis peritonei.
- *Hydrozeleninhalt:* Peritonealflüssigkeit.
- *Nicht-Obliteration des Processus vaginalis*
  - auf ganzer Länge: Hydrocele testis,
  - z. T. entlang des Samenstrangs: Hydrocele funiculi.

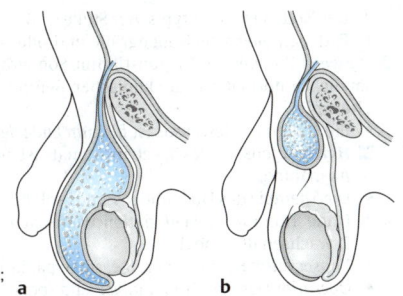

Abb. 40.9 · Hydrocele: (a) H. testis; (b) H. funiculi (spermatici)

▶ **Klinik:** Schmerzlose Schwellung
- bis ins Skrotum reichend: Hydrocele testis,
- in der Leiste: Hydrocele funiculi (der Hoden ist von der Hydrozele palpatorisch abgrenzbar).

▶ **Therapie:**
- *Kongenitale Hydrocele testis:*
  - Der Processus vaginalis peritonei kann sich im Laufe des ersten Lebensjahres spontan verschließen.
  - 1. Lj.: OP-Indikation nur bei sehr großer, praller Hydrozele oder kontinuierlich zunehmendem Befund.
  - Bei Kindern > 1 Jahr: Elektive Leistenherniotomie (S. 905) mit Spaltung der Hodenhüllen.
- *Kongenitale Hydrocele funiculi:* Geplante Leistenherniotomie mit Spaltung der Hodenhüllen bzw. Ausschälung der Hydrozele.

Hodenhochstand (Retentio testis = Maldescensus testis)

▶ **Definition:** Der Hoden ist bei der Geburt aufgrund einer unvollständigen Wanderung aus dem Retroperitoneum nicht spontan deszendiert.

▶ **Formen:**
- *Pendelhoden:*
  - Physiologische Normvariante → *keine Operationsindikation!*
  - Infolge des Cremasterzuges pendelt der Hoden zwischen Leiste und Skrotum. Es kommt nach Auslösen des Cremasterreflexes zwar zur Retraktion des Hodens bis in die Leiste, aber danach immer zum unmittelbaren Deszensus.
- *Gleithoden:*
  - Pathologisch → *Therapie erforderlich!*
  - Der Hoden kann aus der Leiste ins Skrotum mobilisiert werden, gleitet jedoch sofort in die Leiste zurück.
- *Leistenhoden:*
  - Hoden ist in der Leiste fixiert.
- *Hodenektopie:*
  - Pathologisch → *Therapie erforderlich!*
  - Fehlwanderung des Hodens nach Durchtritt durch den äußeren Leistenring: Er kann subkutan, inguinal (= epifasziale Hodenektopie), am Oberschenkel, Damm oder Penisschaft liegen.

▶ **Klinik:**
- Leeres Skrotalfach (ein- oder beidseitig).
- Hypoplastisches Skrotum.

- Der Hoden ist an untypischer Stelle (z. B. in der Leiste) tastbar.
- Evtl. pathologische Hodengröße und/oder -konsistenz.
- ▶ *Hinweis:* Die weitere Diagnostik mit Sonographie und/oder MRT bringt keine zusätzliche Information zum klinischen Befund.
- ► **Therapie:**
  - Ein *spontaner Deszensus* ist *bis zum Ende des 1. Lj.* möglich.
  - ▶ *Hinweis:* Jenseits des 3. Lebensmonats ist ein spontaner Deszensus allerdings die Ausnahme.
  - Die *Therapie* des Hodenhochstands soll *bis zum Ende des 2. Lj. abgeschlossen* sein.
  - Ohne Therapie *Hodenfunktion wahrscheinlich eingeschränkt* und *Entartung* im Erwachsenalter möglich.
  - *Konservativ:* Hormontherapie, siehe pädiatrische Lehrbücher.
  - *Operation:* Orchidofunikulolyse und -pexie (S. 906).
  - *Postoperative Nachbehandlung:* Nach einer spannungsfreien Hodenverlagerung ist die Mobilisation am OP-Tag möglich. Falls Spannung besteht, sollten 3 Tage Bettruhe (Liegen) eingehalten werden. Klinische Kontrolle der Hodenlage nach 6 Monaten. Sollte dann ein Rezidiv diagnostiziert werden → Indikation zur Reoperation.
- ▶ *Sonderfall Kryptorchismus:*
  - *Definition:* Nicht tastbarer Hoden.
  - *Laparoskopische Diagnostik und Therapie:*
    - Keine Hodenanlage → „Hodenagenesie" (meist einseitig).
    - Hodenrelikt (= sehr kleiner, oft reiskorngroßer, funktionsloser Hoden): Laparoskopische Entfernung.
    - Bei Abdominalhoden mit ausreichend langem Gefäßbündel → offene Orchidofunikulolyse und -pexie (S. 906).
    - Bei Abdominalhoden mit kurzem Gefäßbündel → zweizeitige OP nach Fowler-Stephens (→ Fachbuch) mit offener Orchidofunikulolyse und -pexie nach 6 Monaten.

Akutes Skrotum

- ► **Definition:** Akut einsetzende, starke persistierende Schmerzen im Skrotum.
- ► **Differenzialdiagnosen:**
  - *Hydatidentorsion* (s. u.).
  - *Epididymitis* (S. 746).
  - *Hodentorsion* (S. 747).
  - *Posttraumatisch* (S. 747).
  - *Hodentumor* (S. 747).
- ▶ *Beachte:* Besteht nur der geringste klinische Verdacht auf eine *Hodentorsion*, muss eine *notfallmäßige operative Revision* erfolgen. Eine unauffällige Sonographie bzw. Doppleruntersuchung kann eine Hodentorsion nicht sicher ausschließen!
- ► **Hydatidentorsion:**
  - *Ursache:* Drehung der Appendix testis (Morgagni Hydatide = Überrest des kranialen Anteils des Müller-Ganges am Hodenoberpol).
  - *Klinik:* Schmerzen typischerweise meist seit Tagen. Druckschmerzhafte, bläulich-schimmernde Resistenz (= nekrotische Hydatide, „blue dot") am Hodenoberpol.
  - *Therapie:*
    - Geplante operative Revision mit Hydatidenabtragung und prophylaktischer Orchidopexie in den nächsten Tagen.
    - Bei diagnostischer Unsicherheit: Notfall-OP zum Ausschluss einer Hodentorsion.
- ► **Epididymitis:**
  - *Definition:* Nebenhodenentzündung, meist bakteriell bedingt.

- *Klinik:*
  - Zunehmende Schmerzen über Stunden bzw. Tage.
  - Der Nebenhoden ist gut abgrenzbar, deutlich druckschmerzhaft und verdickt. Der Hoden selber ist unauffällig.
  - Das Skrotum ist geschwollen, die Haut gerötet.
  - Evtl. Fieber.
- *Konservative Therapie:* Antibiotische Behandlung i. v. mit Cefuroxim 50 mg/kg KG 2×/d. Vor Beginn der Antibiotikatherapie Abnahme von Urinstatus und Uricult (ggf. Umstellung der Antibiose nach Antibiogramm)!
- ▶ *Beachte:* Bei diagnostischer Unsicherheit → operative Revision!

▶ **Hodentorsion:**
- *Ätiologie:* Der Hoden dreht sich um den Samenstrang und wird dadurch nicht mehr ausreichend durchblutet.
- *Prädilektionsalter:* Erstes Lebensjahr (*Sonderfall:* Neugeborene bei intrauteriner Torsion) und Pubertät.
- *Klinik:*
  - Plötzlich auftretender heftigster Hodenschmerz mit Ausstrahlung in die Leiste, evtl. in den Unterbauch.
  - Das Skrotum ist deutlich gerötet und aufgetrieben, zeigt keine Hautfältelung mehr.
  - Der Hoden ist stark druckschmerzhaft.
  - Hoden und Nebenhoden sind palpatorisch nicht mehr voneinander abgrenzbar.
- *Diagnostik:* Klinische Untersuchung! Sonographie, evtl. Dopplersonographie.
- ▶ *Beachte:* Keine unnötige Zeit verlieren!
- *Operative Therapie:*
  - Offene Revision des Skrotums mit Detorquierung des Hodens und Orchidopexie (S. 906).
  - Prophylaktische Orchidopexie der Gegenseite: Bei blanden Verhältnissen sofort, bei stark entzündeten, ödematösem Gewebe elektiv nach 6 Wochen.
  - Ggf. Orchidektomie bei nekrotischem Hoden → Histologie.

▶ **Posttraumatisches akutes Skrotum:**
- *Anamnese:* Trauma (durch Faustschlag, Fußtritt, Ball) oder Aufprall (z. B. auf Fahrradlenker) gegen das Skrotum.
- *Klinik:* Schwellung und Hämatom des Skrotums, evtl. beidseits.
- *Diagnostik:* Sonographie, evtl. Dopplersonographie.
- *Therapie:* Bettruhe und Kühlung. Bei diagnostischer Unsicherheit → Revision, evtl. mit Hämatomausräumung.

▶ **Hodentumor:**
- *Klinik:* Meist schmerzlose Volumenzunahme des Hodens. Das Skrotum ist vergrößert, die Haut nicht gerötet.
- *Diagnostik:* Sonographie, MRT (präoperativ obligat).
- *Therapie:* Elektive Operation nach Diagnostik unter enger Zusammenarbeit mit den pädiatrischen Onkologen.

40.12 DD: Harnverhalt und Hämaturie

Grundlagen
....

▶ **Definition:**
- *Harnverhalt:* Die volle Blase kann nicht entleert werden. Klinik: Bauchschmerzen und tastbarer Blasenhochstand.

- *Hämaturie:*
  - *Mikrohämaturie:* Mikroskopischer Nachweis von Erythrozyten (> 10 pro mm^3) im normal gefärbten Urin.
  - *Makrohämaturie:* Makroskopisch (= mit dem Auge sichtbar) blutiger Urin.
  - Klinik: Die Miktion kann schmerzlos oder schmerzhaft sein, evtl. Bauchschmerzen.
- ► **Ursachen:** Siehe Tab. 40.5.

Tabelle 40.5 · Ursachen für Harnverhalt und Hämaturie

kinderchirurgisch		pädiatrisch
Meatusstenose (S. 748)	Balanitis	Glomerulonephritis
Urethralklappe (s. u.)	Harnwegsinfektion (HWI, S. 114)	Nephritis bei Purpura Schoenlein-Henoch
Beckenfraktur mit Blasenverletzung (S. 510)	Obstipation (S. 735)	hämolytisch-urämisches Syndrom
Nierentrauma (S. 508)	Nieren- oder Blasensteine (S. 743)	hämatologische Erkrankungen (z. B. Thrombozytopenien, Koagulopathien)
	Wilmstumor (S. 743)	
	Rhabdomyosarkom der Blase bzw. Prostata	

- ▣ *Beachte:* Im Gegensatz zum Erwachsenen weist eine Hämaturie beim Kind nicht primär auf ein Malignom hin, da diese sehr selten sind.
- ► **Diagnostik:**
  - *Urin* aus Klebebeutel (*cave:* eingeschränkte Beurteilbarkeit), Mittelstrahlurin, Katheterurin oder Blasenpunktionsurin: Erythrozyten, Proteine, Bakterien?
  - *Blut:* Kreatinin, Harnstoff, Elektrolyte, Gerinnungsstatus.
  - *Sonographie.*
  - *Eventuell:* MCU, Zystoskopie mit Biospieentnahme, MRT.

Urethralklappe

- ► **Definition:** Mehr oder weniger vollständige Obstruktion der Harnröhre infolge der Persistenz abnormaler Klappen und Segel im Bereich der hinteren Harnröhre, meist distal des Colliculus seminalis.
- ▣ *Hinweis:* Mädchen sind nicht betroffen.
- ► **Pathophysiologie:** Urethralklappe → Dilatation der prostatischen Harnröhre → Hypertrophie von Blasenhals und Blasenwand → Schädigung der vesikoureteralen Verbindung → Hydronephrose (S. 742) → Niereninsuffizienz.
- ► **Klinik:**
  - *Tröpfelnde Miktion, schwacher Urinstrahl, vermehrtes Pressen* beim Wasserlassen.
  - Durch die Bauchdecken *palpable Blase,* evtl. *Hydronephrose.*
- ► **Diagnostik:**
  - ▣ *Hinweis:* Häufig fällt die Erkrankung bereits bei der *pränatalen Sonographie* auf.
  - *Sonographie:* Große gefüllte Blase mit verdickter Wand, beidseitige Ureterdilatation und Hydronephrose.

- *MCU* (im seitlichen Strahlengang): Dilatierte posteriore Urethra mit Kalibersprung auf Höhe der Klappe, oft beidseitiger vesikoureteraler Reflux (VUR, S. 743).
- *Tc-MAG3-Szintigraphie* zur Bestimmung der Nierenfunktion (sinnvoll erst ab dem Alter von 4 Wochen).
- *Labor:* Regelmäßige Kreatinin-, Harnstoff-, Elektrolytkontrollen.
- ► **Therapie:**
  - *Notfallmaßnahme bei Harnverhalt:* Entlastung der Blase durch transurethralen (*cave:* Perforationsgefahr!) oder suprapubischen Katheter.
  - *Kausaltherapie:* Urethraskopie und Klappenresektion.

Meatusstenose
....

- ► **Definition:** Enger Meatus urethrae externus.
- ► **Klinik:** Sehr dünner Harnstrahl, Pressen beim Wasserlassen.
- ► **Komplikationen:** Häufig Harnwegsinfektionen.
- ► **Therapie:** Meatotomie.

Phimose
....

- ► **Definition:** Verengung der Vorhaut, sodass diese nicht ohne Gewaltanwendung über die Glans zurückgestreift werden kann (Abb. 40.10a).
- ◰ *Physiologische Phimose:* Die spontane Lösung der Vorhaut von der Eichel setzt nach der Geburt ein und endet erst im Kleinkindesalter. Daher sind brüske Repositionsmanöver vor dem 3.–4. Lj. kontraindiziert. Die Behandlung einer Phimose sollte jedoch mit dem Eintritt in die Schule abgeschlossen sein.
- ► **Formen:**
  - *Rüsselförmige Phimose*: Häufigste Form.
  - *Narbige Phimose:* Bei Repositionsmanövern entstehen kleine Präputialeinrisse, die narbig abheilen können. Außerdem kann es nach Balanitiden und Posthitiden (= Entzündung der Glans und/oder der Vorhaut) zu Vernarbungen kommen.
- ► **Komplikation:** Dysurische Beschwerden wie Ballonphänomen bei der Miktion oder Nachträufeln des Urins, Balanoposthitiden.
- ◰ *Ballonphänomen:* Da der Urin nicht ordnungsgemäß abfließen kann, kommt es beim Urinieren zu einer ballonartige Aufweitung der Vorhaut.
- ► **Operative Therapie:**
  - *Indikation:* Dysurie z. B. Ballonphänomen, narbige Phimose, Junge älter als 5. Lj.
  - *Kontraindikation:* Akute Balanitis oder Hypospadie (= angeborene Fehlmündung der Harnröhre an der Penisunterseite; das Präputium ist evtl. für die Korrektur-OP erforderlich).
  - *Anästhesie:* Grundsätzlich Vollnarkose. Nach Narkoseeinleitung Setzen eines Peniswurzelblocks durch den Anästhesisten oder Chirurgen.
  - *OP-Technik:* Zirkumzision (=„Beschneidung"), S. 907.
    - Vollständige Zirkumzision.
    - Subtotale Zirkumzision.
    - Erweiterungsplastik (sog. Welsh-Plastik).
  - *Komplikationen:* Nachblutung, Rezidiv (bei subtotaler Zirkumzision bis zu 40%, bei der Welsh-Plastik deutlich weniger).
- ► **Nachbehandlung:**
  - *Ambulant* (Entlassung, wenn Miktion problemlos möglich ist).
  - Täglich *Sitzbäder* und Auftragen von z. B. *Bepanthen-Salbe* auf die Glans bis zur völligen Abheilung.

Paraphimose

- ▶ **Definition:** Wenn ein enges Präputium über die Glans gezogen wird und nicht zurückgleiten kann, resultiert ein Ödem des inneren Vorhautblattes und der Eichel (sog. „spanischer Kragen") (Abb. 40.10b).
- ▶ **Komplikation:** Durchblutungsstörung des Präputiums bzw. der Glans mit Fibrinbelägen und Ulzerationen bis hin zur Nekrose.
- ▶ **Therapie:**
  - Reposition in *Narkose.*
  - *Technik:* Die Vorhaut wird mit Zeige- und Mittelfinger beider Hände gefasst und durch den Druck der Daumen auf die Eichel vorgezogen.
  - Falls die Reposition nicht gelingt → *Dorsalinzision in Narkose.*
  - *Zirkumzision* (S.907) nach Normalisierung des Lokalbefunds.

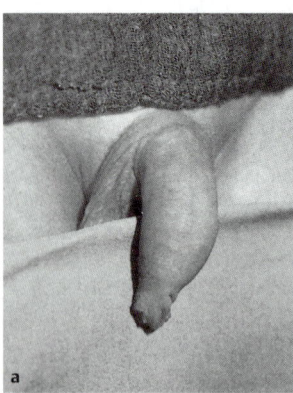

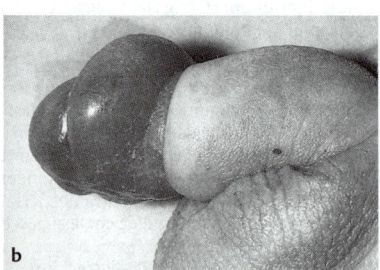

Paraphimose

Abb. 40.10 · Phimose

Urolithiasis (siehe S.743 und bei Erwachsenen S.502)

Tumoren des Urogenitaltrakts

- ▶ **Rhabdomyosarkom der Blase bzw. der Prostata:**
  - *Klinik:* Unterbauchschmerzen, Blasentenesmen, Makrohämaturie, Harnverhalt und evtl. Obstipation.
  - *Diagnostik:* Sono, Zystoskopie mit Biopsie und MRT (Ausdehnung intravesikal, in der Blasenwand, extravesikal?).
  - *Therapie:* Multimodal nach dem Therapieprotokoll DGPO.
- ▶ **Nephroblastom (Wilms-Tumor):** Siehe S.743.

40.13 Schädel-Hirn-Trauma bei Kindern

Grundlagen

▶ **Definition:** Verletzungen des Schädels (Kopfschwarte, Schädelknochen) *und/oder* des Gehirns *mit oder ohne* nachweisbare Hirnfunktionsstörung, die durch eine äußere Gewaltanwendung entstanden sind.

☐ *Merke:*
- Eine *Hirnverletzung ohne Schädelfraktur* ist häufig.
- Für die Beurteilung einer Schädel-Hirn-Verletzung ist nur die *Schwere der Hirnverletzung* von Bedeutung.
- Man unterscheidet zwischen einem *offenen* (→ direkte Verbindung zwischen Gehirn und Außenwelt) und einem *geschlossenen* (→ Dura mater intakt) SHT.

▶ **Einteilung** des SHTs bei Kindern < 36 Monaten nach der *Pediatric Glasgow Coma Scale* (PGCS, siehe Tab. 40.6).

Tabelle 40.6 · Pediatric Glasgow Coma Scale (PGCS)

Augen öffnen

• spontan	• 4 Punkte
• auf Schreien	• 3 Punkte
• auf Schmerzreize	• 2 Punkte
• keine Reaktion	• 1 Punkt

Beste verbale Reaktion

• Plappern, Plaudern	• 5 Punkte
• Schreien, aber tröstbar	• 4 Punkte
• Schreien, untröstbar	• 3 Punkte
• Stöhnen oder unverständliche Laute	• 2 Punkte
• keine Reaktion	• 1 Punkt

Beste motorische Reaktion

• Spontane Bewegungen	• 6 Punkte
• auf Schmerzreiz, gezielte Abwehr	• 5 Punkte
• auf Schmerzreiz, normale Beugeabwehr	• 4 Punkte
• auf Schmerzreiz, abnorme Abwehr	• 3 Punkte
• auf Schmerzreiz, Strecksynergismen	• 2 Punkte
• keine Reaktion	• 1 Punkt

▶ **Schweregrad des SHTs:**
- *GCS 13 – 15:* Leichtes SHT.
- *GCS 9 – 12:* Mittelschweres SHT.
- *GCS 3 – 8:* Schweres SHT.

▶ **Ursachen** im Kindesalter:
- *Im Säuglingsalter:* Sturz vom Wickeltisch, von der Waage, aus dem Bettchen, aus der Tragetasche bzw. „Maxi cosi".
- *Im Kleinkind- und Vorschulalter:* Stürze aus größerer Höhe (Balkon, Fenster, Mauer, Rutsche, Treppe), Unfall mit „Gehfrei"-Laufhilfe.
- *Beim Schulkind:* Sport- oder Verkehrsunfall.

► **Diagnostik:**
- *Schädel-Sono* bei offener Fontanelle (bei jedem Kind < 6 Monate).
- *Röntgen Schädel* in 2 Ebenen, ggf. Hinterhauptsaufnahme nach Town, ggf. Spezialaufnahmen.
- *Schädel-CT*, ggf. mit Knochenfenster und HWS.
- *Kernspintomographie* des Schädels, ggf. mit HWS.

▷ *Hinweis:* Bei V.a. eine gleichzeitig vorliegende HWS-Verletzung muss das Kind bis zum Abschluss der Diagnostik einen Stiff-neck tragen.

Übersicht Schädel-Hirn-Trauma bei Kindern

Tabelle 40.7 · Verletzungsformen beim Schädel-Hirn-Trauma

Kopfschwartenverletzung
- Kopfplatzwunde, s. u.
- Kopfschwartenhämatom, S. 753
- Kephalhämatom, S. 753

Schädelfrakturen
- Schädelkalottenfraktur, S. 754
- Schädelbasisfraktur, S. 754

Hirnverletzungen
- Commotio cerebri (entspricht SHT I°), S. 755
- Contusio cerebri (entspricht SHT II° – III°), S. 755

Kopfplatzwunde (bei Erwachsenen siehe S. 577)

► **Diagnostik:**
- Steriles *Austasten der Wunde* mit einer Pinzette: Stufenbildung im Knochen? Impression?
- Abklärung des *Tetanusschutzes* (S. 720).

✔️ ▷ *Praxistipp Wundversorgung bei Kindern:*

Klären Sie sowohl das Kind als auch die Eltern in verständlicher Form über die geplanten Schritte auf. Seien Sie dabei ehrlich und sagen Sie, dass es kurzzeitig unangenehm sein kann. Oft ist die Anwesenheit eines Elternteils sehr hilfreich (z. B. beim Festhalten). In Ausnahmefällen (drohender Kollaps, extreme Nervosität, Aggressivität der Eltern) sollte man das Kind ohne Angehörige behandeln. Eine (Kinder-)Krankenschwester sollte immer mithelfen.

► **Chirurgische Therapie:** Die Versorgung sollte – wenn möglich – in Anwesenheit eines Elternteils erfolgen. Bei unruhigen Kindern Analgosedierung (bei Unsicherheit → Anästhesisten hinzuziehen). Im Zweifelfall Versorgung in Narkose. Wundverschluss je nach Wundgröße durch:
- *Gewebekleber* (z. B. Dermabond, mini classic, Dermabond classic):
  - Sparsame Rasur und Desinfektion (nicht-brennendes Mittel, z. B. Octenisept), ggf. Säubern der Wunde.
  - Blutstillung durch manuelle Kompression, z. B. mit einer angefeuchteten Kompresse.
  - Adaptation der Wundränder, den Kleber in mehreren (mind. drei) dünnen Lagen auftragen (nicht in die Wunde!). Die „Naht" nach den ersten zwei

Lagen jeweils 30 s, nach der dritten Lage 60 s zusammendrücken (*cave:* Darauf achten, dass die eigenen Finger nicht kleben bleiben!).

- ◼ *Beachte:* Den Kopf so lagern, dass der Kleber nicht mit Schleimhäuten in Kontakt kommen kann (Auge, Nase, Mund). Sollte trotzdem etwas in ein Auge gelangen, muss man ihn mit reichlich Wasser oder Kochsalz spülen. Wenn der Gewebekleber nicht vollständig entfernt werden kann → Augenarzt.
- *Klammerpflaster* (z.B. Leukostrip, Proxi-Strip):
  - Gute Alternative auf unbehaarter Haut, z.B. im Gesicht.
  - Desinfektion, ggf. Säubern der Wunde.
  - Die Wundränder müssen trocken und fettfrei sein. Adaptation der Ränder mit den Fingern und queres Aufkleben der (evtl. zugeschnittenen) Klammerpflaster unter nur leichtem Zug. Mit einem größeren Pflaster sichern. Belassen für 5 Tage.
- *Naht in Lokalanästhesie* (S. 83):
  - ◼ *Beachte:* Meistens ist ein Festhalten des Kindes durch das Pflegepersonal und/ oder die Eltern nötig. Säuglinge und Kleinkinder werden zum besseren Halten in ein Tuch gewickelt.
  - Infiltration der Wundränder mit Bubivacain (z.B. Carbostesin 0,25 %, 0,5 %), Maximaldosis: 2 mg/kg KG.
  - Sparsame Rasur, Desinfektion, ggf. Säubern der Wunde.
  - ◼ *Hinweis:* Aus kosmetischen Gründen keine Rasur der Augenbrauen.
  - Bei ausgefransten, stark verschmutzten, nekrotischen Wundrändern: Sparsames Débridement der Wundränder.
  - Kopfschwarte: Zur Blutstillung tief durchgreifende Einzelknopfnähte mit monofilem Nahtmaterial der Stärke 4/0, evtl. 3/0.
  - Gesicht: Falls technisch möglich, Intrakutannaht z.B. mit Prolene 5/0 oder 6/0, ansonsten adaptierende Einzelknopfnähte mit Prolene 5/0 oder 6/0.
  - ◼ *Hinweis:* Kein resorbierbares Fadenmaterial verwenden, da häufig eine starke Fremdkörperreaktion mit Rötung und auffälliger Granulation auftritt.
  - Fadenentfernung nach 5 Tagen im Gesicht, nach 7 Tagen an der Kopfschwarte.

◼ *Hinweis:* Bei komplexen Verletzungen bzw. bei komplizierten Wunden im Gesicht, besonders an den Lippen, Augenlidern etc. sollte die Versorgung in Ruhe in Vollnarkose erfolgen.

Kopfschwartenhämatom

▶ **Ätiologie:** Sturz (von Wickelkommode, Fahrrad) oder geburtstraumatisch (= „Geburtsgeschwulst" = Caput succedaneum).

▶ **Klinik:** Hämatom in der Kopfschwarte, das sich diffus ausbreitet und sich nicht an den Schädelnähten orientiert.

Diagnostik:
- Anamnese, klinischer Untersuchungsbefund.
- Evtl. Sonographie des Schädels.
- Evtl. Röntgen-Schädel in 2 Ebenen.

▶ **Therapie:**
- *Konservativ* (Kopf hochlegen, Hämatom kühlen), da meist spontane Rückbildung innerhalb von Tagen und Wochen.
- Sehr selten ist eine *Punktion* nötig.

Kephalhämatom

▶ **Ätiologie:** Geburtstraumatisch.

▶ **Klinik:** Subperiostales Hämatom, das sich in der Ausdehnung an den anatomischen Schädelnähten orientiert.

▶ **Therapie:**
- *Kleine Hämatome:* Konservative Therapie, spontane Resorption.
- *Große Hämatome:* Punktion, da ansonsten das Hämatom verkalkt und evtl. zu einer Verformung des Schädelknochens führt.

Schädelkalottenfraktur (bei Erwachsenen: siehe S. 578)

◼ *Hinweis:* Jedes Kind mit Schädelfraktur muss zur klinischen Beobachtung stationär aufgenommen werden!

▶ **Nahtsprengung:**
- Typische Verletzung des knöchernen Schädels *beim Säugling,* da die Schädelnähte noch nicht ausreichend fest sind.
- *Diagnostik:* Evtl. Schädelsonographie. Im Röntgen (2 Ebenen) zeigen sich die klaffenden Nähte.
- *Therapie:* Klinische Beobachtung (PGCS, S. 751).

▶ **Lineare Schädelfraktur:**
- *Ca. 80 % aller Schädelfrakturen.*
- *Klinik:* Oft mit begleitenden Kopfschwartenhämatom („fluktuierendes Hämatom").
- *Diagnostik:* Klinischer Befund, ggf. Röntgen-Schädel in 2 Ebenen, ggf. Hinterhauptsaufnahme; bei Frakturbestätigung → CCT oder MRT (intrazerebrale Blutung?).
- *Therapie:* Klinische Beobachtung (PGCS, S. 751).
- *Komplikation:* Durch Einklemmung der Dura wachsender Frakturspalt.

▶ **Impressionsfraktur:**
- *Klinik:* Oft besteht ein Kopfschwartenhämatom, und es ist eine Delle tastbar.
- *Therapie:* Operative Hebung der Fraktur, wenn die Impression tiefer als eine Kortikalisbreite ist.

Schädelbasisfrakturen (bei Erwachsenen: siehe S. 578)

▶ **Formen:** Fronto- bzw. laterobasale Frakturen (S. 578).
▶ **Klinik:**
- *Monokel- oder Brillenhämatom,* Hämatotympanon, Mastoidhämatom.
- *Blutung und/oder Liquorrhö* aus der Nase, Rachen, Ohr.
- *Hirnnervenverletzung.*

▶ **Diagnostik:**
- *Bildgebung:* Röntgen der Orbita, Schädel-CT/-MRT.
- *Konsile:* Je nach Befund evtl. Neurochirurg, Mund-Kiefer-Gesichtschirurg, HNO- und/oder Augenarzt (je nach Klinik).

▶ **Therapie:** Bei Liquorrhö (= offenes SHT, S. 569) immer eine antibiotische Prophylaxe (z. B. Claforan) wegen der Gefahr der aszendierenden Meningitis und Abszessbildung verabreichen.

Hirnverletzung (bei Erwachsenen: siehe S. 569)

◼ *Beachte:* Bei Kindern dominieren die leichten SHT.

▶ **Klinik:**
- *Bewusstseinsstörung* (→ Pediatric Glasgow Coma Scale, S. 751): Abstufung von „bewusstseinsklar" über „somnolent" zu „komatös".
- *Vegetative Funktionsstörungen:* Übelkeit, Erbrechen, Kopfschmerzen, Schwindel und Kreislaufinstabilität.
- *Amnesie:* Retrograd (= Erinnerungslücke für die Zeit vor dem Unfall), kongrad (= über den Unfall) oder anterograd (= Zeit nach dem Unfall).
- *Krampfanfälle:* Fokal oder generalisiert.
- „*Einklemmung*": Siehe S. 571.

► **Diagnostik:** Siehe S. 572.
► **Commotio cerebri** („Gehirnerschütterung", SHT I°):
  • Direktes Trauma des Kopfes mit anschließender *Bewusstlosigkeit* (< 5 min) und/ oder *vegetativen Symptomen* und/oder *Amnesie.*
  • Eine *stationäre Aufnahme* für 48 h ist auf Grund der möglichen Komplikationen (S. 576) indiziert. Überwachung nach der PGCS (S. 751).
  • Rückbildung aller Symptome innerhalb von 5 Tagen.
  • *DD Schädelprellung:*
    – Direktes Schädeltrauma ohne Hirnverletzung.
    – Therapie: Körperliche Schonung.
    – Bei Kindern < 1 Jahr stationäre Überwachung für 24 h.
    – Schädelsonographie bei offener Fontanelle.
    – Überwachung nach dem PGCS (S. 751).
► **Contusio cerebri:** Abhängig vom Schwergrad SHT II° (Bewusstlosigkeit bis 30 min) SHT III° (Bewusstlosigkeit > 30 min).
  • *Epidurales* Hämatom: Siehe S. 572.
  ▸ *Hinweis:* Beim Säugling kann wegen der arteriellen Blutung eine pulsierende Fontanelle auftreten.
  • *Subdurales* Hämatom: Siehe S. 572.
  • *Intrazerebrale Blutung:* Siehe S. 572.

40.14 Stumpfes Bauchtrauma

Grundlagen

► **Ursachen:** Fahrradsturz, Verkehrsunfälle, Sturz aus der Höhe, Sportunfälle und Verletzung durch Landwirtschaftsmaschinen.
► **Betroffene Organe:** *Milz* (40 – 60%), *Leber* (10 – 20%), *Magen-Darm-Trakt* (5 – 15%), *Mesenterium* (5 – 8%), *Pankreas* (1 – 3%).

Prozedere

► **Diagnostik:** Siehe bei Erwachsenen S. 469.
► **Therapieprinzipien bei Kindern:**
▸ *Beachte:* Im Kindesalter sollte bei Milzläsionen unbedingt der Versuch der Milz- bzw. Milzteilerhaltung gemacht werden (immunologische Aufgaben).
  • *1. Stufe:* Konservatives Vorgehen unter regelmäßigen Sono- und Hb-Kontrollen.
  • *2. Stufe:* Laparotomie und organerhaltende Maßnahmen, z. B. durch Fibrinklebung von Läsionen, Einlage eines Vicryl-Netzes, Kollagenvlies oder Blutstillung mit Infrarot- bzw. Argon-Beamer.
  • *3. Stufe:* Laparotomie und gewebesparende Resektion, z. B. Milzpolresektion.
  • *4. Stufe:* Organexstirpation.
► **Nach einer Milzexstirpation** besteht die Gefahr einer OPSI (= overwhelming postsplenectomy infection durch Pneumokokken, S. 447) → Prophylaxe bei Kindern:
  • *Penicillin V oral* 2 × 125 mg (Kind < 5 Jahre) bzw. Penicillin V oral 2 × 250 mg (Kind > 5 Jahre) für die Dauer von zwei Jahren nach der OP (*cave:* Es sind Fälle von OPSI mehr als 20 Jahre nach einer Splenektomie bekannt!).
  • *Impfung mit Pneumokokkenvakzine* (Pneumovax).

40.15 Allgemeine Traumatologie im Kindesalter

Spezielle Frakturformen im Kindesalter

▶ **Unvollständige Frakturen:**
- *Grünholzfrakturen:* Die Kortikalis ist auf der Konvexseite der Fehlstellung vollständig durchbrochen, auf der Gegenseite (= Konkavseite der Fehlstellung) nur angebrochen. Der Periostschlauch ist teilweise oder ganz intakt. Gefahr der Achsabweichung.
- *Bowing-fracture:* Die überbogene Kortikalis zeigt keine Dehiszenz.
- *Wulstfrakturen* (= metaphysärer Stauchungsbruch): Durch einen axialen Stauchungsmechanismus kommt es zur Einstauchung im spongiösen Bereich ohne Dislokation der Fragmente.

▶ **Epiphysennahe Frakturen** (Abb. 40.11):
- *Epiphysenlösungen mit oder ohne metaphysären Biegungskeil* (Typ Salter I und II = Aitken 0 und I): Wachstumsstörungen sind aufgrund eines vorzeitigen partiellen Verschlusses der betroffenen Fugen als Folge von Gefäßschäden möglich.
- *Typische Epiphysenfrakturen* (Typ Salter III und IV = Aitken II und III): Der Frakturspalt kreuzt den meta- und epiphysären Teil der Fuge, daher ist ein Fehlwachstum möglich. Die Gelenkläsion liegt bei den unteren Extremitäten bei den randständigen, bei den oberen im zentralen Gelenkbereich.

▶ **Übergangsfrakturen:** Frakturen im „Übergangsalter" vom Jugendlichen zum Erwachsenen, d.h. in einem Alter, in dem die Epiphysenfugen schon teilweise verschlossen sind.
- *Twoplane-Frakturen:* Die Frakturebenen liegen in der Epiphyse und in dem noch nicht verknöcherten Teil der Fuge.
- *Triplane-Frakturen:* Die Frakturebenen liegen in der Epiphyse, in dem noch nicht verknöcherten Teil der Fuge und in der Metaphyse. Abhängig davon, ob sich die metaphysäre Fraktur durch die Fuge in die Epiphyse fortsetzt, unterscheidet man Triplane-I-Frakturen von Triplane-II-Frakturen.

▶ **Apophysenausrisse:** Apophysen sind die Ansatzpunkte der Sehnen im Metaphysenbereich und haben prinzipiell den gleichen Aufbau wie Epiphysen. Da sie aber nicht am Längenwachstum der Knochen beteiligt sind, resultieren bei ihrer Verletzung keine Wachstumsstörungen.

▶ **Epiphysäre Bandausrisse:** Chondrale, periostale oder ossäre Ausrisse der Bänder führen üblicherweise nicht zu einer Wachstumsstörung, da die Fuge nicht betroffen ist.

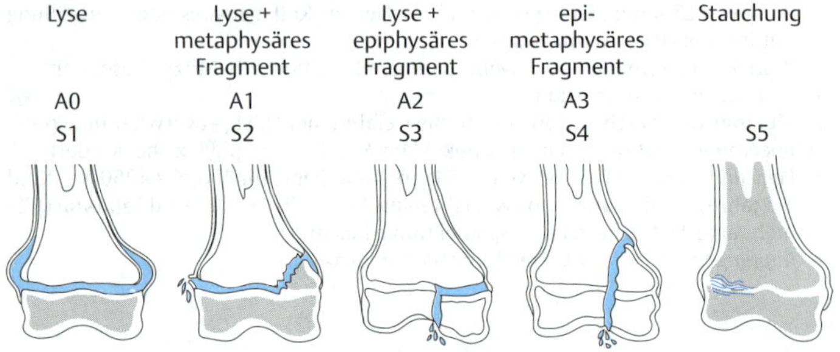

Lyse	Lyse + metaphysäres Fragment	Lyse + epiphysäres Fragment	epi- metaphysäres Fragment	Stauchung
A0	A1	A2	A3	
S1	S2	S3	S4	S5

Abb. 40.11 · Klassifikation der Epiphysenverletzungen nach Salter (S 1–5) und Aitken (A0–3)

Typische Fehlstellungen und ihre natürlichen Korrekturmöglichkeiten

◾ *Beachte:* Je jünger der Patient ist, desto eher kann der Körper selbst Fehlstellungen korrigieren.

▸ **Seit-zu-Seit-Verschiebung:** Sehr variable Korrekturmöglichkeiten.

▸ **Achsenabweichung in Frontal- und Sagittalebene:**
  - Spontankorrekturen treten vor dem 10. Lj. zuverlässiger auf als danach.
  - Abweichungen in der Sagittalebene haben eine bessere Prognose als die in der Frontalebene.
  - Eine Varusfehlstellung ist günstiger als eine Valgusfehlstellung.

▸ **Verkürzung:** Es erfolgt ein ungezielter Längenzuwachs, sodass die Prognose der endgültigen Länge ungewiss ist.

▸ **Verlängerung:** Entsteht iatrogen, z. B. durch Extension oder wiederholte, brüske Repositionsmanöver. Ist nicht korrigierbar, da sich der Knochen nicht verkürzen kann.

▸ **Rotationsfehler:** Spontankorrekturen sind wahrscheinlich nur an Humerus und Femur möglich.

Therapierichtlinien kindlicher Frakturen

▸ **Konservative Therapie:**
  - *Anlegen eines Gipsverbands* (S. 41):
    – Indikation: Undislozierte epiphysäre, metaphysäre und diaphysäre Frakturen.
    – Evtl. ohne Anästhesie möglich.
    – In Longuettentechnik oder als zirkulärer Gipsverband mit anschließender Spaltung.
    – Evtl. Gipsfenster (Kontrolle der Haut bei Schmerzen im Gips). Muss nach Inspektion der Haut wieder geschlossen werden. *Gut nachpolstern!*
    – Evtl. Gipskeilung (zur Korrektur von Achsabweichungen im Schaftbereich; falls erforderlich, ca. am 8. Tag).
  - *Geschlossene Reposition:*
    – Indikation: Alle Gelenkluxationen ohne ossäre oder ligamentäre Begleitverletzungen sowie dislozierte Frakturen, die durch Reposition in stabile Frakturen umgewandelt werden können.
    – Erfolgt i. d. R mit Anästhesie, meist in Vollnarkose mit Gipsanlage.
  - ◾ *Beachte:*
    – Eine Reposition sollte immer langsam und nicht zu brüsk erfolgen. Möglichst keine wiederholten Repositionsmanöver → Gefahr der verzögerten Frakturheilung, Refraktur, Wachstumsbeschleunigung.
    – Bei Reposition von Grünholzfrakturen iatrogene Fraktur der Gegenkortikalis, da ansonsten Gefahr der Redislokation besteht.

▸ **Operative Therapie mit geschlossener Reposition:**
  - *Definition:* Nach geschlossener Reposition (= der Bruch wird zum Reponieren nicht operativ freigelegt) wird das Osteosynthesematerial *perkutan* eingebracht, um die Fraktur zu stabilisieren.
  - *Indikation:* Alle meta- und diaphysären Frakturen in Fehlstellung, die nach erfolgter Reposition Gefahr laufen, erneut zu dislozieren.
  - *Osteosynthesematerial:*
    – *Perkutane Kirschner-Draht-Spickung* (S. 663) bei einem kleinen peripheren Fragment. In dem Fall ist die Fraktur i. d. R gut zu reponieren, aber schwer zu retinieren (= halten). Dies ist häufig der Fall bei suprakondylären Frakturen an Humerus und Femur.
    – *Intramedulläre dynamische Markraumnagelung* (S. 562) z. B. bei einer instabilen, völlig dislozierten Schaftfraktur des Unterarms oder einer dislozierten

Querfraktur des Oberschenkels. Dabei wird der Knochen durch perkutan eingebrachtes Material in den Markraum geschient. Am Unterarm nimmt man einen Nagel, an Oberarm, Ober- und Unterschenkel je zwei vorgebogene Nägel pro Knochen. Die Nägel sollten bis kurz vor die Epiphysenfuge herangeführt werden, diese aber nicht durchbohren (*Ausnahme:* prox. Humerusfraktur).

– Der *Fixateur externe* (S. 563) ist evtl. bei instabilen Frakturen und Weichteilverletzungen der unteren Extremität indiziert.

► **Operative Therapie mit offener Reposition:**
  ● *Indikationen:*
    – Alle Luxationen mit ossären oder ligamentären Begleitverletzungen.
    – Alle völlig dislozierten Gelenkfrakturen.
    – Alle Frakturen mit assoziierten Nerven- und Gefäßschäden.
    – Offene Frakturen 2. und 3. Grades (S. 555).
    – Alle Frakturen, die sich geschlossen nicht reponieren lassen.
  ● *Osteosynthesematerial:* Siehe S. 559.
► **Komplikationen:**
  ● *Überschießendes Längenwachstum.*
  ● *Verzögerung und/oder Stopp* des Wachstums.
  ● *Asymmetrisches Wachstum* bei partieller Stimulation bzw. Verschluss der Epiphysenfuge.

40.16 Spezielle Traumatologie im Kindesalter

▶ *Hinweis:* Übergreifende Informationen finden Sie im Erwachsenenteil der Traumatologie (Kapitel 34, S. 593).

Klavikulafraktur (bei Erwachsenen, siehe S. 639)

► **Frakturtypen:**
  ● *Fraktur in Schaftmitte:* Sehr häufige Form (> 90 %). Das mediale Fragment disloziert durch den Muskelzug des M. sternocleidomastoideus nach kranial. Das laterale Fragment wird durch den Muskelzug des M. pectoralis nach kaudal gezogen. Über 50 % sind Grünholzfrakturen.
  ● *Proximale* (= mediale) *Klavikulafraktur:* Sehr selten (ca. 3 %).
  ● *Distale* (= laterale) *Klavikulafrakturen:* Selten (ca. 5 %). Da das zentrale Fragment i. d. R aus dem Periostschlauch nach kranial oder kaudal rutscht, resultiert eine „Pseudoluxation", bei der der Bandapparat zwischen Akromion, Korakoid und Klavikula intakt bleibt.
► **Differenzialdiagnosen:**
  ● Schonhaltung des Arms beim Neugeborenen, z. B. bei geburtstraumatischer Plexusparese.
  ● Schonhaltung des Arms beim Kleinkind, z. B. bei der Subluxation Chassaignac (S. 760).
  ● Laterale Klavikulafraktur beim Jugendlichen (S. 639).
  ● Sprengung des AC-Gelenks (Tossy III, S. 641).
► **Konservative Therapie:**
  ● Anlage eines Rucksackverbands (S. 40) so lange wie der Patient die Ruhigstellung als angenehm empfindet (ca. 10 Tage). Die ersten 5 Tage muss der Verband täglich nachgespannt werden (unter Beachtung von Motorik, Sensibilität und Durchblutung der oberen Extremitäten).
  ● Es tritt eine gute Spontankorrektur von Seit-zu-Seit-Verschiebungen und der meist ausgeprägten Kallusbildung (kann bis zu 6 Monaten dauern) auf.
► **Operative Therapie:** Nur in Ausnahmefällen mit intramedullärer Nagelung bei medialer oder lateraler Klavikulafraktur nötig.

Suprakondyläre Humerusfraktur (bei Erwachsenen, siehe S. 654)

▶ **Unfallmechanismus:**
- Sturz auf die ausgestreckte Hand bei extendierten Ellenbogen → *Extensionsfraktur* (98 %). Typischerweise liegt bei ihr das zentrale Hauptfragment ventral.
- Sturz auf das Olekranon bei maximal gebeugtem Ellenbogengelenk → *Flexionsfraktur* (2 %).

▶ **Klinik:** Fehlstellung des Ellenbogens, Schwellung und Hämatom über dem distalen Humerus.

▶ **Diagnostik:** Prüfung der Durchblutung (Pulsstatus) und der Sensibilität. Röntgen des Ellenbogens in 2 Ebenen.

▶ Die **Klassifikation** nach Gartland basiert auf dem radiologischen Erscheinungsbild:
- *Typ I:* Undislozierte Fraktur. Die vordere Humeruslinie kreuzt das Ossifikationszentrum des Capitulum humeri. Keine laterale oder mediale Dislokation. Normaler Baumann-Winkel.
- *Typ II:* Dislozierte Fraktur mit intakter hinterer Kortikalis. Die vordere Humeruslinie teilt das Kapitulum nicht.
- *Typ III:* Dislozierte Fraktur, die hintere Kortikalis ist nicht intakt. Die Fragmente haben keinen Kontakt mehr. Bei der typischen Extensionsfraktur ist das distale Fragment nach hinten disloziert.

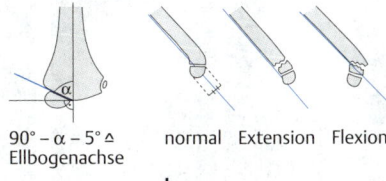

90° – α – 5° ≙
Ellbogenachse

normal   Extension   Flexion

a   **b**

Abb. 40.12 · (a) Baumann-Winkel: Indirekte Bestimmung der Ellenbogenachse, wenn der Patient frakturbedingt den Ellenbogen nicht strecken kann; (b) Rogers-Hilfslinie (im seitlichen Röntgenbild): Im Normalzustand kreuzt die Rogers-Hilfslinie das Capitulum humeri am Übergang vom mittleren zum hinteren Drittel. Bei Extensionsfrakturen liegt der Schnittpunkt im ventralen Bereich des Kapitulums, bei Flexionsfrakturen im dorsalen bzw. hinter dem Kapitulum

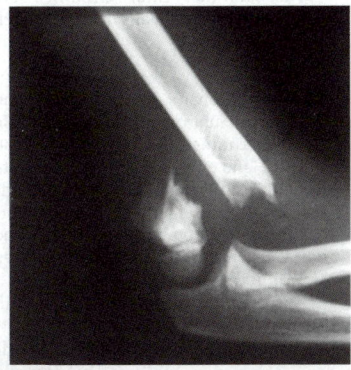

Abb. 40.13 · Suprakondyläre Humerusfraktur Typ Gartland III

▶ **Therapie:**

- *Typ I:* Keine Reposition erforderlich. Oberarmgips (zunächst gespalten für 3 Tage, danach Gipsschluss) in 90° Flexion und Pronation für 3–4 Wochen.
- *Typ II:*
  - Reposition in Allgemeinnarkose und Oberarmgips in >90° Beugung und Pronationsstellung.
  - Besteht nach der geschlossenen Reposition die Gefahr einer Dislokation → perkutane Spickung mit Kirschner-(K-)Drähten und Ruhigstellung für 3–4 Wochen mit zirkulärem Oberarmgips.
  - Falls geschlossene Reposition nicht möglich → offene Reposition mit K-Draht-Osteosynthese und Ruhigstellung für 3–4 Wochen mit zirkulärem Oberarmgips.
  Typ III: Versuch der geschlossenen Reposition und Halten des Repositionsergebnisses mit einer perkutanen K-Draht-Spickung. Ruhigstellung für 4 Wochen mit zirkulärem Oberarmgips.
- ▶ *Beachte:* Ein primär fehlender Radialispuls oder neurologische Ausfälle sind kein Grund für eine offene Reposition. Nach der geschlossenen Reposition muss allerdings eine sofortige Normalisierung eintreten → ansonsten offene Revision.

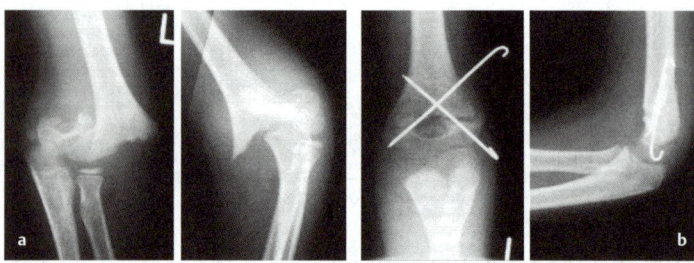

Abb. 40.14 · Suprakondyläre Humerusfraktur Typ III nach Gartland (6-jähriges Mädchen): (a) Unfallbild (a.p. und seitlich); (b) nach operativer Versorgung (a.p. und seitlich)

▶ **Komplikation:**

- *Cubitus varus* (10–50%) oder Cubitus valgus.
- *Volkmann-Kontraktur* vermutlich durch den ischämischen Schaden bei Einklemmung der A. brachialis durch Knochenfragmente.

Chassaignac-Verletzung

▶ **Synonym:** Pronatio douloureuse oder nurse's elbow.
▶ **Definition:** Subluxation des Radiusköpfchens unter das Lig. anulare.
▶ **Unfallmechanismus:** Das Kind wurde plötzlich am Arm hochgezogen oder ließ sich (an der Hand einer Begleitperson gehalten) fallen.
▶ **Klinik:** Es sind meist Kinder zwischen dem 1. und 4. Lj. betroffen. Der Arm wird in Pronation gehalten und nicht mehr benutzt, was wie eine Lähmung imponiert.
▶ **Diagnostik:** Bei typischer Anamnese und Klinik ist kein Röntgenbild nötig. Ansonsten (v. a. bei direktem Sturz) Röntgen des Ellenbogens a.p. und seitlich.
▶ **Therapie durch Reposition:**

- Aus dem *rechtwinkelig gebeugten* Ellenbogen wird dieser unter Zug mit einer *Supinationsbewegung gestreckt*.
- Dabei springt das Radiusköpfchen mit einem Klicken zurück.

► **Nachsorge:**
- Der Arm darf sofort frei bewegt werden.
- Selten *Reluxationen*: Dorsale Oberarm-Gipsschiene in maximaler Supination für 3 Tage.

Monteggia-Fraktur (bei Erwachsenen, siehe S. 659)

► **Definition:** Kombination aus Ulnaschaftfraktur und Radiusköpfchenluxation.
► **Diagnostik:** Röntgen des Ellenbogens und Unterarms a.p. und seitlich mit Überprüfung der Achse des proximalen Radiusendes auf die korrekte Einstellung zum Capitulum humeri.
► **Konservative Therapie:**
- Reposition in Allgemeinnarkose.
- ◻ *Beachte:* Bei Ulnagrünholzfrakturen muss die Gegenkortikalis iatrogen durchbrochen werden, ansonsten resultieren Achsenabweichung durch den Heilungsprozess.
- Oberarmgips für 3 – 4 Wochen.
► **Operative Therapie:** Bei dislozierten Ulnafrakturen intramedullärer Nagel oder Plattenosteosynthese. Das Radiusköpfchen reponiert sich i.d.R automatisch bei der OP, falls nicht → aktive Reposition.
◻ *Beachte:* Bei jeder vermeintlich isolierten Ulnafraktur muss der Ellenbogen in zwei Ebenen geröntgt werden, da nach einer übersehenen Radiusköpfchenluxation Bewegungseinschränkungen, Instabilitäten und Valgusfehlstellungen des Ellenbogens möglich sind.

Frakturen des mittleren Unterarmschaftdrittels (bei Erwachsenen, siehe S. 659)

► **Grundlagen:**
- Ca. $^2/_3$ aller diaphysären Unterarmfrakturen sind *Grünholzfrakturen* (S. 756).
- *Spontankorrekturen von Fehlstellungen* sind stark altersabhängig: Seit-zu-Seit-Verschiebungen werden gut, Achsenknicke in der Frontal- und Sagittalebene nur teilweise korrigiert. Längenwachstumsstörungen sind nicht relevant.
- ◻ *Cave:* Restfehlstellungen mit Einschränkung der Pronation und der Supination sind möglich.
► **Grünholzfrakturen** (= stabile Frakturen) des Unterarms:
- *Definition:* Bei den typischen Grünholzfrakturen ist die Kortikalis konvexseitig durch- und konkavseitig angebrochen.
- *Diagnostik:* Röntgen des Unterarms in zwei Ebenen, bei isolierten Ulnafrakturen zusätzlich Röntgen des Ellenbogens in 2 Ebenen, um eine etwaige Monteggia-Läsion nicht zu übersehen (S. 659).
- *Konservative Therapie:*
  - *Nicht dislozierte Frakturen:* Anlage eines Oberarmgipses.
  - *Dislozierte Frakturen:* Geschlossene Reposition in Allgemeinnarkose unter Bildwandlerkontrolle mit Durchbrechung der Gegenkortikalis (ansonsten Gefahr der Refraktur [≤ 30 %] auf Grund einer partiellen Konsolidationsstörung).
- *Operative Therapie:* Bei vollständiger Dislokation von Ulna und Radius intramedulläre Nagelung beider Knochen.
- *Nachbehandlung:*
  - *Konservative Therapie:* Oberarmgips für 3 – 4 Wochen, Mobilisationsbeginn nach Gipsabnahme, Sport ist 4 – 6 Wochen nach der Konsolidation erlaubt.
  - *Operative Therapie:* Sofortiges Bewegen ist möglich, Metallentfernung nach 8 – 12 Wochen.

▶ **Komplette** (= instabile) **Frakturen** des Unterarms:

- *Diagnose:* Röntgen des Unterarms, ggf. mit Ellenbogen in 2 Ebenen (siehe Grünholzfraktur).
- *Konservative Therapie:* Weist ein Knochen eine Grünholzfraktur, der andere eine vollständige Fraktur auf → geschlossene Reposition in Vollnarkose.
- *Operative Therapie:* Bei vollständiger Fraktur beider Knochen → *dynamische intramedulläre Marknagelung.* Durchführung: Nageldicke 2,0 oder 2,5 oder 3,0 mm. Radius: Hautschnitt über der distalen Radiusmetaphyse (Schonung der distalen Radiusepiphyse!) und Fensterung der Kortikalis mit einem Pfriem. Einbringen des Marknagels unter Bildwandlerkontrolle. Vorschieben des Marknagels bis vor die proximale Radiusepiphyse. Einbringen des Marknagels in die Ulna von der proximalen Ulnametaphyse aus.
- *Nachbehandlung:*
  - *Konservative Therapie:* 4 – 6 Wochen Oberarmgips, Röntgenkontrolle am Tag 1, evtl. Tag 8 und nach 4 Wochen; Sport: 4 – 6 Wochen nach Konsolidation.
  - *Operative Therapie:* Sofortiges Bewegen möglich, Röntgenkontrolle postoperativ und nach 4 Wochen, Sport: 4 – 6 Wochen nach Konsolidation. Metallentfernung: Nagel nach 4 – 6 Monaten, Platte nach einem Jahr.

Frakturen des distalen Unterarmdrittels (bei Erwachsenen, siehe S. 661)

▶ **Grundlagen:**
- Die distalen Fugen sind zu 80 % am Längenwachstum beider Knochen beteiligt (mit guter Spontankorrekturmöglichkeit), die proximalen Fugen zu 20 %.
- Die distalen Fugen verschließen sich zwischen dem 15. und 18. Lebensjahr.
- *Sehr großes Korrekturpotenzial:* Je jünger das Kind und je distaler die Fraktur, desto größeres Korrekturpotenzial.

▶ **Frakturtypen:**
- *Am diametaphysären Übergang* meist Grünholzfraktur einer oder beider Knochen.
- *Metaphyse:*
  - Entspricht der Radiusfraktur „loco typico" beim Erwachsenen (S. 661). Häufigste Lokalisation aller Epiphysenlösungen.
  - Wulstfraktur (Stauchungsbruch), Grünholzfraktur (Biegungsbruch) oder Epiphysenlösung ohne (Aitken 0, S. 756) bzw. mit metaphysärem Keil (Aitken I) des distalen Radius.

▶ **Diagnostik:** Röntgenbild des distalen Unterarms mit Handgelenk in zwei Ebenen.

▶ **Konservative Therapie:**
- *Ziel:* Anatomisch korrekte Stellung des Handgelenks. Verschiebungen bis zu Viertelschaftbreite und Abknickungen in der Frontal- und Sagittalebene bis zu 30° können toleriert werden. Die Toleranzbreite ist *altersabhängig.*
- *Undislozierte Frakturen:* Anlage eines Oberarmgipses ohne Reposition (bei Kindern > 8 Jahren ggf. Unterarmgips).
- *Dislozierte Frakturen:* Geschlossene Reposition in Allgemeinnarkose; bei Grünholzfrakturen iatrogenes Durchbrechen der Gegenkortikalis. Das *Repositionsmanöver* langsam durchführen, wenn möglich nur einmal (wiederholte Versuche erhöhen die Gefahr der verzögerten Frakturheilung, Pseudarthrosenentwicklung und Wachstumsbeschleunigung). Technik nach Böhler, siehe S. 663. Anlegen eines Oberarmgipses, bei Jugendlichen evtl. Unterarmgips.

▶ **Operative Therapie:**
- Bei drohendem sekundären Abkippen nach erfolgter geschlossener Reposition bei Kindern > 12 Jahre und bei Epiphysenlösungen (Typ Aitken 0 und I) älterer Jugendlicher kurz vor Fugenschluss → *geschlossene Reposition und perkutane Kirschner-Draht-Osteosynthese.* Technik: Einbringen eines K-Drahts über dem

Processus styloideus radii. Der Draht darf die Fuge durchqueren, ggf. gekreuzte Spickung. Unterarmgips.

- Bei Epiphysenfraktur Aitken II und III bzw. unmöglicher geschlossener Reposition (Weichteilinterponat) → *offene Reposition* und retinieren des Repositionsergebnisses durch eine parallel zur Epiphysenfuge eingebrachte Spongiosaschraube (S. 560) oder (gekreuzte) Kirschner-Drähte.

► **Nachbehandlung:**
- *Konservative Therapie:* Röntgenkontrollen am Tag 1, 4, 8 – 10 und nach 4 – 6 Wochen. Je nach Röntgenbefund evtl. Gipskeilung (etwa am 8. Tag). Nach Konsolidation der Fraktur schmerzlimitierte Bewegungs- und Belastungsfreigabe, Sport ist erst ca. 4 Wochen später erlaubt.
- *Operative Therapie:* Nach K-Draht-Osteosynthese Ruhigstellung für 3 – 4 Wochen. Mobilisierung nach Gipsabnahme. Sport 3 Wochen nach Konsolidation erlaubt.

Oberschenkelschaftfrakturen (bei Erwachsenen, siehe S. 605)

► **Frakturtypen:**
- Subtrochantäre Femurfraktur.
- Frakturen der proximalen, mittleren und distalen Diaphyse.

► **Komplikation:**
- *Posttraumatische Beinlängendifferenz:*
  - Häufig. *Aber:* Umfang und Dauer der nötigen spontanen Korrekturmechanismen sowie eine späte oder wiederholte Reposition verstärken das Ausmaß der Beinlängendifferenz → deshalb möglichst exakte primäre Reposition.
  - Bei Kindern < 10 Jahre: Beinlängenwachstum (→ Stimulation der Fugen, die die Fraktur umgeben).
  - Bei Kindern > 10 Jahren: Evtl. Beinverkürzung (→ vorgezogener Fugenschluss der betroffenen Seite).
- *Varusabweichungen* werden gut spontan ausgeglichen, *Valgusfehlstellungen* eher nicht.
- *Antekurvationsfehlstellungen* und *Seit-zu-Seit-Verschiebungen* werden gut korrigiert (bis zu einer halben Schaftbreite > 10. Lj. kann toleriert werden).
- *Rotationsfehlstellungen.*

► **Therapieziel:**
- Keine Achsabweichungen in der Frontal- und Sagittalebene über 10°.
- Kein Rotationsfehler über 10°.
- Keine Seit-zu-Seit-Verschiebung über eine halbe Schaftbreite.
- Möglichst schnelle Wiederherstellung der Mobilität.

► **Therapie der subtrochantären Femurfraktur:**
- *Undislozierte Frakturen* → *Becken-Bein-Gips:* Der Gips wird auf der verletzten Seite bis zum Fuß angelegt, wobei der Fuß frei bleibt. Auf der Gegenseite reicht er bis zum Knie, das selber nicht mit einbezogen wird.
- *Dislozierte Frakturen* → geschlossene Reposition und intramedulläre Nagelung, ggf. Winkelplatte, ggf. Fixateur externe.

► **Konservative Therapie der diaphysären Femurfraktur:**
- Becken-Bein-Gips bei undislozierten Frakturen in allen Altersklassen und bei dislozierten Frakturen bis zum 3./4. Lj. Bis zum 3. Lj. evtl. Pflasterextension („Overhead"-Extension).

► **Operative Therapie der diaphysären Femurfraktur:** Alle dislozierten Frakturen ab dem 3./4. Lj., generell im Rahmen eines Polytraumas.
- *Geschlossene Reposition und intramedulläre Schienung* mit Prevot-Nägeln bei Quer-, Schräg- und Torsionsfrakturen (Methode der Wahl):
  - *Durchführung:* Lagerung auf dem Extensionstisch (ca. ab 10. Lj. möglich). Stichinzision medial und lateral im Bereich der distalen Femurmetaphyse. Fens-

terung der Kortikalis mit einem Pfriem. Unter Bildwandlerkontrolle Einbringen von 2 Nägeln in den Markraum und Vortreiben bis zum Schenkelhals bzw. Trochanter major. Jeder Nagel sollte so dick sein wie $1/3$ des Markraums an der dünnsten Stelle.

– *Nachbehandlung:* Gestreckte Lagerung in einer Schaumstoffschiene. Metallentfernung nach 6 Monaten. *Vorteil:* Die Osteosynthese ist bewegungsstabil, und je nach Frakturtyp kann sofort eine Teilbelastung erfolgen. Das kosmetische Ergebnis ist gut.

- *Geschlossene Reposition und Verriegelungsnagel* bei Jugendlichen mit geschlossenen Epiphysenfugen (bessere Stabilität bei höherem Körpergewicht).
- *Offene Reposition und Plattenosteosynthese* bei Kontraindikationen zur Markraumschienung.
- *Fixateur externe* (S. 563) bei Trümmerfraktur und zweit- bzw. drittgradig offener Fraktur (S. 555). Vorteil: Die Osteosynthese ist bewegungs- und frühzeitig belastungsstabil.

▶ **Postoperative Nachsorge:**

- Zunächst *monatliche Röntgenkontrollen* bis zur Konsolidation der Fraktur. Danach alle 3 Wochen Kontrollen bis zum freien Gang. Nach Sportbeginn (ca. 4 – 6 Wochen nach Konsolidation) einmal jährlich Kontrolle bis 2 Jahre nach dem Unfall.
- Bei klinischer Wachstumsstörung alle 6 Monate Untersuchungen bis zum Wachstumsabschluss (evtl. temporäre Epiphyseodese der gleichen Seite).

Tibiaschaftfrakturen (bei Erwachsenen, siehe S. 621)

▶ **Frakturtypen:** In 70 % isolierte Tibiafrakturen, in 30 % sind beide Unterschenkelknochen beteiligt. Meist Schrägfrakturen (ca. 80 %).

▶ **Komplikation:**

- Störung des Längenwachstums.
- Varusfehlstellung durch den verkürzenden Effekt der Muskulatur und die „sperrende Fibula".
- Rekurvation und Seit-zu-Seit-Verschiebung mit jeweils guter spontaner Korrekturmöglichkeit.

▶ **Therapieziel:**

- Korrektur von Varusfehlstellung und Rotationsfehlern.
- Korrektur der Achsabweichungen in der Sagittal- und Frontalebene.

▶ **Konservative Therapie:**

- *Undislozierte Frakturen:* Anlage eines gespaltenen dorsalen Oberschenkelgipses mit Gipsschluss nach ca. 4 Tagen.
- *Leicht dislozierte Frakturen:* Zunächst geschlossene Reposition, dann gespaltener Oberschenkelgips mit Gipsschluss nach ca. 4 Tagen.
- Jeweils *Röntgenkontrolle* nach 8 Tagen → evtl. Gipskeilung (S. 45).

▶ **Operative Therapie:**

- *Indikationen:* Bei vollständig dislozierten Frakturen, schweren Rotationsfehlern, drohendem Kompartmentsyndrom (S. 565) und zweit- bzw. drittgradig offenen Frakturen (S. 555).
- *Operationsprinzipien:* Intramedulläre Markraumschienung oder Fixateur externe.

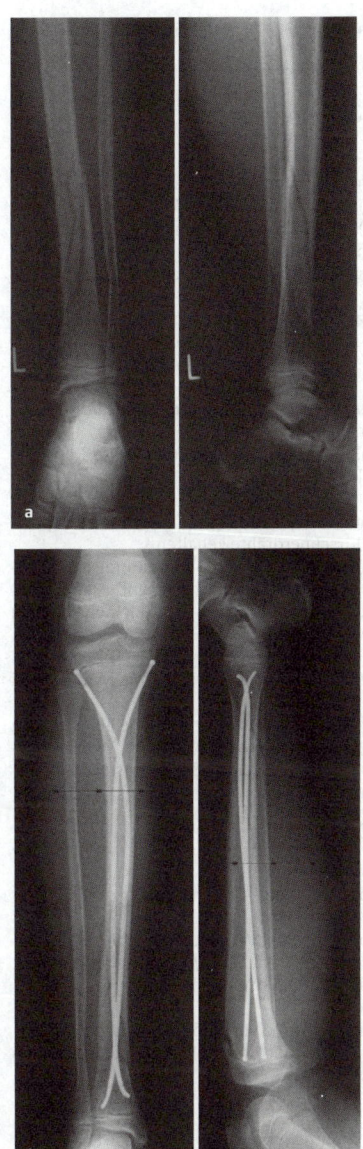

Abb. 40.15 · Distale Unterschenkelfraktur (13-jähriges Mädchen): (a) Unfallbild a.p. und seitlich; (b) nach operativer Versorgung (a.p. und seitlich)

Frakturen des oberen Sprunggelenks (bei Erwachsenen, siehe S. 623)

▶ **Frakturtypen:**
- *Frakturen der distalen Tibiametaphyse:*
  - Wulstfraktur (Stauchungsbruch).
  - Metaphysärer Biegungsbruch.
  - Epiphysenlösung mit oder ohne metaphysären Keil (Aitken 0 und I, S. 756).
- *Epiphysenfrakturen* (Aitken II und III): Mediale Malleolarfraktur bei weit offenen Epiphysenfugen (bis zum ca. 10. Lj.). Die Fraktur liegt immer in der Verlängerungslinie der medialen Taluskante nach oben.
▶ **Diagnostik:** Röntgen des oberen Sprunggelenks a.p. und seitlich, ggf. – bei Unklarheiten – zusätzlich schräge Aufnahme.
▶ **Komplikationsmöglichkeiten:** Stimulative Wachstumsstörung und/oder vorzeitiger partieller Fugenschluss (in ca. 15 % nach einer Epiphysenlösung vorkommend, betrifft immer die mediale Fuge).
▶ **Konservative Therapie:**
- *Metaphysärer Stauchungs- oder Biegungsbruch, Epiphysenlösung und undislozierte Epiphysenfraktur:* Anlage eines Unterschenkelgipses.
- *Dislozierte Frakturen:* Zunächst geschlossene Reposition in Vollnarkose. Röntgenkontrolle nach 8 Tagen und ggf. Gipskeilung.
▶ **Operative Therapie:**
- Wenn bei Epiphysenlösungen eine offene Reposition nötig ist, wird das Repositionsergebnis durch zwei perkutane Kirschnerdrähte gehalten.
- Bei dislozierten Epiphysenfrakturen (Aitken II und III) exakte anatomische Reposition → keine Knochenstufe über 2 mm! Kompressionsosteosynthese mit epiphysär gelegener AO-Kleinfragmentzugschraube (S. 560), bei kleinen Kindern evtl. Kirschner-Draht-Osteosynthese.
▶ **Nachbehandlung:**
- *Bei konservativer Therapie:* Unterschenkelgips für 4 Wochen, freie Mobilisation nach Gipsabnahme möglich.
- *Bei operativer Therapie:* Die sofortige Mobilisation an Stöcken ohne Belastung ist erlaubt. Sport ist ca. 4 Wochen nach Konsolidierung möglich. Bei Wachstumsstörung jährliche Kontrollen bis zum Wachstumsabschluss. Ansonsten halbjährliche Kontrollen bis 2 Jahre nach dem Unfall.

Fibulotalare Bandläsionen (bei Erwachsenen, siehe S. 630)

▶ **Grundlagen:**
- Distorsionen des fibulotalaren Bandapparats sind – wie bei den Erwachsenen – die *häufigsten Verletzungen am OSG.*
- Vor dem 10 – 12. Lebensjahr bleiben bei einer Bandverletzung des oberen Sprunggelenks (OSG) in ca. 80 % die Bänder selbst intakt. *Sie reißen entweder periostal, chondral oder ossär von der Fibulaspitze* (häufig) *oder vom Talus* (selten) *aus.*
▶ **Klinik:**
- *Frisches Trauma:* Eiförmiges Hämatom unter und vor dem Außenknöchel.
- *Älteres Trauma:* Diffuse, ausgeprägte Schwellung unterhalb der Fibulaspitze, abgesacktes Hämatom am lateralen Fußrand.
▶ **Diagnostik:** Siehe S. 630.
▶ **Konservative Therapie:**
- *Kein Bandausriss:* Evtl. Aircast-Schiene für 6 – 8 Wochen.
- *Bei Bandausrissen:* Unterschenkelgipsschiene bis zum Abschwellen der Knöchelregion, dann Unterschenkelgehgips für insgesamt 6 Wochen. Nach 3 Wochen evtl. Umsteigen auf eine Aircast-Schiene, Sportbeginn nach 6 Wochen.

► **Operative Therapie:**
- Die *OP-Indikation* wird bei Rupturen, sogar bei dislozierter Ausrisslamelle, sehr zurückhaltend gestellt. Die OP verbessert die Prognose einer Instabilität nicht.
- *Technik:* Zugschraube, Kirschner-Draht und/oder periostale bzw. intraligamentäre Naht.

► **Prognose:** Die Endergebnisse sind unabhängig von der durchgeführten Therapie: In 80 % resultieren gute, stabile Endergebnisse. In 20 % der Fälle kommt es zu einer Gelenkinstabilität.

► **Bei chronischer Instabilität** sekundäre Bandplastik nach Weber oder Watson-Jones.

► **Syndesmoseninstabilität:**
- *Bei undisloziertem Syndesmosenausriss* geschlossene Reposition, bei dislozierten Syndesmosenausriss offene Reposition und Refixation des Ausrissfragments durch Kirschner-Draht oder Schraube.
- *Bei Syndesmosenruptur* Naht und Sicherung durch eine fibulotalare Stellschraube (Entfernung der Schraube nach 6 Wochen, dann Beginn der Belastung).

40.17 Thermische Verletzungen im Kindesalter

Ätiologie

► **Verbrühung:**
- *Definition:* Verletzung mit heißer Flüssigkeit hauptsächlich durch heißes Wasser/Tee *im Haushalt.*
- Meist *Kleinkinder und Kinder im Vorschulalter.*
- *Typischer Unfallmechanismus:* Herunterziehen eines heißen Topfes von der Herdplatte oder einer Kanne mit frischgebrühtem Tee bzw. Kaffee vom Tisch.

► **Verbrennung:**
- *Hausbrände* (alle Altersgruppen).
- *Experimentieren mit Feuer* (Zündhölzer, Kerzen, etc.).

Klassifikation

► **Festlegung der Ausdehnung** in % der Körperoberfläche (% KOF): Siehe Abb. 40.16.
► **Bestimmung der Verbrennungstiefe in Grad I bis III:** Siehe S. 683.

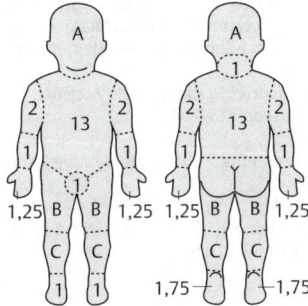

Alter (Jahre)	A (50 % des Kopfes)	B (50 % eines Oberschenkels)	C (50 % eines Unterschenkels)
0	9,5 %	2,75 %	2,5 %
1	8,5 %	3,25 %	2,5 %
3	7,5 %	3,5 %	2,75 %
5	6,5 %	4 %	2,75 %
7	6 %	4,25 %	2,75 %

Abb. 40.16 · Verbrennungsausdehnung beim Kind in % KOF

✓ **Verlegung in ein Zentrum für Schwerstbrandverletzte bei/von**

- ▶ Brandverletzung > 10 % KOF II.–III. Grades.
- ▶ Verbrennung des Gesichts, der Hände, der Füße und/oder der Anogenitalregion.
- ▶ Säuglingen unter 12 Monaten, unabhängig von der Ausdehnung.
- ▶ Kindern mit V.a. Inhalationstrauma.
- ▶ Stromverletzung.

Versorgung in der Notaufnahme (durch Anästhesisten und Chirurgen)

- ▶ **Erstmaßnahmen bei schweren Verbrennungen** (falls noch nicht durch Notarzt erfolgt):
  - *Entfernen der Kleidung.*
  - *Kühlung* z. B. durch mit Wasser getränkten sterilen Tüchern (*cave:* Unterkühlung!) → vermindert Nachbrenneffekt.
  - *Anlage eines i. v.-Zugangs:* Periphere Vene in einem nicht verbrannten Gebiet oder intraossärer Zugang (Einstichstelle 2 Patientenquerfinger unterhalb der Tuberositas tibiae).
  - *Analgosedierung:* Ketamin kombiniert mit Midazolam (z. B. Dormicum), evtl. Piritramid (Dipidolor).
  - ▶ *Hinweis:* Peripher wirkende Analgetika (wie ASS, Novalgin, Paracetamol) haben keine ausreichende Wirksamkeit.
  - *Infusionstherapie:* Beginn mit Ringerlactat 20 – 40 ml/kg KG/h.
- ▶ **Übergabe von Notarzt an Klinikarzt:**
  - Genauer *Unfallzeitpunkt und -hergang.*
  - *Kühlung:* Ja/nein? Wie lange?
  - *Infusionsmenge* bislang? Was wurde gegeben?
  - *Schmerzmittel?*
  - Sind *Angehörige bzw. Eltern* benachrichtigt und auf dem Weg?
- ▶ **Weiterführende Maßnahmen:**
  - *Wiegen* des Patienten, um die Flüssigkeitssubstitution gezielt steuern zu können.
  - *Photodokumentation.*
  - *Initiales Wunddébridement:* Abtragen von Brandblasen, Hautnekrosen, Haaren im Wundgebiet.
  - *Anlegen steriler Verbände:*
    - Bei Verbrennungen Grad IIa und IIb: Auflage von lokal antimikrobiell wirksamen Substanzen, z. B. Chlorhexidingaze (Bactigras) → evtl. am nächsten Tag alloplastischer Epithelersatz mit z. B. Suprathel; im Gesicht und Skalp Auflage eines passageren Hautersatzes (z. B. Mediskin, I-Zenoderm). Bei kleinen oberflächlichen Verletzungen evtl. Flammazine.
    - Bei Verbrennungen Grad IIb und III: Silberhaltige Präparate, z. B. Acticoat.
  - *Bei V.a. Inhalationstrauma* → initiale Bronchoskopie (S. 234).
- ▶ **Intensivmedizinische Therapie:**
  - *ZVK-Anlage, Blasenkatheter* (jeweils bei Verbrennung > 10 % der KOF), *Magensonde.*
  - *Infusionstherapie* nach der abgewandelten Parklandformel für Kinder: 4 – 5 ml/g KG×% verbrannte KOF in den ersten 24 h (die erste Hälfte in den ersten 8 h, den Rest in den nächsten 16 h). Zusätzlich zum Grundbedarf:
    - Bis 10 kg KG 100 ml/kg KG/Tag.
    - Bis 20 kg KG 80 ml/kg KG/Tag.
    - > 20 kg KG 40 ml/kg KG/Tag.
  - *Infusionstherapie ab Tag 2:* Reduktion der zusätzlichen Flüssigkeitsmenge auf 3 ml/kg KG×% vKOF. Ab dem 3. Tag Reduktion auf 1 ml/kg KG × % vKOF.

- Ab 24 h zusätzliche Gabe von kolloidalen Lösungen indiziert.
- *Frühzeitige orale Ernährung,* wenn möglich 6 – 8 h nach dem Unfall: Beginn mit Säuglingsmilch bzw. Sondennahrung über die Magensonde, dann hochkalorischer Nahrungsaufbau.
- *Ulkusprophylaxe,* z. B. Antra 0,5 – 1,0 mg/kg.
- Keine primäre Antibiose!
- Abklärung des *Tetanusimpfschutzes,* bei Unsicherheit impfen (S. 720).

Chirurgische Therapie – Nekrektomie (bei Erwachsenen, siehe S. 29)

▶ **Indikation:** Verbrennungswunden der Tiefe IIb und III (S. 683).
▶ **Formen:**
- *Tangentiale Nekrektomie* bei Verbrennung Grad IIb:
  - Abtragung der Nekrosen mit Bürsten, scharfem Löffel oder Dermatom bis punktförmige Blutungen auftreten.
  - ◨ *Cave:* Hoher Blutverlust! Blutstillung, z. B. Suprarenin getränkte Kompressen auflegen, ggf. Bluttransfusion (S. 728).
- *Nekrektomie der gesamten Dermis* bei Verbrennungen Grad III: Abtragung der Nekrosen mit dem Dermatom.
- *Epifasziale Nekrektomie* = Nekrektomie bis auf die Faszie. Bei Kindern selten nötig, da bei ihnen (anders als bei Erwachsenen) Hauttransplantate auf subkutanem Fettgewebe anwachsen können.

Chirurgische Therapie – Hautersatz (bei Erwachsenen, siehe S. 206)

▶ **Alloplastischer Epithelersatz** (z. B. Suprathel) bei Verbrennungen II° (IIa und IIb).
▶ **Autologe Spalthauttransplantation:**
- *Ungemeshte Transplantate:* Idealerweise sollten exponierte Körperareale (Gesicht, Hals, Dekolleté, Hände, Unterarme streckseitig) aus kosmetischen Gründen mit ungemeshter SHT versorgt werden.
- *Gemeshte Transplantate* (Mesh graft, S. 206):
  - Wenn möglich 1 : 1,5 gemesht, sonst 1 : 3, 1 : 5.
  - Vorteil: Durch die Gitterstruktur kann man größere Bezirke decken. Außerdem ist der Sekretabfluss besser, wodurch das SHT sicherer angeht, und die Infektionsgefahr reduziert wird.
  - Nachteil: Kosmetisch ungünstig, da die Gitterstruktur immer sichtbar bleibt.
  - Die Transplantate können mit oder ohne Applikation von Fibrinkleber aufgebracht werden. Verband mit Fettgaze (z. B. Jelonet oder Bactigrass), Kompressen, Mullbinde und Verbandsschlauch mit Gitterstruktur.
  - Bei komplikationslosem Verlauf erster VW am 4. postoperativen Tag.
- *Spalthaut-(SHT-)Entnahme:*
  - *Von der Kopfhaut:* Nach einer kompletten Rasur der Kopfhaut wird der Skalp mit Suprarenin (in NaCl) unterspritzt (*Dosierung:* 0,25 ml Suprarenin [Amp. 1 ml; 1 : 1000 verdünnt] in 500 ml NaCl 0,9 %). Abnahme der Spalthautläppchen mit dem Dermatom in einer Dicke von 0,1 – 0,4 mm. Es ist möglich, von demselben Areal im Abstand von ca. 7 – 10 Tagen mehrmals Haut zu ernten. Der Vorteil ist, dass die Entnahmestellen nach dem Nachwachsen der Haare nicht mehr sichtbar sind. Cave: Alopezie bei zu tiefer Entnahme!
  - *Von den Extremitäten bzw. anderen verfügbaren Körperregionen* mit dem Nachteil, dass die Entnahmestellen meist lebenslang sichtbar sind.
  - *Pflege der Entnahmestellen:* Verband mit Fettgaze (z. B. Jelonet oder Bactigrass), darüber Kompressen, Klebefolie. Erster VW nach 7 Tagen.

▶ **Passagerer Hautersatz:** Falls zur Deckung nekrektomierter Areale nicht genug Eigenhaut zur Verfügung steht, kann man vorübergehend einen passageren Hautersatz (siehe Erwachsene, S. 205) aufbringen.

▶ **Nachbehandlung:**
- Bereits auf der Intensivstation sollte eine gezielte *Lagerung*, evtl. in Kombination mit *speziellen Schienen*, zur Prophylaxe von Narbenkontrakturen (insbesondere über Gelenken) erfolgen.
- Eine Kompressionsbehandlung zur Vermeidung hypertropher Narben (Kompressionsanzüge, Silikonauflage) ist fast immer nötig und muss begonnen werden, sobald die Wundverhältnisse es erlauben. Sie ist bis zu 2 Jahre nach dem Unfall sinnvoll.
- Intensive Physio- und Ergotherapie je nach Verletzungsmuster sobald die Wundverhältnisse es erlauben.

40.18 Kindesmisshandlung (battered child syndrome)

Formen der Gewaltanwendung

▶ **Körperliche Gewalt:**
- *Aktiv:* Z.B. Schläge, Kneifen, Treten, Schütteln, Stichverletzung, Würgen, thermische Schäden.
- *Passiv:* Vernachlässigung (in der Körperpflege, Kleidung, Ernährung).

▶ **Seelische Gewalt:** Siehe entsprechende Literatur.

▶ **Sexuelle Gewalt:**
- Berühren des Kindes an den Geschlechtsteilen.
- Oraler, vaginaler und/oder analer Geschlechtsverkehr.
- Penetration mit Fingern oder Gegenständen.

Anamnese

▶ Typischerweise wird der Unfallhergang von mehreren Beteiligten bzw. von einem Beteiligten **unterschiedlich geschildert**.

▶ Der geschilderte Unfallhergang **passt nicht zum Verletzungsmuster**, insbesondere bei thermischen Schäden.

▶ Die Kinder werden **immer wieder mit neuen Verletzungen** vorgestellt.

▶ Die Vorstellung erfolgt zu **ungewöhnlichen**, insbesondere nächtlichen Zeiten.

Klinik

▶ **Ungepflegtes Kind** (insbesondere Säuglinge und Kleinkinder).

▶ **Gedeihstörungen, Unterernährung und/oder Retardierung** ohne sonst erkennbare Ursache.

▶ **Hautveränderungen:** Wunden unterschiedlichen Alters, Narben, Biss-, Kratz- und Brandverletzungen (z.B. kreisrunde Verbrennungen durch Zigaretten an Handtellern, Fußsohlen, Bauch oder am Gesäß durch das Setzen auf eine heiße Herdplatte). Hämatome unterschiedlichen Alters über den ganzen Körper verteilt.

Diagnostik

▶ **Schädel-Sonographie** (Säugling) **oder Schädel-CT**: Subdurales Hämatom (durch Schütteln des Säuglings oder Kleinkinds) bzw. epidurales Hämatom oder intrazerebrale Blutung (S. 572).

► **Röntgen der langen Röhrenknochen und Rippen:**
- Frakturen verschiedenen Alters in unterschiedlichen Heilungsstadien.
- Absprengung von Metaphysenkanten am Ende der langen Röhrenknochen.
- Epiphysenlösung (ohne adäquates Trauma).
- Subperiostale Blutungen mit nachfolgender Verkalkung.

► **Augenuntersuchung:**
- Flächenhafte Blutung (durch direkten Schlag auf das Auge).
- Bindehautblutung (Stauungsblutung nach Würgen).
- Glaskörperblutung (selten).
- Flohstichartige Netzhautblutung.

Empfehlungen zum Prozedere

► Bei dem geringsten Verdacht auf Kindesmisshandlung sollte das Kind **stationär aufgenommen** werden, um es zu schützen.
► Das behandelnde medizinische Team sollte **keine Schuldzuweisung** und **keine persönliche Bewertung** des Geschehenen treffen.
► Eine **ausführliche Dokumentation** der Anamnese und der äußeren Verletzungen wird dringend empfohlen (für eine evtl. gerichtliche Beweissicherung).
► Es gibt **keine gesetzliche Meldepflicht** bei V.a. Kindesmisshandlung. Eine Strafanzeige sollte nur als letzte Möglichkeit gestellt werden. Für das Kind ist es meist besser, wenn andere Wege eingeschlagen werden, um die Misshandlung oder den Missbrauch zu stoppen.
► Der Arzt hat ein **Offenbarungsrecht** (Bruch der ärztlichen Schweigepflicht). Der Rechtfertigungsgrund ist der des rechtfertigenden Notstandes nach §34 StGB zum Schutz höherrangiger Rechtsgüter. Die Information von Behörden, insbesondere Jugendamt oder Beratungsstellen, sollte möglichst mit dem Einverständnis der Eltern erfolgen. Die Behörden können aber auch ohne deren Einverständnis informiert werden, wenn das Wohl des Kindes aufs Höchste gefährdet ist.
► *Internettipp:* www.kinderschutzbund.de, www.wildwasser.de und www.dunkelziffer.de

40.19 Hämangiome und vaskuläre Malformationen

Hämangiome

► **Definition:** Gutartige vom Endothel ausgehende Gefäßtumoren.
► **Formen:**
- *Kapilläre Hämangiome* (betreffen oberflächliche Gefäße, ca. 60 % aller Hämangiome).
- *Kavernöse Hämangiome* (betreffen tiefere Gefäße, ca. 15 %).
- Hämangiome mit oberflächlichen *und* tiefen Anteilen.

► **Charakteristika:**
- Anfänglich *schnelles Wachstum* (bis zum 7. Lebensmonat).
- Phase der *Stagnation* (6 – 12 Monate).
- Phase der *Rückbildung* (1 – 6 Jahre, evtl. länger).

Vaskuläre Malformation

► **Definition:** Angeborene Fehlbildung, die die Kapillaren, Arterien, Venen oder Lymphgefäße betreffen kann.
► **Formen:**
- *Naevus flammeus* („Feuermal").
- *Lymphangiome.*

- *Fehlbildung der Gefäße mit Ausbildung von AV-Shunts* → Gigantismus, z. B. beim Klippel-Trenaunay-Syndrom.
► **Charakteristika:**
- *Keine* spontane Rückbildungstendenz.
- „Mitwachsen", evtl. progressives Wachstum.

Therapie

► **Indikation:** Bei Hämangiomen im Gesicht – insbesondere der Augenlider (*cave:* Visusverlust!) und der Lippen – besteht eine absolute und dringliche Therapieindikation. Ansonsten:
- *Prophylaktisch,* damit keine entstellenden Hämangiome entstehen.
- *Kurative Therapie* bei bereits entstellenden Hämangiomen.
► **Verfahren:** Siehe spezielle Lehrbücher.

41 Allgemeine Operationslehre

41.1 OP Vorbereitung

Perioperative Antibiotikaprophylaxe
· ·

► Siehe S. 110.

◨ *Hinweis:* Falls bakteriologische Proben entnommen werden sollen, z. B. bei einer chronischen Osteomyelitis, sollte mit der Applikation von Antibiotika bis nach der Biopsiegewinnung gewartet werden.

Lagerung
· ·

◨ *Merke:* Verantwortlich für die korrekte Lagerung ist der Operateur. Wichtig ist eine kontinuierliche und dokumentierte Absprache zwischen allen an der Operation beteiligten Teams!

► **Abpolstern:**
- Generell: Knochenvorsprünge gut abpolstern.
- Bei Seitenlagerung: Abpolstern der Knie, die nicht aufeinander liegen sollten.
- Gutes Abpolstern von Arm- und Beinhaltern.
- Weder Fersen, Fußspitzen und Bauch sollten direkt aufliegen.
- Bei langen Eingriffen den Anästhesisten oder einen OP-Pfleger bitten, die Lagerung unter den Abdecktüchern zu kontrollieren und ggf. zu korrigieren.

► Besonders Lagerungs-gefährdete Strukturen: N. ulnaris, N. radialis, N. fibularis, Plexus brachialis, HWS, Genitale, Mamma.

► **Rückenlagerung** (Abb. 41.1):

► **Bauchlagerung** (Abb. 41.2):

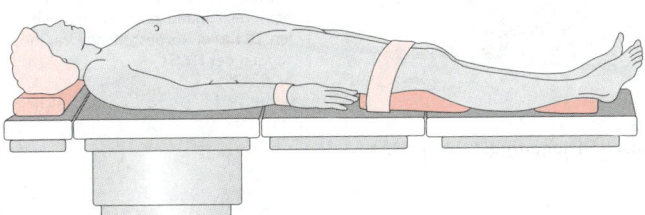

Abb. 41.1 · **Rückenlagerung:** zu starke Reklination des Kopfes vermeiden, Polsterung auf fester Unterlage; korrekte Platzierung der Arme am Körper zur Vermeidung von Kompressionsschäden; bei Auslagerung der Arme im rechten Winkel Überstreckung vermeiden

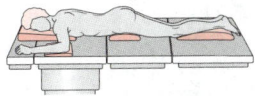

Abb. 41.2 · **Bauchlagerung:** Flache oder im Becken abgeknickte Lagerung; Polsterung von Becken und Kopf, dabei Gesicht und Augen frei lassen

Allgemeine Operationslehre

▶ **Seitlagerung** (Abb. 41.3): Abhängig von der Art des Eingriffs wird der OP-Tisch zur Überstreckung in entsprechender Höhe geknickt:
- *Thoraxlagerung* (für Thorakotomien): Knick in Höhe der BWS.
- *Flankenlagerung* (für Eingriffe an der Niere): Knick in Höhe der LWS.
- *Flache Seitenlagerung* (für sonstige Eingriffe, z. B. an der Körperoberfläche).

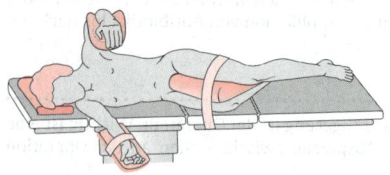

Abb. 41.3 · **Seitenlagerung:** Die auf dem Tisch aufliegende Axilla muss zur Schonung des Nervenplexus unterpolstert werden; der andere, freie Arm wird abduziert und an einem Gestänge aufgehängt, dabei Zug- und Kompressionsschäden vermeiden; Polsterung der übereinander liegenden Beine und Festgurten der Beine am Tisch

▶ **Strumalagerung:**

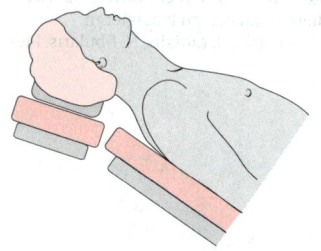

Abb. 41.4 · **Strumalagerung:** Lagerung mit erhöhtem Oberkörper und starker Reklination des Kopfes → besserer Zugang zu den Halsweichteilen; ⬛ *Cave:* Vorbestehende Veränderungen der HWS!

▶ **Steinschnittlagerung:** (Abb. 41.5)

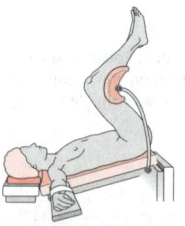

Abb. 41.5 · **Steinschnittlagerung:** Rückenlage des Patienten mit Beugung der Beine in Hüfte und Knie um ca. 90° und Spreizung nach außen; gutes Abpolstern des Fibulaköpfchens, um Druckläsionen des N. peroneus zu vermeiden

Blutleere/Blutsperre

► **Indikation:** Verbesserung der Sicht intraoperativ durch Unterbrechung der Blutzufuhr und des Blutrückstroms.
► **Kontraindikationen:**
  • *Blutleere, Blutsperre:* pAVK, hämatologische Erkrankungen.
  • *Blutleere:* Infektionen, Frakturen.
► **Durchführung:** Blutsperrenmanschette vor dem Abwaschen anlegen. ◩ *Cave:* Es darf keine Desinfektionslösung unter die Manschette gelangen (→ Hautnekrosen!). Die Blutdruckmanschette sollte gut gepolstert und ohne Falten sein. Aufpumpen kurz vor dem Schnitt. Oberarm (*Druck:* 280–300 mm Hg), Oberschenkel (*Druck:* 300–400 mm Hg). Tolerable Ischämiezeit: Ca. 2 h.
  • *Blutsperre:* Extremität für ca. 3 min hochhalten, Blutsperrenmanschette aufpumpen.
  • *Blutleere:* Extremität mit einem Gummiband von distal nach proximal auswickeln und Blutsperrenmanschette aufpumpen.
► **Komplikationen:** Reperfusionssyndrom (S. 901) nach Öffnung der Blutleere.

Steriles Arbeiten im OP

► **Chirurgische Händedesinfektion:**
  • *Definition:* Eliminierung der transienten und Reduktion der residenten Keimflora vor Eingriffen der Kategorie III (Tab. 41.1).
  • *Durchführung:* 2 min Hände bis zum Ellenbogen mit Seife und Wasser waschen, mit sterilem Handtuch abtrocknen; Unterarm- und Händedesinfektion (z. B. Sterilium) für 5 min (◩ *Beachte:* Hebel des Spenders nur mit Ellenbogen betätigen!).
  ◩ *Hinweis:* Bei der *hygienischen Händedesinfektion* wird nur die transiente Flora eliminiert. Hierfür mind. 1 min Hände desinfizieren (z. B. Sterilium) vor Eingriffen der Kategorie I/II (Tab. 41.1).
► **Hautdesinfektion im OP (Kategorie III):** Siehe Tab. 41.1.

Tabelle 41.1 · Hautdesinfektion – Kategorien

Kategorie	Anwendung	Durchführung am Patienten
I	intra-, subkutane und intravenöse Injektionen, Blutentnahme	Hautdesinfektionsmittel (z. B. Dibromol) auftragen und 30 s abdunsten lassen
II	Venenverweilkanüle, i. m. Injektionen, Blutkulturen	Reinigung der Haut mit Hautdesinfektionsmittel (z. B. Dibromol), mit sterilem Tupfer abwischen. Danach erneut Desinfektionsmittel auftragen, 30 s warten und mit sterilem Tupfer abwischen
III	Operationen, Punktionen von Körperhöhlen	Haut reinigen, entfetten, rasieren oder enthaaren. 2×Desinfektionsmittel auftragen und jeweils 2,5 min einwirken lassen. Sterile Handschuhe und Mundschutz tragen

► **Wahl des Desinfektionsmittels:**
  ◩ *Hinweis:* Die Wahl der verwendeten Lösung variiert von Klinik zu Klinik.
  • *Gefärbte Desinfektionslösungen* sind praktisch, um zu prüfen, wo bereits desinfiziert ist. Allerdings lässt sich die Färbung später oft schwer entfernen.

- *Ungefärbte Lösungen* sind günstig, wenn intraoperativ die Hautdurchblutung kontrolliert und/oder die Hautstruktur exakt gesehen werden muss (z.B. in der Plastischen Chirurgie).
- Bei Desinfektion in Kopfnähe sollte der Patient sicherheitshalber die Augen schließen bzw. es wird eine feuchte Kompresse auf die Augen gelegt.
- ◻ *Beachte:* Die üblichen Desinfektionslösungen enthalten Jod (Allergie, Schilddrüsenerkrankung!).

► **Durchführung der Hautdesinfektion** (Tab. 41.1)
- Bei verschmutzten oder stark blutverkrusteten Wunden sollte erst eine Reinigung mit Wasserstoffperoxid oder Ringerlösung/NaCl erfolgen.
- Beim Desinfizieren in der Mitte des OP-Felds beginnen und nach außen streichen. Abwaschtupfer großzügig wechseln.
- Besonders gewissenhaft muss bei Knochen- und Gelenkoperationen und vor Implantation von Fremdmaterial (z.B. Port, Prothesen) vorgegangen werden.
- Für Schleimhäute und für den Augenbereich gibt es spezielle Lösungen.
- Mit dem sterilen Abdecken (S. 778) darf erst begonnen werden, wenn die Desinfektionslösung getrocknet ist. Auf keinen Fall darf die Lösung herunterlaufen, sodass der Patient im Feuchten liegt.

► **Steriles Abdecken:**
- Das Abdecken lernt man am besten vom OP-Personal, indem man vorsichtig mithilft.
- Das OP-Gebiet freilassen, dabei allerdings an die Möglichkeit einer Erweiterung denken (z.B. Dissektion nach Sentinel-Lymph-Node-Verfahren mit Schnellschnitt). Diese eventuellen OP-Areale können bei der Klebeabdeckung offen gelassen und mit einem losen sterilen Tuch bedeckt werden.

► **Vorbereitung septischer Eingriffe:**
- Prinzipiell geht es bei septischen Wunden darum, das angrenzende Gewebe, die räumliche Umgebung und die Kontaktpersonen (den Chirurgen) vor den in der Wunde enthaltenen Krankheitserregern zu schützen.
- Die Wunddesinfektion verhindert im besten Fall auf das OP-Gebiet bezogen eine Superinfektion.
- Vor dem Abwaschen sollte bereits möglichst viel totes Gewebe (Debris) und Eiter mechanisch entfernt werden.
- Die Desinfektion wird von außen nach innen zur Mitte des OP-Felds durchgeführt.
- Bei proktologischen Eingriffen in Steinschnittlage (S. 776) stellt man einen Abfalleimer unter den Anus, der Boden wird mit einem saugfähigen Tuch bedeckt.

41.2 Die chirurgische Naht

Fadenmaterial

► **Grundsubstanz:** Resorbierbare und nicht resorbierbare Substanzen (siehe Tab. 41.2).
- ◻ *Hinweis:* Natürliches Fadenmaterial (Catgut) wird aufgrund der BSE-Problematik kaum mehr verwendet.
► **Nahtaufbau und Oberfläche** (siehe Tab. 41.2):
- *Monofile Fäden:*
  - Bessere Gleitfähigkeit.
  - Geringere Dochtwirkung.
  - Knoten erst mit mindestens 5 übereinander gelegten Knüpflagen fest.

- *Geflochtene Fäden:*
  - Größere Dochtwirkung; bewirken mehr Gewebereaktionen.
  - Größere Geschmeidigkeit.
  - Faden bricht (reißt) seltener beim Gewebedurchzug (*cave:* „Laubsägen-Effekt").
  - Knoten halten schon mit 3 übereinander gelegten Lagen.

Tabelle 41.2 · Fadenmaterial

	resorbierbar	nicht resorbierbar
monofil	PDS (Polydioxanon) Maxon (Polyglykolsäure)	Prolene (Polypropylen) Ethilon (Polyamid) Supramid (Polyamid)
geflochten	Vicryl (Polyglactin 910) Dexon (Polyglykolsäure)	Ethibond (Polyester) Mersilene (Polyester)

▶ **Manufaktur:** Am Stück, geschnitten oder in fester Verbindung mit einer Nadel (atraumatisch, siehe S. 780). Für spezielle Zwecke (Gefäßnaht) Nadeln an beiden Enden (doppelt armiert) oder (für Brust- und Bauchwandnaht) doppelter Faden mit Schlaufe.

▶ **Stärke:** Die Angabe der Fadenstärke erfolgt entweder nach der USP-Einteilung ohne Zusammenhang zur wahren Fadenstärke oder nach der Europäischen Pharmakopöe (EP) metrisch in $1/_{10}$ mm (z. B. metric 3 = 0,3 mm).
- *Stärker belastete Nähte* (z. B. Fasziennähte, Bauch- und Thoraxwandverschluss): Stärke 0, 1 oder 2.
- *Fadendrainage von Fisteln:* Stärke 0.
- *Subkutannähte, Nähte an inneren Organen:* Stärke 2/0, 3/0 oder 4/0.
- *Gefäßnähte:* Stärke 3/0 bis 7/0.
- *Nervennähte:* Bis Stärke 11/0.

▶ **Resorptionszeiten:**
- *Geflochten synthetisch:* Nach ca. 2 Wochen auf 50% der Reißfestigkeit gesunken; z. B. Dexon, Vicryl.
- *Monofil synthetisch:* Nach ca. 4 Wochen auf 50% der Reißfestigkeit gesunken; z. B. Maxon, PDS.

▶ **Wahl des Fadenmaterials:** Siehe Tab. 41.2.
- *Hautnähte:* Monofil, resorbierbar oder nicht resorbierbar.
- *Fasziennähte:* Monofil oder geflochten, resorbierbar.
- *Gefäßligaturen:* Geflochten, resorbierbar.
- *Durchstechungsligaturen:*
  - Große Gefäße, v. a. Thorax: Monofil, nicht resorbierbar.
  - Kleine Gefäße: Geflochten, resorbierbar.
- *Gefäßnähte:* Monofil, in der Regel nicht resorbierbar (*Ausnahme:* Kinder; bei Verwendung autologen Materials).
- *Nervennähte:* Monofil, resorbierbar.
- *Gastrointestinale Nähte:* Geflochten oder monofil, resorbierbar.
- *Proktologie:* Schnell resorbierbares Nahtmaterial (z. B. Vicryl rapid, nach ca. 5 Tagen auf 50% der Reißfestigkeit gesunken).
- *Fadendrainage von Fisteln:* Geflochten, nicht resorbierbar.
- *Bronchusnähte:* Monofil, resorbierbar.

Allgemeine Operationslehre

Nadeln

▶ **Nadel-Faden-Verbindung:**

- *Atraumatische Naht:* Feste Verbindung von Nadel und Faden. Durch den stufenlosen Übergang zwischen Nadel und Faden entsteht keine Fadendopplung am Nadelöhr und das Gewebe wird kaum traumatisiert. Indiziert bei empfindlichen Geweben (z. B. Darm- und Gefäßnähte).
- *„Traumatische" Naht:* Nadeln mit Nadelöhr. Der Faden muss eingefädelt werden. Die Naht ist traumatischer, da der Stichkanal größer ist als die Fadendicke.
- *Abreißfäden* (bei atraumatischen Nähten) verfügen über eine Sollbruchstelle am Übergang vom Faden zur Nadel.

▶ **Nadelformen:**

- *Kreisförmige Nadeln:* Entsprechend ihrer Bogenlänge finden in der Viszeralchirurgie folgende Nadeln Verwendung:
  - $3/8$-Kreis oder $1/2$-Kreis: Intestinalnaht, Hautnaht u. a.
  - $5/8$-Kreis: Enge Platzverhältnisse, z. B. Faszennaht bei laparoskopischem Zugang.
- *Gerade Nadeln:* Tabaksbeutelnaht, selten für Hautnaht.
- *Ski-Nadeln oder Schlitten-Nadeln:* Gerade Nadel mit leicht gebogener Spitze für laparoskopische Naht.

▶ **Nadelkörper-/Nadelspitzen-Querschnitt:**

- *Rundkörper-Nadeln* (Abb. 41.6 a): Durchstechen das Gewebe und vermeiden das Einschneiden. Die Nadelspitze ist so ausgearbeitet, dass im Gewebe nur kleinste Stichkanäle entstehen. Geeignet für weiche Gewebe (z. B. Darm). *Stumpfe Rundkörper-Nadeln* (Abb. 41.6 b) sind für Parenchymgewebe (z. B. Leber), damit Gefäße nicht durchstochen werden, sondern ausweichen.
- *Schneidende Nadeln:* Der scharf geschliffene Nadelkörper durchschneidet das Gewebe. Geeignet für derbe Strukturen wie Haut oder Faszie.
  - *Schneidende Rundkörper-Nadeln* (Abb. 41.6 c) für spezielle Gefäß- und Bandnähte haben nur an ihrer Spitze einen Dreikant-Trokar, z. B. für sklerotische Gefäße und Prothesen.
  - Außen schneidende Nadeln (Abb. 41.6 d) für Hautnähte haben von der Spitze bis zum Schaft einen dreieckigen Querschnitt und sind am Außenbogen schneidend. Dadurch wird das Trauma im Stichkanal minimiert.

▶ **Merke:** Niemals die Nadel mit der Hand führen, sondern immer mit einem Nadelhalter als Führungsinstrument (z. B. Nadelhalter nach Hegar oder nach Mathieu).

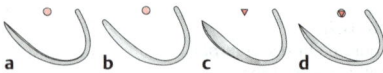

a   b   c   d

Abb. 41.6 · (a) Rundkörper-Nadel; (b) stumpfe Rundkörper-Nadel; (c) schneidende Rundkörper-Nadel; (d) außen schneidende Nadel

Nahttechnik – Allgemeines

▶ Atraumatisches Nähen mit modernen Nadel-/Fadenmaterialien und schonender Gewebsbehandlung: Kein Quetschen der Wundränder (→ Nekrosen) durch Verwendung entsprechende Instrumente, z. B. Einzinker (Gillies-Häkchen).
▶ Senkrecht einstechen und auf sich zustechen; Ein- und Ausstich sollten auf gleicher Höhe und in gleicher Entfernung zum Wundrand liegen.
▶ Lange fortlaufende Nähte in kleine Abschnitte unterteilen, dabei mehrmals zwischendurch ausstechen und knoten.

▶ Monofile, nicht-resorbierbare Fäden, die zeitig entfernt werden (S. 36), bilden schönere Narben. Resorbierbare Fäden können Fremdkörperreaktionen auslösen und bei gefärbten Fäden Tätowierungen hinterlassen.

▶ Fäden niemals zu fest anziehen und knoten → verursacht Nekrosen.

▶ Bei Subkutannähten den tiefsten Wundpunkt miterfassen, um keine Hohlräume zu hinterlassen.

▶ Inkongruente Wundränder durch entsprechende Stichtechnik ausgleichen.

▶ Wunden heilen am besten, wenn sie (weitgehend) spannungsfrei adaptiert sind.

Gebräuchliche Nahttechniken zum Wundverschluss

▶ **Einzelknopfnaht** (EKN, Abb. 41.7a): Gebräuchlichste Nahttechnik bei unkomplizierten Wunden. Ist das Auftreten eines Seroms/Hämatoms oder Infekts (z. B. bei perforierter Appendizitis, S. 365) trotz präventiver Maßnahmen wahrscheinlich, EKN wählen (lässt sich leichter partiell öffnen). Notfallwunden grundsätzlich per EKN verschließen.

▶ **Fortlaufende Naht** (Abb. 41.7b).

▶ **Rückstichnaht nach Donati** oder **Allgöwer** (Abb. 41.7c und d): Sichtbare Adaption der Hautränder ohne Einstülpung oder Überlappung; besseres kosmetisches Ergebnis, weil Nahtwiderlager jenseits der Wunde; zeitaufwändiger als EKN.

▶ **Intrakutannaht** (Abb. 41.7e): Gutes kosmetisches Ergebnis: ▶ *Beachte:* Bei zu starkem Anziehen des Fadens resultiert eine wellenförmige Narbe.

▶ **U-Naht** (Abb. 41.7f).

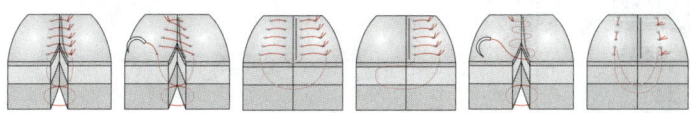

Abb. 41.7 · Nahttechniken: (a) Einzelknopfnaht; (b) fortlaufende Naht; (c) Rückstichnaht nach Donati; (d) Rückstichnaht nach Allgöwer (partiell intrakutan); (e) Intrakutannaht (fortlaufend); (f) U-Naht

Spezielle Gewebenähte

▶ **Hautnaht:**

• *Prinzip:* Adaption der korrespondierenden Hautschichten, um eine primäre Wundheilung mit kleiner Narbenbildung zu gewährleisten. Nur bei frischen („heilbaren") und sauberen Wundrändern (ggf. Débridement, s. o.), sonst Gefahr der Infektion und Wundheilungsstörung (S. 180).

▶ *Hinweis:* Unter der Hautnaht darf kein Hohlraum verbleiben, da sich hier Sekret/Blut (Serom/Hämatom) ansammeln kann, das oftmals zu einer Infektion führt. *Prävention:* Drainageeinlage (S. 788), resorbierbare Nähte der Subkutis, tief greifende Hautnähte oder lockerer Hautverschluss, durch den Sekret in darüber liegende Kompressen abfließen kann.

• *Nahttechniken:* Einzelknopfnaht, Rückstichnaht nach Donati, Rückstichnaht nach Allgöwer, Intrakutannaht.

• Ggf. Nähte mit Steristrips schützen (▶ *Cave:* nicht zuviel Zug auf die Pflaster geben → Spannungsblasen).

• *Alternativen:* Wundverschluss durch Hautklammergerät (S. 784), Wundkleber – v. a. bei Kindern (z. B. Dermabond).

▶ **Gastrointestinale Anastomosen:** Hand- und Klammernahttechnik (siehe S. 784).

▶ **Parenchymnaht:** Fortlaufende Naht (Abb. 41.7b); lockere Adaption, um eine ausreichende Organdurchblutung zu gewährleisten.

▶ **Peritonealnaht:** Fortlaufende Naht (Abb. 41.7b).

▶ **Muskelnaht:** U-Naht (Abb. 41.7f); lockere Adaption, um eine ausreichende Muskeldurchblutung zu gewährleisten.

▶ **Fasziennaht:** Bei Verschluss ohne Spannung und sauberem Gewebe fortlaufende Naht (Abb. 41.7b); bei Spannung und/oder kontaminiertem Gewebe Einzelknopfnaht.

▶ **Naht der Subkutis:** Einzelknopfnaht zur Vermeidung einer Höhlen- oder Taschenbildung.

▶ **Gefäßnaht:** Atraumatische, allschichtige Naht (S. 899).

▶ **Sehnennaht:**
- Haben beide Sehnenstümpfe den gleichen Durchmesser → *Sehnennaht nach Kirchmeyer-Kessel:* Atraumatisches Darstellen der Sehnenstümpfe und End-zu-End-Anastomosierung der Sehnenstümpfe unter Erhaltung der Sehnenscheide und des Peritendineums (=intratendinöse Stütznaht). Anschließend wird das Epitendon mit einer fortlaufenden Naht adaptiert.
- Ist der Durchmesser der beiden Sehnenstümpfe unterschiedlich groß → *Sehnen-Durchflechtungsnaht nach Pulvertaft.*

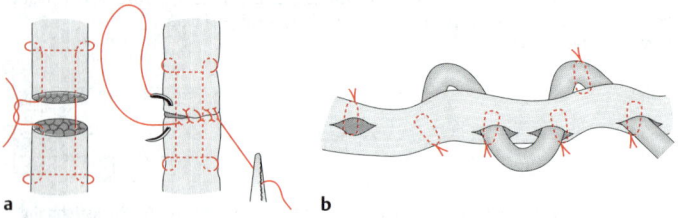

a   b

Abb. 41.8 · Sehnennähte: (a) Sehnennaht nach Kirchmeyer-Kessel; (b) Sehnen-Durchflechtungsnaht nach Pulfertaft

▶ **Nervennaht:**
- *Allgemeine Voraussetzungen:* Mikrochirurgisches Instrumentarium, langsam resorbierbares Nahtmaterial (10/0 oder 11/0), optische Vergrößerung (Lupenbrille oder Mikroskop), Blutsperre, Plexusanästhesie oder Allgemeinnarkose.
- *Durchtrennte Finger- und Kollateralnerven:* Primäre epineurale End-zu-End-Naht mit 2 – 3 das Perineurium fassenden Nähten (Abb. 41.9a).
- *Partiell oder komplett durchtrennte Nervenstämme* (N. medianus, N. ulnaris, N. radialis, N. tibialis, N. peronaeus [Aufzählung mit abnehmendem Erfolg]):
  - Günstige Umstände (gute Vaskularität, geeignete Verletzung, mikrochirurgisch geschulter Operateur): Primärversorgung durch epineurale oder faszi-

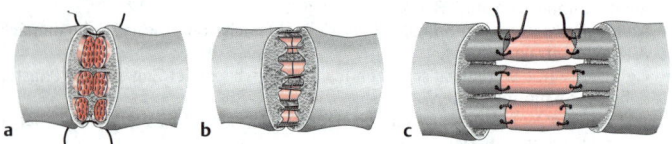

a   b   c

Abb. 41.9 · Nervennähte. (a) Epineurale Nervennaht; (b) perineurale (faszikuläre) Nervennaht; (c) Nerveninterponat mit Transplantation

kuläre Naht (Abb. 41.9b), wobei die Nervenstümpfe mit dem Skalpell angefrischt werden.

– Ungünstige Umstände (zweifelhafte Vaskularität): Wundversorgung und frühe Sekundärnaht der Nerven in den ersten 2–4 Wochen.

- *Nervendefekte mit bedeutendem Sensibilitätsverlust:* Frühsekundäre, autologe Nerventransplantation (Abb. 41.9c). Interposition des Transplantats in epineuraler Technik. Vorraussetzung ist eine vitale Umgebung. Die Prognose wird durch gleichzeitige mikrochirurgische Versorgung einer ebenfalls durchtrennten Kollateralarterie verbessert.
- *Intraneurale Hämatome bei Neuropraxie bei benachbarten Frakturen:* Epineurotomie und Hämatomausräumung.

Knotentechnik

▶ **Allgemeines:**
- Knoten müssen fest und zuverlässig halten.
- Jeder Knoten besteht aus zwei Anteilen: Der erste Knoten (=einfacher Knoten (Abb. 41.10a) adaptiert das Gewebe, die weiteren Knoten fixieren den Zustand.
- Knoten können manuell (Einhand- oder Zweihandtechnik) oder mithilfe von Instrumenten (v. a. bei kurzen Fadenenden) geknüpft werden.
- I.d.R. werden 3–4 gegenläufige Knoten zur Sicherung übereinander angelegt.
- Die Fadenenden sollten nicht kürzer als 3–5 mm geschnitten werden.

▶ **Knotenarten:**
- *Einfacher Knoten* (Abb. 41.10a): Nicht überschlungener Grundknoten (→ Gewebeadaption), bei dem sich der Zug gleichmäßig auf beide Fadenenden überträgt.

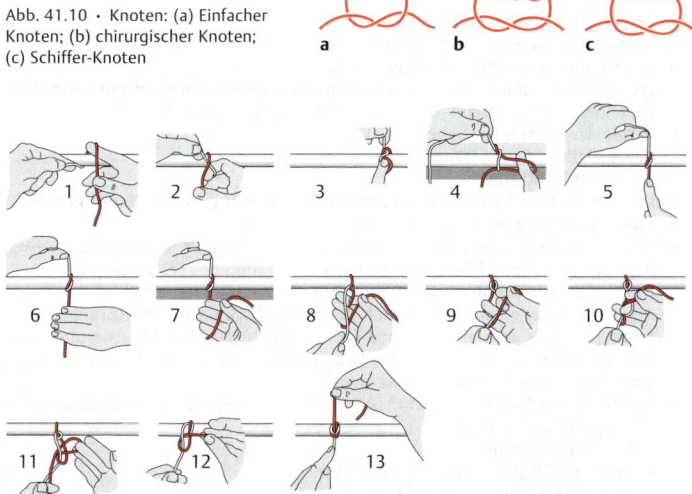

Abb. 41.10 · Knoten: (a) Einfacher Knoten; (b) chirurgischer Knoten; (c) Schiffer-Knoten

Abb. 41.11 · Technik des überkreuzten Knotens: Schritt 1–5 = „Rückwärts" geknüpfter Knoten; Schritt 5–13 Sicherung durch einen zweiten „vorwärts" geknüpften Knoten

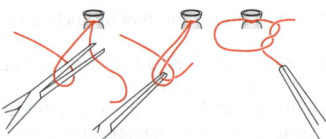

Abb. 41.12 · Instrumenteller Knoten: Der längere Faden wird um den Nadelhalter gewickelt; Fassen des kürzeren Fadens und Zuziehen; beim nächsten Knoten wird der Nadelhalter in umgekehrter Richtung umschlungen

- *Chirurgischer Knoten* (Abb. 41.10 b): Der Grundknoten wird zweimal geschlungen und durch einen einfachen, weiteren Knoten fixiert. Durch stärkere Reibung zwischen den Fäden ist der erste Knoten leichter haltbar bis zur Fixierung.
- *Schiffer-Knoten* (Abb. 41.10 c): Zunächst Grundknoten; beim zweiten Knoten werden die Fadenenden in der entgegengesetzten Richtung wie beim Grundknoten geschlungen. Der Knoten ist besonders rutschfest. Technik des handgeknüpften Schifferknotens in Überkreuz-Technik (Abb. 41.11).
- *Instrumenteller Knoten:* Siehe Abb. 41.12.

Klammergeräte

▶ **Grundlagen:**
- Geräte zur mechanischen Anlage einer nicht ischämisierenden Doppelklammerreihe. Die Klammergröße ist vom Anwendungsgebiet abhängig.
- Es gibt Geräte zum Nachladen mit Einwegmagazinen oder Einweggeräte, z. T. nachladbar für die Anwendung am selben Patienten.
- Je nach Gerät evertierende (Linear-Stapler, Cutter-Stapler) oder invertierende (Circular-Stapler) Allschichtnaht (Abb. 41.13).

▶ **Einsatz zum Hautverschluss mit dem Hautklammergerät:**
- *Anwendung:* Zügiger Hautverschluss.
- *Technik:* Die adaptierten Wundränder werden mit umgebogenen Edelstahlklammern fixiert.
- *Geräte:* Hautstapler (z. B. Leukoclip SD).

▶ **Einsatz zum Verschluss von Lumina:**
- *Anwendung:* Bronchus, Ösophagus, Magen und Darm.
- *Technik:* Durch eine leicht versetzte Klammerdoppelreihe werden die gegenüberliegenden Wände vereinigt. Das Gewebe wird manuell durchtrennt.
- *Geräte:* Linear-Stapler, siehe Abb. 41.13 a.
  - TA 30 mm, 55 mm, 90 mm.
  - RL 60 mm, 90 mm.

▶ **Geschlossene Durchtrennung/Anastomosierung mit gerader Klammernaht:**
- *Anwendung:* Magen, Dünndarm, Kolon, Lunge, Gefäße.
- *Technik:* Während des Vorschiebens der zentralen Messerklinge wird das Gewebe durch je 2 Doppelklammerreihen rechts und links des Schnittes geschlossen. Es kann kein Darminhalt oder Blut austreten (keine Kontamination). Auch eine Anastomosierung von Hohlorganen ist möglich (z. B. Gastroenterostomie, Enteroenterostomie, Ersatzmagen- und Pouchbildung). Die Anastomosierung muss durch den Verschluss der Lücke, welche durch das Einführen des Instrumentes entstanden ist, vervollständigt werden.
- *Geräte:* Linear-Cutter (Abb. 41.13 b) bzw. Endo-Cutter für die minimal invasive Chirurgie (S. 785, Abb. 41.13 d):
  - GIA 55 mm, 90 mm.
  - PROXIMATE Linear Cutter 50 mm, 70 mm.
  - Endo-GIA 30 mm, 45 mm, 60 mm.

▶ **Anastomosierung mit zirkulärer Klammernaht:**
- *Anwendung:* Distale Rektumchirurgie, ösophagoenterale Anastomosen, Proktologie.

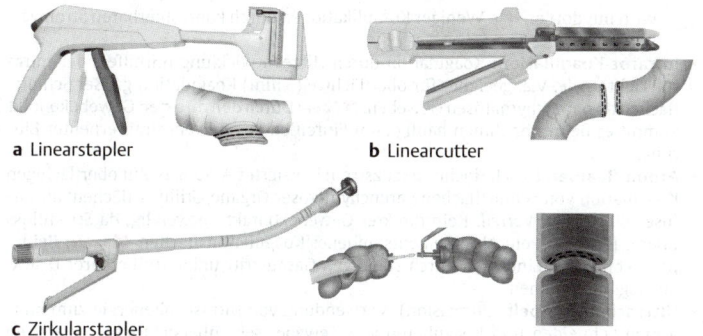

a Linearstapler   **b** Linearcutter

c Zirkularstapler

Abb. 41.13 · Klammergeräte: (a) Linear-Stapler; (b) Linear-Cutter; (c) Circular-Stapler

- *Technik:* Die End-zu-End-Anastomose wird durch das intraluminal eingeführte zirkuläre Klammergerät mit zentralem Messer hergestellt. Beim Schließen des Magazins werden gleichzeitig 2 versetzte Klammerreihen geschlossen und die zentral gelegenen Gewebeanteile von proximal und distal ausgestanzt.
- *Geräte:* Circular-Stapler (Abb. 41.13 c).
  - EEA 21 mm, 25 mm, 28 mm, 31 mm.
  - ILP 25 mm, 29 mm, 33 mm.

41.3 Intraoperative Blutstillung

Chirurgische Techniken

▶ **Gefäßligatur:**
- Bei Blutungen aus sichtbaren Gefäßen dieses mit der Overholt-Klemme (S. 787) fassen, einfach oder doppelt umschlingen und verknoten (resorbierbarer Faden). *Alternativ:* Gefäßclip.
- *Sicherer:* Durchstechung des Gefäßes unter der Overholt-Klemme und Knoten vor und hinter dem Durchstich (Ligatur rutscht nicht ab). Bei sehr starkem Gefäß doppelte Ligatur (evtl. mit nicht-resorbierbarem Faden).

▶ **Umstechung/Naht:** Bei diffusen Blutungen wird die Blutungsquelle im umgebenden Gewebe umstochen.

▶ **Tamponade/Kompression** („packing", „wrapping").

▶ **Einstromsperre** (z. B. Pringle-Manöver, S. 477).

Koagulation

▶ **Elektrokoagulation:** Punktuelle Erhitzung des Gewebes auf 60 – 200 °C mit hochfrequentem Wechselstrom (0,3 – 3 MHz, 15 – 500 W). Zur Koagulation von blutenden Gefäßen/Schnittflächen, blutungsfreien Gewebedurchtrennung.

- *Monopolar* (am häufigsten): Stromfluss von kleiner Aktivelektrode durch das Gewebe zur großflächigen Neutralelektrode (z. B. am Bein). Stromdichte nur an aktiver Elektrode groß genug für thermische Wirkung. *Nachteil:* Kaum unkontrollierbare Stromausbreitung und -wirkung.
- *Bipolar:* Zweite Aktivelektrode in kleinem Abstand (z. B. Pinzettenspitze). Der Strom fließt nur zwischen den aktiven Elektroden und der thermische Effekt

wird nur dort erzielt. Weniger Komplikationen durch kontrollierbaren Stromverlauf.

▶ **Infrarot-Koagulation:** Koagulation durch Hitzeentwicklung mithilfe einer Infrarot-Lichtquelle. V.a. geeignet für oberflächige (3 mm) Koagulation großer Schnittflächen an parenchymatösen Geweben. ▣ *Cave:* Durch den direkten Gewebekontakt kommt es beim Abnehmen häufig zum Einreißen des Gewebes mit erneuter Blutung.

▶ **Argon-Beamer:** Durch Hochfrequenzstrom ionisiertes Argongas. Zur oberflächigen Koagulation von Schnittflächen parenchymatöser Organe, Stillung flächenhaft diffuser Blutungen. *Vorteil:* Kein direkter Gewebekontakt notwendig, da Stromfluss über Gas. Daher kein Abreißen entstandener Koagulationsflächen. ▣ *Cave:* Bei laparoskopischen Eingriffen durch ständigen Gasaustritt unkontrollierbarer Druckanstieg im Abdomen.

▶ **Ultraschall-Skalpell** (Ultracision): Verwendung von Ultraschallenergie zum blutarmen Schneiden und Koagulieren von Gewebe; sehr übersichtliches Operieren möglich. *Nachteil:* Hohe Materialkosten.

Lokale Hämostyptika

▶ **Fibrinkleber** (z.B. QUIXIL, Tissucol Duo): Zwei-Komponenten-Kleber (Hauptbestandteile: Fibrinogen und Thrombin), der bei Durchmischung in einer Spezialkanüle als flüssiges, rasch koagulierendes Fibrin ausfällt. Geeignet zur Sicherung bereits koagulierter Schnittflächen v.a. an parenchymatösen Organen. Das Infektionsrisiko ist gering, allerdings sind Fibrinkleber sehr teuer, daher nur für spezielle Indikationen (z.B. bei größere Blutungen nicht geeignet → Kleber „schwimmt davon").

▶ **Kollagenvlies** (z.B. TachoComb): Mit oder ohne Fibrinkleber zur Deckung von Schnittflächen an parenchymatösen Organen.

▶ **Resorbierbare Gazestreifen** (Tabotamp): Blutstillung bei diffusen Blutungen. Bakterizide Wirkung gegenüber grampositiven und gramnegativen Bakterien und Anaerobiern.

Maßnahmen zur Einsparung von Bluttransfusionen

▶ Suffiziente **intraoperative Blutstillung** (S. 785).
▶ **Maschinelle Autotransfusion** (Cell-Saver):
- *Prinzip:* Das intraoperative Blut wird gesammelt, gewaschen und innerhalb von 6 h retransfundiert.
- *Indikation:* Bei chirurgischen Eingriffen mit Blutverlusten > 1 l.
- *Kontraindikationen:* Infektionen im OP-Gebiet, Darmeröffnung, Tumorchirurgie.
- ▣ *Beachte:* Vor jeder Retransfusion „bedside-test" (S. 73) durchführen!
▶ Aufrechterhalten einer **Normothermie**.
▶ Aufrechterhalten einer **kontrollierten Hypotension**.

41.4 Chirurgische Instrumente

Instrumente zur Durchtrennung von Gewebe

▶ **Skalpell:** Zur scharfen Durchtrennung von Gewebe; als Einmalskalpelle bzw. sterilisierbare Skalpelle mit Einmalklingen (Abb. 41.14 a) verfügbar.
▶ **Schere:** Zur spreizenden Auseinanderdrängung bzw. zur Gewebepräparation eignen sich Scheren mit feinen Branchen (z.B. Mayo-Schere, Abb. 41.14 c). Scheren mit kräftigen Branchen (z.B. Cooper-Schere, Abb. 41.14 b) eignen sich für derbes Gewebe, Fäden etc. Bei speziellen Scheren mit Hochfrequenzstrom sind Schneiden und Koagulieren kombiniert.

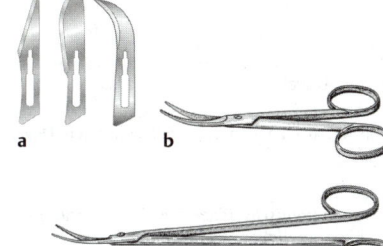

Abb. 41.14 · Schneidende Instrumente: (a) verschiedene Skalpell-Klingen-formen; (b) Cooper-Schere; (c) Mayo-Schere

► **Diathermie-Messer:** Eignet sich zur Durchtrennung von Subkutis, Faszien, Muskulatur und Parenchym-Gewebe.
► **Ultraschalldissektor** (Sonotom): Gewebepräparation mithilfe von Ultraschallwellen zur gezielten Dissektion von Parenchymgewebe (Schonung von Gefäßen, Gallengängen).
► **Ultraschallskalpell** (Ultracision): Gewebedurchtrennung und Koagulation durch hochfrequenten Ultraschall.
► **Säge/Meißel/Raspel/Raspatorien:** Zur Knochenbearbeitung.
▶ *Hinweis:* Mit einem *Raspatorium* wird das Periost vom Knochen abgelöst.
► Weitere Instrumente wie Wasserstrahldissektor und Laser siehe Spezialliteratur.

Instrumente zum Zufassen

► **Pinzetten:**
  • *Chirurgische Pinzetten:* Besitzen am vorderen Ende eine Hakenspitze, um derbes Gewebe zu greifen, z. B. Faszien oder Haut.

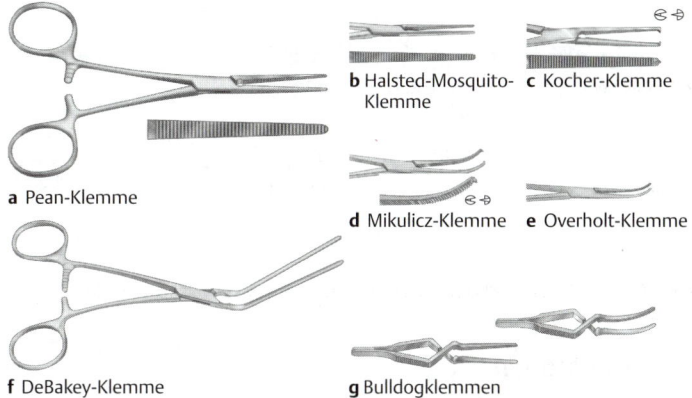

Abb. 41.15 · Klemmen: (a) Pean-Klemme und (b) Halsted-Mosquito-Klemme: Geriffelte Oberfläche = atraumatisch, z. B. für Gefäße; (c) Kocher-Klemme und (d) Mikulicz-Klemme: Widerfläche = hart-fassend, z. B. für Faszien, Peritoneum; (e) Overholt-Klemme: Atraumatisch zur Gewebepräparation und zum Fassen von Gefäßen; (f) De-Bakey-Klemme und (g) Bulldogklemmen: Gefäßklemmen

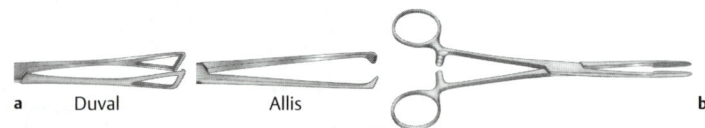

a Duval   Allis   **b**

Abb. 41.16 · Zangen: (a) Organfasszangen (Duval, Allis); (b) Kornzange

- *Anatomische Pinzetten:* Sind vorne glatt oder geriffelt, zum Halten von leicht verletzlichem Gewebe, z. B. Darm.
- ► **Klemmen:** Eignen sich zum Halten, Abklemmen oder zur Gewebepräparation (Abb. 41.15).
- ► **Zangen** (Abb. 41.16): Spezielle Zangen für verschiedene Organe, z. B. Darmfasszangen (Duval, Allis) bzw. Zangen zum Fassen von Tupfern (Kornzange).

Instrumente zum Auseinanderhalten des Gewebes

- ► **Haken:** Siehe Abb. 41.17.
  - *Lidhaken:* Für kleine Wunden, verletzliche Gewebestrukturen.
  - *Stumpfer Wundhaken nach Roux oder Langenbeck:* Zum manuellen Wundspreizen bei größeren Wunden.
  - *Scharfer Haken nach Volkmann:* Zum Halten des Subkutangewebes.
  - *Bauchdeckenhaken nach Mikulicz oder Fritsch:* Viszeralchirurgie.

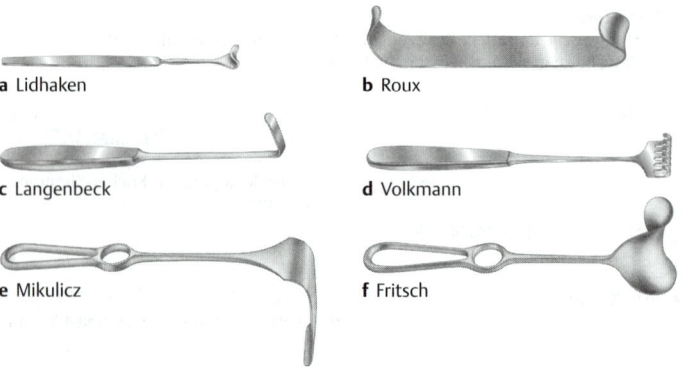

a Lidhaken   **b** Roux

c Langenbeck   **d** Volkmann

e Mikulicz   **f** Fritsch

Abb. 41.17 · Haken: (a) Lidhaken; (b) Roux; (c) Langenbeck; (d) Volkmann; (e) Mikulicz; (f) Fritsch

41.5 Drainagen

Grundlagen

- ► Drainagen werden i. d. R zur postoperativen Ableitung von Wundsekret eingelegt. Außerdem ermöglichen sie das frühzeitige Erkennen von Komplikationen wie Nachblutungen (S. 113), Infektionen (S. 181) oder Anastomoseninsuffizienzen (S. 118). Alle Drainagen müssen sorgfältig an der Haut fixiert werden (Naht).

► Drainagen können prinzipiell in jede vorgegebene oder pathologisch entstandene Körperhöhle und in Weichteilgewebe eingelegt werden.

◼ *Hinweis:* Drainagen können auch interventionell gelegt werden, z. B. Sonographiegestütze Punktion bei Abszess.

Peritoneale (Abdominal-)Drainagen

► Nach intraabdominellen Eingriffen zur Ableitung von Wundsekret, Galle, Blut, Darminhalt, Pankreassaft u. a.. Sie werden entweder als sog. „*intraabdominelle Zieldrainage*" am Ort evtl. Komplikationen (z. B. in die Nähe einer Anastomose) oder als allgemeine *Ablaufdrainagen* in den Douglas-Raum bzw. in die übrigen Abdominalquadranten eingelegt (z. B. bei Peritonitis). Zur Kürzung einer Drainage siehe S. 34. Zum Entfernen der Drainage siehe S. 34.

◼ *Beachte:* Peritoneale Drainagen dürfen wegen der Gefahr der Darmwandschädigung niemals an einen Sog angeschlossen werden!

► **Easy-Flow-Drainage (EF):** EF bestehen aus weichem Silikonmaterial, durch das die Gefahr einer Verletzung benachbarter Strukturen verringert wird. Der äußere Drainagenanteil wird in einen auf die Haut aufgeklebten Beutel (z. B. Coloplast-System) eingeführt und mit einer Sicherheitsnadel vor dem Verrutschen gesichert. Wechseln des Drainagebeutels, S. 34.

► **Robinson-Drainagen:** Geschlossenes Drainagesystem (weiches Silikonmaterial) zur Einlage nach Eingriffen in der Bauchhöhle. Verringert die Gefahr einer Kontamination von außen nach innen.

Weichteildrainagen

► **Redon-Drainage:** Der Drain wird mit einem Spieß neben der Wunde von innen nach außen durch die Haut geführt und in eine Vakuumflasche unter (unkontrolliertem) Sog ausgeleitet. Redon-Drainagen werden i. d. R ins Subkutangewebe eingelegt, ggf. können mehrere Gewebeschichten einzeln drainiert werden. Entfernen der Redon-Drainage, S. 34.

◼ *Tipp:* Ist die Vakuumflasche mit Sekret (i. d. R Blut) vollgelaufen, wird der Schlauch abgeklemmt (hält das Vakuum aufrecht) und die Flasche kann gewechselt werden.

► **Spül-Saug-Drainagen:** Werden zur Behandlung von ausgedehnten Weichteilinfektionen (v.a knöcherne Infektionen im Extremitätenbereich) verwendet. Anlage, siehe Redon-Drainage (S. 789). Über einen zuführenden Schlauch läuft eine sterile Elektrolytlösung oder verdünntes Antiseptikum in das Wundgebiet, die über einen abführenden Schlauch in eine Vakuumflasche abgesogen wird. Entfernen der Spül-Saug-Drainage, siehe S. 34.

► **Gummilaschen-Drainage:** Tiefere Weichteilinfektionen müssen nach operativer Spaltung drainiert werden (z. B. Abszess, Panaritium [falls anatomisch die komplette breite Spaltung nicht möglich ist]), um einen Sekretverhalt durch vorzeitigen Wundverschluss zu verhindern. Drainage in die Wunde einlegen, 2–3 cm über Hautniveau abschneiden und mit einer sterilen Sicherheitsnadel bzw. Naht fixieren. Das Sekret fließt in einen über der Drainage angelegten Mullkompressenverband. Entfernen der Gummilaschen-Drainage, S. 34.

Bülau-Drainage

► Nach intrathorakalen Eingriffen werden meist 1–2 Bülau-Drainagen zur Ableitung von Wundsekret und Luft aus der Pleurahöhle zur Lungenentfaltung eingelegt. Weitere Indikationen: (Hämato-)Pneumothorax. Anlage der Bülau-Drainage, siehe S. 64.

T-Drainage

▶ Die T-förmige Drainage wird nach operativer Eröffnung des Gallengangs (z. B. Choledochusrevision) in diesen eingelegt, um bei operationsbedingtem Schleimhautödem der Papille einen Abfluss der Gallenflüssigkeit nach außen zu ermöglichen. Die Ableitung erfolgt durch die Bauchdecke in einen sterilen Beutel. Ziehen der T-Drainage, siehe S. 34.

Weitere Drainageformen

▶ Die **Voelcker-Drainage** dient der Schienung von Gallengangsanastomosen mit Ableitung der Gallenflüssigkeit. Mit der sog. **„verlorenen Drainage"** werden z. B. Pancreaticojejunostomien geschient. Diese kleinkalibrige kurze Drainage ist von außen nicht sichtbar und geht später auf natürlichem Weg via Darm ab. Für weitere Informationen siehe Spezialliteratur.

41.6 Minimal invasive Chirurgie (MIC)

Operationsverfahren

▶ Laparoskopie, z. B. Cholezystektomie (S. 836), Appendektomie (S. 852).
▶ Thorakoskopie (*Synonym:* VATS = video assisted thoracic surgery), S. 803.
▶ Mediastinoskopie (S. 804).
▶ Arthroskopie (S. 557).
▶ Interstitielle MIC, z. B. zur totalen extraperitonealen Hernioplastik (TEP) der Leistenhernie, S. 882.
▶ Retroperitoneoskopische Adrenalektomie.
▶ Minimal invasive Schilddrüsen- und Nebenschilddrüsen-Chirurgie.
▶ Varizen-(Perforansvenen-)Chirurgie.

Grundausstattung

▶ **Endoskop** (Durchmesser 2 – 10 mm, Blickwinkel 0 – 30°, Abb. 41.18) mit angeschlossener **Videokamera** (1- bzw. 3-Chip-Kamerasysteme mit automatischem Lichtkontrollsystem und Zoombedienung) und **Kaltlichtquelle**. Kamerasystem und Lichtquelle bilden i. d. R eine Funktionseinheit.
▶ **Hinweis:** Bei den Endoskopen findet die 10-mm-30°-Optik die häufigste Verwendung. Kleinere Optiken (5 mm) sind neuerdings ebenso leistungsfähig, ein Nachteil ist aber der kleinere Bildausschnitt. Vorteil der 3-Chip-Kamera ist die bessere Auflösung und Möglichkeit der 3-D-Projektion. Viele 1-Chip-Kamerasysteme sind fast ebenso leistungsfähig und wesentlich kostengünstiger.
▶ **CO$_2$-Insufflationsgerät** (inkl. Schlauchsystem mit Bakterienfilter): Zur Erzeugung z. B. des Pneumoperitoneums mit kontrolliertem Druck (Durchführung, S. 816).

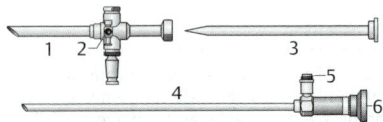

Abb. 41.18 · Trokarhülse (1); CO$_2$-Anschluss (2); Trokardorn (3); Endoskop mit 10-mm-Optik (4); Anschluss für das Lichtleitkabel (5); Anschluss für die Videokamera (6)

▶ **Elektrochirurgiegerät:** Hochfrequenz-Elektrochirurgiegerät mit Anschluss für bipolare und monopolare Operationselektroden zum Durchtrennen von Gewebe sowie zur monopolaren und bipolaren Koagulation.

▶ **Saug-Spüleinrichtung:** Zur intraoperativen Spülung des OP-Gebiets.

▶ **Videorekorder** (fakultativ): Zur Dokumentation der durchgeführten Eingriffe und/oder zur Herstellung von wissenschaftlichen oder Instruktions-Videobändern.

Instrumente

▶ **Spezifische Instrumente in der MIC:**

• *Trokare:* Zum Einführen der Instrumente, des Nahtmaterials und zur Extraktion der resezierten Organe. Trokare gibt es in verschiedenen Durchmessern (5 mm, 10 mm bis 30 mm), wiederverwendbar oder als Einmalgeräte. Sie bestehen aus einer Trokarhülse mit Ventil und einem zentralen Trokardorn (zum Durchstechen des Gewebes, dieser wird nach Platzierung des Trokars entfernt, Abb. 41.18).

• *Reduzierhülsen* zum Einführen von 5-mm-Instrumenten in 10-mm-Trokarhülsen.

• *Dilatationshülsen* zur Dilatation eines 10-mm-Zugangs auf 20 mm.

▶ Die weiteren **Instrumente in der MIC** sind Modifikationen der in der offenen Chirurgie verwendeten Geräte (S. 786). Sie sind den Gegebenheiten der MIC angepasst (z. B. länger, dünner, dreh- und abwinkelbar): z. B. gerade Scheren und Hakenscheren, Fass-, Biopsie- und Tupferzangen, Nadelhalter, Clipapplikatoren (Titanclips und resorbierbare Clips), Koagulations-Saugrohr, Ultraschall-Skalpell, monopolare Hakenelektrode, Endostapler, Saugspülrohr, Punktionsnadel.

Telematik

◘ *Hinweis:* Die zunehmende Spezialisierung in den operativen Fachgebieten und der Trend zum fachübergreifenden Fallmanagement unter Einbeziehung innovativer diagnostischer und therapeutischer Verfahren (z. B. PET, RFA = Radiofrequenzablation, MIC [S. 790]) schaffen einen erheblichen Kommunikations-, Organisations- und Interaktionsbedarf, der die Integration moderner Informationstechnologien in chirurgische Kliniken notwendig macht. Zur Verbesserung der Operationsplanung und -durchführung wurden in den letzten Jahren zunehmend Technologien aus den Bereichen Bildverarbeitung, Telekommunikation und Robotik eingesetzt. Diese werden unter dem Oberbegriff **Telemedizin** bzw. **Telematik** zusammengefasst. Das Ziel ist ein zeit- und standortunabhängiger Informationsaustausch von medizinischen Daten über entsprechende Netzwerke. **Telechirurgie** beinhaltet die kombinierte Anwendung von Methoden aus dem Bereich der Telekommunikation und Informatik in der Chirurgie. Ziel ist eine gesteigerte Effizienz diagnostischer und therapeutischer Verfahren. Folgende Bereiche können unterschieden werden:

▶ **Telekonsultation und Telekonferenz:** Interaktiver Austausch audiovisueller Daten zwischen einem oder mehreren klinischen Partnern (z. B. Radiologie, Chirurgie, Pathologie).

▶ **Telepräsenz:** Bidirektionaler Austausch von Informationen in Echtzeit.

▶ **Telemanipulation:** Aktive Durchführung einer Operation oder von Operationsschritten durch einen räumlich vom Patienten getrennten Operateur. Der Operateur steuert mit Handstücken von einer Konsole aus einen Telemanipulator.

▶ **Telerobotik:** Automatische Ausführung von Operationsschritten durch einen autonomen Roboter anhand von präoperativen Planungsdaten (z. B. Fräsen bei der Endoprothesenimplantation).

Allgemeine Operationslehre

Computerassistierte Chirurgie

▶ Basierend auf den Informationen eines oder mehrerer bildgebender Verfahren (z. B. CT, MRT), soll die Computer assisted surgery (CAS) die präoperative Planung und intraoperative Umsetzung der wesentlichen Operationsschritte verbessern. Die drei Kernbereiche der CAS sind:

- *Interaktive Planung:* Basierend auf dreidimensionalen Bilddaten (z. B. CT), wird ein 3-D-Modell erstellt, das am Computer interaktiv bearbeitet werden kann.
- *Präoperative Simulation:* Die Operation kann mit realen Instrumenten am virtuellen 3-D-Modell im Computer durchgeführt werden. Taktile Information werden über so genannte Force Feedback-Instrumente vermittelt.
- *Intraoperative Navigation:* Die prä- oder intraoperativ erzeugten dreidimensionalen Bilddatensätze werden zur Steuerung eines Instruments oder Roboters eingesetzt.

▶ Für die Durchführung der **intraoperativen Navigation** sind folgende Schritte notwendig:

- Akquisition von dreidimensionalen Bilddatensätzen (z. B. Ultraschall, CT, MRT).
- Modellerstellung (Modellierung).
- Korrelation des Patienten mit dem Modell (Referenzierung).
- Intraoperative Erfassung der Positionskoordinaten (Tracking).
- Darstellung von Modell und Instrument (Visualisierung).

42 Haut, Weichteile

42.1 Lymphadenektomie

Grundlagen

▶ **Prinzip:** Operative Entfernung einzelner oder mehrerer Lymphknoten, meist zu diagnostischen Zwecken.
▶ **Indikation:**
- Lymphknotenschwellungen unklarer Genese (Hals, Axilla, Leiste).
- Malignom-Staging („extended disease"; Lymphknotenstatus, z. B. beim Mammakarzinom).
- Sentinel-Lymphknoten („Wächter-Lymphknoten") bei Mammakarzinom und Melanom.
- Die operative Entfernung eines Lymphknotens ist histologisch aussagekräftiger als eine Punktion oder Stanzbiopsie (Menge des Materials größer).
▶ **Differenzialdiagnose:** Lokale Entzündung oder Entzündung im Einzugsgebiet (z. B. Zwischenzehenmykose, axillärer Schweißdrüsenabszess), Nerventumoren, Angiome, Hygrome, Lipome u. a. Hauttumoren, Varixknoten, Aneurysma, Leisten- und Femoralhernie, Halszysten, Divertikel, Schilddrüsenknoten.
> ☒ **Cave:** Inguinal indirektes Zeichen einer Phlebitis oder Phlebothrombose!
▶ **Vorbereitung:**
- Bei multiplen Lymphomen den am besten und sichersten zugänglichen Lymphknoten zur Exstirpation auswählen.
- Sonographie (ggf. MRT) zur Abgrenzung gegen Differenzialdiagnosen (s. o.).
- Ggf. präoperative Markierung auf der Haut, falls nicht sicher tastbar.
- Rücksprache mit Pathologie hinsichtlich Fixierung (abhängig vom erwarteten Befund).
- An mögliche Tuberkulose denken.

Operative Technik

▶ **Schritt 1:** Lokalanästhesie oder Allgemeinnarkose (bei Tuberkulose).
▶ **Schritt 2:** Kleiner Hautschnitt direkt über dem tastbaren/markierten Lymphknoten entsprechen den Hautlinien (axillär quere Inzision).
▶ **Schritt 3:** Präparation direkt auf den Lymphknoten zu unter Schonung aller Umgebungsstrukturen (*cave:* spezifische Strukturen wie Nerven, Ductus thoracicus etc. beachten!).
▶ **Schritt 4:** Auslösen des Lymphknotens über Ligaturen (Hilusgefäße!), Lymphknoten möglichst wenig anfassen, repräsentatives Gewebe entnehmen, ggf. Schnellschnitt zur Bestätigung entnommenen Tumorgewebes.
▶ **Schritt 5:** Subtile Blutstillung, adaptierende Subkutannähte, Intrakutannaht. Offene Wundbehandlung bei Abszedierung.

Postoperative Komplikationen

▶ Nachblutung.
▶ Lymphserom oder -fistel.
▶ Wundinfektion.
▶ Paresen durch Nervenschädigung.
▶ Inguinale Phlebothrombose.

42.2 Hauttransplantation

Grundlagen

▶ **Prinzip:** Freie Gewebeverpflanzung; im Gegensatz zu Lappenplastiken (werden in der Nachbarschaft verschoben).
▶ **Indikation:** Deckung von Hautdefekten.
▶ **Herkunft des Transplantats:** Autolog (vom Patienten selbst, Einheilung ohne Zusatzmaßnahmen); alloplastisch (Kunststoffmaterial, nur zur vorübergehenden Deckung, keine Einheilung); xenogen (z. B. vom Schwein, nur vorübergehende Defektdeckung); homolog (allogen) hat sich nicht bewährt.
▶ **Vorbereitung:** Grundvoraussetzung ist ein sauberer und gut durchbluteter Wundgrund an der Empfängerstelle.

Autologes Hauttransplantat

▶ **Spalthaut:** Mit dem Dermatom (elektr. Hautschneidemesser) entnommene Schicht aus Epidermis und angrenzender oberflächlicher Dermis, Dicke ca. 0,2–0,5 mm, falls notwendig netzartig geschnitten und auf die 2- bis 3-fache Fläche vergrößert; Spenderregion reepithelialisiert spontan.
▶ **Vollhaut:** Mit Skalpell exzidierte Epidermis und Dermis einschl. Schweiß- und Talgdrüsen sowie Haarfollikeln, ohne subkutanes Fett; Spenderdefekt muss chirurgisch verschlossen werden. Dank erhaltener elastischer Fasern und deutlich geringerer Schrumpfungstendenz Verwendung bes. in Regionen mit hoher mechanischer Belastung.
▶ **Composite graft:** Vollhaut mit darunter liegenden Strukturen wie Subkutis, Knorpel u. a.; Spenderdefekt muss chirurgisch verschlossen werden.
▷ *Cave:* Transplantierte Vollhaut behält die Eigenschaften der Herkunft (z. B. Behaarung).

Durchblutung des Transplantats

▶ **Spalthaut:** Freie Transplantation, Ernährung und O_2-Versorgung per diffusionem bis zur Neoangiogenese.
▶ **Vollhaut und Composite graft:** Versorgung über Gefäßstiel, der entweder mit Entnahmestelle verbunden bleibt (permanent oder bis zur Einheilung) oder mikrochirurgisch an anderer Stelle anastomosiert wird.

Anwendung

▶ **Vollhaut:** (Empfänger – Entnahme) Gesicht – retroaurikulär, supraklavikulär, Oberarm, Fußrücken; Hände – Oberarm, Unterarm, Leiste; Gelenke – Leiste.
▶ **Spalthaut:** Überall da, wo größere Defekte mit sauberem Wundgrund gedeckt werden sollen.
▶ **Mesh-graft-Transplantat:** Netzförmig geschlitztes Spalthauttransplantat, daher auch ausgedehnte Flächendeckungen möglich; Heilung durch Einsprossung von Epidermiszellen ausgehend von intakten Epidermisstegen. Nachteil: auch nach Heilung sichtbare Gitternetzstruktur.

Operative Technik Spalthaut

▶ **Schritt 1:** Abschätzung der gebrauchten Transplantatgröße.
▶ **Schritt 2:** Einfetten der Entnahmestelle mit Paraffin.
▶ **Schritt 3:** Ebenmäßige Entnahme durch gleichmäßiges Führen des Dermatoms (Schichtdicke 0,2–0,5 mm), Transplantat feucht halten.
▶ **Schritt 4:** Blutstillung an Entnahmestelle durch Auflage von warmen Tüchern.

► **Schritt 5:** Bei Verwendung als mesh-graft netzartiges Schlitzen über entsprechender Schablone.
► **Schritt 6:** Fixierung des Transplantats mit Nähten (einzeln oder fortlaufend) oder Klammern.
► **Schritt 7:** Abdecken von Entnahme- und Empfängerstelle mit Fettgaze.
► **Schritt 8:** Moderater Druck auf Transplantat durch z. B. Überknüpf- oder Vakuumverband.

Nachbehandlung

► Der Fettgaze-Überdruckverband kann bis zu 7 Tage belassen werden, ebenso der Fettgaze-Verband an der Entnahmestelle.
► Bei Transplantation an die untere Extremität für in der Regel 5 Tage weitgehende Bettruhe einhalten, Gang zur Toilette, Aufstehen für Körperpflege und Essen erlaubt.

43 Hals

43.1 Strumektomie/Totale Thyreoidektomie

Grundlagen

▶ **Strumektomie**
- *Definition:* Thyreoidearesektion = Schilddrüsenresektion = subtotale Thyreoidektomie.
- *Prinzip:* Subtotale ein- oder beidseitige Resektion der Schilddrüse unter Belassung eines mandelgroßen Parenchymrests (ca. 5 g) mitsamt der hinteren Kapsel und den Epithelkörperchen.
- *Indikationen:*
  - Benigne Struma (s. S. 214).
  - Evtl. Hyperthyreose, Thyreoiditis (s. S. 217, 220).
- **Totale Thyreoidektomie:**
- *Definition:* Lobektomie.
- *Prinzip:* Totalentfernung eines Schilddrüsenlappens unter Schonung des N. recurrens, mit oder ohne Schonung einer Parathyreoidea.
- *Indikationen:*
  - Struma maligna (s. S. 223).
  - Parathyreoideakarzinom (Rarität).
  - Hyperthyreose (Morbus Basedow, multifokale Autonomie)
▶ **Operationsvorbereitung:**
- *Blutkonserven:* Bereitstellung von Patientenblut zur Schnelltestung bei notwendiger Transfusion.
- *Hautrasur:* Unterkieferrand bis Mamillenhöhe.
- *Nervenstimulator* aktionsbereit.

Operative Technik

▶ **Schritt 1:**
- Rückenlage, Kopf rekliniert.
- Einzeichnen der Mittellinie und des Vorderrands des M. sternocleidomastoideus beidseits.
- *Einzeichnen des Kocher-Kragenschnitts:* Fast horizontale, nur leicht nach unten gebogene Schnittlinie in der Hautspaltrichtung, 2 QF über dem Jugulum (= 3 $\frac{1}{2}$ QF am reklinierten Kopf!).
▶ **Schritt 2:** Hautschnitt mit gleichzeitigem Durchtrennen der Subkutis und des Platysmas.
▶ **Schritt 3:** Durchtrennen der Halsvenen, Durchstechung mit Dexon oder Vicryl.
▶ **Schritt 4:** Scharfes Abpräparieren des Hautplatysmalappens mitsamt den Venenstümpfen von der geraden Halsmuskulatur bis an das Krikoid und das Jugulum.
▶ **Schritt 5:** Abdecken und Hochschlagen des oberen Lappens.
▶ **Schritt 6:** Längsspalten der geraden Halsmuskeln (Mm. sternohyoidei). Evtl. (bei sehr großer Struma und bei Struma maligna) queres Durchtrennen und Durchstechungsligatur.
▶ **Schritt 7:** Abschieben (bei Infiltration Resezieren) der muskulären Kapsel (M. sternothyreoideus).
▶ **Schritt 8:** Unterfahren des Isthmus mit Kocher-Sonde und Durchstechungsligatur am Übergang Isthmus/Schilddrüsenlappen beidseits. Durchtrennen mit dem Messer. Ein vergrößerter Isthmus und ein evtl. vorhandener Lobus pyramidalis müssen wegfallen!

▶ **Schritt 9:** Fassen des Schilddrüsenlappens mit einem kreuzweise tief gestochenen Haltefaden (schonender als Fasszange). Durch Zug am Haltefaden partielles Luxieren des Lappens, Abschieben der Kapsel und Ligieren und Durchtrennen der lateralen Vene (V. thyroidea media [Kocher]).

▶ **Schritt 10:** Weiteres Abschieben des lockeren Gewebes von der hinteren Schilddrüsenkapsel. Aufsuchen des N. recurrens, ggf. mit dem Nervenstimulator. Dabei auf evtl. abnormen Verlauf des N. recurrens achten! Abnorm verlaufenden Recurrens freipräparieren und sorgfältig abschieben. Bei Normalverlauf komplettes Freilegen unnötig, Anschlingen gefährlich.

▶ **Schritt 11:** Freipräparieren der oberen Polgefäße. Durchstechung mit Dexon oder Vicryl, Durchtrennen.

▶ **Schritt 12:** Stumpfes Freipräparieren der unteren Polgefäße. Durchstechung und Durchtrennen.

▶ **Schritt 13:** Vollständiges Luxieren des Lappens. Markieren der Resektionslinie mit einigen Klemmen an der Kapsel.

▣ *Beachte besonders:* Darstellung und Schonung der Epithelkörperchen; ggf. Reimplantation.

▶ **Schritt 14:** Durchtrennen des Parenchyms auf der markierten Höhe mit dem Messer. Der an die hintere Kapsel gelegte Zeigefinger orientiert über Tiefe der Schnittführung. Belassen eines 0,5 – 1 cm dicken Parenchymrestes. Intrakapsuläre Exzision von verbleibenden Knoten. Fassen und Ligieren von größeren blutenden Gefäßen.

▶ **Schritt 15:** Fortlaufende enge Kapselnaht, Dexon, PDS oder Vicryl 3/0. **Strumektomie weiter mit Schritt 20**.

▶ **Schritt 16:** Bei totaler Thyreoidektomie maximales Aufklappen des nun subtotal mobilisierten Lappens. Darstellen der A. thyreoidea inferior.

▶ **Schritt 17:** Parathyreoidea und A. thyreoidea inferior entlang der Grenzlamelle freipräparieren und abschieben (nur möglich, wenn das Karzinom die Kapsel noch nicht durchbrochen hat).

▶ **Schritt 18:**
- *Thyreoidektomie unter Mitnahme der Parathyreoidea:*
  – Hauptstamm der A. thyreoidea inferior ligieren.
  – N. recurrens schrittweise weiter von der Schilddrüse abschieben, insbesondere auch von der Hinterfläche des Oberpols.
  – Schilddrüse von hinten weiter abpräparieren, bis sie wegfällt.
  – Entferntes Parathyreoidea-Gewebe in max. 1 mm großen Partikeln in den M. sternocleidomastoideus replantieren.
- *Thyreoidektomie unter Schonung der Parathyreoidea:*
  – Für diesen Schritt nicht den Hauptstamm der A. thyreoidea inferior, sondern lediglich die in das Schilddrüsenparenchym eintauchenden Äste ligieren und durchtrennen.
  – Nach Fertigstellung der Präparation kann der Lappen unter sicherer Schonung des N. recurrens und unter Belassung der Parathyreoidea in toto exstirpiert werden.

▶ **Schritt 19:** Lymphknotenausräumung. Bei differenzierten Karzinomen (papilläres und follikuläres Karzinom) müssen die Voraussetzungen für eine effektive Radiojodtherapie geschaffen werden. Die Radiojodtherapie eliminiert mikroskopische Metastasen und Metastasen in nicht vergrößerten Lymphknoten zuverlässig.
- *Kleine (< 1 cm) papilläre gekapselte Schilddrüsenkarzinome:* Keine Lymphknotenausräumung.
- *Follikuläre und papilläre Karzinome:* Routinemäßige Mitnahme der perithyreoidalen, prälaryngealen und prätrachealen Lymphknoten. Die übrigen zentralen Lymphknoten und die lateralen Lymphknoten (Gefäßscheide) werden ipsilateral nur entfernt, wenn sie palpabel oder sonographisch verdächtig sind. Gegebenenfalls auch kontralaterale Dissektion.

► *Medulläres Karzinom:* Grundsätzlich Mitnahme aller zentralen Lymphknoten, inklusive submental und submandibulär. Bei sporadischem Karzinom obligat ipsilaterale, bei familiärem Karzinom bilaterale systematische Halslymphknotendissektion. Das mediastinale Kompartiment wird bei nachgewiesenem Befall gegebenenfalls ebenfalls ausgeräumt.

► **Schritt 20:** Analoges Vorgehen auf der Gegenseite.

► **Schritt 21:** Evtl. Einlegen von je einem Redon-Drain gekreuzt in jede Strumaloge. Aufheben der Reklination des Kopfes.

► **Schritt 22:** Bedecken der Schilddrüse mit der muskulären Kapsel.

► **Schritt 23:** Adaptieren der geraden Halsmuskulatur mit Einzelknopfnähten.

► **Schritt 24:** Naht des Platysmas (entscheidende Schicht!) mit Maxon farblos 5/0 fortlaufend.

► **Schritt 25:** Hautklammern oder Hautnaht mit 5/0 EKN.

► **Schritt 26:** Lockerer Verband, kein Krawattenverband.

Nachbehandlung

► **Stimmbandkontrolle** (Laryngoskopie) bei länger anhaltender Heiserkeit.

► **Labor:** Postoperative Kontrolle des Serum-Kalziums.

► **Redon-Drain:** Nach 24–48 Std. entfernen.

► **Hautklammern bzw. Hautfaden:** Am 4. Tag entfernen.

► **Kostaufbau:** Trinken und leichte Kost am Operationstag.

► **Schilddrüsenfunktionskontrolle:** Bestimmung der Schilddrüsenfunktionsparameter (T_3, T_4, TSH) 6 Wochen postoperativ. Bei Anzeichen einer subklinischen Hypothyreose (TSH erhöht) Substitution als Rezidivprophylaxe mit Thyroxin (Eltroxin, in der Regel 1 Tbl. à 0,1 mg tägl.). Einzelheiten s. S. 217.

► **Schilddrüsenhormonsubstitution:** Verabreichung eines Schilddrüsenhormonpräparats: s. S. 217. Bei vorgesehener Radiojodtherapie darf bis zu deren Beendigung kein Schilddrüsenhormonpräparat verabreicht werden!

Postoperative Komplikationen

► **Nachblutung** aus ungenügend ligierten Halsvenen, aus einer abgerissenen lateralen Schilddrüsenvene oder wegen ungenügender Kapselnaht (selten): ☒ *Cave: Lebensbedrohliche Komplikation!* Hautnaht und Platysmanaht müssen evtl. sofort eröffnet werden, um Ersticken zu vermeiden. Sofortige Operation.

► **Läsion des N. recurrens:** Durch Zug, Zerrung oder Druck bei Luxation der Schilddrüse sowie infolge falscher oder ungenügender Identifikation des Nervs. Mit korrektem Monitoring Schädigungsquote unter 2 %.

- *Einseitige Läsion:* Heiserkeit, in ca. 50 % reversibel → ggf. Logopädische Behandlung.
- *Beidseitige Läsion:* Entwicklung eines Stimmbandödems mit meist schwerer respiratorischer Insuffizienz → Intensivtherapie mit engmaschiger Überwachung, Sauerstoffzufuhr, Gabe von Glukokortikoiden, z. B. Dexamethason (Fortecortin) 100 mg i. v.; ggf. endotracheale Intubation oder Tracheotomie indiziert.

► **Thyreotoxische Krise:** Akute maligne Hyperthyreose. Akut lebensbedrohliche Dekompensation der peripheren Regulationsmechanismen. Ursache: Unbehandelte Hyperthyreose oder behandelte Hyperthyreose mit zusätzlicher Belastung. Intensivtherapie der thyreotoxischen Krise s. S. 220.

► **Hypoparathyreoidismus:** Meist passager, in < 1 % permanent. Behandlung mit Kalzium und Vitamin-D-Substitution (s. S. 229), falls symptomatisch (Ziel: Serum-Kalzium > 2 mmol/l).

- *Kalzium 20 %* 10 ml i. v.; wiederholen, bis zum Verschwinden des Kribbelns und Normalisierung des Serum-Kalziums.

- *Dihydrotachysterol* 1 mg (26 Tropfen = 1 ml AT 10 Bayer). Dosis steigern, bis zur Normalisierung des Serum-Kalziums. Alternativ *Vitamin D₃* = Calcitriol (Rocaltrol Roche Kapseln) 0,25 µg – 0,5 µg.
- Zusätzlich *Kalzium-Brause* p. o. (Getränk mit Kalziumbrausetabletten).

43.2 Parathyreoidektomie

Grundlagen

► **Prinzip:** Entfernung des/der Adenome beim primären, 3 1/2 (bis 3 3/4-) Parathyreoidektomie beim tertiären Hyperparathyreoidismus.
► **Indikation:** Primärer und tertiärer Hyperparathyreoidismus (s. S. 227).
► **Operationsvorbereitung:**
  - Blutkonserven: Bei Rezidiveingriffen Bereitstellung von Testblut (s. o.).
  - Hautrasur: Unterkieferrand bis Mamillenhöhe.
  - Nervenstimulator aktiviert.
  - Parathormon-(PTH-)Schnelltest (Radioimmuno-Assay) zur Verfügung.

Operative Technik

► **Schritt 1:** Lagerung und Kocher-Kragenschnitt wie für Strumektomie (siehe Grundlagen, Schritte 1 – 6). Durchtrennen der geraden Halsmuskeln bei engen Verhältnissen, großer Struma oder extrathyreoidaler Revision.
► **Schritt 2:** Abschieben der muskulären Kapsel (Mm. sternothyreoidei).
► **Schritt 3:** Aufklappen der Schilddrüsenlappen mithilfe von Haltefäden.
► **Schritt 4:** Darstellen des N. recurrens mithilfe des Nervenstimulators.
► **Schritt 5:** Sofern Exposition ungenügend: Durchtrennen der Polgefäße.
► **Schritt 6:** Aufsuchen aller 4 Parathyreoideae (Abb. 43.1): Die oberen liegen knapp oberhalb der A. thyreoidea inferior und medial oder mediodorsal des N. recurrens. Die unteren liegen im oder auf der Außenseite des Unterpols, ventral des N. recurrens, oder im obersten Teil des Thymus.
► **Schritt 7:** Wenn nicht auffindbar: Obere im hinteren oberen Mediastinum vor dem Ösophagus suchen, untere im Thymus.
► **Schritt 8:**
  - *Bei primärem Hyperparathyreoidismus:* Adenom oder Adenome exstirpieren.
  - *Bei 4-Drüsen-Hyperplasie (MEA!) oder tertiärem Hyperparathyreoidismus:* 3 1/2 bis 3/4 hyperplastische Drüsen exstirpieren, belassenen Rest mit Clip markieren.

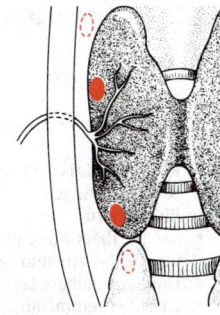

Abb. 43.1 · Typische Lage der Parathyreoideae und häufigste Varianten

► **Schritt 9:** PTH-Schnelltest 5 und 10 min nach Exstirpation. Der erste Wert muss < 50 % des präoperativen betragen, der 2. Wert muss tiefer als der 1. liegen.
► **Schritt 10:** Wenn trotz sorgfältiger Exploration ein Epithelkörperchen bzw. das Adenom fehlt: Operation abbrechen, keine Mediastinotomie. Bei postoperativer bewiesener Persistenz des Hyperparathyreoidismus: Ausschöpfen aller Möglichkeiten zur Lokalisationsdiagnostik (s. S. 228); Zweitoperation.

Minimalinvasive operative Technik

► **Indiziert** bei solitärem Adenom, lokalisiert durch Sonographie und Sestamibi-Szintigraphie.
► **Schritt 1:** Inzision von 1 cm Länge am Vorderrand des M. sternocleidomastoideus auf Höhe des Adenoms. Stumpfes Spalten der geraden Halsmuskulatur.
► **Schritt 2:** 2 – 3 cm kranial und kaudal davon Stichinzision und Einbringen von je einem 2-mm-Trokar unter die Halsmuskulatur.
► **Schritt 3:** Einbringen der 10-mm-Optik in die erste Inzision. Insufflation von CO_2 (8 mm Hg).
► **Schritt 4:** Stumpfes Darstellen der A. thyr. inf., des Adenoms und des N. recurrens.
► **Schritt 5:** Stumpfes, zirkuläres Auspräparieren des Adenoms bis auf den Gefäßstiel.
► **Schritt 6:** Entfernen der Trokare, Vorverlagern des Adenoms, Klippen und Durchtrennen des Gefäßstiels.
► **Schritt 7:** s. Schritt 9, s. o.

Nachbehandlung

► **Stimmbandkontrolle** (Laryngoskopie).
► **Labor:**
  • Postoperative *Kontrollen des Serum-Kalziums* (Substitutionsbehandlung s. u.).
  • Erübrigt sich bei intraoperativer Kontrolle.
► **Redon-Drain:** Nach 24 – 48 Std. entfernen.
► **Hautklammern bzw. Hautfaden:** Am 4. Tag entfernen.
► **Kostaufbau:** Trinken und leichte Kost am Operationstag.

Postoperative Komplikationen

► **Nachblutung, Läsion des N. recurrens, Hypoparathyreoidismus:** Siehe Postoperative Komplikationen.
► **Hyperparathyreoidismus:** Bei anhaltend hohen Kalzium- und PTH-Werten weitergehende Diagnostik (s. S. 228) und frühzeitige Reoperation.

43.3 Tracheotomie

Grundlagen

► **Prinzip:**
  • *Erwachsene:* In der Regel obere Tracheotomie (Resektion des 2. und 3. Knorpelrings).
  • *Kinder:* Praktisch immer untere Tracheotomie (Inzision des 4. und 5. oder 5. und 6. Knorpelrings).
► **Indikationen:**
  • Langzeitbeatmung über Wochen bis Monate (Vermeidung von Druckulzerationen in Pharynx und Larynx durch oro- oder nasotracheale Intubation).
  • Unüberwindbare Larynxstenose.
  • Latente Ateminsuffizienz (Totraumverkleinerung!).

- Notwendigkeit gehäufter Bronchialtoiletten (z. B. permanente massive Eitersekretion).
- Endoskopische perkutane Tracheotomie (Methode der Wahl insbesondere für zeitlich limitierte Tracheostomien, in Intensivstationen) nicht möglich.
► **Operationsvorbereitung:**
- Hautrasur: Unterkieferrand bis Mamillenhöhe.
- Anästhesie: Durchführung des Eingriffs üblicherweise in Intubationsnarkose. Bei entsprechender Indikation (z. B. unüberwindbare Larynxstenose mit Unmöglichkeit der endotrachealen Intubation) auch in Lokalanästhesie möglich.

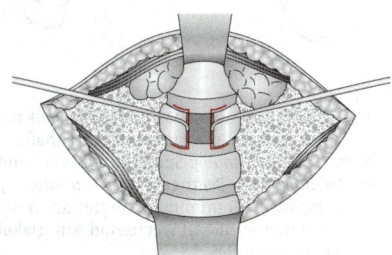

Abb. 43.2 · Fenster im 2. und 3. Trachealring: H-förmig im 2., U-förmig im 3. Trachealring

Operative Technik

► **Schritt 1:** Rückenlage, Kopf rekliniert.
► **Schritt 2:** Vertikaler Schnitt von Haut und Platysma genau in der Mittellinie vom oberen Ringknorpelrand 4 – 5 cm nach distal. *Alternative:* Horizontaler Schnitt 1 – 2 QF unterhalb des Ringknorpels (schönere Narbe, schlechter Zugang, zusätzliche Venenligaturen). In Lokalanästhesie ist der vertikale Schnitt (weil einfacher), in Narkose der horizontale vorzuziehen.
► **Schritt 3:** Die in der Mitte erscheinende Linea alba (Halsfaszie zwischen den Mm. sternohyoidei) längs inzidieren und spreizen.
► **Schritt 4:** Ringknorpel darstellen. Im unteren Wundwinkel erscheint der Isthmus der Schilddrüse.
► **Schritt 5:**
- *Obere Tracheotomie:* Trachea durch Zug am Schildknorpel nach oben ziehen. Isthmus mit Langenbeck-Haken nach unten ziehen. Gibt der Isthmus die oberen Trachealringe nicht frei, muss er durchtrennt werden.
- *Untere Tracheotomie:* Stumpfes Eingehen zwischen den Venen und dem lockeren Gewebe auf die Tracheavorderfläche. Schilddrüsenisthmus nach oben schieben. Darstellen der Tracheavorderwand unterhalb des Isthmus.
► **Schritt 6:** Seitlich am entsprechenden Trachealring je ein Einerhäkchen ansetzen. Inzision von Ring 2 und 3 und Kreieren eines H- oder U-förmigen Fensters, dem Kanülendurchmesser entsprechend, aus dem 2. oder 3. Trachealring. Obersten Trachealring immer schonen (Abb. 43.2). (*Untere Tracheotomie:* 4. und 5. oder 5. und 6. Trachealring.)
► **Schritt 7:** Federnde Pinzette in die Öffnung einlegen. Translaryngeal eingeführten Trachealtubus zurückziehen lassen.
► **Schritt 8:** Einlegen der Trachealkanüle (Abb. 43.3). Manschette sofort aufblasen. Fixieren mit Halsbändchen, Finger unter Halsbändchen einlegbar! Nur Adaptationsnähte, ohne die Wunde luftdicht um die Kanüle zu verschließen (Gefahr des Luftemphysems!).
► **Schritt 9:** Mit Gaze locker bedecken, mit Plastikfolie abdecken.

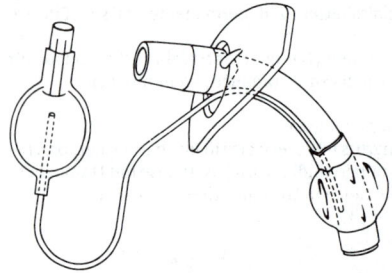

Abb. 43.3 · Trachealkanüle

▶ *Beachte besonders:*
- Genau in das Stoma passende Trachealkanüle wählen (20 – 40 Ch).
- Tubus mit Low-pressure-cuff vorteilhaft.
- *Bei Spontanatmung:* Sprechkanüle verwenden.
- *Bei künstlicher Beatmung oder Aspirationsgefahr:* Verwendung einer Kanüle mit aufblasbarer Gummimanschette; am besten Plastik- oder Gummikanüle mit 2 Manschetten, die abwechselnd zur Dekubitusprophylaxe entlastet bzw. aufgeblasen werden.

Nachbehandlung

▶ Magensonde aus Silikon zur Vermeidung einer ösophagotrachealen Fistel.
▶ Cuff nur schwach aufblasen zur Vermeidung einer Tracheaulzeration.
▶ Häufiges Absaugen zur Vermeidung einer Sekretobstruktion.
▶ Aseptische Pflege des Tracheostomas.
▶ Bei Beatmungsproblemen Überprüfung von Lage und Sitz der Kanüle.
▶ Kanüle nicht länger belassen als unbedingt nötig. Gefahr von Tracheomalazie und Gefäßarrosion.
▶ **Aufheben der Tracheotomie:** Dekanülierung und Okklusivverband; das Stoma verschließt sich von selbst.

44 Operationen am Thorax

44.1 Thorakoskopie und Mediastinoskopie

Thorakoskopie

▶ **Prinzip:** Minimalinvasiver Eingriff für diagnostische und/oder therapeutische Maßnahmen an Pleurahöhle, Pleura parietalis und Lungenoberfläche nach Setzen eines offenen Pneumothorax mit einem durch einen Trokar eingeführten Endoskop, videoassistiert. Zweiter Trokarzugang für Instrumente (Schere, Taststab, Hakenelektrode, Fasszange).

▶ **Indikationen:**
- *Diagnostisch:*
  - Unklare Pleuraergüsse.
  - Abklärung verdächtiger Pleuraverschattungen im Röntgenbild.
  - Biopsie bei disseminierten oder peripheren Lungenerkrankungen.
  - Biopsie von mediastinalen Lymphknoten.
- *Therapeutisch (häufig thorakoskopisch vorgenommene Eingriffe):*
  - Pleurektomie (s. S. 807), z. B. bei (rezidivierendem) Spontanpneumothorax (s. S. 254).
  - Frühdekortikation.
  - Wedge-, atypische Lungenresektion (s. S. 808).
  - Pleurodese bei rezidivierenden malignen Pleuraergüssen.
  - Entfernen von peripheren Rundherden, Bullektomie.
  - Sympathektomie, Thymektomie.

▶ **Kontraindikationen:** Ausgeprägte Blutgerinnungsstörungen.

▶ **Anästhesie:** Intubationsnarkose mit Doppellumentubus und Ausschaltung der zu operierenden Lunge von der Ventilation.

▶ **Instrumente und Material:** Apparate wie für Laparoskopie (s. S. 790), aber ohne CO_2-Insufflationsgerät; Instrumente im Prinzip wie für Laparoskopie (s. S. 790), wobei gebogene oder abwinkelbare Instrumente für viele Eingriffe Voraussetzung sind, insbesondere für Eingriffe an der lateralen Thoraxwand; 25 – 30° abgewinkelte Optik.

▶ **Position des Patienten:**
- Seitenlage, Arm nicht über Kopfhöhe gelagert (Abb. 44.1).
- Zugänge entsprechend Lage und Art des zu behandelnden Befunds.
- Der Operateur steht gegenüber der Seite, wo der Hauptteil der Operation durchgeführt bzw. die größte technische Schwierigkeit erwartet wird.

▶ **Komplikationen:** Blutungen, Pneumothorax.

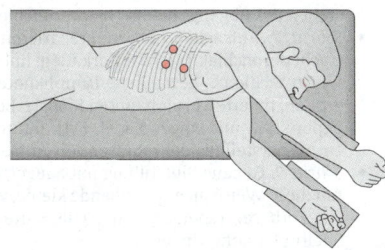

Abb. 44.1 · Lagerung für thorakoskopische Eingriffe rechts

► **Beendigung des Eingriffs:**
- Einlegen von meist zwei Thoraxschläuchen Charrière 20–24 in die Thoraxkuppe und in den hinteren Sinus phrenicocostalis durch die Instrumentenzugänge.
- Visuelle Kontrolle der korrekten Schlauchlage und Fixation der Schläuche.
- Entfernen der Optik und der Trokare.
- Verschluss der Inzisionen.
- Thoraxsog 12–20 cm H_2O.

Mediastinoskopie

► **Prinzip:** Endoskopische Inspektion des prätrachealen und paratrachealen Raums vom Jugulum bis zu den Hauptbronchien mit einem oberhalb des Jugulums eingeführten Endoskop nach Präparation eines Hohlraums. Möglichkeit der Biopsie von normalen und krankhaft veränderten mediastinalen Lymphknoten.

► **Anästhesie:** Vollnarkose.

► **Indikationen:**
- Unklare Mediastinal- und Hilusveränderungen: Morbus Boeck, malignes Lymphom, Tuberkulose, Tumor?
- Bronchuskarzinom: Ggf. im Rahmen des Stagings als Ergänzung zur Computertomographie, bei notwendiger histologischer Untersuchung; Frage nach der Operabilität (s. S. 250).
- Evtl. Ösophaguskarzinom: Frage nach der Operabilität.

► **Kontraindikationen:** Ausgeprägte obere Einflussstauung, Blutgerinnungsstörungen, Kontraindikationen gegen eine Vollnarkose.

► **Komplikationen:** Blutungen (*cave:* Verletzung größerer Gefäße möglich!), Pneumothorax, Rekurrensparese links.

► **Instrumente:**
- Mediastinoskop mit Optik.
- Ausrüstung analog Laparoskopie: Kaltlichtquelle, Endovideokamera, Elektrochirurgiegerät, Bildschirm.
- Angepasste Instrumente: Sauger, Zangen usw.

► **Operative Technik:**
- *Schritt 1:* Hautschnitt: 3 cm lang, quer, 1 QF oberhalb des Jugulums (zwischen den Ansätzen der Mm. sternocleidomastoidei).
- *Schritt 2:* Queres Durchtrennen von Subkutis und Platysma.
- *Schritt 3:* Spreizen der Mm. sternothyreoidei mit Schere. Spreizen des Fettgewebes. Vorderwand der Trachea liegt frei.
- *Schritt 4:* Tunnellieren des oberen Mediastinums auf der Vorderseite der Trachea mit Finger. Palpieren eventueller paratrachealer Lymphknoten. Palpieren des Aortenbogens.
- *Schritt 5:* Einführen des Mediastinoskops.
- *Schritt 6:* Unter Präparieren der Gewebe Vorschieben des Mediastinoskops. Darstellen des Abgangs beider Hauptbronchien.
- *Schritt 7:* Aufsuchen und Freipräparieren der Lymphknoten: Links und rechts tracheobronchial, Tracheabifurkation, links und rechts paratracheal.
- *Schritt 8:* Kleine, bewegliche Lymphknoten in toto mit Zange entnehmen. Aus großen, fixierten Lymphknoten Biopsie. Bei Gebilden unklarer Natur zuerst Probepunktion mit langer Nadel. Evtl. intraoperative Schnellschnittuntersuchung zur Sicherstellung der repräsentativen Materialentnahme.
- *Schritt 9:* Genaue Blutstillung mit Sauger, Kompression und Elektrokoagulation. Auf diese Weise nicht zu stillende kleine, venöse Blutungen tamponieren (Gelfoam, Sorbacel, Tabotamp). Arterielle Blutungen nicht tamponieren, sondern mit Stieltupfer komprimieren.
- *Schritt 10:* Tampon evtl. mit Thrombin (Topostasin), evtl. mit Antibiotikum beträufeln.

- *Schritt 11:* Schichtweiser Wundverschluss (Dexon oder Vicryl). Hautverschluss mit 4–5 Hautklammern.
- ▶ **Nachbehandlung:** Klammern am 3. postoperativen Tag entfernen.

44.2 Anterolaterale Thorakotomie

Grundlagen

- ▶ **Prinzip:** Muskelschonende Eröffnung des Thorax durch die vordere Brustwand, die nur eine geringe Muskelbedeckung aufweist.
- ▶ **Indikationen:**
  - Lungenresektionen bei allen nichttuberkulösen Erkrankungen, insbesondere auch bei Bronchuskarzinom (s. S. 247).
  - Lungenresektionen ohne Thorakoplastik bei Tbc.
  - Dekortikation, exkl. Empyemresthöhlenoperation.
  - Offene Pleurektomie.
  - Mediastinaltumoren (s. S. 263).
  - Ösophagektomie.
- ▶ **Material (Thoraxspreizer):** Finochietto oder De Quervain; am besten doppelter DeQuervain.

Operative Technik

- ▶ **Schritt 1:** Schräglage = Halbseitenlage.
- ▶ **Schritt 2:** Hautschnitt vom Sternumrand in leicht nach ventral konvexem Bogen analog dem Rippenverlauf bis zur hinteren Axillarlinie, 3 QF kaudal des Warzenhofs (Abb. 44.2), bei Frauen immer in der Submammärfalte.
- ▶ **Schritt 3:** Durchtrennen der Subkutis. Blutstillung.
- ▶ **Schritt 4:** Abpräparieren des kranialen Hautsubkutanlappens mit der Pectoralis-Muskulatur und Aufklappen des Lappens. Lateral M. serratus anterior in Faserrichtung spreizen.
- ▶ **Schritt 5:** Abzählen der gewünschten Rippe:
  - 3. Rippe für hohe Mediastinaltumoren.
  - 4. Rippe für Oberlappenresektion und Pneumonektomie.
  - 5. Rippe für Unterlappenresektion.
- ▶ **Schritt 7:** Längsinzidieren des Periosts mit dem Elektrokauter. Abschieben des Periosts mit dem Raspatorium und Befreien der unteren Rippenkante.

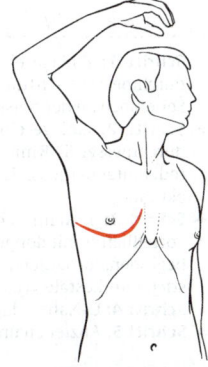

Abb. 44.2 · Schnittführung für anterolaterale Thorakotomie rechts

- **Schritt 8:** Hochziehen der Rippe mit scharfem Haken, Inzidieren der Pleura.
- **Schritt 9:** Im ventralen Wundwinkel schräges Durchtrennen des Rippenknorpels der kranialen Rippe. *Cave:* A. u. V. thoracica interna (mammaria).
- **Schritt 10:** Wenn Vergrößerung des Zugangs nötig: Einkerben des M. serratus anterior im lateralen Wundwinkel.

Thorakotomieverschluss

- Siehe S. 806.

Nachbehandlung

- Antibiotika entsprechend Grundleiden.
- Atemgymnastik, Sekretolytika.
- Thoraxsog 12 – 20 cm H_2O (nach Pneumonektomie nur 5 cm).
- Schläuche entfernen: Wenn Lunge mindestens 12 h dicht und röntgenologisch ausgedehnt, frühestens am 3. Tag. Die Sekretion soll weniger als 100 ml betragen.

Postoperative Komplikationen

- **Lunge nicht vollständig ausgedehnt:** System überprüfen. Bei intaktem Sogsystem den Sog erhöhen.
- **Hautemphysem:** Sogsystem und Schlauchlage überprüfen.
- **Partielle oder vollständige Atelektase:** Atemgymnastik, forciertes Aushusten, Bronchialtoilette, wenn nötig bronchoskopisches Absaugen.
- **Lungenhernie:** Herniation bei Dehiszenz der Brustwandnaht. Extrem selten. Refixation der Brustwand nötig.

44.3 Thorakotomieverschluss

Grundlagen

- **Prinzip:** Verschluss nach anterolateraler Thorakotomie (s. S. 805) und posterolateraler Thorakotomie.
- **Material:**
  - Monofiler resorbierbarer Faden, Stärke 1 (Maxon, PDS) und 3.
  - 2 Polyvinyl-Drainageschläuche mit Seitenlöchern, Innendurchmesser 8 – 10 mm bzw. 6 – 8 mm.

Operative Technik

- **Schritt 1:** Einlage eines Polyvinyl-Drainageschlauchs mit Seitenlöchern, Innendurchmesser 8 – 10 mm, in den hinteren Recessus costodiaphragmaticus, unterstes Seitenloch an der tiefsten Stelle.
- **Schritt 2:** Einlage eines Polyvinyl-Drainageschlauchs mit Seitenlöchern, Innendurchmesser 6 – 8 mm, in den vorderen Thorax; Eintritt im vorderen Recessus costodiaphragmaticus, Schlauchspitze in der Thoraxkuppe. Entfällt nach Pneumonektomie.
- **Schritt 3:** 1. Nahtreihe mit monofilem resorbierbarem Faden Stärke 3 oder noch vorteilhafter mit doppeltem Faden Stärke 1 mit Schlaufe: Im hinteren Wundwinkel beginnen, fortlaufend. Obere und untere Rippe am Oberrand umfahren, mit Rückstich interkostale Weichteile fassen (Abb. 44.3).
- **Schritt 4:** U-Naht-Adaptation des durchtrennten Rippenknorpels.
- **Schritt 5:** Anziehen und Verknoten der fortlaufenden Naht.

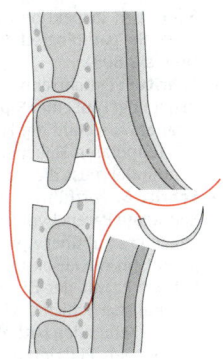

Abb. 44.3 · Erste Nahtreihe des Thorakotomieverschlusses

▶ **Schritt 6:** Naht der tiefen Muskelschicht mit Dexon 1:
- *Anterolaterale Thorakotomie:* Naht des evtl. eingekerbten M. serratus.
- *Posterolaterale Thorakotomie:* Naht des M. latissimus dorsi und des eingekerbten M. rhomboideus.

▶ **Schritt 7:** Einlage eines Redon-Drains; hinteres Ende liegt im hinteren Wundwinkel auf Brustwand, vorn zwischen Muskelschichten oder subkutan.

▶ **Schritt 8:** Naht der oberflächlichen Muskelschicht:
- *Anterolaterale Thorakotomie:* M. pectoralis major, evtl. M. latissimus dorsi.
- *Posterolaterale Thorakotomie:* M. latissimus dorsi und M. trapezius.

▶ **Schritt 9:** Subkutannaht.

▶ **Schritt 10:** Hautnaht (s. S. 781).

44.4 Thorakoskopische Pleurektomie

Grundlagen

▶ **Prinzip:** Resektion der Pleura parietalis unter Belassen der Pleura mediastinalis und der Pleura diaphragmatica. Ausmaß der Resektion von der lokalen Situation abhängig.

▶ **Indikationen:** Spontanpneumothorax-Rezidiv (s. S. 254), persistierender Spontanpneumothorax bzw. persistierende Luftfistel trotz Saugdrainage (> 4 Tage), chronischer Pleuraerguss.

▶ **Ausrüstung und Instrumente:** s. S. 790.

Operative Technik

▶ **Schritt 1:** Doppellumentubus mit ausgeschalteter Beatmung der zu operierenden Seite. Anlegen eines offenen Pneumothorax. Keine CO_2-Insufflation.

▶ **Schritt 2:** Seitenlage des Patienten, Oberarm nicht über Schulterhöhe gelagert. Bei der Pleurektomie ist die Präparation im sternalen Bereich erschwert, weshalb der Operateur auf der dorsalen Seite des Patienten steht.

▶ **Schritt 3:** Minihautinzision, Anlegen eines kurzen subkutanen Kanals mit stumpfer Schere und Eingehen in den Thorax durch den 6. ICR in der mittleren Axillarlinie (entsprechend tiefer, falls totale Pleurektomie geplant, Adhäsionen oder große Thoraxlänge). Einbringen eines 10-mm-Trokars für die 25°-Kamera durch den präformierten Kanal. Hautinzision und Einbringen unter Sicht von zwei 5-mm-Trokaren (Arbeitszugänge) durch den 5. ICR in der vorderen und hinteren Axillarlinie.

► **Schritt 4:** Inspektion der Thoraxhöhle, insbesondere des Lungenparenchyms im Apex. Bei pathologischen Veränderungen (Emphysemblasen) evtl. Lungenteilresektion (s. S. 808).

► **Schritt 5:** Durchtrennen der Pleura parietalis entlang der geplanten Resektionslinie in der Regel auf einer Rippe. Beginn dorsal ca. 1 cm lateral des sympathischen Grenzstranges ungefähr auf Höhe des 5. ICR. Anheben und Durchtrennen der Pleura mit der unipolaren Hakenelektrode. Insbesondere über dem interkostalen Gefäßnervenbündel muss die Pleura vor der Durchtrennung gut abgehoben sein.

► **Schritt 6:** Fortführen der Resektionslinie nach kaudal bis zur 5. Rippe (bei ausgeprägten Parenchymveränderungen evtl. weiter), entlang der 5. Rippe nach lateral, gegen kranial über Apex und ventral parasternal bis zur 5. Rippe und weiter nach lateral, bis die Resektionslinie durchgehend ist.

► **Schritt 7:** Mit der Fasszange Abheben der Pleura parietalis und Abziehen in der avaskulären Schicht. Wichtig ist, dass nur die Pleura gefasst wird. Dadurch entstehen bei fehlenden pathologischen Veränderungen keine Verletzungen von Gefäßen und Nerven. Platzieren von je einem Thoraxdrain (evtl. nur eines in apikaler Position) in die Lungenspitze sowie in den Sinus phrenicocostalis. Apikalen Drain unter thorakoskopischer Sicht einlegen (Charrière 20).

Alternative Technik

► Pleuraabrasio bei Spontanpneumothorax: Aufrauen der Pleura parietalis mithilfe von Stieltupfern.

Nachbehandlung

► Analgetika und Physiotherapie.
► Belassen der apikalen Thoraxdrainage, bis Lunge während mindestens 24 h dicht.
► Dorsale Drainage entfernen, wenn Sekret < 100 ml/24 h.

44.5 Thorakoskopische Lungenteilresektion

Grundlagen

► **Prinzip:** Naht und Durchtrennen von Lungenparenchym (nicht entlang der anatomischen Grenzen), in der Regel mit einem linearen Klammer-Schneidegerät (Endo-Linear-Cutter).

► **Indikationen:**
  • Diagnostische Lungenbiopsie.
  • Große Emphysembullae, Bullae bei Pneumothorax.
  • Tumoren unklarer Dignität, sofern thorakoskopisch lokalisierbar.
  • Ausnahme: Klar maligne Tumoren, die durch Lobektomie oder Pneumonektomie behandelt werden müssen.

► **Ausrüstung und Instrumente:** s. S. 790.

Operative Technik

► **Schritt 1:** Anästhesie und Lagerung (s. S. 803).
► **Schritt 2:** Mini-Hautinzision und Anlegen eines kurzen subkutanen Kanals mit stumpfer Schere und Eingehen in den Thorax durch den 7. ICR in der mittleren Axillarlinie (oder entsprechend der Resektionsstelle, Adhäsionen oder großer Thoraxlänge). Einbringen des 10 mm-Trokars für die 25°-Kamera durch den präformierten Kanal.

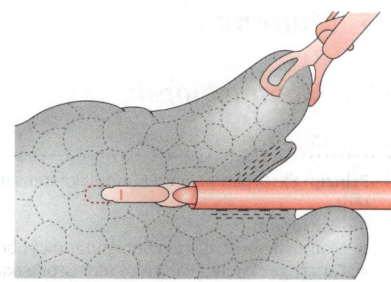

Abb. 44.4 · Durchtrennen des Lungenparenchyms mit dem linearen Klammer-Schneidegerät

► **Schritt 3:** Hautinzisionen und Einbringen unter Sicht eines 5-mm-Trokars für die Fasszange sowie eines flexiblen Gummi-Trokars für den Endo-Cutter. Eintrittsstellen so wählen, dass das zu resezierende Lungenparenchym bequem erreicht wird.
► **Schritt 4:** Mit der Fasszange wird durch den 5-mm-Trokar das zu resezierende Lungenparenchym gefasst und so präsentiert, dass an der Basis der Endo-Cutter gut unter Sicht eingesetzt werden kann (Abb. 44.4). Wenn nötig, Parenchym in mehreren Schritten durchtrennen.
► **Schritt 5:** Platzieren von ein bis zwei Thoraxdrains (Carrière 20), je eines in die Lungenspitze sowie in den Sinus. Beendigung des Eingriffs (s. S. 804).

Nachbehandlung

► Analgetika und Atemphysiotherapie. Keine Überdruckbeatmung (Ausreißen der Klammernähte).
► Drainage entfernen, wenn Lunge dicht und Sekret < 100 ml/24 h.

45 Mamma

45.1 Mammabiopsie

Grundlagen

▶ **Prinzip:** Exstirpation eines Mammaknotens in toto, nicht nur Biopsie aus dem Knoten!
▶ **Indikationen:**
  • Mammaknoten, dessen Benignität nicht bewiesen ist.
  • Gutartiger Knoten von störender Größe oder mit Schmerzen.
▶ **Operationsvorbereitung:**
  • Hautrasur: Entfernung der Achselbehaarung.
  • Anästhesie: Für kleine, klinisch unverdächtige und oberflächliche Befunde Lokalanästhesie ausreichend, sonst Intubationsnarkose.

Operative Technik

▶ **Schritt 1:** Rückenlage.
▶ **Schritt 2:** Schnittführung (Abb. 45.1):
  • Der *Submammärschnitt* (Abb. 45.1e) ergibt kosmetisch das beste Resultat. Durch Aufklappen der Brust können die meisten Knoten erreicht werden.
  • Keine perimamilläre Inzision zwischen 7 und 10 Uhr rechts bzw. 2 und 5 Uhr links, zur Schonung der dort einstrahlenden Mamillarnerven!

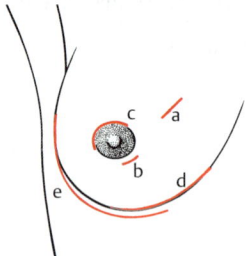

Abb. 45.1 · Schnittführungen zur Biopsie: (a) Knoten peripher im oberen inneren Quadranten. (b) Knoten zentral und parazentral (Paraareolarschnitt). (c) Große Knoten parazentral in irgendeinem Quadranten (Areolarrandschnitt). Der Schnitt darf nicht mehr als $1/2$ der Zirkumferenz der Mamille umfassen. (d) Knoten im unteren inneren Quadranten. (e) Knoten in den unteren Quadranten (Submammärschnitt)

▶ **Schritt 3:** Teils stumpfes, teils scharfes Auspräparieren des Knotens. Schonen der Subkutis! Bei größeren Knoten saubere Exzision des betroffenen Segmentes des Drüsenkörpers (ergibt besseres kosmetisches Resultat s. S. 811).
▶ **Schritt 4:** Blutstillung mit Elektrokauter, größere Gefäße ligieren.
▶ **Schritt 5:** Einlage eines Redon-Drains in größere Höhlen.
▶ **Schritt 6:** Verschluss des Defekts im Drüsenkörper mit synthetischem resorbierbarem Nahtmaterial (Dexon, Vicryl) 3/0 Einzelknopfnähte.
▶ **Schritt 7:** Subkutannähte. Intrakutannaht.
◗ **Beachte besonders:** Patientin vorgängig über eine mögliche Karzinomoperation in der gleichen Narkose orientieren! Vorgehen besprechen.

Nachbehandlung

▶ Belassen der Drainage bis zum Sistieren der Sekretion.
▶ Lockerer Verband.

Postoperative Komplikationen

▶ Nachblutung in die Operationshöhle bei nicht sorgfältiger Blutstillung oder zu früher Entfernung der Drainage.

45.2 Mammasegmentresektion

Grundlagen

▶ **Prinzip:**
  • Resektion des den Tumor umfassenden Drüsenkörpersegments und Ausräumen der Axilla.
  • Die saubere Segment- bis Quadrantenresektion ergibt das viel bessere kosmetische Resultat als die umschriebene Knotenexzision (Lumpectomy).
▶ **Indikation:** Kleines, nicht zentrales Mammakarzinom (< 4 cm Durchmesser).
▶ **Kontraindikationen:**
  • Infiltration der Haut.
  • Infiltration des M. pectoralis.
  • Zentrales Karzinom.
  • Undifferenziert-dissolutes Karzinom.
  • Nachgewiesene Multizentrizität.
  • Proliferierende Mastopathie im Restdrüsenkörper.
  • Schwangerschaft, Laktation.
  • Ungünstiges Verhältnis zwischen Tumorgröße und Brustvolumen.
  • Ablehnung der Radiotherapie durch die Patientin.
  • Wunsch der Patientin nach Ablatio.
  ▶ *Hinweis:* In allen genannten Fällen Ablatio mammae!
▶ **Operationsvorbereitung:** Entfernung der Achselbehaarung.

Operative Technik

▶ **Schritt 1:** Rückenlagerung; Abduktion beider Arme auf gepolsterten Schienen; alternativ Hochlagerung des Armes der betroffenen Seite auf gepolsterter Armschale. Bei der Lagerung ist auf jeden Fall eine Überstreckung des Armes zu vermeiden! Gefahr der Plexusschädigung!
▶ **Schritt 2:** Kosmetisch günstiger Hautschnitt (Abb. 45.2).
▶ **Schritt 3:** Ablösen der Haut mitsamt Subkutis vom Drüsenkörper.
▶ **Schritt 4:** Markieren des zu exzidierenden keilförmigen Segments (tumorfreier Rand beidseitig mindestens $1/2$ cm) mit Haltefäden.
▶ **Schritt 5:** Exzidieren des Segments mit dem Messer. Präzise Blutstillung.
▶ **Schritt 6:** Markieren des Tumorbetts mit einem Metall(Titan-)Clip.
▶ **Schritt 7:** Readaptieren des Drüsenkörpers mit Dexon oder Vicryl.
▶ **Schritt 8:** 7. Einlage je 1 Redon-Drain vor und hinter den Drüsenkörper.
▶ **Schritt 9:** Ausräumen der Axilla (s. S. 813) bzw. Exzision des Sentinel Node (s. S. 814) durch denselben Schnitt oder mittels separater Inzision (Abb. 45.2).
▶ **Schritt 10:** Einlage eines separaten Redon-Drains in die Axilla.
▶ **Schritt 11:** Subkutannähte.
▶ **Schritt 12:** Hautnaht (s. S. 781).

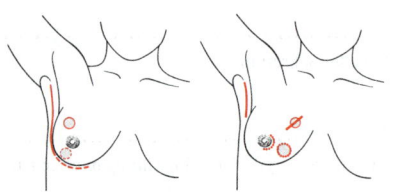

Abb. 45.2 · Der Tumorlokalisation angepasste Hautschnitte für Segmentresektion und Axillaausräumung. Perimamilläre Zirkumfrequenz zwischen 7 und 10 Uhr bzw. 2 und 5 Uhr schonen wegen der dort lateral einstrahlenden Mamillarnerven

Nachbehandlung

- ▶ **Thromboseprophylaxe:** s. S. 103.
- ▶ **Lagerung:** Hochlagerung des Arms der betroffenen Seite in Abduktion auf einem Kissen.
- ▶ **Verbandswechsel:** Am 2. postoperativen Tag. Lockerer Verband.
- ▶ **Redon-Drainagen:** Entfernung der beiden Redons in der Wundhöhle nach 1–2 Tagen. Die Redon-Drainage in der Axilla verbleibt bis zum Sistieren der Sekretion.
- ▶ **Hautnaht:** Entfernung am 7. postoperativen Tag.
- ▶ **Physiotherapie:** Passive und aktive Bewegung des Armes ab dem 1. postoperativen Tag.
- ▶ **Nachbestrahlung:** Tumorizide hochenergetische Nachbestrahlung obligatorisch. *Technik:* 50 Gy Brustdrüse homogen mit Telekobalt oder Linearbeschleuniger, 12–16 Gy Aufsättigung des Primärtumorbereichs mit schnellen Elektronen.
- ▶ **Adjuvante Chemo- oder Hormontherapie:** Zusätzlich indiziert ab Stadium pN_1 und high-risk N_0.

Postoperative Komplikationen

- ▶ Nachblutung in die Operationshöhle bei nicht sorgfältiger Blutstillung oder zu früher Entfernung der Drainage.
- ▶ Persistierender Lymphverlust aus dem Axilla-Drain infolge Durchtrennung von Lymphbahnen des Armes.
- ▶ Dehiszenz des Drüsenkörpers mit Dellenbildung bei ungenügender Readaption.

45.3 Ablatio mammae

Grundlagen

- ▶ **Prinzip:** En-bloc-Entfernung der gesamten Mamma (Haut, Drüsenkörper und Fettgewebe) inklusive Pektoralisfaszie. Ausräumung des axillären Fettgewebes mit den Lymphknoten.
- ▶ **Indikation = Mammakarzinom** (s. S. 303):
  - Tumorgröße > 3 cm.
  - Entzündliche Karzinome, Karzinome mit lokalen Hautmetastasen und an der Brustwand fixierte Karzinome sollen vor der Ablatio durch Röntgenbestrahlung oder/und Chemotherapie in einen operablen Zustand gebracht werden.
- ▶ **Kontraindikationen** (Ausnahmen): Alte Patientinnen in schlechtem Allgemeinzustand mit inoperablen oder generalisierten Metastasen und einem nicht zur Ulzeration neigenden Karzinom.
- ▶ **Operationsvorbereitung:**
  - Blutkonserven: Bereitstellung von Testblut.
  - Hautrasur: Entfernung der Achselbehaarung.

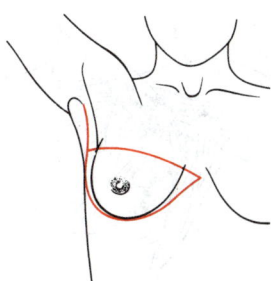

Abb. 45.3 · Hautschnitt für Ablatio simplex

Operative Technik

▶ **Schritt 1:** Rückenlagerung; Abduktion beider Arme auf gepolsterten Schienen; alternativ Hochlagerung des Armes der betroffenen Seite auf gepolsterter Armschale. Bei der Lagerung ist auf jeden Fall eine Überstreckung des Armes zu vermeiden! Gefahr der Plexusschädigung!

▶ **Schritt 2:** Spitzovalärer Horizontalschnitt. Die Narbe soll in den Bereich des Büstenhalters kommen. Fixierte oder eingezogene Haut muss in das Resektat einbezogen werden (Abb. 45.3).

▶ **Schritt 3:** Isolieren des ganzen Drüsenkörpers mit seinem Ausläufer gegen die Axilla en bloc: Haut, Subkutis, Drüsenkörper mit Fettgewebe, Faszie des M. pectoralis major. Vorgehen mit Messer, evtl. mit Schere oder mit Elektrokauter.

▶ **Schritt 4:** Haut unterminieren, sodass eine 5 mm dicke Fettgewebeschicht erhalten bleibt (Abb. 45.4).

▶ **Schritt 5:** Wegfallen des Präparats.

▶ **Schritt 6 – Axillaausräumung – Alternative: Exzision des Sentinel Node** (s. S. 814):

- Sorgfältiges Exstirpieren des axillären Fettgewebes mit den Lymphknoten, Level I und Level II (Abb. 45.5) separat.
- Fettgewebe unter Schonung der dünnen A. thoracodorsalis und V. thoracoepigastrica bis zum Unterrand der V. axillaris entfernen. Das auf der V. axillaris liegende Gewebe (mit den Lymphsträngen des Armes) wird geschont, die Vene also nicht denudiert.
- Fettgewebe unter peinlicher Schonung des N. thoracodorsalis (Funktion: Schürze knoten) und des N. thoracicus longus (Haare aufbinden) von der Thoraxwand (M. serratus ant.) ablösen.
- Separates Auspräparieren des interpektoralen Fettgewebes (Level II, Abb. 45.5).

▶ **Schritt 7:** Exakte Blutstillung mit Ligaturen und Elektrokauter.

▶ **Schritt 8:** Einlage von je 1 Redon-Drain auf die Brustwand und in die Axilla.

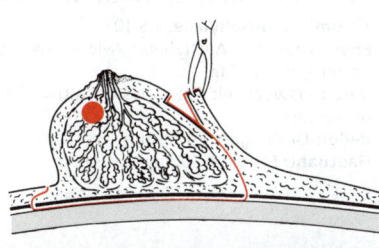

Abb. 45.4 · Technik der Ablatio simplex mit Unterminierung der Haut

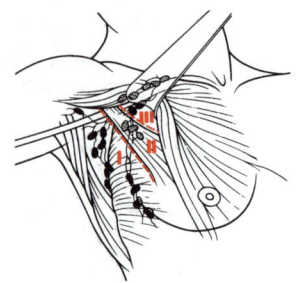

Abb. 45.5 · Lymphknotenlevels der Axilla

▶ **Schritt 9:** Arm und Schulter zur Verringerung der Gewebespannung absenken lassen.

▶ **Schritt 10:** Subkutannähte.

▶ **Schritt 11:** Hautnaht (s. S. 781).

▷ *Beachte besonders:*

- Auch bei vorhandenen Metastasen an und oberhalb der V. axillaris (Level III) nicht präparieren und ausräumen, sonst Lymphödem des Armes.
- Bei veränderter Haut infolge Vorbestrahlung oder bei sehr ausgedehntem Tumor, ob kurativer oder palliativer Eingriff: Primären Hautverschluss nicht durch zu sparsame Resektion erzwingen! Besser Deckung des Defekts mit Spalthauttransplantat oder Latissimus-dorsi-Lappen.
- Zahl der entfernten und der histologisch tumorbefallenen Lymphknoten feststellen lassen.
- In jedem Tumorpräparat Hormonrezeptoren bestimmen lassen (Präparat nicht fixieren!).

Exzision des Sentinel Node

▶ **Definition:** Der/die Sentinel Node (Schildwächter-Lymphknoten) ist/sind die ersten Lymphknoten im Abflussgebiet eines Mammakarzinoms mit der höchsten Wahrscheinlichkeit für einen metastatischen Befall.

▶ **Markierung des/der Knoten:** Peritumoröse Injektion eines radioaktiven Tracers (z. B. 0,2 – 1,0 ml Tc-99m-markierte Kolloide) oder 2 – 5 ml eines Farbstoffs (z. B. Patentblau Guerbet).

▶ **Identifikation in tabula:** Mit einer Sonde zur Messung der Radioaktivität bzw. durch die Blaufärbung des/der Knoten. Exzision – Histologie – pN(sn)-Stadium.

▶ **Bewertung:** Es ist bis heute weder bewiesen noch widerlegt, dass die Exzision des Sentinel Node in Bezug auf rezidivfreies Überleben und Gesamtüberleben der konventionellen Axillaausräumung gleichwertig ist.

Nachbehandlung

▶ **Thromboseprophylaxe:** s. S. 103.

▶ **Physiotherapie:** Aufstehen sowie passives und aktives Bewegen des Arms ab 1. postoperativem Tag.

▶ **Verbandswechsel:** Am 2. postoperativen Tag. Lockerer Verband, kein Kompressionsverband.

▶ **Redon-Drainagen:** Entfernung erst nach 3 Tagen, Axilla-Drain evtl. später.

▶ **Hautnaht:** Fäden ab 10. Tag entfernen.

▶ **Adjuvante Therapie:**
- *Indikation:* Befallene axilläre Lymphknoten und high-risk N_0.
- *Durchführung:*
  - Prämenopausale Patientinnen: Polychemotherapie.
  - Postmenopausale Patientinnen: Bei positivem Rezeptorstatus Antiöstrogen (Tamoxifen).

Postoperative Komplikationen

▶ Nachblutung und Infektion sehr selten.
▶ Nahtdehiszenz, insbesondere nach Hautverschluss unter zu großer Spannung.
▶ Nekrose des Hautrandes im Nahtbereich, insbesondere bei zu radikaler Entfernung des Subkutangewebes der Hautränder.
▶ Persistierender Lymphverlust aus dem Axilla-Drain infolge Durchtrennung von Lymphbahnen des Armes. Entfernung der Drainage in diesem Stadium würde zu Lymphkollektion in der Achselhöhle führen.

Komplikationen im Spätverlauf

▶ **Umschriebenes Lokalrezidiv:** Zweiteingriff indiziert (sofern nicht wegen Fernmetastasen ohnehin chemotherapiert wird).
▶ **Lymphödem:** Folge von zu ausgedehnter axillärer Lymphknoten-Exzision und/oder Bestrahlung.
▶ **Solitäre Metastase:** Extrem selten. Zweiteingriff indiziert.
▶ **Multiple Metastasierung:** Je nach Stadium, betroffenem Organ, Alter und Beschwerden der Patientin Hormontherapie oder Polychemotherapie, evtl. kombiniert mit Radiotherapie.
▶ **Pathologische Fraktur:** Insbesondere lange Röhrenknochen (Femur, Humerus) und Wirbelsäule betroffen. Klare Indikation zur palliativen osteosynthetischen Stabilisierung.

46 Viszeralchirurgie

46.1 Zugänge zum Abdomen

Setzen des Pneumoperitoneums

▶ **Indikation**: 1. Phase jedes laparoskopischen Eingriffs.
▶ **Operative Technik:**
  ● *Schritt 1:* 1,5 cm lange Hautinzision periumbilikal rechts, Freilegen der Faszie.
  ● *Schritt 2:* Anheben der Bauchdecke mittels Tuchklemme an der Faszie.
  ● *Schritt 3:* Minilaparotomie: Inzision von Faszie und Peritoneum unter Sicht.
  ▶ *Hinweis:* Der Einsatz der Veress-Nadel wird zunehmend verlassen (Komplikationsgefahren!).
  ● *Schritt 4:* Einführen der Trokarhülse ohne Dorn unter drehenden Bewegungen.
  ● *Schritt 5:* Einführen der Optik.
  ● *Schritt 6:* CO_2-Insufflation von 4–6 Litern bis zu einem intraabdominalen Druck von 10–12 mm Hg unter laparoskopischer Sicht.
  ▶ *Hinweis:* Gefahr der Gasembolie durch zu hohen intraabdominalen Druck (>14 mm Hg).
  ● *Schritt 7:* Alle weiteren Zugänge unter laparoskopischer Sicht anlegen.
  ▶ *Hinweis:* Evtl. Luftdichtigkeit durch Tabaksbeutelnaht um die Trokarhülse sicherstellen.
▶ **Alternative:** Verwendung eines Hassan-Trokars.

Mediane Laparotomie

▶ **Prinzip:** Längsspaltung der vorderen Bauchwand genau in der Mittellinie, wo eine Durchtrennung von Nerven, Gefäßen und Muskeln vermieden wird.
▶ **Indikationen:** Fast alle intraabdominalen Operationen. Vielseitigster Zugang mit problemlosen Verlängerungsmöglichkeiten.
  ▶ *Hinweis:* Etwas größere Gefahr von Platzbauch und Narbenhernien als bei einem transmuskulären Zugang.
▶ **Material und Instrumente:**
  ● Abdeckung: Papiertücher mit Kleberand (System Steri-Drape, Skin-Drape).
  ● Dreiteiliger Bauchspreizer.
  ● Obere mediane Laparotomie: Zusätzlich Rochard-Haken, Omnitract, Octopus oder andere Retraktoren.
  ● Weiteres Material abhängig vom geplanten Eingriff.
▶ **Operative Technik:**
  ● *Schritt 1:* Höhe und Länge der Inzision entsprechend dem geplanten Eingriff.
  ● *Schritt 2:* Hautinzision streng in Mittellinie mit Linksumfahren des Nabels (Abb. 46.1).
  ● *Schritt 3:* Durchtrennen der Subkutis bis auf die Faszie mit frischem Messer. Subkutane Blutstillung: Größere Gefäße mit Dexon oder Vicryl ligieren, kleinere Blutungen mittels Elektrokoagulation.
  ● *Schritt 4:* Inzidieren der Faszie in Mittellinie mit dem Messer ohne Verletzen des präperitonealen Fettgewebes. In beiden Wundwinkeln stumpfes Abschieben des präperitonealen Fettgewebes von der Faszie mit dem Finger. Hochheben der Faszie und Fertigstellen der Faszieninzision mit der Schere.
  ● *Schritt 5:* Spalten des Peritoneums mit Pinzette und Schere:
    – Unterbauch: Spalten des Peritoneums in der Mittellinie.
    – Oberbauch: Bei Eingriffen an Magen und Milz Spalten des Peritoneums links des Lig. teres hepatis; bei Eingriffen an Leber, Gallenblase und Gallenwegen

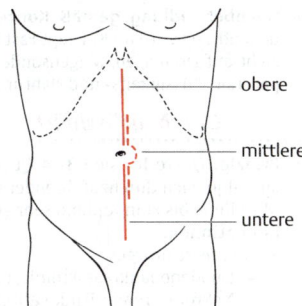
obere

mittlere

untere

Abb. 46.1 · Schnittführungen bei medianer Laparotomie

rechts des Lig. teres hepatis nach Freilegen des Peritoneums durch Abschieben des präperitonealen Fettgewebes nach medial mit einem Tupfer.

- *Schritt 6:* Abdecken. Einsetzen des Spreizers und (bei oberer medianer Laparotomie) des Rochard-Hakens oder des Ulmer-Hakens.

▶ **Konventioneller Verschluss der medianen Laparotomie:**
- *Schritt 1:* Fassen des Peritoneums in beiden Winkeln.
- *Schritt 2:*
  - Fasziennaht mit synthetischem resorbierbarem Faden Nr. 1 (Dexon, Vicryl), wobei die Faszie 3 – 5 mm lateral des Randes, ggf. inkl. Peritoneum, durchgreifend gefasst und durch einen zweiten oberflächlichen Stich adaptiert wird. Auch unterhalb der Linea arcuata beide Faszienblätter mit der gleichen Naht fassen.
  - Alternative: Fortlaufende Naht mit Maxon Nr. 1 doppelt (mit Schlaufe). Durchführung nur bei sicher sauberen Bauchdecken!
- *Schritt 3:* In Ausnahmefällen Einlegen einer subkutanen Redondrainage.
- *Schritt 4:* Evtl. Subkutannaht.
- *Schritt 5:* Hautnaht.

▶ **Alternative Verschlusstechnik:** Bei adipösen Patienten mit eindeutiger Verschmutzung der Bauchdecken durch Eiter oder Darminhalt Verschluss wie bei Platzbauch (S. 825).

▶ **Nachbehandlung:** Die Nachbehandlung richtet sich im Einzelnen nach der durchgeführten Operation, soll aber u. a. die nachfolgend aufgeführten Punkte berücksichtigen:
- *Thromboembolieprophylaxe* (s. S. 103).
- *Drainagen:*
  - Reine Blutungsdrainagen: Entfernung am 1. postoperativen Tag.
  - Drainagen neben prekären Anastomosen: Ab 7. Tag kürzen.
  - *Abszessdrainagen:* Zeitpunkt der Entfernung abhängig von der Sekretion (s. S. 35).
- Magensonde: Entfernung bei < 150 ml Reflux/24 h (ausreichender Magentonus).
- Bilanzierte Infusionstherapie (s. S. 75): Indiziert, so lange ungenügende orale Flüssigkeitsaufnahme. Elektrolytverluste ersetzen (s. S. 102).
- *Stimulation der Darmtätigkeit:* Indiziert ab 3. postoperativen Tag, sofern nicht spontanes Einsetzen: Prostigmin 2 mg = 4 Amp. à 0,5 mg über 4 h per infusionem; 1 × täglich (am besten vormittags).
- *Kostaufbau:* Orale Flüssigkeitszufuhr bei ersten Zeichen der beginnenden Darmfunktion. Übergang auf volle Ernährung innerhalb der nächsten 2 – 4 Tage.
- *Antibiose:* Nur bei spezieller Indikation (s. S. 110).

▶ **Nachbehandlung gemäß Konzept Fast Track:** Die o.g. konventionelle Nachbehandlung wird im Konzept Fast Track in vielen Punkten radikal vereinfacht: Verzicht auf Drainagen, Magensonde und Stimulation der Darmtätigkeit, sehr frühe perorale Flüssigkeits- und Nahrungszufuhr usw. Details s. S. 120.

Querer Oberbauchschnitt

▶ **Prinzip:** Quere Inzision 3–4 Querfinger oberhalb des Nabels. Ausdehnung nach lateral je nach durchzuführender Operation. Mit zusätzlicher Verlängerung in der Mittellinie bis zum Xiphoid sehr gute Übersicht über den gesamten Oberbauch.

▶ **Indikationen:**
- *Pankreaschirurgie:*
  – Duodenopankreatektomie, totale Pankreatektomie.
  – Nekrotisierende Pankreatitis: Zugang der Wahl, da auch bei wiederholten Nekroseabtragungen und Lavagen viel geringere Probleme mit dem Bauchdeckenverschluss auftreten als nach medianer Laparotomie.
- *Leberchirurgie:* Leberresektion, Lebertransplantation, portokavale Anastomose.

▶ **Material und Instrumente:**
- Rochard-Haken oder Ulner-Haken und 3-teiliger Bauchspreizer.
- Alternativ 2 Rochard-Haken oder Spezialhakensystem (Omnitract, Octopus).

▶ **Operative Technik:**
- *Schritt 1:* Leicht nach oben konvexer Querschnitt 3–4 Querfinger oberhalb des Nabels (Abb. 46.2).
- *Schritt 2:* Durchtrennen der vorderen Rektusscheide.
- *Schritt 3:* Durchtrennen der Rektusmuskulatur mit Elektrokauter auf einer Holzsonde und Versorgen der A. und V. epigastrica superior.
- *Schritt 4:* Durchtrennen des M. obliquus externus, Ausdehnung dem Eingriff angepasst.
- *Schritt 5:* Inzidieren und Durchtrennen der hinteren Rektusscheide und lateral davon der Transversusfaszie. In der Mittellinie Abklemmen, Durchtrennen und Ligieren der Chorda venae umbilicalis.

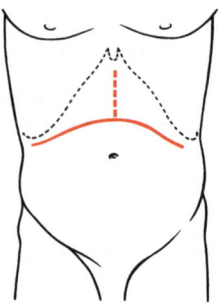

Abb. 46.2 · Schnittführung beim queren Oberbauchschnitt

Rippenbogenrandschnitt

▶ **Prinzip:** Direktes Eingehen in das Operationsgebiet mit einer schrägen, kosmetisch günstigen (am Rippenbogen verlaufenden) Inzision. *Nachteil:* Zugang zum übrigen Abdomen und Verlängerungsmöglichkeiten limitiert.

▶ **Indikationen:**
- *Rechtsseitiger Rippenbogenrandschnitt:*
  - Cholezystektomie (s. S. 839).
  - Gallengangsrevision (s. S. 841).
  - Leberresektion.
- *Linksseitiger Rippenbogenrandschnitt:*
  - Splenektomie (s. S. 846).
  - Splenorenale Anastomose.
  - Subphrenischer Abszess.

▶ **Operative Technik:**
- *Schritt 1:* Hautschnitt vom Xiphoid bis zur vorderen Axillarlinie (für große Eingriffe, wenn nötig, noch weiter nach lateral), 2 QF unterhalb des Rippenbogens (medial etwas mehr, lateral nur 1 QF).
- *Schritt 2:* Durchtrennen der vorderen Rektusscheide (in der medialen Wundhälfte) und des M. obliquus externus (lateral davon). Schnittverlauf entsprechend Hautinzision.
- *Schritt 3:* Queres Durchtrennen des M. rectus. Ligieren der am Hinterrand laufenden beiden Äste der A. epigastrica. Durchtrennen der lateral und hinten einsprießenden Äste des 8. Interkostalnervs.
- *Schritt 4:* Lateral davon Durchtrennen des M. obliquus internus.
- *Schritt 5:* Inzidieren der hintersten Schicht, Richtung immer entsprechend der Hautinzision: Medial hintere Rektusscheide, lateral Transversusfaszie, beides inkl. Peritoneum.

▶ **Verschlusstechnik:**
- *Nahtmaterial:* Für alle Faszien- und Muskelnähte synthetisches resorbierbares Nahtmaterial Nr. 1, Dexon oder Vicryl für Einzelknopfnähte, Maxon oder PDS für fortlaufende Nähte.
- *Schritt 1:* Hintere Rektusscheide und Transversusfaszie, fortlaufend.
- *Schritt 2:* Evtl. Adaption der Rektusmuskulatur.
- *Schritt 3:* Medial Rektusscheide, lateral Mm. obliquii zusammen, fortlaufend oder Einzelknopfnähte.
- *Schritt 4:* Evtl. Einlage einer Redon-Drainage.
- *Schritt 5:* Evtl. Subkutannaht.
- *Schritt 6:* Hautnaht (s. S. 781).

46.2 Gastrointestinale Anastomosen

Handnaht

▶ **Prinzip:**
- Einreihige fortlaufende, extramuköse Allschichtnaht, mit einem resorbierbaren Faden.
- Bei kleinen Anastomosen evtl. Einzelknopfnaht.

▶ **Indikationen:** Für alle Anastomosen (End-zu-End, End-zu-Seit, Seit-zu-Seit) im Gastrointestinaltrakt anwendbare Technik.

▶ **Material:** Synthetischer resorbierbarer Faden, monofil oder geflochten, Stärke 4 – 0 oder 5 – 0, doppelt armiert.

▶ **Operative Technik:**
- *Schritt 1:* Dorsal, bzw. am mesenterialen Ansatz beginnend, Naht von innen, fortlaufende extramuköse Allschichtnaht der Hinterwand in beiden Richtungen, mit Kontakt Serosa – Serosa (Abb. 46.3).
- *Schritt 2:* Separate, von innen gestochene Allschichtnaht am Übergang Hinterwand – Vorderwand.

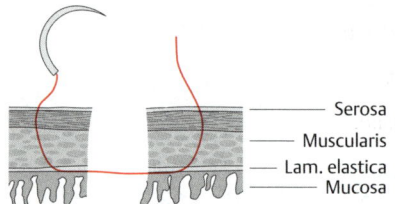

Abb. 46.3 · Allschichtige extramuköse Naht. Miterfassung der Lamina elastica interna beachten (Stabilität, Blutungskontrolle)

- *Schritt 3:* Leichtes Anziehen des fortlaufenden Fadens und Verknoten mit dem separaten Eckfaden auf beiden Seiten.
- *Schritt 4:* Fortlaufende, leicht einstülpende, von außen gestochene extramuköse Allschichtnaht der Vorderwand, von beiden Seiten bis zur Mitte (Abb. 46.3).
- *Schritt 5:* In der Mitte Knoten der beiden Fäden mit Einstülpen der Wand. Auf suffizientes Anziehen des Fadens achten, zur Stabilität und Blutungskontrolle. Zu starkes Anziehen verursacht eine Stenosierung.
- *Schritt 6:* Prüfen der Nahtlinie und evtl. Zusatzstiche an Stellen, wo kein direkter Serosa – Serosa-Kontakt festgestellt wird.
- *Schritt 7:* Verschluss der Mesenteriumlücke.
- Bei kleinen Lumina (z. B. End-zu-Seit-Hepatikojejunostomie) Einzelknopfnähte.

Klammernaht End-zu-End

▶ **Prinzip:** End-zu-End-Vereinigung durch ein endoluminal eingeführtes zirkuläres Klammergerät (CEEA, Proximate ILS). Möglichst großen Magazindurchmesser wählen (Ösophagus maximal 28 mm, Rektum 31 mm).

▶ **Indikationen:**
- Ösophagogastrostomie, Ösophagojejunostomie (Ersatzmagen).
- Kontinuitätsherstellung nach Sigmaresektion.
- Kontinuitätsherstellung nach mesorektaler Resektion.
- Deszendorektostomie.

▶ **Operative Technik der Kolon-/Rektum-Anastomose:**
- *Schritt 1:* 8 mm vor Resektionslinie skelettieren, insbesondere proximal.
- *Schritt 2:* Proximal weiche Darmklemme legen.
- *Schritt 3:*
  - Reinigen und desinfizieren (z. B. mit Betadine) des proximalen Stumpfs.
  - Einführen der Gegendruckplatte in den Stumpf und Fixation mit einer Tabaksbeutelnaht mit festem monofilem Faden, Stichabstand 4 mm.
  - Alternative: Tabaksbeutelsetzklammer (Purse-string).
- *Schritt 4:* Einführen des Gerätes von distal evtl. durch Spezialrektoskop. Knoten der distalen Tabaksbeutelnaht um den Zentralstab, bzw. Perforation einer Staplernaht mit dem Dorn des Zentralstabs.
- *Schritt 5:* Aufsetzen der Gegendruckplatte auf den Zentralstab.
- *Schritt 6:* Partielles Schließen des Gerätes unter manueller Kontrolle, ob kein umgebendes Gewebe interponiert wird.
- *Schritt 7:* Schließen des Gerätes (Abb. 46.4c).
- *Schritt 8:* Abdrücken („Feuern").
- *Schritt 9:* Leichtes Öffnen des Gerätes und Zurückziehen unter kreiselförmigen Bewegungen.
- *Schritt 10:* Kontrolle der abgeschnittenen Geweberinge: Tabaksbeutelnaht muss intakt sein, nach Lösen der Naht beide Stanzringe intakt.

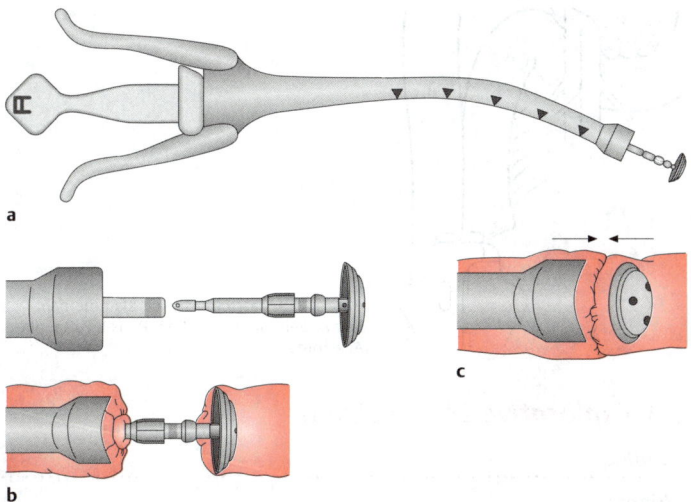

Abb. 46.4 · Mechanische Dickdarmanastomose mit dem CEEA-Stapler: Fixation der Stümpfe über den Kopfteilen mit Tabaksbeutelnaht und Vereinigung der Stümpfe durch Schließen des Gerätes

- *Schritt 11:* Dichtigkeitskontrolle der Anastomose, insbesondere bei tiefen rektalen Anastomosen, durch Kolonfüllung mit verdünnter Betadinelösung und mit Luft.

Klammernaht Seit-zu-Seit

▶ **Prinzip:** Seit-zu-Seit-Vereinigung unter gleichzeitiger Lumeneröffnung zwischen den beiden Klammerdoppelreihen (GIA, PLC).
▶ **Indikationen:**
  - Jejunumersatzmagenbildung.
  - Fußpunktanastomose nach Y-Roux.
  - Pouch-Bildung nach Proktokolektomie.
  - Gastroenterostomie.
▶ **Operative Technik:**
  - *Schritt 1:* Fixieren der zu anastomosierenden Abschnitte durch 2 Haltefäden im Abstand der Länge des verwendeten Gerätes.
  - *Schritt 2:* Setzen von weichen Darmklemmen proximal und distal.
  - *Schritt 3:* Antimesenteriale Stichinzisionen und Desinfektion (z. B. Betadine).
  - *Schritt 4:* Einführen des Klammergerätes (Abb. 46.5) (Stapler-Cutter). Nahtreihe antimesenterial, Zug am distalen Haltefaden Richtung Handgriff, um die Klammerreihe voll auszunutzen.
  - *Schritt 5:* Vorschieben und Zurückziehen des Messers („Feuern").
  - *Schritt 6:* Öffnen des Gerätes und Entfernen desselben.
  - *Schritt 7:* Querer Verschluss der Einführungsstelle mit Handnaht oder gerader Klammernaht.

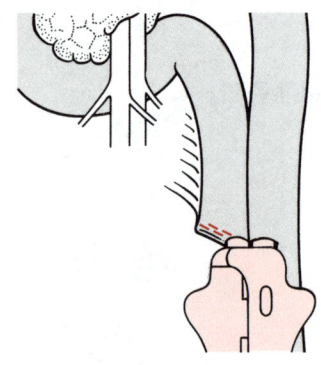

Abb. 46.5 · Gastrointestinale Klammernaht
Seit-zu-Seit (am Beispiel der Roux-Y-Fußpunkt-
Anastomose)

46.3 Explorative Laparoskopie

Grundlagen

▶ **Prinzip:**
- Feststellen des Peritonealinhalts (Eiter, Luft, Darminhalt, Blut?); planmäßiges Suchen nach der Grunderkrankung und Behandlung derselben.
- Systematische Biopsien bei Tumorabklärung.
- Bei massivem akutem Befund: Nach laparoskopischer Lokalisation wenn nötig Umsteigen auf Laparotomie, mit Schnittführung gemäß dem laparoskopisch lokalisierten Hauptbefund.

▶ **Indikationen:**
- *Als Notfalleingriff:* Akutes Abdomen mit Verdacht auf Perforation, Peritonitis oder intraabdominale Blutung. Keine zeitraubenden Untersuchungen, die an der Indikation doch nichts ändern!
- *Als Elektiveingriff:*
  - Suche nach nicht fassbaren Ursachen einer *konsumierenden Krankheit*. Dank der modernen diagnostischen Möglichkeiten nur noch selten nötig.
  - *Tumordiagnostik:* Feststellung der genauen Lokalisation und des Stadiums eines malignen Tumors oder eines Tumorrezidivs, insbesondere eines Karzinoms der Kardia, des Magens oder des Pankreas.
  - *Abklärung unklarer Abdominalbeschwerden:* z. B. Diagnosesicherung von Adhäsionen als lokale Spätfolge nach abdominalen Eingriffen.

▶ **Kontraindikationen:**
- *Kardiorespiratorische Erkrankungen:* Zusätzliche Einschränkungen/Störungen von Herz- und Lungenfunktion durch Anlage eines Pneumoperitoneums, z.B. bei schwerer obstruktiver Lungenerkrankung (Asthma bronchiale, COPD), dekompensierter Herzinsuffizienz, schweren Herzrhythmusstörungen, frischem Myokardinfarkt.
- *Infektionen der Bauchdecke:* Gefahr der Keimverschleppung!
- *Ileus:* Gefahr der Verletzung geblähter Darmschlingen bei Anlage des Pneumoperitoneums. Kaum ausreichende Sicht.
- *Gerinnungsstörungen.*

▶ **Vorbereitung:**
- ZVK (s. S. 56); bilanzierte Infusionstherapie (s. S. 75), Blasenkatheter (s. S. 68), Magensonde (s. S. 66), perioperative Thromboembolieprophylaxe (s. S. 103).

- Intensivtherapie bei Notfallindikation: Verbesserung des Allgemeinzustands und der Operabilität durch kurz dauernde, intensive Behandlung je nach klinischem Bild: Behebung einer Hypovolämie, Korrektur einer Azidose, Korrektur einer Elektrolytentgleisung.

Operative Technik
....

▶ **Schritt 1:** Installation der Laparoskopie.
▶ **Schritt 2:** Orientierung über Peritonealinhalt und Peritoneum. Inhalt serös, trübe, eitrig, blutig tingiert, rein blutig? Geruchlos oder stinkend? Luft, Mageninhalt, Galle, Darminhalt in der Bauchhöhle? Maximum des Befunds? Peritoneum gerötet, fibrinbelegt, verklebt?
▶ **Schritt 3:** Sekretentnahme für Bakteriologie inkl. Anaerobier. Bei hämatogener Peritonitis (Peritonitis ohne nachweisbares intraabdominales Grundleiden) auch Sekret für Tbc-Nachweis inkl. Kultur.
▶ **Schritt 4:** Systematische Suche nach dem Grundleiden, gezielt nach Art des Sekrets und Maximum des Befunds:
  - *Peritonealexsudat klar, serös:*
    – Appendicitis acuta (s. S. 365).
    – Lymphadenitis mesenterialis.
    – Banale Enteritis.
    – Meckel-Divertikulitis (s. S. 739).
    – Mechanischer Ileus (s. S. 353).
    – Enteritis regionalis (s. S. 368).
    – Adnexitis.
    – Stielgedrehte Ovarialzyste.
    – Sigmadivertikulitis (s. S. 373).
    – Netztorsion.
    – Cholecystitis acuta (s. S. 416).
    – Pancreatitis acuta (s. S. 427).
    – Gedeckte Ulkusperforation (s. S. 331).
  - *Peritonealexsudat gallig:*
    – Gallenblasenperforation (s. S. 417).
    – Magenulkus- oder Duodenalulkusperforation (s. S. 331).
  - *Luft in abdomine:*
    – Magenulkus- oder Duodenalulkusperforation (s. S. 331).
    – Dünndarmperforation (Luft selten!).
    – Appendizitisperforation (Luft Rarität!).
    – Sigmadivertikulitisperforation (s. S. 374).
    – Kolonperforation durch Fremdkörper.
    – Uterusperforation bei artifiziellem Abort.
  - *Peritonealexsudat eitrig:*
    – Magenulkus- oder Duodenalulkusperforation.
    – Gallenblasenperforation.
    – Sigmadivertikulitisperforation.
    – Appendicitis perforata.
    – Meckel-Divertikulitis, perforiert.
    – Kolonperforation durch Fremdkörper.
    – Darmgangrän (Ileus, Mesenterialinfarkt; s. S. 358).
    – Pyosalpinx, perforiert.
    – Uterusperforation bei artifiziellem Abort.
    – Tumorperforation (Magen, Dünndarm, Kolon).
    – Hämatogene Peritonitis.

- *Peritonealexsudat sanguinolent:*
  - Darmnekrose (Ileus).
  - Mesenterialinfarkt.
  - Follikelsprung.
  - Akute nekrotisierende Pankreatitis.
- *Reines Blut in abdomine:*
  - Extrauteringravidität, rupturiert.
  - Spontane Milzruptur (s. S. 478).
  - Traumatische Organruptur (Milz, Leber).
  - Rupturierter Tumor, insbesondere Leberadenom (s. S. 400).
  - Milzarterienaneurysma, rupturiert.
  - Bauchaortenaneurysma, rupturiert.
- Siehe auch Leitsymptom Akutes Abdomen (s. S. 137).

46.4 Intraabdominale Abszessdrainage

Grundlagen

▶ **Prinzip:**
- Perkutane, sonographisch oder CT-gesteuerte Dauerdrainage.
- Bei bestehenden Kontraindikationen oder Unmöglichkeit einer sonographisch oder CT-gesteuerten Dauerdrainage: Operative Drainage.

▶ **Indikationen:** Im Prinzip jeder *intraabdominale Abszess* (nach Perforation, Peritonitis oder Operation), insbesondere:
- Subphrenischer Abszess.
- Subhepatischer Abszess.
- Douglas-Abszess.

▶ **Kontraindikationen** zur perkutanen Abszessdrainage: Multiple Abszesse, Abszesse zwischen Darmschlingen, Grundleiden (z. B. Perforation) nicht behoben → in diesen Fällen Totalsanierung durch eine Laparotomie.

Interventionelle Therapie

▶ Perkutane, unter Führung durch Sonographie oder CT eingelegte Dauerdrainage (nicht nur einmalige oder mehrmalige Punktion!). Voraussetzung: gut abgrenzbarer Abszess, gefahrloser Zugang.

Operative Technik

▶ **Schritt 1: Zugang:**
- *Subphrenischer Abszess:* Rippenbogenrandschnitt links.
- *Subhepatischer Abszess:* Kleiner Rippenbogenrandschnitt rechts.
- *Douglas-Abszess:* Bei vorbestehender Appendektomiewunde durch diese eingehen, sonst kleine untere mediane Laparotomie oder Laparoskopie.

▶ **Schritt 2:** Nach Inzision des Peritoneums Abschieben der entzündlichen Verwachsungen und direktes stumpfes Eröffnen der Abszesshöhle.

▶ **Schritt 3:** Absaugen des Eiters, Entfernen von Nekrosen, Säubern von Taschen ohne Einreißen der Hauptabszessmembran.

▶ **Schritt 4:** Einlegen einer Saugspüldrainage (16 oder 20 Ch). Herausleiten lateral durch separate Hautinzision.

▶ **Schritt 5:** Schichtweiser Wundverschluss, ausschließlich resorbierbarer Faden. Bei stark verschmutzter Wunde Haut nicht nähen.

Nachbehandlung

- ► **Saugspüldrainage:**
  - *Sog:* 30 – 60 cm H_2O.
  - *Spülflüssigkeit:* NaCl 0,9 % ohne Zusätze.
  - *Zeitpunkt der Entfernung:* Drainage belassen, bis Spülflüssigkeit klar und steril; in der Regel Entfernung nach ungefähr 10 Tagen.
- ► **Antibiotika:** Systemisch bei Fieber und/oder Zeichen einer Sepsis.

46.5 Platzbauch-Reoperation

Grundlagen

- ► **Definition Platzbauch:** Dehiszenz der Faszien/Muskelnaht mit Herniation von Darm und Netz. Hautnaht evtl. noch intakt.
- ► **Prinzip:** Behebung der Ursache (Abszess, Blutung usw.), spannungsfreier Faszienverschluss und Verhütung eines postoperativen Bauchdeckenabszesses.
- ► **Indikation:** Jeder Platzbauch, wenn möglich noch vor der Dehiszenz der Hautnaht.
- ► **Vorbereitung:**
  - Steriles Abdecken der Wunde bei bereits dehiszenter Haut.
  - Blutkonserven: Bereitstellung von Testblut.

Operative Technik

- ► **Schritt 1:** Eröffnen der Wunde, evtl. mit Anfrischen der Hautränder. *Cave:* Darm liegt evtl. direkt unter der Haut!
- ► **Schritt 2:** Entfernen aller alten Nähte.
- ► **Schritt 3:** Säubern der Faszienränder, aber kein Anfrischen.
- ► **Schritt 4:** Suche nach Ursache des Platzbauchs. Ausräumen und Drainieren von Abszessen und Hämatomen oder Sanieren von anderen möglichen Platzbauchursachen, je nach Befund. Ausspülen.
- ► **Schritt 5:** Vorlegen von durchgreifenden Nähten, monofil, nicht resorbierbar (Polyamid oder Polypropylen), Austritt 3 – 5 cm lateral der Wundränder. Am besten, schnellsten und schonendsten mit speziellem Set, z. B. Ventrofil.
- ► **Schritt 6:** Peritonealverschluss mit synthetischem resorbierbarem Nahtmaterial, sofern genügend Peritoneum vorhanden; sonst Mitfassen des Peritoneums bei Fasziennaht.
- ► **Schritt 7:** Provisorisches Anziehen der durchgreifenden Nähte über Widerlager (Plastikplättchen), sodass die Faszie ohne Spannung genäht werden kann.
- ► **Schritt 8:** Fasziennaht. Je nach Befund einfache Naht, 8er Naht oder Flaschenzugnaht. Synthetisches resorbierbares Nahtmaterial (Dexon, Vicryl, Maxon) Nr. 1.
- ► **Schritt 9:** Einlage einer subkutanen Redon-Drainage. Hautnähte oder Subkutis locker adaptieren und Wunde im Übrigen offen lassen. Oder: Bei Infektion Haut und Subkutis offen lassen, später evtl. Sekundärnaht.
- ◗ *Beachte besonders:* Wichtigste Rezidivprophylaxe ist die Vermeidung einer chronischen Infektion durch Verzicht auf nichtresorbierbares Nahtmaterial (exkl. Entlastungsnähte) und durch Sicherstellung einer adäquaten Wunddrainage.

Nachbehandlung

- ► **Drainage:** Entfernung der Redon-Drainage bei sauberer seröser (nicht blutiger!) Sekretion < 20 ml/d, in der Regel nach 3 – 4 Tagen.
- ► **Entlastungsnähte:** Entfernung nach 2 – 3 Wochen.

46.6 Pyloroplastik

Grundlagen

▶ **Prinzip:** Erweiterung des Pylorus durch Längsinzision (oder spindelförmige quere Myektomie) und Querverschluss.

▶ **Indikationen:**
- Pylorusstenose, insbesondere Narbenstenose, bei Ulkuskrankheit (s. S. 326).
- Blutendes Ulcus duodeni (s. S. 330).
- Vagusdurchtrennung bei Ösophagusresektion, Kardiaresektion, Magenfundusresektion u. a. Operationen.

▶ **Vorbereitung:**
- Blutkonserven: Bereitstellung von Testblut.
- Ggf. präoperative Magenentlastung bei bestehender Magenausgangsstenose (Aspirationsgefahr bei Narkoseeinleitung!).

Operative Technik

▶ **Vorgehen bei Pylorusstenose und Ulkusperforation:**
- *Schritt 1:* Obere mediane Laparotomie (s. S. 816).
- *Schritt 2:* Anbringen von Haltefäden beidseits am Pylorus.
- *Schritt 3:* Seromuskuläre Längsinzision streng in der Mitte der Vorderwand, je 1,5 cm magen- und duodenalwärts. Blutstillung und Durchtrennen der Mukosa mit Elektrokauter. Keilförmige Querexzision der Pylorusmuskulatur beidseits der Inzision. Bei *Pyloroplastik ohne Ulkus* (Ösophagusresektion u. a.) kann anstatt der Längsinzision auch eine schmale spitzovaläre Querexzision der Pylorusvorderwand durchgeführt werden.
- *Schritt 4:* Bei *Ulcus perforans der Vorderwand* spindelförmiges Längsexzidieren des Ulkus. Dann Erweiterung der Öffnung gemäß Schritt 3.
- *Schritt 5:* Querverschluss der Inzision:
  – 1. Reihe: Fortlaufend mit synthetischem resorbierbarem Faden atraumatisch 3/0; am Magen nur Mukosa, am Duodenum ganze Wand fassend.
  – 2. Reihe: Seromuskulär adaptierend (nicht einstülpend), Einzelknopfnähte mit synthetischem resorbierbarem Faden, atraumatisch 3/0.
- *Schritt 6:* Evtl. Aufsteppen von omentalem Fettgewebe.
- *Schritt 7:* Drainage nur bei Perforationsperitonitis.
- *Schritt 8:* Bei Perforationsperitonitis ausgiebiges Spülen der Bauchhöhle.

▶ **Vorgehen bei Ulkusblutung:**
- *Schritt 1:* Inzision, wenn nötig, etwas länger wählen, damit das Ulkus (der Hinterwand) einwandfrei identifiziert und umstochen werden kann. Umstechen mit 2 kreuzweise gelegten, tiefen U-Nähten mit synthetischem resorbierbarem Nahtmaterial 3/0 (Abb. 46.7).
- *Schritt 2:* Freilegen und Ligieren der A. gastroduodenalis (am Abgang aus der A. hepatica) und der A. pancreaticoduodenalis ant. sup. (neben dem Austritt der A. gastro-epiploica dextra aus dem Pankreas) (Abb. 46.8).
- *Schritt 3:* Exzision von Pylorusmuskulatur beidseits und Querverschluss.

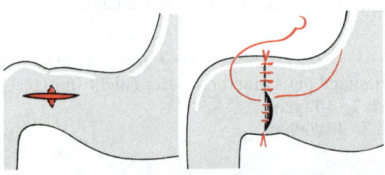

Abb. 46.6 · Pyloroplastik: Technik der Pylorusvorderwand-Exzision und des Verschlusses

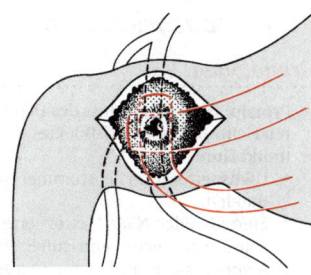

Abb. 46.7 · Ulkusumstechung

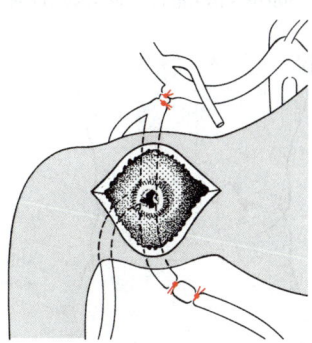

Abb. 46.8 · Arterienligatur

Nachbehandlung

▶ **Bilanzierte Infusionstherapie** (s. S. 75), Elektrolytsubstitution.
▶ **Antibiose** (s. S. 110): Indiziert nur bei Perforationsperitonitis (s. S. 346).
▶ **Mobilisation am 1. postoperativen Tag; Atemgymnastik.**
▶ **Magensonde:** Entfernung in der Regel am 2. postoperativen Tag bei < 300 ml Reflux/24 h.
▶ **Darmfunktion** (s. S. 113):
  ● Am 3. postoperativen Tag Practo-Clyss.
  ● Bei ungenügender Darmfunktion am 4. postoperativen Tag Karlsbader Salz.
▶ **Kostaufbau** (s. S. 119): Trinken ab 3. postoperativen Tag; breiige Kost 1 – 2 Tage später.

Postoperative Komplikationen

▶ **Nahtinsuffizienz:** Seltene, aber schwerwiegende Komplikation. → Sofortige Reoperation angezeigt. Ist ein sicherer Verschluss der Pyloroplastik nicht mehr möglich, erfolgt die Antrektomie mit Verschluss des Duodenalstumpfs und Y-Roux-Rekonstruktion (s. S. 833).

46.7 Laparoskopischer Ulkusperforationsverschluss

Grundlagen

▶ **Prinzip:** Direktverschluss des Ulkus ohne Pyloroplastik. Eradikation eines gesicherten Helicobacter pylori-Infektes.

▶ **Indikation:**
- Ulkusperforation bei stummer Anamnese oder als Erstmanifestation eines Ulcus duodeni.
- Steroid- oder NSAID-assoziierte Perforation eines Ulcus ventriculi/pylori; ansonsten bei Ulcus ventriculi Exzision unerlässlich.

  ▷ *Anmerkung:* Erfordert die Therapie ein resezierendes Verfahren, ist die Laparoskopie nur in Ausnahmesituationen zu diskutieren.

▶ **Vorbereitung:** Präoperative Magendekompression mittels Magensonde.

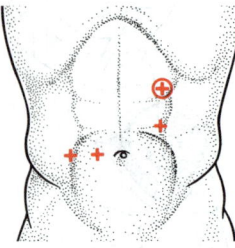

Abb. 46.9 · Zugänge zum laparoskopischen Verschluss einer Ulkusperforation

Operative Technik

▶ **Schritt 1:** Installation des Pneumoperitoneums und der Instrumentierkanäle gemäß Abb. 46.9 (siehe auch S. 816). Operationstisch in 20 Anti-Trendelenburg-Lage.

▶ **Schritt 2:** Diagnostische Exploration, Entnahme von Sekret für Bakteriologie; wenn möglich, Test für Helicobacter → kleine Biopsie aus Ulkusrand.

▶ **Schritt 3:** Bei Diagnose einer schweren Peritonitis (Perforation älter als 12 Stunden) eventuell auf offenes Verfahren umstellen.

▶ **Schritt 4:** Spülung und Säuberung der Peritonealhöhle.

▶ **Schritt 5:** Querer Direktverschluss des Ulkus (in der Regel ohne Anfrischung der Wundränder; *Ausnahme:* bei stark kallösem oder blutendem Ulkus Anfrischung in Längsrichtung indiziert) durch seromuskuläre Einzelknopfnähte mit resorbierbarem Nahtmaterial der Stärke 2/0–4/0. Durchgreifende Nähte vermeiden (Gefahr der Fixation der Hinterwand). Zur Kontrolle der Stichplatzierung im Zentrum des Ulkus ausstechen und den Stich durch Wiederansetzen am Ulkusrand vervollständigen. Bei kleinem Ulkus lohnt sich das Vorlegen von 2–3 Nähten (Abb. 46.10).

▶ **Schritt 6:** Extrakorporale Verknotung der Einzelknopfnähte mittels Knotenschieber.

▶ **Schritt 7:** Gegebenenfalls intraoperative Endoskopie zur Dichtigkeitsprüfung.

▶ **Schritt 8:** Deckung der Naht mit einem mobilen Omentumstück mit 1–2 Nähten.

▶ **Schritt 9:** Drainageeinlage subhepatisch von rechts.

▶ **Schritt 10:** Spülung, Ablassen des Pneumoperitoneums, Entfernung der Hülsen, Fasziennähte und Hautverschluss.

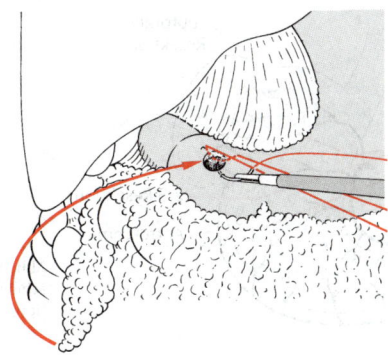

Abb. 46.10 · Laparoskopische Naht
eines perforierten präpylorischen
Ulkus

Nachbehandlung

► Bilanzierte Infusionstherapie (s. S. 75).
► Magensonde (s. S. 66).
► **Kostaufbau:** Enteraler Nahrungsaufbau ab 2. postoperativem Tag; zunächst Misch-
infusion über Magensonde (s. S. 79).
► Helicobacter pylori-Eradikation (s. S. 328).
► **Ulkusprophylaxe** (s. S. 326): Säureblockade für 6 Wochen.
► **Hautnähte:** Entfernung nach 8 – 10 Tagen.
► **Kontrollendoskopie** 6 Wochen postoperativ, insbesondere bei Ulcera ventriculi.

Postoperative Komplikationen

► **Nachblutung:** Nur im Falle einer Gerinnungsstörung zu befürchten.
► **Nahtinsuffizienz:** Gallige Verfärbung des Wundsekrets. → Indikation für Reoperation mit einem offenen Verfahren.
► **Persistierende Peritonitis** bei verschleppter Perforation → Indikation für wiederholte Abdomenlavagen (Etappenlavage).

46.8 Distale Magenresektion

Grundlagen

► **Prinzip:** Bei benigner Erkrankung Resektion der distalen Hälfte (= Hemigastrekto-
mie = Antrektomie) bis $^2/_3$ des Magens, bei Malignom $^3/_4$ bis subtotale Resektion.
Duodenalstumpfverschluss; Rekonstruktion durch Gastrojejunostomie. Systemati-
sche Lymphknotenentnahme bei Malignom.
► **Indikationen:**
 • Ulcus ventriculi im Antrum oder Korpus (s. S. 326).
 • Malignom im Antrum (Karzinom oder primäres Lymphom; s. S. 334).
► **Vorbereitung:**
 • Einlauf.
 • Blutkonserven: Bereitstellung von 2 Erythrozytenkonzentraten.
 • Ggf. präoperative Magenentlastung bei bestehender Magenausgangsstenose
 (Aspirationsgefahr bei Narkoseeinleitung!).

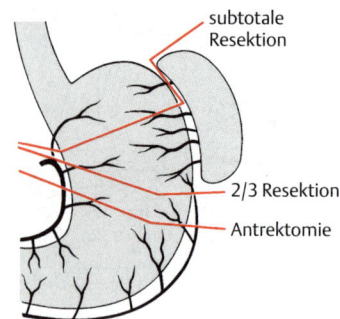

subtotale
Resektion

2/3 Resektion

Antrektomie

Abb. 46.11 · Resektionshöhe für die verschiedenen Typen der distalen Magenresektion

Operative Technik

▶ **Schritt 1:** Obere mediane Laparotomie (S. 816).

▶ **Schritt 2:** 2. Assistent hält Querkolon mit feuchtem Tuch von links her und spannt Lig. gastrocolicum an.

▶ **Schritt 3:**
- *Bei benigner Erkrankung:* Inzidieren des Lig. gastrocolicum in einer avaskulären Partie.
- *Bei Malignom:* Ablösen des gesamten Omentum majus vom Querkolon.

▶ **Schritt 4:** Skelettieren der großen Kurvatur:
- *Antrektomie:* Skelettieren bis zu den Vasa gastrica brevia (exkl.).
- $^2/_3$-Resektion: Skelettieren i. d. R mit einigen Vasa gastrica brevia.
- $^4/_5$- und subtotale Resektion: Skelettieren der gesamten großen Kurvatur.

▶ **Schritt 5:** Skelettieren des Duodenums bis auf das Pankreas, bei Malignom mit Ligieren der Vasa gastroepiploica dextra am Austritt aus dem Pankreas.

▶ **Schritt 6:** Skelettieren der kleinen Kurvatur vom Duodenum inkl. A. gastrica dextra bis:
- *Antrektomie und $^2/_3$-Resektion:* Skelettieren mit Durchtrennen des absteigenden Asts der A. gastrica sinistra.
- $^4/_5$- und subtotale Resektion: Durchtrennen der Äste der A. gastrica sinistra mit Ausnahme des aufsteigenden Asts.

▶ **Schritt 7:** Anbringen von Haltefäden am Duodenum duodenalwärts der geplanten Resektionslinie.

▶ **Schritt 8:** Ansetzen einer harten Klemme postpylorisch proximal der geplanten Resektionslinie.

▶ **Schritt 9:** Offenes Durchtrennen des Duodenums unter Belassung einer freien Duo-denalmanschette von 1 cm Höhe. Hochschlagen des Magens.

▶ **Schritt 10:** Evtl. Mobilisieren des Duodenums nach Kocher:
- Inzidieren des Peritoneums rechts lateral am Duodenum (am Übergang Perito-neum viscerale – parietale).
- Abschieben des Peritoneum parietale mit Stieltupfer nach lateral, des Duode-nums nach medioventral.

▶ **Schritt 11:**
- Heute meist Klammernaht, mit Linearstapler (Abb. 46.12). Evtl. mit invertieren-der Überwendlungsnaht mit PDS 5 – 0.
- Handnaht (Abb. 46.13): 1. Reihe fortlaufend, innenwendlich, mit resorbierbarem Faden. Dazwischen 2 – 3 seromuskuläre Einzelnähte.

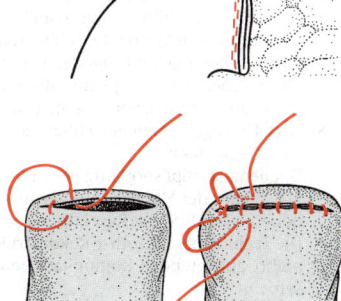

Abb. 46.12 · Duodenalstumpfverschluss mit linearem Klammergerät

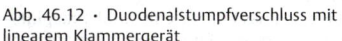

Abb. 46.13 · Zweireihiger Duodenal-stumpfverschluss

- Bei prekärem Verschluss Einbezug der Pankreaskapsel in die Naht. Auf eine 3. Reihe sollte verzichtet werden; stattdessen wird omentales oder mesenteriales Gewebe auf die Naht gesteppt.
- ► **Schritt 12:** Wenn nötig, Fertigstellen der Präparation der kleinen Kurvatur.
- ► **Schritt 13:** Anlegen von Haltefäden an beiden Kurvaturen auf Höhe der geplanten Resektion. Die Resektionslinie soll steil, nicht waagrecht verlaufen (siehe auch Abb. 46.11).
- ► **Schritt 14:** Resezieren der distalen Magenportion, bevorzugterweise mit einem mechanischen Klammergerät (TA 90, GIA u. a.).
- ► **Schritt 15:** Versenken der rechtsseitigen Hälfte der Klammerreihe am proximalen Stumpf mit fortlaufender seromuskulärer Okklusionsnaht (einreihig!) Links 5 cm für Anastomose belassen.
- ► **Schritt 16:** Bei Karzinom:
  - Splenektomie (S. 846) nur bei Korpuskarzinom der großen Kurvatur und bei Fun-duskarzinom sowie bei Metastasen im Milzhilus.
  - Ausräumen der regionären Lymphknotenstationen insbesondere entlang der A. gastrica sinistra (sofern belassen), am Truncus coeliacus, im Hiatus paraösopha-geal beidseits, paraaortal beidseits, Pankreasoberrand, Lig. hepatoduodenale.
- ► **Schritt 17:** Wiederherstellen der Kontinuität des Verdauungstrakts, bevorzugter-weise mit Roux-Y-Rekonstruktion (S. 833), evtl. nach Billroth II (S. 834); in der Regel retrokolisch:
  - Roux-Schlinge antiperistaltisch an den Magen anlegen (blindes Ende rechts).

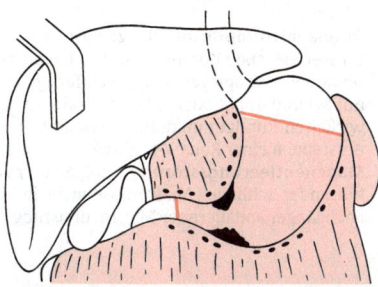

Abb. 46.14 · Magenresektion und Begleitresektion bei distalem Ma-genkarzinom. Splenektomie nicht obligat (s. Schritt 16)

- End-zu-Seit-Einpflanzen des linksseitigen Magenquerschnittes in eine entsprechende Längsinzision der Roux-Schlinge.
- Aufsteppen des blinden Endes auf die Okklusionsnaht.
- Anastomose im Mesokolonschlitz fixieren.

► **Schritt 18:** Bei prekärem Duodenalstumpfverschluss Einlage einer Silikonkapillardrainage neben den Stumpf. Im Falle einer Splenektomie Einlage einer Runddrainage links subphrenisch. Sonst keine Drainagen.

► **Schritt 19:** Laparotomieverschluss (S. 817).

◼ *Beachte besonders:*

- Duodenalstumpf sorgfältig verschließen! Die Duodenalstumpfinsuffizienz (s. u.) war früher der Hauptgrund der im Vergleich zu nichtresezierenden Verfahren höheren Letalität der Resektionen.
- Die Technik der Billroth-I-Rekonstruktion wurde aufgrund der postoperativ vermehrt auftretenden Komplikationen (Refluxgastritis, Stumpfkarzinom) verlassen.

Nachbehandlung

► **Bilanzierte Infusionstherapie** (s. S. 75): Bei großen Verlusten durch die Magensonde und/oder längerdauernder Infusionstherapie Elektrolytkontrolle und Elektrolytsubstitution, insbesondere Kalium (s. S. 102).

► **Transfusionstherapie** (s. S. 71): Indiziert bei größerem Blutverlust.

► **Physiotherapie:** Mobilisation am 1. postoperativen Tag; Atemgymnastik.

► **Magensonde:** Entfernung bei < 300 ml Reflux/24 Stunden.

► **Darmfunktion** (s. S. 113):
- Am 3. postoperativen Tag Einlauf mit 500 ml lauwarmer Kamillosanlösung (1:50) oder Practo-Clyss.
- Bei ungenügender Darmfunktion am 4. postoperativen Tag Karlsbader Salz p. o.

► **Kostaufbau** (s. S. 119): Trinken bei guter Darmfunktion, in der Regel ab 2.–4. postoperativen Tag; breiige Kost 1–2 Tage später.

► **Drainagen** (s. S. 789): Entfernung nach 8 Tagen.

► **Hautklammern/-nähte:** Entfernung am 10. Tag.

Nachbehandlung gemäß Konzept Fast Track

► Die oben genannte konventionelle Nachbehandlung wird im Konzept Fast Track in vielen Punkten radikal vereinfacht: Verzicht auf Drainagen, Magensonde und Stimulation der Darmtätigkeit, sehr frühe perorale Flüssigkeits- und Nahrungszufuhr usw. Details s. S. 120.

Postoperative Komplikationen

► Intraluminale **Nachblutung** aus den Nähten → Endoskopische Kontrolle und Blutstillung.

► **Duodenalstumpfinsuffizienz:** Austreten von galligem Sekret aus den Drainagen. Schwerwiegende Komplikation! → Bei guter Drainage und Abkapselung evtl. konservativer Therapieversuch gerechtfertigt. In den meisten Fällen jedoch Reoperation mit Sekundärnaht oder externer Drainage des Stumpfes mit einem Omentum-umwickelten Rundgummidrain notwendig. In seltenen, besonders günstigen Fällen: Aufsteppen einer Roux-Y-Schlinge (s. S. 833) auf den offenen Stumpf.

► **Magenentleerungsstörung** infolge zu enger Anastomose oder abgeknickter abführender Schlinge (Anastomose nicht im Mesokolonschlitz fixiert). → Besserung nach länger andauernder Magenentlastung möglich; sonst Reoperation.

46.9 Roux-Y-Rekonstruktion

Grundlagen

▶ **Prinzip:** Interposition eines Jejunumsegments zwischen das zu drainierende Organ und den abführenden Dünndarm (Jejunum/Ileum). Das Segment muss zur sicheren Verhütung eines Refluxes von Dünndarminhalt in das drainierte Organ mindestens 30 cm lang sein und isoperistaltisch angelegt werden.

▶ **Indikationen:**
- Rekonstruktion (Gastrojejunostomie) nach Magenresektion (S. 829).
- Ösophagojejunostomie.
- Vorstufe der Ersatzmagenbildung.
- Hepatikojejunostomie (S. 843).
- Pankreatiko- und Pankreatojejunostomie.
- Pankreaspseudozysten-Drainage (S. 435).

Operative Technik

▶ **Schritt 1:** Hochheben der ersten Jejunumschlingen und Inspektion der Gefäßarkaden, wenn nötig mit Transillumination.

▶ **Schritt 2:** Festlegen der Durchtrennungsstelle des Jejunums unter Berücksichtigung der Gefäßarkaden. Die Durchtrennungsstelle soll mindestens 10 cm distal der Treitz-Flexur liegen. Der distale Schenkel soll durch eine lange Arkade versorgt und möglichst mobil sein (Abb. 46.15).

▶ **Schritt 3:** Sorgfältiges Inzidieren des mesenterialen Peritoneums beidseits entlang der festgelegten Durchtrennungslinie.

▶ **Schritt 4:** Stumpfes Befreien, beidseitiges Abklemmen, Durchtrennen und Ligieren der Gefäße.

▶ **Schritt 5:** Abklemmen des Jejunums beidseits der vorgesehenen Durchtrennungslinie mit weichen Klemmen. Durchtrennen mit GIA-Stapler.

▶ **Schritt 6:** End-zu-Seit-Einpflanzen des zuführenden Jejunumschenkels in den abführenden Schenkel, mindestens 30 cm distal der Durchtrennungsstelle.
- *Handnaht* (S. 819): Proximalen Stumpf so anlegen, dass das Mesenterium senkrecht (nicht parallel) zum abführenden Schenkel läuft, d. h. radiärer Verlauf zum Mesenterium des abführenden Schenkels.
- *Klammernaht:* s. S. 784.

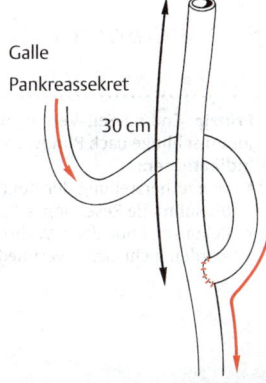

Galle
Pankreassekret
30 cm

Abb. 46.15 · Schema der Y-Schlinge nach Roux

Viszeralchirurgie

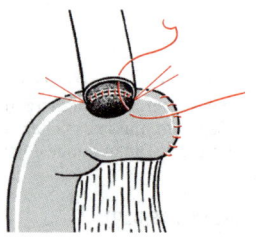

Abb. 46.16 · End-zu-Seit-Hepatikojejunostomie

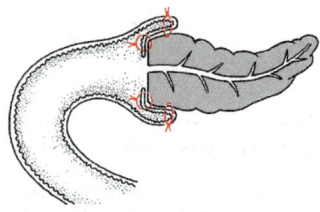

Abb. 46.17 · End-zu End-Pankreatojejunostomie

▶ **Schritt 7: Verschluss der Mesenteriumlücken mit Resten des Nahtmaterials.**
▶ **Schritt 8:**
  - *Ösophagojejunostomie, Gastrojejunostomie, Hepatikojejunostomie:* Hierbei bevorzugt End-zu-Seit-Anastomose; daher Verschluss des blinden Endes des ausgeschalteten Jejunumsegments. Anastomose knapp distal des blind verschlossenen Endes (Abb. 46.16).
  - *Pankreatojejunostomie:* In der Regel End-zu-End-Anastomose (Abb. 46.17).
▷ *Beachte besonders:*
  - Beim Herstellen der Fußpunktanastomose Inzision im abführenden Schenkel eher knapp bemessen.
  - Nur Jejunumschenkel mit optimaler Durchblutung verwenden. Wenn in irgendeiner Phase eine fraglich genügende Durchblutung des Schenkels festgestellt wird, diesen nicht weiter verwenden, sondern resezieren und einen neuen Schenkel herstellen.

46.10 Billroth-II-Rekonstruktion

Grundlagen

▶ **Prinzip:** End-zu-Seit-Vereinigung des Magenstumpfs mit einer hochgezogenen Jejunumschlinge nach Blindverschluss des Duodenalstumpfs.
▶ **Indikationen:**
  - Wiederherstellung der Kontinuität nach distaler Magenresektion (Antrektomie bis subtotale Resektion, s. S. 829).
  - Rekonstruktion der 2. Wahl (nach Roux-Y); Refluxgastritis und Refluxösophagitis werden nicht sicher vermieden.

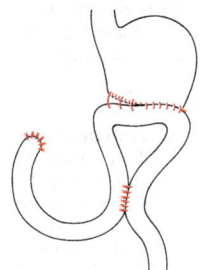

Abb. 46.18 · Billroth-II-Rekonstruktion mit Braun-Anastomose

Operative Technik

▶ **Schritt 1:** Schaffen einer Lücke in einer avaskulären Partie des Mesocolon transversum. *Cave:* Verletzung der A. colica media! Rand der Lücke an der Magenhinterwand fixieren.
▶ **Schritt 2:** Nahe der Flexura duodenojejunalis (Treitz) die 1. Jejunumschlinge retrokolisch hochbringen und so an den Magenstumpf anlegen, dass die zuführende Schlinge kleinkurvaturseits liegt.
▶ **Schritt 3:** 3 QF breite Gastrojejunostomie. Die für die Anastomose verwendeten Anteile von Jejunum und Magen mit weichen Darmklemmen abklemmen. Abführende Schlinge seromuskulär an Magenhinterwand nähen. Die Nahtlinie am Magen so legen, dass sie senkrecht zur großen Kurvatur verläuft.
▶ **Schritt 4:** Resezieren des Magenspickels und Inzidieren des Jejunums mit dem Elektrokauter. Die Inzision am Jejunum soll etwa 1 cm kürzer als die Magenöffnung sein. *Cave:* Zu lange Jejunuminzision kann durch Einstülpen der Jejunumschleimhaut eine Stenose des abführenden Schenkels verursachen!
▶ **Schritt 5:** Naht der Hinterwand, beginnend in der Mitte der Hinterwand, fortlaufend in beide Richtungen.
▶ **Schritt 6:** Vorderwandnaht.
▶ **Schritt 7:** Dreipunktenaht in der Billroth-Jammerecke (Winkel zwischen Anastomose und Okklusionsnaht).
▶ **Schritt 8:** Zuführende Schlinge an der Okklusionsnaht mit 2–3 Einzelknopfnähten aufhängen.
▶ **Schritt 9:** Seit-zu-Seit-Enteroenterostomie von 6 cm Länge am Fußpunkt der hochgezogenen Schlinge (= Braun-Anastomose).
▶ **Schritt 10:** Durchziehen der Anastomose durch den Mesokolonschlitz und Fixieren des Oberrandes der Lücke an der Magenvorderwand.

46.11 Gastroenterostomie

Grundlagen

▶ **Prinzip:** Umgehung des distalen Magenanteils und des Duodenums mittels einer Jejunumschlinge, welche mit dem Korpus oder Fundus anastomosiert wird.
▶ **Indikationen:**
  • Inoperables Antrum- oder Korpuskarzinom mit Stenosierung.
  • Inoperables Papillen- oder Pankreaskopfkarzinom mit Duodenalstenose.
  • Duodenalstenose bei Pancreatitis chronica, Pankreas anulare u. a.

▶ **Vorbereitung:** Blutkonserven (Bereitstellung von Testblut), ggf. präoperative Magenentlastung bei bestehender Magenausgangsstenose (Aspirationsgefahr bei Narkoseeinleitung!).

Operative Technik

▶ **Konventionelle Gastroenterostomie:**
- *Schritt 1:* Obere mediane Laparotomie (S. 816).
- *Schritt 2:* Inzidieren des Lig. gastrocolicum. Freipräparieren eines kurzen Stücks der großen Kurvatur.
- *Schritt 3:* Inzision in einer avaskulären Partie des Mesocolon transversum und Hochbringen der ersten Jejunumschlinge retrokolisch.
- *Schritt 4:* 3–4 QF breite Gastrojejunostomie am tiefsten Punkt der Korpushinterwand (ohne dass die Gastrojejunostomie in den Tumorbereich zu liegen kommt):
  - Seit-zu-Seit-Anastomose mit dem Klammer- und Schneidegerät (Stapler-Cutter, Abb. 46.4): Gute Anwendungsmöglichkeit.
  - Alternative: Handnaht (S. 819) nach vorgängigem Abklemmen des Magen- und Darmlumens mit weicher Darmklemme und Eröffnen mit dem Elektrokauter.
- *Schritt 5:* Prüfen der Durchgängigkeit der Anastomose zwischen Daumen und Zeigefinger (beide Schenkel!).
- *Schritt 6:* Durchziehen der Anastomose durch Mesokolon. Zirkuläre Fixation des Mesokolons am Magen. Ernährungssonde durch Anastomose ziehen.
- *Schritt 7:* Kontrolle der Blutstillung. Keine Drainage.
- *Schritt 8:* Laparotomieverschluss (S. 817).

▶ **Laparoskopische Gastroenterostomie:** Nach dem gegenwärtigen Stand der Technik muss diese Anastomose antekolisch angelegt werden.

Nachbehandlung

▶ **Bilanzierte Infusionstherapie** (s. S. 75) und Elektrolytkontrolle und Elektrolytsubstitution, insbesondere Kalium (s. S. 102).
▶ **Physiotherapie** (s. S. 119): Mobilisation am 1. Tag; Atemgymnastik.
▶ **Magensonde:** Entfernung bei < 300 ml Reflux/24 Stunden.
▶ **Darmfunktion** (s. S. 113):Am 3. postoperativen Tag Einlauf mit 500 ml lauwarmer Kamillosanlösung oder Practo-Clyss.
▶ **Kostaufbau** (s. S. 119): Trinken bei guter Darmfunktion, in der Regel ab 4. postoperativen Tag; breiige Kost 1–2 Tage später.
▶ **Hautklammern/-nähte:** Entfernung am 10. Tag.

46.12 Laparoskopische Cholezystektomie

Grundlagen

▶ **Prinzip:** Freipräparieren des Ductus cysticus und der A. cystica. Cholangiographie durch den Ductus cysticus, gefolgt von retrogradem Ausschälen der Gallenblase.
▶ **Indikationen:**
- Cholelithiasis (s. S. 412).
- Komplikationen der Cholelithiasis:
  - Cholezystitis oder Zustand nach Cholezystitiden (s. S. 416).
  - Zustand nach Pankreatitis.
  - Verschlussikterus.

- Ausgeschlossene Gallenblase = Cholecystitis chronica (s. S. 416).
- Cholesterolose der Gallenblase.
► **Kontraindikationen:** Ausgedehnte Verwachsungen nach früheren Operationen; hochgradige Schrumpfgallenblase; Verdacht auf Karzinom → Vorgehen in diesen Fällen: Offene Cholezystektomie (S. 839)!
► **Ausrüstung und Instrumente:** Siehe s. S. 790.
► **Vorbereitung:**
- Einlauf am Vorabend.
- Blutkonserven: Bereitstellung von Testblut.
- Magensonde: Einlage nach Einleitung der Intubationsnarkose.

Operative Technik

► **Schritt 1:** Rückenlage. Beine auf Beinstützen, wenig in der Hüfte flektiert und gespreizt, dass der Operateur zwischen den Beinen des Patienten stehen kann.
► **Schritt 2:** Anlage des Pneumoperitoneums (S. 816).
► **Schritt 3:** Zugänge (Abb. 46.19):
- *Trokar A* (10 mm): Umbilikal in der Linea alba unter Drehbewegungen ohne heftiges Stoßen durch die Bauchdecken Richtung rechter Oberbauch schieben. 25-Optik einbringen.
- *Alle weiteren Zugänge:* Einbringen unter laparoskopischer Sicht und Diaphanoskopie-Kontrolle:
  - *Trokar B* (5 mm): Rechter Mittelbauch knapp Nabelhöhe.
  - *Trokar C* (5 mm): Paramedian am linken Rippenbogen. Einstechen in Richtung Symphyse, eingeführtes Instrument dann unter optischer Kontrolle unter dem Lig. falciforme hindurch nach rechts zur Leber lenken.
  - *Trokar D* (10 mm): Linker Mittelbauch mit symmetrischem Abstand zu Trokar A und C.

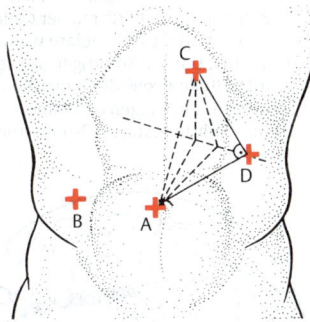

Abb. 46.19 · Zugänge für die laparoskopische Cholezystektomie

► **Schritt 4:** Videooptische Revision des Abdomens.
► **Schritt 5:** Darstellen des Situs durch Fassen und Hochziehen der Gallenblase mit je einer Greifzange aus Zugang B und C, wodurch die Leberunterfläche hochgeschlagen und der Blick auf das Infundibulum und das Lig. hepatoduodenale frei wird (Abb. 46.20). Kippen des gesamten Operationstisches (Füße tief, Kopf hoch).
► **Schritt 6:** Inzision des Peritoneums am Infundibulum mit der Hakenelektrode. Von dort aus Präparation des Ductus cysticus und der A. cystica durch stumpfes Abschieben des darüber liegenden Fettgewebes möglichst mit Präparierklemme, Tupfer

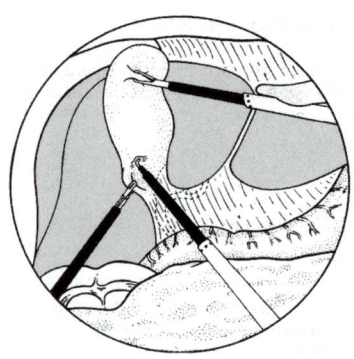

Abb. 46.20 · Freipräparieren des Ductus cysticus

oder Hakenelektrode ohne Einsatz der Elektrokoagulation. Eindeutige Identifizierung des Calot-Dreiecks!

▶ **Schritt 7:** Falls intraoperative Cholangiographie, infundibulumnaher Verschluss des Ductus cysticus mit einem Clip; proximal davon Inzision. Vorschieben eines separat durch die Bauchwand mittels einer Kanüle eingeführten Ureterkatheters in den Ductus cysticus. Vorübergehende Fixation des Katheters mit einer atraumatischen Greifzange (Abb. 46.21). Cholangiographie.

▶ **Schritt 8:** Durchtrennen des Ductus cysticus und der A. cystica zwischen Titan-Ligaclips. *Cave:* Verletzung einer weitausladenden A. hepatica dextra. Der Ductus cysticus muss nicht bis zu seiner Mündungsstelle in den Ductus choledochus dargestellt werden (*cave:* Hepatocholedochusverletzung).

▶ **Schritt 9:** Retrograde Dissektion der Gallenblase aus dem Gallenblasenbett mit der Hakenelektrode unter anhaltendem kranialem Zug mit den Fasszangen. Fortlaufende Blutstillung. Deponieren der Gallenblase subphrenisch rechts.

▣ *Hinweis:* Wird die Gallenblase während der Präparation akzidentell eröffnet, muss die Präparation zur sofortigen Steinextraktion unterbrochen werden!

▶ **Schritt 10:** Kontrolle der Blutstillung, insbesondere im Leberbett. Spülen.

▶ **Schritt 11:** Einbringen der Kamera in Trokar D. Entfernen des Trokars A über einen 10-mm-Führungsstab. 20-mm-Trokar mit eingelegter Dilatations-Schraubhülse

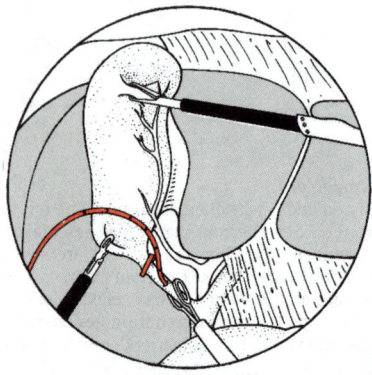

Abb. 46.21 · Katheter im Ductus cysticus für laparoskopische Cholangiographie

über den Führungsstab umbilikal eindrehen. Einschieben der Extraktionshülse mit Greifzange.

► **Schritt 12:** Extraktion der Gallenblase:
- Fassen der Gallenblase am Infundibulum und Einziehen in den 20-mm-Trokar. Einbringen einer Punktionsnadel durch Trokar C und Entlastungspunktion der Galle, wenn notwendig.
- *Bei Unmöglichkeit der Extraktion durch 20-mm-Trokar* (zu große Steine): Erweiterungsinzision der Faszie in Mittellinie und Extraktion zusammen mit der Trokarhülse.

► **Hinweis:** Die Einlage einer Drainage ist bei manifester Gallenfistel oder anhaltender Sickerblutung aus dem Leberbett sowie bei Gallenblasenempyem indiziert! *Vorgehen:* Einbringen einer schmalen Silikondrainage durch Trokar B (evtl. auf 10 mm aufdilatieren) mit Spitze beim Foramen epiploicum.

► **Schritt 13:** Entfernen der Trokare unter endoskopischer Kontrolle in der Reihenfolge B, C, D, A. Evakuation des Pneumoperitoneums aus dem letzten Trokar.

► **Schritt 14:** Verschluss des vorderen Faszienblatts mit Dexon oder Vicryl. Hautverschluss mit Dermalon 5/0-Einzelknopfnaht oder Hautklammern.

Nachbehandlung

► **Magensonde:** Entfernung unmittelbar postoperativ.
► **Kostaufbau:** Trinken am Abend des Operationstages.
► **Physiotherapie** (s. S. 119): Mobilisation am Operationstag.
► **Thromboembolieprophylaxe** (s. S. 103).
► **Antibiose:** Nicht indiziert!
► **Drainage:** Eine evtl. gelegte Drainage nach 24 Stunden entfernen.
► **Hautklammern/-nähte:** Entfernung am 8. – 10. postoperativen Tag.

Postoperative Komplikationen

► **Blutung:** Hämatombildung subhepatisch bei nicht vollständiger Blutstillung und Verzicht auf eine Drainage. → Laparoskopisches Aussaugen des Hämatoms und Legen einer Drainage.
► **Gallenfistel** → ERCP zur Suche nach dem Ort der Gallenwegsverletzung. Indikation für eine Papillotomie zur Erleichterung des Gallenabflusses.

46.13 Offene Cholezystektomie

Grundlagen

► **Prinzip:** Entfernung der Gallenblase und intraoperative Röntgendarstellung der Gallenwege.
► **Indikationen:**
- Cholelithiasis und Komplikationen der Cholelithiasis mit Kontraindikationen gegen die laparoskopische Cholezystektomie (S. 836).
- Gelegenheits-Cholezystektomie bei Laparotomie aus anderem Grund (Cholelithiasis ohne Beschwerden).
► **Vorbereitung:**
- Einlauf am Vorabend.
- Blutkonserven: Bereitstellung von Testblut.
- Magensonde: Einlage nach Einleitung der Intubationsnarkose.

Operative Technik

► **Schritt 1:** Obere mediane Laparotomie (S. 816) oder Rippenbogenrandschnitt rechts (S. 818). Revision des Abdomens.

► **Schritt 2:** Einstellen des Operationsfeldes: Einsetzen eines Rochard-Hakens sowie eines dreiteiligen Bauchspreizers bei medianer Laparotomie, eines zweiteiligen Spreizers bei Rippenbogenrandschnitt. 2 feuchte Tücher hinter die Leber schieben. Leber und Kolon mit feuchten Tüchern und Haken festhalten. Der erste Assistent streckt mit der flachen linken Hand oder einem Blasenspatel das Lig. hepatoduodenale durch Zug am Magen und Duodenum nach links.

► **Schritt 3:** Fassen des Gallenblasenfundus mit der Fasszange. Leichter Zug.

► **Schritt 4:** Inzidieren des Peritoneums am Rande des Lig. hepatoduodenale. Aufsuchen und Anschlingen des Ductus cysticus, welcher bis gegen die Mündungsstelle in den Ductus choledochus dargestellt wird. *Cave:* Anatomische Varianten! Sind die anatomischen Verhältnisse nicht absolut klar, insbesondere bezüglich Identifikation des Ductus cysticus, wird zuerst die Gallenblase orthograd vom Fundus her ausgelöst (analog Ziffer 8, Abb. 46.22), bis sie nur noch am Ductus cysticus hängt.

► **Schritt 5:** Ligieren und Durchtrennen der A. cystica, sofern die Arterie jetzt schon im Operationsfeld dargestellt werden kann.

► **Schritt 6:** Ductus cysticus gallenblasenwärts ligieren. Proximal davon quer inzidieren und kanülieren. Vorgelegte Ligatur knoten.

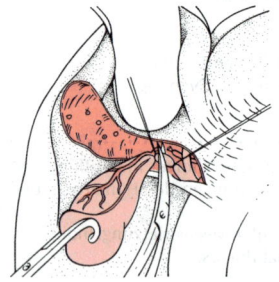

Abb. 46.22 · Auslösen der Gallenblase

► **Schritt 7:** Cholangiographie durch das eingeführte System, wofür die Haken und Tücher entfernt werden müssen und der Patient nach rechts gedreht wird. Für die 1. Aufnahme in Apnoe werden ca. 5 ml warmes Kontrastmittel mit einem Druck von einigen Zentimetern über dem Residualdruck, für die 2. Aufnahme in Kopftieflage ca. 15 ml Kontrastmittel mit einem Druck von ca. 20 cmH$_2$O (= 1,96 kPa) verwendet. Kontrolle mit Durchleuchtung und Bildverstärker: Durchmesser der Gallenwege? Aussparungen? Abfluss ins Duodenum? Papillenspiel? Dokumentation mit 1–2 Aufnahmen.

► **Schritt 8:** Inzidieren des Gallenblasenperitoneums 0,5 cm von der Leber entfernt. Teils stumpfes, teils scharfes Auslösen der Gallenblase vom Fundus her (orthograd, Abb. 46.22) ohne Verletzen des Lebergewebes.

► **Schritt 9:** Beim Auslösen der Gallenblase Darstellen und Ligieren der A. cystica, sofern nicht bereits geschehen (gemäß Schritt 4).

► **Schritt 10:** Blutstillung im Gallenblasenbett.

► **Schritt 11:** Bei unauffälligem Cholangiogramm Ligieren des Ductus cysticus mit Dexon oder Vicryl 2/0. Keine Durchstechung, da sonst die Gefahr der Gallenfistel größer ist.

- ▶ **Schritt 12:** Einlage einer weichen Silikonkapillardrainage in das Foramen epiploicum, separates Herausleiten in der rechten Flanke.
- ▶ **Schritt 13:** Laparotomieverschluss (S. 817).

Alternative

- ▶ Laparoskopische Cholezystektomie (S. 836).

Nachbehandlung

- ▶ **Infusionstherapie** (s. S. 75): Bis 2. postoperativen Tag.
- ▶ **Magensonde:** Entfernung nach 12–24 Stunden.
- ▶ **Labor:** Kontrolle der Leber- und Pankreaswerte.
- ▶ **Abführen:** Nur nach Notfalloperationen notwendig (s. S. 100).
- ▶ **Kostaufbau:** Trinken ab sofort. Ab 1. Tag Beginn mit leichter Kost.
- ▶ **Thromboembolieprophylaxe** (s. S. 103): Bis zur vollen Mobilisation.
- ▶ **Drainage:** Kürzen am 3. und 4. postoperativen Tag. Entfernen am 5. Tag bei gallefreiem Sekret.
- ▶ **Hautklammern/-nähte:** Entfernung s. S. 36.

Postoperative Komplikationen

- ▶ **Nachblutung:** In der Regel aus dem Gallenblasenbett. → Durch die gelegte Drainage kontrollierbar. Eine Indikation zur Intervention besteht bei sonographisch nachgewiesener Hämatom-Akkumulation trotz Drainage.
- ▶ **Gallenfistel** → ERCP mit Kontrastdarstellung der Gallenwege zur Fistellokalisation. Evtl. Papillotomie zur Erleichterung des Gallenabflusses. Evtl. temporärer Stent.

46.14 Offene Gallenwegsrevision

Grundlagen

- ▶ **Prinzip:** Eröffnen des Ductus choledochus und Entfernen der Choledochussteine sowie Sondieren der Papilla Vateri.
- ▶ **Indikation:**
  - Im Rahmen einer offenen Cholezystektomie vermutete oder bestätigte (intraoperatives Cholangiogramm!) Choledocholithiasis (s. S. 412).
  - Choledocholithiasis bei Status nach Cholezystektomie und Unmöglichkeit eines ERCP- oder transhepatischen Zugangs.
- ▶ **Instrumente:**
  - Intubationsbesteck für Cholangiographie, Gallenwegsspülkatheter.
  - Ballonkatheter (Gallenwegs-Fogarty Nr. 6, blau).
  - *Cholangioskop:* Am besten starres Cholangioskop mit Nutzlänge 40 oder 60 mm, Fiberglaslichtleitung, Arbeitskanal und Steinfasszange (einfacher und robuster als flexibles Modell!).
  - *T-Drains:* Durchmesser 3, 4 und 5 mm, am besten aus silikonisiertem Naturgummi (Latex). Für kurzdauernde Drainage auch Naturgummi (inkrustiert und wird brüchig bei längerem Gebrauch). Kein Silikonkautschuk (Silastic)! Zu gewebefreundlich, ungenügende Kanalbildung!

Operative Technik

- ▶ **Schritt 1:** Cholezystektomie, wenn nicht schon durchgeführt (S. Grundlagen).
- ▶ **Schritt 2:** Darstellen des Ductus choledochus auf einer Länge von ca. 2 cm. *Cave:* Zu starke Skelettierung! Duodenum stumpf abschieben.

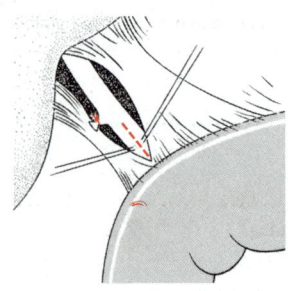

Abb. 46.23 · Choledochotomie

▶ **Schritt 3:** Längseröffnen der Vorderwand des Choledochus mittels Stichinzision und Winkelschere auf einer Länge von 12 mm, bis 5 mm an das Duodenum heran. Anlegen von 2 Haltefäden (Abb. 46.23). Nach Cholezystektomie durch den offenen Zystikusstumpf schneiden, sofern er sehr weit ist und nicht abnorm tief mündet.

▶ **Schritt 4: Gallenwegsrevision:** Zuerst Eingehen mit einem Ballonkatheter, wenn möglich bis ins Duodenum. Ballonkatheter aufblasen und in Wandkontakt, unter Anpassung der Ballonfüllung, langsam zurückziehen. Nur nach mehrmaliger Erfolglosigkeit dieses Manövers vorsichtige Verwendung einer schmalen Fasszange oder eines Steinlöffels. Besser: Fassen unter Sicht mit dem Cholangioskop.

▶ **Schritt 5:** Revidieren des Ductus hepaticus mitsamt Ästen in gleicher Weise.

▶ **Schritt 6:** Spülen der Gallenwege. Choledochoskopie.

▶ **Schritt 7 – Einlage des T-Drains:** Schenkel des T-Drains zu einer Halbrinne zuschneiden und kürzen (Abb. 46.24). Die Schenkel dürfen weder in der Hepatikusgabel noch in der Papille liegen.

▶ ▶ *Hinweis:* Nur bei gesicherter Steinfreiheit der Gallenwege und normalem Abfluss ins Duodenum darf auf die T-Drainage verzichtet werden.

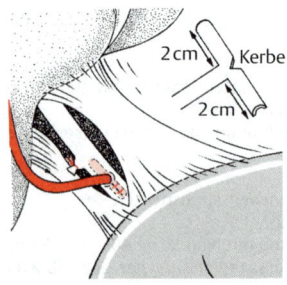

Abb. 46.24 · T-Drainage

▶ **Schritt 8:** Verschluss der Choledochotomie mit resorbierbarem Faden monofil.

▶ **Schritt 9:** Cholangiographie.

▶ **Schritt 10:** Herausleiten des T-Drains in der rechten Flanke. Er soll intraabdominal nicht gestreckt, sondern locker verlaufen.

▶ **Schritt 11:** Silikonkapillardrain subhepatisch. Adaptieren des eingeschnittenen Peritonealüberzuges über dem Ductus choledochus.

▶ **Schritt 12:** Laparotomieverschluss (S. 817).

▣ *Beachte besonders:* Bei Choledochusnaht grundsätzlich resorbierbaren Faden verwenden. Nicht resorbierbares Material (z. B. Prolene) kann zum Kristallisationszentrum bei Steinneubildung werden!

Nachbehandlung

► **T-Drain:** Bei gutem Abfluss ins Duodenum (< 300 ml/24 h nach außen) T-Drain am 3. postoperativen Tag 20 cm über das Abdominalniveau anheben. Am 5. postoperativen Tag abklemmen. Bei Koliken oder Ikterus wieder öffnen. 6 Tage nach der Operation Kontrollcholangiographie. Bei steinfreien Gallenwegen und gutem Abfluss ins Duodenum am nächsten Tag entfernen.
► **Wunddrainage:** Bis nach Entfernung des T-Drains belassen.

Postoperative Komplikationen

► **Ikterus** → T-Drain darstellen: Drain abgeknickt/deplatziert? Papillenstenose?
► **Gallige Peritonitis** nach Ziehen des T-Drains: Folge der Verwendung von Silikondrains, die keine Verwachsungen induzieren. → Reoperation!

46.15 Hepatikojejunostomie

Grundlagen

► **Prinzip:**
  • Anastomosierung einer ausgeschalteten Dünndarmschlinge mit dem Ductus hepaticus (bilidigestive Anastomose).
  • Bei tief liegendem Hindernis kann die bilidigestive Anastomose am Choledochus angelegt werden = Choledochojejunostomie.
► **Indikationen:**
  • Inoperables Pankreaskopf-, Papillen- oder Duodenalmalignom oder distales Cholangiokarzinom mit manifestem oder drohendem Stauungsikterus.
  • Pancreatitis chronica mit Stauungsikterus.
  • Cholangitis nach Choledochoduodenostomie.
  • Narbenstriktur des Ductus choledochus, insbes. nach Gallengangsrevision.
  • Verletzungen der Gallenwege.
  • Traumatische Gallengangsstriktur.
► **Vorbereitung:**
  • Einlauf am Vorabend.
  • Blutkonserven: Testblut.
  • Magensonde: Einlage nach Einleitung der Intubationsnarkose.

Operative Technik

► **Schritt 1:** Je nach Grundleiden und vorangegangenen Operationen obere mediane Laparotomie (S. 816) oder Rippenbogenrandschnitt rechts (S. 818).
► **Schritt 2:** Bei noch vorhandener Gallenblase: Cholezystektomie (S. 839).
► **Schritt 3:** Darstellen der Hepatikusgabel im Leberhilus.
► **Schritt 4:** Herstellen einer Roux-Y-Jejunumschlinge (S. 833). Ende des freien Schenkels in der Regel blind verschließen.
► **Schritt 5:** Retrokolisches Hochbringen des Jejunumschenkels.
► **Schritt 6:** In der Regel Absetzen des D. hepaticus comm. an der Gabel.

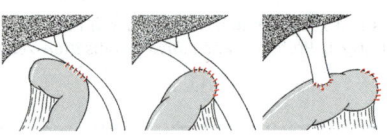

Abb. 46.25 · Varianten der Hepatikojejunostomie

▶ **Schritt 7:** Weiteres Vorgehen entsprechend Lokalbefund und Grundleiden:
- *Seit-zu-Seit-Anastomose* (Abb. 46.25): Absolute Ausnahme.
- *Seit-zu-End-Anastomose* (Abb. 46.25): Nur ausnahmsweise bei stark dilatiertem Duktus indiziert.
- *End-zu-Seit-Anastomose* (Abb. 46.25): Methode der Wahl. Einzelknopfnähte, Nahtmaterial 5 – 0 oder 6 – 0, monofil, resorbierbar.
- Vor Fertigstellung der Anastomose Schienung mit einem dünnen, weiter distal transjejunal hinausgeleiteten Drain (Charr 12).
▶ **Schritt 8:** Verschließen der Öffnung im Mesocolon transversum und Fixieren des Darmes am Mesokolon. Verschluss des Lig. gastrocolicum mit Einzelnähten.
▶ **Schritt 9:** Einlage einer kapillären oder geschlossenen Silikondrainage subhepatisch. Hinausleiten in der rechten Flanke.
▶ **Schritt 10:** Separates Hinausleiten einer evtl. gelegten Anastomosenschienung. Locker legen, nicht anspannen!
▶ **Schritt 11:** Laparotomieverschluss (S. 817).

Nachbehandlung

▶ **Bilanzierte Infusionstherapie** (s. S. 75): Bis zum 4. postoperativen Tag.
▶ **Labor:** Bestimmung der Leberenzyme und des Serumbilirubins am 1., 3. und 6. postoperativen Tag. Weitere Kontrollen je nach Verlauf.
▶ **Magensonde:** Entfernung spätestens am 4. postoperativen Tag.
▶ **Thromboembolieprophylaxe** (s. S. 103): Bis zur vollen Mobilisation.
▶ **Cholangiographie:** Darstellung der Anastomose durch die Schienung nach ca. 6 Tagen. Entfernung der Schienung bei intakter Anastomose.
▶ **Kostaufbau:** Siehe s. S. 119.
▶ **Drainage:** Entfernung bei sistierender Wundsekretion und cholangiographisch nachgewiesener suffizienter Anastomose; in der Regel nach 7 Tagen.
▶ **Hautklammern/-nähte:** Entfernung siehe s. S. 36.

Postoperative Komplikationen

▶ **Nahtinsuffizienz:** Erkennbar an Galleaustritt oder im Kontroll-Röntgenbild. → Schienung und äußere Drainage bis zur Abheilung belassen.
▶ **Anastomosenstenose:** Äußert sich als Stauungsikterus oder Cholangitis. → Behandlung durch perkutane transhepatische Sondierung und Ballondilatation.
▶ **Rezidivierende Cholangitis** → Stenose suchen!

46.16 Distale Pankreasresektion

Grundlagen

▶ **Prinzip:** Resektion der durch Äste der A. lienalis versorgten distalen Pankreasportion (Kauda und Großteil Pankreaskorpus), bei Malignom kombiniert mit Splenektomie.
▶ **Indikationen:**
- Pseudozyste im Pankreasschwanz (s. S. 435).

- Zystadenom im Pankreaskörper und -schwanz.
- Inselzelltumor, insbesondere Insulinom (s. S. 441).
- Pankreasschwanzkarzinom (s. S. 437).
- Pankreasinfiltration durch Magenkarzinom: Zusatzeingriff bei Magenresektion.
- Vom Schwanz ausgehende Pankreasfistel.
► **Vorbereitung:**
- Blutkonserven: Bereitstellung von 2 Erythrozytenkonzentraten.
- Einlauf am Vorabend.

Operative Technik

► **Schritt 1:** Große mediane Laparotomie (S. 816) oder querer Oberbauchschnitt (S. 818).
► **Schritt 2:** Durchtrennen des Lig. gastrocolicum.
► **Schritt 3:** Ablösen der Magenhinterwand vom Pankreas und Exposition des Pankreas.
► **Schritt 4:** Doppelte Ligatur der A. lienalis (am Pankreasoberrand) 1 cm proximal der geplanten Resektionslinie, meist am Abgang aus dem Truncus coeliacus.
► **Schritt 5:** Mobilisieren der Milz wie für Splenektomie (S. 846).
► **Schritt 6:** Inzidieren des Peritoneums am kaudalen Rand von Pankreasschwanz und -korpus.
► **Schritt 7:** Luxieren der Milz. Unter Zug an der Milz nach rechts stumpfes Ablösen des Pankreasschwanzes inkl. V. lienalis vom Retroperitoneum. Bei Verzicht auf die Splenektomie Gefäße pankreasnah durchtrennen und ligieren. Vasa gastrica brevia erhalten.
► **Schritt 8:** Ligieren der V. lienalis (auf der Hinterseite des Pankreas) 1–2 cm proximal der geplanten Resektionslinie, spätestens an der Einmündung der V. mesenterica inferior (Abb. 46.26).
► **Schritt 9: Gangversorgung:**
- Fischmaulförmige Durchtrennung des Pankreas.
- Übernähen des Ductus mit nichtresorbierbarem Faden.
- Parenchymverschluss mit synthetischem resorbierbaren Faden 4/0 (PDS, Maxon).
► **Schritt 10:** Einlage einer Silikondrainage neben die Resektionslinie.
► **Schritt 11:** Adaptieren des Lig. gastrocolicum. Bauchdeckenverschluss (S. 817).
◘ *Beachte besonders:*
- Auf die *Splenektomie* kann bei günstigen anatomischen Verhältnissen und benignem Grundleiden verzichtet werden.
- *Vorgehen bei unklaren Sekretabflussverhältnissen:* Offene Durchtrennung des Pankreas und orthograde Pankreatikographie.
- *Vorgehen bei gestörtem Sekretabfluss im Pankreaskopfbereich:* Anastomosieren der Resektionsfläche mit einer Jejunum-Y-Schlinge.

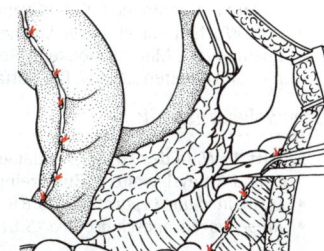

Abb. 46.26 · Mobilisierung der Cauda
pancreatis für distale Pankreasresektion

Nachbehandlung

▶ **Bilanzierte Infusionstherapie:** Bis zum Ingangkommen der Darmfunktion und sicheren Ausschluss einer Pankreasfistel, in der Regel 5 – 7 Tage.

▶ **Antibiose:** In der Regel nicht indiziert.

▶ **Labor:** Tägliche Kontrolle der Amylase im Drainagesekret, Serum und Urin.

▶ **Magensonde.**

▶ **Thromboembolieprophylaxe** (s. S. 103): Bis zur vollen Mobilisation.

▶ **Kostaufbau:** s. S. 119.

▶ **Drainage:** Bei sistierender Wundsekretion am 6. postoperativen Tag kürzen, am 7. Tag entfernen. Kontrolle des Sekrets auf Amylasegehalt.

▶ **Hautklammern/-nähte:** Entfernung s. S. 36.

Postoperative Komplikationen

▶ **Pankreasfistel aus der Pankreasschnittfläche:** Erkennbar am hohen Amylasegehalt des Wundsekrets. → Drainage bis zur Ausheilung belassen; ggf. auch ambulante Weiterführung. Evtl. ERCP zum Ausschluss einer präpapillären Duktusstenose.

46.17 Splenektomie

Grundlagen

▶ **Prinzip:** Totalexstirpation mit frühzeitigem Ligieren der Milzarterie am Pankreasschwanz oder Pankreasoberrand zur Verringerung des Blutverlustes bei Parenchymverletzungen.

▶ **Indikationen:**
- Traumatische Milzruptur (s. S. 477) bei Unmöglichkeit der Milzerhaltung.
- Spontanruptur bei Mononucleosis infectiosa, Leukämie.
- Hypersplenie bei thrombopenischer Purpura u. a.
- Hämolytische Anämie: kongenitale, autoimmune.
- Maligner Milztumor (sehr selten): Hämangiom, Lymphom.
- Große Zystenmilz.
- Milzvenenthrombose.
- Zusatzeingriff bei portaler Hypertonie (s. S. 406).
- Zusatzeingriff bei totaler Gastrektomie und gewissen anderen Magenresektionen (S. 829).

▶ **Vorbereitung:**
- Labor: Thrombozytenzahl, Gerinnungsstatus.
- Blutkonserven:
  - Bereitstellung von 2 Erythrozytenkonzentraten.
  - Bei Thrombozyten $< 30\,000/\mu l$ Bereitstellung von Frischblut oder Thrombozytenkonzentraten.
- Einlauf am Vorabend bei elektivem Eingriff.
- Vier Wochen vor elektiver Splenektomie Impfung gegen Pneumokokken (z. B. Pneumovac), Meningokokken (Menigitec) und Haemophilus influenzae (Hiberix), Einzelheiten s. S. 447. Bei Notfalleingriffen vier Wochen nach der Operation.

Operative Technik

▶ **Schritt 1:** Wahl des Zugangs abhängig von Größe der Milz, Verlauf des Rippenbogens und Art evtl. weiterer Zusatzeingriffe (Abb. 46.27):
- *Obere mediane Laparotomie* (S. 816): Zugang der 1. Wahl.
- *Rippenbogenrandschnitt links* (S. 818): Bei ausgeprägter Splenomegalie.

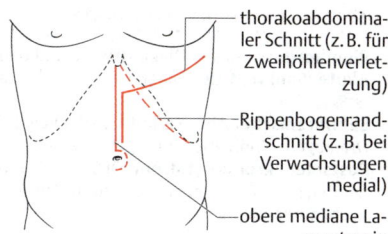

thorakoabdomina-
ler Schnitt (z. B. für
Zweihöhlenverlet-
zung)

Rippenbogenrand-
schnitt (z. B. bei
Verwachsungen
medial)

obere mediane La-
parotomie

Abb. 46.27 · Zugänge für Splenektomie

▶ **Schritt 2:** Eröffnen des Lig. gastrocolicum links der Mitte durch Inzision in einer avaskulären Partie. Durchtrennen der Gefäße und Ligieren der Stümpfe.
▶ **Schritt 3:** Durchtrennen der Verbindungen zwischen Milz und Flexura lienalis coli (Lig. lienocolicum).
▶ **Schritt 4:** Präparieren der A. lienalis auf Höhe des Pankreasschwanzes, doppelt ligieren und durchtrennen.
▶ **Schritt 5:** Abklemmen des restlichen Gefäßstiels inkl. Hauptstamm der V. lienalis auf Höhe des Pankreasschwanzes, Durchtrennen, Ligieren.
▶ **Schritt 6:** Inzidieren des Lig. splenorenale mit der Schere und stumpfes Auslösen der Milz von den retroperitonealen und diaphragmalen Adhäsionen mit der rechten Hand.
▶ **Schritt 7:** Einzelnes Abklemmen und Durchtrennen der Vasa gastrica brevia milz-nah mit mittleren Klemmen. *Cave:* Zu große Schritte unbedingt vermeiden! Magen-wand nicht mitfassen! Die Milz fällt weg.
▶ **Schritt 8:** Ligieren der Gefäßstümpfe. Die Magenwand darf nicht in die Ligaturen miteinbezogen werden! Evtl. Kurvatur fortlaufend übernähen.
▶ **Schritt 9:** Sorgfältige Kontrolle der Blutstillung, besonders im Bereich der Vasa gastrica brevia, des Pankreasschwanzes und der peritonealen Umschlagfalte.
▶ **Schritt 10:** Einlage von 1 – 2 mitteldicken, weichen Silikon-Runddrains in die Milz-loge, separates Hinausleiten in der linken Flanke.
▶ **Schritt 11:** Wundverschluss.
◪ *Beachte besonders:*
 • Bei unübersichtlichen Verhältnissen infolge Ruptur und Blutung Gefäßstiel am Pankreasschwanz primär zwischen den Fingern komprimieren.
 • Bei hämatologischen Indikationen eventuelle Nebenmilzen ebenfalls entfernen. Belassene Nebenmilz = unvollständige Splenektomie = Ausbleiben von Jolly-Kör-perchen.

Nachbehandlung

▶ **Sonographie:** Sonographische Kontrollen zum Ausschluss einer Hämatom- oder Ergussbildung.
▶ **Labor:** Tägliche Kontrollen Hämoglobin, Thrombozyten, Pankreasparameter.
▶ **Thromboseprophylaxe** (s. S. 103): Übliche postoperative Thromboseprophylaxe, zusätzlich bei Thrombozytenanstieg > 1 0 000 00/µl (Maximum 2 Wochen postope-rativ): Thrombozytenaggregationshemmung mit 500 – 1000 mg Acetylsalicylsäu-re/24 h p. o.
▶ **Kostaufbau:** Tee ab 1. postoperativem Tag; siehe auch S. 119.
▶ **Drainage:** Entfernung der Milzlogendrainage bei sistierender blutiger Sekretion. Nach ausgeprägter Splenomegalie hingegen 1 Woche belassen.
▶ **Hautklammern/-nähte:** Entfernung s. S. 36.

Postoperative Komplikationen

▶ **Pleuraerguss** links → Diagnostische und therapeutische Drainage (s. S. 64, 51).

▶ **Akute Pankreatitis:** Diagnostik und Therapie wie bei lithogener Pankreatitis (s. S. 427).

▶ **Subphrenischer Abszess** links: In der Regel infiziertes Hämatom bei ungenügender Drainage. → Indikation zur operativen Ausräumung.

▶ **Postsplenektomiesyndrom** (OPSI-Syndrom = Overwhelming Post Splenectomy Infection; s. S. 447), wenn nicht geimpft. Ausgesprochene Spätkomplikation, Auftreten nach Jahren möglich.

46.18 Dünndarmresektion

Grundlagen

▶ **Prinzip:** Resektion des erkrankten Dünndarmabschnitts mitsamt seinem Mesenterium im Gesunden und End-zu-End-Anastomosierung.

▶ **Indikationen:**
- Gutartige Tumoren, blutend oder obstruierend.
- Karzinome, Sarkome, Karzinoide.
- Infiltration des Dünndarmmesenteriums oder des Dünndarms direkt durch Tumoren der Nachbarorgane (Kolon, Magen, Uterus) oder Metastasen (Ovarialkarzinom u. a.).
- Nach Traumen: Dünndarmperforation mit großem Defekt, Mesenterialabriss, Dünndarminfarzierung.
- Mesenterialinfarkt (s. S. 358).
- Darmgangrän bei Bridenileus oder inkarzerierter Hernie (s. S. 451).

▶ **Vorbereitung:** Abführen, besonders wenn von Röntgenuntersuchungen noch Barium im Darm zurückgeblieben ist. *Nicht* hingegen bei Ileus und Darmverletzungen!

Operative Technik

▶ **Schritt 1:** Isolieren des zum resezierenden Dünndarmabschnitt gehörenden dreieckförmigen Mesenterialbezirks:
- Inzidieren des Peritoneums beiderseits mit dem Messer.
- Abschieben des Fettgewebes mit dem Präpariertupfer.

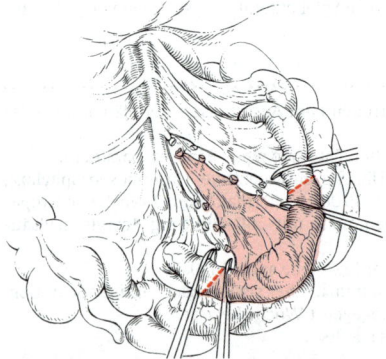

Abb. 46.28 · Technik der Dünndarmresektion

- Isolieren, Fassen und Abklemmen der Gefäße unter Diaphanoskopie.
- Durchtrennen und Ligieren (Abb. 46.28).
- ► **Schritt 2:** Skelettieren des Darmes an der geplanten Resektionslinie (Sicherheitsabstand bei Malignom beiderseits mindestens 10 cm) auf ca. 12 mm Länge.
- ► **Schritt 3:** Resezieren des entsprechend skelettierten Dünndarmabschnittes zwischen weichen Klemmen. Die für die Anastomose verwendeten Darmschenkel desinfizieren (Chlorhexidin oder Betadine).
- ► **Schritt 4:** Evtl. prolabierende Mukosa resezieren.
- ► **Schritt 5:** Blutstillung im Bereich der Mukosa. Elektrokauter oder/und Ligaturen mit resorbierbarem Faden 4 – 0 oder 5 – 0.
- ► **Schritt 6:** End-zu-End-Anastomose der Stümpfe mit einreihiger extramuköser Allschichtnaht, synthetischer resorbierbarer monofiler Faden (S. 778 und Abb. 46.29). Dabei am Mesenterialansatz beginnen, die Vorderwand nähen, den Darm mit einem antimesenterial gestochenen Haltefaden wenden, und am gewendeten Darm die Hinterwand auch nach vorne nähen.
- ► **Schritt 7:** Kontrolle der Vollständigkeit der Nahtlinie insbesondere im Bereich des Mesenterialansatzes.
- ► **Schritt 8:** Verschließen der Mesolücke. Einzelnähte, beiderseits nähen.
- ► **Schritt 9:** Wenn nötig Spülen der Abdominalhöhle.
- ► **Schritt 10:** In der Regel ist die Einlage von Drainagen nicht notwendig; evtl. Douglasdrainage.
- ► **Schritt 11:** Laparotomieverschluss (S. 817).

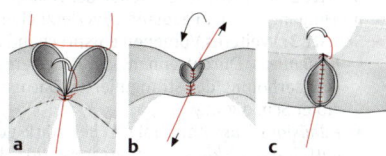

Abb. 46.29 · Technik der Dünndarmanastomisierung; (a) Naht der Vorderwand, mesenterial beginnend, Haltenaht antimesenterial; (b) Wendung um 180° nach Fertigstellung der Vorderwandnaht; (c) Naht der „neuen Vorderwand", wieder mesenterial beginnend

Nachbehandlung

- ► **Bilanzierte Infusionstherapie:** s. S. 75.
- ► **Magensonde:** Entfernung bei < 300 ml Reflux/24 Stunden.
- ► **Physiotherapie** (s. S. 119): Frühmobilisation, Atemgymnastik.
- ► **Stimulation der Darmfunktion** (s. S. 113): Bei verzögertem Ingangkommen (> 5 Tage) Prostigmin 2 mg = 4 Amp. à 0,5 mg, 1 × täglich über 4 Std. i. v.
- ► **Kostaufbau:** s. S. 119.
- ► **Drainage:** Eventuelles Drain am 7. Tag entfernen.
- ► **Hautklammern/-nähte:** Entfernung s. S. 36.

Postoperative Komplikationen

- ► **Nachblutung** → Kontrolle der Blutgerinnung. Wurde keine Drainage gelegt, erfolgt die sonographische Überprüfung der Blutmenge. Hämatom von > 500 ml evakuieren (laparoskopisch oder Relaparotomie).
- ► **Nahtinsuffizienz** → Sofortige Reoperation.
- ► **Infektion und Peritonitis** → Relaparotomie, Spülen der Abdominalhöhle, evtl. 1 – 2 × wiederholen (Etappenlavage).

46.19 Dünndarmileus-Operation

Grundlagen

▶ **Prinzip:** Wiederherstellen einer ungehinderten Darmpassage durch Beseitigung des Hindernisses, mit Sicherstellung einer suffizienten Darmdurchblutung respektive mit Resektion eines irreversibel geschädigten oder erkrankten Darmstücks. Verhütung eines Rezidivs.

▶ **Indikationen:**
- Jeder komplette mechanische Dünndarmileus (s. S. 353): Notfalleingriff!
  - ☐ *Hinweis:* Kein Zeitverlust durch unnötige Versuche zur Hindernislokalisation!
- Inkompletter und intermittierender mechanischer Dünndarmileus: Nach Abklärung.

▶ **Vorbereitung:**
- Magensonde, wenn notwendig großlumig; völlige Magenentleerung.
- Blasenkatheter.
- Infusionstherapie: Kurzfristige, massive Flüssigkeits- und Elektrolytsubstitution (hohe Verluste in den dilatierten Darm!).

Operative Technik

▶ **Schritt 1:** Mittlere mediane Laparotomie (S. 816). Je nach Befund Verlängerung nach oben und/oder unten.

▶ **Schritt 2:** Inspektion, Feststellen der Lokalisation und Art des Hindernisses. Sorgfalt im Umgang mit dem geblähten, verletzlichen Darm!

▶ **Schritt 3:** Weiteres Vorgehen entsprechend Befund und Ileusursache:
- *Brideileus:* Durchtrennen oder Resezieren der Bride, Beobachten der Durchblutungserholung des strangulierten Darmstücks, Dünndarmresektion bei irreversibler Schädigung.
- *Adhäsionsileus:* Adhäsiolyse. Bei stark geschädigtem oder perforiertem Darm evtl. kurzstreckige Dünndarmresektion, bei nichtlösbaren Verwachsungen als Ausnahme Umgehungsanastomose.
- *Inkarzerierte Hernie* (innere oder äußere): Hernie reponieren, Bruchlücke von innen verschließen (extraperitoneale Netzeinlage nach Stoppa). Dünndarmresektion bei irreversibel geschädigtem Darm.
- *Tumor* (u. a. Karzinom, Karzinoid, malignes Lymphom): Dünndarmresektion, bei inoperablem Tumor Umgehungsanastomose.
- *Invagination:* Grundsätzlich Dünndarmresektion mitsamt dem Invaginat (da bei Erwachsenen Invagination meist durch Tumor verursacht).
- *Gallensteinileus:* Enterotomie des nicht dilatierten Dünndarms und Entfernung des Gallensteins. Cholezystektomie in einer späteren Sitzung.
- *Entzündung* (insbesondere Enteritis regionalis): Dünndarmresektion.
- *Zäkumvolvulus* (s. auch S. 740): Detorsion des Zäkums und Zäkopexie, bei irreversibler Schädigung Ileozäkalresektion.

▶ **Schritt 4:** Dekompression: Inhalt des geblähten Dünndarmes im Falle der Resektion durch das offene Darmende absaugen. *Cave:* Forciertes Ausstreichen kann zu schwer wiegenden septischen Komplikationen führen.

▶ **Schritt 5:** Technik der Dünndarmresektion: s. S. 848.

▶ **Schritt 6:** Metastasensuche bei tumorbedingtem Ileus (regionäre Lymphknoten, weitere Lymphknotenstationen, Leber, Peritoneum).

▶ **Schritt 7:** Spülen der Bauchhöhle. Einlage einer Drainage (Douglasdrainage) nur bei Resektion mit prekärer Anastomose oder bei stark geschädigtem Darm notwendig.

▶ **Schritt 8:** Laparotomieverschluss (S. 817), bei starker Spannung mit zusätzlichen Entlastungsnähten (ähnlich Platzbauchoperation, s. S. 825).

▶ *Beachte besonders:*
- Keine Ileostomieanlage zur temporären Dünndarmentlastung! Grundsätzlich andere Situation als beim Dickdarm!
- Second-Look-Operation oder -Laparoskopie (S. 822) bei fraglich vitalem Darm.

Nachbehandlung

▶ **Bilanzierte Infusionstherapie** (s. S. 75), Elektrolytsubstitution.
   ▶ *Hinweis:* Hohe Flüssigkeits- und Elektrolytverluste in den dilatierten Darm!
▶ **Magensonde:** Entfernung nach Ingangkommen der Darmfunktion bei < 300 ml Reflux/24 Stunden.
▶ **Antibiose** (s. S. 110): Perioperative Antibiose indiziert bei Durchwanderungsperitonitis, z. B. Augmentin 3 × 2,2 g und Metronidazon (Flagyl) 3 × 500 mg i. v.
▶ **Rezidivprophylaxe nach Adhäsiolyse:** Wenn starke, ausgedehnte Verwachsungen gelöst wurden und mit dem neuerlichen Verwachsen des Dünndarms gerechnet werden muss, ist die frühzeitige Stimulation der Darmtätigkeit (Prostigmin, frühzeitige enterale Ernährung u. a.) angezeigt, damit der Darm in möglichst physiologischer Lage verwächst:
- Anregung der Peristaltik mit *Prostigmin* 2 mg = 4 Amp. à 0,5 mg, 1 × täglich über 4 Std. i. v. (am besten vormittags) ab 1. postoperativen Tag falls keine Resektion nötig war, sonst ab 4. Tag.
- *Hoher Einlauf* am 3. postoperativen Tag.
▶ **Kostaufbau:** s. S. 119.
▶ **Drainage:** Am 6. postoperativen Tag kürzen, am 7. Tag entfernen.
▶ **Hautnähte/Entlastungsnähte:** Hautnähte am 10. postoperativen Tag entfernen, Entlastungsnähte frühestens nach 2 Wochen.

Postoperative Komplikationen

▶ **Protrahiertes Ingangkommen der Darmfunktion:** Bis zum 7. postoperativen Tag tolerierbar. In der Abdomenübersichtsaufnahme stellt sich in dieser Phase das Bild eines gemischt mechanisch-paralytischen Ileus dar.
▶ **Platzbauch:** Insbesondere bei Abdomenverschluss unter Spannung bei adipösen Patienten ohne Einlage von Entlastungsnähten. Erstes Symptom ist eine seröse, fleischfarbene Sekretion aus der größtenteils intakten Hautnaht. → Stets sofortige Reoperation! Kein Abwarten einer Dehiszenz der Hautnaht oder Infektion!

46.20 Ileostomie

Grundlagen

▶ **Prinzip:** Herausleiten des terminalen Ileums durch eine separate Öffnung in der Wand des rechten Unterbauches, endständig oder doppelläufig (Brooke ileostoma), prominent, in der schrägen Linie vom Nabel zum Beckenkamm (Spina iliaca anterior superior) auf der rechten Seite des Abdomens.
▶ **Indikationen:**
- Definitive endständige Ileostomie nach Proktokolektomie wegen: Colitis ulcerosa, Morbus Crohn des gesamten Dickdarms, familiärer Kolonpolypose, kongenitaler Missbildungen.
- Entlastungs-Ileostomie nach Proktokolektomie und J-Pouch und evtl. nach tiefer Rektumresektion (in diesen Fällen immer *doppelläufig*).
▶ **Vorbereitung – präoperative Markierung:** Die optimale Stomaposition muss präoperativ am stehenden und sitzenden Patienten bestimmt und eingezeichnet werden:

- Die Stomalage muss *fern* von Körperfalten und Körpernarben (Taille, Nabel, Beckenkamm, Rippenbogen, Leistenbeuge) markiert werden.
- Die Funktion des Stomas darf nicht durch Kleidung behindert werden.
- Die Stomalage muss für den Patienten in sitzender und stehender Position sichtbar sein.

Operative Technik terminale Ileostomie

- ▶ **Schritt 1:** Ausschneiden eines kreisförmigen Hautstückes von 3 cm Durchmesser an der vorgezeichneten Stelle im rechten Unterbauch. Spalten und Einkerben der Faszie und der Muskulatur. Inzidieren des Peritoneums, Schaffen einer Öffnung in der Abdominalwand, die auf Faszien-/Muskelniveau für 3 Querfinger durchgängig ist.
- ▶ **Schritt 2:** Ileum skelettieren und durch die Abdominalwand ziehen.
- ▶ **Schritt 3:** Anlage von Nähten zwischen Ileum (seromuskulär) und Peritoneum sowie Fixieren des Mesenteriums an der lateralen Bauchwand.
- ▶ **Schritt 4:** Umstülpen des freien Endes des Ileums und zirkuläres Anlegen der mukokutanen Befestigungsnähte, wobei der Darm zusätzlich seromuskulär mit jeder Naht fixiert wird. Es entsteht ein Nabel von 2 – 3 cm Höhe.
- ▶ **Schritt 5:** Primäre Versorgung im Operationssaal mit Ausstreifbeutel und exakt zugeschnittener Adhäsivplatte zum Hautschutz.

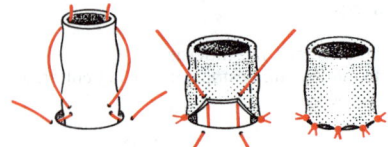

Abb. 46.30 · Terminales Ileostoma: Bildung eines 2 – 3 cm hohen Nabels durch Umstülpen der Wand

Operative Technik doppelläufige Ileostomie

- ▶ **Schritt 4:** Nach Vorlagern des Dünndarms Einbringen eines Reiters. Nabelbildung des zuführenden, unten liegenden Schenkels durch Umstülpen der Wand.

Nachbehandlung

- ▶ **Bei postoperativer Schwellung:** Kühlen mit Eis.
- ▶ **Kostaufbau:** Beginn, sobald das Stoma fördert.
- ▶ **Hautfäden:** Entfernung nach 10 Tagen.

Postoperative Komplikationen

- ▶ **Partielle Nekrose** des Stomas, insbesondere der Schleimhaut: Folgen einer zu radikalen Skelettierung. → Reoperation mit Resektion der geschädigten Anteile.

46.21 Laparoskopische Appendektomie

Grundlagen

- ▶ **Prinzip:** Abtragung der Appendix vermiformis an der Basis zu einem Zeitpunkt, da der Zustand der Basis und der Kolonwand einen zuverlässigen Stumpfverschluss erlaubt.
- ▶ **Indikationen:**
  - Sichere oder vermutete Appendicitis acuta (s. S. 365).

- Zustand nach appendizitischem Abszess (Intervalllappendektomie nach 2–4 Monaten, s. S. 857).
- Diagnostische Laparoskopie: Wird bei einer diagnostischen Laparoskopie zur Abklärung unklarer akuter Unterbauchschmerzen eine makroskopisch blande Appendix vorgefunden, soll in der Regel die Appendektomie durchgeführt werden, sofern nicht eine andere Ursache für die Beschwerden gefunden wird.

▶ **Ausrüstung und Instrumente:** s. S. 790.

▶ **Vorbereitung:**

- Anästhesie: Durchführung des Eingriffs in Intubationsnarkose.
- Urinkatheter (s. S. 68), Magensonde (s. S. 66).
- Antibiotikum: single-shot-Prophylaxe bei Narkoseeinleitung (s. S. 110).

Operative Technik

▶ **Schritt 1:** Rückenlagerung.

▶ **Schritt 2:** Setzen des Pneumoperitoneums (S. 816).

▶ **Schritt 3:** Zugänge (Abb. 46.31):

- *Trokar A* (10 mm): Einbringen umbilikal, Stoßrichtung rechter Mittelbauch (*cave:* Iliakalgefäße bei schlanken Patienten!). 25-Optik einbringen.
- *Alle weiteren Zugänge* unter laparoskopischer Sicht und Diaphanoskopie:
  - *Trokar B* (10 oder 12 mm): Linker Unterbauch, etwas unterhalb des Halbierungspunktes der Verbindungslinie zwischen Nabel und linker Spina iliaca anterior superior (wenn möglich in der Schamhaargrenze).
  - *Trokar C* (5 mm): Rechter Unterbauch, angepasst an die Lage der Appendixbasis (etwas kaudal davon), daher erst Einbringen, wenn die Appendix lokalisiert ist, in der Regel etwa zwei Querfinger kaudal und medial des McBurney-Punkts.

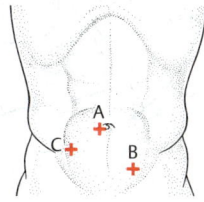

Abb. 46.31 · Zugänge für die laparoskopische Appendektomie

▶ **Schritt 4:** Videooptische Inspektion des Abdomens. Die Inspektion des Unterbauchs wird durch Kopftieflage, das Auffinden der Appendix durch Linksausdrehen des Patienten erleichtert.

▶ **Schritt 5:** Fassen der Appendixspitze mit atraumatischer Fasszange durch Trokar C. Mit der bipolaren Greifzange durch Trokar B wird das Mesenteriolum schrittweise gefasst und nach Koagulation mit der Schere durchtrennt (Abb. 46.32). Skelettierung bis zur Basis. Alternative: Skelettierung mit dem Ultracision-Gerät.

▶ **Schritt 6:** Nach Freilegung der Appendixbasis Einbringen einer entfalteten selbstknotenden Ligaturschlinge (Röderschlinge, PDS-Endoloop 1) durch Trokar B. Diese wird über die Appendix gelegt (Appendixspitze mit Fasszange aus Trokar C durch die Schlaufe nachgreifen) und an der Basis platziert festgezogen. Eine 2. Ligatur in gleicher Weise mit 8 mm Abstand anlegen (Abb. 46.33).

▶ **Schritt 7:** Falls die Appendix nicht durch Trokar C (10 mm) extrahierbar scheint, Entfernen des Trokars C über einen 10-mm-Führungsstab, anschließend 15-mm-

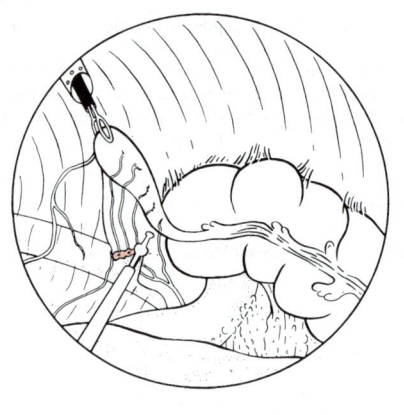

Abb. 46.32 · Kauterisieren und Durchtrennen des Mesenteriolums

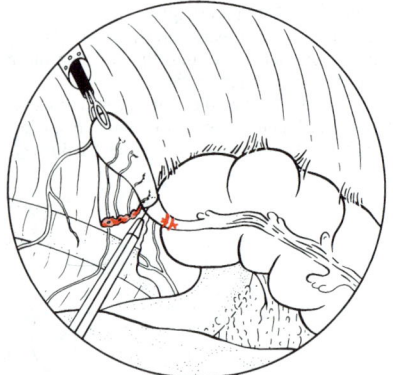

Abb. 46.33 · Ligatur der Appendix beidseits der geplanten Durchtrennungsstelle mit Röderschlingen

oder 20-mm-Trokar mit eingelegter Dilatations-Schraubhülse über den Führungsstab eindrehen.

► **Schritt 8:** Durchtrennen der Appendix knapp distal der proximalen Ligatur.

- *Alternative:* Durch Verwendung eines durch den 12-mm-Trokar B eingebrachtes Endo-Klammer-Schneide-Gerätes (z. B. Endo-GIA) werden die Schritte 5 – 8 vereinfacht, z. T. überflüssig.

► **Schritt 9:** Extraktion der Appendix.

► **Schritt 10:** Kontrolle der Blutstillung. Reichliches Spülen des Wundgebietes, jedoch erst wenn der Patient in Horizontallage gebracht worden ist (*cave:* Abfließen des kontaminierten Spülwassers in den subphrenischen Raum!). Die Einlage einer Drainage (schmales Silikonkapillardrain) durch Trokar C mit Spitze im Douglas-Raum ist nur bei Appendicitis perforata oder bei Abszess indiziert.

► **Schritt 11:** Unter endoskopischer Kontrolle Entfernen der Trokare in der Reihenfolge B, C, A. Evakuation des Pneumoperitoneums.

► **Schritt 12:** Verschluss des vorderen Faszienblatts mit 2 Dexon-1-Einzelnähten bei Trokar A und C. Hautverschluss mit Dermalon 5/0-Einzelknopfnähten oder Hautklammern.

► **Beachte besonders:**
- *Bei fehlender Appendizitis:* Revision von Dünndarm (Meckel-Divertikel?), Adnexen (Adnexitis?), evtl. Gallenblase, Sigma.
- *Bei Auffinden eines Abszesses:*
  – Bei gut zugänglicher Appendix und unveränderter Kolonwand und Basis Appendektomie.
  – Bei unübersichtlichen Verhältnissen oder entzündlich veränderter Kolonwand nur Abszessdrainage.
- *Mukozele* (aufgetriebene, schleimgefüllte Appendix): Offene Appendektomie (S. 855) unter sorgfältiger Vermeidung einer Ruptur.

Nachbehandlung

► **Magensonde** und **Blasenkatheter:** Unmittelbar postoperativ entfernen.
► **Physiotherapie** (s. S. 119): Mobilisation am Operationstag, Atemgymnastik.
► **Thromboembolieprophylaxe** (s. S. 103).
► **Weiterführung der Antibiose** (s. S. 110): Nur bei Appendicitis perforata indiziert, z. B. mit Augmentin 3 × 2,2 g und Metronidazol (Flagyl) 3 × 500 mg i. v. während 3 Tagen.
► **Kostaufbau:** Trinken am Abend des Operationstages, feste Kost ab 1. Tag.
► **Drainage:** Entfernung bei sauberem Wundsekret.
► **Hautnähte:** Entfernung am 5. postoperativen Tag.

Postoperative Komplikationen

► **Bauchdeckenabszess** wegen Infektion eines Trokarkanals → Antibiose (s. o.), evtl. Abszessspaltung.
► **Douglas-Abszess:** Auftreten nach 7 – 10 Tagen mit hohem Fieber, wenig dolentem Abdomen und bei der Rektaluntersuchung hochdolentem, vorgewölbtem Douglas-Raum → Indikation zur laparoskopischen Abszessausräumung und Drainage.

46.22 Offene Appendektomie

Grundlagen

► **Prinzip:** Abtragen der Appendix vermiformis an der Basis mit Versenken des Stumpfs.
► **Indikationen:**
- Sichere oder vermutete Appendicitis acuta (s. S. 365).
- Zustand nach appendizitischem Abszess (Intervallappendektomie nach 2 – 4 Monaten).
- Gelegenheitsappendektomie bei anderen intraabdominalen Operationen.
► **Kontraindikation:** Schwer entzündlich veränderte Darmwand, die den sicheren Verschluss der Basis nicht ermöglicht.
► **Vorbereitung:**
- Anästhesie: Durchführung des Eingriffs in Intubationsnarkose.
- Antibiose: Single-shot-Prophylaxe bei Narkoseeinleitung (s. S. 110).

Operative Technik

▶ **Schritt 1:** Rückenlage.
▶ **Schritt 2:** Hautschnitt:
  • *Wechselschnitt* (Abb. 46.34): Beginn 2 QF medial der Spina iliaca anterior superior in fast horizontaler Richtung. Länge ca. 6 cm.
  • *Erweiterter Hautschnitt* (*verlängerter Wechselschnitt*, Abb. 46.34): Indiziert bei technisch schwieriger Appendizitis (retrozäkal gelegene, weit nach oben geschlagene und verwachsene Appendix). Am lateralen Inzisionsende wird der Schnitt in einem Winkel von 90 – 120 nach oben lateral erweitert (entsprechend Colon ascendens-Verlauf). Die Länge muss den Umständen angepasst werden, in der Regel sind 3 – 5 cm ausreichend.

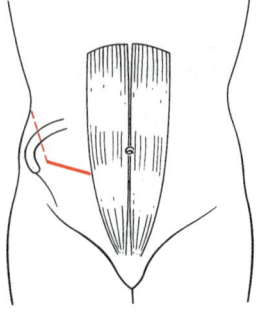

Abb. 46.34 · Hautschnitt für Appendektomie (Wechselschnitt im rechten Unterbauch) mit Verlängerungsmöglichkeit nach lateral

▶ **Schritt 3:** Subkutis mit neuem Messer bis zur Faszie spalten. Blutende Gefäße ligieren.
▶ **Schritt 4:** Externusfaszie in Faserrichtung spalten. Die Faszie soll dabei nicht breit vom Fettgewebe befreit werden!
▶ **Schritt 5:** Nach oberflächlicher Stichinzision in den M. obliquus internus Auseinanderdrängen der Bauchmuskulatur bis auf das Peritoneum. Der Assistent fasst mit den Roux-Haken nach und zieht in horizontaler Richtung.
▶ **Schritt 6:** Eröffnen des Peritoneums (anatomische Pinzette, Schere). Auseinanderdrängen der Inzision auf Hautschnittlänge mit Roux-Haken.
▶ **Schritt 7:** Aufsuchen des Zäkums mit Zeigefinger oder anatomischer Pinzette. Zeigefinger, Mittelfinger und Daumen fassen das sichtbare Zäkum mit einem feuchten Tuch und luxieren das Zäkum mit leicht kreisender Bewegung.
▶ **Schritt 8:** Fassen der Appendix mit Klemme am distalen Mesenteriolum.
▶ **Schritt 9:** Skelettieren, Stumpfligaturen.
▶ **Schritt 10:** Anlegen der Appendixquetsche, darüber eine Kocher-Klemme.
▶ **Schritt 11:** Wegnehmen der Quetsche, Stumpfligatur im gequetschten Bereich.
▶ **Schritt 12:** Durchtrennen der Appendix mit Messer. Abtupfen des Stumpfs mit Desinfiziens (z. B. Betadine).
▶ **Schritt 13:** Stumpfversenkung: Tabaksbeutelnaht.
▶ **Schritt 14:** Alle Instrumente, die mit der Appendix in Kontakt waren, kommen sofort nach Gebrauch in eine Schale.
▶ **Schritt 15:** Drainage bei appendizitischem Abszess, schwerer lokaler oder diffuser Peritonitis mit Silikonkapillardrain seitlich separat herausleiten.
▶ **Schritt 16:** Schichtweiser Wundverschluss mit synthetischem resorbierbarem Material (Dexon, Vicryl) 2/0.
▶ **Schritt 17:** Hautnaht (s. S. 781) oder Hautklammern.

▶ *Beachte besonders:*
- *Bei eindeutigem Appendizitisbefund:* Keine weitere Revision.
- *Bei fehlender Appendizitis:* Revision von Dünndarm (Meckel-Divertikel?), Adnexen (Adnexitis?), evtl. Gallenblase, Sigma.
- *Bei Auffinden eines Abszesses:*
  – Bei gut zugänglicher Appendix und unveränderter Kolonwand Appendektomie.
  – Bei unübersichtlichen Verhältnissen oder entzündlich veränderter Kolonwand nur Abszessdrainage.
- *Mukozele* (aufgetriebene, schleimgefüllte Appendix): Sorgfältige Abtragung unter sorgfältiger Vermeidung einer Ruptur.

Nachbehandlung

▶ **Bilanzierte Infusionstherapie** (s. S. 75): Bis zum Einsetzen der Darmtätigkeit.
▶ **Thromboembolieprophylaxe** (s. S. 103).
▶ **Antibiose**: Bei schwerer phlegmonöser oder perforierter Appendizitis.
▶ **Kostaufbau**: Trinken nach 24 Stunden, leichte Kost ab 2. postoperativen Tag.
▶ **Drainage**: Bei sauberem Wundsekret ab 4. postoperativen Tag langsam kürzen, am 5. oder 6. Tag entfernen.
▶ **Hautfäden/-klammern:** Entfernung s. S. 36.

Postoperative Komplikationen

▶ **Bauchdeckenabszess in der Wunde** → Spreizen der Wunde und Entleeren des Abszesses. Kontrolle, ob sich der Abszess auch subfaszial ausgebreitet hat und ggf. Ausräumung. Offene Wundbehandlung.
▶ **Douglasabszess:** Auftreten nach 7 – 10 Tagen mit hohem Fieber, wenig dolentem Abdomen und bei der Rektaluntersuchung hochdolentem, vorgewölbtem Douglasraum. → Indikation zur laparoskopischen Abszessausräumung.
▶ **Persistenz einer bei Operation bereits vorhandenen Peritonitis** → Reoperation, Abdomenlavage, evtl. Etappenlavage.

46.23 Laparoskopische Kolorektalresektionen

Grundlagen

▶ **Prinzip:**
- Nach Setzen des Pneumoperitoneums identisches Vorgehen wie bei offener Technik.
- Rechtsseitige Anastomosen durch Handnaht vor der Bauchdecke, linksseitige Anastomosen laparoskopisch mittels Rundkopf-Stapler.
▶ **Indikationen:**
- Für den Geübten: alle kolorektalen Eingriffe bei entzündlichen und gutartigen Leiden.
- Karzinomoperationen bei Stadien T1 und T2 rechts und links.
- Transversumresektion inkl. Flexuren und kolorektale Resektionen bei Karzinomen Stadien T1 und T2 im Rahmen von Studien.
- Kontraindiziert bei Karzinomen T3 und T4!
▶ **Vorbereitung:**
- Siehe auch S. 775.
- Harnblasenkatheter (s. S. 68).
- Blutkonserven: Testblut.

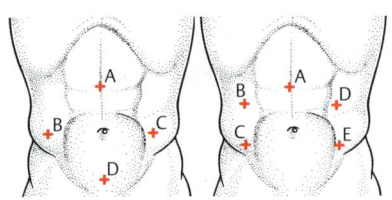

Abb. 46.35 · Zugänge für die laparoskopische Kolonchirurgie nach Diamond (für alle Resektionsarten) und Chevron (je nach rechts- oder linksseitiger Resektion allenfalls nicht alle Zugänge)

- Koloskopie: Lokalisation von kleinen Läsionen, die von außen nicht sichtbar sind (z. B. Polypen) und Markierung mit Tusche oder Clip.

Operative Technik (benigne Indikation)

▶ **Schritt 1:** Trokaranordnung (Abb. 46.35). Beginn mit Inzision zwischen Nabel und Xiphoid, Darstellung und Inzision der Faszie. Einbringen eines 10-mm-Trokars. Anlegen des Pneumoperitoneums.
▶ **Schritt 2:** Einbringen von 12-mm-Trokaren an den anderen Lokalisationen unter laparoskopischer Sicht.
▶ **Schritt 3:** Revision des Abdomens.
▶ **Schritt 4:** Anspannen des Mesenteriums des zu resezierenden Kolonabschnittes.
▶ **Schritt 5:** Durch die mesenteriale Lücke Aufsuchen und Darstellen des Ureters von lateral. Erst anschließend Aufsuchen der Gefäße. Klippen und Durchtrennen der Gefäße.
▶ **Schritt 6:** Weitere Mobilisation des Mesenteriums bis zur Resektionsstelle.
▶ **Schritt 7:** Lösen des Kolonabschnittes von der Abdominalwand und wenn nötig Mobilisation des für die spannungsfreie Anastomose nötigen Darmabschnittes.
▶ **Schritt 8:** Bei *rechtsseitiger* Resektion Vorlagerung des Resektates durch verlängerte Trokarinzision im rechten Unterbauch.
▶ **Schritt 9:** Resektion und Anastomose extraabdominal zwischen weichen Darmklemmen (S. 787).
▶ **Schritt 10:** Verschluss der Mesolücke und Reposition des Darms ins Abdomen.
▶ **Schritt 11:** Bei *linksseitigen* Resektionen wird das Resektat distal mittels Endo-GIA verschlossen und durchtrennt.
▶ **Schritt 12:**
  - Das proximale Ende wird zwischen 2 Nähten durchtrennt und nach Knoten des distalen Fadens über die verlängerte Inzision (Wundprotektor, Bergebeutel) im rechten Unterbauch oder über einen 33-mm Bergungstrokar an derselben Stelle geborgen.
  - *Alternative:* Legen der Tabaksbeutelnähte mit spezieller Klemme und Durchtrennung des Darmes mit der Schere.
▶ **Schritt 13:** Platzierung der Andrückplatte des Rundkopf-Staplers im proximalen Stumpf und Sichern mit vorgelegter Tabaksbeutelnaht.
▶ **Schritt 14:** Vorschieben des Staplers rektal bis in den Apex des Stumpfes. Verbindung der Staplerteile und Abfeuern der Anastomose nach Kontrolle der Rotation.
▶ **Schritt 15:** Entfernung der Trokare unter Sicht. Entlastung des Pneumoperitoneums.
▶ **Schritt 16:** Faszien- und Hautnaht sämtlicher Inzisionen.

Nachbehandlung

▶ Konventionell wie bei offener Technik (s. S. 817).

Nachbehandlung gemäß Konzept Fast Track

► Die oben genannte konventionelle Nachbehandlung wird im Konzept Fast Track in vielen Punkten radikal vereinfacht: Verzicht auf Drainagen, Magensonde und Stimulation der Darmtätigkeit, sehr frühe perorale Flüssigkeits- und Nahrungszufuhr, usw. Details s. S. 120.

Postoperative Komplikationen

► **Anastomoseninsuffizienz:**
  - *Klein, gut drainiert* → Astronautenkost oder parenterale Ernährung (s. S. 77) bis zur Abheilung.
  - *Groß* oder *schlecht drainiert* → Transversostomie rechts, perorale Ernährung. Nach Anastomosenheilung Transversostomieverschluss.
► **Enge Anastomose**, insbesondere nach p.s.-Heilung → Schonende, koloskopisch geführte Ballondilatation. Bei Misserfolg Neuanlage der Anastomose.

46.24 Ileotransversostomie

Grundlagen

► **Prinzip:** Seit-zu-Seit-Ileotransversostomie zur Umgehung des rechten Hemikolons.
► **Indikationen:**
  - Umgehung bei inoperablem Karzinom des Zäkums oder Colon ascendens.
  - Umgehung bei Ileus wegen starker Verwachsungen im rechten Unterbauch, insbesondere bei Karzinomrezidiv und/oder Zustand nach Röntgenbestrahlung.
► **Kontraindikation:** Morbus Crohn.
► **Vorbereitung:**
  - Siehe auch S. 775.
  - Harnblasenkatheter (s. S. 68).
  - Blutkonserven: Testblut.

Operative Technik

► **Schritt 1:** Mittlere mediane Laparotomie mit Fortsetzung bis zur Symphyse (S. 816). Revision der Abdominalorgane.
► **Schritt 2:** Letzte freie Ileumschlinge an das Colon transversum anlegen. Ort so wählen, dass keine Spannung entsteht. Taenia libera dieser Stelle freipräparieren. Fortlaufende Hinterwandnaht zwischen antimesenterialer Dünndarmkuppe und Taenia libera mit synthetischem resorbierbarem Faden 3/0.
► **Schritt 3:** Abklemmen des Dünndarms und des Kolons mit weichen Darmklemmen und Eröffnen beider Lumina ca. 4 mm von der Hinterwandnahtreihe entfernt. Prolabierende Mukosa resezieren. Blutstillung. Desinfizieren (z. B. Betadine).
► **Schritt 4:** Seit-zu-Seit-Ileotransversostomie, 4–5 cm lang. Handnahttechnik s. S. 819; mechanische Anastomose mit dem Stapler-Cutter s. S. 821.
► **Schritt 5:** Entfernen der weichen Darmklemmen.
► **Schritt 6:** Schichtweiser Verschluss der Laparotomie (S. 817).

Nachbehandlung

► Nachbehandlung wie bei anderen Dickdarmoperationen (s. S. 817); Nahrungskarenz und Infusionstherapie jedoch 2 Tage kürzer als nach Resektion.

Postoperative Komplikationen

▶ **Nahtinsuffizienz:**
- *Gut drainiert* → Spontanheilung abwarten.
- *Schlecht drainiert* → Reoperation.

▶ **Fehlendes Ingangkommen einer guten Darmfunktion** → Hindernis im distalen Kolon suchen!

46.25 Transversostomie

Grundlagen

▶ **Prinzip:** Künstlicher Dickdarmausgang in der vorderen Bauchwand. In der Regel Vorlagerung des rechtsseitigen Colon transversum.

▶ **Indikationen:**
- Stuhlableitung, Rektovaginalfisteln, Verletzungen.
- Ruhigstellung von gefährdeten Dickdarmanastomosen.

▶ **Vorbereitung:**
- Siehe auch S. 775.
- Harnblasenkatheter.
- Präoperative Markierung: Die optimale Stomaposition muss präoperativ am stehenden und sitzenden Patienten bestimmt und eingezeichnet werden:
  - Die Stomalage muss *fern* von Körperfalten und Körpernarben (Taille, Nabel, Beckenkamm, Rippenbogen, Leistenbeuge) markiert werden.
  - Die Funktion des Stomas darf nicht durch Kleidung behindert werden.
  - Die Stomalage muss für den Patienten in sitzender und stehender Position sichtbar sein.

Operative Technik

▶ **Schritt 1:** Querschnitt im Oberbauch (Abb. 46.36) im Dreieck zwischen Nabel-Rippenbogen-Beckenkamm (Spina iliaca anterior superior) an der idealsten Stelle.

▶ **Schritt 2:** Möglichst nahe der rechten Flexur und rechts der A. colica media einen Anteil des Transversums in die Wunde entwickeln. Zwischen Gefäßarkade und

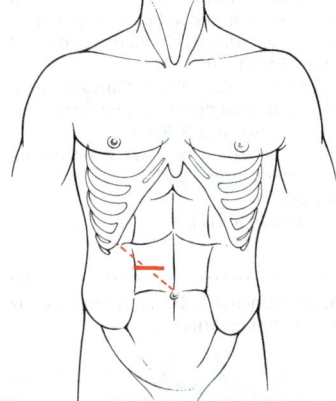

Abb. 46.36 · Hautschnitt für Transversostomie rechts

Darmwand eine Öffnung durch das Mesokolon und Lig. gastrocolicum schaffen; durch diese Öffnung einen Plastiksteg führen, dessen Enden auf der Haut „reiten".
- ► **Schritt 3:** Bei adipösen Patienten suprafasziale Drainage mit einem Redon-Drain. Keine subkutanen Nähte.
- ► **Schritt 4:** Befestigen des Darmes an den Hauträndern mit Vicryl/Dexon 3/0.
- ► **Schritt 5:** Eröffnen des Darms in der Taenia libera bei Operationsende. Zuerst Stichinzision mit dem Messer, damit explosionsgefährdete Gase entweichen können, dann Eröffnen mit dem Elektrokauter auf eine Länge von ca. 15 mm.
- ► **Schritt 6:** Primäre Versorgung mit Ausstreifbeutel und exakt zugeschnittener Adhäsivplatte.

Alternative Technik: Laparoskopisch

- ► **Schritt 1:** Einbringen des Optik-Trokars, eines 5-mm-Trokars und eines 10-mm-Trokars durch die vorgesehene Stomastelle.
- ► **Schritt 2:** Mobilisation der rechten Kolonflexur und wenn nötig Befreiung vom Omentum majus.
- ► **Schritt 3:** Exzision der Haut um den „Stoma-Trokar" im Durchmesser des künftigen Stomas.
- ► **Schritt 4:** Freilegen der Faszie und kreuzförmige Eröffnung.
- ► **Schritt 5:** Eingehen in das Abdomen und Hochziehen der rechten Flexur bis über Hautniveau.
- ► **Schritt 6:** Unterfahren der Darmschlinge mit einem Plastiksteg.
- ► **Schritt 7:** Analog Schritte 4 – 6 der offenen Transversostomie.

Nachbehandlung

- ► Siehe S. 817.

Postoperative Komplikationen

- ► **Retraktion der Stomie:** Zeichen der ungenügenden Mobilisierung des Kolons. → Für kurzfristige Kolonentlastung evtl. tolerabel, sonst Neuanlage.
- ► **Schleimhautnekrose:** Ausdruck einer zu ausgedehnten Skelettierung. → Für kurzfristige Kolonentlastung evtl. tolerabel, sonst Neuanlage.

46.26 Transversostomieverschluss

Grundlagen

- ► **Prinzip:** Abpräparieren des Stomas von der Haut, Querverschluss der Darmöffnung und Reposition des Darms in das Abdomen. In der Regel kleiner, kaum belastender Eingriff, auch in Lokalanästhesie möglich.
- ► **Indikationen:** Spontanheilung oder Zustand nach operativer Sanierung der Krankheit, welche die Indikation zum Anlegen eines künstlichen Anus ergeben hatte, z.B.:
  - Z.n. reseziertem Sigmakarzinom (s. S. 379).
  - Z.n. Perforation, Z.n. abgeheilter Strahlenproktitis.
- ► **Diagnosesicherung:** Heilung des distalen Dickdarms gesichert durch:
  - Ausreichend großes zeitliches Intervall.
  - Röntgenkontrasteinlauf (Ausschluss Anastomosenstenose, -insuffizienz).
  - Zusätzliche Endoskopie nach Karzinomoperation (Ausschluss Rezidiv).
- ► **Vorbereitung:** Siehe auch S. 775, Harnblasenkatheter (s. S. 68).

Operative Technik

► **Konventionelles Vorgehen:**
- *Schritt 1:* Spindelförmiges Umschneiden des Transversostomas unter Belassung einer ca. 2 mm breiten Hautmanschette am Darm.
- *Schritt 2:* Darm mit Klemmen an dieser Hautmanschette fassen und zirkulär freipräparieren. Ablösen aus allen Schichten: Subkutis, Faszie, Peritoneum.
- *Schritt 3:* Hautmanschette sorgfältig ablösen. Hypertrophe Schleimhautränder sparsam resezieren.
- *Schritt 4:* Querverschluss der Darmöffnung analog Kolonanastomose.
- *Schritt 5:* Prüfen der Durchgängigkeit mit Daumen und Zeigefinger.
- *Schritt 6:* Reposition des Darms in die Bauchhöhle, Einlage einer Silikonkapillardrainage neben die Naht.
- *Schritt 7:* Verschließen der Faszienlücke unter Mitfassen des Peritoneums mit synthetischem resorbierbarem Faden Nr. 1.
- *Schritt 8:* Evtl. Einlage einer Redon-Drainage suprafaszial.
- *Schritt 9:* Korrektur der Hautränder, Hautverschluss. Bei stark verschmutzter Wunde Haut offen lassen, evtl. mit vorgelegten Hautnähten.

► **Alternative:** Resektion des gesamten Darmsegmentes und End-zu-End-Reanastomosierung des Kolons (Technik s. S. 819).

Nachbehandlung

► Im Prinzip wie nach Kolonresektion, jedoch schnellere Wiederaufnahme der peroralen Ernährung.
► Keine Magensonde.
► Sofortige Mobilisation.

Postoperative Komplikationen

► **Bauchdeckeninfektion:** Insbesondere bei primär verschlossener Haut → Wunde eröffnen, säubern, sekundär heilen lassen.
► **Nahtinsuffizienz:**
- *Klein, gut drainiert:* → Spontanheilung abwarten.
- *Groß* oder *schlecht drainiert:* → Je nach Zustand des Patienten und des Darms Rückumwandlung in eine endständige Transversostomie mit Blindverschluss des abführenden Schenkels oder nochmalige Nachresektion mit neuer Anastomose.

46.27 Sigmoidostomie

Grundlagen

► **Prinzip:** Endständige, leicht prominente Herausleitung des Sigmas durch eine separate Bauchwandöffnung.
► **Indikationen:**
- Rektumamputation (S. 872).
- Inoperables Rektumkarzinom mit Stenose.
- Diskontinuitätsresektion einer Divertikulitis.
- Strahlenkolitis.
- Schwere Inkontinenz und Darmprolaps.
- Pfählungsverletzung.
- Ruhigstellung einer rektovaginalen oder rektovesikalen Fistel.

► **Vorbereitung:**
- Siehe auch S. 775.
- Harnblasenkatheter (s. S. 68).
- Präoperative Markierung: Die optimale Stomaposition muss präoperativ am stehenden und sitzenden Patienten fern von Körperfalten und Körpernarben (Taille, Nabel, Beckenkamm, Rippenbogen, Leistenbeuge) bestimmt und eingezeichnet werden.

Operative Technik

► **Schritt 1:** Untere mediane Laparotomie (S. 816). Mit diesem Zugang wird ein besseres Resultat als mit einem Schnitt direkt über dem Sigma erzielt!
► **Schritt 2:** Mobilisieren des Sigmas mit Durchtrennen des Mesenteriums. Deszendensarkade aus der A. colica media ausreichend. A. mesenterica inf. schonen (außer bei Karzinomoperation).
► **Schritt 3:** Das Durchtrennen des Sigmas gelingt mit dem Nahtklammergerät am saubersten. *Variante:* Doppelläufige Sigmoidostomie (vorübergehend).
► **Schritt 4:** Runde Hautexzision und stumpfes Schaffen einer Bauchdeckenlücke in der Mitte zwischen Nabel und Spina iliaca anterior superior links an der präoperativ vorgezeichneten Stelle (Abb. 46.37). Die Lücke in den Bauchdecken soll für 2–3 Querfinger durchgängig sein.

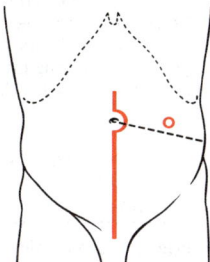

Abb. 46.37 · Laparotomie und Lage der Sigmoidostomie in der schrägen Linie vom Nabel zum Beckenkamm (Spina iliaca anterior superior) etwa 5 cm vom Nabel entfernt, noch innerhalb der Rektusscheide

► **Schritt 5:** Sigmaschenkel durch die Bauchdeckenöffnung ziehen. Keine seromuskuläre Fixation am Peritoneum! Lücke zwischen Mesenterium und lateraler Bauchwand schließen.
❏ *Beachte:* Der Sigmaschenkel soll intraabdominal gestreckt verlaufen. Überflüssige Länge begünstigt den Prolaps des Stomas.
► **Schritt 6:** Zirkuläres Freipräparieren des spannungsfrei über der Haut vorstehenden Sigmateils. Überschüssiges Material inkl. Klammern einige Millimeter über Hautniveau abtrennen. Darmwand unter geringgradiger Ausstülpung zirkulär fixieren.
► **Schritt 7:** Versorgung mit transparentem 1- oder 2-teiligen Versorgungssystem. Adhäsivplatte der Stomaform und -größe entsprechend zuschneiden. *Cave:* Nicht zu eng anpassen, Gefahr der Schleimhautverletzung!

Alternative Technik: Laparoskopisch

► **Schritt 1:** Einbringen des Optik-Trokars, eines 5-mm-Trokars und eines 10-mm-Trokars durch die vorgesehene Stomastelle.
► **Schritt 2:** Mobilisation des Sigmas.

► **Schritt 3:** Exzision der Haut um den „Stoma-Troikar" im Durchmesser des künftigen Stomas.
► **Schritt 4:** Freilegen der Faszie und kreuzförmige Eröffnung.
► **Schritt 5:** Eingehen in das Abdomen und Hochziehen des Sigmas bis über Hautniveau.
► **Schritt 6:** Unterfahren der Darmschlinge mit einem Gummischlauch oder Plastiksteg.
► **Schritt 7:** Analog Schritte 4 – 7 der offenen Sigmoidostomie.

Nachbehandlung

► Siehe S. 817.
► **Anspülen des Anus praeter sigmoidalis:** Am 3. postoperativen Tag Einführen eines weichen, großlumigen Darmrohrs nach proximal und Injektion von ca. 100 ml lauwarmer Kamillosanlösung (verdünnt 1 : 50 in NaCl 0,9 %); alternativ auch reines NaCl 0,9 %.

Postoperative Komplikationen

► **Schleimhautnekrose** → Abwarten bis zur definitiven Demarkierung. Dann entscheiden, ob Neuanlage notwendig.
► **Retraktion der Stomie:** Zeichen der ungenügenden Mobilisierung des Kolons → Neuanlage.
► **Stenose im Spätverlauf** → Neuanlage.
► **Parastomale Hernie** → Umplatzierung des Stomas an eine Stelle mit intakter Bauchwand und Verschluss der Hernie.
► Alternative: Einengung der Faszie und zirkuläre Kunststoffnetz-Einlage auf die Innenseite der Bauchdecken. Das Netz muss groß sein und fixiert werden.

46.28 Deszendorektostomie

Grundlagen

► **Prinzip:** Auspräparieren und Versenken der Sigmoidostomie mit eingelegter und fixierter Andruckplatte. Anlegen des Pneumoperitoneums nach Verschluss der Faszie. Lösen der Verwachsungen und Darstellung des distalen Schenkels. Anastomose mit Rundkopfstapler oder von Hand.
► **Indikationen:** Wiederherstellung der Darmkontinuität nach Sigmaresektion mit Stumpfverschluss nach Hartmann (s. S. 375).
► **Vorbereitung:**
  • Siehe auch S. 775.
  • Harnblasenkatheter (s. S. 68).
  • Blutkonserven: Bereitstellung von 2 Erythrozytenkonzentraten.

Operative Technik

► **Schritt 1:** Rektumlagerung mit Kopftieflage.
► **Schritt 2:** Ausschneiden des Anus praeter mit einer 2 mm breiten Hautmanschette. Befreien des Darmes aus der Umgebung, bis der Stumpf komplett frei ist.
► **Schritt 3:** Entfernen der Hautmanschette und Anlegen einer Tabakbeutelnaht.
► **Schritt 4:** Einlegen der Andruckplatte des Rundkopfstaplers in den Stumpf und Anziehen der Tabaksbeutelnaht.
► **Schritt 5:** Versenken des Stumpfes und Lösung von sämtlichen mit dem Finger erreichbaren Adhäsionen im Abdomen.

▶ **Schritt 6:** Verschluss der Faszie mit Einzelknopfnähten luftdicht nach Einlegen eines 10-mm-Trokars durch kleine Inzision am Nabel.

▶ **Schritt 7:** Anlegen des Pneumoperitoneums.

▶ **Schritt 8:** Platzierung von zwei 10-mm-Trokaren links und rechts im Unterbauch.

▶ **Schritt 9:** Lösung der Verwachsungen mit Schere und Dissektoren. Hochschieben sämtlicher befreiten Dünndarmschlingen aus dem kleinen Becken.

▶ **Schritt 10:** Transanales Einführen des Staplers in den Rektumstumpf.

   ▣ *Hinweis:* Abpräparieren von Vagina und Blase, um Einbezug in Staplernaht zu vermeiden!

▶ **Schritt 11:** Durchspießen des Stumpfes und Verbinden der beiden Staplerteile. Bei Spannung linke Flexur mobilisieren.

▶ **Schritt 12:** Kontrolle der Rotation, Anastomosierung (s. S. 819).

▶ **Schritt 13:** Dichtigkeitsprüfung mit Methylenblau oder Luftinsufflation.

▶ **Schritt 14:** Faszien- und Hautnaht der Inzisionen nach Ablassen des CO_2.

Nachbehandlung

▶ Im Prinzip wie nach Kolonresektion, jedoch schnellere Wiederaufnahme der peroralen Ernährung.

▶ Keine Magensonde.

▶ Sofortige Mobilisation.

Postoperative Komplikationen

▶ **Nahtinsuffizienz:** Bei guter Drainage → Spontanheilung abwarten, Astronautenkost oder parenterale Ernährung (s. S. 77). Allenfalls aber erneute Diskontinuitätsresektion.

46.29 Ileozäkalresektion

Grundlagen

▶ **Indikationen:**
  • Enteritis regionalis (s. S. 368).
  • Ileozäkaltuberkulose.
  • Gutartige Zäkumtumoren.
  • Zäkumvolvulus (s. S. 740)

Operative Technik

▶ **Schritt 1:** Untere mediane Laparotomie (S. 816), auf Nabelhöhe beginnend; alternativ laparoskopisches Vorgehen.

▶ **Schritt 2:** Revision des Abdomens: Lokale Operabilität? Metastasen?

▶ **Schritt 3:** Festlegen der Resektionslinien (Abb. 46.38). Am terminalen Ileum Resektion dem Befund anpassen.

   ▣ *Hinweis:* Das terminale Ileum stets so sparsam wie möglich resezieren! Wichtigster Darmabschnitt für die Gallensäureresorption im Rahmen der enterohepatischen Zirkulation.

▶ **Schritt 4:** Vorsichtiges Inzidieren des Peritoneums lateral des Zäkums und des unteren Colon ascendens, stumpfes Abschieben des Zäkums nach medial; dabei ist der rechte Ureter zu beachten!

▶ **Schritt 5:** Durchtrennen des Mesenteriums entlang den Resektionslinien: Inzidieren des Peritoneums mit dem Messer, Abschieben des Fettgewebes, Abklemmen, Durchtrennen und Ligieren der Gefäße.

Viszeralchirurgie

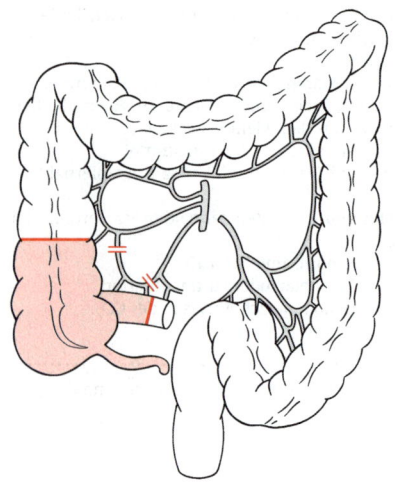

Abb. 46.38 · Resektionslinien für Ileozäkalresektion

▶ **Schritt 6:** Durchtrennen des Darms, Desinfizieren der Stümpfe, Reanastomosieren der Stümpfe (S. 819). Lumenunterschied durch leicht schräges Anschneiden des Ileums (antimesenterial kürzen) und durch größeren Nahtabstand auf der Dickdarmseite ausgleichen. Alternative: End-zu-Seit-Anastomose.
▶ **Schritt 7:** Verschließen der Mesolücke mit den vorhandenen Nahtresten.
▶ **Schritt 8:** Laparotomieverschluss (S. 817).

46.30 Hemikolektomie rechts

Grundlagen

▶ **Indikationen:**
- Karzinom (Zäkum, Aszendens, Flexura hepatica) (s. S. 379).
- Enteritis regionalis (s. S. 368).
- Mesenterialinfarkt mit Aszendensbefall (s. S. 358).

Operative Technik

▶ **Schritt 1:** Untere mediane Laparotomie (S. 816), ca. 4 QF über dem Nabel beginnend; alternativ laparoskopisches Vorgehen.
▶ **Schritt 2:** Revision des Abdomens: Lokale Operabilität? Metastasen?
▶ **Schritt 3:** Festlegen der Resektionslinien (Abb. 46.41). Terminales Ileum sparsam resezieren.
▶ **Schritt 4:** Inzidieren des Peritoneums lateral des Kolons von der Flexura hepatica bis zum Zäkum. Stumpfes Abschieben des Darms nach medial; dabei ist der rechte Ureter zu beachten! Durchtrennen des gefäßlosen Aufhängebandes der Flexura hepatica und der rechten Hälfte des Lig. gastrocolicum.
▶ **Schritt 5:** Bei Karzinom zirkuläres Unterbinden des Darms beidseits des Tumors mit dickem Faden oder Bändchen. Frühzeitige Ligatur der abführenden Vene.

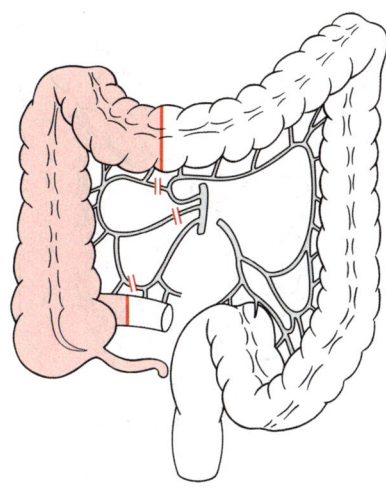

Abb. 46.39 · Resektionslinien für
Hemikolektomie rechts

▶ **Schritt 6:** Durchtrennen des Mesenteriums entlang den Resektionslinien. Inzidieren des Peritoneums mit dem Messer, Abschieben des Fettgewebes, Abklemmen, Durchtrennen und Ligieren der Gefäße. Die A. colica media schonen.
▶ **Schritt 7:** Durchtrennen des Darms, Reanastomosieren der Stümpfe (s. S. 819). Lumenunterschied durch leicht schräges Anschneiden des Ileums (antimesenterial kürzen) und durch größeren Nahtabstand auf der Dickdarmseite ausgleichen oder evtl. End-zu-Seit-Anastomose.
▶ **Schritt 8:** Verschließen der Mesolücke mit den vorhandenen Nahtresten.
▶ **Schritt 9:** Laparotomieverschluss (S. 817).

46.31 Transversumresektion

Grundlagen

▶ **Indikationen:**
- Kolonkarzinom (s. S. 379).
- Enteritis regionalis im Transversumbereich (s. S. 368).
- Gutartige blutende Kolontumoren.
- Ischämische Kolitis (s. S. 358).
- Mesokolonbefall bei Magenkarzinom.

Operative Technik

▶ **Schritt 1:** Mittlere mediane Laparotomie (S. 816).
▶ **Schritt 2:** Revision des Abdomens: Lokale Operabilität? Metastasen?
▶ **Schritt 3:** Festlegen der Resektionslinien (Abb. 46.40), Ausmaß der Resektion der Art und dem Ausmaß des Befundes anpassen.
▶ **Schritt 4:** Durchtrennen des Lig. gastrocolicum.
▶ **Schritt 5:** Bei Karzinom zirkuläres Unterbinden des Darms beidseits des Tumors mit dickem Faden oder Bändchen. Frühzeitige zentrale Ligatur der abführenden Vene.

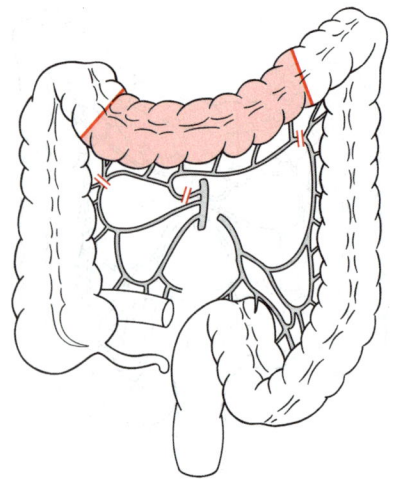

Abb. 46.40 · Resektionslinien für Transversumresektion (bei Kolonkarzinom zusätzlich beide Flexuren)

Den zentralen Venenstamm für die pathologisch-histologische Untersuchung markieren.

▶ **Schritt 6:** Durchtrennen des Mesenteriums entlang den Resektionslinien: Inzidieren des Peritoneums mit dem Messer, Abschieben des Fettgewebes, Abklemmen, Durchtrennen und Ligieren der Gefäße. Verifizieren, ob die Durchtrennung der A. colica media nicht eine größere Resektion erfordert als vorgesehen.

▶ **Schritt 7:** Durchtrennen des Darms und Reanastomosieren der Stümpfe (S. 819).

▶ **Schritt 8:** Verschließen der Mesolücke mit den vorhandenen Nahtresten.

▶ **Schritt 9:** Laparotomieverschluss (S. 817).

46.32 Hemikolektomie links

Grundlagen

▶ **Indikationen:**
- Kolonkarzinom (s. S. 379).
- Ausgedehnte Kolondivertikulitis links (s. S. 373).
- Ischämische Kolitis (s. S. 358).

Operative Technik

▶ **Schritt 1:** Untere mediane Laparotomie (S. 816), 4 QF über dem Nabel beginnend. Evtl. laparoskopisches Vorgehen.

▶ **Schritt 2:** Revidieren des Abdomens: Lokale Operabilität? Metastasen?

▶ **Schritt 3:** Festlegen der Resektionslinien (Abb. 46.39). Bei Deszendenskarzinom Resektion bis zur Kuppe des Sigmoids, bei Divertikulitis Mitnahme des rektosigmoidalen Übergang (Hochdruckzone) unter Schonung der A. rectalis sup.

▶ **Schritt 4:** Inzidieren des Peritoneums lateral des Kolons. Stumpfes Abschieben des Darms nach medial. Durchtrennen des Lig. phrenicocolicum. *Cave:* Milzkapseleinriss! Durchtrennen des linken Drittels des Lig. gastrocolicum. Ablösen der Flexura lienalis vom Retroperitoneum.

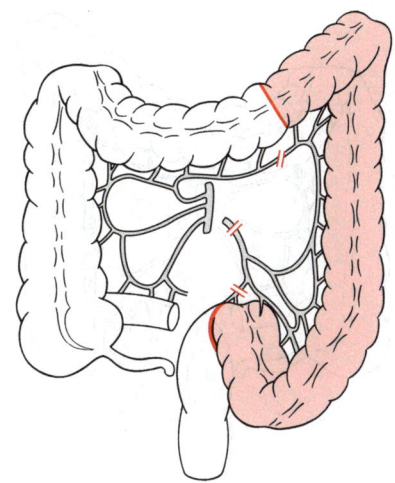

Abb. 46.41 · Resektionslinien für
Hemikolektomie links

▶ **Schritt 5:** Bei Karzinom zirkuläres Unterbinden des Darms beidseits des Tumors mit dickem Faden oder Bändchen. Frühzeitige Ligatur der abführenden Vene(n).
▶ **Schritt 6:** Durchtrennen des Mesenteriums entlang den Resektionslinien: Inzidieren des Peritoneums mit dem Messer, Abschieben des Fettgewebes, Abklemmen, Durchtrennen und Ligieren der Gefäße, Durchtrennen des großen Netzes auf Höhe der Resektionslinie.
▶ **Schritt 7:** Durchtrennen des Darms und Reanastomosieren der Stümpfe (S. 819).
▶ **Schritt 8:** Verschließen der Mesolücke mit den vorhandenen Nahtresten.
▶ **Schritt 9:** Einlage einer Silikonkapillardrainage in die Nähe, nicht jedoch auf die Anastomose. Separates Hinausleiten der Drainage.
▶ **Schritt 10:** Laparotomieverschluss (S. 817).

46.33 Rektosigmoidresektion

Grundlagen
. . . .

▶ **Indikationen:**
- Sigmakarzinom (s. S. 379).
- Sigmadivertikulitis (s. S. 373).
- Sigmavolvulus (s. S. 740).
- In das Sigma einwachsendes Genitalkarzinom.

Operative Technik
. . . .

▶ **Schritt 1:** Untere mediane Laparotomie (S. 816); alternativ laparoskopisches Vorgehen.
▶ **Schritt 2:** Revision des Abdomens: Lokale Operabilität? Metastasen?
▶ **Schritt 3:** Festlegen der Resektionslinien (Abb. 46.42). Rektosigmoidalen Übergang (Hochdruckzone) mitresezieren.
▶ **Schritt 4:** Durchtrennen der peritonealen Umschlagfalte lateral und stumpfes Abschieben des Sigmas nach medial. *Cave:* Ureter links und Vasa spermatica oder

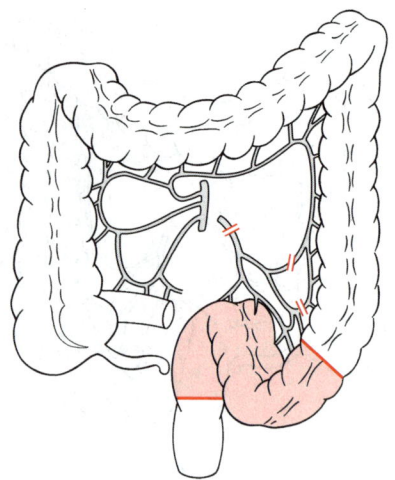

Abb. 46.42 · Resektionslinien für Rektosigmoidresektion

ovarica. Die Mobilisierung des Colon descendens nach kranial erfolgt so weit, dass nach Rektosigmoidresektion die Darmenden spannungsfrei aneinander gebracht werden können.

▶ **Schritt 5:** Bei Karzinom zirkuläres Unterbinden des Darms beidseits des Tumors mit dickem Faden oder mit Bändchen und frühzeitiges Ligieren und Durchtrennen der Vena mesenterica inferior infrapankreatisch.

▶ **Schritt 6:** Durchtrennen des Mesenteriums entlang den Resektionslinien: Inzidieren des Peritoneums mit dem Messer, Abschieben des Fettgewebes, Abklemmen, Durchtrennen und Ligieren der Gefäße. Bei Karzinom Hauptstamm der A. mesenterica inferior an der Aorta durchtrennen. Bei gutartigen Erkrankungen Hauptstamm und kaudalen Ast (A. rectalis superior) belassen.

▶ **Schritt 7:** Durchtrennen des Darms und Reanastomosieren der Stümpfe (S. 819).

▶ **Schritt 8:** Verschließen der Mesolücke mit den vorhandenen Nahtresten.

▶ **Schritt 9:** Laparotomieverschluss (S. 817) resp. Entfernen der Trokare.

46.34 Anteriore Rektumresektion mit totaler mesorektaler Exzision (TME)

Grundlagen

▶ **Indikationen:** Tiefes Sigmakarzinom und Rektumkarzinom > 5–6 cm ab ano. Onkologische Resektion mit Erhaltung des Analsphinkters möglich.

▶ **Vorbereitung:**
- Siehe auch S. 775.
- Harnblasenkatheter (s. S. 68).
- Blutkonserven: Testblut.

Operative Technik

▶ **Schritt 1:** Untere mediane Laparotomie (S. 816), 2 – 3 QF über dem Nabel beginnend; alternativ evtl. laparoskopisches Vorgehen.

▶ **Schritt 2:** Revision des Abdomens: Lokale Operabilität? Metastasen?

▶ **Schritt 3:** Festlegen der Resektionslinien (Abb. 46.43). Nach distal Sicherheitsabstand von mindestens 1 cm. Bei Karzinomen des unteren und mittleren Rektumdrittels immer am Beckenboden absetzen.

▶ **Schritt 4:** Durchtrennen der peritonealen Umschlagsfalte lateral, stumpfes Abschieben des Sigmas nach medial. Mobilisation der linken Flexur.

▶ **Schritt 5:** Bei Karzinom Unterbinden des Darms oberhalb des Tumors mit Bändchen oder Durchtrennung mit GIA-Stapler und frühzeitige Ligatur der A. mesenterica inf. am Abgang sowie der V. mesenterica inf. am Pankreasunterrand.

▶ **Schritt 6:** Abtrennung des Mesosigmas entlang der proximalen Resektionslinie. Inzision des Peritoneums entlang der Iliakalgefäße beidseits und an der vorderen Umschlagsfalte. Darstellen beider Ureteren. Scharfes Ablösen des rektosigmoidalen Übergangs vom Promontorium unter Schonung des Plexus hypogastricus und Ablösen des Rektums und des Mesorektums beidseits von der Fascia sacralis.

▶ **Schritt 7:** Totale mesorektale Exzision (TME): Darstellung und Ablösung des Mesorektums beidseits mit dem Kauter unter Schonung der sympathischen Nerven und Beckengefäße. Resektion vorne entlang der Samenblasen beim Mann, entlang der Vagina bei der Frau bis auf den Beckenboden.

▶ **Schritt 8:** Zirkuläre Darstellung des Rektums am Beckenboden und Abklemmen 3 cm höher. Spülen mit Betadinelösung und Absetzen am Beckenboden mit dem Linearstapler.

▶ **Schritt 9:** Durchtrennen des Sigmas. Einnähen des Rundstaplerkopfes mit Tabaksbeutelnaht (Polypropylen 2/0) in den proximalen Stumpf.

▶ **Schritt 10:** Einbringen des Rundkopfstaplers in den Rektumstumpf. Durchspießen der Spitze unmittelbar neben der Staplernaht.

▶ **Schritt 11:** Klammernaht (siehe auch S. 820).

▶ **Technische Besonderheit:** Doppelstaplertechnik für tiefe Rektumanastomose (insbesondere bei mesorektaler Resektion). Verschluss des distalen Rektums

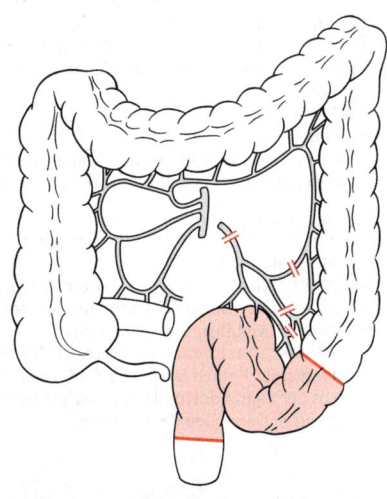

Abb. 46.43 · Resektionslinien für Rektumresektion („anterior low resection")

knapp oberhalb des Sphinkters mit einem geraden Stapler und Resektion des Präparats. Perforation des Zentralstabs des Rundkopfstaplers in der Mitte dieser Klammernaht durch intaktes Gewebe wenige Millimeter neben der Naht. Die primär gesetzte lineare Klammernaht wird durch die Rundkopfstapler-Anastomose weitgehend wieder ausgestanzt.

▶ **Schritt 12:** Einlage einer Silikonkapillardrainage in die Nähe der Anastomose und Peritonealverschluss.

▶ **Schritt 13:** Laparotomieverschluss.

▶ **Alternative zur einfachen Kolorektostomie:** Bildung eines Reservoirs (Pouch) von höchstens 6 cm Länge durch Doppelung (mit Vereinigung der Lumina) des zuführenden Kolonschenkels. Anastomose mit der Kuppe des Pouchs.

▶ **2. Alternative zur einfachen Kolorektostomie:** Bildung eines Pouch durch Längsinzision und Querverschluss des zu anastomosierenden Kolons ca. 5 cm oral der Anastomose.

Nachbehandlung

▶ Siehe S. 817.

Postoperative Komplikationen

▷ *Hinweis:* Gilt auch für alle vorgängig beschriebenen Kolonresektionen!

▶ **Anastomoseninsuffizienz:**
  • *Klein, gut drainiert* → Spontanheilung abwarten, evtl. Astronautenkost oder parenterale Ernährung (s. S. 77).
  • *Groß, schlecht drainiert* → Transversostomie rechts (S. 860) bis zur Abheilung.

▶ **Anastomosenstenose:** Versuch der Ballondilatation unter koloskopischer Führung. Sonst Neuanlage.

46.35 Rektumamputation

Grundlagen

▶ **Prinzip:** Exstirpation des tumortragenden Rektumanteiles und Anlage einer definitiven terminalen Sigmoidostomie bzw. Deszendostomie. S. Abb. 46.44.

▶ **Indikation:** Rektumkarzinom. Onkologische Resektion unter Erhaltung des Analsphinkters nicht möglich.

▶ **Vorbereitung:**
  • Siehe auch S. 775. Harnblasenkatheter (s. S. 68). 2 Erythrozytenkonzentrate.
  • Präoperatives Markieren des Stomas: Lage des zukünftigen Stomas im Sitzen, im Liegen und im Stehen überprüfen und anzeichnen.

Operative Technik

▶ **Abdominaler Teil:**
  • *Schritt 1:* Untere mediane Laparotomie (S. 816).
  • *Schritt 2:* Revision des Abdomens: Lokale Operabilität? Metastasen?
  • *Schritt 3:* Mobilisieren des Sigmas.
  • *Schritt 4:* Durchtrennen des proximalen Sigmas oder des deszendosigmoidalen Übergangs. Keinen langen freien Sigmateil belassen, da dies einen späteren Prolaps der Sigmoidostomie begünstigt! Darmstümpfe desinfizieren, einpacken.
  • *Schritt 5:* Darstellen der Ureteren.

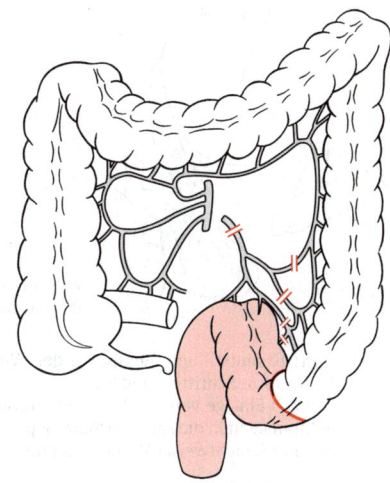

Abb. 46.44 · Resektionslinien für
Rektumamputation

- *Schritt 6:* Auslösen des Rektosigmoids und Rektums inkl. mesorektale Exzision:
  - Hinten stumpfes Vorarbeiten entlang der Fascia praesacralis.
  - Vorn Beckenbodenperitoneum semizirkulär inzidieren. Durchtrennen der Paraproktien zwischen Klemmen; Ligieren (Äste der Vasa iliaca interna!). Vorn teils stumpfes, teils scharfes Ablösen, beim Mann von den Samenblasen und der Prostata, bei der Frau vom Uterus und der Vagina. Zirkuläres Auslösen des Rektums zusammen mit dem perineal arbeitenden Operateur (s. unten). Präparation fortführen, bis das Präparat unten herausgezogen werden kann.
- *Schritt 7:* Omentum majus vom Querkolon ablösen. Rechte gastroepiploische Gefäße und Arkaden zum Magen durchtrennen (Abb. 46.45).
- *Schritt 8:* Verlagern der Omentumplombe retrokolisch durch eine Lücke im Mesocolon transversum in die sakrale Höhle.
- *Schritt 9:* Lockerer Verschluss des Beckenbodenperitoneums.
- *Schritt 10:* Terminale Sigmoidostomie (S. 862). Darm noch nicht eröffnen.
- *Schritt 11:* Einlage einer Douglas-Drainage.
- *Schritt 12:* Laparotomieverschluss (S. 817).
- ► **Perinealer Teil:** Durchführung, wenn möglich, durch ein 2. Operationsteam in Steinschnittlage. Beginn, wenn das Rektum von oben her mobilisiert wird.
- *Schritt 1:* Verschluss des Anus mit Tabaksbeutelnaht, Seide 0 oder 1.
- *Schritt 2:* Spindelförmiges Umschneiden des Anus mit dem Messer. Blutstillung mit dem Elektrokauter.
- *Schritt 3:* Einsetzen eines kleinen Wundspreizers. Das Rektum wird mit Schere und Pinzette zirkulär nach oben auspräpariert. Möglichst nahe an der Rektumwand bleiben, ohne diese zu verletzen. *Cave:* Nachbarorgane (Vagina, Urethra)! Ligieren der A. rectalis media und inferior.
- *Schritt 4:* Bei Einwachsen des Rektumkarzinoms in die Vagina bei der Frau muss die Vaginalhinterwand mitreseziert werden. Naht der Vagina mit synthetischem resorbierbarem Nahtmaterial.
- *Schritt 5:* Vervollständigung der Mobilisation zusammen mit dem intraabdominal arbeitenden Operateur (s. o., Schritt 6). Operationspräparat nach unten herausziehen.

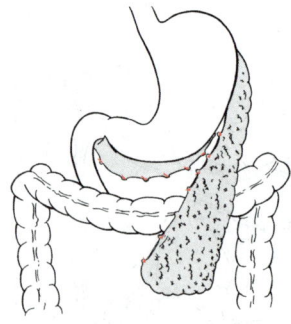

Abb. 46.45 · Gestieltes Omentum als Plombe in der sakralen Höhle

- *Schritt 6:* Blutstillung. Ausspülen der Wunde. Herunterziehen der Omentumplombe (s. o., Schritte 7 und 8).
- *Schritt 7:* Einlage von 2 gekreuzten, großlumigen Redon-Drainagen oder Saugspüldrainagen in die sakrale Höhle. Separate Hinausleitung.
- *Schritt 8:* Schichtweiser Wundverschluss.

Postoperative Komplikationen

▶ **Retraktion oder Stenose der Sigmoidostomie:** Siehe S. 862.
▶ **Infektion der sakralen Höhle:** Wenn antibiotisch nicht beherrschbar → Perineale Wunde eröffnen, säubern, sekundäre Wundheilung.
▶ **Perineale Infektion nach Vorbestrahlung:** Die Sekundärheilung der eröffneten Wunde dauert Monate.

46.36 Adrenalektomie

Grundlagen

▶ **Prinzip:** Exstirpation der Nebenniere in toto.
▶ **Indikationen:**
- *Phäochromozytom* (s. S. 466): Absolute Indikation (keine medikamentöse Langzeittherapie zur Verfügung).
- *Primärer Aldosteronismus* (s. S. 465):
  - *Absolute Indikation:* Adenom.
  - *Relative Indikation:* Bilaterale Hyperplasie.
- *Morbus Cushing* (s. S. 465):
  - *Absolute Indikation:* Adrenale Form (ein- oder doppelseitiger Nebennierenrindentumor).
  - *Relative Indikationen:*
  → Bilaterale Nebennierenrindenhyperplasie (hypophysenbedingt; Therapie der 1. Wahl ist die Hypophysenadenom-Resektion oder die totale Hypophysektomie).
  → Feinknotige familiäre Hyperplasie.
- *Inzidentalom* (hormoninaktiver Zufallsbefund) > 3 cm.
▶ **Vorbereitung:**
- *Phäochromozytom:*
  - Korrektur der Hypovolämie.
  - α-Rezeptorenblockade mit Phenoxybenzamin (Dibenzyran, Dibenzyline) 20 – 80 mg täglich.

- *Hyperaldosteronismus:* Korrektur der Hypokaliämie.
- *Cushing-Syndrom:*
  - Korrektur der Hypokaliämie.
  - Kortikosteroidsubstitution per infusionem ab Operationsbeginn.
- *Bilaterale Adrenalektomie:* Kortikosteroidsubstitution per infusionem ab Operationsbeginn (z. B. Hydrocortison 200 mg).
- *Blutkonserven:* Bereitstellung von 2 Erythrozytenkonzentraten.
- *ZVK* (s. S. 56): Anlage eines Zentralvenenkatheters.
- *Arterielle Kanüle* (s. S. 56): Kontinuierliche invasive Blutdruckmessung.

Operative Technik

▶ **Schritt 1:**
  - *Zugang für unilaterale Adrenalektomie:* Thorakoretroperitonealer Zugang ohne Eröffnen des Peritoneums oder laparoskopisch.
  - *Zugang für bilaterale Adrenalektomie:* Große mediane Laparotomie (S. 816), oder laparoskopisch beidseits (3 – 4 Trokare am Rippenbogen).

▶ **Schritt 2:** Freilegen der rechten Nebenniere:
  - Mobilisieren der Flexura hepatica coli und mediokaudales Abschieben.
  - Mobilisieren des Duodenums nach Kocher.
  - Befreien der Hinterfläche des rechten Leberlappens aus dem Retroperitoneum und Wegdrängen nach oben.

▶ **Schritt 3:**
  - Freipräparieren der rechten Nebenniere (mit umgebendem Fettgewebe, meist inkl. Pol der Capsula adiposa renis).
  - Ligieren und Durchtrennen der Arterien (aus A. renalis und/oder Aorta) und der Venen (münden links in die V. renalis, rechts direkt in die V. cava).
  - Bei Phäochromozytom Ligieren der Gefäße, bevor am Tumor manipuliert wird.
  - In-toto-Exstirpieren der Drüse.

▶ **Schritt 4:** Freilegen der linken Nebenniere:
  - Flexura lienalis coli mobilisieren (*cave:* Milzkapseleinriss), mediokaudal abschieben.
  - Pankreasschwanz und Milz sorgfältig anheben und abdrängen.

▶ **Schritt 5:**
  - Freipräparieren der linken Nebenniere (mit umgebendem Fettgewebe; meist inkl. Pol der Capsula adiposa renis).
  - Ligieren und Durchtrennen der Arterien (aus Aorta und A. renalis) und Venen (münden in V. renalis und V. phrenica inferior) (Abb. 46.46).
  - Exstirpieren der Drüse.

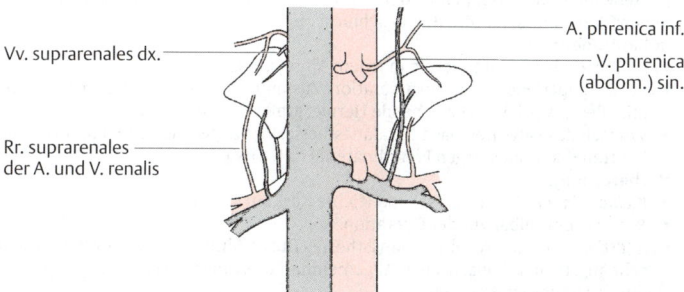

Vv. suprarenales dx.

A. phrenica inf.

V. phrenica (abdom.) sin.

Rr. suprarenales der A. und V. renalis

Abb. 46.46 · Gefäßanatomie der Nebennieren

► **Schritt 6:** Revision auf zusätzliche, extraadrenale Tumoren, insbesondere bei ungenügendem Befund an den Nebennieren sowie bei fehlendem Blutdruckabfall nach Phäochromozytomexstirpation.

► **Schritt 7:** Einlage eines Silikonkapillardrains in die Nebennierenloge, separates Hinausleiten. Reponieren der umgebenden Organe.

► **Schritt 8:** Schichtweiser Wundverschluss.

▶ *Beachte besonders:* Auslösung einer hypertensiven Krise durch intraoperative Palpation eines Phäochromozytoms möglich!

Nachbehandlung

► **Intensivtherapie:**
- *Monitoring:* Engmaschige, besser kontinuierliche Blutdrucküberwachung; ggf. Korrektur.
- *Bilanzierte Infusionstherapie* (s. S. 75) für 3 – 4 Tage.

► **Drainage:** Entfernung, sobald Sekret blutfrei, in der Regel am 2. oder 3. postoperativen Tag.

► **Kortisonsubstitutionstherapie:**
- Nach *einseitiger* Adrenalektomie wegen Hyperplasie und Adenom (vor allem Morbus Cushing) vorübergehende Substitutionstherapie, z. B. Hydrocortison 37,5 mg/d p. o. (für normalgewichtigen Erwachsenen).
- Nach *bilateraler* Adrenalektomie lebenslängliche Substitution.

► **Hautklammern/-fäden:** Entfernung am 10. postoperativen Tag, bei Morbus Cushing am 14. Tag (verzögerte Wundheilung!).

Postoperative Komplikationen

► **Addison-Krise:** Bei ungenügender peri- und postoperativer Kortikosteroidsubstitution nach bilateraler Adrenalektomie. Symptome: Übelkeit, Erbrechen, Hypotonie bis zu Schocksymptomatik, Verwirrtheit, evtl. aufsteigende Lähmungserscheinungen; ausgeprägte Elektrolytverschiebungen ($Na^+\downarrow$, $K^+\uparrow$). → Hydrocortison 100 mg i. v. als Kurzinfusion 6-stündlich.

46.37 Operation nach Shouldice

Grundlagen

► **Prinzip:** Reposition des Bruchinhalts und Resektion des indirekten bzw. Reposition des direkten Bruchsacks. Anatomiegerechte Rekonstruktion der Hinterwand des Leistenkanals durch Doppelung der Fascia transversalis mit Einengung der indirekten und Verschluss der direkten Bruchlücke.

► **Indikationen:**
- Im Prinzip jede Leistenhernie in jedem Alter (s. S. 452).
- Bei Risikopatienten: Nur Inkarzeration, Zustand nach Inkarzeration, Irreponibilität, Beschwerden verursachende Hernie, große Hernie.
- Wunsch des Patienten nach Lokalanästhesie, Verweigerung von Fremdmaterial, Kontraindikationen gegen Fremdmaterial (z. B. HIV).

► **Vorbereitung:**
- *Kleiner Einlauf* (Practo-Clyss) und leichte Kost am Vorabend.
- *Rasur:* Unmittelbar vor der Operation.
- *Anästhesie:* In der Regel Lokalanästhesie (Durchführung s. u.), bei Kindern und sehr ängstlichen Erwachsenen Allgemeinnarkose. *Alternative:* Spinale oder peridurale Leitungsanästhesie.

- *Prämedikation:* Z. B. mit Midazolam (Dormicum), 0,07 – 0,1 mg/kg KG plus Nicomorphin (z. B. Vilan) 0,1 mg/kg KG s.c.

Lokalanästhesie

▶ **Lokalanästhetikum:** 100 ml Mepivacain (Scandicain) 0,5 % + 5 ml POR 8 (Vasopressin).
▶ **Durchführung** (Abb. 46.47):
  - 3 Querfinger medial der Spina iliaca ant. sup. (Punkt À) die Nn. genitofemoralis, ilioinguinalis und iliohypogastricus subfaszial mit 10 ml Mepivacain anästhesieren.
  - Mit 5 ml auf dem Tuberculum pubicum (Punkt Á) und lateral davon den N. spermaticus ext. blockieren; zusätzlich 10 ml in den Skrotumhals injizieren.
  - Von beiden Injektionsstellen (À und Á) aus das Operationsfeld, insbesondere das Gebiet der vorgesehenen Hautinzision, subkutan rautenförmig unterspritzen.
  - Im Verlauf der Operation Infiltration des Peritoneums der Bruchlücke.

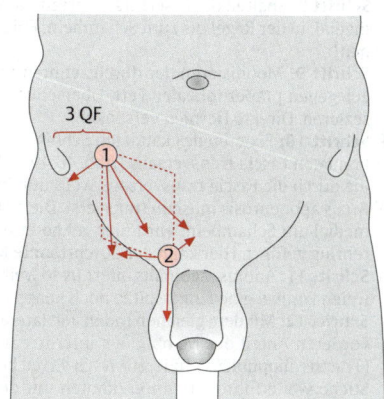

Abb. 46.47 · Lokalanästhesie für Inguinalhernien- und Femoralhernienoperation

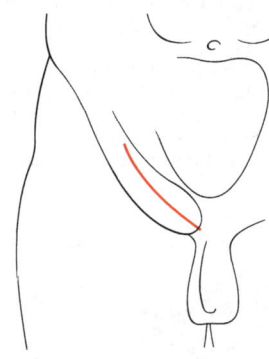

Abb. 46.48 · Hautschnitt für Inguinalhernien- und Femoralhernienoperation rechts

Operative Technik

▶ **Schritt 1:** Hautschnitt 1 – 2 cm kranial und parallel zum Leistenband, vom Tuberculum pubicum in Hautspaltrichtung nach lateral (s. Abb. 46.48).

▶ **Schritt 2:** Spalten der Externusaponeurose in Faserrichtung vom Anulus inguinalis externus nach lateral. Schonung des N. ilioinguinalis.

▶ **Schritt 3:** Anschlingen des Samenstrangs mit Bändchen.

▶ **Schritt 4:** Längsspalten der Kremasterhüllen und Exzidieren des Kremasters im Bereich des Leistenkanals.

▶ **Schritt 5:** Präparieren des Samenstranges am inneren Leistenring und Freilegen der Fascia transversalis. Präparieren des Bruchsacks und Ablösen vom Samenstrang bis in den inneren Leistenring hinein. Entfernen benachbarter Lipome unter vollständiger Befreiung und exakter Darstellung des inneren Leistenrings.

▶ **Schritt 6:** Durchstechungsligatur des indirekten Bruchsacks an der Basis und Abtragen.

▶ **Schritt 7:** Eingehen mit dem Zeigefinger in den inneren Leistenring und Unterfahren der Fascia transversalis in medialer Richtung.

▶ **Schritt 8:** Spalten der Fascia transversalis, am inneren Leistenring beginnend, nach medial, in der Regel bis zum Schambein. Epigastrische Gefäße darstellen und schonen!

▶ **Schritt 9:** Mobilisieren der durchtrennten Fascia transversalis von dem darunterliegenden präperitonealen Fett. Überschüssiges und brüchiges Fasziengewebe resezieren. Direkte Hernien versenken.

▶ **Schritt 10:** Fixieren des kaudalen Schnittrandes der Fascia transversalis hinter der kranialen Fascia transversalis (Abb. 46.49). Als Nahtlager dient die Rektusscheide, die durch die Fascia transversalis weiß durchscheint, sowie im lateralen Anteil der Arcus aponeurosis musculi transversi. Die Naht (3/0 monofil, resorbierbar) beginnt medial am Schambein, wird hier geknotet und fortlaufend bis zum inneren Leistenring geführt. Hier kann der durchtrennte M. cremaster mitgefasst werden.

▶ **Schritt 11:** Anulus inguinalis internus so weit einengen, dass neben dem kremasterfreien Funikel eine Fingerspitze noch knapp eingeführt werden kann.

▶ **Schritt 12:** Mit dem gleichen Faden von lateral nach medial zurücknähen, dabei den vorderen Anteil des M. obliquus internus an den tiefen Anteil des Leistenbandes (Tractus iliopubicus) fixieren. Nach Erreichen des Schambeinhöckers noch zwei Stiche weiterführen. Dann Verknoten mit dem lang gelassenen Ende der tieferen Naht.

▶ **Schritt 13:**
- Über dem Funikel fortlaufender Verschluss der Externusfaszie von lateral nach medial mit Vicryl 2/0. Medial Öffnung von Fingerkuppengröße neben dem Samenstrang belassen.
- *Variante* (selten notwendig): Subkutanverlagerung des Funikels (nach Kirschner) durch eine Öffnung im M. obliquus externus etwas lateral des inneren Leistenrings. Externusfaszie medial davon total verschließen.

▶ **Schritt 14:** Evtl. Einlage einer subkutanen Redon-Drainage, Subkutannaht.

▶ **Schritt 15:** Fortlaufende Intrakutannaht (s. S. 781).

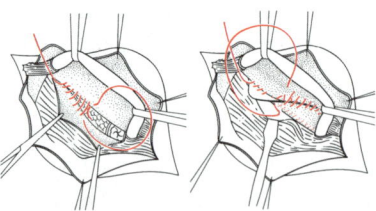

Abb. 46.49 · Transversalisplastik
rechts: 1. und 2. Schicht

▶ *Beachte besonders:*
- Funikelgefäße nicht einengen oder verletzen (venöse Stase, Skrotalhämatom!).
- Direkte Hernien sind häufig Gleithernien: Blase als Hernienwand.

Nachbehandlung

▶ Frühmobilisation.
▶ Thromboembolieprophylaxe (s. S. 103).
▶ Husten und Obstipation behandeln.
▶ **Drainage:** Sofern eingelegt, Entfernung am 2. postoperativen Tag.
▶ **Hautfäden:** Entfernen nach 10 Tagen, sofern nicht resorbierbar.
▶ **Arbeitsfähigkeit:**
- *Büroarbeit:* 100% nach 2 Wochen.
- *Leichte körperliche Arbeit:* Nach 3 Wochen.
- *Schwere körperliche Arbeit:* Nach 2 Monaten.
- Das Heben schwerer Lasten (>7 kg, z. B. Einkaufstasche) ist für 2 Monate unbedingt zu unterlassen!

Postoperative Komplikationen

▶ **Nachblutung:**
- Diffuse Blutung → Kühlende Auflagen.
- Umschriebene Blutung → ggf. Punktion, Ausräumung.
▶ **Subkutane Infektion** → Eröffnen, p.s.-Heilung.
▶ **Persistierende Schmerzen im Narbenbereich:** Schädigung des N. ilioinguinalis suchen.
▶ **Rezidivhernie** → Netzplastik von innen: total extraperitoneale endoskopische Plastik oder Operation nach Stoppa (S. 882, 455).

46.38 Operation nach Lichtenstein

Grundlagen

▶ **Prinzip:** Reposition des Bruchinhaltes und Resektion des indirekten bzw. Reposition des direkten Bruchsacks. Spannungsfreie Verstärkung der Hinterwand des Leistenkanals durch Polypropylennetz mit Einengung der indirekten und Verschluss der direkten Bruchpforte.
▶ **Indikation:**
- Im Prinzip jede Inguinalhernie in jedem Alter (s. S. 452).
- Keine Verweigerung oder Kontraindikation bezüglich Fremdmaterial.
- Wunsch nach Lokalanästhesie.
- Notwendigkeit der schnellen Belastbarkeit.
▶ **Kontraindikation:** Inkarzeration mit Nekrose des Bruchinhaltes.
▶ **Vorbereitung:**
- *Kleiner Einlauf* (Practo-Clyss) und leichte Kost am Vorabend.
- *Rasur:* Unmittelbar vor der Operation.
- *Anästhesie:* In der Regel Lokalanästhesie (Durchführung s. S. 877), bei Kindern und sehr ängstlichen Erwachsenen Allgemeinnarkose. *Alternative:* Spinale oder peridurale Leitungsanästhesie.
- *Prämedikation:* z. B. mit Midazolam (Dormicum), 0,07–0,1 mg/kg KG plus Nicomorphin (z. B. Vilan) 0,1 mg/kg KG s.c.
- *Perioperative Antibiotikaprophylaxe:* Amoxicillin (z. B. Augmentan) 2,2 g i. v., alternativ Cefuroxim (z. B. Zinacef) 1,5 g i. v.

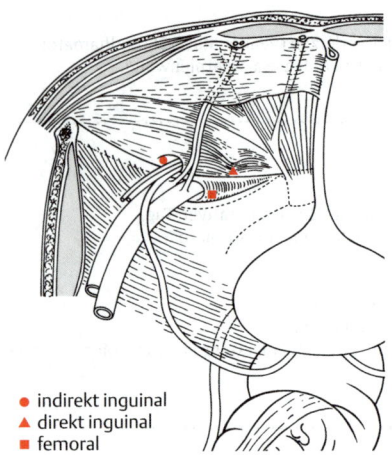

● indirekt inguinal
▲ direkt inguinal
■ femoral

Abb. 46.50 · Hinterseite der linken Inguinalregion mit den entscheidenden Strukturen und den 3 Bruchpforten (inguinal indirekt, inguinal direkt, femoral)

● Mit Techniken „von außen" werden mit Lotheissen/McVay alle 3 Bruchpforten, mit Shouldice und Lichtenstein die beiden inguinalen Bruchpforten verschlossen. „Von innen" werden durch Netzeinlage mit dem Techniken Transabdominal (TAP), Extraperitoneal (TEEP) und Stoppa alle 3 Bruchpforten abgedeckt, dazu auch noch Foramen obturatum.

Operative Technik

▶ **Schritt 1:** Hautschnitt 1 – 2 cm kranial und parallel zum Leistenband, vom Tuberculum pubicum in Hautspaltrichtung nach lateral (Abb. 46.48).
▶ **Schritt 2:** Spalten der Externusaponeurose in Faserrichtung vom Anulus inguinalis externus nach lateral. Schonung des N. ilioinguinalis.
▶ **Schritt 3:** Anschlingen des Samenstranges mit Bändchen.
▶ **Schritt 4:** Präparieren des Samenstranges am inneren Leistenring und Freilegung der Fascia transversalis. Präparieren des Bruchsackes und Ablösen vom Samenstrang bis in den inneren Leistenring hinein. Entfernen benachbarter Lipome unter vollständiger Befreiung und exakter Darstellung des inneren Leistenringes.
▶ **Schritt 5:** Durchstechungsligatur und Abtragung des indirekten Bruchsackes an der Basis.
▶ **Schritt 6:** Reposition und Einstülpen des direkten Bruchsackes. Bei großem Bruchsack Fixation durch Tabaksbeutelnaht an der Basis mit resorbierbarem Faden 3/0.
▶ **Schritt 7:** Anpassen eines Polypropylennetzes (Marlex) von 5 × 10 cm. Fixation des Netzes am Lig. lacunare beginnend nach lateral am Leistenband bis ca. 2 cm über den inneren Leistenring hinaus mit fortlaufender Naht (Prolene 2/0).
▶ **Schritt 8:** Längsinzision lateral im Netz bis unmittelbar medial des inneren Leistenringes (Abb. 46.51). Durchzug der oberen äußeren Netzecke unter dem Samenstrang hindurch nach kranial.
▶ **Schritt 9:** Medial beginnend wird der obere Netzrand bis lateral des inneren Leistenrings mit fortlaufender Naht (Prolene 2/0) an der Rektusscheide und am Unterrand des M. obliquus internus unter Fassen des Arcus tendineus fixiert.
▶ **Schritt 10:** Überkreuzen der beiden lateralen Lappen des Netzes und Vernähen derselben mit 2 – 3 EKN lateral des inneren Leistenrings so, dass neben dem durch

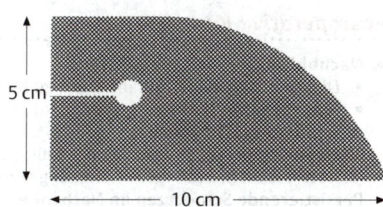

Abb. 46.51 · Netzkonfektion
(rechts) mit der Aussparung für den
Funikel

5 cm

10 cm

die Netzlücke durchtretenden Samenstrang noch Platz für eine Fingerkuppe bleibt
(Abb. 46.52).

► **Schritt 11:** Über dem Funikel fortlaufender Verschluss der Externusaponeurose von
lateral nach medial mit Vicryl 2/0. Medial Öffnung von Fingerkuppengröße neben
dem Samenstrang belassen.

► **Schritt 12:** Evtl. Einlage einer subkutanen Redon-Drainage, Subkutannaht.

► **Schritt 13:** Fortlaufende Intrakutannaht (s. S. 781).

◼ *Beachte besonders:* Funikelgefäße nicht einengen oder verletzen (venöse Stase,
Skrotalhämatom!).

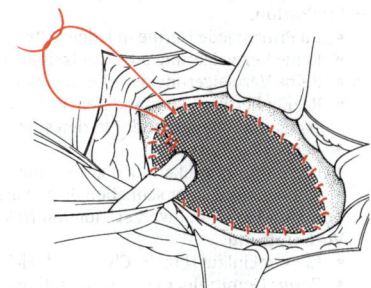

Abb. 46.52 · Einnähen des Kunststoffnetzes beim spannungsfreien Hernien-
verschluss nach Lichtenstein rechts

Nachbehandlung

► Frühmobilisation.

► Thromboembolieprophylaxe (s. S. 103).

► Husten und Obstipation behandeln.

► **Drainage:** Sofern eingelegt Entfernung am 2. postoperativen Tag.

► **Hautfäden:** Die Intrakutannaht muss nicht entfernt werden.

► **Arbeitsfähigkeit:**
  • *Büroarbeit:* 50% nach 1 Woche, 100% nach 2 Wochen.
  • *Leichte körperliche Arbeit:* Nach 2 Wochen.
  • *Schwere körperliche Arbeit:* Nach 3 Wochen.
  • Das Heben schwerer Lasten (> 7 kg, z. B. Einkaufstasche) ist für 3 Wochen unbe-
    dingt zu unterlassen!

Postoperative Komplikationen

- ► **Nachblutung:**
  - *Diffuse* sub- und intrakutane Blutung: Nicht behandlungsbedürftig.
  - *Umschriebene* Blutung → Ggf. Punktion; operative Ausräumung größerer umschriebener Hämatome.
- ► **Netzinfektion** → Einlage einer Saugspüldrainage, antibiotische Abdeckung (s. S. 110); kann hiermit keine Abheilung erzielt werden, Entfernung des Netzes.
- ► **Persistierende Schmerzen im Narbenbereich:** Schädigung des N. ilioinguinalis.
- ► **Rezidivhernie** → Netzplastik von innen, total extraperitoneale endoskopische Plastik oder Operation nach Stoppa (S. 455).

46.39 Total extraperitoneale endoskopische Netzplastik

Grundlagen

- ► **Prinzip:** Reposition des Bruchinhaltes und Verschluss sämtlicher Bruchpforten (inguinal direkt, indirekt, femoral und Obturatoria) durch Abdecken mit präperitoneal eingelegtem, großem Polypropylennetz = TEP.
- ► **Indikation:**
  - Im Prinzip jede Hernie in jedem Alter (s. S. 450, 744).
  - Keine Verweigerung oder Kontraindikation bezüglich Fremdmaterial.
  - Keine Verweigerung der Allgemeinanästhesie.
  - Rezidivhernien nach anderen Verfahren, insbesondere wenn schon Verfahren „von außen" angewandt worden sind.
  - Beidseitige Hernien.
  - Keine Kontraindikationen gegen endoskopische Verfahren.
  - Notwendigkeit der schnellen Belastbarkeit.
- ► **Kontraindikation:** Inkarzeration mit Nekrose des Bruchinhaltes.
- ► **Vorbereitung:**
  - Kleiner Einlauf (Practo-Clyss) und leichte Kost am Vorabend.
  - *Rasur:* Unmittelbar vor der Operation.
  - *Anästhesie:* Allgemeinanästhesie.
  - *Harnblasenkatheter* (s. S. 68).
  - *Perioperative Antibiotikaprophylaxe:* Amoxicillin (z. B. Augmentan) 2,2 g i. v., alternativ Cefuroxim (z. B. Zinacef) 1,5 g i. v.

Operative Technik

- ► **Schritt 1:** Rückenlage, Trendelenburg-Lagerung, beide Arme am Körper anliegend.
- ► **Schritt 2:** Kleine Inzision am Nabel auf der Seite der Hernie. Freilegung der Rektusscheide und quere Inzision des vorderen Blattes von 1 cm Länge.
- ► **Schritt 3:** Abschieben des M. rectus nach lateral. Vorschieben des stumpfen Führungsstabes medial und hinter dem M. rectus auf dem hinteren Blatt der Rektusscheide bis zur Symphyse.
- ► **Schritt 4:** Einführen eines 10-mm-Trokars über den Führungsstab. Stab entfernen und durch 30-Optik ersetzen.
- ► **Schritt 5:** Mit der Kamera unter Sicht lockere Verwachsungen zwischen M. rectus und hinterem Faszienblatt („Angel hair") lösen und Platz schaffen.
- ► **Schritt 6:** Etwa 6 cm unter dem Nabel kleine Inzision paramedian, auf der Gegenseite Einführen eines 5-mm-Trokars in die Rektusscheide.

► **Schritt 7:** Stumpfes Abschieben des M. rectus vom hinteren Faszienblatt auf ganzer Länge mit einem Tupfer. *Achtung:* Die A. epigastrica inf. muss dabei am Muskel verbleiben.

► **Schritt 8:** Stumpfes Abschieben des Peritonealsackes und der Blase von der vorderen Abdominalwand und von der Beckenschaufel.

► **Schritt 9:** Längsinzision des hinteren Faszienblattes an der lateralen Fixation der Linea arcuata.

► **Schritt 10:** Unter Gegendruck von innen mit einem Tupfer lateral am Apex der geschaffenen Höhle unter Sicht ein 5-mm-Trokar führen.

► **Schritt 11:** Stumpfes, zirkuläres Auspräparieren des Samenstranges mit dem begleitenden indirekten Bruchsack mit 2 Dissektoren.

► **Schritt 12:** Fassen des Bruchsackes und Reposition aus dem Inguinalkanal. Anschließend teils stumpfes, teils scharfes Abpräparieren des Bruchsackes bis zum Hals.

► **Schritt 13:** Parietalisieren des Funikels und der Testikulargefäße, d. h. Ablösen vom Peritoneum, bis die Strukturen spannungsfrei langstreckig frei liegen.

► **Schritt 14:** Der direkte Bruchsack wird stumpf aus der Bruchlücke befreit. Bei großen direkten Brüchen sollte zur Vermeidung von Seromen die Faszia transversalis von innen gefasst und mit Staplern an der Bauchwand fixiert werden.

► **Schritt 15:** Darstellung des Lig. Cooperi und der Vorderfläche des M. psoas.

► **Schritt 16:** Eine Fasszange wird durch den kleinen Trokar hinein und durch den großen wieder nach außen geführt. Fassen des Polypropylennetzes von 12 × 15 cm an der zickzackförmig gefalteten Schmalseite und Vorschieben in den Kameratrokar.

► **Schritt 17:** Nachschieben mit der Optik und Platzierung der medialen unteren Ecke etwa 2 cm unterhalb und medial des Lig. Cooperi. Fixation des Netzes mit Stapler am Lig. Cooperi.

► **Schritt 18:** Ausbreiten des Netzes und leichtes Anspannen der unteren Kante über Funikel und Testikulargefäßen. Fixation der medialen oberen Ecke sowie der lateralen und oberen Kante oberhalb der Linea terminalis mit Stapler. *Cave:* Nervenläsionen mit Staplern unterhalb dieser Grenze (Nn. femoralis, ilioinguinalis, iliohypogastricus), Verletzung der A. epigastrica inf.!

► **Schritt 19:** Bei bilateraler Hernie gleiches Vorgehen auf der Gegenseite unter Verwendung derselben Zugänge.

► **Schritt 20:** CO_2 entweichen lassen, Entfernung der Trokare. Naht der vorderen Rektusscheide am Nabel und der Faszie an der paramedianen Inzision.

► **Schritt 21:** Hautnaht sämtlicher Inzisionen.

▣ *Beachte besonders:*
- Funikelgefäße nicht einengen (Unterkante des Netzes nur leicht anspannen!) oder verletzen (Parietalisation).
- Peritonealdefekte verschließen (Adhäsionen!).
- Gasverlust ins Abdomen führt zu starker Verengung des Operationsgebietes. Einführen einer Verres-Nadel durch die umbilikale Inzision.

Nachbehandlung

► Frühmobilisation, Thromboembolieprophylaxe (s. S. 103), Husten und Obstipation behandeln.

► **Hautfäden:** Entfernung am 8.–10. postoperativen Tag.

► **Arbeitsfähigkeit:**
- *Büroarbeit:* 50% nach 1 Woche, 100% nach 2 Wochen.
- *Leichte körperliche Arbeit:* Nach 1 Woche.
- *Schwere körperliche Arbeit:* Nach 2 Wochen.

Postoperative Komplikationen

▸ **Netzinfektion:** Sehr selten. → Einlage einer Saugspüldrainage, antibiotische Abdeckung (s. S. 110); hiermit wird in den meisten Fällen eine Abheilung erzielt.
▸ **Rezidivhernie:** Folge eines zu klein gewählten Netzes oder einer ungenügenden Fixation des Netzes.

46.40 Nabelhernienoperation

Grundlagen

▸ **Prinzip:** Reposition des Inhalts, Resektion des Bruchsacks und Faszienverschluss.
▸ **Indikationen:**
  ● Kinder: Jede Nabelhernie (s. S. 458).
  ● Erwachsene: Hernien über Kirschgröße, mit Tendenz zu Wachstum oder mit Beschwerden (s. S. 459).
  ● Inkarzeration oder Zustand nach Inkarzeration.
▸ **Vorbereitung – Anästhesie:** Allgemein- oder Lokalanästhesie.

Operative Technik

▸ **Schritt 1:** Rückenlage. Lordosieren durch Kissen.
▸ **Schritt 2:** Hautschnitt:
  ● *Kleinere Hernien:* Bogenförmige horizontale, je nach Topographie kraniale oder kaudale Umschneidung des Nabels.
  ● *Große Hernien:* Bogenförmige vertikale Umschneidung des Nabels.
▸ **Schritt 3:** Darstellen der Faszie links und rechts des Bruchsacks. Unterfahren des Bruchsacks (Abb. 46.53).

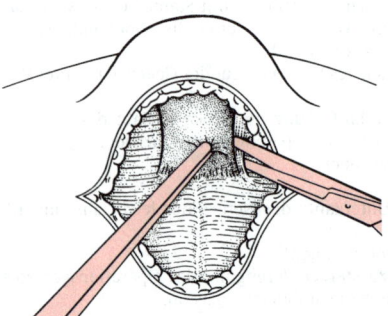

Abb. 46.53 · Freipräparieren des Bruchsacks einer Nabelhernie

▸ **Schritt 4:** Nabel vom Bruchsack ablösen, Hautnabel aufklappen.
▸ **Schritt 5:** Faszie zirkulär darstellen. Faszienlücke freipräparieren. Wenn notwendig, Erweitern der Faszienlücke durch Längsinzision.
▸ **Schritt 6:** Bruchsack eröffnen. Adhäsionen lösen, stark adhärentes Netz evtl. resezieren, übrigen Inhalt reponieren. Liegt nur ein präperitoneales Lipom vor, wird dieses abgetragen oder subfaszial versenkt.
▸ **Schritt 7:** Bruchsack resezieren.
▸ **Schritt 8:** Peritoneum mit resorbierbarem Nahtmaterial 2/0 quer verschließen.
▸ **Schritt 9:** Verschließen der Faszie:

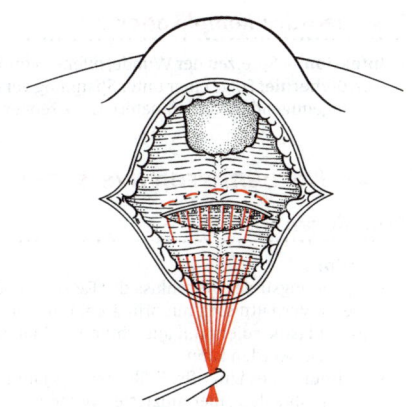

Abb. 46.54 · Querer Faszienverschluss mit Fasziendoppelung bei
Nabelhernie

- *Kinder:* Einfacher Querverschluss, Einzelknopfnähte.
- *Erwachsene:* Querverschluss mit Fasziendoppelung; Fasziennaht lateral schon im Gesunden beginnen (Abb. 46.54).
- *Nahtmaterial:*
  - 1. Schicht: Nichtresorbierbarer monofiler Faden (Prolene u. a.), bei Kindern 0–3/0, bei Erwachsenen 1 (s. auch S. 779).
  - 2. Schicht: Synthetischer resorbierbarer Faden (Dexon, Vicryl), bei Kindern 0–3/0, bei Erwachsenen 1 (s. auch S. 779).
- ▶ **Schritt 10:** Inversion des Hautnabels, Fixieren an der Faszie mit resorbierbarem Faden. *Cave:* Haut nicht durchstechen!
- ▶ **Schritt 11:** Bei größeren Hernien Einlage einer Redon-Drainage.
- ▶ **Schritt 12:** Subkutannähte.
- ▶ **Schritt 13:** Hautnähte (s. S. 781).
- ◼ *Beachte besonders:*
  - Bei *großen Hernien* und bei Rezidiven Verschluss nach den Prinzipien der Narbenhernienoperation (s. S. 888).
  - Bei *sehr großen Hernien*, insbesondere bei solchen mit erodierter Haut, evtl. Exzision des Hautnabels angezeigt. Mit dem Patienten vorbesprechen (kosmetisches Problem!).

Nachbehandlung

- ▶ **Bauchbinde:** Bei großen Hernien und adipösen Patienten breite Bauchbinde oder Korsett bis zum sicheren Abschluss der Wundheilung.
- ▶ Frühmobilisation.
- ▶ Thromboembolieprophylaxe (s. S. 103).
- ▶ Husten und Obstipation behandeln.
- ▶ **Drainage:** Entfernung am 1. postoperativen Tag.
- ▶ **Hautfäden:** Die Intrakutannaht muss nicht entfernt werden.
- ▶ **Arbeitsfähigkeit:** Entlassung am 2. oder 3. postoperativen Tag; leichte Arbeit ab 7. postoperativen Tag; volle Belastung ab 14. postoperativen Tag.

Postoperative Komplikationen

▶ **Infektion** → Spreizen der Wunde, offene Wundbehandlung.
▶ **Rezidivhernie:** Folge einer unter Spannung verschlossenen Faszie oder ausgedünnten ungenügenden Faszienmaterials. → Reoperation wie Narbenhernie.

46.41 Narbenhernienverschluss

Grundlagen

▶ **Prinzip:**
- Spannungsfreier Verschluss der Faszien- und Muskelschichten bei absolut sauberen Verhältnissen mit primärem Hautverschluss.
- Netzplastik, sofern mit autochthonem Material kein spannungsfreier Verschluss erreicht werden kann.
- Zeitpunkt des Eingriffs: Frühestens $1/2$ Jahr nach Operation oder Unfall bzw. völligem Abheilen einer infizierten Wunde.
▶ **Indikationen:** Im Prinzip jede Narbenhernie. Insbesondere Narbenhernien, die Beschwerden verursachen sowie kleine Hernien (s. S. 459).
▶ **Vorbereitung:**
- Sanierung aller auch nur fraglichen Fadengranulome.
- Sanierung von Hauteffloreszenzen.

Operative Technik

▶ **Konventionelles Vorgehen:**
- *Schritt 1:* Exzision der Hautnarbe.
- *Schritt 2:* Darstellen der Faszie oder des Muskelrandes und des Übergangs zwischen dem echten Faszienrand und einer evtl. vorhandenen Pseudofaszie auf dem Bruchsack.
- *Schritt 3:* Eröffnen des Bruchsacks.
- *Schritt 4:* Ablösen des im Bruchsack verwachsenen Darms. Evtl. Resezieren des stark verwachsenen Netzes.
- *Schritt 5:* Sparsames Resezieren des Bruchsacks.
- *Schritt 6:* Weitere Präparation der Faszienränder, falls notwendig. Ablösen des Peritoneums und der Subkutis.
- *Schritt 7:* Peritonealverschluss unter Verwendung der Ränder des abgetragenen Bruchsacks.
- *Schritt 8:* Verschluss der Faszien- und Muskelschicht: Bei schmaler Bruchlücke Direktverschluss, wenn möglich mit Fasziendoppelung (Abb. 46.55) mit synthetischem, nicht resorbierbarem Faden (Prolene) Nr. 1, Einzelknopfnähte.

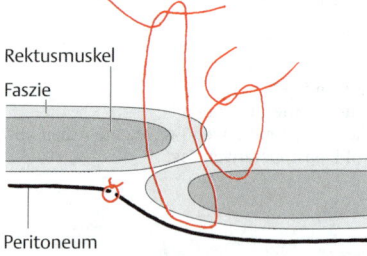

Rektusmuskel

Faszie

Peritoneum

Abb. 46.55 · Fasziendoppelung bei Narbenhernienverschluss in der Mittellinie. Gleicher Verschluss (Gilet-Verschluss) bei Nabelhernie des Erwachsenen und bei epigastrischer Hernie

- *Schritt 9:* Einlage einer Redondrainage.
- *Schritt 10:* Evtl. Subkutannähte. Hautnähte (s. S. 781).

▶ **Vorgehen bei breiter, nicht oder nur unter Spannung zu verschließender Bruchlücke mit Kunststoff-Netz in Sublay-Technik:**

- *Schritte 1 – 5:* Wie oben.
- *Schritt 6:* Freipräparieren der Ränder der Bruchpforte (vernarbte Faszie) beidseits mit Entfernen von Resten des Bruchsacks.
- *Schritt 7:* Ablösen der Subkutis von der Vorderseite der Faszie auf 2 cm Breite. Inzision der narbigen Bruchlückenkante bis auf die Rektusmuskulatur.
- *Schritt 8:* Abpräparieren des hinteren Faszienblatts mitsamt Peritoneum von der Muskulatur.
- *Schritt 9:* Abpräparieren des vorderen Faszienblatts von der Muskulatur, ebenfalls auf ca. 2 cm Breite.
- *Schritt 10:* Verschluss der hinteren Schicht (Peritoneum und hinteres Faszienblatt) mit fortlaufender, monofiler resorbierbarer Naht, 0 oder 2/0. Nach Fertigstellung noch nicht knoten und nicht anziehen!
- *Schritt 11:* Platzieren eines entsprechend zurechtgeschnittenen Vypro-Netzes zwischen hinteres Faszienblatt und Muskulatur. Fixation mit nicht resorbierbaren U-Nähten, die transmuskulär durchgestochen werden. Der Abstand von Naht zu Naht sollte ca. 15 mm betragen. Alternative: Fixation des Netzes auf dem hinteren Faszienblatt mit 2 – 0 Prolene EKN.

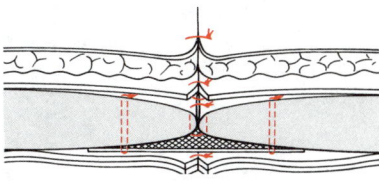

Abb. 46.56 · Narbenhernienverschluss mit Kunststoffnetz: Platzierung des Netzes zwischen die Muskulatur und das hintere Faszienblatt

- *Schritt 12:* Anziehen und Knoten der fortlaufenden Naht des hinteren Faszienblatts.
- *Schritt 13:* Readaption der Muskulatur mit lockeren, resorbierbaren Einzelknopfnähten.
- *Schritt 14:* Einlage einer Redon-Drainage auf das Netz, transkutanes Herausleiten der Drainage.
- *Schritt 15:* Verschluss des vorderen Faszienblatts mit fortlaufender Naht, resorbierbarer Faden.
- *Schritt 16:* Einlage einer subkutanen Redon-Drainage.
- *Schritt 17:* Subkutan- und Hautnähte.

▶ **Beachte besonders:**

- Der Darm kann direkt unter der Haut liegen, insbesondere bei großen postoperativen Narbenhernien (Abb. 26.8, S. 461). Deshalb Vorsicht beim Eröffnen der Narbe!
- Wird wider Erwarten ein Fadengranulom oder anderes Granulom angetroffen, wird dieses exzidiert und die Operation abgebrochen. Wunde p. s. heilen lassen, Radikaloperation zu einem späteren Zeitpunkt.

Nachbehandlung

► Korsett: Bei großen Hernien oder adipösen Patienten Korsett bis zum sicheren Abschluss der Wundheilung (3 – 4 Wochen).
► Thromboembolieprophylaxe (s. S. 103).
► Husten und Obstipation behandeln.
► Drainagen: Redon-Drainagen lange belassen (3 – 5 Tage).
► Hautnähte: Entfernung nach 10 Tagen.
► Arbeitsfähigkeit: Leichte Arbeit nach 3 Wochen; schwere körperliche Arbeit nach 3 Monaten.

Postoperative Komplikationen

► **Sekretansammlung auf dem Kunststoffnetz:** Folge zu früh entfernter Drainagen. → Evtl. Punktion.
► **Infektion:**
  • *Rein subkutane* Infektion → Spreizen der Wunde, offene Behandlung.
  • *Tiefer reichende, das Netz mitbeteiligende* Infektion → Einlage einer Saugspüldrainage, antibiotische Abdeckung, z. B. mit Amoxicillin (Augmentan) 3 × 2,2 g als Kurzinfusion i. v.

47 Proktologie

47.1 Laparoskopische Rektopexie

Grundlagen

▶ **Prinzip:** Fixation des reponierten Rektums am Sakrum. Die Behandlung des Prolapses behebt bei der Hälfte der Patienten auch die Inkontinenz.
▶ **Indikation:** Rektalprolaps und Anorektalprolaps des Erwachsenen (s. S. 485).
▶ **Vorbereitung:**
  • Wie für Dickdarmoperationen.
  • Stuhlregulation: Bereits Wochen vor der Operation.
  • Harnblasenkatheter (s. S. 68).

Operative Technik

▶ **Schritt 1:** Rückenlage mit extremer Trendelenburg-Lage. Rechter Arm ausgelagert, linker Arm anliegend.
▶ **Schritt 2:** Inzision oberhalb des Nabels und Einbringen eines 10-mm-Trokars. Anlage des Pneumoperitoneums durch Insufflation von CO_2 (s. S. 816).
▶ **Schritt 3:** Einbringen von zwei 12-mm-Trokaren in den rechten und eines 5-mm-Trokars in den linken Unterbauch unter laparoskopischer Sicht. Die 4 Trokare bilden einen nach unten offenen Halbkreis.
▶ **Schritt 4:** Bei Patientinnen Fixierung von Uterus und Adnexen mit einer Naht an der vorderen Bauchdecke.
▶ **Schritt 5:** Hochschieben der Dünndarmschlingen in den Oberbauch.
▶ **Schritt 6:** Inzision der Serosa über der Aortenbifurkation.
▶ **Schritt 7:** Darstellung der A. sigmoidea und A. rectalis superior.
▶ **Schritt 8:** Darstellen der Ureteren und teils stumpfes, teils scharfes Ablösen des rektosigmoidalen Übergangs vom Promontorium sowie Mobilisation aus der Sakralhöhle. Plexus hypogastricus schonen!
▶ **Schritt 9:** Inzision des Peritoneums entlang dem Rektosigmoid rechts.
▶ **Schritt 10:** Unter Anheben des Sigmas nach ventral werden die Adhäsionen von rechts her entlang dem Mesorektum gelöst.
▶ **Schritt 11:** Inzision des Peritoneums links entlang dem Rektosigmoid.
▶ **Schritt 12:** Lösen des gesamten Rektums dorsal aus der Sakralhöhle bis zum Beckenboden.
▶ **Schritt 13:** Ein Polypropylen-Netz von 10×6 cm wird eingebracht und mit 3 Prolenenähten in der Mittellinie an der Waldeyer-Faszie fixiert. Die beiden losen Kanten des Netzes werden beidseits des nach kranial angespannten Rektums nach vorne gebracht und dort mit Einzelknopfnähten fixiert, wobei $1/3$ der Zirkumferenz vorne frei bleiben muss.
  • *Alternative:* Direkte Naht des hochgezogenen Mesorektums an die Waldeyer-Faszie.
▶ **Schritt 14:** Peritonealisieren.
▶ **Schritt 15:** Bei langem Sigma Sigmaresektion.
▶ **Schritt 16:** Entfernen der Trokare unter Sicht nach Einlage eines Silikonkapillardrains.
▶ **Schritt 17:** Faszien- und Hautnaht sämtlicher Inzisionen.

Nachbehandlung

▸ Bilanzierte Infusionstherapie (s. S. 75).
▸ **Kostaufbau:** Trinken ab 1. postoperativen Tag; ab 2. postoperativen Tag flüssige Kost, ab 5. postoperativen Tag Übergang auf feste Kost; ggf. auch früher möglich (Patientenakzeptanz, keine Dünndarmparalyse).
▸ **Abführen:** Bei Bedarf leicht abführende Mittel. Paraffinöl 1 – 2 Teelöffel ab 2. Tag.
▸ **Hautklammern/-nähte:** Entfernung siehe S. 36.

Postoperative Komplikationen

▸ **Entleerungsstörungen** aufgrund postoperativ vermindertem Defäkationsreiz → langfristig geplante diätetische Maßnahmen zur Stuhlregulierung.
▸ **Persistenz einer Inkontinenz:** → Biofeedback-Training, Sphinkterrekonstruktion, sakrale Nervenstimulation.

47.2 Sphinkterrekonstruktion

Grundlagen

▸ **Prinzip:** Überlappung der bindegewebigen Sphinkterstümpfe. Sphincter ani internus und externus gemeinsam nähen.
▸ **Indikationen:** Dammriss, iatrogene Sphinkterverletzung, Pfählungsverletzung.
▸ **Kontraindikation:** Zusätzlicher Innervationsverlust (z. B. Querschnittlähmung).
▸ **Vorbereitung:**
• Normalisierung der Stuhlkonsistenz, Behebung einer Obstipation.
• Hoher Einlauf: Am Vorabend oder orthograde Darmspülung.
• Klystier: Präoperativ.

Operative Technik

▸ **Schritt 1:** Steinschnittlagerung.
• Zirkuläre Inzision auf Höhe der Linea anocutanea.
• *Aufgehobener Damm nach Geburtstrauma:* Querinzision zwischen Linea anocutanea und Introitus vaginae.
▸ **Schritt 2:** Ablösen der Narbe, Haut und Mukosa von der Unterlage.
▸ **Schritt 3:** Darstellen von 1 – 2 cm der Muskelstümpfe. Narbengewebe belassen!
▸ **Schritt 4:**
• Radiäre Inzision zwischen den Stümpfen im narbigen Bereich.
• *Alternative:* Narbengewebe S-förmig ohne Durchtrennung über die Muskelstümpfe falten.
▸ **Schritt 5:** U-förmige Nähte der überlappenden Narbenmuskelstümpfe des Sphincter externus mit Prolene (Surgilene 2/0) und auf diese Weise Adaption der Internusstümpfe. Knoten auf der Außenseite.
▸ **Schritt 6:** Vollständige Deckung der Rekonstruktion durch spannungsfreie Hautnähte. Evtl. lokale Verschiebeplastik.
▸ **Beachte besonders:** Artifizielle Hautdefekte nicht verschließen, sondern durch geeigneten Schnitt mit Inzision vereinigen.

Nachbehandlung

▸ **Kost:** Ballaststofffreie Ernährung für 3 Tage.
▸ **Abführen:** Leichtes Abführmittel (z. B. Paraffinöl) am 3. postoperativen Tag.
▸ **Hinweis:** Harte, große Kotballen müssen vermieden werden (Aufnahme von reichlich Flüssigkeit zu den Mahlzeiten!).

► **Beckenbodentraining:** Die Langzeitergebnisse sind mit regelmäßigem Training besser.

Postoperative Komplikationen

► **Unvollständige Behebung der Inkontinenz** → Beckenbodentraining. Evtl. sakrale Nervenstimulation.
► **Persistierende Inkontinenz wegen zerstörtem Sphinkter** → Ersatz des Sphinkters durch autologen Skelettmuskel (z. B. dynamische Grazilisplastik).

47.3 Analfistelsanierung

Grundlagen

► **Prinzip:**
- Spalten der Fistel auf der ganzen Länge distal der Linea dentata, soweit dies ohne Verletzung der Puborektalisschlinge und wesentlicher Sphinkteranteile möglich ist. Sekundär heilen lassen.
- Fistulektomie und Lappendeckung der inneren Fistelöffnung.
► **Indikation:** Jede Analfistel, insbesondere bei Z.n. Perianalabszess (s. S. 490).
► **Vorbereitung:**
- Rasch abführender tiefer Einlauf (z. B. Practo-Clyss) 2 Stunden präoperativ.
- Für Lappenplastik: Wie Kolonresektion.
- Anästhesie: Allgemeinnarkose oder rückenmarknahe Leitungsanästhesie.

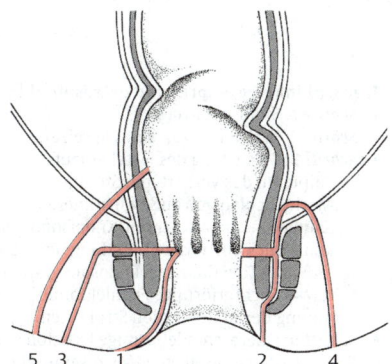

Abb. 47.1 · Topographie der Analfisteln: 1 subkutan; 2 intersphinkter; 3 transsphinkter; 4 supralevatorisch; 5 extrasphinkter

Operative Technik

► **Subkutane und intersphinktere Fisteln** (Abb. 47.1):
- *Schritt 1:* Steinschnittlage.
- *Schritt 2:* Evtl. Einsetzen eines Spreizers.
- *Schritt 3:* Ermittlung des Fistelverlaufs:
  - Palpieren des verhärteten Stranges.
  - Methylenblau von außen instillieren.

– Sondieren von außen mit Knopfsonde. Sondieren von innen mit Kryptenhaken. Druck auf äußere Mündung: Evtl. Entleeren nach innen.

▶ *Hinweis:* Für den Verlauf *Goodsall-Regel* beachten: Fisteln mit äußerer Öffnung dorsal der Horizontallinie verlaufen bogenförmig und münden bei 6 Uhr in den Analkanal. Fisteln mit perianaler Öffnung ventral verlaufen geradlinig auf den Analkanal zu. Besser: Endosonographie.

● *Schritt 4:* Spalten der Fistel mit dem Messer oder Elektrokauter über der eingelegten Rillensonde. Die Sphinkteren dürfen nur senkrecht zur Faserrichtung in einem Zuge durchtrennt werden (Abb. 47.2).
● *Schritt 5:* Trimmen der überhängenden Ränder.
● *Schritt 6:* Einfacher Verband.

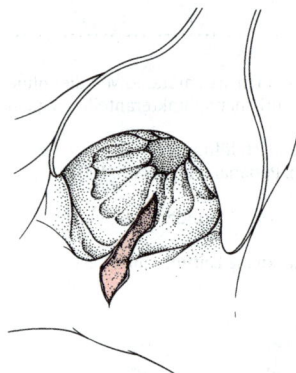

Abb. 47.2 · Gespaltene intersphinktere Fistel

▶ **Transsphinktere, supra- und extrasphinktere Fisteln:**
● *Schritt 1:* Steinschnittlage.
● *Schritt 2:* Evtl. Einsetzen eines Spreizers.
● *Schritt 3:* Ermittlung des Fistelverlaufs:
  – Palpieren des verhärteten Stranges.
  – Methylenblau von außen instillieren.
  – Sondieren von außen mit Knopfsonde. Sondieren von innen mit Kryptenhaken. Druck auf äußere Mündung: Evtl. Entleeren nach innen.
  ▶ *Hinweis:* Zuverlässiger: Endosonographie. *Goodsall-Regel* beachten (s. o.)!
● *Schritt 4:* Trichterförmige Fistulektomie bis zur inneren Öffnung unter maximaler Schonung der umliegenden Strukturen.
● *Schritt 5:* Quere, spindelförmige Exzision der inneren Fistelöffnung.
● *Schritt 6:* Präparieren eines Mukosamuskellappens (Internus resp. Ringmuskulatur der Ampulla recti).
● *Schritt 7:* Naht der Muskulatur auf die äußere Fistelöffnung (Vicryl 4/0).
● *Schritt 8:* Mukosalappeneinnaht mit Maxon oder Monocryl 4/0, EKN.
▶ **Sehr hohe transsphinktere und supralevatorische Fisteln:**
● Internusspaltung und Hautexzision bis auf den Sphinkterapparat.
● Drainierenden Seton (Gummibändchen) durch die Muskellücke ziehen und locker um den Sphinkter knoten.
▶ **Extrasphinktere Fisteln:** Häufig Anus praeter-Anlage bis zum Abschluss der Sanierung notwendig.
▶ *Beachte besonders:* Die Puborektalisschlinge darf auf keinen Fall verletzt werden!

Nachbehandlung

► **Hygienemaßnahmen:**
  • Nach jedem Stuhlgang Anus/Wunde duschen, trocknen, trocken verbinden.
► **Sitzbäder:** Sitzbäder, 3–4 × 10 Minuten täglich.
► Gabe von Agarol oder Quellmittel (Metamucil) 1–3 × 1 Teelöffel täglich (weiche Stuhlkonsistenz erforderlich).
► **Kost:** Nach Lappendeckung ballaststofffreie Ernährung für 3 Tage.

Postoperative Komplikationen

► **Fistelrezidiv** aufgrund ungenügend ausgeheiltem ischiorektalen oder supralevatorischen Abszess oder Nekrose der Mukosaplastik.

47.4 Perianalabszessdrainage

Grundlagen

► **Prinzip:** Breite Eröffnung des Abszesses durch Hautexzision. Gleichzeitiges Spalten einer dem Abszess zugrunde liegenden Fistel mit subkutanem oder intersphinkterem Verlauf.
► **Indikation:** Jeder Perianalabszess!
  ▶ *Hinweis:* Bei Perianalabszessen ist die frühzeitige Drainage indiziert. Kein Zuwarten auf eine Fluktuation (tritt häufig nicht auf!).
► **Vorbereitung:**
  • Anästhesie: Durchführung des Eingriffs in Allgemeinnarkose.
  • Endosonographie oder besser MRT: Bei V.a. supralevatorischen Abszess.

Operative Technik

► **Schritt 1:** Steinschnittlage.
► **Schritt 2:** Genaue rektale Untersuchung inkl. Proktoskopie. Innere Fistelöffnung mit Eiteraustritt bei Druck auf den Abszess sichtbar? *Cave:* keine Sonde!
► **Schritt 3:** Genaue Lokalisation des Abszesses.
► **Schritt 4:** Eröffnung des Abszesses:
  • *Perianal und ischiorektal:* Exzision eines runden Hautstücks über dem Abszess (Abdeckelung, Abb. 47.3).
  • *Intersphinkter:* Spalten des Sphincter internus.
  • *Supralevatorisch:* Einlage einer Drainage intersphinkter.
  • *Hufeisenabszess:* Mehrere breite Exzisionen. Drainage mit Wellgummidrain oder Silikonkapillardrain.
  • *Hohe Fistel:* Seton einlegen.

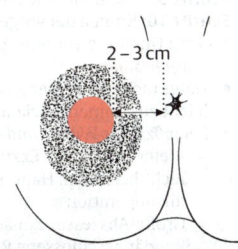

Abb. 47.3 · Hautexzision zur Eröffnung eines Perianal-
abszesses

- ► **Schritt 5:** Spülen der Abszesshöhle.
- ► **Schritt 6:** Einlage eines Drains; einfacher Verband.
- ◨ *Beachte besonders:* Die Puborektalisschlinge darf auf keinen Fall verletzt werden!

Nachbehandlung

- ► **Hygienemaßnahmen:** Nach jedem Stuhlgang Anus/Wunde duschen und trocknen.
- ► **Sitzbäder:** Sitzbäder, 3 – 4 × 10 Minuten täglich.
- ► Gabe von Agarol 3 × 1 Teelöffel täglich (weiche Stuhlkonsistenz erforderlich).
- ► **Sekundäreingriff:** Die Operation einer nach Abheilung oft vorhandenen Fistel kann nach 2 – 3 Monaten erfolgen.

Postoperative Komplikationen

- ► **Abszessrezidiv:** Bei ungenügend (nicht beidseits) drainiertem Hufeisenabszess oder Übersehen einer supralevatorischen Komponente.

47.5 Pilonidalfistelexstirpation

Grundlagen

- ► **Prinzip:** In-toto-Exstirpation der Pilonidalfistel mit der Rima ani. Nur die Beseitigung der Rima ani bzw. ihr Ersatz durch eine Narbenplatte verhindert das Rezidiv.
- ► **Indikation:** Pilonidalfistel (s. S. 489) ohne akute Entzündung.
- ► **Vorbereitung:** Keine besondere Vorbereitung notwendig.

Operative Technik

- ► **Schritt 1:** Bauchlage. Injizieren von Methylenblau in den Fistelgang.
- ► **Schritt 2:** Richtung des Gangsystems durch Sondierung feststellen.
- ► **Schritt 3:** Breites spindelförmiges Umschneiden der Fistelöffnungen. Dabei sollte die Schnittführung so weit seitlich liegen, dass sich die Nates nicht mehr berühren.
- ► **Schritt 4:** Weiteres Inzidieren, wenn nötig bis auf das Periost des Sakrums, sodass das Fistelsystem mit allen Ausläufern im umschnittenen Gewebestück liegt. *Cave:* Unterminierung der Hautränder.
- ► **Schritt 5:** Nach Wegfall des Präparats sorgfältige Blutstillung mit Ligaturen für größere Gefäße, Elektrokoagulation für kleinere und Periostgefäße. Spülen mit Wasserstoffsuperoxid oder Betadine.
- ► **Schritt 6:** Durchgreifende Nähte (Nylon monofil 3) im Abstand von ca. 3 cm vorlegen. In der Regel 3 Nähte. Abstand vom Wundrand 3 cm. In der Tiefe das Periost mitfassen.
- ► **Schritt 7:** Einlegen eines Redon-Drains am tiefsten Punkt der Wunde.
- ► **Schritt 8:** Auf Subkutannähte wird verzichtet. Hautverschluss mit Donati-Nähten.
- ► **Schritt 9:** Redon-Flasche anschließen und öffnen.
- ► **Schritt 10:** Knoten der vorgelegten durchgreifenden Nähte über einer Gazerolle von 5 – 7 cm Durchmesser ohne große Spannung.
- ◨ *Beachte besonders:*
  - Nates nicht nach lateral wegkleben. Beim offenen Vorgehen nach Exzision Nates leicht zusammendrücken: die Wunde muss trotzdem noch klaffen!
  - *Bei infizierter Wunde und Abszedierung:*
    - Kleine Abszesse: Exzision so breit, dass die Wundränder sich postoperativ nicht berühren. Haut nicht verschließen. Entspricht einer primär offenen Radikaloperation.
    - Große Abszesse: Zunächst nur breite Abszesseröffnung. Nach Abheilung sekundär geschlossene Radikaloperation vorsehen.

- Ist bei Elektivoperation die Haut nur unter Spannung verschließbar, wird auf einen Hautverschluss verzichtet!
- Offengelassene Wunden p.s. heilen lassen.
- Keine Verschiebelappenplastiken zur Deckung von Defekten!

Nachbehandlung

► **Offene Behandlung:** Hydrokolloid-Verbände zur Beschleunigung der Granulation und Wundheilung und Vakuum-Versiegelung (s. S. 33).
► **Lagerung:** Bauch- und Seitenlage.
► **Entlastungsnähte:** Entfernung nach 6 Tagen.
► **Hautnähte:** Entfernung nach 12 – 14 Tagen.

Postoperative Komplikationen

► **Stark verzögerte Wundreinigung und -heilung** nach primär offener Radikaloperation oder Abszessdrainage. → Evtl. Nachexzision der Hautränder. Die Hautränder dürfen sich nicht berühren!
► **Sekretansammlung und/oder Infektion** nach geschlossener Radikaloperation. → Eröffnen der Wunde, Sekundärheilung.
► **Pilonidalfistelrezidiv:** Entstehung in der Regel nach zu wenig radikalem Vorgehen. Echte Rezidive sind selten. → Prophylaxe: Regelmäßige Rasur der Rima ani oder Depilations-Creme.

47.6 Hämorrhoidektomie

Grundlagen

► **Prinzip:** Abtragung der primären Hämorrhoiden (bei 3, 7 und 11 Uhr in Steinschnittlage) mit der bedeckenden Schleimhaut und Haut; Umstechungsligatur rektalwärts zur Unterbrechung der Blutzufuhr aus Aa. rectales; anschließende Wundnaht.
► **Indikationen:**
- Prolabierende Hämorrhoiden 3. Grades (s. S. 493).
- Inkarzerierte Hämorrhoiden, Zustand nach Inkarzeration.
- Rezidivierende Beschwerden durch innere Hämorrhoiden.
- Blutungen.
► **Vorbereitung:**
- *Stuhlregulation:* Bereits Wochen vor der Operation mit ballaststoffreicher Kost und reichlicher Flüssigkeitszufuhr.
- *Abführen:* Gabe eines milden oralen Abführmittels (z. B. Dulcolax 3 Drag., X-Prep 75 ml) am Vorabend.
- *Hoher Einlauf:* Am Vorabend. *Alternativ* rasch abführender tiefer Einlauf (z. B. Practo-Clyss) 2 Stunden präoperativ (besser geeignet für ambulante Operation).
- *Anästhesie:* Durchführung des Eingriffs in Vollnarkose; alternativ Spinalanästhesie (für Einzipfelresektion auch Lokalanästhesie).

Operative Technik

► **Schritt 1:** Steinschnittlage. Desinfektion von Anus und Analkanal mit Betadine oder Oxycyanat.
► **Schritt 2:** Sphinkterdehnung bei hohem Tonus (4 Finger/4 Minuten).
► **Schritt 3:** Setzen von 3 Klemmen an den Hautteil der 3 Hämorrhoidalpfeiler (bei 3, 7 und 11 Uhr).

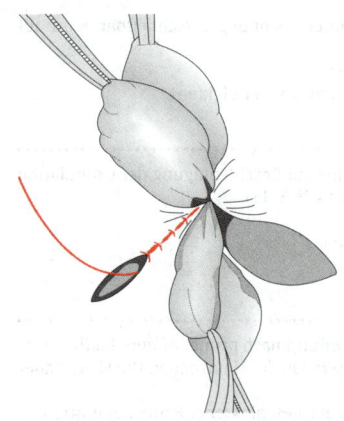

Abb. 47.4 · Hämorrhoidektomie: 3-Zipfel-Methode

▶ **Schritt 4:** Zug an den „Hautklemmen", Setzen von 3 „Schleimhautklemmen" am oberen Pol der Pfeiler im Schleimhautbereich. Evtl. Unterspritzen der „Hautklemmen", dadurch Abheben der Haut vom Sphinkter.
▶ **Schritt 5:** Isolieren des Pfeilers bei 3 Uhr: Haut- und Schleimhautklemme des Pfeilers mit der linken Hand fassen und nach links ziehen, dabei gleichzeitig mit dem linken Zeigefinger Druck auf die Schleimhautklemme ausüben. Peripher V-förmige Inzision des Hautteils des Pfeilers. Inzidieren der Schleimhaut parallel zum Pfeiler nach kranial bis zum Ende des Analkanals.
▶ **Schritt 6:** Abpräparieren der Venenkonvolute mit dem Haut-Schleimhautlappen en bloc von der Unterlage (Sphinktermuskulatur, Abb. 47.4). _Cave:_ Zu breite Exzision des Anoderms vermeiden!
▶ **Schritt 7:** Durchstechungsligatur des Pfeilers an seiner Basis mit synthetischer resorbierbarer Naht 3/0. Abtragen 5 mm distal dieser Ligatur. Fortlaufende Mukosanaht mit synthetischem resorbierbarem Faden 4/0 atraumatisch.
▶ **Schritt 8:** Analoges Vorgehen bei 7 Uhr und 11 Uhr, wobei zwischen den Pfeilern eine mindestens 6 mm breite Schleimhaut-Haut-Brücke zu belassen ist.
▶ **Schritt 9:** Einfacher Verband, kein Stopfrohr, evtl. Analspongostan.
▶ _Beachte besonders:_
 • Die Haut-Schleimhaut-Brücke zwischen den Abtragungsstellen darf eine Mindestbreite von 6 mm auf keinen Fall unterschreiten! Gefahr der Analstenose!
 • Sekundäre Knoten sollten nicht in gleicher Sitzung abgetragen werden, da hierdurch eine zu ausgedehnte Wundfläche entstehen würde.
 • Exakte Blutstillung!

Alternative Technik

▶ **Bei Hämorrhoiden 3. Grades ohne Marisken:** Staplerhämorrhoidektomie (s. S. 897).

Nachbehandlung

▶ **Hygienemaßnahmen:** Nach jedem Stuhlgang Anus duschen und trocknen; trocken verbinden (Binde).
▶ **Sitzbäder:** Bei offener Wunde warme Sitzbäder, evtl. mit Kamillosanzusatz, 3 – 4 × 10 Minuten täglich ab 1. postoperativen Tag.

► Gabe von Agarol oder Quellmittel (Metamucil) 1 – 3 × 1 Teelöffel täglich (weiche Stuhlkonsistenz erforderlich).

Postoperative Komplikationen

► **Nachblutung** → Lokale Umstechung der Blutungsquelle.
► **Schmerzbedingte Stuhlverhaltung** → Lokalbehandlung mit Lokalanästhesie-Gel (z. B. Xylocain-Gel, Nifedipinsalbe 0,2 % oder Diltiazem 2 %). Gabe von Agarol (s. o.).

47.7 Staplerhämorrhoidektomie nach Longo

Grundlagen

► **Prinzip:** Zirkuläre Schleimhautresektion ca. 2 cm proximal der Linea dentata mit Unterbrechung der zuführenden Aa. rectales mittels Anwendung der Staplertechnik. Exakte Blutstillung an der Anastomose.
◨ *Cave:* Beträchtliches Schadenspotenzial bei unsachgemäßer Durchführung!
► **Indikationen:**
  • Hämorrhoiden 3. Grades.
  • Partieller oder zirkulärer Mukosalappenprolaps.
► **Vorbereitung:**
  • Präoperativ Stuhlregulation mit ballastreicher Kost und reichlich Flüssigkeit.
  • Hoher Einlauf am Vorabend, Klystier (Practoclyss) präoperativ.
  • Anästhesie: Vollnarkose oder Spinalanästhesie, evtl. Lokalanästhesie.
  • Lagerung: Extreme Steinschnittlage, Desinfektion mit Betadine.

Operative Technik

► **Schritt 1:** Inspektion, Digitaluntersuchung, Proktoskopie und Überprüfung der Indikation.
► **Schritt 2:** 33 mm Hämorrhoiden-Zirkular-Stapler-Set (Ethicon HCS33). Einführen des Analdilatators mit Gleitmittel, Entfernen des Obturators. Fixieren des Dilatators.
► **Schritt 3:** Submuköse Tabaksbeutelnaht, mindestens 2 cm proximal der Linea dentata.
► **Schritt 4:** Entfernen des Anoskops und Einbringen des Staplers. Die Gegendruckplatte kommt proximal der Tabaksbeutelnaht zu liegen.
► **Schritt 5:** Knüpfen der Tabaksbeutelnaht; die Fadenenden werden durch die Seitenöffnungen des Geräts herausgezogen. Durch leichten Zug wird die vorgefallene Mukosa in den Stapler hineingezogen. Vollständiges Schließen des Staplers unter Schonung der Sphinktermuskulatur und des Anoderms.
► **Schritt 6:** Vaginalkontrolle. Auslösen des Staplers, Pressen während 20 s zur Hämostase. Entfernen des Geräts. Resektatkontrolle: Ring vollständig? Zielbreite ca. 1 cm.
► **Schritt 7:** Digitale Kontrolle des Anastomosenrings auf Höhe und Vollständigkeit.
► **Schritt 8:** Blutstillung an der Stapleranastomose mittels Umstechungen.
► **Schritt 9:** Einführen eines Analspongostans (Analtamponade), evtl. Lokalanästhetikum-getränkt.
◨ *Beachte besonders:*
  • Vollständige Tabaksbeutelnaht, Vermeiden von Taschenbildungen.
  • Höhe der Anastomose.
  • Keine Mitresektion von Anoderm und Analsphinkter.
  • Peinlich genaue Blutstillung.

Alternative Techniken

► Premium Plus CEEA (Auto Suture) mit sterilem Einwegset. Schlitzprokoskop mit gegenüber platziertem Spatel, Sphinkterschutzkappe.
► Durchführung der Tabaksbeutelnaht unter Sicht mittels Eversion der Rektalschleimhaut mitsamt Hämorrhoiden mit 4–6 Ellis-Klemmen, sodass die Linea dentata gut sichtbar ist. Im Bereich der prolabierten Hämorrhoiden werden die Stiche proximaler gesetzt, damit der Resektionsring etwas breiter wird. Einführen des Staplergeräts und Knüpfen des Tabaksbeutels unter Sicht.

Nachbehandlung

► Stuhlregulation mit Paragol, 1 × 1 Teelöffel, während 10 Tagen.
► Analhygiene mittels Ausduschen nach jedem Stuhlgang.
► Arbeitsunfähigkeit bis 1 Woche.
► Abschlusskontrolle 6 Wochen postoperativ.

Postoperative Komplikationen

► Nachblutung. Therapie: Lokale Umstechung der Blutungsquelle.
► Anastomosenstenose im Verlauf. Therapie: Bougierung.

48 Gefäße und Gefäßzugänge

48.1 Gefäßchirurgische Prinzipien

Material

▶ **Allgemein:** Wundspreizer, Gefäßpinzetten, feine Präparierscheren, Winkelschere nach Potts, Gefäßklemmen nach de Bakey/Derra/Santinsky, sog. Vessel-Loops (feine Gummischläuche), Gefäßspatel, Ringstripper, Fogarty-Katheter, intraluminale Shunts, Patch- und Bypassmaterialien.
▶ **Nahtmaterial:**
- Doppelt armierte Fäden, monofil nicht resorbierbar (Polypropylene, PTFE), der Stärken USP 3 – 0 (Aorta) bis 7 – 0 (periphere Arterien).
- Resorbierbarer monofiler Faden an Anastomosen mit autologen Materialien und immer bei Kindern im Wachstumsalter.

Technik der Freilegung und Arteriotomie

▶ **Bei der Freilegung:** Auf möglichst rasche, zentrale Blutungskontrolle achten.
▶ **Vor kompletter Ausklemmung** der arteriellen Strombahn: Systemische Gabe von Heparin (3000 – 5000 IE i. v. als Bolus).
▶ **Vor Arteriotomie:** Ausklemmung von Zu- und Abstrom sowie betroffener Seitenäste (Gefäßklemmen, Gummi-Tourniquets, Ballon-Blockung).
▶ **Arteriotomie:**
- *Quer* zur Thromboembolektomie; Verschluss durch evertierende Naht, Haltefäden an den Eckpunkten.
- *Längs* bei rekonstruktiven Eingriffen, dann gewöhnlich Verschluss mittels Erweiterungsplastik (Patchplastik: Vene oder Kunststoff). *Cave:* „Sanduhrstenose" bei direkter Naht.
▶ **Wiederholte Spülung** über die Arteriotomie mit verdünnter Heparinlösung zur Verhinderung einer intravasalen Gerinnung.

Nahttechnik

▶ **Nahtbeginn:** In den Ecken der Arteriotomie, und zwar zuerst an der schwieriger zugänglichen Region bzw. dem wichtigen peripheren run-off-Bereich. Die dem Operateur abgewandte Seite zuerst vervollständigen.
▶ **Stichtechniken am Gefäß:** Senkrechter Stich durch Gefäß-/Prothesenwand. *Cave:* Intimaabhebung und somit Dissektion und „Flap"-Bildung im run-off-Bereich (= Ausstrombereich) mit konsekutiver Thrombose.
- *Arterie und Vene:* Von innen nach außen. Falls Arterie von außen nach innen gestochen werden muss (z. B. bei gleichzeitiger Verwendung von Venenmaterial), dann nur am proximalen Arterienende.
- *Kunststoff:* Von außen nach innen.
▶ **Nahttechniken:**
- Meist fortlaufende überwendliche Naht.
- Einzelknopfnähte an kleinsten Gefäßen und bei besonders genauer Naht.
- „Parachute"-Technik: Fortlaufende Naht auf Distanz vorlegen, nach ca. 5 – 6 Nähten vorsichtig heranziehen (günstig an unübersichtlichen Anastomosenbereichen, z. B. distale Ecke einer Arteriotomie oder Bypassanastomose).
- Fadenführung durch Assistenten: Sanfter Zug in Stichrichtung (sonst ovale Stichkanäle mit nachfolgenden Stichkanalblutungen).

Anastomosentechniken

► **Allgemein:**
- Gefäßwände optimal adaptieren, keine Kompromisse bei der Aufrechterhaltung des Gefäßlumens.
- Patchplastiken zum Ausgleich von Lumeninkongruenzen und zur Verhinderung nahtbedingter Stenosen. *Cave:* Patchplastiken nie an Bifurkationen enden lassen, sondern Arteriotomie ca. 1 – 2 cm darüber hinaus verlängern.
- „Flush-Manöver" vor letzten Stichen und Knoten der Naht, d. h. kurze Freigabe des Blutstroms (= Prüfen des Ein- und Rückstroms und damit gleichzeitig Ausspülen evtl. entstandener Thromben oder TEA-Reste).
- Mindestens 7 Knoten bei monofilem Material.

► **Speziell:**
- *Linton-Patch:* Arteriotomie mit Venen-Patch verschließen und in diese Erweiterungsplastik die Bypassanastomose einnähen (kleine und kleinste Gefäße).
- *End-zu-End-Anastomosen:* Anschrägung der Enden zur Erweiterung der Anastomosendistanz.

48.2 Embolektomie

Grundlagen

► **Prinzip:** Direktes oder indirektes Entfernen eines (nicht ortsständigen) lumenobstruierenden Thrombus/Embolus aus der arteriellen Strombahn über eine Arteriotomie mit Wiederherstellung der Perfusion im Versorgungsgebiet.

► **Indikation:** Akuter Gefäßverschluss (arterielle Embolie); *cave:* Dringlichkeit geboten (Ischämietoleranzzeit)!

► **Material:**
- Gefäßklemmen, Gummizügel.
- Ballonkatheter (Fogarty) verschiedener Größen und Längen.
- Ggf. Röntgen-Möglichkeit (C-Bogen, röntgendurchlässiger OP-Tisch) zur intraoperativen Angiographie.

► **Vorbereitung:**
- Unverzügliche Operation.
- 5000 IE Heparin i. v. Bolus (Verhinderung einer Appositionsthrombose).
- Bei Verschluss einer unteren Extremität und vorbestehender Claudicatio-Symptomatik ggf. präoperative Angiographie.
- Labor: Gerinnungsstatus, Blutbild.
- OP auch in Lokalanästhesie möglich.
- Lagerung: auf gute Polsterung der ischämischen Extremität achten.

Operative Technik

► **Transfemorale Embolektomie:**
- *Schritt 1:* Hautschnitt inguinal.
- *Schritt 2:* Abdrängung des inguinalen Lymphgewebes nach medial, Freilegung von Aa. femoralis communis, superficialis und profunda femoris und Anzügeln mit Gummi-Tourniquets; kleine Seitenäste erhalten; *cave:* Verletzung V. femoralis und ihrer Zuflüsse.
- *Schritt 3:* Temporäres Abklemmen der 3 Hauptgefäße, quere Arteriotomie mit dem 11er-Skalpell (bei nicht arteriosklerotischem Gefäß) ca. 1 – 2 cm zentral der Femoralisgabel; bei erkennbaren arteriosklerotischen Veränderungen Längsarteriotomie über der Femoralisgabel; Verlängerungen der Arteriotomie mit spezieller Gefäßschere (Potts).

- *Schritt 4:* Unter digitaler Blutungskontrolle mithilfe des Gummi-Tourniquets Embolektomie mit dem Fogarty-Katheter, nacheinander nach zentral und peripher (Superficialis und Profunda), bis kein embolisches Material mehr extrahiert wird und der Einstrom bzw. Rückstrom wiederhergestellt ist.
- *Schritt 5:* Jeweils nach dem Ballonmanöver Auffüllen des Gefäßes mit heparinhaltiger Kochsalzlösung (25 000 IE/250 ml NaCl 0,9 %).
- *Schritt 6:* Verschluss der queren Arteriotomie mit 5/0 Prolene einzeln oder fortlaufend (senkrechter Wandstich, peripher von innen nach außen stechen); „Flush-Manöver" vor endgültigem Verschluss, Freigabe des Blutstroms (ggf. Anästhesie vorinformieren); Längsarteriotomien durch Patchplastik (autologe Vene, PTFE) verschließen (zusätzliche Rekonstruktionen bei synchroner Arteriosklerose siehe gefäßchirurgische Lehrbücher).
- *Schritt 7:* Redon-Drainage und Wundverschluss.
- ▶ **Transbrachiale Embolektomie:**
  - *Schritt 1:* S-förmiger Hautschnitt kubital (von zentral medial nach peripher lateral geschwungen).
  - *Schritt 2:* Abdrängung des Rete venosum cubiti, ggf. Ligatur und Durchtrennung einzelner Venenverbindungen), Einkerben des Lacertus fibrosus m. bicipitis brachii, Freilegung der A. brachialis und nach distal bis zur Bifurkation, Anzügeln von Brachialis, Ulnaris und Radialis mit Gummi-Tourniquets.
  - *Schritt 3:* Quere Arteriotomie ca. 1 cm zentral der Bifurkation.
  - *Schritt 4:* Weiter wie transfemorale Embolektomie.

Nachbehandlung

- ▶ **Cave:** Reperfusionsphänomen, ggf. Intensivtherapie. Das Reperfusionssyndrom/-phänomen tritt praktisch immer nach Ischämie auf, ist aber besonders ausgeprägt – ggf. fatal – bei großem Ischämiegebiet (z. B. nach Leriche-Syndrom). Es kommt dabei zur Einschwemmung von Metaboliten en masse, von Mediatoren und Radikalen mit Kreislaufwirkung und sekundärer Gewebeschädigung sowie zu exzessiver Hyperkaliämie.
- ▶ **Erfolgskontrolle:** Pulsstatus, Dopplersonographie, Zweitereignisse, Kompartmentsyndrom?
- ▶ **Antikoagulation:** Systemische Heparinisierung mit 20 000 IE/d i. v. (über Perfusor) unter PTT-Kontrolle (2- bis 3-fach verlängert).
- ▶ Fortführung bis zur Ursachenabklärung und Festlegung einer dauerhaften Antikoagulation.
- ▶ **Wundkontrollen:** Vor allem inguinal wichtig.
- ▶ Physiotherapeutische Betreuung bei ischämischen Folgeschäden oder (chirurgische) Behandlung entstandener Nekrosen.

Postoperative Komplikationen

- ▶ Kompartmentsyndrom, v. a. an der unteren Extremität.
- ▶ Nachblutung.
- ▶ Restembolie, erneute Embolisation.
- ▶ Wundheilungsstörungen: Inguinale Lymphfistel.

48.3 Arteriovenöse Fistel nach Cimino

Grundlagen

▶ **Prinzip:**
- *Interne arteriovenöse Fistel* durch direkte chirurgische Anastomosierung einer Arterie mit einer subkutanen Vene. Durch den hohen arteriellen Durchfluss und Druck wird die Vene dilatiert und dickwandig, sodass sie ohne Thrombosegefahr immer wieder punktiert werden kann.
- *Günstigste Lokalisation:* Distaler Vorderarm (A. radialis und V. cephalica antebrachii) = Cimino-Fistel.
- *Vorteile:* Sehr geringe Thrombosefrequenz. Der Patient ist bei seinen Verrichtungen (Baden, Waschen usw.) kaum behindert.
- *Nachteil:* Bei kleineren Kindern kann die leicht schmerzhafte transkutane Punktion zu großen psychologischen Schwierigkeiten führen.
▶ **Indikation:** Hämodialyse bei terminaler Niereninsuffizienz.
▶ **Vorbereitung:**
- *Schonung des Arms:* Sobald mit der Möglichkeit einer späteren Hämodialyse gerechnet werden muss, sollen an einem Arm keinerlei Venenpunktionen mehr vorgenommen werden (bei Rechtshändern in der Regel linken Arm schonen).
- *Anästhesie:* Durchführung des Eingriffs in Lokalanästhesie.

Operative Technik

▶ **Hinweis:** Die genaue Lage der Fistel am Vorderarm richtet sich nach den Gefäßen, insbesondere nach noch vorhandenen subkutanen Venen. Im Zweifelsfall auf Venogramm abstellen!
▶ **Schritt 1:** Leicht bogenförmiger Hautschnitt, im Normalfall über dem distalen Radiusende, proximal des Processus styloideus, soweit wie möglich in Hautspaltrichtung.
▶ **Schritt 2:** Präparieren und Anschlingen der A. radialis.
▶ **Schritt 3:** Präparieren der dorsal der Radiuskante liegenden V. cephalica antebrachii. Auf Höhe des Handgelenks durchtrennen, distalen Stumpf ligieren. Proximalen Schenkel so weit mobilisieren, dass er spannungsfrei an die Arterie angelegt werden kann. Seitenäste evtl. ligieren.
▶ **Schritt 4:** Abklemmen beider Gefäße mit Mikro-Bulldog. 8–10 mm lange Längsinzision der Arterie.
▶ **Schritt 5:** Spülen aller Gefäßschenkel mit Heparinlösung (1 ml = 50 mg Heparin auf 20 ml NaCl 0,9 %). Durch abführenden venösen Schenkel so viel Heparinverdünnung injizieren, dass der Patient total 50 mg Heparin erhält.

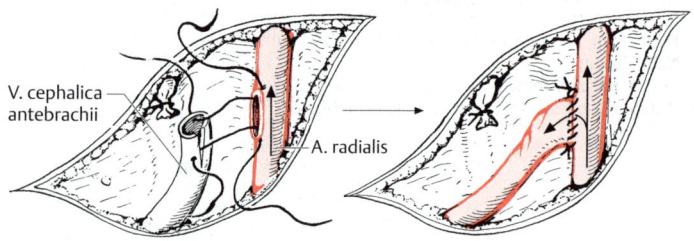

V. cephalica antebrachii

A. radialis

Abb. 48.1 · Seit-zu-End AV-Fistel am linken Vorderarm

▶ **Schritt 6:** Seit-zu-End-Anastomosierung der Arterie mit der geschlitzten (oder schräg angefrischten) Vene mit nicht resorbierbarem monofilem Faden (Prolene) 7/0; in der Regel fortlaufend, bei sehr kleinem Gefäßkaliber Einzelnähte (Abb. 48.1).

▶ **Schritt 7:** Freigeben der Zirkulation und Kontrollieren des venösen Abflusses. Evtl. Lösen von adventitiellen Strängen auf der Vene.

▶ **Schritt 8:** Finger-Redon-Drainage oder dünne Plastikdrainage.

▶ **Schritt 9:** Schichtweiser Wundverschluss.

◻ *Beachte besonders:*

- Auf keinen Fall die Venen der palmaren Seite des Vorderarms verwenden (ergibt unbrauchbare variköse Konvolute).
- R. superficialis n. radialis sowie N. cutaneus antebrachii sorgfältig schonen. Dies gilt insbesondere auch für Reoperationen, da hier der N. cutaneus antebrachii mit der Anastomose verwachsen sein kann.
- Bei Unbrauchbarkeit der V. cephalica antebrachii kann die V. basilica am Vorderarm, ggf. auch am Oberarm verwendet werden.

Nachbehandlung

▶ **Lagerung:** Arm für 24 Stunden hoch lagern, in den nächsten Tagen beim Sitzen und Gehen nie hängen lassen.

▶ **Thromboseprophylaxe:**
- *Heparin*, 4- bis 6-stündlich 1 ml = 5000 I.E. i. v. für 24 Stunden.
- *Dauerantikoagulation:* Nur bei prekären Gefäßverhältnissen oder bekannter Thromboseneigung indiziert.

▶ **Drainage:** Entfernung nach 24 Stunden.

▶ **Hautfäden:** Entfernung nach 7 – 12 Tagen.

◻ *Beachte:* Vene erst nach Entwicklung einer ausreichenden Dilatation und Wandstärke punktieren! Der Zeitpunkt hängt weitgehend vom Vorzustand der Vene ab, meistens nach 2 – 4 Wochen.

Postoperative Komplikationen

▶ **Persistierende Blutung und umschriebenes Hämatom:** → Operative Revision.

▶ **Fistelthrombose:** → Operative Revision. Je nach Gefäßverhältnissen Thrombektomie oder Neuanlage der Fistel weiter proximal.

48.4 Voll implantierter Zentralvenenkatheter

Grundlagen

▶ **Prinzip:** Zentralvenöser Subklavia-Katheter, welcher mit einem subkutan auf der Pektoralisfaszie liegenden Reservoir zur Punktion verbunden ist.

▶ **Indikationen:**
- Häufige intravenöse Injektionen, Infusionen und Blutentnahmen bei vorgeschädigten oder schlecht punktierbaren peripheren Venen.
- Wiederholte Infusion oder Injektion von gefäßschädigenden Medikamenten (Zytostatika).
- Längerfristig notwendiger, zentralvenöser Zugang für Blutentnahmen, Transfusionen, Medikamentenverabreichung, parenterale Ernährung.

▶ **Material:**
- Metall oder Kunststoff.

▶ **Vorbereitung – Anästhesie:** Durchführung des Eingriffs in Lokalanästhesie.

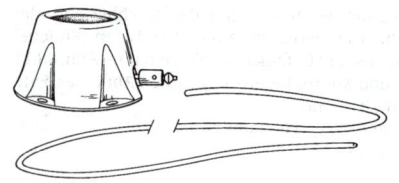

Abb. 48.2 · Implantierbarer zentralvenöser Zugang mit Port und Katheter

Operative Technik

▶ **Schritt 1:** Lokalanästhesie unterhalb des mittleren Klavikuladrittels und an der vorher bezeichneten Implantationsstelle des Reservoirs. Quere Inzision am oberen Ende der zu bildenden subkutanen Tasche von 3 × 3 cm.

   ◼ *Hinweis:* Die Narbe sollte nicht über der zu punktierenden Fläche (Silikonmembran) liegen!

▶ **Schritt 2:** Stichinzision und Punktion der V. subclavia mit einer Kanüle unter Aspiration. Einführen des J-Führungsdrahtes. *Alternative:* Implantation in die V. jugularis interna (technisch anspruchsvoller, dafür keine Subklavia-Thrombosen und keine Katheterdislokation).

   • *Alternative:* Einführung über die in der Mohrheim-Grube freigelegte V. cephalica (komplikationsloses Verfahren, aber nicht immer möglich).

▶ **Schritt 3:** Vorschieben des Bougies mit Hülse bis in die Vene und Entfernen des Führungsdrahtes samt Bougie.

▶ **Schritt 4:** Einführen des mit verdünnter Heparinlösung gefüllten und außen mit atraumatischer Klemme abgeklemmten Katheters.

▶ **Schritt 5:** Kontrolle der Lage der Katheterspitze mittels Bildverstärker.

▶ **Schritt 6:** Vorlegen von 4 Haltefäden für das Reservoir an der Pectoralisfaszie.

▶ **Schritt 7:** Abklemmen des Katheters direkt an der Austrittsstelle mit atraumatischer Klemme und Fixation am Stutzen des mit verdünnter Heparinlösung gefüllten Reservoirs.

▶ **Schritt 8:** Fixation des Reservoirs mit den vorgelegten Nähten.

▶ **Schritt 9:** Funktionskontrolle (mit Spezialnadel): Dichtigkeit? Aspiration?

▶ **Schritt 10:** Spülung mit Heparinlösung

▶ **Schritt 11:** Schichtweiser Verschluss der Inzision.

Nachbehandlung

▶ Bei anschließender Therapie transkutane Punktion des Reservoirs noch unter Lokalanästhesie und Beginn einer Infusion.

▶ Bei Nichtgebrauch regelmäßige Spülung und Füllung des Systems mit verdünnter Heparinlösung.

▶ Nach Blutentnahme, Infusion oder Injektion System mit verdünnter Heparinlösung spülen und füllen.

Postoperative Komplikationen

▶ **Katheterthrombose** → Durchspülen mit Heparinlösung.

▶ **Katheter-Leckage** → Neuanlage.

▶ **Subklavia-Thrombose.**

▶ **Infektion des Katheters und/oder des Reservoirs** → Entfernung des gesamten Systems bei systemischer Infektion. Sonst Versuch einer hochdosierten lokalen Antibiotikatherapie erlaubt.

49 Kinderchirurgische Operationen

49.1 OP von Inguinalhernie und Hydrozele

▶ **Allgemeines** (S. 744):
- Operation in *Vollnarkose,* bei Z.n. Frühgeburtlichkeit evtl. in Spinalanästhesie.
- Bei Kindern über 6 Lebensmonate ist die Operation als *ambulanter Eingriff* möglich.
- Bei V.a. inkarzerierte Hernie (S. 451) → Notfall-Operation.
- *Anatomie:* Siehe Abb. 49.1.

▶ **Operative Technik:**

▣ *Beachte:* Eine Rekonstruktion des Leistenkanals ist im Gegensatz zu der Operation bei Erwachsenen (S. 879) nicht indiziert. Wichtig bei der kindlichen Leistenhernie ist die hohe Unterbindung des Bruchsacks.
- *Inguinalschnitt* in der queren Unterbauchfalte über dem äußeren Leistenring. Durchtrennung des subkutanen *Fettgewebes* und der *Subkutanfaszie.*
- Spaltung der *Externusaponeurose* in Faserrichtung (*cave:* Schonung des N. ilioinguinalis).
- Spaltung der *Kremastermuskulatur* anteromedial in Faserrichtung.
- *Fassen und Anklemmen des Bruchsacks.*
- *Abpräparieren* der Vasa spermatica und des Ductus deferens vom Bruchsack. *Anschlingen des Ductus deferens* und des Gefäßbündels mit einem Zügel.
- *Durchtrennung des Bruchsacks.*
- *Versorgung der Bruchsackbasis mit einer Durchstechungsligatur* (resorbierbares Nahtmaterial: 5/0 bei Kindern < 1 Jahr, 4/0 bei Kindern > 1 Jahr).

▣ *Hinweis:* Verfolgung des Herniensacks nach distal. → Liegt eine Hydrozele vor, so muss man eine Spaltung der Hodenhüllen durchführen.

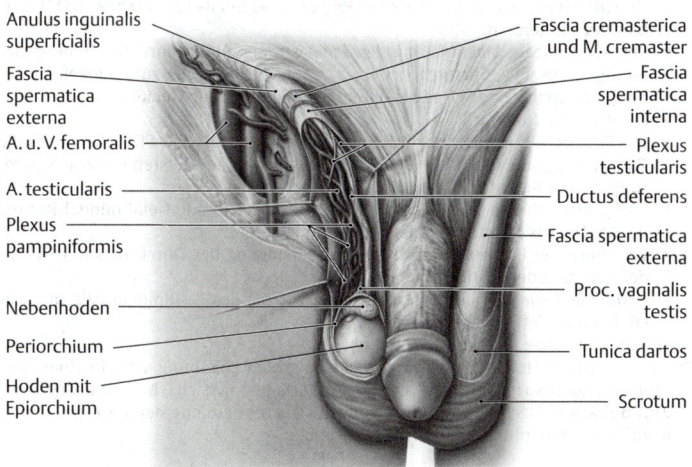

Anulus inguinalis superficialis

Fascia spermatica externa

A. u. V. femoralis

A. testicularis

Plexus pampiniformis

Nebenhoden

Periorchium

Hoden mit Epiorchium

Fascia cremasterica und M. cremaster

Fascia spermatica interna

Plexus testicularis

Ductus deferens

Fascia spermatica externa

Proc. vaginalis testis

Tunica dartos

Scrotum

Abb. 49.1 · Anatomie der Samenstrang- und Hodenhüllen

Kinderchirurgische Operationen

- *Verschluss der Externusaponeurose mit Einzelknopfnähten* ohne Einengung des Durchtritts von Ductus deferens und Testikulargefäßen (resorbierbares Nahtmaterial: 5/0 bei Kindern < 1 Jahr, 4/0 bei Kindern > 1 Jahr).
- *Lokalanästhesie* mit Carbostesin 0,25 bzw. 0,5 % entlang des N. ilioinguinalis und des subkutanen Fettgewebes (→ postoperative Analgesie).
- *Subkutannähte und Intrakutannaht.*
- Am Ende der Operation muss der Hoden im unteren Skrotalfach liegen (→ *palpatorisch prüfen*).

▶ **Komplikation:** Nachblutung, Verletzung des Ductus deferens, der Vasa spermatica, Rezidiv und Hodenatrophie.

49.2 Orchidofunikulolyse und -pexie

▶ **Allgemeines** (S. 745):
- Operation in *Vollnarkose,* meist *ambulant* möglich.
- *Anatomie:* Siehe Abb. 49.1.

▶ **Operative Technik:**
- *Inguinalschnitt* in der queren Unterbauchfalte über dem äußeren Leistenring, Durchtrennung des subkutanen Fettgewebes und der Subkutanfaszie.
- Spaltung der *Externusaponeurose* in Faserrichtung.
- Aufsuchen und *Freipräparation des Hodens* aus den bindegewebigen Verwachsungen.
- Durchtrennen des Gubernaculums testis (so tief wie möglich). *Cave:* Ductus deferens nicht verletzen!
- Spaltung der Kremasterfasern.
- Anklemmen und Darstellung des Processus vaginalis unter Separation des Ductus deferens und der Vasa spermatica.
- *Durchtrennung* des Processus vaginalis.
- *Durchstechungsligatur* der Basis des Processus vaginalis mit 4/0 bzw. 5/0 (resorbierbares Fadenmaterial).
- Retroperitoneale *Mobilisierung des Samenstrangs* unter Durchtrennung feiner Bindegewebszüge, Spaltung der Fascia transversalis. Falls zum Längengewinn nötig, Durchziehen des Hodens unter den epigastrischen Gefäßen.
- *Dehnen des Skrotalfachs.*
- Die *Pexienaht* aus nicht resorbierbarem Nahtmaterial (z. B. PDS 4/0) durch die Tunica albuginea des Hodenunterpols stechen und am tiefsten Punkt des Skrotums ausleiten. Knüpfen der Naht über einen kleinen Tupfer.
- *Überprüfen*, ob der Ductus deferens und das begleitende Gefäßbündel korrekt liegen (Ductus deferens medial, Gefäßbündel lateral).
- *Verschluss der Externusaponeurose* ohne Einengung des Durchtritts des Ductus deferens und der Testikulargefäße.
- *Lokalanästhesie* mit Carbostesin 0,25 bzw. 0,5 % des N. ilioinguinalis und des subkutanen Fettgewebes.
- *Subkutannähte, intrakutane Hautnaht.*

◨ *Hinweis:* Ist die Hodenverlagerung wegen zu großer Spannung nicht in einer Operation möglich, so ist die zweite Etappe der Verlagerung nach 6 Monaten zu planen.

▶ **Komplikation:** Nachblutung, Verletzung des Ductus deferens, der Vasa spermatica, Rezidiv des Hodenhochstands, Hodenatrophie.

49.3 OP der Hodentorsion

▶ **Allgemeines** (S. 747):
- Operation in *Vollnarkose* als *Notfalleingriff.*
- *Anatomie:* Siehe Abb. 49.1, S. 905.

▶ **Operative Therapie:**
- *Längsinzision* der Skrotalhaut (Abb. 49.2a).
- *Detorquierung* des Hodens (Abb. 49.2b) mit anschließender *Beobachtung,* ob sich das Gewebe erholt.

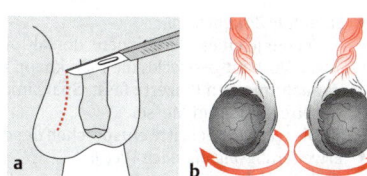

Abb. 49.2 · (a) Eröffnung des Skrotums; (b) Detorquierung

- Wenn sich nach 20 min und trotz Einschlagens des Hodens in warme, feuchte Tücher keine Besserung zeigt, muss er entfernt werden. Ein *nekrotischer Hoden* ist schwarz und zeigt keine Blutung nach Stichelung der Tunica albuginea. *Technik der Orchidektomie:* Absetzen des Samenstrangs über einer resorbierbaren Durchstechungsligatur. Später kann eine Hodenprothese implantiert werden.
- ◧ *Beachte:* Besteht die geringste Hoffnung, dass sich die Perfusion doch noch erholt, so wird der Hoden belassen (→ evtl. kommt es später zur Hodenatrophie).
- Evtl. Abtragung einer zusätzlichen Hydatide (S. 746).
- *Fixierung des Hodens* medial und lateral jeweils mit einer resorbierbaren Naht (Fadenstärke 4/0 bzw. 5/0), die die Tunica albuginea des Hodens und die Skrotalhaut von innen fasst.
- *Hautverschluss* mit resorbierbaren Einzelknopfnähten.

◧ *Hinweis:* Nach einer Hodentorsion ist die prophylaktische Orchidopexie der Gegenseite indiziert. Bei blanden Gewebeverhältnissen sofort, bei entzündlichen, ödematösen Gewebeverhältnissen nach ca. 6 Wochen.

49.4 OP der Phimose

▶ **Allgemeines** (S. 749): Jede Art von Zirkumzision (Beschneidung) bzw. Erweiterungsplastik wird in *Vollnarkose* durchgeführt und ist i. d. R *ambulant* möglich.

▶ **Operative Techniken:**
- *Erste Schritte aller drei OP-Techniken:* Dehnen der engen Vorhaut mit einem Klemmchen, dann Zurückstreifen über die Glans penis. Lösen von Präputialverklebungen. Nochmalige Desinfektion.
- *Vollständige Zirkumzision* (Abb. 49.3):
  - Setzen je eines Klemmchens ventral und dorsal. Durch Zug an den Klemmchen wird die Vorhaut gestreckt. Mit einer breiten anatomischen Pinzette fasst man die Vorhaut knapp distal der Glans und schneidet sie dann über der Pinzette mit dem Skalpell ab. Ist der verbleibende Rest zu lang, kann nochmals in gleicher Weise gekürzt werden.
  - Setzen von 2 Klemmchen ventral (rechts und links des Frenulums) an das innere Vorhautblatt, sowie eines Klemmchens dorsal. Resektion des inneren Vorhautblatts. Sorgfältige Blutstillung. Adaptation des inneren und des äußeren Vorhautblatts mit 5/0 oder 6/0 Vicryl rapid Einzelknopfnähten.

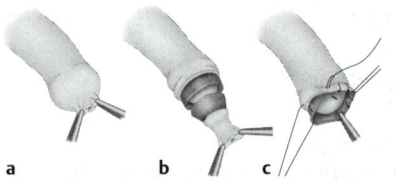

Abb. 49.3 · Zirkumzision: (a) Fassen der Vorhaut mit Klemmchen; (b) Zirkumzision des äußeren und inneren Vorhautblattes; (c) Adaptation des äußeren und inneren Vorhautblattes

- *Subtotale Zirkumzision:*
  - Setzen je eines Klemmchens dorsal- und ventralseitig. Durch Zug daran wird die Vorhaut gestreckt, die man knapp proximal der Stenose mit einer breiten anatomischen Pinzette fasst. Sparsame Abtragung der Vorhaut über der Pinzette mit einem Messer.
  - Die weiteren Schritte entsprechen der der vollständigen Zirkumzision (S. 907).
- *Erweiterungsplastik nach Welsh:*
  - Dorsale Längsinzision des äußeren Vorhautblatts über der Enge. Nach der Blutstillung querer Verschluss der Inzision mit Vicryl rapid 5/0 oder 6/0 Einzelknopfnähten.
  - Sollte das Zurückstreifen der Vorhaut über die Glans danach noch nicht problemlos möglich sein, wird das äußere Vorhautblatt jeweils rechts und links des Frenulums erneut über der Enge längsinzidiert und ebenfalls quer verschlossen.

▶ **Komplikation:** Nachblutung, Rezidivphimose (bei subtotaler Zirkumzision und Welsh-Plastik), Verletzung der Glans und der Urethra.

▫ *Hinweis:* Keine Zirkumzision bei Hypospadie, da die Vorhaut evtl. zur Harnröhrenrekonstruktion gebraucht wird.

▶ **Nachbehandlung:**
- Das Kind kann, sobald die *Miktion* spontan möglich ist, entlassen werden.
- Täglich *Sitzbäder* bis zur völligen Wundheilung.
- Auftragen einer fetthaltigen Salbe, z. B. *Bepanthensalbe* auf die Glans.
- Keine Entfernung der Fäden nötig, da resorbierbares Nahtmaterial.

49.5 OP der Appendizitis

Laparoskopische Appendektomie

▶ **Allgemeines** (S. 737):
- Operation in Vollnarkose.
- Präoperativ Magensonde.
- Präoperativ evtl. transurethraler Blasenkatheter.

▶ **Operative Therapie:**
- Hautschnitt rechter Nabelrand (Zugang A, Abb. 49.4).
- Durchtrennung der Bauchdecken unter Sicht.
- Einführen eines 12,5-mm-Trokars unter Sicht (Zugang A, Abb. 49.4).
- Einführen einer 5-mm-30°-Optik über den 12,5-mm-Trokar.
- Setzen des Pneumoperitoneums (Druckbegrenzung je nach Alter zwischen 10 und 14 mm Hg).
- Einführen von zwei 5-mm-Arbeitstrokaren – bei Säuglingen evtl. 3 mm – im linken Unterbauch unter Sicht (Zugang B und C, Abb. 49.4).
- Kopftieflage.
- Inspektion des Unterbauchs.

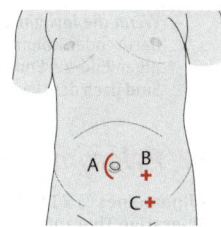

Abb. 49.4 · Zugänge für die laparoskopische Appendektomie bei Kindern

- Aufsuchen der Appendix und Fassen des Mesenteriolums mit einer Feststellklemme.
- Skelettierung des Mesenteriolums unter Elektrokoagulation bis zur Appendixbasis.
- Umsetzen der 5-mm-Optik in den linken Mittelbauch (Zugang B, Abb. 49.4).
- Einführen des Klammernahtgerätes (GIA 2,5 bzw. 3,5 mm) über den 12,5-mm-Trokar und Absetzen der Appendix an der Basis (Klammernahtreihe intakt?).
- Bergen der Appendix unter Sicht über den 12,5-mm-Trokar (falls die Appendix über den 12,5-mm-Trokar nicht zu bergen ist, Einführen eines Bergebeutels. Bergen der Appendix im Bergebeutel über den Paraumbilikalschnitt).
- Ggf. Spülen und Einlegen einer 12er-Robinsondrainage (bei perforierte Appendizitis) in den Douglasraum (über einen der beiden 5-mm-Arbeitstrokare).
- Entfernung der Trokare.
- Verschluss der Nabelwunde mit einer u- oder z-förmig gestochenen Vicryl-2/0-Naht.
- Verschluss der Hautwunden mit Prolene 4/0-Einzelknopfnähten.
- ▶ *Hinweis:* Bei fehlender Appendizitis Revision des Dünndarmes (Meckel-Divertikel) bzw. Inspektion der Adnexe (Adnexitis, Ovarialzyste).

Offene Appendektomie (siehe Erwachsenenteil, S. 855)

49.6 OP der Invagination

▶ **Allgemeines** (S. 738): Falls der konservative hydrostatische Devaginationsversuch in Narkose und unter Sonographiekontrolle (S. 739) erfolglos bleibt, besteht die Indikation zur Operation.

▶ **Operative Therapie:**
- Eröffnung des Abdomens über einen *Wechselschnitt* (S. 856) im rechten Unterbauch.
- Aufsuchen des Invaginatkopfes und *Ausmelken des Invaginattumors* durch langsamen, sanften Druck auf den unmittelbar distal gelegenen Darmabschnitt.
- Ist die Devagination möglich und der Darm gut durchblutet → Durchführung einer *Ileoaszendopexie:* Fixation des terminalen Ileums mit Einzelknopfnähten aus resorbierbarem Nahtmaterial an das Colon ascendens zur Rezidivvermeidung.
- *Schichtweiser Bauchdeckenverschluss* mit resorbierbarem Nahtmaterial (z. B. Vicryl 2/0).
- *Besonderheiten:*
    – Falls die Appendix in die Invagination miteinbezogen ist → *Appendektomie.*

- *Wenn die Invagination irreponibel ist* → primäre Darmresektion (z.B. Dünn-darm- oder Kolonteilresektion, Ileozökalresektion) mit Anlage einer zweirei-higen End-zu-End-Anastomose (S. 819).
- Sind nach der Devagination *Darmanteile nekrotisch* → primäre Darmresektion.

49.7 Pyloromyotomie nach Weber-Ramstedt

▶ **Allgemeines** (S. 732): Operation in Vollnarkose.
▶ **Operative Therapie:**
- *Querer Hautschnitt im rechten Oberbauch* (S. 818) oder semizirkulärer Hautschnitt am rechten Nabelrand.
- Schrittweises *Durchtrennen der Bauchdecken unter Sicht.*
- Aufsuchen des Magens, *Fassen des Magenantrums.*
- *Hervorluxieren des Magens* inklusive des Pylorus.
- *Inzision* der Serosa mit dem Skalpell in einer avaskulären Zone *über dem „Pylo-rustumor"* (Abb. 49.5).

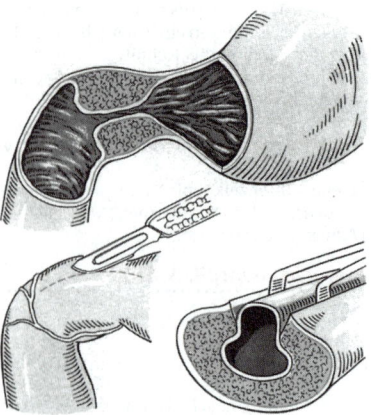

Abb. 49.5 · Pyloromyotomie nach Weber-Ramstedt

- *Stumpfes Spalten* und Auseinanderdrängen *der hypertrophierten Pylorusmuskula-tur* mit einem gebogenen Klemmchen. Die Mukosa bleibt dabei erhalten.
- *Insufflation* von 20 – 30 ml Luft über die Sonde in den Magen zum *Ausschluss einer Perforation.*
- *Schichtweiser Bauchdeckenverschluss.*
▶ **Komplikation:** Rezidiv, Wundheilungsstörung und Verletzung der Mukosa.

Sachverzeichnis

Sachverzeichnis

Bildnachweis

Abb. 1.1 aus V. Bühren, O. Trentz: Checkliste Traumatologie, 6. Aufl., Abb. 38.1, 38.2. Stuttgart: Georg Thieme; 2005

Abb. 3.3 aus B. Paetz, B. Benzinger-König: Chirurgie für Pflegeberufe, 20. Aufl., Abb. 5.12. Stuttgart: Georg Thieme; 2004

Abb. 3.5 aus B. Paetz, B. Benzinger-König: Chirurgie für Pflegeberufe, 20. Aufl., Abb. 4.7a. Stuttgart: Georg Thieme; 2004

Abb. 3.8 aus B. Paetz, B. Benzinger-König: Chirurgie für Pflegeberufe, 20. Aufl., Abb. 2.12 a und b. Stuttgart: Georg Thieme; 2004

Abb. 3.9 aus R. Härter, A. Jagdfeld, G. Kern, G. Martini, K. Neumann: Checkliste Gipstechnik, Fixationsverbände, 3. Aufl., Abb. 236. Stuttgart: Georg Thieme; 1998

Abb. 3.10 aus R. Härter, A. Jagdfeld, G. Kern, G. Martini, K. Neumann: Checkliste Gipstechnik, Fixationsverbände, 3. Aufl., Abb. 237. Stuttgart: Georg Thieme; 1998

Abb. 3.11 aus B. Paetz, B. Benzinger-König: Chirurgie für Pflegeberufe, 20. Aufl., Abb. 34.50. Stuttgart: Georg Thieme; 2004

Abb. 3.12 aus A. Hirner, K. Weise: Chirurgie Schnitt für Schnitt, 1. Aufl., Abb. 9.17. Stuttgart: Georg Thieme; 2004

Abb. 3.13a/b aus A. Hirner, K. Weise: Chirurgie Schnitt für Schnitt, 1. Aufl., Abb. 9.15a und c. Stuttgart: Georg Thieme; 2004

Abb. 3.14 aus B. Paetz, B. Benzinger-König: Chirurgie für Pflegeberufe, 20. Aufl., Abb. 7.1. Stuttgart: Georg Thieme; 2004

Abb. 3.16 aus R. Baumgartner, B. Greitemann: Grundkurs Technische Orthopädie, 1. Aufl., Abb. 5 122. Stuttgart: Georg Thieme; 2002

Abb. 3.17 aus A. Hirner, K. Weise: Chirurgie Schnitt für Schnitt, 1. Aufl., Abb. 9.18. Stuttgart: Georg Thieme; 2004

Abb. 3.18a aus R. Härter, A. Jagdfeld, G. Kern, G. Martini, K. Neumann: Checkliste Gipstechnik, Fixationsverbände, 3. Aufl., Abb. 185. Stuttgart: Georg Thieme; 1998

Abb. 3.18b aus B. Paetz, B. Benzinger-König: Chirurgie für Pflegeberufe, 20. Aufl., Abb. 33.15a. Stuttgart: Georg Thieme; 2004

Abb. 3.18c aus R. Baumgartner, B. Greitemann: Grundkurs Technische Orthopädie, 1. Aufl., Abb. 5 122. Stuttgart: Georg Thieme; 2002

Abb. 3.18 d aus B. Paetz, B. Benzinger-König: Chirurgie für Pflegeberufe, 20. Aufl., Abb. 33.15 d. Stuttgart: Georg Thieme; 2004

Abb. 3.18e aus B. Paetz, B. Benzinger-König: Chirurgie für Pflegeberufe, 20. Aufl., Abb. 33.15b. Stuttgart: Georg Thieme; 2004

Abb. 3.18f aus B. Paetz, B. Benzinger-König: Chirurgie für Pflegeberufe, 20. Aufl., Abb. 33.16a. Stuttgart: Georg Thieme; 2004

Abb. 3.18 g aus R. Härter, A. Jagdfeld, G. Kern, G. Martini, K. Neumann: Checkliste Gipstechnik, Fixationsverbände, 3. Aufl., Abb. 241. Stuttgart: Georg Thieme; 1998

Abb. 3.18 h aus B. Paetz, B. Benzinger-König: Chirurgie für Pflegeberufe, 20. Aufl., Abb. 33.16i. Stuttgart: Georg Thieme; 2004

Abb. 3.18i aus B. Paetz, B. Benzinger-König: Chirurgie für Pflegeberufe, 20. Aufl., Abb. 33.16b. Stuttgart: Georg Thieme; 2004

Abb. 3.18j aus B. Paetz, B. Benzinger-König: Chirurgie für Pflegeberufe, 20. Aufl., Abb. 33.16 d. Stuttgart: Georg Thieme; 2004

Abb. 3.19 aus R. Härter et al: Checkliste Gipstechnik, Fixationsverbände, 3. Aufl., Abb. 70. Stuttgart: Georg Thieme; 1998

Abb. 3.20 aus J.-M. Hahn: Checkliste Innere Medizin, 5. Aufl., Abb. 35. Stuttgart: Georg Thieme; 2007

Abb. 3.21 aus J.-M. Hahn: Checkliste Innere Medizin, 5. Aufl., Abb. 36. Stuttgart: Georg Thieme; 2007

Abb. 3.22 aus J.-M. Hahn: Checkliste Innere Medizin, 5. Aufl., Abb. 38. Stuttgart: Georg Thieme; 2007

Abb. 3.23 aus J.-M. Hahn: Checkliste Innere Medizin, 5. Aufl., Abb. 27. Stuttgart: Georg Thieme; 2007

Abb. 3.24 aus J.-M. Hahn: Checkliste Innere Medizin, 5. Aufl., Abb. 30. Stuttgart: Georg Thieme; 2007

Abb. 3.25 aus J.-M. Hahn: Checkliste Innere Medizin, 5. Aufl., Abb. 29. Stuttgart: Georg Thieme; 2007

Abb. 3.26 aus J.-M. Hahn: Checkliste Innere Medizin, 5. Aufl., Abb. 32. Stuttgart: Georg Thieme; 2007

Abb. 3.27 aus J.-M. Hahn: Checkliste Innere Medizin, 5. Aufl., Abb. 33. Stuttgart: Georg Thieme; 2007

Abb. 3.28 aus J.-M. Hahn: Checkliste Innere Medizin, 5. Aufl., Abb. 34. Stuttgart: Georg Thieme; 2007

Abb. 3.29 aus T. Ziegenfuß: Checkliste Notfallmedizin, 3. Aufl., Abb. 66a – d. Stuttgart: Georg Thieme; 2005

Abb. 3.30 aus J.-M. Hahn: Checkliste Innere Medizin, 5. Aufl., Abb. 114. Stuttgart: Georg Thieme; 2007

Abb. 3.31 aus J.-M. Hahn: Checkliste Innere Medizin, 5. Aufl., Abb. 44. Stuttgart: Georg Thieme; 2007

Abb. 3.32 aus J.-M. Hahn: Checkliste Innere Medizin, 5. Aufl., Abb. 45. Stuttgart: Georg Thieme; 2007

Abb. 3.33a aus R. U. Scherer: Anästhesiologie, 1. Aufl., Abb. 6.16a. Stuttgart: Georg Thieme; 2000

Abb. 3.33b aus J. Schulte am Esch, H. Bause, E. Kochs, J. Scholz, T. Standl, C. Werner: Duale Reihe Anästhesie, 3. Aufl., Abb. A-5.5. Stuttgart: Georg Thieme; 2007

Abb. 4.1 aus J. Lorenz: Checkliste Pneumologie, 2. Aufl., Abb. 130. Stuttgart: Georg Thieme; 2004

Abb. 7.4 aus J.-M. Hahn: Checkliste Innere Medizin, 5. Aufl., Abb. 67. Stuttgart: Georg Thieme; 2007

Abb. 7.5 aus J.-M. Hahn: Checkliste Innere Medizin, 5. Aufl., Abb. 81. Stuttgart: Georg Thieme; 2007

Abb. 7.6 aus J.-M. Hahn: Checkliste Innere Medizin, 5. Aufl., Abb. 54. Stuttgart: Georg Thieme; 2007

Abb. 8.1 aus J.-M. Hahn: Checkliste Innere Medizin, 5. Aufl., Abb. 105. Stuttgart: Georg Thieme; 2007

Abb. 8.2 aus J.-M. Hahn: Checkliste Innere Medizin, 5. Aufl., Abb. 106. Stuttgart: Georg Thieme; 2007

Abb. 8.3 aus J.-M. Hahn: Checkliste Innere Medizin, 5. Aufl., Abb. 107. Stuttgart: Georg Thieme; 2007

Abb. 8.4 aus J.-M. Hahn: Checkliste Innere Medizin, 5. Aufl., Abb. 108. Stuttgart: Georg Thieme; 2007

Abb. 8.5 aus J.-M. Hahn: Checkliste Innere Medizin, 5. Aufl., Abb. 109. Stuttgart: Georg Thieme; 2007

Abb. 8.6 aus J.-M. Hahn: Checkliste Innere Medizin, 5. Aufl., Abb. 110. Stuttgart: Georg Thieme; 2007

Abb. 8.7 aus J.-M. Hahn: Checkliste Innere Medizin, 5. Aufl., Abb. 111. Stuttgart: Georg Thieme; 2007

Abb. 9.1 aus W. Sterry, R. Paus: Checkliste Dermatologie, 5. Aufl., Abb. b (Vorsatz). Stuttgart: Georg Thieme; 2005

Abb. 9.2 aus W. Sterry, R. Paus: Checkliste Dermatologie, 5. Aufl., Abb. 13b. Stuttgart: Georg Thieme; 2005

Abb. 9.3 aus W. Mutschler, N. P. Haas: Praxis der Unfallheilkunde, 2. Aufl., Abb. 2.1. Stuttgart: Georg Thieme; 2004

Abb. 9.4a aus E. Kastenbauer, M. E. Tardy: Ästhetische und plastische Chirurgie Nase, Gesicht, Ohrmuschel, 3. Aufl., Abb. 13.18. Stuttgart: Georg Thieme; 2004

Abb. 9.6 aus E. Kellnhauser, M. Gümmer, S. Schwewior-Popp, F. Sitzmann, L. Ulrich, U. Geißner: THIEMEs Pflege, 10. Aufl., Abb. 17.9a/b. Stuttgart: Georg Thieme; 2004

Abb. 9.7 aus A. Hirner, K. Weise: Chirurgie Schnitt für Schnitt, 1. Aufl., Abb. 3.2. Stuttgart: Georg Thieme; 2004

Tabelle 9.6 Spalte 1 – 3 aus: A. Hirner, K. Weise: Chirurgie Schnitt für Schnitt, 1. Aufl., Tab. 16.1, Abb. 1 – 3. Spalte 4 aus: W. Sterry, R. Paus: Checkliste Dermatologie, 5. Aufl., Abb. 116c. Stuttgart: Georg Thieme; 2004

Abb. 9.8 aus W. Sterry, R. Paus: Checkliste Dermatologie, 5. Aufl., Abb. 117. Stuttgart: Georg Thieme; 2004

Abb. 10.1 aus G. Schmidt: Checkliste Sonographie, 2. Aufl., Abb. 94. Stuttgart: Georg Thieme; 1999

Abb. 10.2 aus G. Schmidt: Checkliste Sonographie, 2. Aufl., Abb. 93. Stuttgart: Georg Thieme; 1999

Abb. 11.1 aus M. Schünke, E. Schulte, U. Schumacher, M. Voll, K. Wesker: Prometheus Hals und Innere Organe, 1. Aufl., Abb. S. 23 Ca. Stuttgart: Georg Thieme; 2005

Abb. 12.1 aus M. Neurath, A. Lohse: Checkliste Anamnese und klinische Untersuchung, 1. Aufl., Abb. 125. Stuttgart: Georg Thieme; 2002

Abb. 12.2a aus J. W. Oestmann: Radiologie, 1. Aufl., Abb. 6.3. Stuttgart: Georg Thieme; 2002

Abb. 12.2b aus J. W. Oestmann: Radiologie. 1. Aufl., Abb. 6.1b. Stuttgart: Georg Thieme; 2002

Abb. 12.3 aus J. Schüttler, J. Neglein, F. Bremer: Checkliste Anästhesie, 1. Aufl., Abb. 1. Stuttgart: Georg Thieme; 2000

Abb. 12.4 aus Ch. W. Hamms, S. Willems: Checkliste EKG, 2. Aufl., Abb. 14. Stuttgart: Georg Thieme; 2001

Abb. 13.2 aus A. Hirner, K. Weise: Chirurgie Schnitt für Schnitt, 1. Aufl., Abb. 31.4 Stuttgart: Georg Thieme; 2004

Abb. 13.4 aus J. W. Oestmann: Radiologie, 1. Aufl., Abb. 14.4a. Stuttgart: Georg Thieme; 2002

Abb. 14.2 aus K.B. Krug: Thoraxdiagnostik, 1. Aufl., S. 284, Abb. 13.44a. Stuttgart: Georg Thieme; 2005

Abb. 15.1 aus A. Hirner, K. Weise: Chirurgie Schnitt für Schnitt, 1. Aufl., Abb. 21.1. Stuttgart: Georg Thieme; 2004

Abb. 15.4 aus J.-M. Hahn: Checkliste Innere Medizin, 5. Aufl., Abb. 89. Stuttgart: Georg Thieme; 2007

Abb. 17.1 aus H. Fritsch, W. Kühnel: Taschenatlas Anatomie Innere Organe Band 2, 7. Aufl., Abb. 81C. Stuttgart: Georg Thieme; 2001

Abb. 17.2 aus K. Goerke, J. Steller, A. Valet: Klinikleitfaden Gynäkologie und Geburtshilfe, 6. Aufl., Abb. 11.1. München, Jena: Urban&Fischer; 2003

Abb. 17.3a aus M. Kirschbaum, K. Münstedt: Checkliste Gynäkologie und Geburtshilfe, 2. Aufl., Abb. 6.20b. Stuttgart: Georg Thieme; 2005

Abb. 17.3b aus M. Kirschbaum, K. Münstedt: Checkliste Gynäkologie und Geburtshilfe, 2. Aufl., Abb. 6.22. Stuttgart: Georg Thieme; 2005

Abb. 17.4 nach H.-J. Senn, P. Drings, A. Glaus, W. F. Jungi, H. B. Pralle, R. Sauer, P. M. Schlag: Checkliste Onkologie, 5. Aufl., Abb. 34. Stuttgart: Georg Thieme; 2005

Abb. 18.2a aus J.W. Oestmann: Radiologie – Vom Fall zur Diagnose, 2. Aufl., Abb. 9.3b. Stuttgart: Georg Thieme; 2005

Abb. 18.2b aus J.W. Oestmann: Radiologie – Vom Fall zur Diagnose, 2. Aufl., Abb. 9.4a. Stuttgart: Georg Thieme; 2005

Abb. 19.1 aus D. Henne-Bruns, M. Dürig, B. Kremer: Duale Reihe Chirurgie, 3. Aufl., Abb. B-1.45. Stuttgart: Georg Thieme; 2007

Abb. 20.1 aus M. Schünke, E. Schulte, U. Schumacher, M. Voll, K. Wesker: Prometheus Hals und Innere Organe, 1. Aufl., Abb. S. 265 D. Stuttgart: Georg Thieme; 2005

Abb. 20.3 a/b aus D. Henne-Bruhns, M. Düring, B. Kremer: Duale Reihe Chirurgie, 2. Aufl., Abb. B-3.10b und c. Stuttgart: Georg Thieme; 2003

Abb. 20.3c aus D. Henne-Bruhns, M. Düring, B. Kremer, Duale Reihe Chirurgie, 2. Aufl., Abb. B-3.10e Stuttgart: Georg Thieme; 2003

Abb. 20.5 aus P.M. Suter: Checkliste Ernährung, 2. Aufl., Abb. 53. Stuttgart: Georg Thieme; 2005

Abb. 21.1 aus A. Hirner, K. Weise: Chirurgie Schnitt für Schnitt, 1. Aufl., Abb. 26.1b. Stuttgart: Georg Thieme; 2004

Abb. 21.3 aus D. Henne-Bruns, M. Dürig, B. Kremer: Duale Reihe Chirurgie, 3. Aufl., Abb. B1-278. Stuttgart: Georg Thieme; 2007

Abb. 21.4 aus M. Reiser, F.-P. Kuhn, J. Debus: Duale Reihe Radiologie, 1. Aufl., Abb. B-6.42. Stuttgart: Georg Thieme; 2004

Abb. 21.6 aus D. Henne-Bruns, M. Dürig, B. Kremer: Duale Reihe Chirurgie, 2. Aufl., Abb. B-5.2. Stuttgart: Georg Thieme; 2003

Abb. 22.1a aus G. Schmidt: Checkliste Sonographie, 3. Aufl., S. 240, Abb. 318. Stuttgart: Georg Thieme; 2005

Abb. 22.1b aus G. Schmidt: Checkliste Sonographie, 3. Aufl., S. 240, Abb. 319. Stuttgart: Georg Thieme; 2005

Abb. 22.4 aus T. Kahn: Leber-Galle-Pankreas – Klinisch-radiologische Diagnostik und interventionelle Eingriffe, 1. Aufl., Abb. 1.6. Stuttgart: Georg Thieme; 1996

Abb. 22.6 aus A. Hirner, K. Weise: Chirurgie Schnitt für Schnitt, 1. Aufl., Abb. 23.6. Stuttgart: Georg Thieme; 2004

Abb. 23.1 aus D. Henne-Bruns, M. Dürig, B. Kremer: Duale Reihe Chirurgie, 3. Aufl., Abb. B-1.163. Stuttgart: Georg Thieme; 2007

Abb. 24.1 aus M. Schünke, E. Schulte, U. Schumacher, M. Voll, K. Wesker: Prometheus Hals und Innere Organe, 1. Aufl., Abb. S. 267 Ca. Stuttgart: Georg Thieme; 2005

Abb. 24.2 aus D. Henne-Bruns, M. Dürig, B. Kremer: Duale Reihe Chirurgie, 3. Aufl., Abb. B-1.227. Stuttgart: Georg Thieme; 2007

Abb. 24.4 aus S. Delorme, J. Decus: Duale Reihe Sonographie, 2. Aufl., Abb. C-6.9. Stuttgart: Georg Thieme; 2005

Abb. 26.1a aus M. Schüncke, E. Schulte, U. Schumacher, M. Voll, K. Wesker: Prometheus Allgemeine Anatomie und Bewegungssystem, 1. Aufl., Abb. S. 185 B. Stuttgart: Georg Thieme; 2005

Abb. 26.1b aus M. Neurath, A. Lohse: Checkliste Anamnese und klinische Untersuchung, 1. Aufl., Abb. 158b. Stuttgart: Georg Thieme; 2002

Abb. 26.2 aus B. Paetz, B. Benzinger-König: Chirurgie für Pflegeberufe, 20. Aufl., Abb. 29.5. Stuttgart: Georg Thieme; 2004

Abb. 26.4 aus M. Schüncke, E. Schulte, U. Schumacher, M. Voll, K. Wesker: Prometheus Allgemeine Anatomie und Bewegungssystem, 1. Aufl., Abb. S. 182 B. Stuttgart: Georg Thieme; 2005

Abb. 26.6b/c aus M. Schüncke, E. Schulte, U. Schumacher, M. Voll, K. Wesker: Prometheus Allgemeine Anatomie und Bewegungssystem, 1. Aufl., Abb. S. 190 Aa/b. Stuttgart: Georg Thieme; 2005

Abb. 26.7 aus M. Schüncke, E. Schulte, U. Schumacher, M. Voll, K. Wesker: Prometheus Allgemeine Anatomie und Bewegungssystem, 1. Aufl., Abb. S. 187 D. Stuttgart: Georg Thieme; 2005

Abb. 26.9 aus A. Hirner, K. Weise: Chirurgie Schnitt für Schnitt, 1. Aufl., Abb. 20.6a – d. Stuttgart: Georg Thieme; 2004

Abb. 29.1 aus P. Buchmann: Lehrbuch der Proktologie, 4. Auflage, Abb. 4.1. Bern: Verlag Hans Huber; 2002

Abb. 29.2 aus B. Paetz, B. Benzinger-König: Chirurgie für Pflegeberufe, 20. Aufl., Abb. 27.20. Stuttgart: Georg Thieme; 2004

Abb. 31.1 aus H. S. Füeßl, M. Middeke: Duale Reihe Anamnese und klinische Untersuchung, 3. Aufl., Abb. C-5.2. Stuttgart: Georg Thieme; 2005

Abb. 31.3 aus K.-H. Reutter: Chirurgie Intensivkurs für die Weiterbildung, 5. Aufl, Abb. 20.2. Stuttgart: Georg Thieme; 2004

Abb. 31.4 aus M. Reiser, F.-P. Kuhn, J. Debus: Duale Reihe Radiologie, 1. Aufl., Abb. B-5.26a. Stuttgart: Georg Thieme; 2004

Abb. 31.5 aus A. Hirner, K. Weise: Chirurgie Schnitt für Schnitt, 1. Aufl., Abb. 33.9. Stuttgart: Georg Thieme; 2004

Abb. 32.1b aus V. Bühren, O. Trentz: Checkliste Traumatologie, 6. Aufl., Abb. 28.5. Stuttgart: Georg Thieme; 2005

Abb. 32.2 aus D. Henne-Bruns, M. Dürig, B. Kremer: Duale Reihe Chirurgie, 2. Aufl., Abb. B-27.20. Stuttgart: Georg Thieme; 2003

Abb. 32.4 aus V. Bühren, O. Trentz: Checkliste Traumatologie, 6. Aufl., Abb. 25.5. Stuttgart: Georg Thieme; 2005

Abb. 32.5 aus V. Bühren, O. Trentz: Checkliste Traumatologie, 6. Aufl., Abb. 10.6. Stuttgart: Georg Thieme; 2005

Abb. 33.2 aus S. Eisoldt: Fallbuch Chirurgie, 2. Aufl., Abb. 75.4. Stuttgart: Georg Thieme; 2006

Abb. 33.3 aus M. Schünke, E. Schulte, U. Schumacher, M. Voll, K. Wesker: Prometheus Kopf und Neuroanatomie, 1. Aufl., Abb. S. 344 B. Stuttgart: Georg Thieme; 2006

Abb. 34.1 aus V. Bühren, O. Trentz: Checkliste Traumatologie, 6. Aufl., Abb. 21.1. Stuttgart: Georg Thieme; 2005

Abb. 34.2 aus V. Bühren, O. Trentz: Checkliste Traumatologie, 6. Aufl., Abb. 21.2. Stuttgart: Georg Thieme; 2005

Abb. 34.3 aus W. Mutschler, N. Haas: Praxis der Unfallchirurgie, 1. Aufl., Abb. 14.10. Stuttgart: Georg Thieme; 1999

Abb. 34.4 aus V. Bühren, O. Trentz: Checkliste Traumatologie, 6. Aufl., Abb. 23.4. Stuttgart: Georg Thieme; 2005

Abb. 34.5 aus V. Bühren, O. Trentz: Checkliste Traumatologie, 6. Aufl., Abb. 23.7. Stuttgart: Georg Thieme; 2005

Abb. 34.6 aus V. Bühren, O. Trentz: Checkliste Traumatologie, 6. Aufl., Abb. 23.13. Stuttgart: Georg Thieme; 2005

Abb. 34.7 aus R. Härter, A. Jagdfeld, G. Kern, G. Martini, K. Neumann: Checkliste Gipstechnik, Fixationsverbände, 3. Aufl., Abb. 126. Stuttgart: Georg Thieme; 1998

Abb. 34.8 aus V. Bühren, O. Trentz: Checkliste Traumatologie, 6. Aufl., Abb. 24.10. Stuttgart: Georg Thieme; 2005

Abb. 34.9 aus R. Härter, A. Jagdfeld, G. Kern, G. Martini, K. Neumann: Checkliste Gipstechnik, Fixationsverbände, 3. Aufl., Abb. 131. Stuttgart: Georg Thieme; 1998

Abb. 34.10 aus W. Mutschler, N. Haas: Praxis der Unfallchirurgie, 1. Aufl., Abb. 16.2. Stuttgart: Georg Thieme; 1999

Abb. 34.11 aus V. Bühren, O. Trentz: Checkliste Traumatologie, 6. Aufl., Abb. 25.3. Stuttgart: Georg Thieme; 2005

Abb. 34.12 aus W. Mutschler, N. Haas: Praxis der Unfallchirurgie, 1. Aufl., Abb. 17.17. Stuttgart: Georg Thieme; 1999

Abb. 34.13 aus R. Härter, A. Jagdfeld, G. Kern, G. Martini, K. Neumann: Checkliste Gipstechnik, Fixationsverbände, 3. Aufl., Abb. 116. Stuttgart: Georg Thieme; 1998

Abb. 34.14 a+b aus W. Mutschler, N. Haas: Praxis der Unfallchirurgie, 1. Aufl., Abb. 17.26.a + c. Stuttgart: Georg Thieme; 1999

Abb. 34.15a–f aus V. Bühren, O. Trentz: Checkliste Traumatologie, 6. Aufl., Abb. 26.11a–f. Stuttgart: Georg Thieme; 2005

Abb. 34.16 aus W. Mutschler, N. Haas: Praxis der Unfallchirurgie, 1. Aufl., Abb. 18.11. Stuttgart: Georg Thieme; 1999

Abb. 34.17 aus W. Mutschler, N. Haas: Praxis der Unfallchirurgie, 1. Aufl., Abb. 18.16. Stuttgart: Georg Thieme; 1999

Abb. 35.1 aus F. Gohlke, A. Hedtmann: Orthopädie und orthopädische Chirurgie – Schulter, 1. Aufl., Abb. 18.65. Stuttgart: Georg Thieme; 2002

Abb. 35.2 aus W. Mutschler, N. Haas: Praxis der Unfallchirurgie, 1. Aufl., Abb. 20.13. Stuttgart: Georg Thieme; 1999

Abb. 35.3a aus V. Bühren, O. Trentz: Checkliste Traumatologie, 6. Aufl., Abb. 27.10. Stuttgart: Georg Thieme; 2005

Abb. 35.3b aus V. Bühren, O. Trentz: Checkliste Traumatologie, 6. Aufl., Abb. 27.11. Stuttgart: Georg Thieme; 2005

Abb. 35.4 aus V. Bühren, O. Trentz: Checkliste Traumatologie, 6. Aufl., Abb. 27.12. Stuttgart: Georg Thieme; 2005

Abb. 35.5 aus V. Bühren, O. Trentz: Checkliste Traumatologie, 6. Aufl., Abb. 28.4. Stuttgart: Georg Thieme; 2005

Abb. 35.6 aus R. Härter, A. Jagdfeld, G. Kern, G. Martini, K. Neumann: Checkliste Gipstechnik, Fixationsverbände, 3. Aufl., Abb. 83 Stuttgart: Georg Thieme; 1998

Abb. 35.7 aus V. Bühren, O. Trentz: Checkliste Traumatologie, 6. Aufl., Abb. 29.6. Stuttgart: Georg Thieme; 2005

Abb. 35.8 aus V. Bühren, O. Trentz: Checkliste Traumatologie, 6. Aufl., Abb. 29.5. Stuttgart: Georg Thieme; 2005

Abb. 35.9 aus W. Mutschler, N. Haas: Praxis der Unfallchirurgie, 1. Aufl., Abb. 22.50. Stuttgart: Georg Thieme; 1999

Abb. 35.10 aus W. Mutschler, N. Haas: Praxis der Unfallchirurgie, 1. Aufl., Abb. 22.47. Stuttgart: Georg Thieme; 1999

Abb. 35.11 aus V. Bühren, O. Trentz: Checkliste Traumatologie, 6. Aufl., Abb. 30.40. Stuttgart: Georg Thieme; 2005

Abb. 35.12 aus W. Mutschler, N. Haas: Praxis der Unfallchirurgie, 1. Aufl., Abb. 22.9. Stuttgart: Georg Thieme; 1999

Abb. 35.13 aus W. Mutschler, N. Haas: Praxis der Unfallchirurgie, 1. Aufl., Abb. 22.56. Stuttgart: Georg Thieme; 1999

Abb. 36.1 aus T. Ziegenfuß: Checkliste Notfallmedizin, 3. Aufl., Abb. 150. Stuttgart: Georg Thieme; 2005

Abb. 39.1 aus V. Bühren, O. Trentz: Checkliste Traumatologie, 6. Aufl., Abb. 14.6. Stuttgart: Georg Thieme; 2005

Abb. 40.2 aus M. Schünke, E. Schulte, U. Schumacher, M. Voll, K. Wesker: Prometheus Hals und Innere Organe, 1. Aufl., Abb. S. 21 G a/c. Stuttgart: Georg Thieme; 2005

Abb. 40.3a aus K.-H. Niessen: Pädiatrie, 6. Aufl., Bildtafel XIV, Abb. 4 – 2. Stuttgart: Georg Thieme; 2001

Abb. 40.3b aus V. Hofmann, K.-H. Deeg, P. F. Hoyer: Ultraschalldiagnostik in Pädiatrie und Kinderchirurgie, 3. Aufl., S. 379, Abb. 11.31a. Stuttgart: Georg Thieme; 2005

Abb. 40.4a nach D. Henne-Bruhns, M. Düring, B. Kremer: Duale Reihe Chirurgie, 2. Aufl., Abb. 23.2. Stuttgart: Georg Thieme; 2003

Abb. 40.4b aus D. Henne-Bruhns, M. Düring, B. Kremer: Duale Reihe Chirurgie, 2. Aufl., Abb. B-23.14. Stuttgart: Georg Thieme; 2003

Abb. 40.5 aus F. C. Sitzmann: Duale Reihe Pädiatrie, 3. Aufl., Abb. 10.14a. Stuttgart: Georg Thieme; 2006

Abb. 40.6b aus V. Hofmann, K.-H. Deeg, P. F. Hoyer: Ultraschalldiagnostik in Pädiatrie und Kinderchirurgie, 3. Aufl., S. 381, Abb. 11.33a. Stuttgart: Georg Thieme; 2005

Abb. 40.8a aus D. Henne-Bruhns, M. Düring, B. Kremer: Duale Reihe Chirurgie, 2. Aufl., Abb. B-23.33c. Stuttgart: Georg Thieme; 2003

Abb. 40.8b aus D. Henne-Bruhns, M. Düring, B. Kremer: Duale Reihe Chirurgie, 2. Aufl., Abb. B-23.33b. Stuttgart: Georg Thieme; 2003

Abb. 40.9a aus D. Henne-Bruhns, M. Düring, B. Kremer: Duale Reihe Chirurgie, 2. Aufl., Abb. B-23.45. Stuttgart: Georg Thieme; 2003

Abb. 40.9b aus W. Merkle: Duale Reihe Urologie, 1. Aufl., Abb. L-25. Stuttgart: Georg Thieme; 1997

Abb. 40.10 aus V. Bühren, O. Trentz: Checkliste Traumatologie, 6. Aufl., Abb. 11.1. Stuttgart: Georg Thieme; 2005

Abb. 40.11a aus L. von Laer: Frakturen und Luxationen im Wachstumsalter, 4. Aufl., Abb. 19.12. Stuttgart: Georg Thieme; 2001

Abb. 40.11b aus L. von Laer: Frakturen und Luxationen im Wachstumsalter, 4. Aufl., Abb. 19.13. Stuttgart: Georg Thieme; 2001

Abb. 40.15 aus T. Ziegenfuß: Checkliste Notfallmedizin, 3. Aufl., Abb. 151. Stuttgart: Georg Thieme; 2005

Abb. 41.1 aus D. Henne-Bruns, M. Dürig, B. Kremer: Duale Reihe Chirurgie, 3. Aufl., Abb.-A2.1 Rückenlagerung. Stuttgart: Georg Thieme Verlag; 2007

Abb. 41.2 aus D. Henne-Bruns, M. Dürig, B. Kremer: Duale Reihe Chirurgie, 3. Aufl., Abb.-A2.1 Bauchlagerung. Stuttgart: Georg Thieme Verlag; 2007

Abb. 41.3 aus D. Henne-Bruns, M. Dürig, B. Kremer: Duale Reihe Chirurgie, 3. Aufl., Abb.-A2.1 Seitenlagerung. Stuttgart: Georg Thieme Verlag; 2007

Abb. 41.4 aus D. Henne-Bruns, M. Dürig, B. Kremer: Duale Reihe Chirurgie, 3. Aufl., Abb.-A2.1 Strumalagerung. Stuttgart: Georg Thieme Verlag; 2007

Abb. 41.5 aus D. Henne-Bruns, M. Dürig, B. Kremer: Duale Reihe Chirurgie, 3. Aufl., Abb.-A2.1 Steinschnittlagerung. Stuttgart: Georg Thieme Verlag; 2007

Abb. 41.8a aus V. Bühren, O. Trentz: Cl Traumatologie, 6. Aufl., Abb. 33.4. Stuttgart: Georg Thieme; 2005

Abb. 41.8b aus R. Hoffmann, Checkliste Handchirurgie, Abb. 236. Stuttgart: Georg Thieme; 1997

Abb. 41.9 aus W. Mutschler, N. Haas: Praxis der Unfallchirurgie, 1. Aufl., Abb. 23.2. Stuttgart: Georg Thieme; 1999

Abb. 41.10 aus V. Bühren, O. Trentz: Cl Traumatologie, 6. Aufl., Abb. 33.2 a/d/e. Stuttgart: Georg Thieme; 2005

Abb. 41.11 aus M. Vieten, C. Heckrath: Via medici Medical Skills, 4. Aufl., Abb. S. 227. Stuttgart: Georg Thieme; 2005

Abb. 41.12 aus M. Vieten, C. Heckrath, Via medici Medical Scills, 4. Aufl., Abb. S. 227. Stuttgart: Georg Thieme; 2005

Abb. 41.13 aus A. Hirner, K. Weise: Chirurgie Schnitt für Schnitt, 1. Aufl., Abb. 6.43. Stuttgart: Georg Thieme; 2004

Abb. 41.14a aus D. Henne-Bruns, M. Dürig, B. Kremer: Duale Reihe Chirurgie, 3. Aufl., Abb. A-2.6h – j. Stuttgart: Georg Thieme; 2007

Abb. 41.15 aus A. Hirner, K. Weise: Chirurgie Schnitt für Schnitt, 1. Aufl., Abb. 6.38. Stuttgart: Georg Thieme; 2004

Abb. 41.16 aus A. Hirner, K. Weise: Chirurgie Schnitt für Schnitt, 1. Aufl., Abb. 6.37. Stuttgart: Georg Thieme; 2004

Abb. 41.17 aus A. Hirner, K. Weise: Chirurgie Schnitt für Schnitt, 1. Aufl., Abb. 6.39a – f. Stuttgart: Georg Thieme; 2004

Abb. 41.18 aus D. Henne-Bruhns, M. Düring, B. Kremer: Duale Reihe Chirurgie, 2. Aufl., Abb. B-14.2. Stuttgart: Georg Thieme; 2003

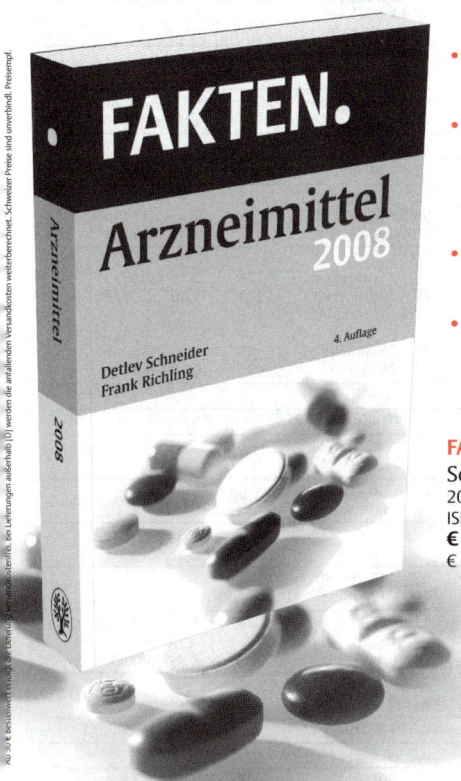

Laborwerte – Normalbereiche

Parameter			Normwerte konventionell	x Faktor =	SI-Einheiten
B = Vollblut, C = Citratblut, E = EDTA-Blut, P = Plasma, S = Serum, St = Stuhl, U = Urin *** = methodenabhängig**					
ACTH*		S	9 – 52 ng/l	0,2202	2 – 11 pmol/l
AFP (α_1-Fetoprotein)*		S	< 10 ng/ml		
Albumin		S	3,5 – 5,5 g/dl	10	35 – 55 g/l
Aldosteron (liegend)*		S	50 – 150 pg/ml	2,774	139 – 416 pmol/l
Alkalische Phosphatase (AP)		P/S	m: 40 – 129 U/l w: 35 – 104 U/l		
α-Amylase*		P/S U	< 100 U/l < 600 U/l		
Ammoniak		P/S	m: 19 – 80 µg/dl w: 25 – 94 µg/dl	0,59	m: 11 – 48 µmol/l w: 15 – 55 µmol/l
Antistreptolysintiter		S	< 200 IU/ml		
Antithrombin (AT III)		S	75 – 120 %		
Bilirubin	gesamt direkt indirekt	P/S P/S P/S	0,2 – 1,1 mg/dl 0,05 – 0,3 mg/dl < 0,8 mg/dl	17,1	3,4 – 18,8 µmol/l 0,9 – 5,1 µmol/l < 13,7 µmol/l
Blutgase (arteriell)	pH pCO_2 pO_2 BE Standard- Bikarbonat O_2-Sättigung		7,35 – 7,45 38 – 45 mm Hg 70 – 100 mm Hg -3 bis +3 mmol/l 22 – 26 mmol/l 92 – 96 %	0,133 0,133 0,01	5,1 – 6,0 kPa 12,0 – 13,3 kPa 0,92 – 0,96
Blutungszeit*			< 2 – 8 Min.		
BNP (Brain Natriuretic Peptide)			< 100 pg/ml		
BSG (BKS) (nach Westergren)*		C	m: 3 – 15 mm (1 h) w: 6 – 20 mm (1 h)		
Calcium		S U	2,3 – 2,6 mmol/l 4,0 – 5 mmol/l		
Carcinoembryonales Antigen (CEA)*		S			< 3 µg/l
Chlorid		P/S U	98 – 112 mmol/l 160 – 178 mmol/24 h		
Cholesterin	gesamt HDL LDL	P/S P/S P/S	120 – 250 mg/dl > 40 mg/dl < 160 mg/dl	0,026	3,1 – 6,5 mmol/l > 1,0 mmol/l < 4,0 mmol/l
Cholinesterase (CHE)		S	m: 5320 – 12920 U/l w: 4260 – 11250 U/l		
C3-Komplement		S	0,55 – 1,2 g/l		
C4-Komplement		S	0,2 – 0,5 g/l		
Coeruloplasmin		S	20 – 60 mg/dl	0,063	1,26 – 3,7 µmol/l
Cortisol: siehe Kortisol*					
C-Peptid*		S	0,37 – 1,2 nmol/l	2,97	1,1 – 3,6 µg/l
C-reaktives Protein (CRP)		P/S	< 5 mg/l		

Parameter		Normwerte		
		konventionell	x Faktor	= SI-Einheiten
B = Vollblut, C = Citratblut, E = EDTA-Blut, P = Plasma, S = Serum, St = Stuhl, U = Urin * = methodenabhängig				
Creatinkinase (CK)	P/S	m: < 174 U/l w: < 140 U/l		
Creatinkinase-Isoenzym MB (CK-MB)	P/S	< 6 % der CK		
D-Dimere*	P	< 500 µg/l		

Differenzialblutbild:
• stabkernige neutrophile
  Granulozyten
• segmentkernige neutrophile
  Granulozyten
• eosinophile Granulozyten
• basophile Granulozyten
• Monozyten
• Lymphozyten
	E	
		0 – 5 %
		
		50 – 70 % (1800 – 7000/µl)
		
		0 – 5 % (< 450 /µl)
		0 – 2 % (< 200 /µl)
		2 – 6 % (< 800 /µl)
		25 – 45 % (1000 – 4800/µl)		

Digitoxin (therapeutischer Bereich)	S	15 – 25 ng/ml	1	15 – 25 µg/l
Digoxin (therapeutischer Bereich)	S	0,8 – 2,0 ng/ml	1	0,8 – 2,0 µg/l
Eisen	S	m: 80 – 150 µg/dl w: 60 – 140 µg/dl	0,179	m: 14 – 27 µmol/l w: 11 – 25 µmol/l
Eiweiße • Albumin • α_1-Globulin • α_2-Globulin • β-Globulin • γ-Globulin	S	(Elektrophorese) 3,6 – 5,0 g/dl (45 – 65 %) 0,1 – 0,4 g/dl (2 – 5 %) 0,5 – 0,9 g/dl (7 – 10 %) 0,6 – 1,1 g/dl (9 – 12 %) 0,8 – 1,5 g/dl (12 – 20 %)	 10 10 10 10 10	 36 – 50 g/l 1 – 4 g/l 5 – 9 g/l 6 – 11 g/l 8 – 15 g/l
Elastase-1	St	> 200 µg/g Stuhl		
Erythrozyten	E	m: 4,5 – 5,9 Mio./µl w: 4,0 – 5,2 Mio./µl		
Ferritin*	S	30 – 200 µg/l		
Fibrinogen (nach Clauss)*	P	200 – 400 mg/dl	0,03	5,9 – 11,8 µmol/l
Folsäure*	P	3 – 15 ng/ml		
Gastrin*	S	< 100 pg/ml		< 100 ng/l
Gesamteiweiß	S	6 – 8,4 g/dl	10	60 – 84 g/l
Glukose nüchtern	B/S	55 – 110 mg/dl	0,0555	3,05 – 6,1 mmol/l
GOT (AST)	S	m: < 50 U/l w: < 35 U/l		
GPT (ALT)	S	m: < 50 U/l w: < 35 U/l		
γGT	S	m: < 66 U/l w: < 39 U/l		
Hämatokrit	E	m: 41 – 50 % w: 37 – 46 %		
Hämoglobin	E	m: 14 – 18 g/dl w: 12 – 16 g/dl	0,62	8,7 – 11,2 mmol/l 7,5 – 9,9 mmol/l
Haptoglobin	S	20 – 204 mg/dl	0,01	0,2 – 2,04 g/l
Harnsäure	S	2,6 – 6,4 mg/dl	60	155 – 384 µmol/l
Harnstoff	S	10 – 55 mg/dl	0,17	1,7 – 9,3 mmol/l

Parameter		Normwerte		
		konventionell	**x Faktor = SI-Einheiten**	
B = Vollblut, C = Citratblut, E = EDTA-Blut, P = Plasma, S = Serum, St = Stuhl, U = Urin * = methodenabhängig				
HbA$_{1C}$*	E	< 4,6 % (IFCC, entspricht 6,3 % der bisherigen Methode)		
α-HBDH	S	72 – 182 U/l		
Immunglobulin G	S	0,8 – 1,8 g/dl	10	8 – 18 g/l
Immunglobulin A	S	0,09 – 0,45 g/dl	10	0,9 – 4,5 g/l
Immunglobulin M	S	0,06 – 0,26 g/dl	10	0,6 – 2,6 g/l
INR (international normalized ratio)	C	1,0 (therapeutische Bereiche)		
Kalium	S U	3,5 – 5 mmol/l 30 – 100 mmol/24 h		
Kalzium	S U	2,3 – 2,6 mmol/l 4,0 – 5 mmol/l		
Kortisol* • 8.00 Uhr • 16.00 Uhr	S	 5 – 25 µg/dl 3 – 12 µg/dl	27,59	 140 – 690 nmol/l 80 – 330 nmol/l
Kortisol	U	20 – 100 µg/24 h	2,759	55 – 275 nmol/24 h
Kreatinin*	S	0,5 – 1,2 mg/dl	88,4	44 – 106 µmol/l
Kreatinin-Clearance (alters- und geschlechtsabhängig)*		80 – 160 ml/min		
Kupfer*	S	m: 70 – 140 µg/dl w: 85 – 155 µg/dl	0,157	m: 11 – 22 µmol/l w: 13 – 24 µmol/l
Laktat	S	9 – 16 mg/dl	0,111	1,0 – 1,8 mmol/l
LAP	S	16 – 32 U/l		
LDH	S	m: 135 – 225 U/l w: 135 – 214 U/l		
Leukozyten	E	4000 – 10000/µl		
Lipase*	S	30 – 180 U/l		
Lipoprotein (a)*	S	< 30 mg/dl	10	< 300 mg/l
Magnesium	S	1,75 – 4 mg/dl	0,41	0,7 – 1,6 mmol/l
MCH (mittlerer Hb-Gehalt des Erythrozyten)	E	27 – 34 pg		
MCHC (mittlere Hb-Konzentration der Erythrozyten)	E	30 – 36 g/dl		
MCV (mittleres Erythrozyten-volumen)	E	85 – 98 fl		
Natrium	S U	135 – 150 mmol/l 120 – 220 mmol/24 h		
Osmolalität*	S U	280 – 300 mosm/kg 800 – 1400 mosm/kg		
Partielle Thromboplastinzeit (PTT)*	C	20 – 38 Sek.		
Phosphat	S	0,77 – 1,55 mmol/l		
Prolaktin*	S	m: < 11 ng/ml w: < 15 ng/ml	1	m: < 11 µg/l w: < 15 µg/l
Prostataspez. Antigen (PSA)*	S	< 3 ng/ml	1	< 3 µg/l